『骨折治療基本手技アトラス　　～押さえておきたい10のプロジェクト～』正誤表

骨折治療基本手技アトラス～押さえておきたい10のプロジェクト～

（2019 年 4 月発行）掲載の項目「プロジェクトⅧ　押さえておくべき基本骨折治療テクニックの実際　20．踵骨骨折」におきまして、下記の箇所に誤りがございました。著者の先生、ならびにご関係の方々に多大なるご迷惑をおかけいたしましたこと、深くお詫びし、訂正申し上げます。

2019年 6月　株式会社 全日本病院出版会

p.421　図5-c　Sanders分類　typeⅡBのCT画像

誤）

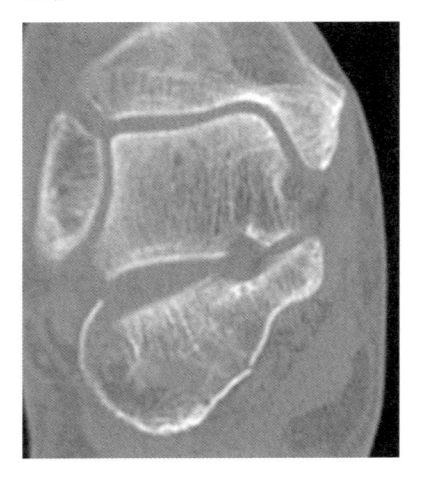

正）

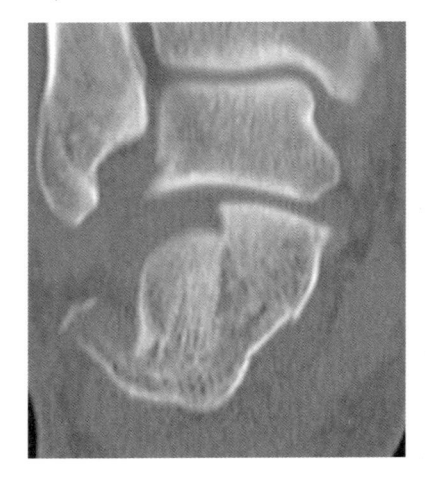

骨折治療基本手技アトラス

～押さえておきたい 10 のプロジェクト～

編集 **最上敦彦**
順天堂大学医学部附属静岡病院整形外科
先任准教授

全日本病院出版会

Monthly Book Orthopaedics 創刊 30 周年を迎えて

1988 年 5 月の本誌創刊以来，30 周年を迎えたことを初代編集主幹として，心から祝福申し上げます．

思い起こせば昭和の終わりごろ，全日本病院出版会編集部の古谷 勲氏からの依頼で，慈恵医大の室田景久教授と私，古谷氏との 3 名で，読者の日常診療にすぐに役立つ新しいジャーナルを創造すべく検討いたしました．当時，すでに整形外科関係の情報は膨大なものであり，到底 2, 3 冊程度の単行本には載せきれず，いわゆる整形外科全書は十数巻にわたり，また各専門書ですら 1,000 ページにもわたる分厚な単行本となり，持ち運びに不自由なことのみならず発刊までに時間がかかり，発刊時にはその情報は古くなり，本棚に積読（ツンドク）されがちでした．当時整形外科的ジャーナルは，各学会誌に加えて 3 つの商業誌ジャーナルがありましたが，自分の欲しい情報を直ちに引き出すことはできませんでした．しかし，年 1～2 回出版されるテーマを絞った特集号は，比較的重宝されて読まれておりました．

そんなわけで，読者のお役に立つためには，各号とも自由投稿は受けないジャーナルとしてテーマを絞り，順次発刊していく．そして，2 つの編集方針を打ち立てました．まずは日常多い一般的な疾患を取り上げ，あらゆる面から深く掘り下げ，実践にすぐに役立つ最新の情報の提供，もう 1 つは，これだけは知っておきたい治療法のコツです．執筆者には整形外科の第一線で活躍中の准教授，講師クラスの比較的若い先生を迎え，最新の情報に加えて先人が営々と築いて来られた不滅の業績も取り上げて，権威の高さを保つとともに生涯教育にも役立つものを作ることでした．

年 3～4 回は編集会議を持ち，日常多い一般的な疾患であっても，最新の学術集会のシンポジウムや主題，パネル等も参考にし，読者の興味をそそるようなテーマを選択し，編集企画の先生に依頼して，編集項目とともに執筆者も選んでいただきました．発刊が軌道に乗ってくると，売れそうなテーマでなくとも，整形外科にとって重要な疾患であり，日整会員の基本的な教養としても知っておくべきであるような，例えば小児の先天性負荷性変形であるとか，骨軟部腫瘍のようなテーマを，室田先生は時々選択しました．そして出版会の古谷氏もジャーナルの格調の高さを守るべく，その方針を是としてくれました．神田明神の近くの小料理屋の二階での編集会議で，終わればお酒と小料理をご馳走になりました．今は亡き室田先生の一杯いただくときの美味そうな笑みが私の目に焼き付いています．

発刊後，数年経ってくると，テーマ毎の本誌が数十冊本棚に並んできます．知りたい情報が直ちに引き出せる，そして日常診療のみならず，論文を書くときの情報源としても役立つようになりました．その後，他社によるテーマを絞った，本誌を真似たようなジャーナルは増えましたが，1999 年からの第 2 代主幹 糸満盛憲・戸山芳昭教授，2012 年からの第 3 代主幹 戸山芳昭・金子和夫教授，2015 年からの第 4 代主幹 金子和夫・松本守雄教授は，この伝統を継ぎ，利便性と格調の高さを保つのみならず，時代の進展とともにテーマを選択し，内容も写真や画像，イラストを多くし，読者の皆様のご要望に応えてまいりました．そして平成とともに歩んできた本誌は，ここに無事 30 周年を迎えることが出来ました．

30 周年記念書籍は，順天堂大学静岡病院の最上敦彦先任准教授の編集企画による「骨折治療基本手技アトラス～押さえておきたい 10 のプロジェクト～」で，本誌の伝統を集約し，イラストや画像が多く，見るだけで楽しく，瞬時にコツが理解できそうな感じです．まさに御多忙な先生方の興味を誘います．整形外科医どなたにとっても必要な骨折治療，座右の書となることでしょう．

最後に，MBO 創刊 30 周年を記念し，ご尽力いただきました歴代の編集主幹，編集企画，執筆者の先生方に加えて，編集の担当であった古谷 勲氏，また現在担当の田澤佳枝さんに心からの謝辞を申し上げます．

そして本誌をご愛読の先生方に御礼申し上げ，ますますのご活躍とご健勝をお祈り申し上げます．

2019 年 2 月

慶應義塾大学整形外科名誉教授

矢部 裕

Monthly Book Orthopaedics　創刊 30 周年を迎えて

Monthly Book Orthopaedics 誌が 1988 年に刊行され 30 年を迎えました．発刊当初は，慶應義塾大学の矢部 裕教授と東京慈恵会医科大学の室田景久教授が編集主幹として担当され，1999 年からは北里大学の糸満盛憲教授と慶應義塾大学の戸山芳昭教授がその役割を引き継ぎ，2012 年からは糸満教授の後任として順天堂大学の金子和夫が担当し，2015 年からは慶應義塾大学の松本守雄が加わっております．矢部・室田教授の始めた臨床の現場を重要視した基本的スタイルを糸満教授や戸山教授が継承し，現在に至っております．

創刊 25 周年記念書籍「達人が教える外傷骨折治療」のなかで，"骨折治療に当たる現場の医師はもう一度「骨折治療の基本」「外傷学の基本」を学んだうえで，数多くの骨折治療を経験し，その豊富な経験の中から得られた骨折治療の神髄をスペシャリストの方々から学ぶことの意義は大きい" と糸満教授が述べておられます．

編集担当の田澤佳枝氏によれば，2019 年 4 月をもって，Monthly Book Orthopaedics 誌は通巻 400 号を迎えるまでに至りました．そのうち，骨折治療関連特集号は，創刊年の 1988 年に林 浩一郎先生編集企画の『大腿骨頚部骨折治療の実際』が 10 月号として出版されてから，ほぼ毎年特集が組まれており，2018 年 10 月号には『保存と手術のボーダーライン！上肢の脱臼・骨折』という大変興味深いテーマを，また 2019 年 4 月号では『手根骨外傷マネジメント』など，現在までに 57 タイトルを占めています．

年間 13 タイトルある特集号のうち 1〜3 タイトルで骨折治療を扱っており，部位ごとに細分化したものをはじめ，合併症や使用インプラントに特化した特集も散見します．骨折治療は整形外科の基本であり，常に最新の治療法へと知識を刷新できるように定期的に特集を組んできました．

そういう意味では，今回の創刊 30 周年記念書籍が順天堂大学静岡病院の最上敦彦先任准教授の編集企画による「骨折治療基本手技アトラス〜押さえておきたい 10 のプロジェクト〜」であるのは，これはまさに的を射た感があります．特に，「プロジェクト X：診断・治療に困ったときの対処法 Q & A」は実践形式の質疑応答であり，直ちに役立つ内容であります．

2018 年 11 月に金子は，フランス整形災害外科 100 周年講演でマスクレ教授の『骨折治療 100 年の歴史』について拝聴の機会がありましたが，保存的治療であれ手術的治療であれ，良いものは後世まで残っていくと述べておりました．

第 28 回日本骨折治療学会会長・名誉会員の森久喜八郎先生は骨折治療に対する姿勢を釣りに喩えられ，『どんなに有能な釣り師の指示を仰いでも，実際に釣るのは本人なのです．これと同様，術者の技術が最も重要です』と比喩しています．

最上敦彦先生の序文，『骨折治療を志すあなたに・・・』をまず読んでください．彼の情熱が伝わってきます．そして幼少の頃刊行を待ちわびた昔の漫画週刊誌を彷彿とさせてくれます．

2019 年という節目の年に発刊される本書は，トレンドを大切にし，読者のニーズにこたえられる座右の書となるべく企画いたしましたので，是非ご利用ください．

2019 年 3 月
編集主幹
順天堂大学整形外科教授　　金子和夫
慶應義塾大学整形外科教授　　松本守雄

骨折治療を志すあなたに・・・

　この出来上がった「骨折治療基本手技アトラス」を眺めながら，整形外科に入局したときのことを思い出しています．当時は今と違って，国家試験に合格するとほとんどが大学の医局に入局するので，早々に「整形外科研修医」としての仕事が始まりました．といっても，国試レベルの医学知識だけでは病棟・外来・手術などの臨床上のあれこれは全くお手上げの状況です．そのため，前年入局した先輩(研修医2年目)おすすめの各種医学書や当直・基本手技用のマニュアルなどをしこたま買い揃えました．今と違ってスマホやタブレット，ラップトップパソコンなどもない時代ですので，これらをすべてボストンバッグに詰め込んで，医局のみならず外勤・当直先にまで持ち運んでおりました(笑)．

　そもそも外科医を志したわけですから，入局してからの関心の多くは「手術」にありました．そのうち執刀医として手術をさせて頂く機会が増えましたが，多くは「骨折」の手術でした．そのときのバイブルが「骨折手術法マニュアル―AO法の実際(山内裕雄ほか翻訳/シュプリンガー・フェアラーク東京)」でした(※その後の改訂版もすべて私の本棚に収まっております)．見開きの左に文章が，右にイラストが配置され，基本となる骨折手術のすべてがコンパクトにまとまっておりました．これをベースに手術計画を立て，上司にプレゼンしてOKがもらえると執刀を許されました．また，骨折に限らず手術の手技を学ぶうえで大いに感銘を受けた2冊があります．「基本腰椎外科手術書(辻　陽雄著/南江堂)」と「私の手の外科―手術アトラス(津下健哉著/南江堂)」です．いずれもふんだんに著者手書きの詳細な手術シェーマが盛り込まれ，"見せる"体裁が施されておりました．特に前者からは脊椎手術に留まらず整形外科手術に用いる"器械の種類・使用方法"を，後者からは"atraumaticな操作"の重要性を学ばせてもらいました．もうひとつ，研修医当初，白衣のポケットにいつも入っていたのが「整形外科病棟勤務ハンドブック(林　浩一郎著/南江堂)」です．整形外科研修医が病棟内で必要になる指示出しや検査の手順，基本手術手技・麻酔・アプローチ，術後管理から合併症対策，直達牽引やギプス巻きの作法，最後には疾患分類表と文献リストも載っていて，大層重宝致しました．残念ながらこれらの書籍は今では絶版や改訂終了となっております．

　さあ～，本書を手に取りここまで読まれた方は，今一度本書をパラパラと眺めてみてください．私が何を目指して本書を企画したかご理解いただけるものと思います．文字から読み取る情報よりもビジュアルから入る情報のほうが極めて鮮明で理解しやすいものです．そこで意識したのは「文字数を極力抑え，イラスト・写真を多用した"魅せる(見せる)"アトラス本」です．読者層は，骨折治療の主軸となる研修医から卒後10年超の整形外科医・救急外傷医の先生を対象にしました．また，各種骨折の具体的治療手技を習得するうえでまず前提となる知識，例えば骨折治療の目的，診断ツール，保存療法，手術器械，ダメージコントロール，治療ツール(インプラント)，スケジューリングといった，一見知っているのが当たり前と思われ，見過ごされてきた"基本の基本"的事柄も多く存在します．そこで，雑誌という限られた枠組みのなかで取り扱うには難しいこれらの事柄を，骨折を扱う整形外科医・救急外傷医がひとつひとつ身につけるべき「プロジェクト(計画)」に見立て，初めから順に読み進めることで「クリア(習得)」していける書物をつくりたいと考えました．果たして，Monthly Book Orthopaedics誌の特色である"ビジュアルMOOK"の特長を活かした渾身の一冊が完成致しました！　本書を構成するにあたり執筆依頼をさせて頂いた諸先生は，皆その分野のトップランナーであり，私がその人柄も実力も熟知している骨折治療スペシャリストばかりです．にもかかわらず，ご投稿頂いた原稿に厚かましくも所々の修正・変更をお願いし，その都度快く(渋々？)お聞き入れ頂きましたことをこの場をお借りしてお詫び申し上げます．加えて，巻末にまとめた「参考文献一覧」において，苦手意識を持たれがちな英語文献に簡潔なサマリーを付与して頂きました執筆者の一人である岡田寛之先生には心より御礼申し上げます．

　本書が骨折治療を志すあなたの，心に残る一冊になることを願って・・・

2019年2月

編集企画

順天堂大学医学部附属静岡病院整形外科先任准教授

最上敦彦

骨折治療基本手技アトラス
~押さえておきたい10のプロジェクト~

CONTENTS

執筆者一覧

編集

最上　敦彦　　順天堂大学医学部附属静岡病院整形外科，先任准教授

執筆者（執筆順）

中嶋　隆行　　東千葉メディカルセンター整形外科，副部長
依田　拓也　　新潟大学整形外科学教室
中澤　明尋　　横浜市立市民病院，副院長／整形外科，部長
松村　福広　　自治医科大学整形外科学教室，講師
普久原朝海　　新潟大学医歯学総合病院高次救命災害治療センター，助教
福田　　誠　　名古屋市立東部医療センター整形外科，副部長
神田　倫秀　　岐阜大学医学部附属病院高次救命治療センター，臨床講師
二村謙太郎　　湘南鎌倉総合病院外傷センター，医長
乾　　貴博　　帝京大学整形外科学講座
寺田　忠司　　福山市民病院整形外科，科長
小川　健一　　福山市民病院救命救急センター整形外科，統括科長
島村　安則　　岡山大学整形外科学教室，准教授
夏　　恒治　　広島市立広島市民病院整形外科，部長
松垣　　亨　　済生会福岡総合病院整形外科，主任部長
森谷　史朗　　岡山済生会総合病院整形外科，医長
今谷　潤也　　岡山済生会総合病院整形外科，診療部長
佐藤　和生　　札幌徳洲会病院外傷センター，医長
辻　　英樹　　札幌徳洲会病院，副院長／外傷センター，部長
岩部　昌平　　済生会宇都宮病院整形外科，主任診療科長
前川　尚宜　　奈良県立医科大学高度救命救急センター，講師
内藤　聖人　　順天堂大学整形外科学講座，講師
森崎　　裕　　東京大学整形外科学教室／医療安全対策センター，講師
善家　雄吉　　産業医科大学整形外科学教室，講師
酒井　昭典　　産業医科大学整形外科学教室，教授
戸羽　直樹　　北九州総合病院整形外科，部長
上杉　雅文　　茨城西南医療センター病院，副院長／整形外科，部長
山口　正哉　　昭和大学横浜市北部病院整形外科，講師
森井　北斗　　埼玉医科大学総合医療センター高度救命救急センター，助教
菅谷　岳広　　東北大学整形外科学教室，医員
安樂　喜久　　済生会熊本病院整形外科，部長
宮本　俊之　　長崎大学病院外傷センター，准教授
岡田　寛之　　東京大学整形外科学教室
高畑　智嗣　　上都賀総合病院，副院長／整形外科，部長
大饗　和憲　　埼玉医科大学総合医療センター高度救命救急センター，講師
川上　幸雄　　岡山済生会総合病院整形外科，診療部長
依光　正則　　岡山労災病院整形外科，副部長
西井　幸信　　近森病院整形外科，部長
松井健太郎　　帝京大学医学部附属病院外傷センター，助教
小林　由香　　東海大学整形外科学，講師

2018 年 12 月現在

プロジェクト　I

骨折治療の目的とは何か？

プロジェクト I

骨折治療の目的とは何か？

はじめに

骨折治療の目的は早期に骨癒合に有利な条件を整え，受傷前の機能を回復させ，患者を日常生活に戻すことである．治療にはギプス・装具に代表される非観血的治療，プレートや髄内釘に代表される観血的治療があり，骨折部は stable に固定する．また骨癒合を目指すだけでなく，治療に伴う筋肉や関節の障害は避けなければならない．非観血的治療の場合，長期の外固定による骨・筋萎縮，関節拘縮の予防に留意する必要があり，適応があれば内固定と早期運動療法を行う．内固定の原則は，解剖学的な整復，骨折部位を考慮した相対的あるいは絶対的安定性による固定，骨と軟部組織の血行の温存，早期リハビリテーションである．患者と外傷を特徴づける因子として，年齢，職業，骨折部位，閉鎖・開放骨折，多発外傷の合併が挙げられる．

患者の年齢

小児の成長期の骨は剛性が低く不全骨折が生じやすい（図1）．

厚く強靱な骨膜は全周性に破断せず，整復操作や保持に有利に働く．骨膜性仮骨形成は早期から極めて旺盛であり，回旋変形を除く屈曲・短縮変形は自家矯正能により復元される．年少児であるほど，骨幹部に比べて骨幹端部であるほど矯正されるが，自然矯正には限界があり，正確な解剖学的整復を目指す必要がある（表1）．近年，小児の大腿骨骨幹部骨折に対しても，早期固定，早期リハビリテーションが基本になり，入院日数，合併症発生率の減少が報告されている．骨端線損傷後の変形や成長障害は損傷された骨端線の早期閉鎖により起こる．Saltar-Harris分類は成長軟骨板および関節の損傷程度を示し，分類等級が大きいほど成長障害と関節の不適合性が発生する可能性が高い（図2）．

高齢者はバランス・反射機能が低下するため，転倒しやすく骨折を起こしやすい．近年，骨粗鬆症，糖尿病，関節リウマチ，長期透析患者で日常生活程度の軽微な外力によって起こる脆弱性骨折が注目されている．悪性腫瘍の局所骨転移による病的骨折もあり，鑑別が必要になる．人工関節周囲骨折は骨折位置，インプラントのゆるみ，インプラントデザインにより分類され，治療方針が決定される．

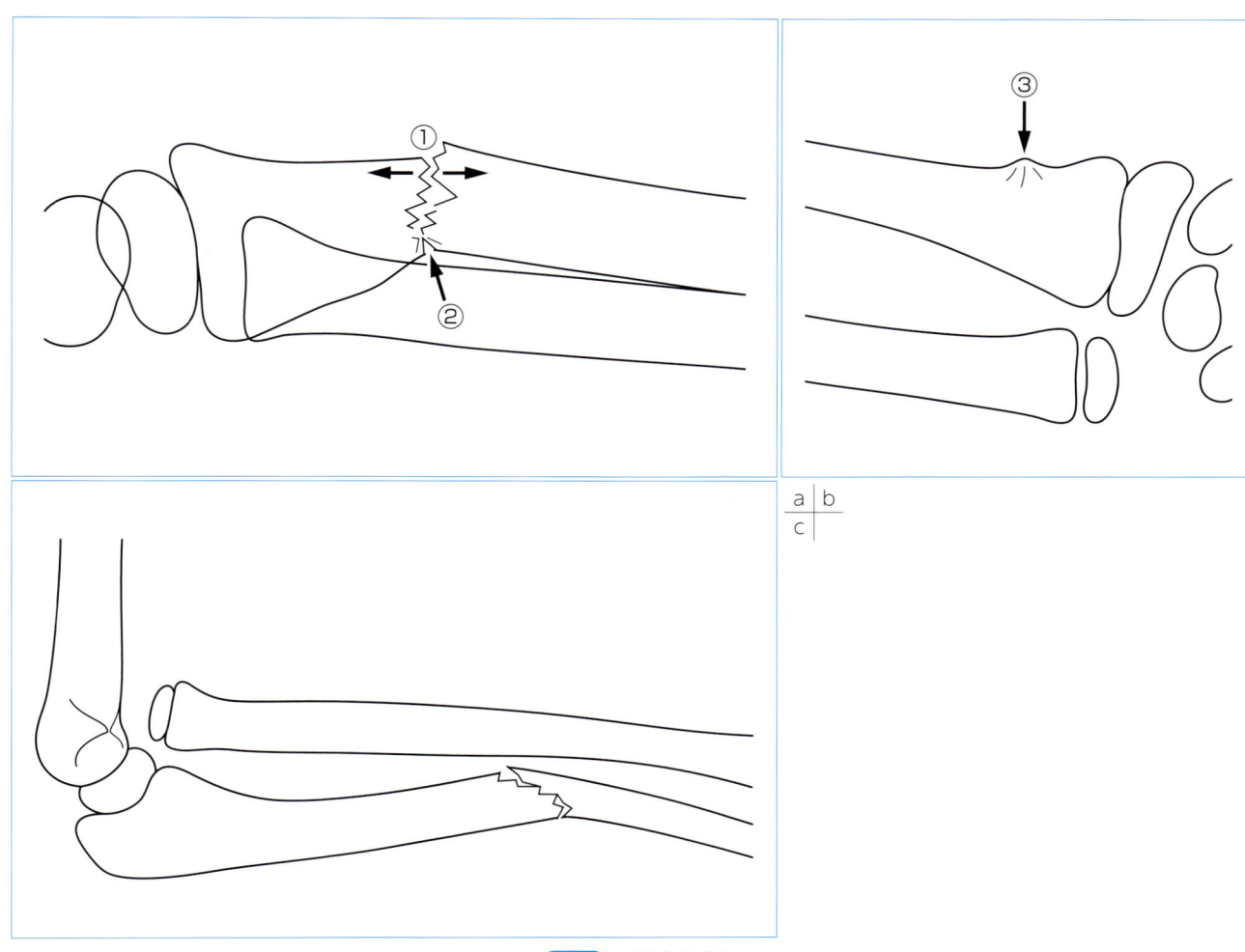

a | b
c |

図1 不全骨折

不全骨折は若木骨折，隆起骨折，急性塑性変形の骨折形態となる．

a：若木骨折（green stick fracture）．屈曲力が作用したとき，緊張側（凸側）の骨膜および骨皮質は破断（①）するが，圧迫側（凹側）骨膜および骨皮質は連続性を保っている（②）状態

b：隆起骨折（torus fracture）．骨幹端部に長軸方向の圧迫力が作用したとき，骨皮質が全周または一部が竹節状に隆起する（③）状態

c：急性塑性変形（plastic deformation）．橈骨骨折あるいは橈骨頭脱臼時に尺骨で起こる長管骨が弯曲した状態

(Rockwood and Wilkins' Fractures in Children 8th edition. p.350, 358, 543. より引用改変)

表1 大腿骨骨幹部骨折許容範囲

Age	Varus/Valgus (degrees)	Anterior/Posterior (degrees)	Shortening (mm)
Birth to 2y	30	30	15
2〜5y	15	20	20
6〜10y	10	15	15
11y to maturity	5	10	10

大腿骨骨幹部の変形の許容範囲は，2 歳未満では内外反 30°，矢状面 30°，短縮 15 mm，2〜5 歳では内外反 15°，矢状面 20°，短縮 20 mm，6〜10 歳では内外反 10°，矢状面 15°，短縮 15 mm，11 歳以上では，内外反 5°，矢状面 10°，短縮 10 mm までである．回旋変形は 25°まで許容されるが，角状変形と回旋変形のそれぞれが許容範囲内であっても，それが組み合わされば変形治癒，脚長差が生じる．つまり，保存療法および固定性の低い創外固定での治療では，変形治癒することなく骨癒合することは極めて難しい．
(Rockwood and Wilkins' Fractures in Children 8th edition. p.994. より引用改変)

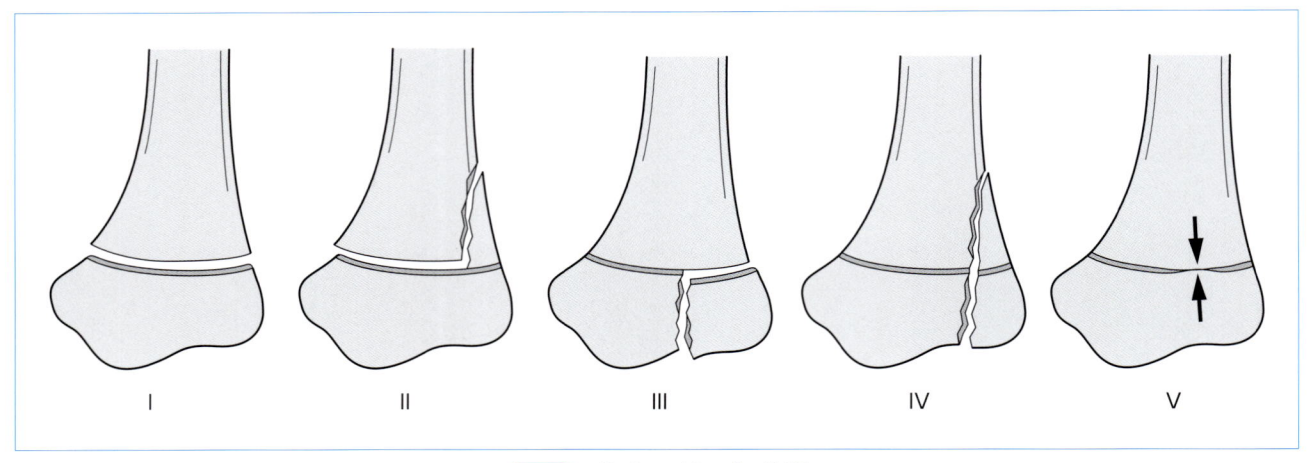

図2 Saltar-Harris 分類

Type Ⅰ：骨端線に沿って損傷が生じ，骨幹端や骨端部に骨折を伴わないもの
Type Ⅱ：転位した骨端部に骨幹端の三角骨片を伴ったもの(Thurston-Holland sign)で，最も頻度が高い．
Type Ⅲ：Type Ⅱとは逆に損傷の先が骨端方向に向かい，関節内骨折になるもの．徒手整復は不可能であり，二次性変形性関節症を生じさせないために観血的整復固定による解剖学的整復が不可欠
Type Ⅳ：関節面に始まる骨折線が骨端，骨端線，骨幹端部を貫き骨皮質に達するもの．Type Ⅲと同様に観血的整復固定による解剖学的整復が不可欠であるが，骨端線を横切る仮骨形成によりその部位の骨端線が早期に閉鎖するため，成長障害が起こりやすい．
Type Ⅴ：軸方向の圧迫力により成長軟骨板が圧挫されたもので，転位がなく受傷時の X 線診断は不可能．稀であるが，最も予後不良
(Rockwood and Wilkins' Fractures in Children 8th edition. p.141. より引用改変)

患者の職業

　治療目標に職業と労働内容は大きく影響する．精密作業従事者と肉体労働者の手指外傷治療後に要求される機能は異なる．学生，一般社会人，プロスポーツ選手はそれぞれ，加療にかけられる期間，機能回復の要求レベルが異なり，それらに応じた手術計画やリハビリテーションの内容を検討する必要がある．

骨折部位

骨幹部骨折は短縮，屈曲，回旋変形をきたさないように骨癒合させる．下肢骨折の場合，大腿骨と下腿骨の機能軸を正しく矯正する必要があり，5°の内反・外反であっても外傷性変形性膝関節症の原因となる．上腕骨は20°の回旋変形や30°の屈曲変形でも許容されるが，前腕の橈骨，尺骨は解剖学的整復が必要になる．

関節内骨折は関節面の解剖学的整復と早期の運動を許容するためには絶対的安定性を持った強固な固定を行い，正しい軸と回旋アライメントで骨幹部につなげる必要がある．

閉鎖・開放骨折

閉鎖骨折の単独損傷は手術の緊急性は低く，軟部組織の状態をみて受傷後1～3病日中に手術を行う．ただし大腿骨骨幹部骨折は脂肪塞栓などによる肺合併症を予防するため，準緊急手術として24時間以内に内固定を行うべきである．脱臼骨折やピロン骨折に代表される関節内粉砕骨折は，骨折部周囲の水疱を伴う重篤な軟部組織腫脹を生じることが多いため，関節を架橋して創外固定を行い，腫脹が改善した1～3週後に最終固定を施行する．

開放骨折は軟部組織，骨折の状況からGustilo-Anderson分類にて重症度と治療戦略を検討する(**表2**)．

表2　Gustilo-Anderson 分類

Feature	Fracture type				
	I	II	IIIA	IIIB	IIIC
Wound size, cm	<1	>1	>1	>1	>1
Energy	Low	Moderate	High	High	High
Contamination	Minimal	Moderate	Severe	Severe	Severe
Deep soft tissue damage	Minimal	Moderate	Severe	Severe	Severe
Fracture comminution	Minimal	Moderate	Severe/segmental fractures	Severe/segmental fractures	Severe/segmental fractures
Periosteal stripping	No	No	Yes	Yes	Yes
Local coverage	Adequate	Adequate	Adequate	Inadequate	Adequate
Neurovascular injury	No	No	No	No	Yes
Infection rate	0～2%	2～7%	7%	10～50%	25～50%

軟部組織損傷の軽度なⅢAまではデブリドマン後に一期的な創閉鎖と内固定が可能であるが，ⅢB以上では創外固定による一時固定(damage control orthopaedics：DCO)と陰圧閉鎖療法を行った後に，内固定と遊離皮弁などによる被覆術を考慮する必要がある．自施設で治療困難と判断した場合には，搬送を即断しなければならない．

(Halawi MJ, Morwood MP：Acute management of open fractures：an evidence-based review. Orthopedics. 38(11)：e1025-1033, 2015. より引用改変)

多発外傷に合併する骨折

四肢骨盤骨折を伴う多発外傷の急性期において，血行動態が安定化していれば内固定による即時固定（early total care：以下，ETC）を行う．血行動態が不安定な場合，救命と患肢温存のため，damage control orthopaedics（以下，DCO）が適応となる．生命予後と同時に機能予後を考えた外傷治療を行うことで合併症のリスクが軽減する．多発外傷に合併した大腿骨骨幹部骨折において，バイタルサインの大きく崩れない組織低灌流状態でのETCによる合併症発生が報告され，血清乳酸値 2.5 mmol/l 以上ではDCOを行ったほうがより安全であるとする報告もある．DCO後の二期的内固定への変換時期については，受傷後数日間続く炎症亢進の時期と，受傷10日後から始まる免疫抑制の時期を避けた受傷後5〜10日の間が，最も適した時期とされている．

（中嶋隆行）

参考文献

1) Kosuge D, et al.：Changing trends in the management of children's fractures. Bone Joint J. 97-B（4）：442-448, 2015.

> **サマリー** 小児骨折治療の概説．成績不良をなくし入院を減らす社会的要求が強まり，手術治療に傾きつつある．

2) Halawi MJ, et al.：Acute management of open fractures：an evidence-based review. Orthopedics. 38（11）：e1025-1033, 2015.

> **サマリー** 開放骨折は今なお議論の俎上にある．主に脛骨開放骨折について，初期評価と治療マネジメントについてエビデンスをまとめた．

3) Flierl MA, et al.：femur shaft fracture fixation in head-injured patients：when is the right time? J Orthop Trauma. 24（2）：107-114, 2010.

> **サマリー** 重症頭部外傷を合併した大腿骨骨幹部骨折の手術時期について，早期内固定（early total care：ETC）か，一時的創外固定による段階的手術（damage control orthopaedics：DCO）かという論争に，生理学的解釈を加えた．

プロジェクト　Ⅱ

骨折診断ツール

プロジェクト II

骨折診断ツール

骨折の臨床所見

1. 疼痛・圧痛

　骨折の診断において主訴のみから画像検査を施行するのでなく，まず臨床所見を十分確認することが重要である．骨折を発症した患者は通常強い疼痛を訴えるが，多発外傷などではすべての損傷部位の疼痛を訴えるとは限らない．脊髄損傷により知覚が脱失している場合には，疼痛を訴えないこともある．見た目の激しい損傷に目を奪われ，他部位の損傷を見過ごす可能性もある．そのため，疼痛，圧痛の部位を確認し，その部位に適した画像撮影を行う必要がある．例えば脊椎圧迫骨折では脊椎後面に沿って拳で衝撃を与えると，骨折部位に一致して叩打痛と呼ばれる誘発痛が生じる．また舟状骨骨折では，嗅ぎタバコ窩と呼ばれる長母指伸筋腱と長母指外転筋，橈骨茎状突起で囲まれた三角形の凹みに特徴的な圧痛を訴えることがある（図1）．これらのような所見を得ることにより，後述する画像検査時に読影の一助となる．

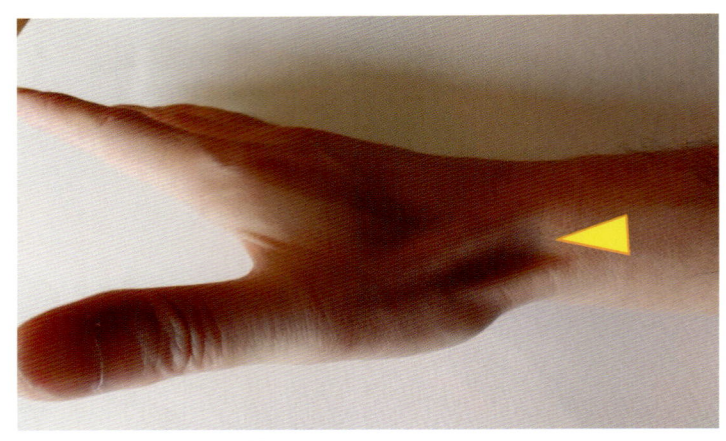

図1　嗅ぎタバコ窩（矢頭）

2. 腫脹・水疱

　骨折を受傷すると骨折部からの出血や，血管拡張，血管透過性の亢進による血漿蛋白の滲出が起こり，腫脹が生じる．腫脹は受傷直後から出現し，受傷後4〜5日目程度でピークを迎える．腫脹が高度になると水疱を形成することがある（図2）.

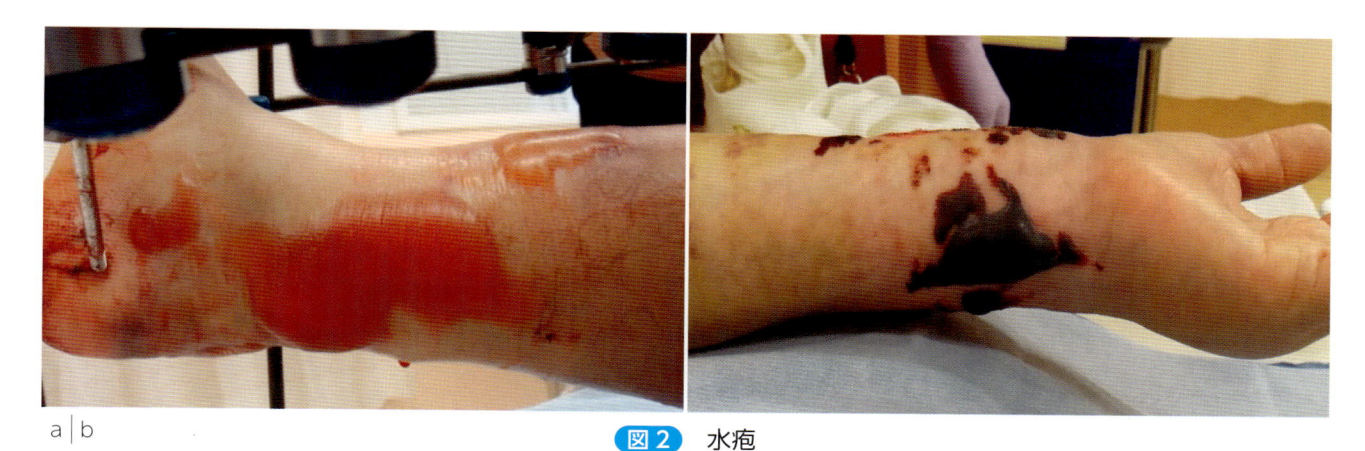

a | b

図2 水疱

水疱形成は皮膚バリアの破綻を意味するため，十分改善するまで骨接合を待機する必要がある．
また高度な腫脹ではコンパートメント症候群を発症する可能性もあり，注意を要する．
　　a：腫脹による下腿の水疱形成
　　b：腫脹が著しい場合，血性水疱を生じることもある.

3. 変形・骨片突出・開放創

　典型的なものとしては橈骨遠位端骨折におけるフォーク状変形などがある．骨片の転位によって短縮や屈曲，回旋などの変形を生じる（図3）.

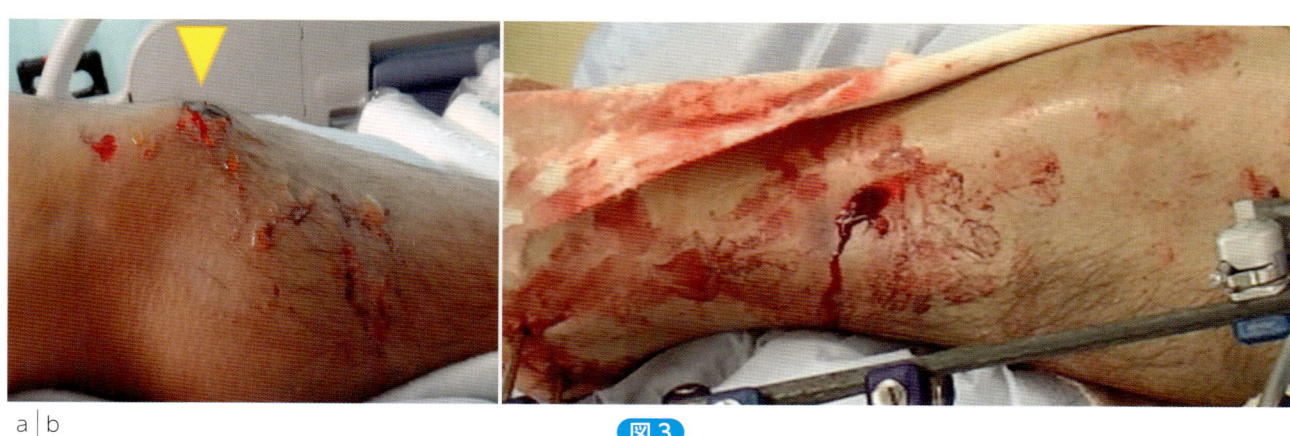

a | b

図3

骨片の転位の程度により，皮下に大きく突出することがある（a）．これを放置した場合，容易に皮膚壊死を生じるため，速やかに整復して副子固定する必要がある．副子で整復位を保持しきれない場合は，創外固定を要することもある．骨折時の転位がさらに大きければ，開放創を生じることもある．骨折部に一致した開放創や脂肪滴の混じった持続する出血（b）は，たとえわずかな創でも開放骨折として扱う必要がある．
　　a：脛骨骨折による骨片突出
　　b：下腿の開放創と持続出血

4. 異常可動性・軋音

　骨折部では通常可動し得ない方向に可動性が生じる（異常可動性）. 骨折部が動くと, 骨片同士が擦れて軋音が生じる. この異常可動性により神経, 血管損傷をきたす可能性があるので, 診察は慎重に行う必要がある.

5. 神経・血管・腱損傷

　転位した骨片により神経が圧迫されると, 知覚異常や運動麻痺を認めることがある. 特に上腕骨顆上骨折では術前にこれらの所見があるかを十分診察し, 神経障害を認めれば手術時に骨折部を展開して神経を剥離することも躊躇すべきでない（図4）. 同様に動脈も損傷されることがあり, 末梢の拍動消失, 拍動性出血, 振戦, 拡大する血腫などの hard sign を認めた場合, 血管造影を行わずに手術を行うことが推奨されている. 高度な挫滅を伴う前腕骨折などでは腱断裂を伴うことも多い（図5）. 初回のデブリドマン時に損傷された腱を確認し, 必要に応じて修復, もしくは再建を考慮する.

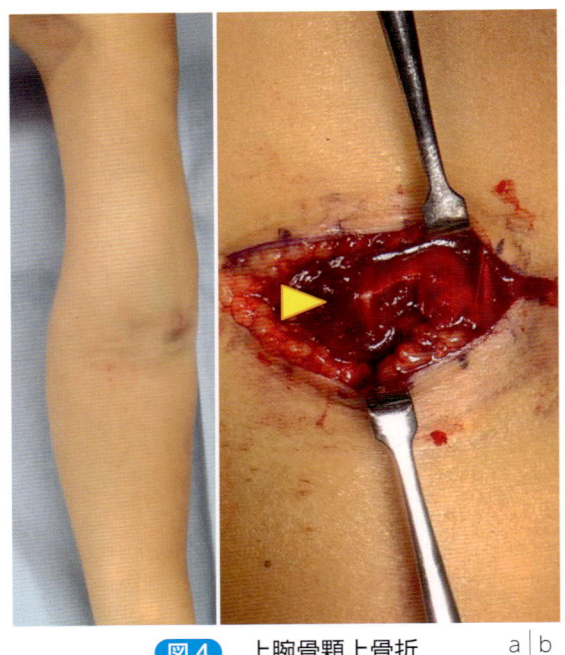

図4　上腕骨顆上骨折　　a | b
a：骨折部の大きな転位による変形と
　皮下出血
b：骨片により神経が伸張されている.

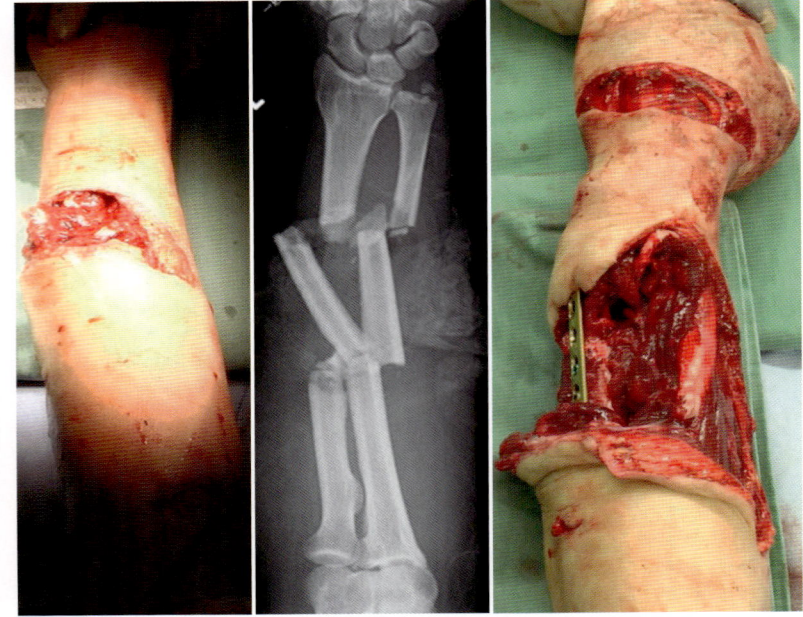

図5　前腕開放骨折　　a | b | c
a：初診時所見
b：単純X線
c：前腕伸筋群の引き抜き損傷

単純 X 線

　X 線は骨折診断における必須の画像検査であり，治療方針を決定するうえでも重要である．臨床所見より骨折が疑われる部位を推察し，適切な撮影部位を適切な撮影方法で撮影しなければ，正確な読影は難しい．

　撮影時には患者の移動や体位変換に十分注意する必要がある．なぜなら乱暴な動作でさらなる二次損傷を引き起こす可能性があるからである．可能であれば，撮影時にも患者に付き添うのが望ましい．

　X 線検査は二方向撮影が基本である．正面像，側面像のみならず，受傷部位に応じて斜位像や軸位像など，適した撮影法を依頼する必要がある．具体的には舟状骨骨折では回内外斜位像（図 6），膝蓋骨骨折に対する軸位像（図 7），踵骨骨折に対する

Anthonsen 撮影法（図 8）などである．

　転位のない骨折では X 線で骨折線を指摘できない場合もある．臨床所見から骨折が疑われる場合には，時間をおいて同部位を再度撮影することで骨折線が明瞭化したり，仮骨の出現などにより骨折の存在が明らかになることもある．

　小児では骨端核や骨端線の存在により読影が難しい場合があるので，健側を撮影して比較することが有用である（図 9）．また小児では疼痛部位の訴えが曖昧なことも多々あり，隣接する関節の撮影も追加する．

　脊椎圧迫骨折などでは骨折部位が 1 椎体とは限らず，脊椎全長を撮影することが望ましい．

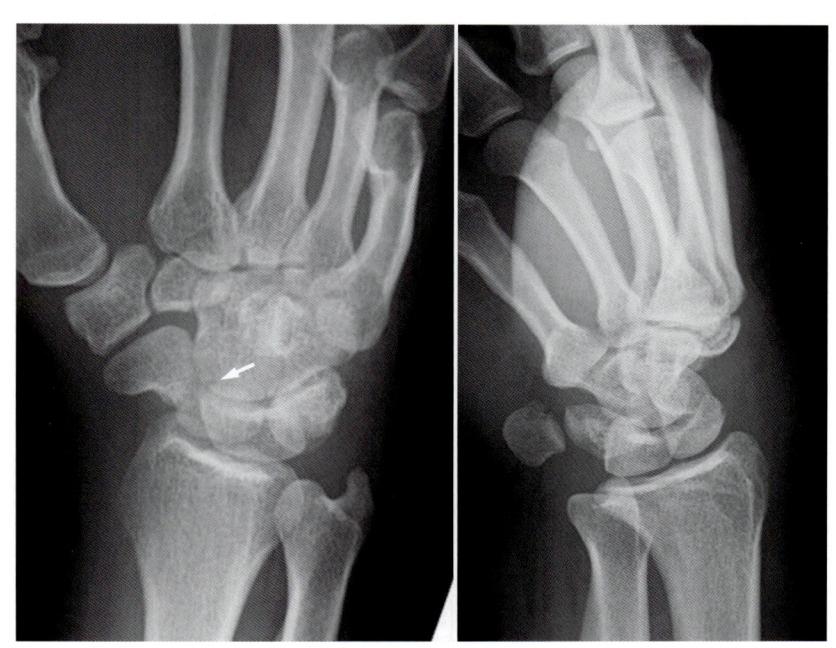

a | b

図6　舟状骨骨折
　a：回内斜位像
　b：回外斜位像

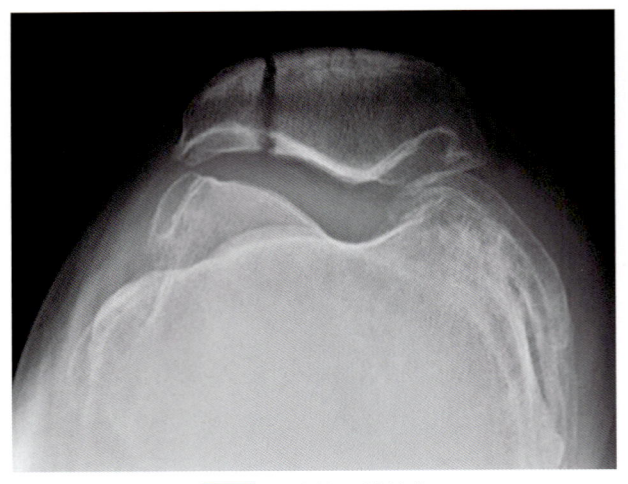

図7　膝蓋骨軸位像

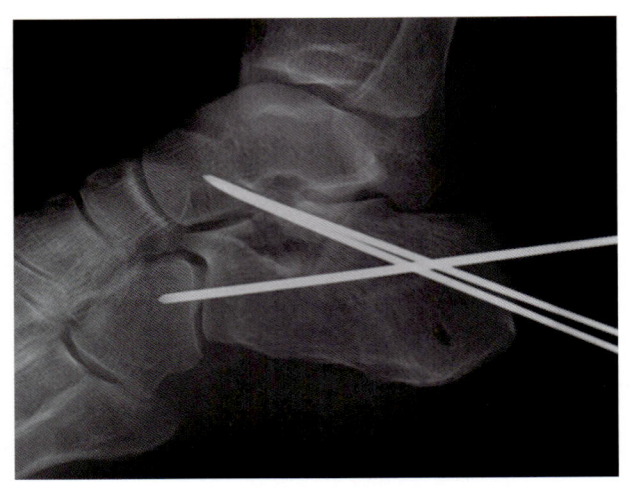

図8　踵骨 Anthonsen 撮影

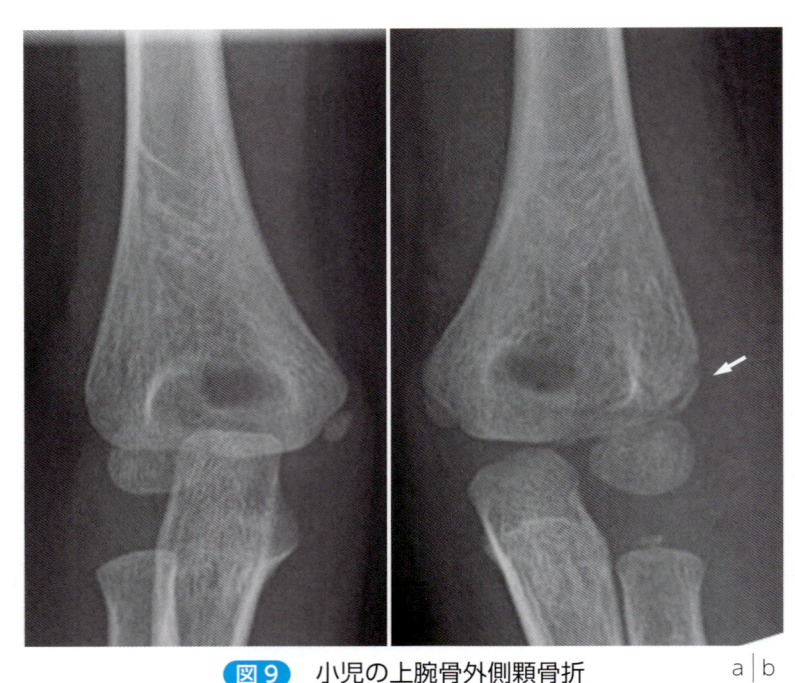

図9　小児の上腕骨外側顆骨折
a：健側
b：患側

a｜b

Computed tomography(CT)（図10〜13）

コンピュータ断層撮影（CT）は単純X線では描出が困難な肩甲骨や脊椎などの骨折に対して有用なだけでなく，関節内骨折に対する術前計画や術後評価にも有用である．

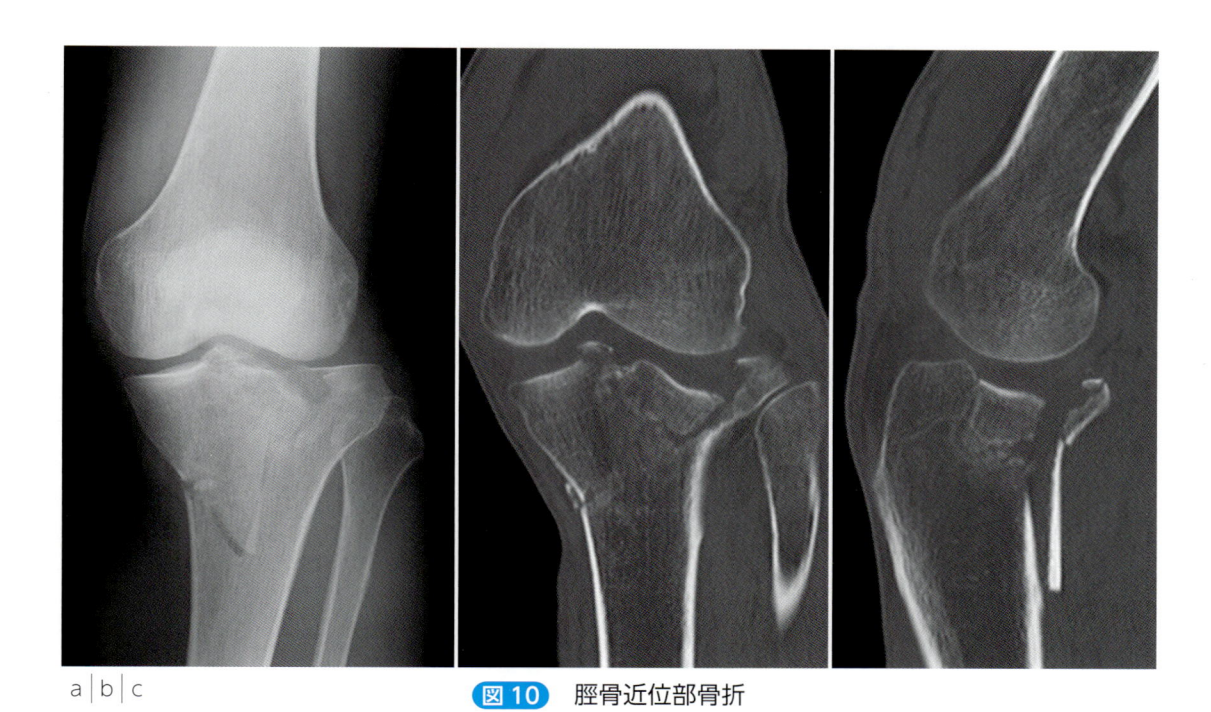

a｜b｜c

図10 脛骨近位部骨折
- a：単純X線
- b：CT冠状断像
- c：CT矢状断像

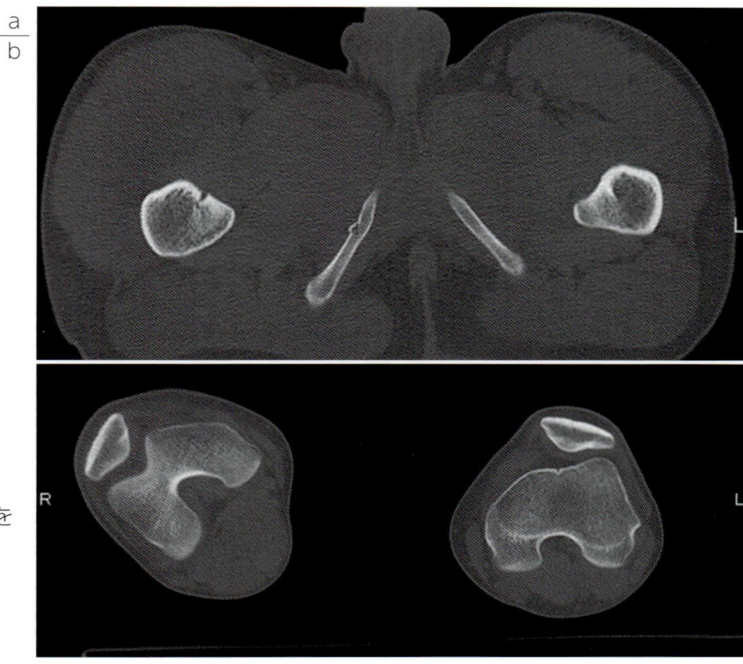

a
―
b

図11

大腿骨骨幹部骨折
単純X線では評価の難しい回旋転位も，CT検査を行うことで検出しやすくなる．
- a：小転子レベル．回旋転位はない．
- b：顆部レベル．右大腿骨が回旋転位している．

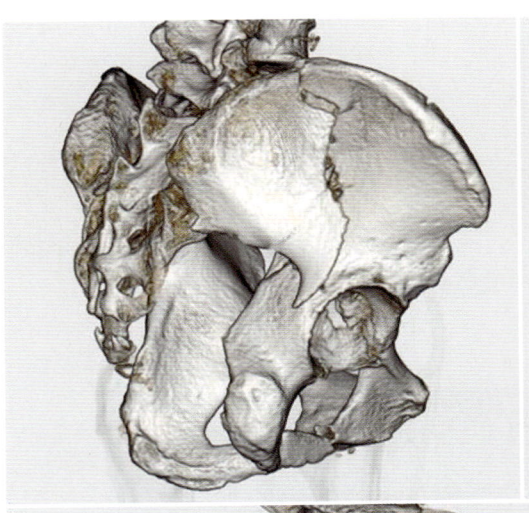
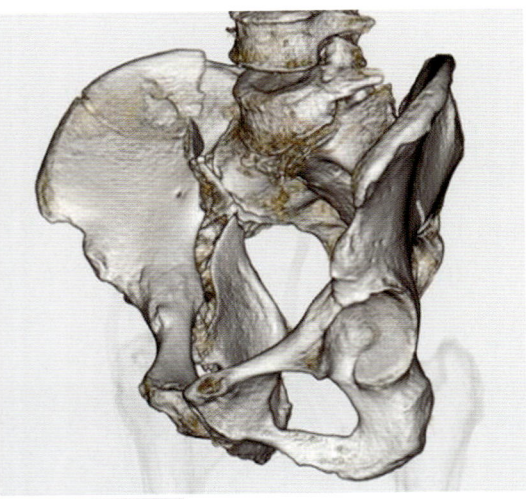
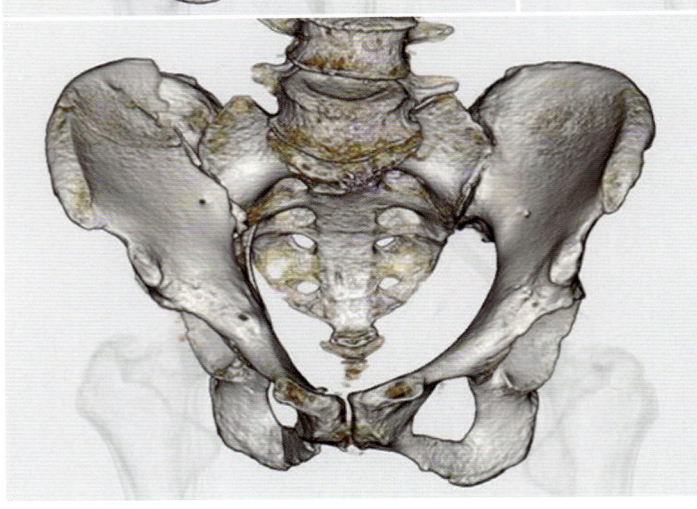

図12

寛骨臼骨折 3D-CT
三次元画像構築法（3D-CT）は骨折部の状態を立体的に認識するのに有用であり，固定法や手術アプローチなどの術前計画にも役立つ.

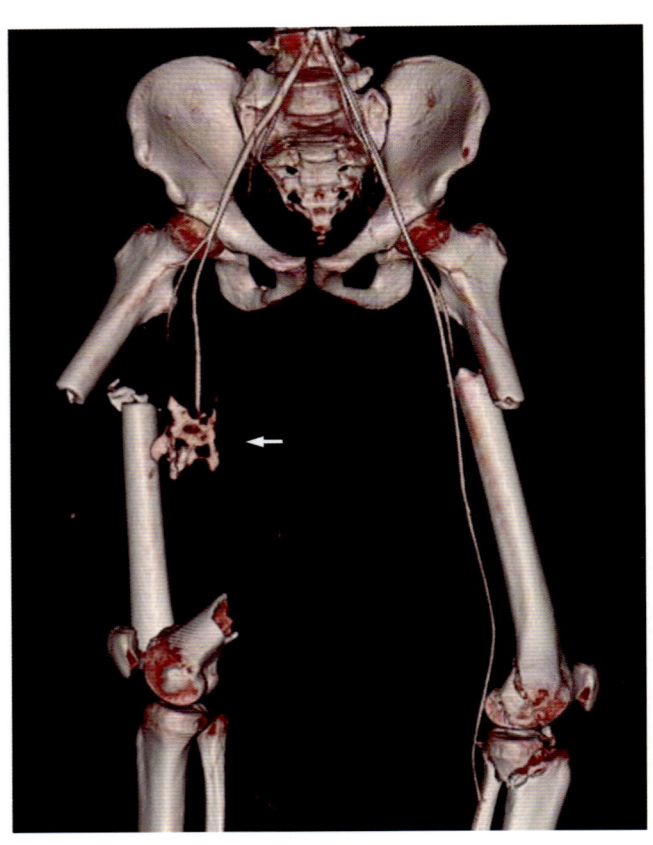

図13

CT angiography
右大腿動脈の血行が途絶している（矢印）.
造影剤を用いることで血管損傷を検出することもでき，血管造影よりも短時間で施行することが可能である.

Magnetic resonance imaging(MRI)

磁気共鳴画像法（MRI）はX線では描出できない骨挫傷や不顕性骨折，疲労骨折の診断に有用であるし（**図14**），周囲の軟部組織損傷の評価も可能である（**図15**）．X線による被曝の問題はないが，検査費用が高いことや検査に時間がかかることが問題である．

（依田拓也）

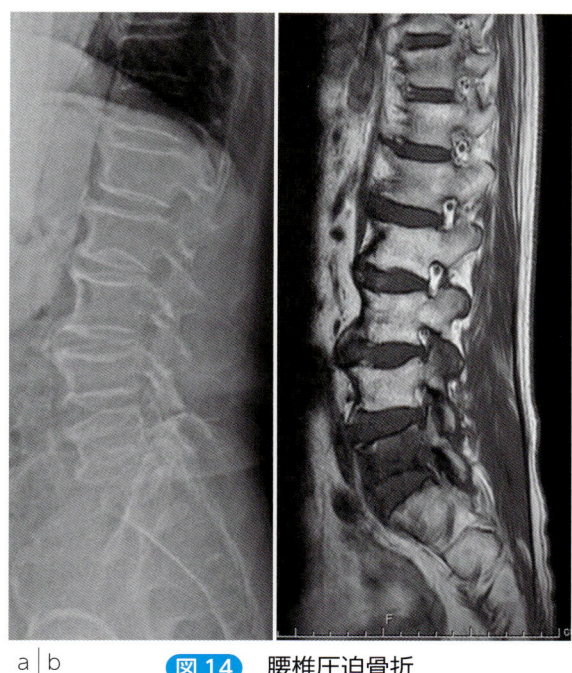

a｜b　**図14**　腰椎圧迫骨折
a：単純X線では骨折部位がわからない．
b：MRI. 第5腰椎圧迫骨折がある．

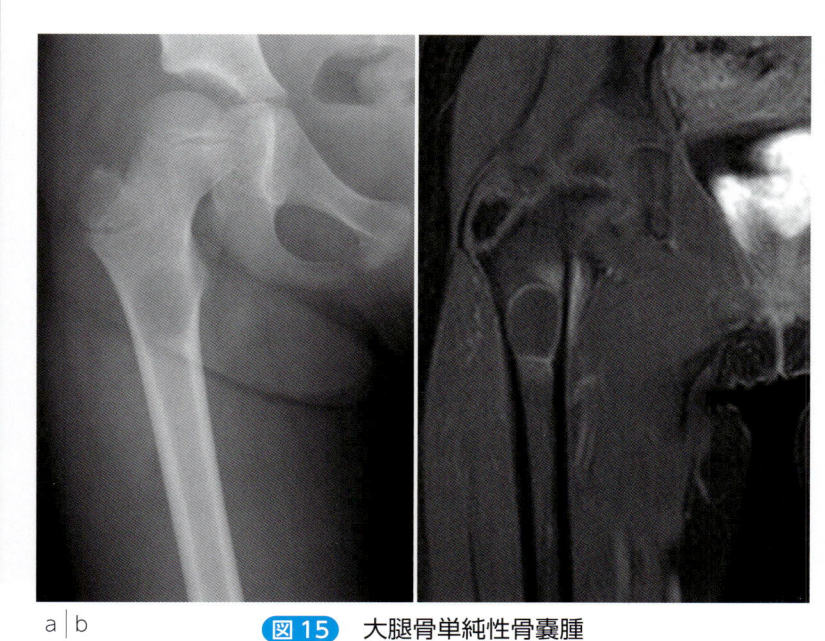

a｜b　**図15**　大腿骨単純性骨嚢腫
a：単純X線
b：髄内，髄外にT2高信号があり，切迫骨折の所見

参考文献 ···

1）青木虎吉ほか：Reparil注の四肢の外傷性浮腫に対する使用経験. 基礎と臨床. 8（4）：1184-1190, 1974.

2）Fox N, et al.：Evaluation and management of penetrating lower extremity arterial trauma：An Eastern Association for the Surgery of Trauma practice management guideline. J Trauma Acute Care Surg. 73（supple）：315-320, 2012.

サマリー　穿通性下肢動脈損傷に対する評価とマネジメント─EASTガイドライン2012. 血管内治療の位置づけは未確定.

プロジェクト Ⅲ

メスを使わない骨折治療法

プロジェクト III

メスを使わない骨折治療法

保存的治療の適応とその条件

　骨折治療の基本は保存的治療といわれてきた．何故だろうか．手術は侵襲が大きい，術後の疼痛がつらい，コストがかかる，入院が必要な場合が多く，ストレスである，麻酔のリスクがある，全身合併症が起きる可能性があるなどが一般的な理由であろう．基本的には患者の負担が少ないから保存的治療が選択されてきたと思われる．

　しかし，時代は進歩した．保存的治療のほうが，患者負担が少ないというのは本当だろうか？　麻酔，周術期医療の進歩により，麻酔のリスク，術後感染などの合併症のリスクは劇的に減少した．急性期病院では在院日数の短縮が要求されているため，入院期間は短い．術後の疼痛も持続静脈注射や持続硬膜外注入，麻薬の使用などにより以前より少ない．入院治療は日本の医療費全体から考えるとコスト高かもしれないが，日本の国民皆保険制度，またほとんどの患者が任意保険に加入していることから考えると患者負担は少ない．

　長期間外来に通院し，保存的治療を継続することが，本当に負担が少ないのだろうか？

　ここで保存的治療の欠点を考えてみよう．

①長期間の外固定を要する

②小児骨折の牽引療法などは長期間の臥床を必要とする

③変形治癒の確率が手術療法より高い

④機能回復までに時間がかかる

⑤早期の社会復帰が困難である

　などが挙げられる．

　長期間の外固定に関して，整形外科医は長い間無関心できた．実際，自分が利き手の橈骨遠位端骨折を受傷し，ギプス固定を1か月間されてみると，いかに不自由でストレスかがよくわかる．また，本邦で一般的に行われている小児骨折の牽引療法は，長期間の臥床を要するため，欧米では児童虐待に相当するとされ，最近では否定的な意見が多い．変形治癒や機能障害が残ると追加治療が必要となることが多く，患者の負担はさらに増大する．社会復帰への遅れは社会的損失である．

　最終的には，患者に保存的治療と手術的治療の双方の利点と欠点を十分に説明したうえ，患者やその家族の希望を尊重し，患者の年齢，活動性，社会的背景，既往症の有無などを総合的に判断し，治療方針を選択する．しかし，患者や家族の希望に添うばかりでなく，整形外科医として，自信を持って，自分の信じる治療法を勧めることが，結局は患者や家族の信頼を得ることになる．

　従来，整形外科医は骨折患者を診ると，まず手術適応かどうかを考えることが多かった．しかし手術治療，麻酔および周術期の医療が進歩した現在，まず保存的治療の適応かどうかを考えることが重要である．手術的治療の対象外の患者に保存的治療を行うと考える整形外科医が圧倒的に多数であると思われるが，今後は，まず保存的治療の対象患者を厳選することが重要である．

　保存的治療の必要条件は，

①手術的治療と比較して，機能予後に遜色がない

②変形治癒や疼痛を残さない

③骨癒合までに手術的治療と比較して長期間を要さない

④長期臥床や長期外固定を要さない

⑤患者に過大なストレスを与えない

⑥患者に過度な協力や理解を求めない

　などが挙げられる．

　以上を考えると，骨折に対する保存的治療は限られてくる．明らかに手術的治療より劣るのに，保存的治療でも治せると考えるのは整形外科医の自己満足である．

　まずは総論的に保存的治療の適応を考える．

表1は保存的治療の良い適応である．小児の骨折は保存的治療が原則とされてきたが，長期間の臥床を要する牽引療法は避けるべきである．

次に骨折部位ごとの保存的治療の適応を考える．基本的には，転位がないか，転位がある場合でも良好な整復位が得られ，かつ保持できることが条件である．

表2をみてみると，保存的治療の良い適応は非常に少ないことがわかる．少なくとも下肢の骨折に関しては，早期荷重，外固定は必要ないか短いことより，手術的治療の適応が多い．

以下，保存的治療の良い適応である，鎖骨骨幹部骨折について具体的に述べる．

表1 総論的にみた保存的治療の適応

①転位のない上肢，肩甲帯の骨折
②転位がある上肢，肩甲帯の骨折でも，良好な整復位が得られ，かつ保持できるもの
③圧潰が軽度で，麻痺のない，脊椎椎体骨折
④転位のない骨盤骨折
⑤転位のない下腿，足部の骨折

表2 部位ごとの保存的治療の適応

①上腕骨近位部	良い適応である．早期運動療法が推薦されているが，患者の理解と協力が必須で，高齢者には困難な場合も多い．
②上腕骨骨幹部	従来，保存的治療が推薦されてきたが，患者の理解と協力が必須で，なおかつ，患者に過大なストレスと苦痛を与えるため，保存的治療は推薦しない．
③上腕骨遠位部	良い適応であるが，肘関節の拘縮をきたすことが多い．
④橈骨遠位端	特に高齢者では良い適応である．
⑤橈尺骨骨幹部	解剖学的整復位が得られない場合は，手術的治療のほうが優れている．
⑥橈骨頭，頚部	まずは保存的治療を考えるべきである．手術的治療はかえって，可動域制限を残すことが多い．
⑦肘頭骨折	手術的治療のほうが優れている．
⑧鎖骨骨幹部骨折	保存的治療の良い適応である．
⑨鎖骨遠位端骨折	手術的治療が勧められることが多かったが，保存的治療が見直されてきている．
⑩大腿骨近位部骨折	手術的治療が原則である．
⑪大腿骨骨幹部骨折	手術的治療が原則である．
⑫大腿骨遠位部骨折	手術的治療が原則である．
⑬脛骨近位部骨折	手術的治療が原則である．
⑭脛骨骨幹部骨折	保存的治療の良い適応であるが，長期間の外固定を必要とし，患者のストレスが大きい．
⑮脛骨遠位部骨折	手術的治療が原則である．
⑯踵骨骨折	保存的治療の良い適応であるが長期間の免荷を必要とする．

鎖骨骨幹部骨折に対する保存的治療

鎖骨骨幹部骨折は他の長管骨骨幹部骨折に比べて癒合しやすいこと，変形癒合でも機能障害が少ないことより，保存的治療が選択されることが多い．ヒポクラテスが鎖骨骨幹部骨折の保存的治療を提唱して以来，外固定による保存的治療が標準的治療方法とされてきた．ほとんどの転位のある鎖骨骨幹部骨折は保存的治療で骨癒合する．しかし，変形治癒の結果引き起こされる肩機能の低下や，患者満足度の低さが報告されている．最近のエビデンスでは手術治療のほうが機能予後が良く，変形治癒が機能低下の原因となるとされている．

鎖骨の役割は，以下に要約される．この役割を保持するよう治療することが重要である．

①**支えとしての役割**：肩甲帯を胸郭，胸骨と連結し支える．上肢の体幹部への内方移動を予防する．

②**吊り下げ支柱としての役割**：上肢の重みを支え，下垂を保持する．

③**肩の動きを補助する役割**：肩外転180°の際，肩甲骨が60°外旋するが，最初の30°は胸鎖関節におけ

る鎖骨の挙上である．

④**筋力を伝達する役割**：僧帽筋の停止部，三角筋，大胸筋の起始部があり，僧帽筋の筋力を上肢に伝達する．

⑤**神経血管束を保護する役割**（図1）．

整復は仰臥位または坐位で無麻酔または局所麻酔下に行う（図2）．整復後の外固定の基本は三角巾固定である（図3）．

さて，鎖骨骨幹部骨折の保存的治療で変形治癒となった場合，生じる損失は少ないといわれてきたが，実は保存的治療後の DASH score，constant score を調べてみると，肩周囲筋の筋力と持久力の低下が問題であることがわかってきた．

保存的治療後の臨床成績不良の原因は短縮転位が残存したままの変形治癒または偽関節で，短縮の許容範囲は 15〜20 mm 未満といわれている．

鎖骨骨折後短縮変形が残存したまま変形治癒すると，翼状肩甲となり常に前傾姿勢で肩関節周囲筋の筋力低下が生じる．

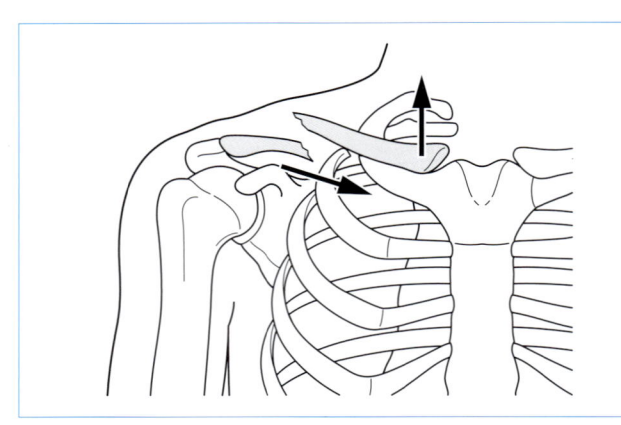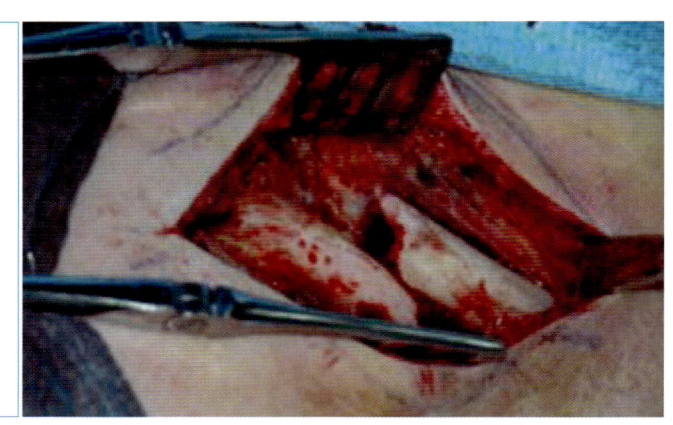

図1 鎖骨骨幹部骨折

近位骨片は胸鎖乳突筋により上後方へ転位する．また，肩は鎖骨の支柱を失って，上肢の重みにより内下方へ落ち込むため，その際，三角筋に引っ張られて，鎖骨遠位骨片も内下方へ転位する．

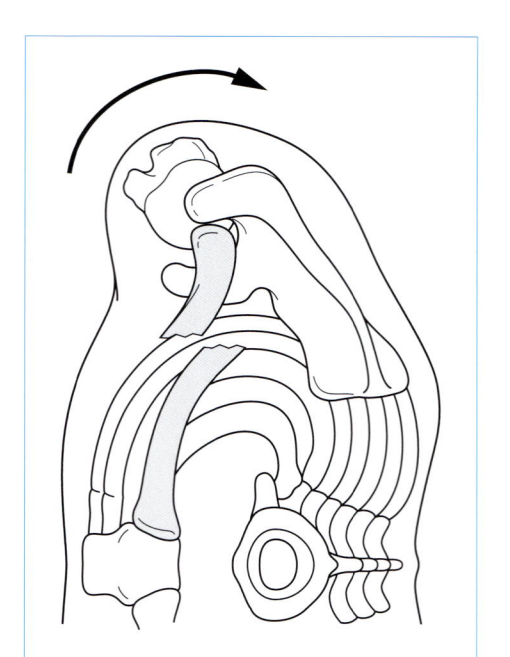

図2 整復
両肩を後方に引き，肩甲帯を外旋位にし，近位骨片を指で押して整復する．

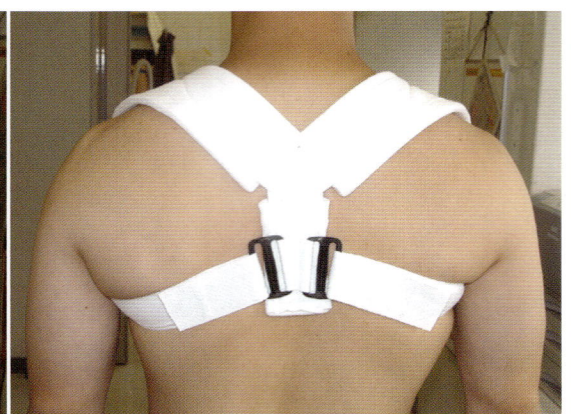

図3 三角巾固定

最も重要な点は鎖骨による支持をなくした上肢の重量を支えることで，これには幅広い三角巾が有用である．三角巾の上から衣服を着せると固定性も良くなる．最も使用されているのは鎖骨バンドであろう．肩を後方に引き胸をはった状態で固定する．しかしながら，鎖骨バンド固定は患者に大変な苦痛を強いることになる．最近の文献によると鎖骨バンド固定と三角巾単独の固定では臨床成績，骨癒合とも差はないとされており，従来慣習的に行われてきた鎖骨バンド固定は見直されるべきである．

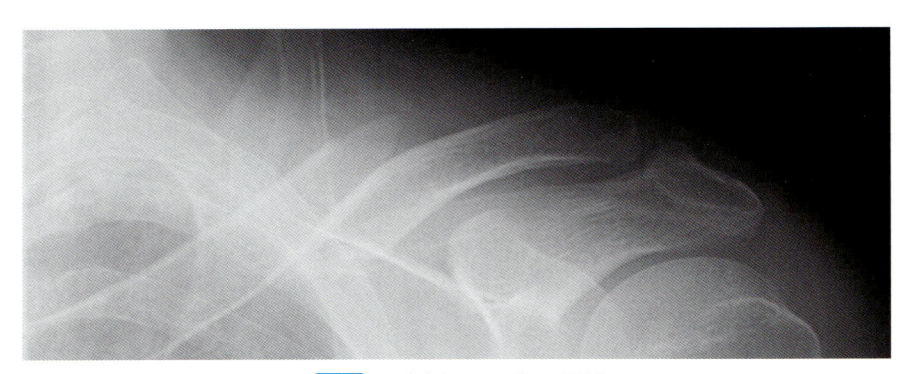

図4 症例：62歳，男性
短縮転位が著明であった．

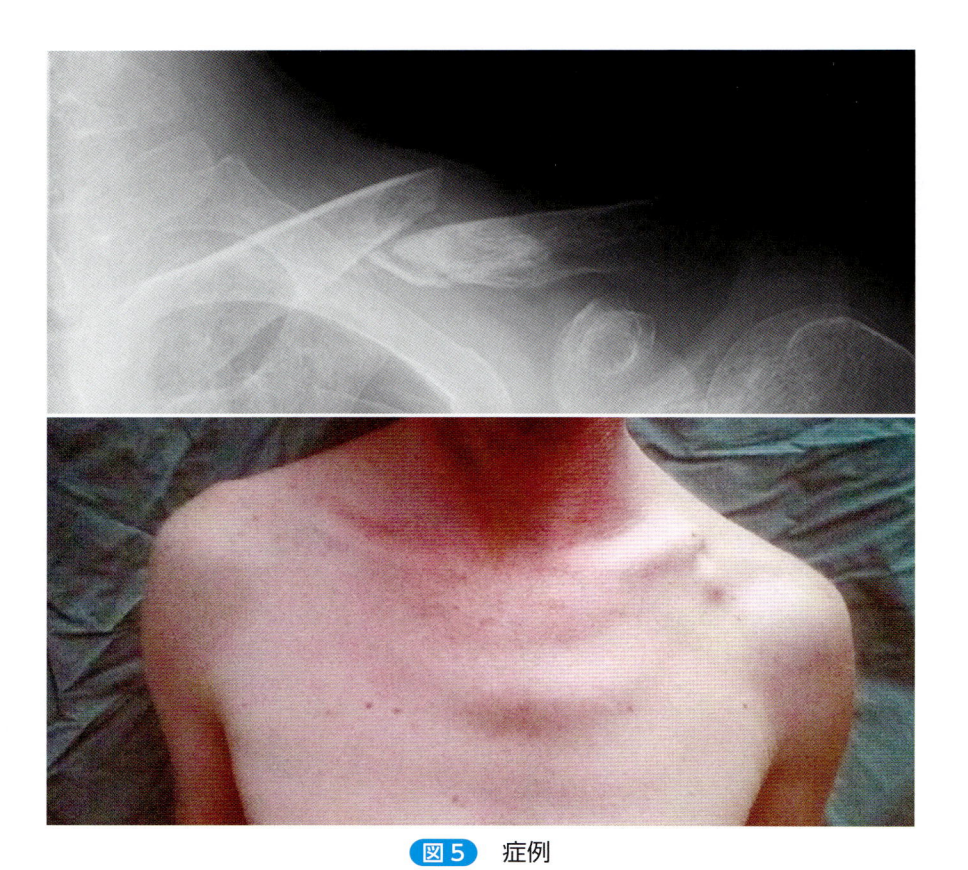

図5 症例
鎖骨バンドにて保存的に治療，受傷後35週で完全な骨癒合は得られておらず，
短縮変形が残存した．

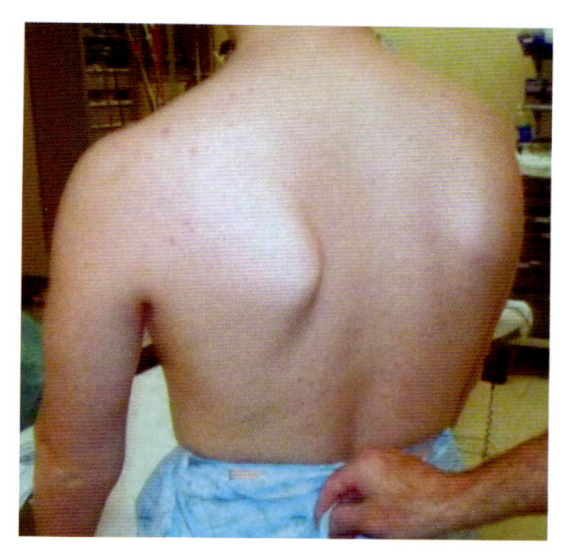

図6

症例

翼状肩甲となり，前傾姿勢であり，
肩関節周囲筋の筋力低下を認める．

治療指針

　現在考えている，鎖骨骨幹部骨折の治療指針をフロー図で示す（図7）．

　最後に，鎖骨骨幹部骨折の保存的治療の方法を述べる．受傷直後は患側肩内旋位でスリング固定のみとする．固定期間は約6週間，臨床的，X線的に骨癒合が得られるまで固定する．患側肩振り子運動と

患側肘自動運動は受傷当日より許可．患側肩の挙上は90°までに制限．疼痛が許せば，受傷直後より洗顔，入浴，着替え，食事，書字，キーボード使用時などの間，短時間のスリングの除去は許可．6週以降に積極的に肩他動可動域訓練する．

（中澤明尋）

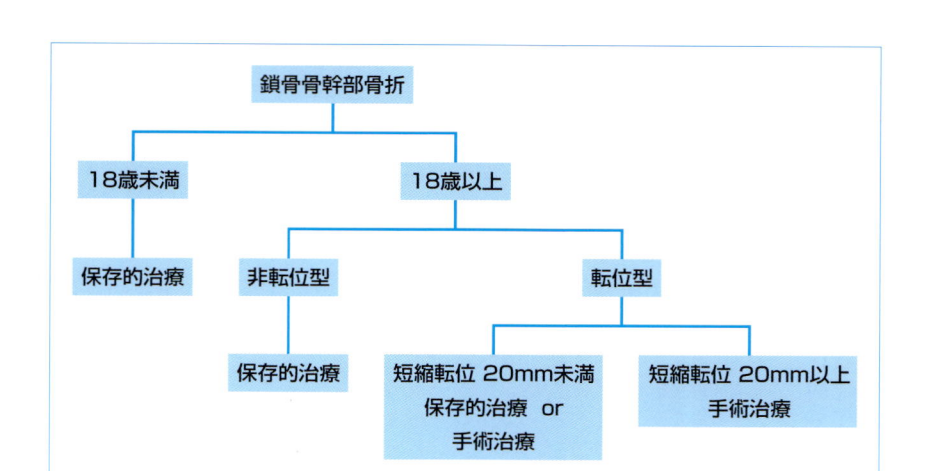

図7 鎖骨骨幹部骨折の治療指針のフロー図

鎖骨骨折後遷延癒合および偽関節に対する低出力超音波パルス治療

　転位型の鎖骨骨幹部骨折に対する治療において，手術治療と保存治療の比較では長期の機能成績は同等であるが骨癒合率は手術治療が優れているというのが現時点での一般的見解である．長期の機能成績に差がなければ，保存治療は選択肢の１つになる．保存治療の問題は偽関節率が高くなることなので，重要な点は偽関節になりやすい骨折型を予測することである．つまり転位が大きい骨折，粉砕骨折，喫煙者などの骨折では手術治療を優先的に検討することが必要となる．しかし患者の希望も含めて様々な理由で保存治療が選択される場合もある．変形短縮しながらも骨癒合が得られることもあれば，遷延癒合や偽関節を呈することもある．そのような場合に，低出力超音波パルス治療（LIPUS）は最初に行うべき非侵襲的な方法である．鎖骨骨折後の遷延癒合や偽関節例では，日常生活レベルで困ることが少なく手術を希望しない患者もいるため，非侵襲的な

LIPUSで骨癒合が獲得できればその恩恵は大きい．

　LIPUSは新鮮骨骨折では手術後に使用できるが，保存治療例でも受傷後３か月以上経過した遷延癒合や偽関節に対して使用可能となる．LIPUSを処方する場合，まずLIPUS取り扱い業者に連絡して患者の受診日を知らせ，日程を合わせてLIPUSを持ってきてもらう．患者に使用法を説明するが，これは遷延癒合や偽関節の特効薬ではなく，あくまでも骨癒合が得られる可能性のある治療手段の１つであることを話しておかなければならない．

　LIPUSの効果を最大限に発揮させるために重要なことが２点ある．まずは正確に骨折部に照射することである．遷延癒合や偽関節が皮下の浅い位置に存在する鎖骨では，その部位を体表から認識することはさほど難しくないかもしれないが，より正確に照射部位と方向を決めるためには超音波を用いると良い（図8, 9）．２つ目は，LIPUSを毎日確実に20

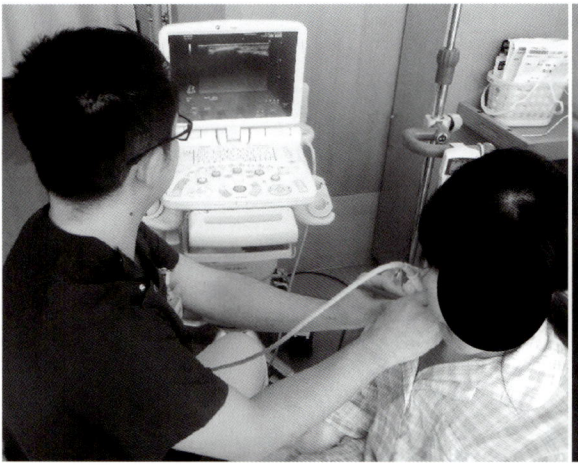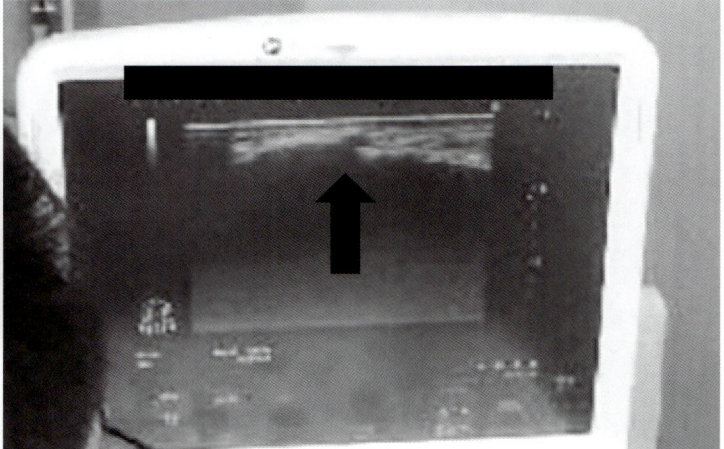

図8　超音波を用いたマーキングの実際　　　　　　　　　　　　　　　a|b

長軸方向と短軸方向で偽関節部をマーキングし，照射部位と照射する方向を知る．これは新鮮骨折や偽関節手術後の症例でも同様である．１回の照射時間は20分であるためLIPUSのプローベを鎖骨に固定する鎖骨専用の固定具を使用すると良い．
　a：右鎖骨骨折例．右鎖骨に超音波プローベを当て，骨折部のギャップを確認している．超音波はリアルタイムに骨折部を確認することができ，医師だけでなく患者も骨折の転位をみることができる．患者とのコミュニケーションがとりやすく，患者の治療に対するモチベーションの向上につながる．
　b：aに見えるモニターを拡大した写真．鎖骨の長軸にプローベを当てている．骨皮質が転位しているのがわかる（矢印）．

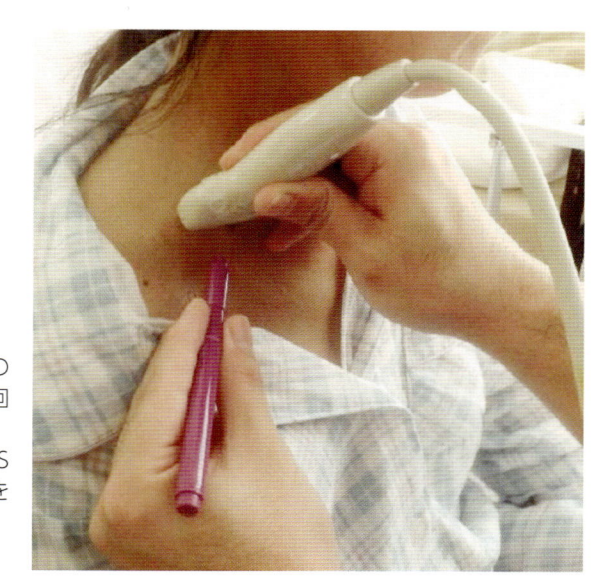

図9

図8の患者におけるマーキングの実際

写真は鎖骨の長軸に沿って超音波のプローベを当て骨折部の
マーキングをしているところである．このプローベを90°回
転させ，鎖骨の短軸でも骨折部を確認してマーキングすれば，
それら2つのマーキングの交わる点が骨折部である．LIPUS
を正確に骨折部に照射するために，超音波を用いて骨折部を
確認する方法は，外来で行え簡便かつ有用である．

分照射することである．LIPUSは患者自身で行う治
療であるため，あくまでもその自主性にゆだねられ
ることが多いためである．服薬と同じであるが，
LIPUSは照射時に何も体に感じることがないため
その効果を実感しづらい．もちろん骨癒合が徐々に
得られ症状が軽減すれば良いが，それには時間がか
かることもあるため患者の治療に対する自主性を促
すことが非常に重要なのである．帝人ファーマ株式

会社のセーフス® exogen® には患者が照射した治療
履歴が表示されるため（図10），モチベーションの
向上が期待できる．また超音波を用いた骨折部の
マーキングは，患者も一緒に骨折部を確認できるた
め，治療のモチベーション向上につながり患者の協
力も得られやすい．外来で定期的に診察し，X線写
真により骨癒合の進行を確認しながら，LIPUSの照
射部位やその頻度を患者とともに確認するのが良い

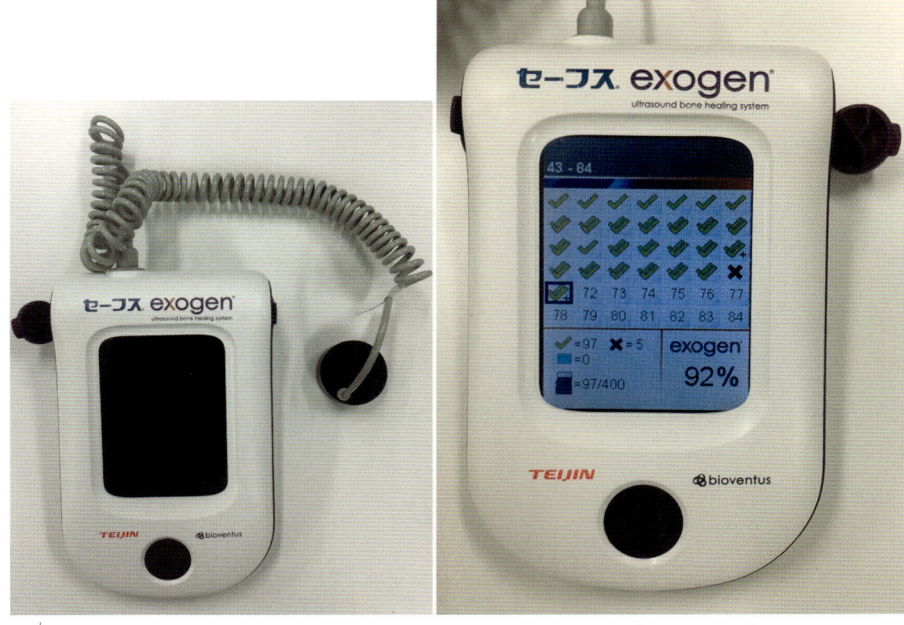

a | b　**図10**　帝人ファーマ株式会社のセーフス® exogen®

　a：全体像．コンパクトで持ち運びに便利である．
　b：照射すれば✓の印がつき（1日2か所照射すれば二重✓），していなけ
　　　れば×がついている．71日のうち×が5日あるため，66日/71日
　　　＝92％で実際に照射されていることがわかる．✓＝97となっている
　　　が，1日に2回以上実施している日が存在するためである．

だろう.

　現在のセーフス® exogen® は専用 SD カードを挿入し使用する（図11）．これを遷延癒合あるいは偽関節で処方した場合，最長12か月まで連続使用できる．実際の使用時には exogen® を鎖骨に固定する鎖骨用固定具がある（図12）．なお新鮮骨折に対する LIPUS 照射の使用期間は，遷延癒合や偽関節に対する場合と異なるため，取り扱い業者に使用法を尋ね

ることを推奨する．LIPUS 照射で治療効果が得られない場合は，手術など別の治療手段を検討する．効果がないにも関わらず漫然と LIPUS 照射を行うことは避けるべきである．また，LIPUS は新鮮鎖骨骨折の骨癒合には関与しないとする報告もある．新鮮骨折に対して LIPUS は，あくまでも術後の骨癒合進行を早める可能性のある治療法であることは知っておかなければならない．

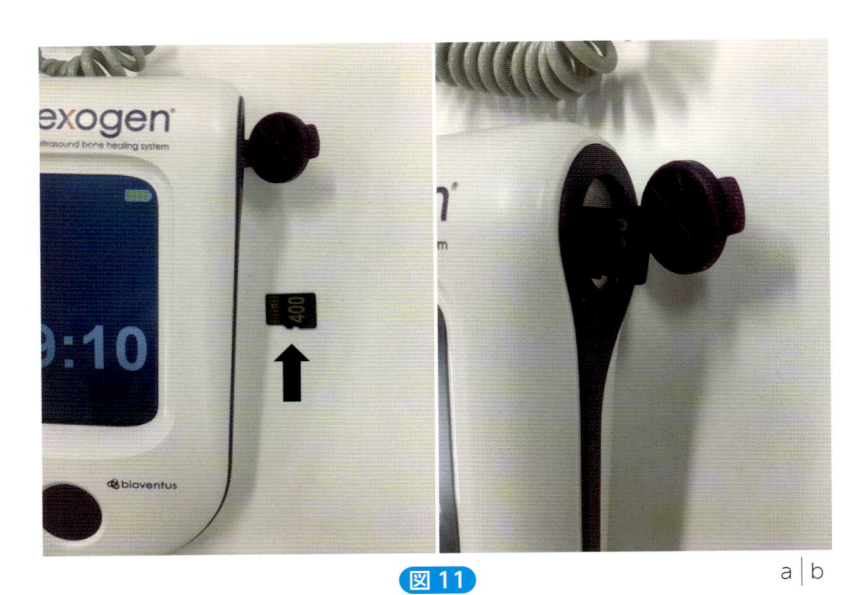

図11　　a｜b

a：矢印は 400 回使用できる exogen® 専用の SD カードを示す.
b：このカードを本体の右上に挿入すれば本機が使用可能となる.

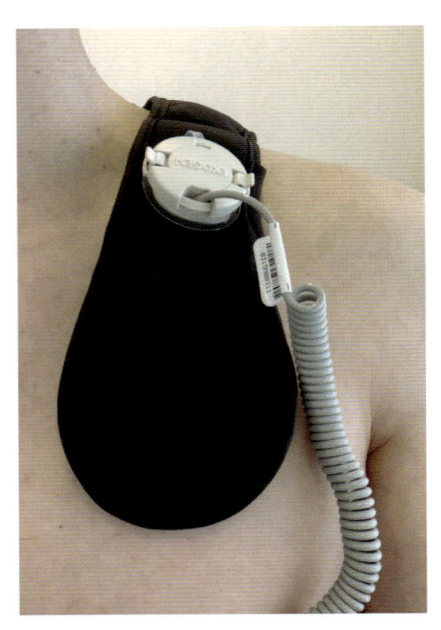

図12

鎖骨に LIPUS を照射する場合に，それが滑らないように用いる鎖骨用固定具がある．左鎖骨の斜め前に LIPUS を照射しているが，肩にかけるようにして固定できるため，照射中に患者が LIPUS を持っておく必要はない.

代表症例を図 13〜17 に呈示する.

（松村福広）

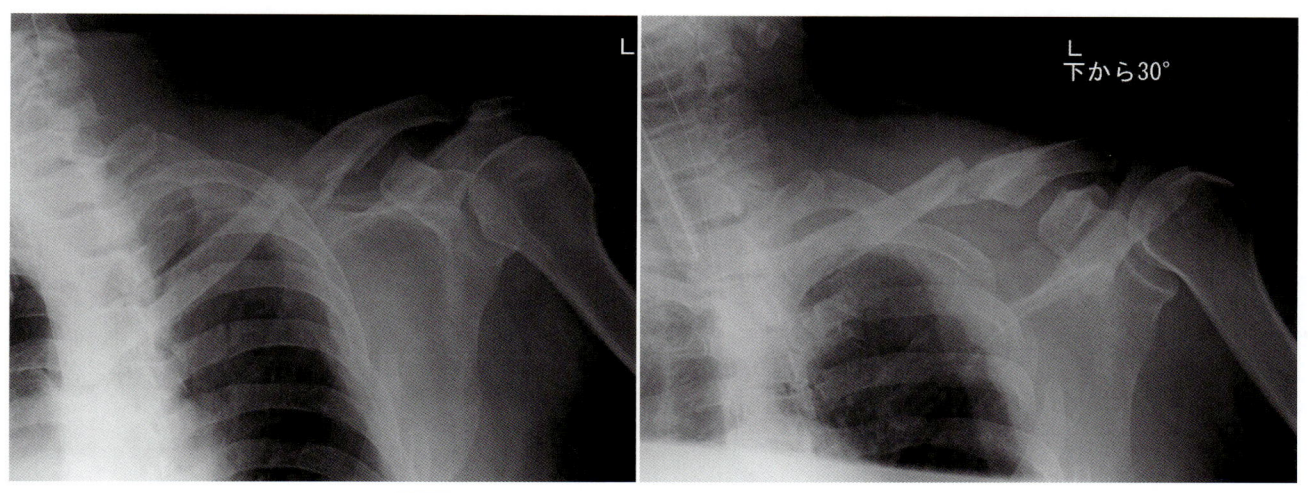

図13 症例：左鎖骨骨幹部骨折. 69 歳，男性

交通事故で受傷. 多発肋骨骨折，左肺挫傷を合併していた. 高エネルギー損傷であり，同側の多発肋骨骨折も合併していたため手術治療を勧めたが，患者および家族ともに保存治療を希望した. 左上肢は三角巾で固定した.

図14

症例：受傷後 3 か月の左鎖骨単純 X 線写真

骨癒合の進行は見られず，左鎖骨周囲の疼痛を訴え，左肩関節の自動屈曲は 30° であった. 遷延癒合と判断し手術治療の必要性について患者に説明したが同意は得られなかった. そこで LIPUS 照射による骨癒合獲得の可能性について説明し，同意が得られたため LIPUS を処方した.

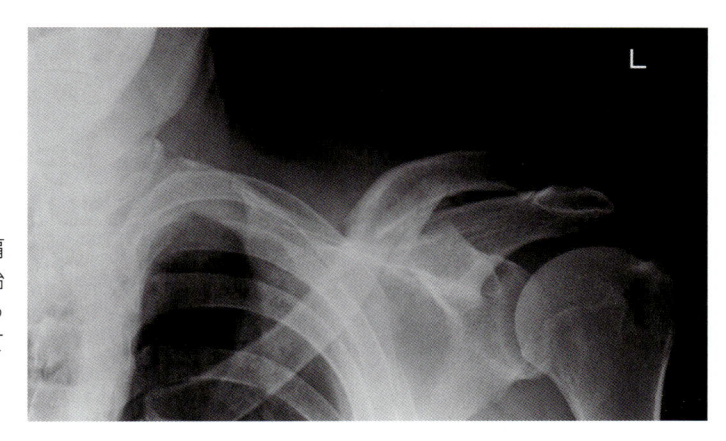

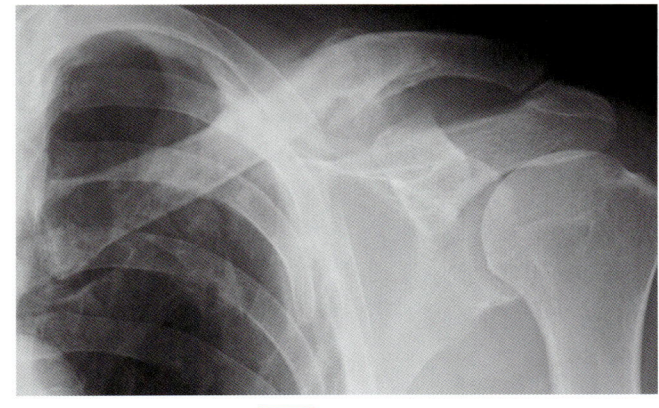
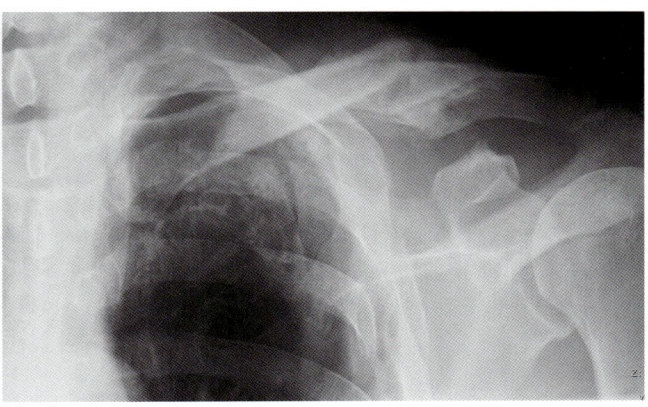

図15 症例：LIPUS 照射後 2 か月 (受傷後 5 か月) の左鎖骨単純 X 線写真

左鎖骨は骨折部で短縮かつ屈曲変形しているが，骨折部周囲に仮骨形成を認める. この時期より左鎖骨部の疼痛は軽減し，左肩関節の可動域も改善した.

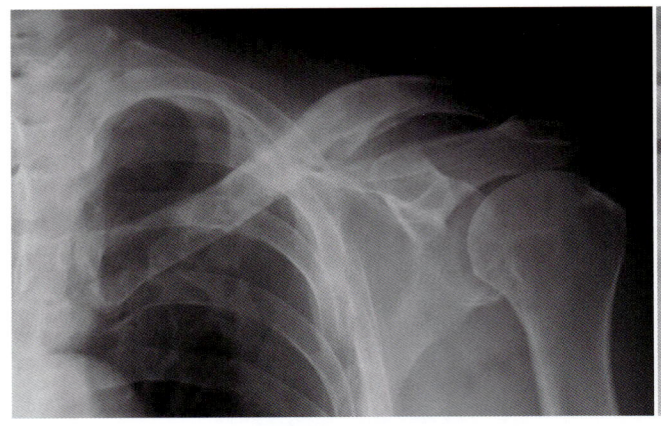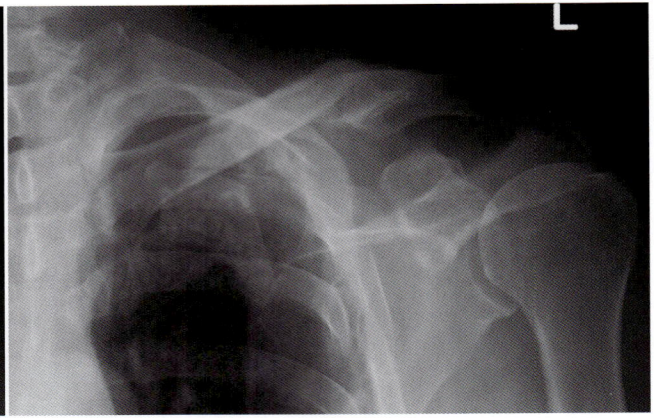

図16 症例：LIPUS 照射後 4 か月（受傷後 7 か月）の左鎖骨単純 X 線写真

骨癒合が確認できる．疼痛は消失し，肩関節可動域も左右差がなくなった．日常生活動作で特に不自由を訴えることはなかった．

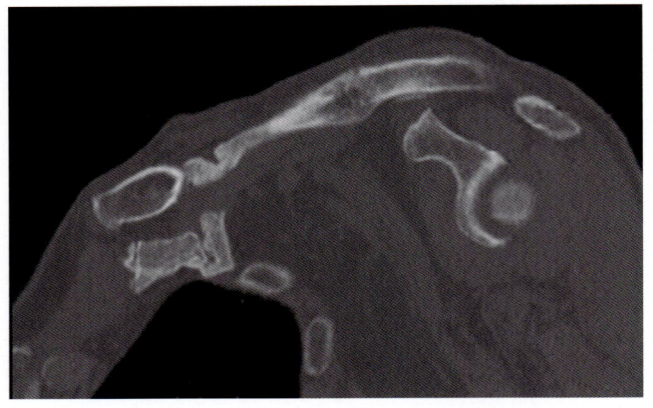

図17 症例：LIPUS 照射後 4 か月（受傷後 7 か月）の
左鎖骨 CT

骨癒合が確認できる．

参考文献 ••

1）Rasmussen JV, et al.：A retrospective study of the association between shortening of the clavicle after fracture and the clinical outcome in 136 patients. Injury. 42：414-417, 2011.

> サマリー　鎖骨骨幹部骨折，保存療法を受けた 136 名の後方視的成績検討．X 線正面像，健側との比較で 2 cm 以上の短縮は，成績不良と関連せず．

2）Mckee MD, et al.：Deficits following nonoperative treatment of displaced midshaft clavicular fractures. J Bone Joint Surg. 88-A：35-40, 2006.

> サマリー　転位のある鎖骨骨幹部骨折，保存療法を受けた 30 名．受傷後平均 55 か月で，機能評価（Constant Score，DASH）は健常コントロールに及ばず，また筋力は健側より低下．

3）De Giorgi S, et al.：Conservative treatment of fractures of the clavicle. BMC Res Notes. 4：333, 2011.

> サマリー　鎖骨骨折，保存療法を受けた 71 名．鎖骨長は個体差があり健側比で評価するよう勧めた．

4）Sarah Woltz, et al.：Plate Fixation Versus Nonoperative Treatment for Displaced Midshaft Clavicular Fractures, A Meta-Analysis of Randomized Controlled Trials. J Bone Joint Surg. 99-A：1051-1057, 2017.

> サマリー　転位のある鎖骨骨幹部骨折，プレート固定 vs 保存療法の RCT メタアナリシス．プレートは偽関節リスクを減らすも，最終機能成績と関連なし．同骨折にルーチンで手術する根拠は十分でない．

5）松村福広ほか：大腿骨，脛骨骨折後の遷延癒合・偽関節に対する低出力パルス超音波照射のコンプライアンス．整・災外．51（2）：211-214, 2008.

6）Leighton R, et al.：Healing of fracture nonunions treated with low-intensity pulsed ultrasound（LIPUS）：A systematic review and meta-analysis. Injury. 48（7）：1339-1347, 2017.

> サマリー　感染を伴わない偽関節に対する LIPUS の有効性をまとめたシステマティックレビュー．著者らは，高齢者など手術リスク症例に，特に LIPUS 使用を推奨．

プロジェクト **Ⅳ**

骨折手術のための器械（役割と使い方）

プロジェクト Ⅳ

骨折手術のための器械（役割と使い方）

はじめに

　整形外科手術に使用される器械は多いが，名称や使い方をしっかり学ぶ機会は少なく，先輩の言い方をまねして伝わっていることが多い．そこで本項では，よく用いられる器械の名称・役割と使い方について解説する．

メス（図1）

　メス刃の形状によってNo. 10／11／15／20あたりが一般的に用いられている．

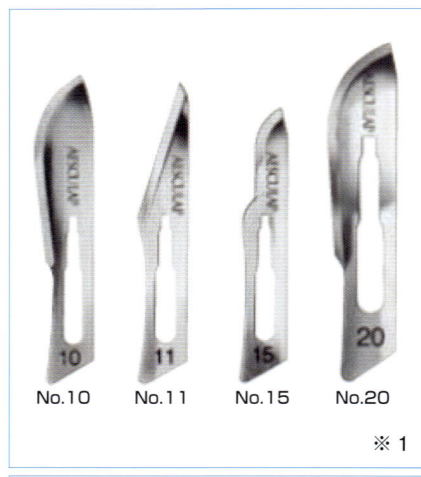

No.10　No.11　No.15　No.20

※1

図1

メス

一定以上の長さにわたる皮膚・筋膜切開には大型の円刃メス（No. 20）を用い，繊細な切離のときには小型の円刃メス（No. 10や15）を用いる．刃のカーブした部分を用いて切開するため，曲線的な皮切でもスムースに取り回しが可能で，メス刃の深度を保ちやすい．

尖刃メス（No. 11）は先端を用いて切開する．小切開を行うときに用いるが，先端が鋭利で深く入りやすいため，使用する際には刃先の深度に十分注意する．穿刺する際にも用いられる．

把持法として小切開にはペンホルダー法，大きな切開にはテーブルナイフ法やバイオリン弓把持法が向いている．特別な理由がない限り，皮膚に対して垂直に刃を当てるように意識する．

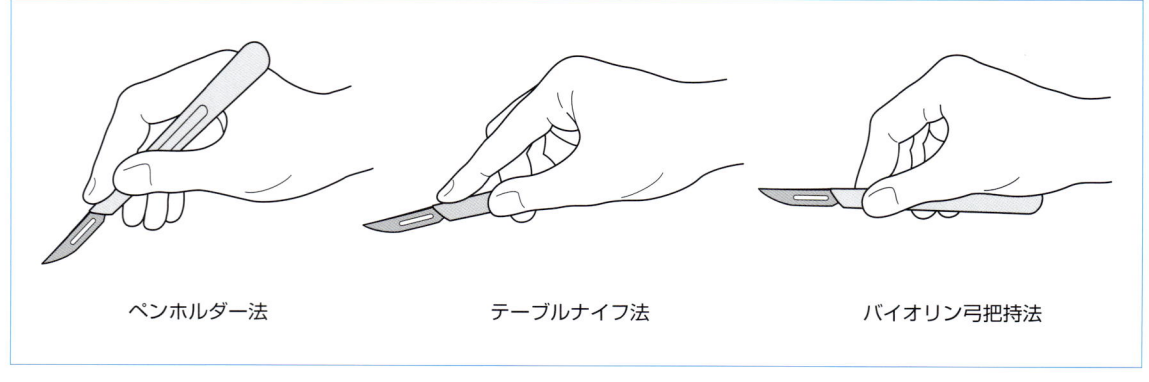

ペンホルダー法　　　　　テーブルナイフ法　　　　　バイオリン弓把持法

剪刀（図2）

　組織や糸などを切る・剥離するなど，用途によって刃の厚み・幅・形が異なる．先が鈍のものが一般的で，鋭のものは抜糸などに用いられる．

　一般的に母指と環指で輪の部分を保持し，示指を刃の交差部分に添えて用いる．

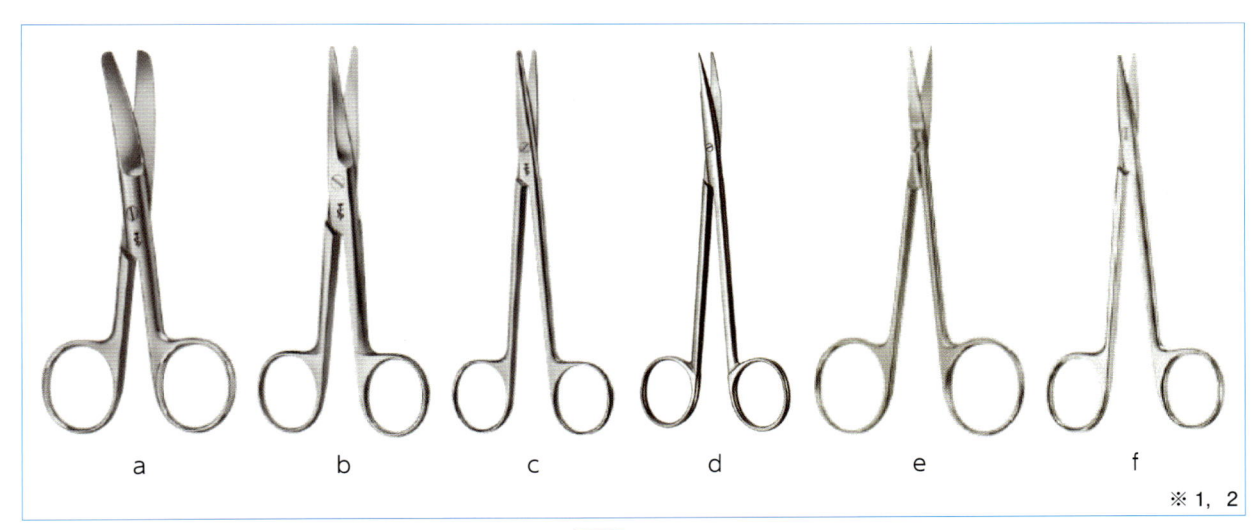

※1, 2

図2　剪刀

a：クーパー剪刀．ロンドンの外科医である Sir Astley Cooper の名前がついている剪刀で，先端が丸みをもち弯曲している．比較的硬めの組織の切離・剥離に用いられる．雑剪とも呼ばれる．硬い組織を切る際には刃の根本付近で切る．

b：メイヨー剪刀．Mayo Clinic を設立した Mayo 兄弟の名前がついている剪刀で，クーパー剪刀よりも先端が細くなっている．浅い組織の剥離などで用いられ，整形外科での使用頻度が高い．

c：メッツェンバウム剪刀．全体が細く，刃が薄く，先端が丸くなっており軟らかい組織の微細な剥離に用いられる．硬い組織や糸を切ってはならない．

d：スティーブン（ス）剪刀．先端形状が絞られており，かつ鈍先となっているため微細な組織剥離に適している．

e：眼科剪刀．小型・細身で先端が非常に薄く鋭利な剪刀．そのため細部の操作に優れている．整形外科では皮下縫合や皮膚縫合の細い糸の切離や抜糸に用いられることが多い．

f：形成剪刀．小型だが先端を強靱にしてあり，刃先で硬い皮膚や瘢痕を切るのに適している．

鑷子（図3）

　ピンセット．母指と示指で鉛筆を持つように把持する．先端に鋭利な鉤をもつ有鉤鑷子は皮膚や硬い組織の保持，滑り止めの溝だけがついている無鉤鑷子は血管などの軟らかい組織の保持に用いる．血管や出血点の凝固止血に用いることもある．

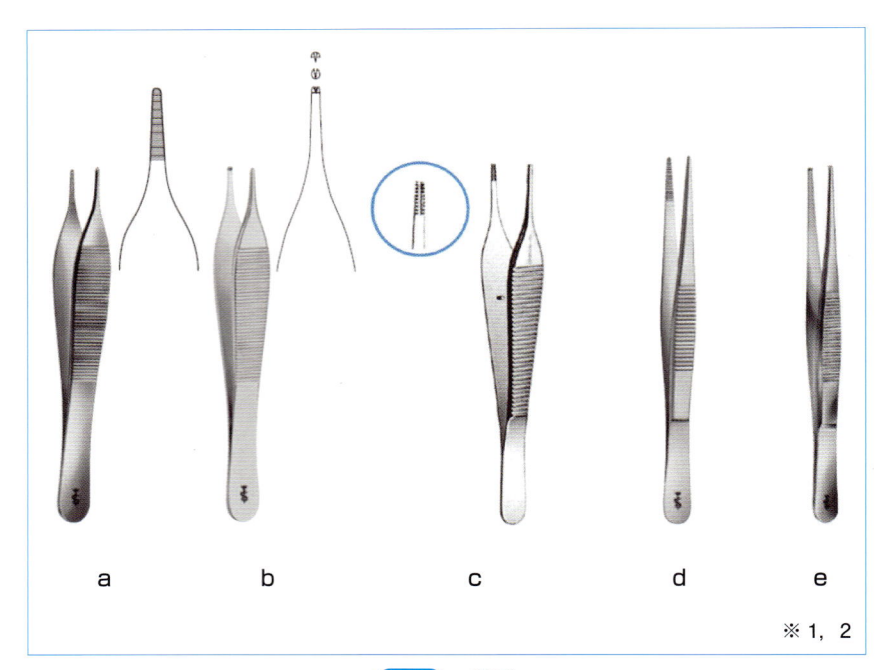

a　　　　　b　　　　　c　　　　　d　　　　　e

※1，2

図3　鑷子

a，b：アドソン鑷子無鉤（a）とアドソン鑷子有鉤（b）．先端が細く短い．繊細な鉤を持っている有鉤アドソン鑷子は組織を点として把持できる．

　　c：形成鑷子．先端が平行となっており，皮膚を挟んだ際に圧が全体に均等にかかるようになっていて損傷を防ぐ．

d，e：外科鑷子無鉤（d）と外科鑷子有鉤（e）．有鉤・無鉤に加えて長さもバリエーションがある．使用する部位に応じて使い分ける．一般的な鑷子．

鉗子（図4，5）

ラチェットがついており，把持した状態を維持できる．また剥離操作，血管テープや糸の把持，結紮の際に血管切断端の把持などにも用いられる．

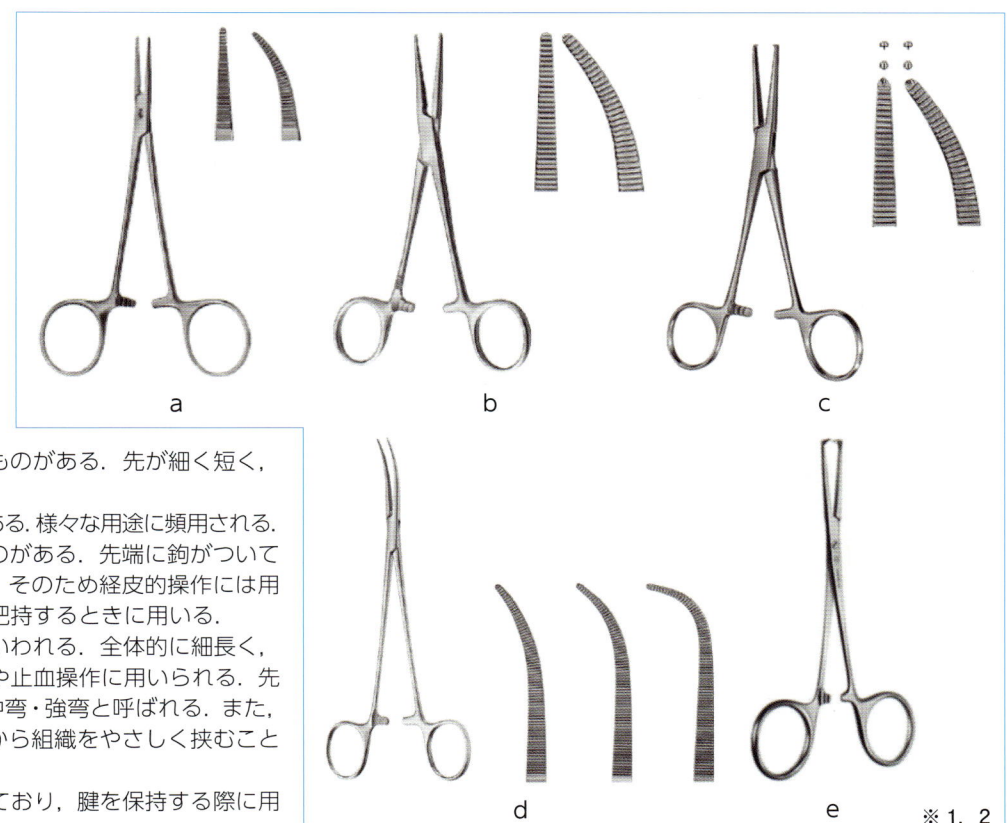

図4

鉗子

a：モスキート鉗子．直と曲のものがある．先が細く短く，繊細な操作に向く．

b：ペアン鉗子．直と曲のものがある．様々な用途に頻用される．

c：コッヘル鉗子．直と曲のものがある．先端に鉤がついているため組織の損傷に注意．そのため経皮的操作には用いない．組織をしっかりと把持するときに用いる．

d：剥離鉗子．ケリー鉗子ともいわれる．全体的に細長く，骨盤など深い術野での剥離や止血操作に用いられる．先端のカーブによって弱弯・中弯・強弯と呼ばれる．また，その長さによる「しなり」から組織をやさしく挟むことができ損傷しにくい．

e：腱鉗子．先端が幅広くなっており，腱を保持する際に用いられる．

※1，2

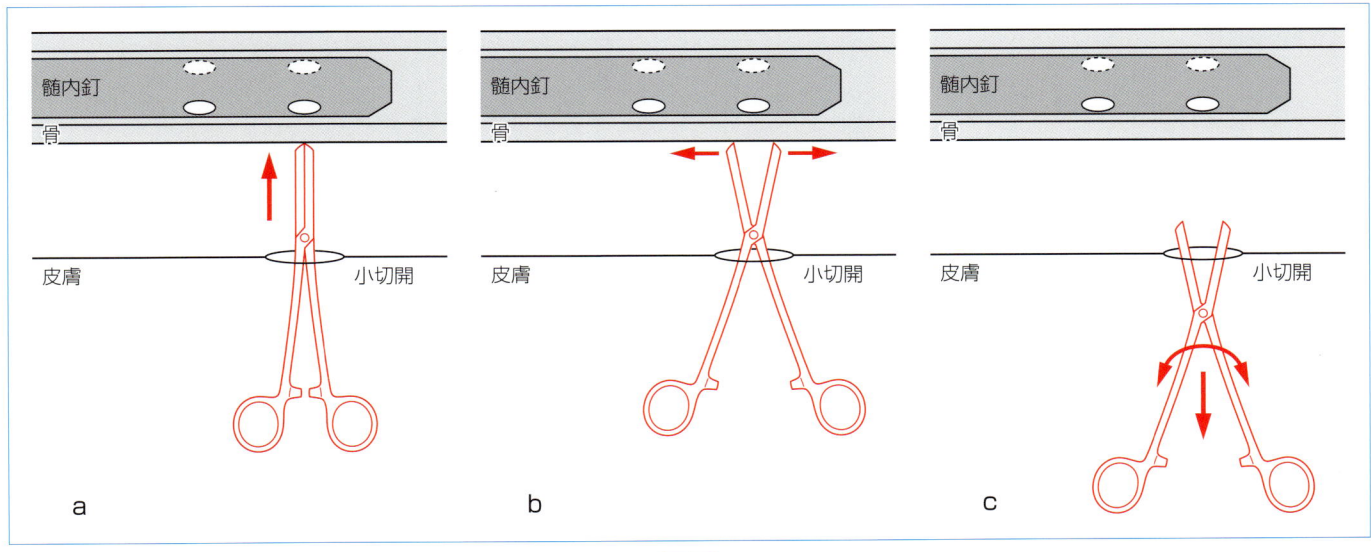

図5

ペアン鉗子やモスキート鉗子は髄内釘横止めスクリュー挿入時やMIPOの際など，経皮的操作の開創に用いられることもあるが，その際は閉じた状態で挿入し（a），骨に当てたら開き（b），左右にひねりながら手前に引いてくることが重要である（c）．創内で開いたり閉じたりを繰り返すと神経や血管などの重要な組織を挟んでしまう危険性があるので，必ず体外に出してから閉じて再度挿入する．

エレバトリウム（図6～8）

　軟部組織の剥離や組織のレトラクトなどに用いられる．先端のカーブにバリエーションがある．その他MIPOの際に骨膜上にトンネルを作成する，転子部骨折でA-typeに整復する，関節面を持ち上げるなど使用頻度は高い．サイズの小さなエレバ・ラスパトリウムや単鈍鉤・エレバトリウムは骨折部に挿入し軟部組織を除去したり，カパンジー法での整復操作を行ったりと重宝する．

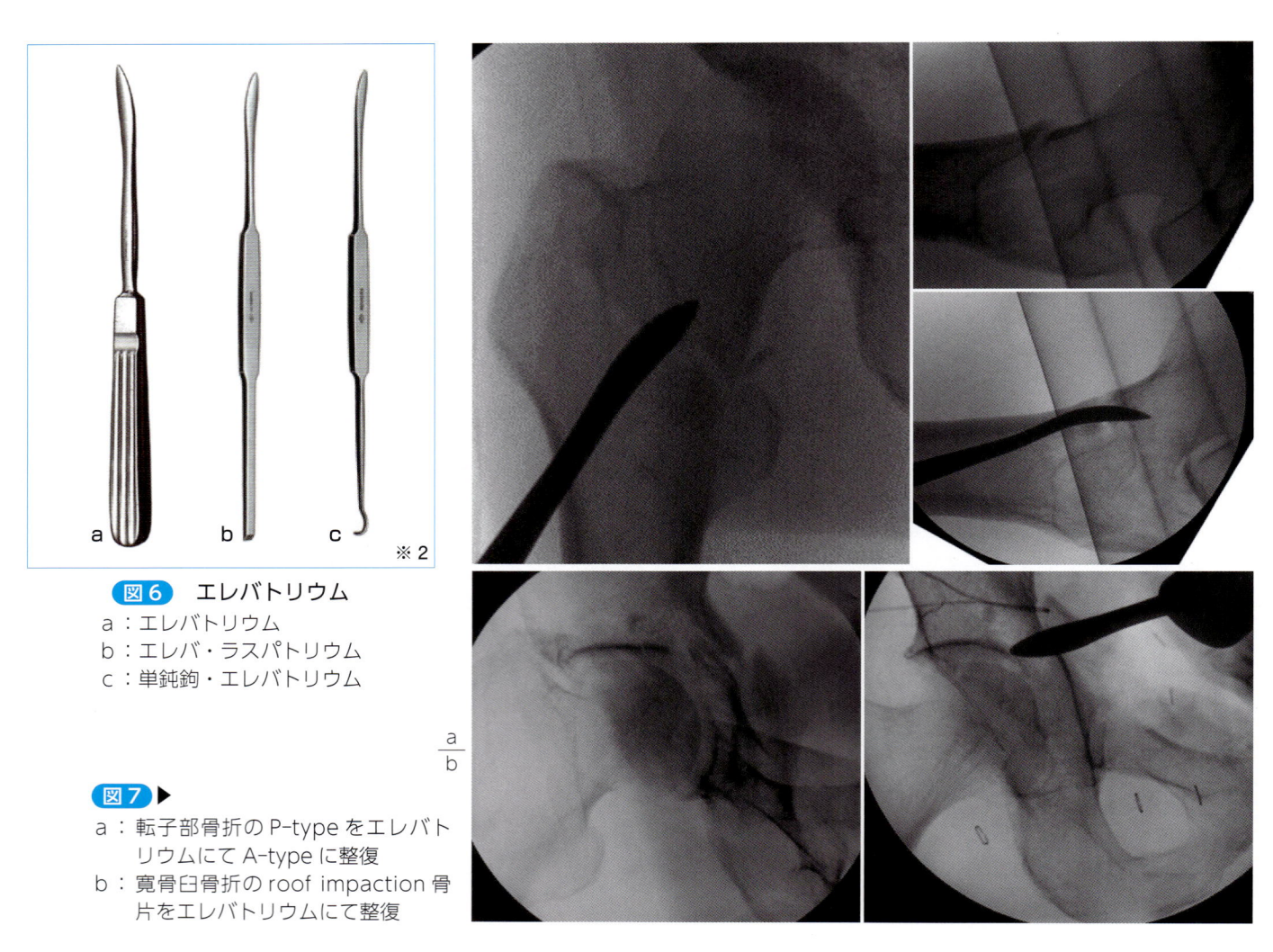

図6　エレバトリウム
a：エレバトリウム
b：エレバ・ラスパトリウム
c：単鈍鉤・エレバトリウム

$\frac{a}{b}$

図7 ▶
a：転子部骨折のP-typeをエレバトリウムにてA-typeに整復
b：寛骨臼骨折のroof impaction骨片をエレバトリウムにて整復

※2

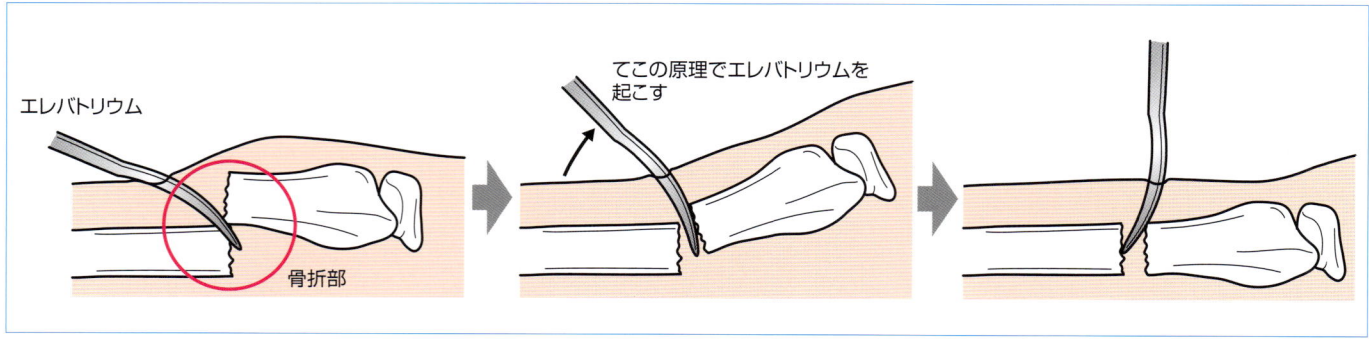

図8　エレバトリウムを用いたカパンジー法

ラスパトリウム（図9）

　骨膜を剥がす際に用いられ，先端が幅広で鋭になっている．近年は骨膜温存することが増えており出番は減少しているが，骨盤の手術など骨膜下に展開が必要な場面もある．骨折部辺縁のみ骨膜を剥がす際には前出したエレバ・ラスパトリウムやメスのほうが使い勝手が良い．

単鈍鉤（図10，11）

　腱や組織をひっかける際に用いるが，骨折部にひっかけて牽引をかけ骨折部を開いたり，転位を整復したりする際にも用いられる．

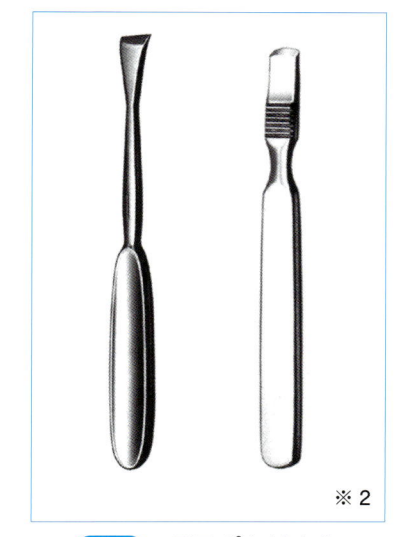

※2

図9 ラスパトリウム

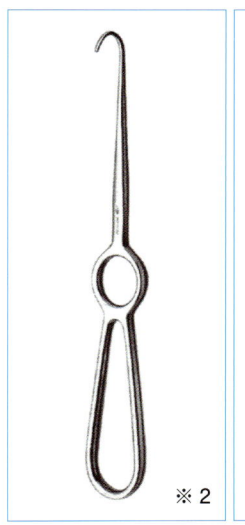

※2

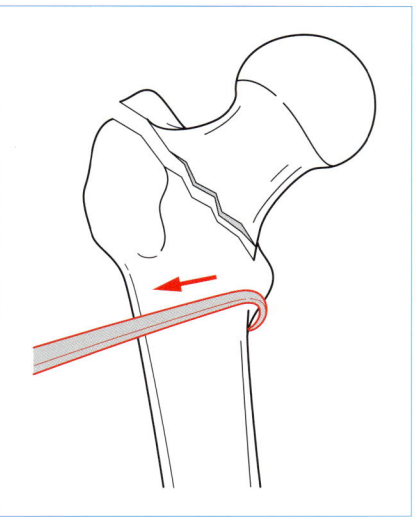

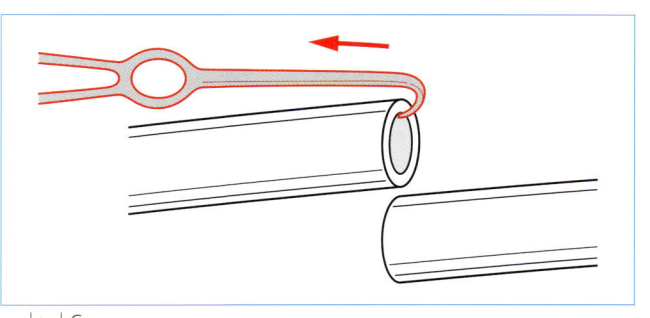

a | b | c

図10
単鈍鉤
　　a：単鈍鉤
　　b：骨幹部を外方化して calcar 部を髄外型へ
　　c：短縮を整復

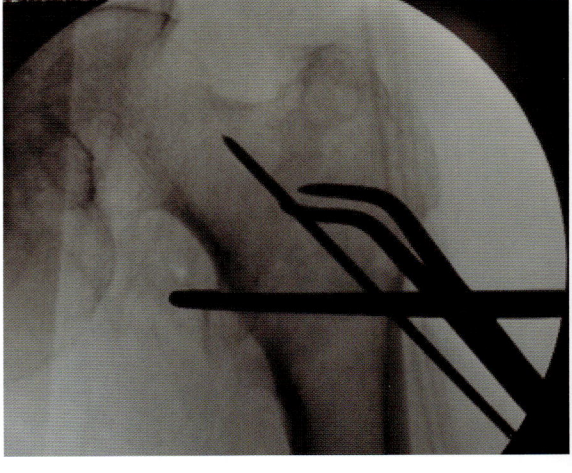

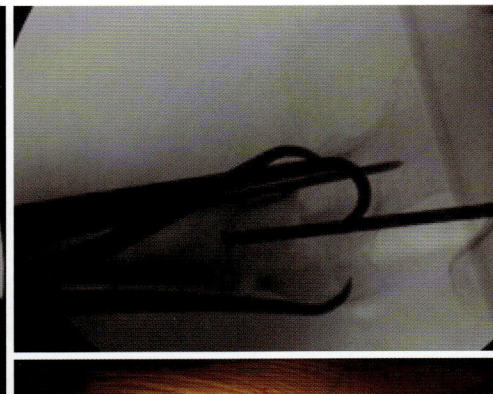

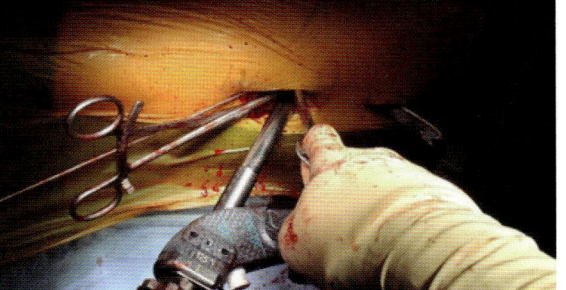

図11
単鈍鉤と整復鉗子で calcar 部と大転子後方骨片を整復保持し髄内釘固定

リウエル（リュエル・丸ノミ鉗子）（図12）

　先端が丸ノミになっており，主に骨や軟骨・軟部組織をかじり取るために用いられる．

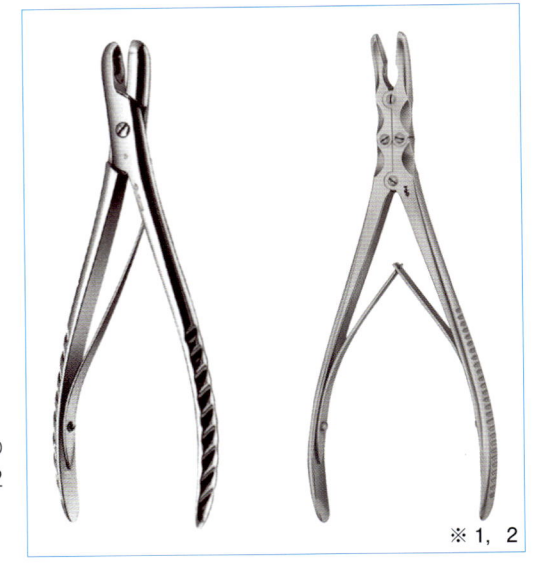

図12 リウエル（リュエル・丸ノミ鉗子）
先端の形状にバリエーションがあり，切除範囲や組織の硬さなどで使い分ける．皮膚切開創が小さい部位には2連タイプ（右）のものが使いやすい．

※1, 2

鋭匙（図13）

　先端がスプーン状になっており，辺縁は骨組織を削れるようにややシャープになっている．柄がまっすぐのもの・曲がっているもの・先端部に角度のついているものなどがある．骨や組織の掻爬の際に用いる．

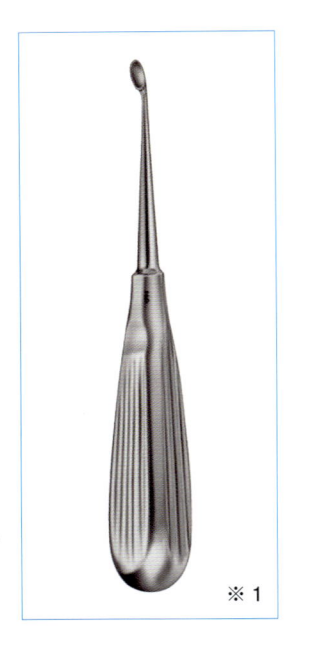

図13 鋭匙
使用の際は軸方向の回転を加えてアイスクリームをすくうように動かす．

※1

鋭匙鉗子（図14）

　細長いため狭い骨折部などに入れやすく，肉芽や血腫を除去する際に用いる．また軟骨や骨も挟み削れる強度があり，デブリドマンなどでも活躍する．

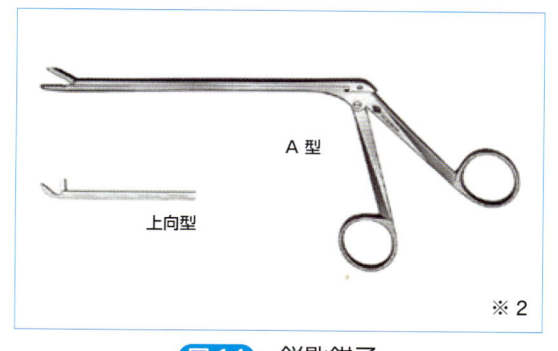

図14　鋭匙鉗子

ワイヤーカッター・ピンカッター（図15）

　K-wire やスタイマンピンなどをカットする際に用いられる．

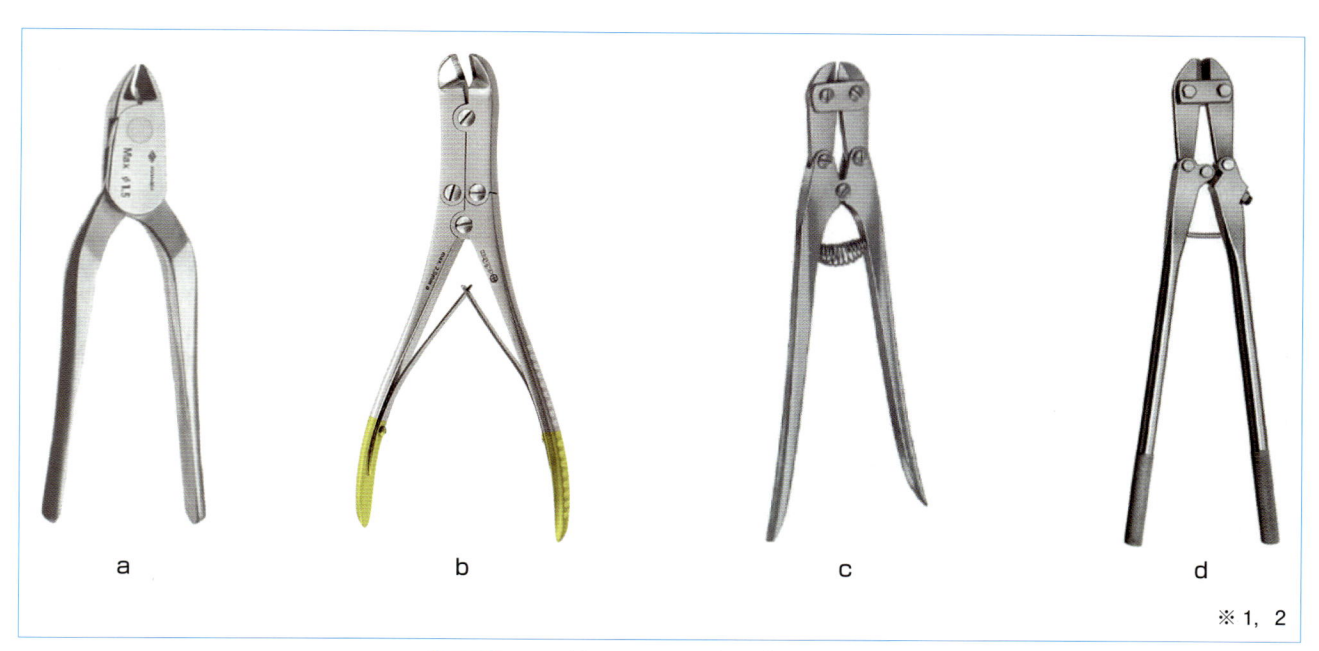

図15　ワイヤーカッター・ピンカッター
切断可能なサイズが決まっており，適切なものを選ばないと刃こぼれなどトラブルの原因となる．また，カットする際には切断した部分がはじけ飛んで怪我をしたり紛失したりする恐れがあるため，しっかりと把持した状態で切断する．
　　　　　a：1.5 mm まで対応（田島式 K 鋼線カッター）
　　　　　b：2.4 mm まで対応
　　　　　c：4 mm まで対応
　　　　　d：6 mm まで対応

ノミ（図 16，17）

骨の採取や切除に用いる.

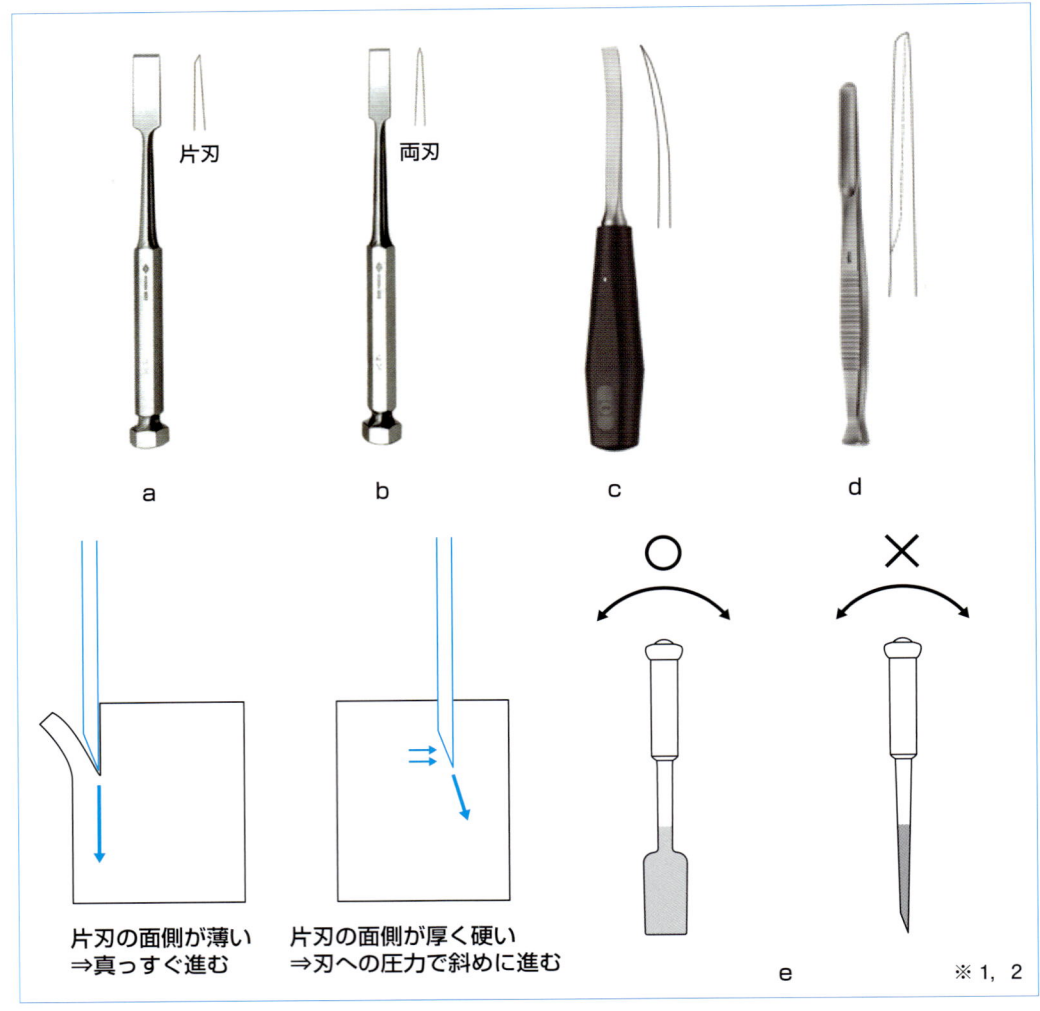

片刃　両刃

a　b　c　d

片刃の面側が薄い
⇒真っすぐ進む

片刃の面側が厚く硬い
⇒刃への圧力で斜めに進む

○　×

e　※1, 2

図16　ノミ

a：平・片刃（chisel）. 面を作るときに使用. 切れ味が鋭い. 刃の傾いている面に厚く固い
　　骨がある場合には，刃の角度の 1/2 の方向に進んでいく特性があるため注意が必要で
　　ある. そのため，進行方向を修正して打ち込む必要がある（左下図）.

b：平・両刃（osteotome）. 2 つに割るときに使用. 切れ味は劣る. また，進む方向が定
　　まらないため自由な面を作ることが可能. 腸骨採骨の際などには薄い両刃が好ましい.

c：曲. 刃が反っているノミ. 刃の曲がりに沿って切れる. 回転骨切りなどで使用される.

d：丸. 円形にくりぬく，溝を掘るなどの際に用いられる,

e：刃が深く入った場合に抜けなくなることがあるが，その際には刃の平面に沿って左右に
　　揺らしながら引き抜く. 刃の平面に垂直方向に動かすと，刃が曲がったり骨が折れたりする.

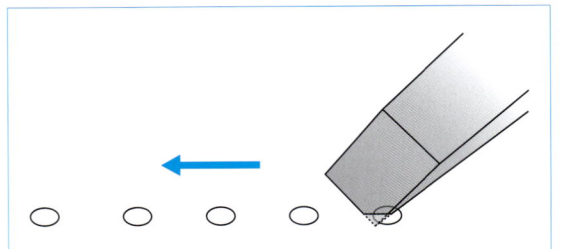

図17

硬い皮質に開窓するときには，切手シートの
ようにあらかじめ K-wire で皮質に穴をあけ
ておくと，予期せぬ部位の割れを予防するこ
とができる.

骨片打ち込み器（図18）

　落ち込んだ関節面を持ち上げる際や，骨片を整復したり，移植骨を打ち込んだりする際に用いる．Tension band wiring などでK-wire を打ち込むときにも用いる．

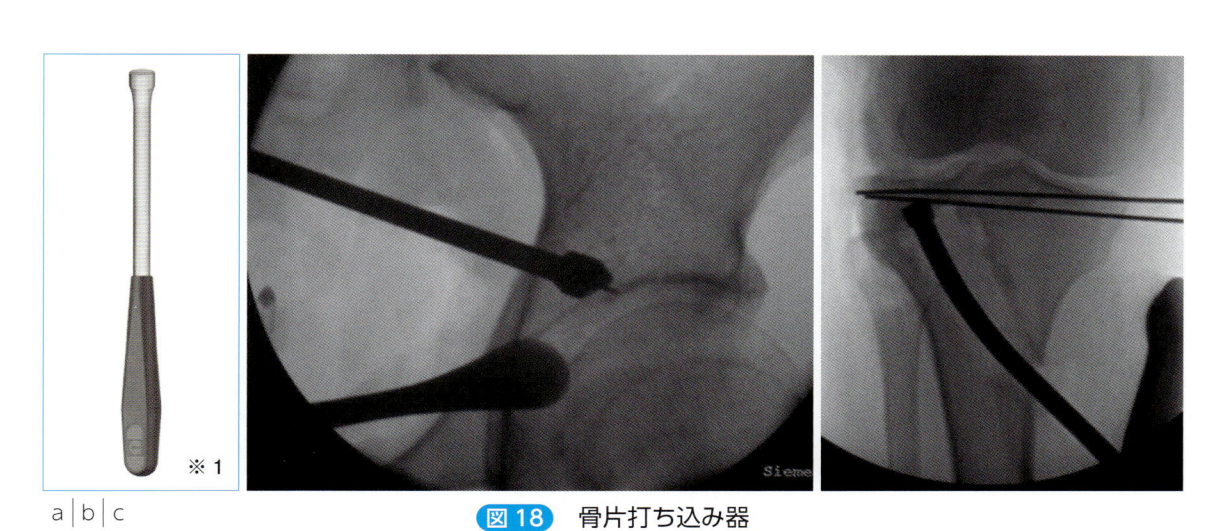

a | b | c

図18　骨片打ち込み器
　まっすぐであったり曲がっていたり，先端の形状にもバリエーションがあり，使用目的に応じて選択する．
　　　　　　　　a：骨片打ち込み器
　　　　　　　　b：中空，先端斜めの打ち込み器
　　　　　　　　c：曲がっている骨打ち込み器

骨鉗子

1. ローマン型骨保持器（図19）

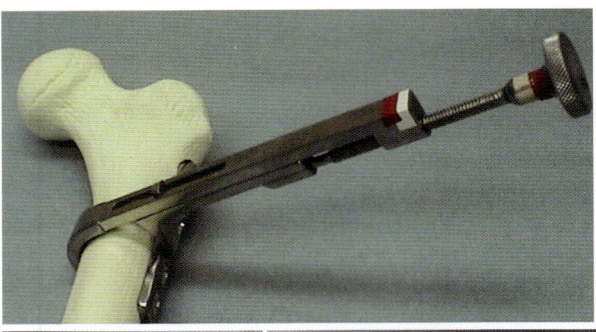

図19

ローマン型骨保持器

a：骨や骨と一緒にプレートを保持して用いる．一爪・二爪がある．

b：3〜4 cm ほどの皮切から経皮的に挿入して大腿骨のらせん骨折や斜骨折の整復にも用いることができる．骨周囲の軟部組織をやや広く剥がす必要があるが，爪の幅があるので保持力が高い．

a
b

2. ポイント付き整復鉗子（図20）

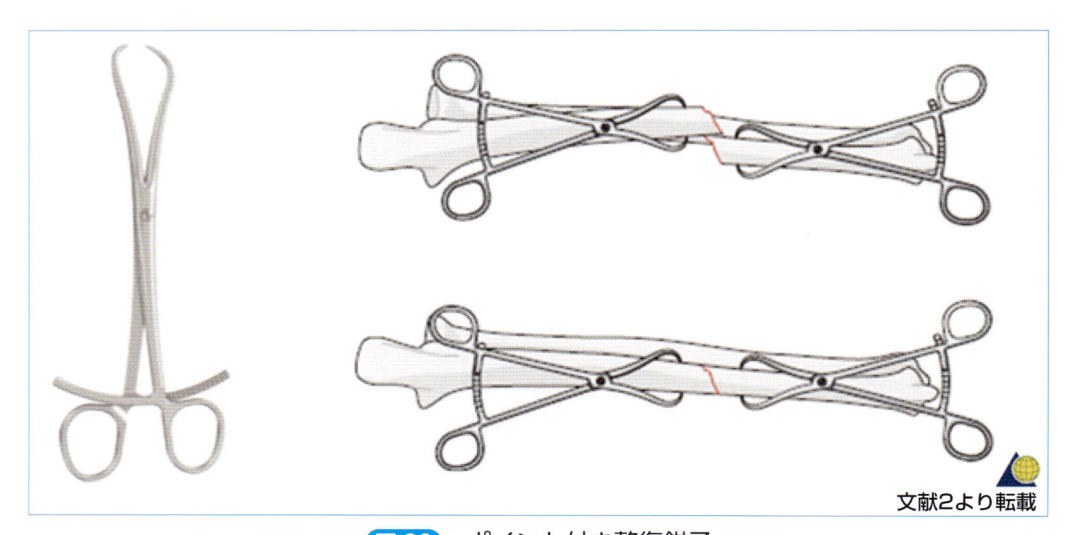

文献2より転載

図20 ポイント付き整復鉗子

a：一般的な整復鉗子で各種サイズがあり，部位によって使い分ける．骨幹部をそれぞれ挟んで牽引する，骨片間に圧迫をかけるなどして整復する．

図20

ポイント付き整復鉗子　つづき

b：足関節外果の直視下整復．斜骨折を整復するにはコツが必要で，整復鉗子をひねりながら骨片を移動させつつ圧迫を強めて整復する．右図の整復鉗子の動きに注目．

c：脛骨遠位部骨折の経皮的整復．直視下に整復鉗子の動かし方をマスターできれば，経皮的にも整復を行うことができる．

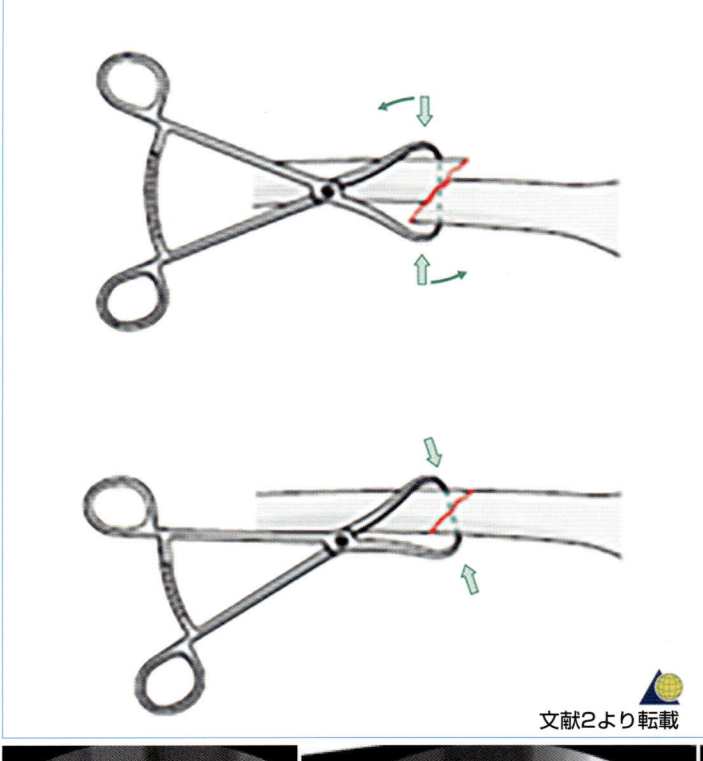

文献2より転載

b
c

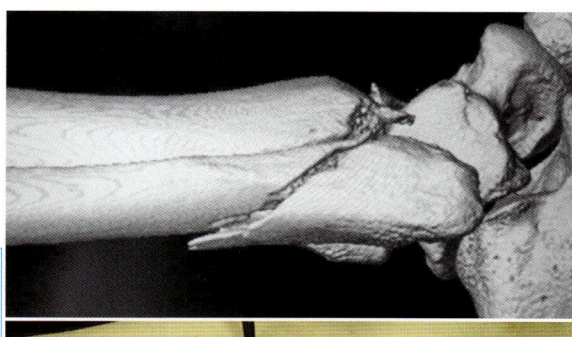

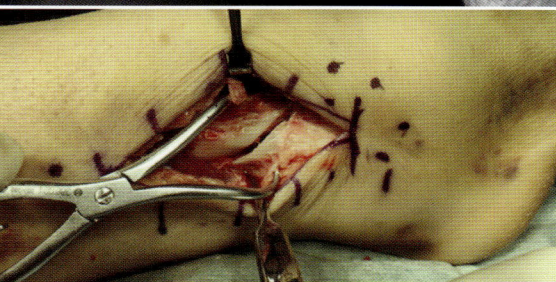

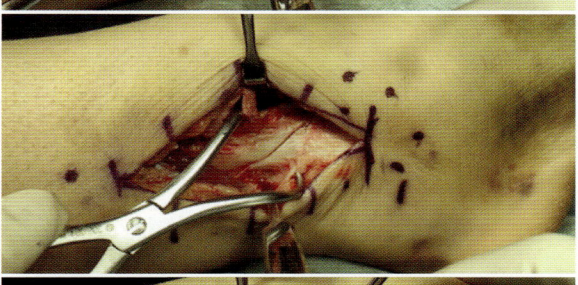

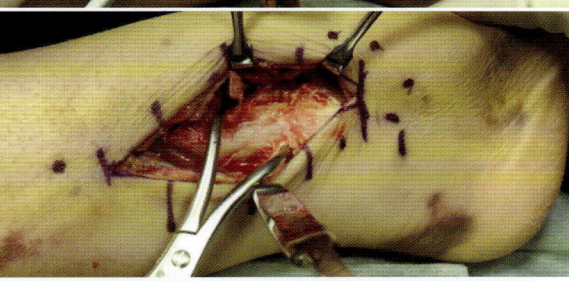

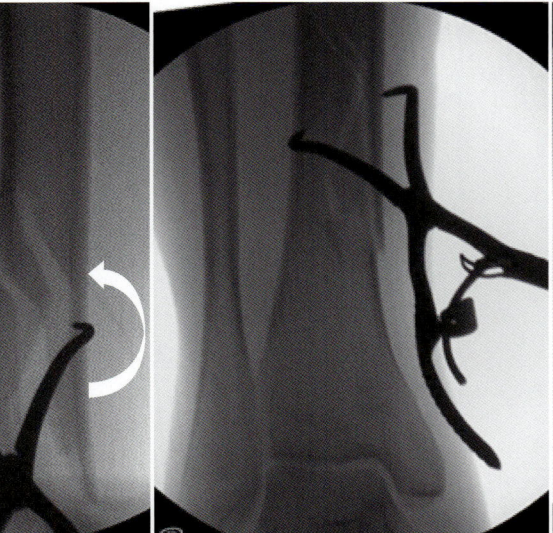

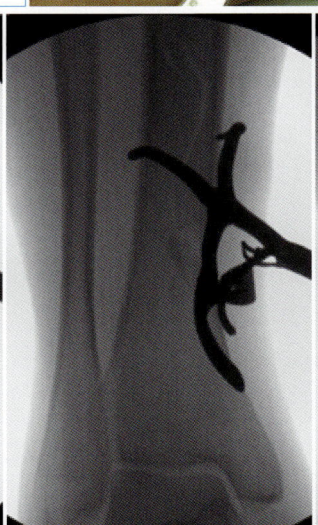

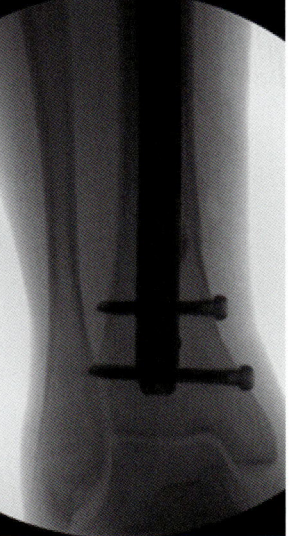

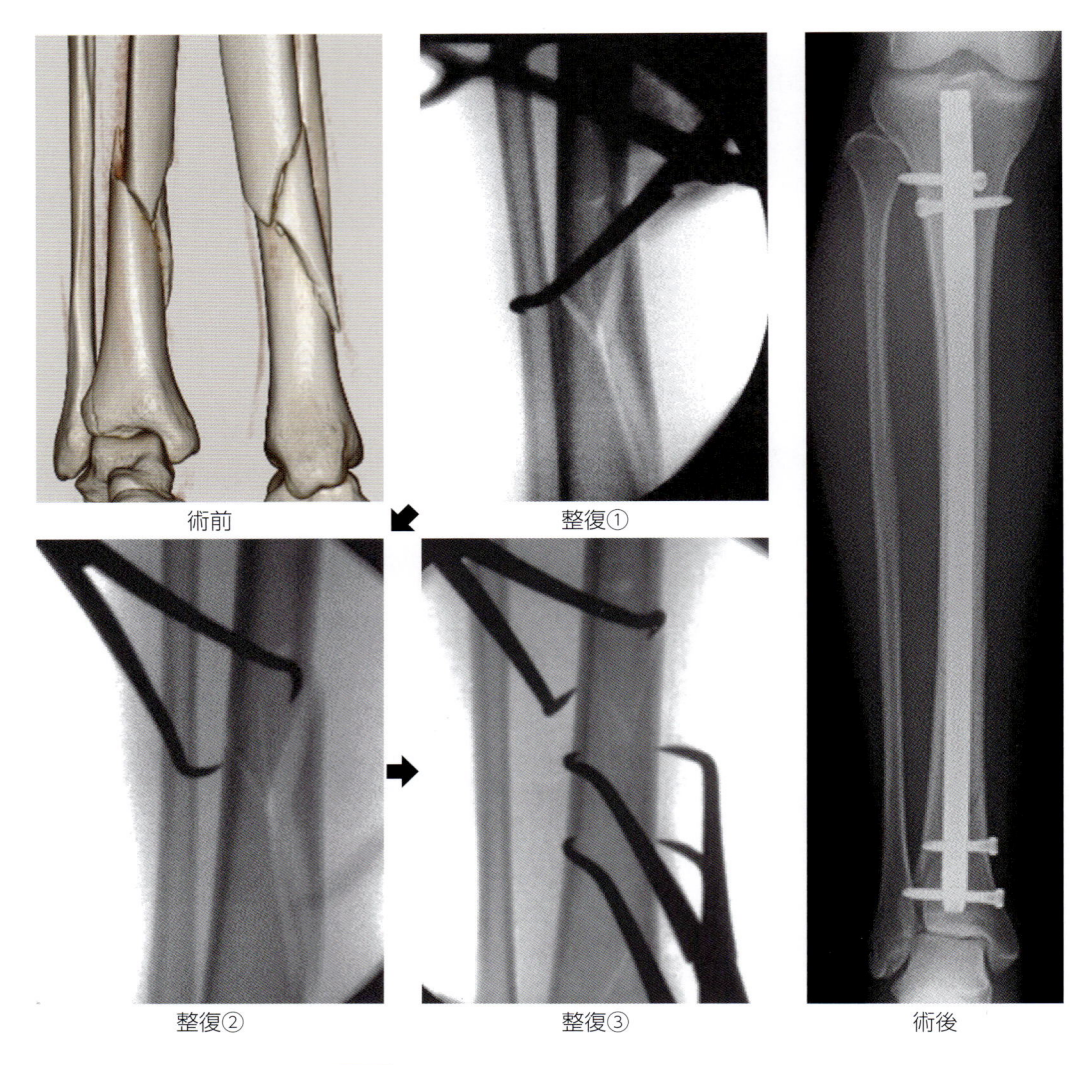

術前　　　　整復①

整復②　　　　整復③　　　　術後

図 20　ポイント付き整復鉗子　つづき
d：第 3 骨片をもつ脛骨遠位部骨折の経皮的整復．まず主骨片同
士を整復（①→②），次に第 3 骨片を 2 本の鉗子で整復（③）

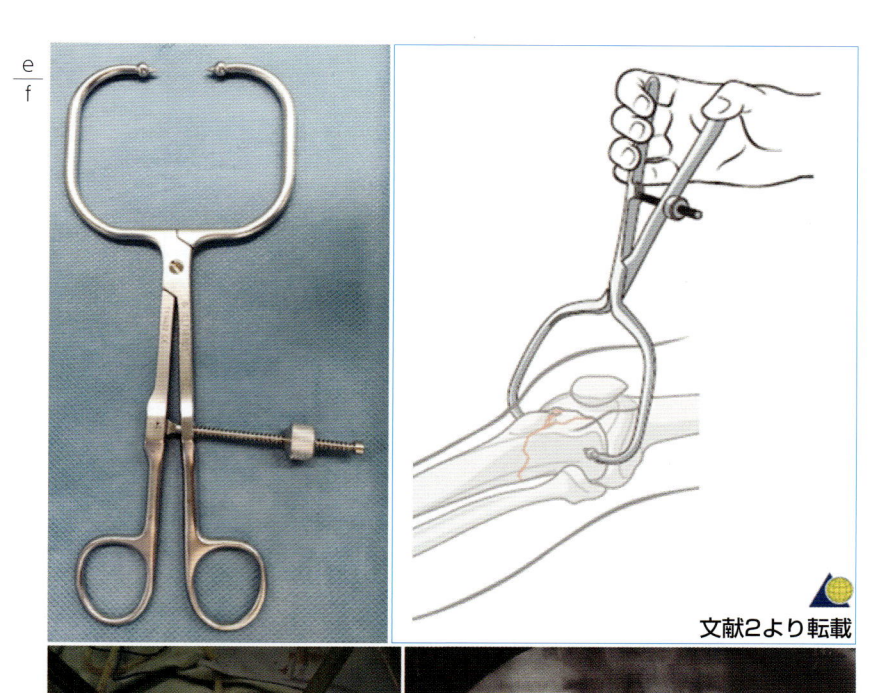

文献2より転載

図20

ポイント付き整復鉗子　つづき

　e：先端がボールポイント状になっている
　　　整復鉗子．骨端部など軟らかい部分で
　　　使用する．垂直方向へ転位のある仙骨
　　　骨折．垂直方向への転位を整復し，整
　　　復鉗子で両サイドから腸骨に圧迫を加え，
　　　仙骨骨折部を整復．
　f：ローマン骨保持器で骨幹部を，ディス
　　　クのついた整復鉗子で軟らかい骨端部
　　　を整復し髄内釘固定

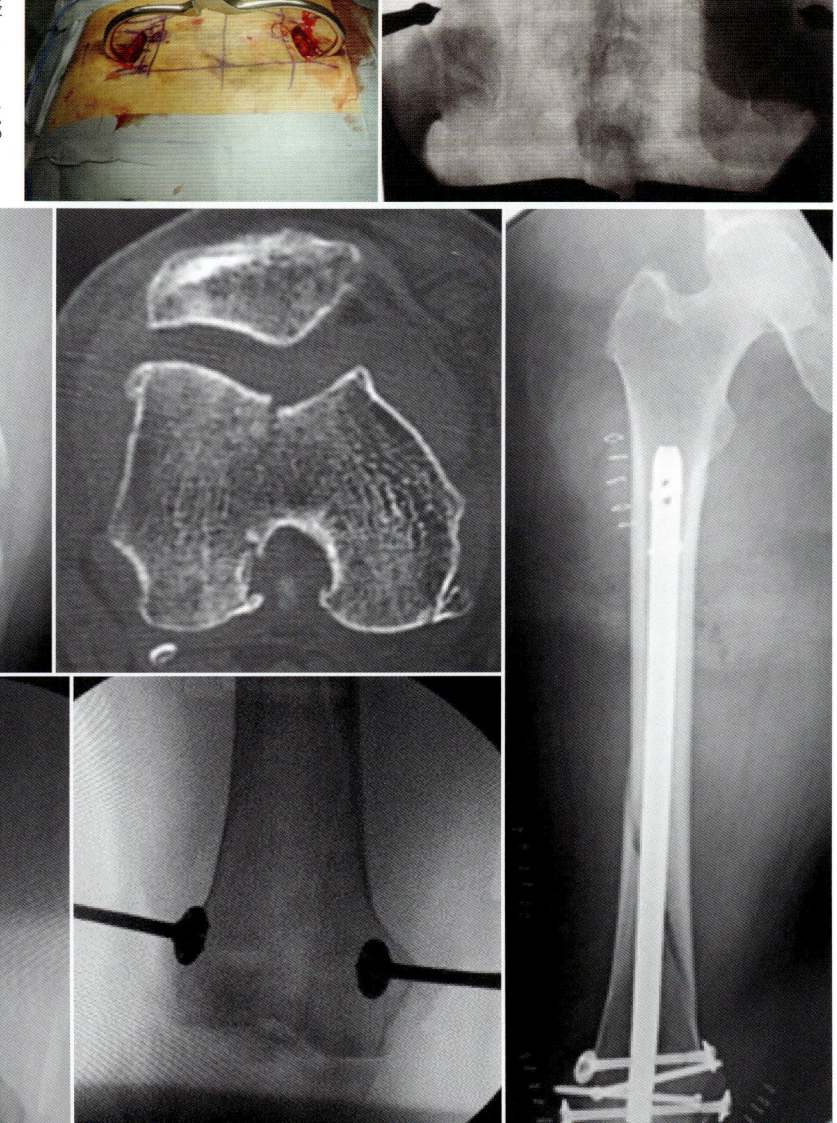

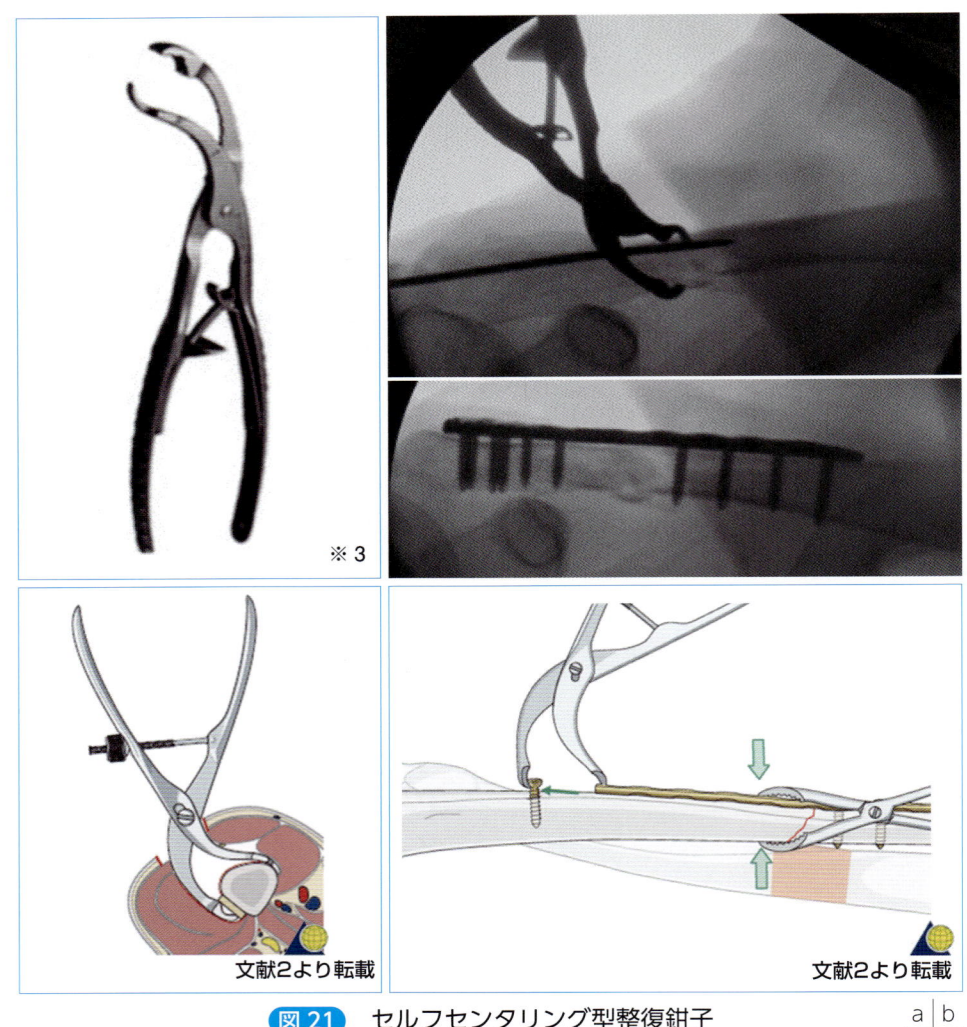

※3

文献2より転載

文献2より転載

図21 セルフセンタリング型整復鉗子

先端が骨の表面形状に合わせた半月状（a）となっており，挟むことで骨幹部骨折を自動的に円柱状に整復保持できる（b：鎖骨骨幹部骨折の整復）．骨とプレートを同時に挟んでプレートの保持にも用いることができる（c）．プレートを引き寄せて骨片間に圧迫をかける使い方もある（d）．

a	b
c	d

4. Collinear Reduction Clamp（図22）

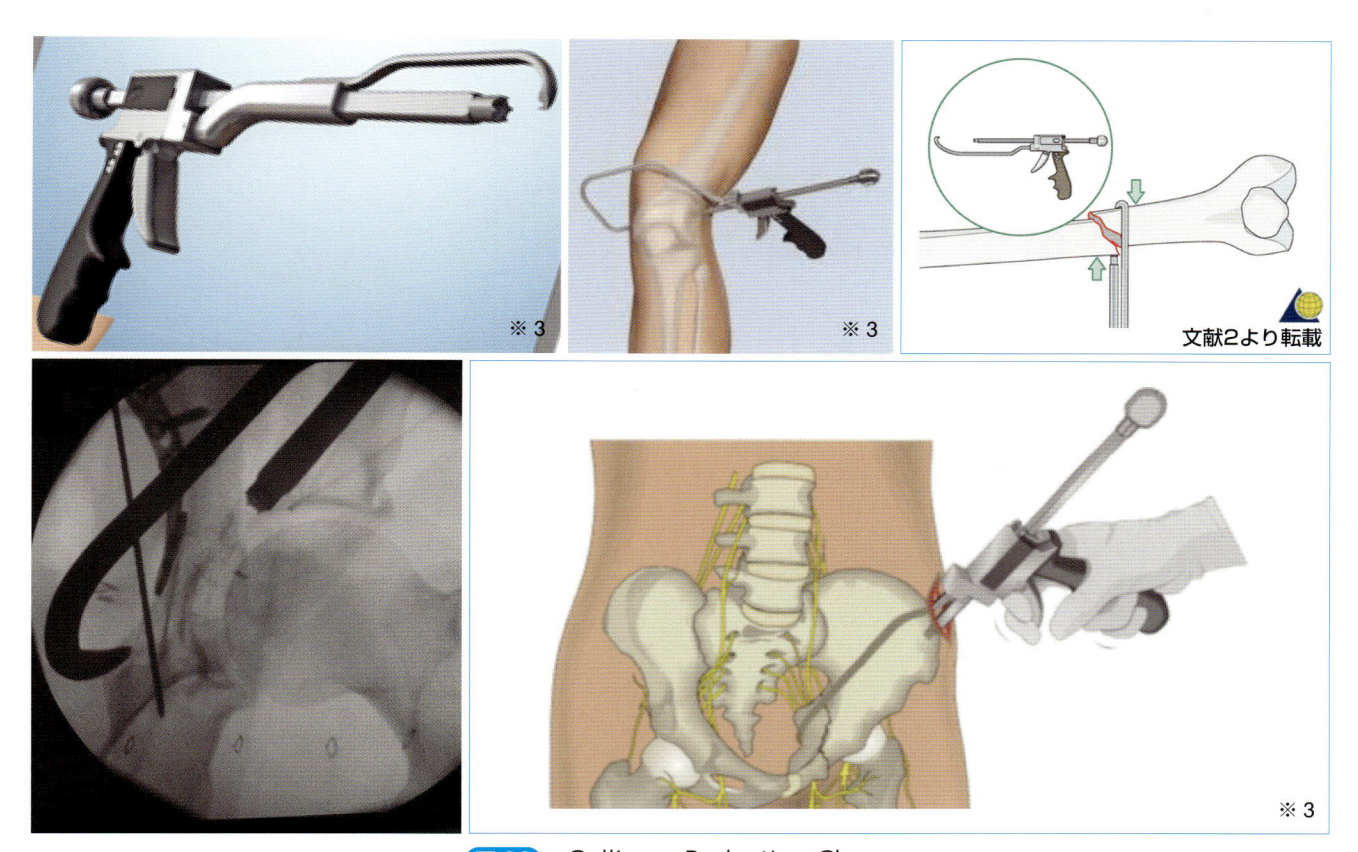

図22 Collinear Reduction Clamp

ピストル型をしており，ハンドルを握ることで圧迫部が進んでいき骨片に圧迫がかかる．
非常に強い力をかけることができ，骨盤輪・寛骨臼骨折で用いられることが多い．アタッチメントを付け替えることで大腿骨遠位部骨折などにも用いられる．

5. スプレッダー（図23）

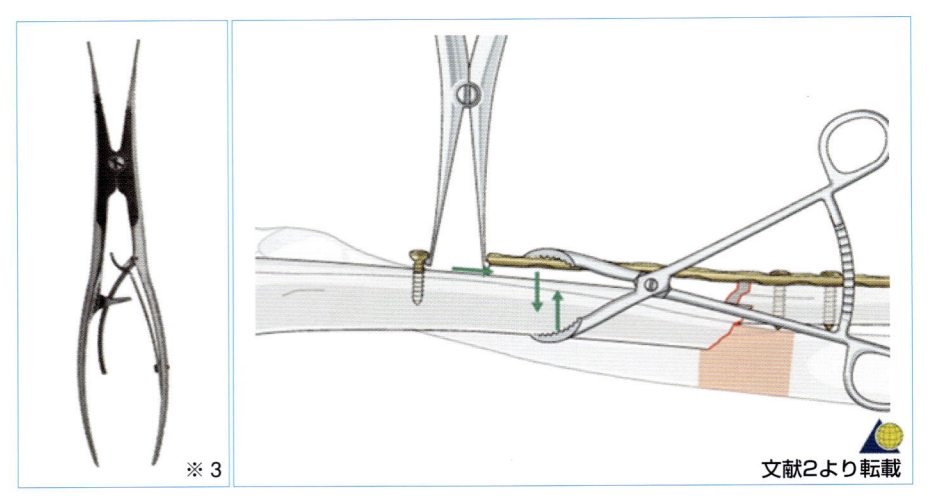

※3　文献2より転載

図23　スプレッダー

骨片間を開いたり，プレートを移動させて短縮を整復する際などに利用される．

6. テンションデバイス（図24）

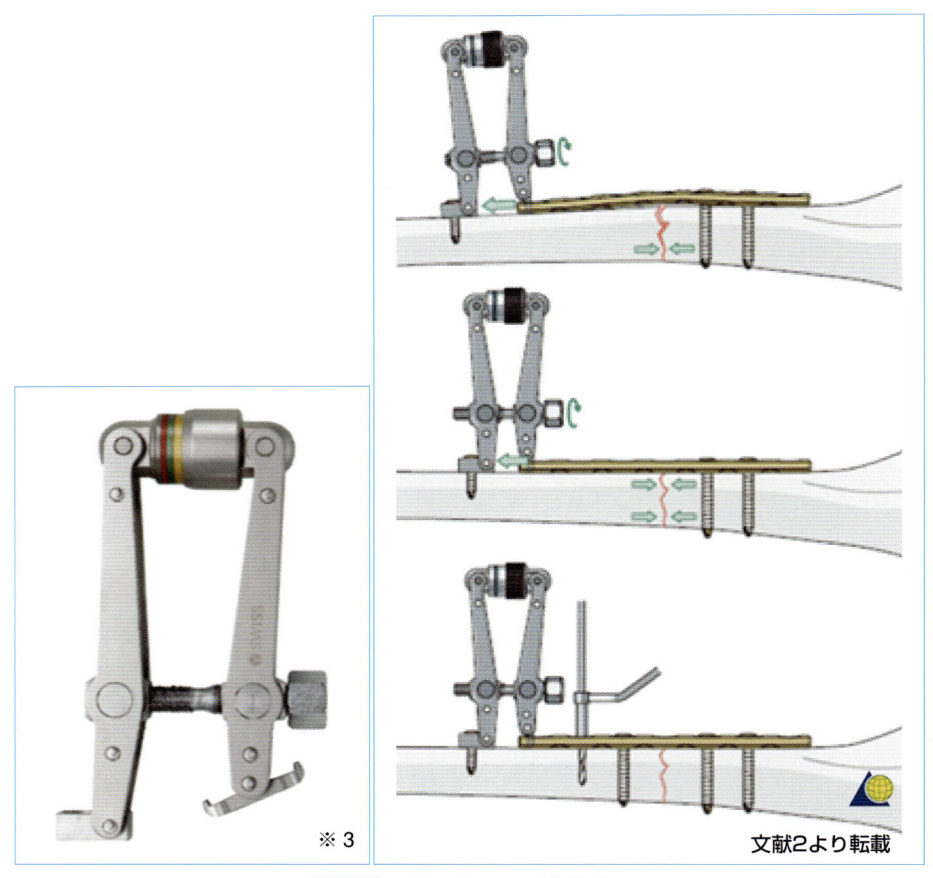

※3　文献2より転載

図24　テンションデバイス

プレートを用いて骨片間に圧迫や開大力を加えるデバイス．ロッキングプレートシステムがメインとなって使用する機会が減ったが，前腕など圧迫プレート法を用いた整復内固定などの際に重宝する．

7. 骨盤用整復鉗子（Faraboeuf forceps, Jungbluth forceps）（図 25）

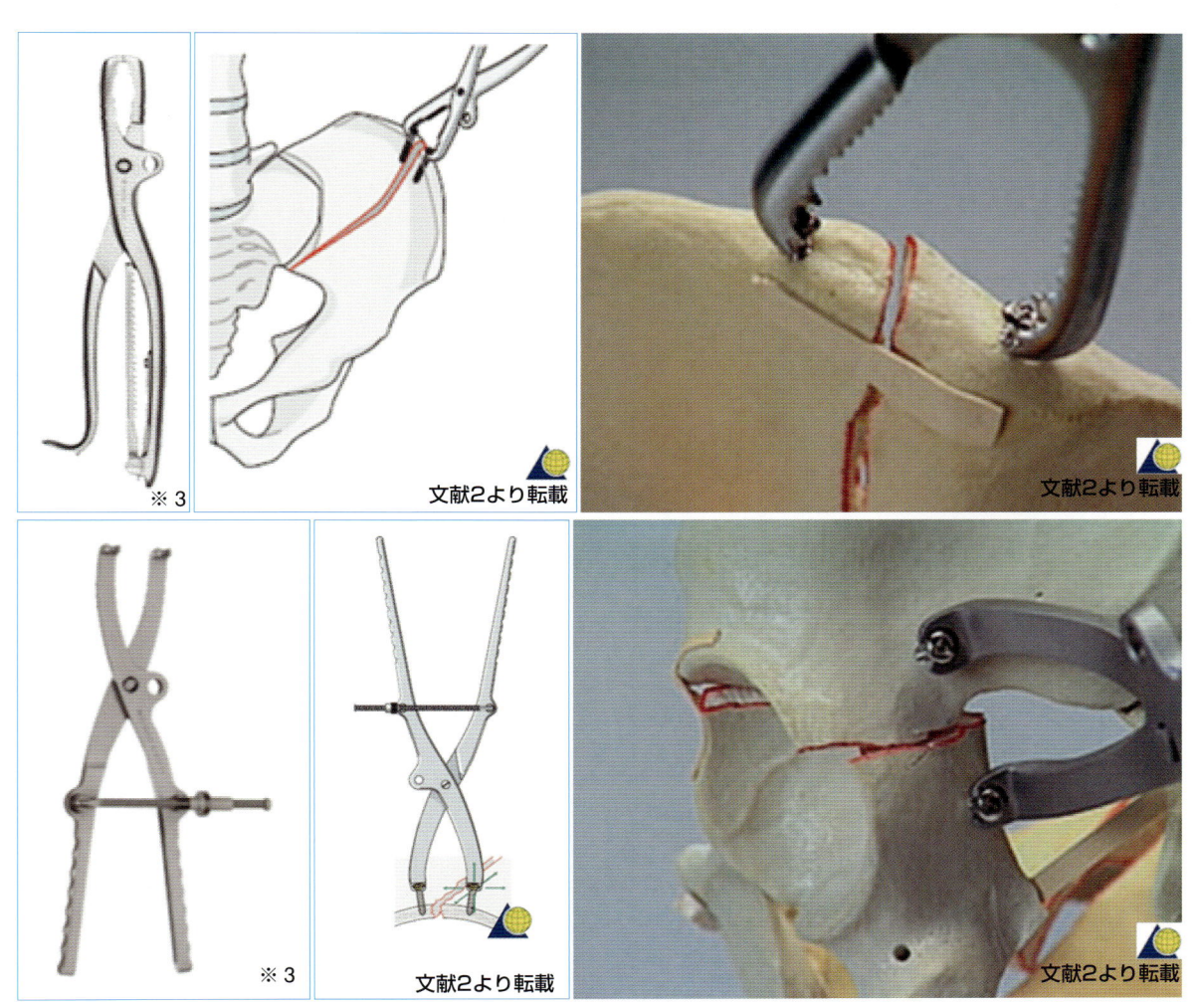

※3

文献2より転載

※3

文献2より転載

$\dfrac{a}{b}$

図25　骨盤用整復鉗子（Faraboeuf forceps や Jungbluth forceps）
整復鉗子をかけにくい平面状の骨や大きな骨を整復したり圧迫をかけるため，主骨片に
それぞれスクリューを挿入し，そのスクリューを把持して整復する特殊な鉗子
　　　　　a：Faraboeuf forceps
　　　　　b：Jungbluth forceps

ベンダー

1. プレートベンダー（図26）

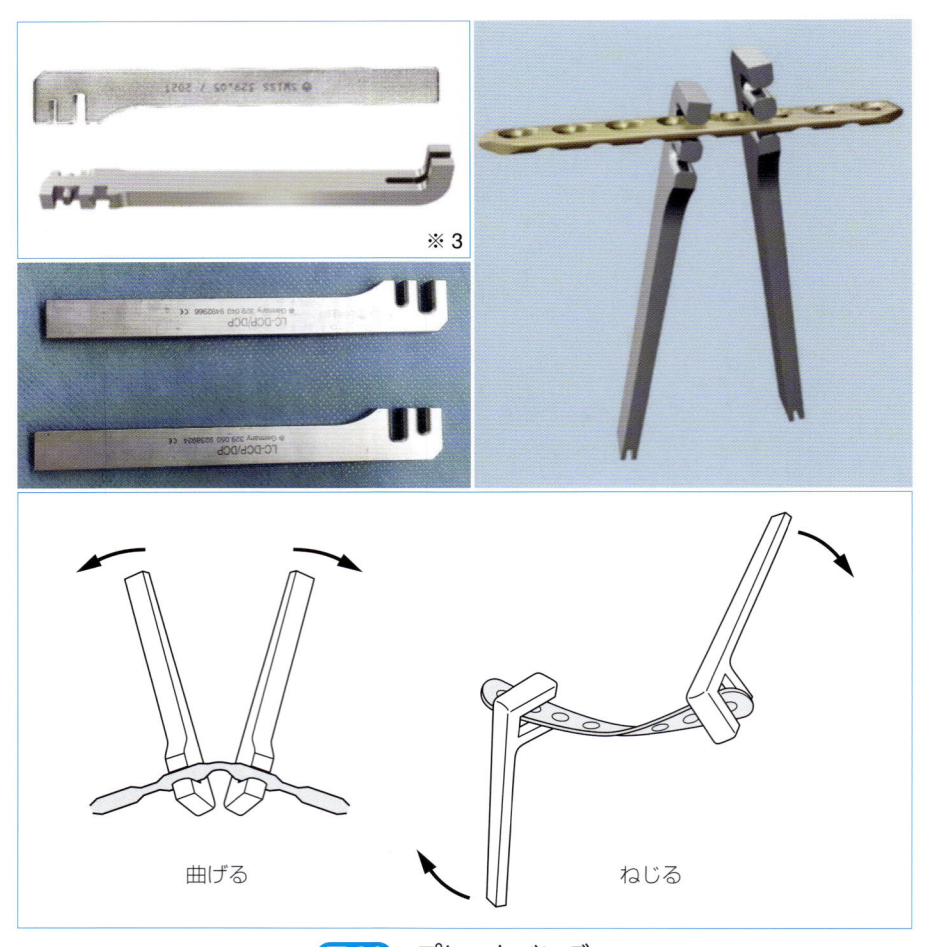

図26 プレートベンダー

面に対して凸に曲げる，ねじる．

2. リコンプレート用ベンダー（図27）

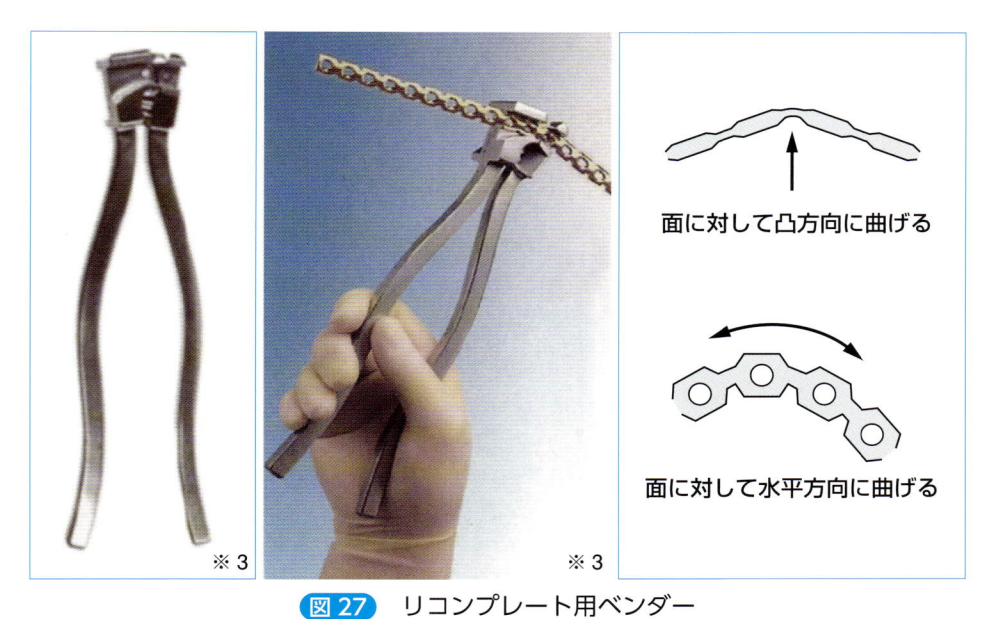

面に対して凸方向に曲げる

面に対して水平方向に曲げる

※3　　　　　　　　※3

図27　リコンプレート用ベンダー
リコンプレートの面に対して凸方向だけでなく，水平に曲げることも可能

3. 卓上ベンダー（図28）

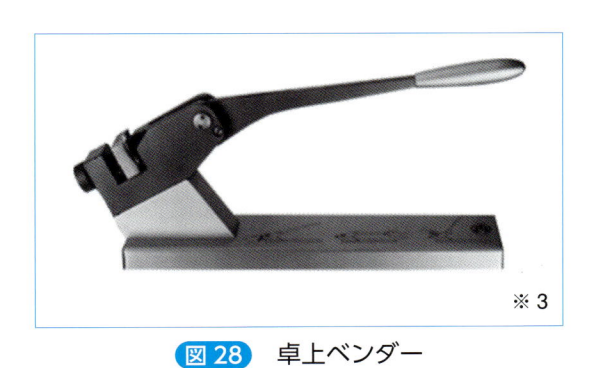

※3

図28　卓上ベンダー
厚いプレートなど硬いものを曲げる．パーツを替えて
弯曲の程度を変えることが可能

4. ワイヤーベンディングプライヤー（図 29）

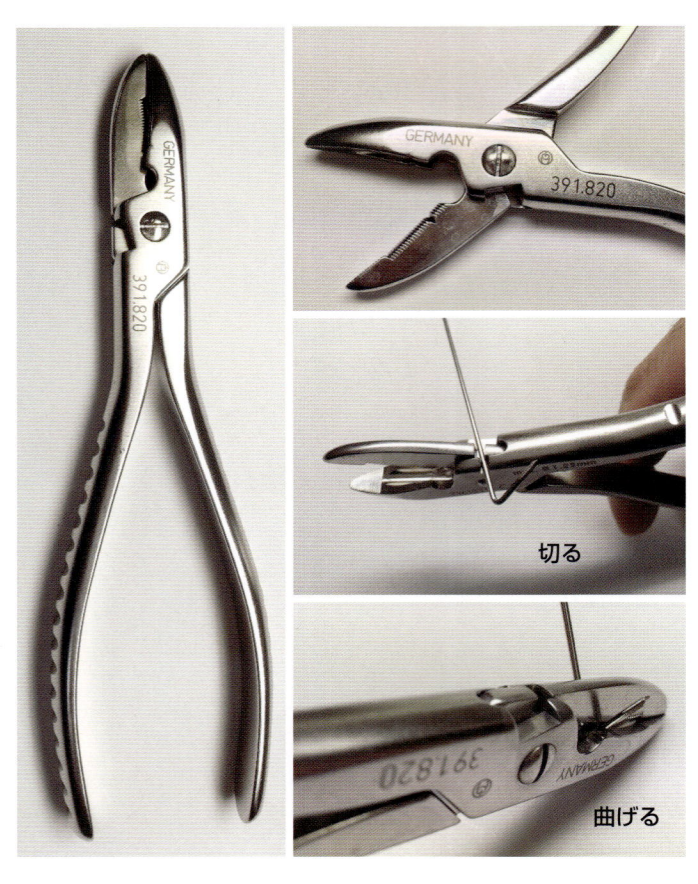

切る

曲げる

図 29

ワイヤーベンディングプライヤー
先端形状が「挟む」「曲げる」「切る」ことができるように
なっている．Tension band wiring の際にこれ 1 本で
suture wire を挟んでねじる，K-wire の端を鋭角に曲げる，
1.6 mm までの K-wire を切ることが可能

5. K-wire ベンダー（図 30）

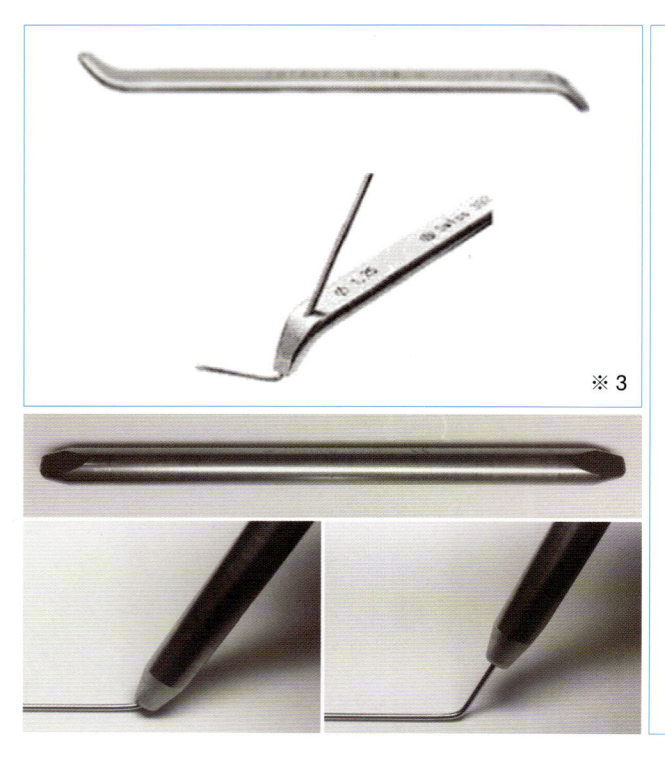

※ 3

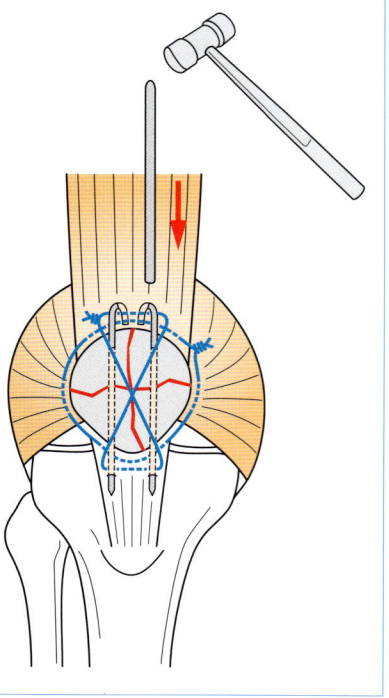

図 30

K-wire ベンダー
K-wire をベンディングする際に
用いる（左上：0.8〜1.25 mm
用　左下：1.25〜2.0 mm 用）．
1.25〜2.0 mm 用はK-wireを打ち
込む際にも用いることができる．

ペンチ（図31）

ワイヤーやピンを把持する・ひっぱる・ねじる・切るなどに用いる．ピンやワイヤーを力強く把持するときや，tension band wiring で suture wire を締め上げる際にはペンチを用いる．「米式」「アメリカン」と呼ばれることもある．ワイヤーカッター兼プライヤーは先端が細く，滑り止めの横溝がついている．「ラジオペンチ」とも呼ばれる．

（普久原朝海）

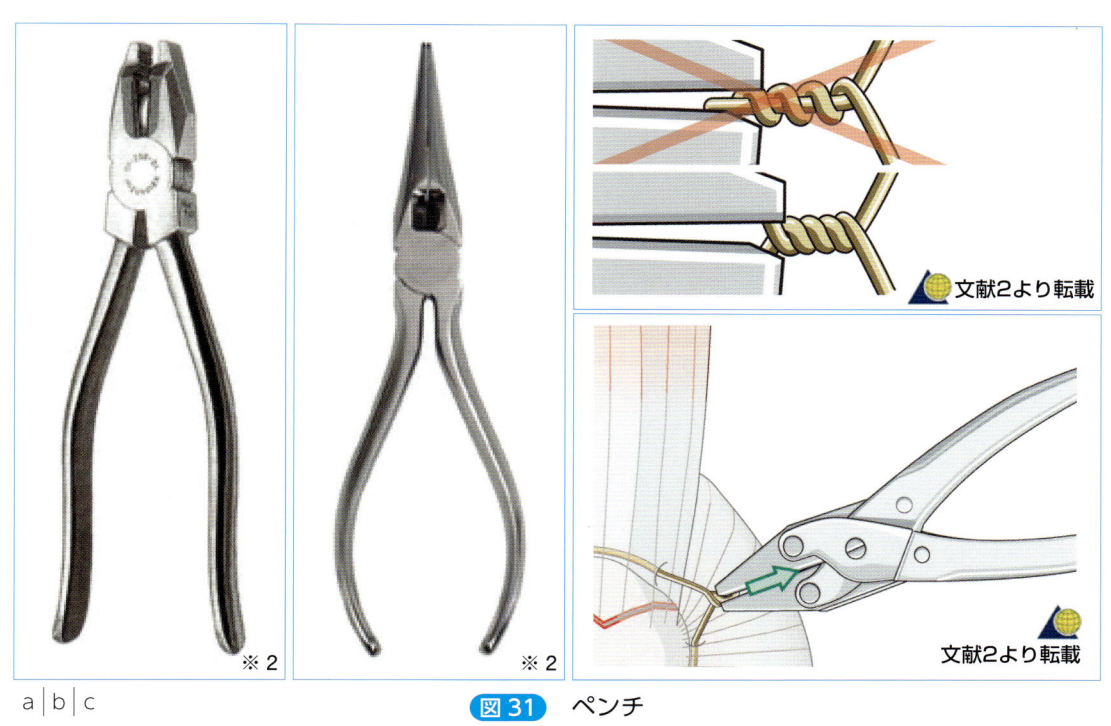

a | b | c

図31 ペンチ

a：ペンチ
b：ワイヤーカッター兼プライヤー（ラジオペンチ）
c：Suture wire を締め上げる際には，2本のワイヤーがしっかりと絡み合うように，半回転ごとに基部を把持し直して締め上げることがポイントである．

参考文献 ・・・

1）糸満盛憲編：AO 法骨折治療．医学書院，2003.
2）インターネットサイト AO Surgery Reference.
   （https://www2.aofoundation.org/wps/portal/surgery）
3）インターネットサイト看護roo！器械ミュージアム．株式会社クイック．（https://www.kango-roo.com/sn/k/view/2423）

画像提供 ・・・

※1）ビー・ブラウンエースクラップ株式会社
※2）ミズホ株式会社
※3）DePuy Synthes

プロジェクト V

ダメージコントロールとしての直達牽引・創外固定の実際

プロジェクト V

ダメージコントロールとしての
直達牽引・創外固定の実際

ダメージコントロールとは？

　ダメージコントロール（damage control）の語源は，アメリカ海軍が戦争で損傷した場合に，母艦の被害を最小限に留め，沈没を防ぎミッションを完遂するための方策として使われていた．その概念を外傷医療の現場に持ち込んだものが damage control surgery であり，さらにその中の整形外傷領域において damage control orthopaedic（DCO）という概念が生まれた．整形外科外傷治療において DCO は 2 つの意味で使用されている．つまり外傷による多臓器損傷（頭部・胸腹部損傷など）患者の全身状態の安定のために，受傷直後の侵襲的な内固定手術を避け

る目的で行う DCO（systemic DCO）と，開放骨折に代表される軟部組織損傷を認める四肢骨折や関節内骨折に対して，二期的な内固定手術までの待機期間中に患部の腫脹軽減や感染リスクのコントロールのために行う DCO（local DCO）に分けることができる．この 2 つの DCO の概念は一部重なる部分があるものの，DCO の目的としては異なるために日常診療においてどちらの DCO を行っているかは分けて議論すべきであると考える．DCO の治療法として直達牽引法や創外固定法が一般的に用いられる．

直達牽引法と創外固定の目的と使用方法

　DCO として直達牽引法と創外固定法はともに患部を牽引し，脱臼や骨折部位の安静と整復位を維持することが目的である．

　直達牽引法は古くから用いられており，K-wire と馬蹄・重鎮など簡便な道具で実施可能であり，低コストであることが特徴である．また，多くの直達牽引法は局所麻酔下で実施可能なため手術室でなく集中治療室や一般病床でも行うことができる．ただし，K-wire 刺入部位における一軸方向のみの牽引のため，骨折部の回旋変形に対してコントロールが難しいこと，また牽引中は患者がベッド上での生活を強いられることもあり離床が遅れることが欠点である．

　創外固定法は，図1 や 図2 が一般的に用いられる．創外固定法は複数本のピンやワイヤーで固定するため，骨折部の回旋固定性が直達牽引に比べて優れている．よって創外固定を装着しながら離床することが可能であり，ベッド上での生活のデメリット（排泄困難・廃用症候群・誤嚥性肺炎など）を解消できる点で優れている．昨今では，様々なタイプの創外固定が開発され使用可能であるため，直達牽引法の使用頻度は減少傾向にあるが，多発外傷において全身状態が安定せず手術室に行くことができない症例などに対して systemic DCO としてベッドサイドで実施されることがある．

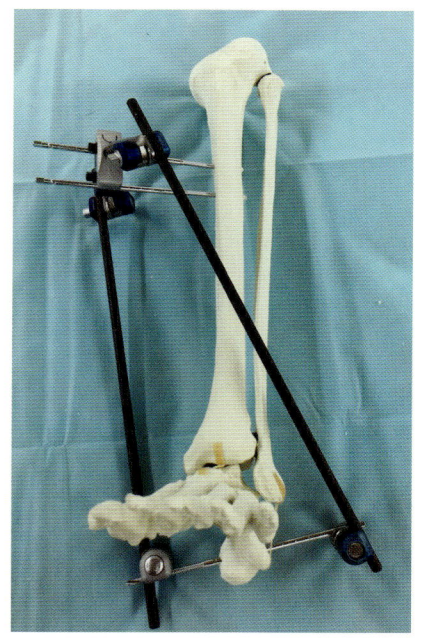

図1 ハーフピンとバーを用いた創外固定法
Schanz pin に代表されるねじ切り構造のある太い
ピンを複数本挿入し，それをコネクターとバーで連結

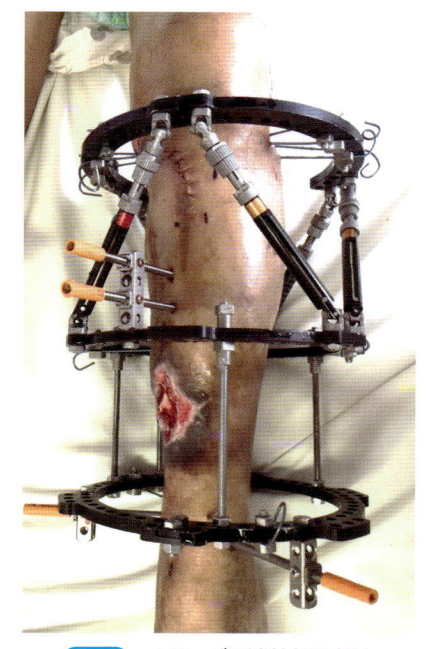

図2 リング型創外固定法
Ilizalov 法に代表されるリング付きの創外固定と
ピンやワイヤーの組み合わせ

直達牽引法

1. 上　肢

　上肢に対する直達牽引法は，介達牽引法でも十分な牽引が可能であること，また近年創外固定法が発展した経緯もあって，使用頻度は減少傾向にある．手関節および前腕部の牽引に中手骨へ，上腕骨および肩関節の牽引に肘頭へ K-wire を刺入する（図3, 4）．

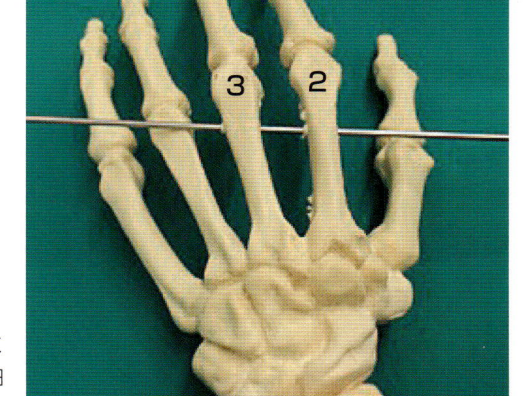

図3

中手骨に対するワイヤー刺入

前腕および手関節の場合は第 2, 3 中手骨に
1.5〜2.0 mm のワイヤーを刺入し，肘関節屈曲
90°で上方に牽引する．

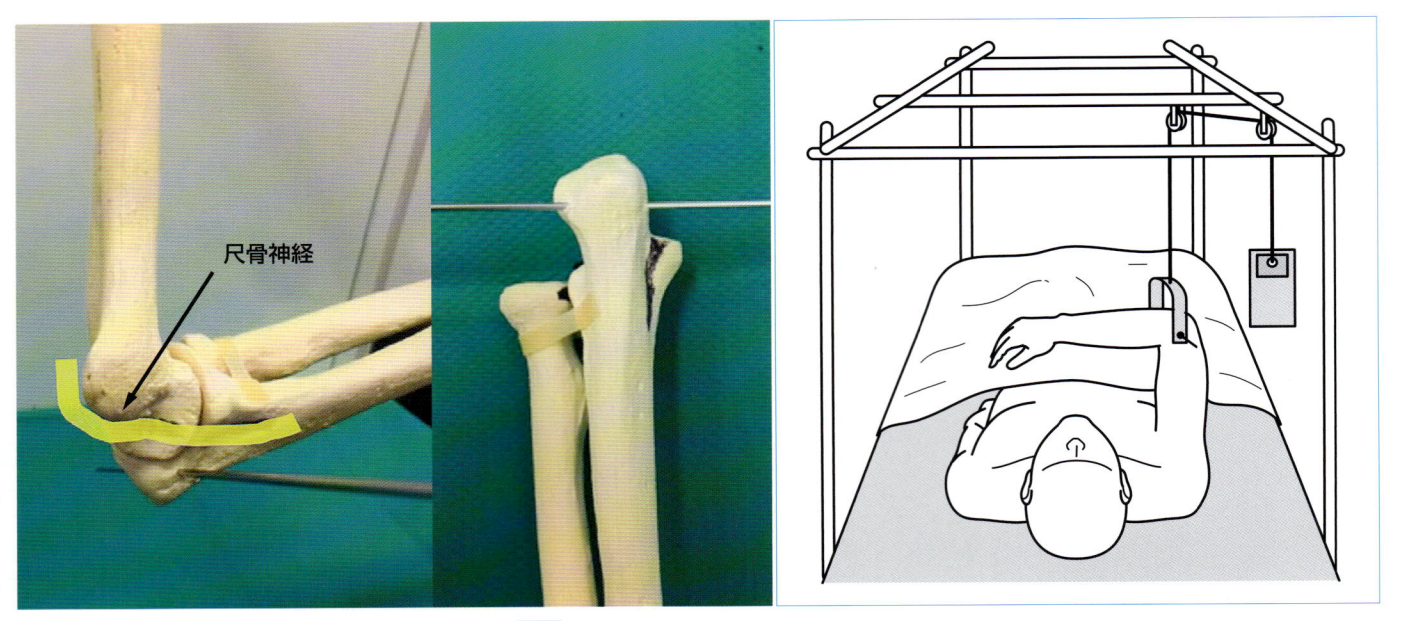

図4 肘頭に対するワイヤー刺入

尺骨神経の走行には注意する必要があるため．ワイヤーは尺側より刺入すべきである．
上腕骨骨折の場合は，肘頭に 1.5〜2.0 mm のワイヤーを刺入して，上方に牽引する．

2. 下　肢

＜適　応＞

- 局所麻酔しか対応できないような施設状況で簡易的に下肢を牽引する場合

- 患者の全身状態が多発外傷などにより安定せず，手術室で麻酔をかけることが困難な状態での下肢の牽引（systemic DCO）を行う場合

1）適応と部位別使用基準（表1）

表1 適応と部位別使用基準

刺入部位	ワイヤー径	適応骨折	牽引量
大腿骨顆部	2〜3 mm	大腿骨骨幹部骨折 寛骨臼骨折など	5〜10 kg
脛骨粗面	2〜3 mm	大腿骨顆部骨折 膝関節脱臼など	3〜7 kg
踵骨	2〜3 mm	脛骨骨折 足関節骨折など	2〜5 kg

2) ワイヤー刺入のポイント（図5〜7）

透視装置のない状況での刺入になることが多いが，単純X線像上で以下の範囲内にワイヤーが収まることを目標とする．あらかじめ皮膚の刺入部位と反対側の突出部位を予測し，消毒・局所麻酔をする．刺入後はポータブル単純X線像撮影で骨折・脱臼の整復状況とワイヤーの刺入位置を確認する．

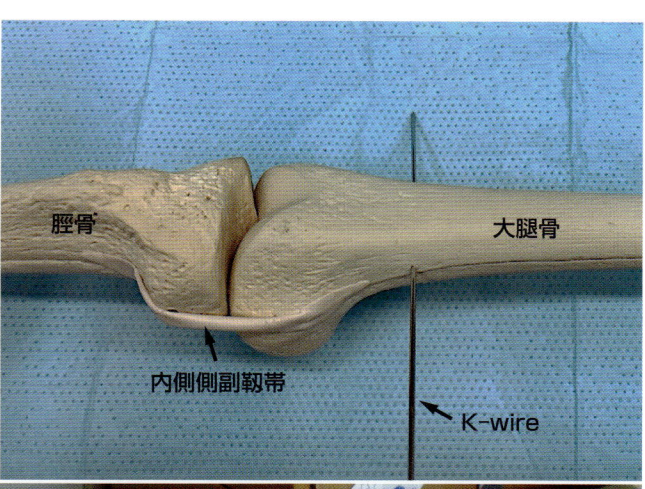

腓骨　　　　　　　大腿骨

内側側副靱帯

K-wire

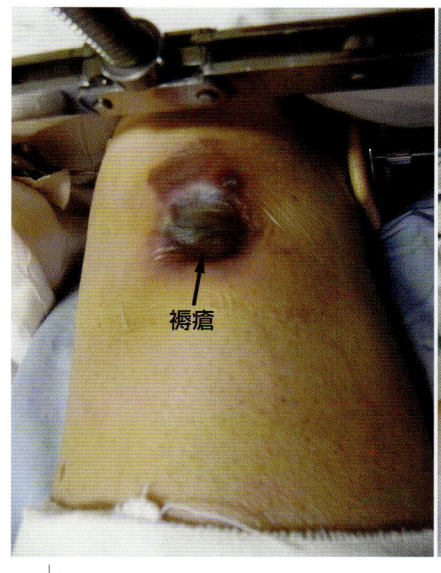

褥瘡

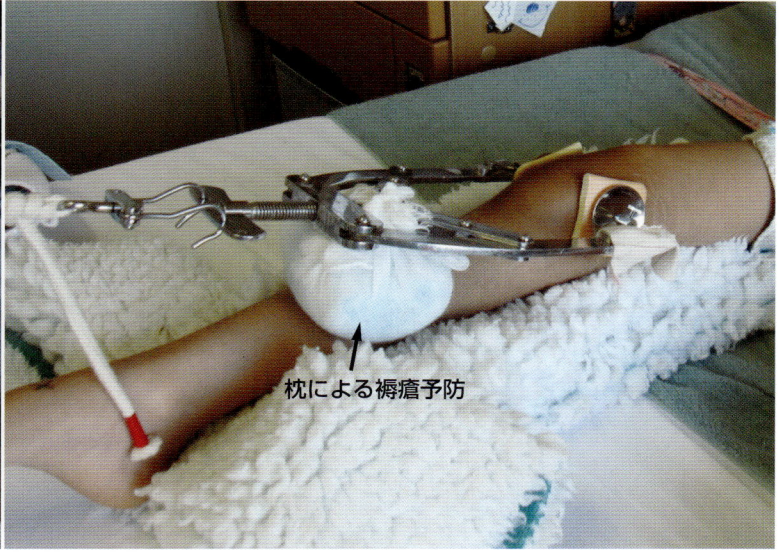

枕による褥瘡予防

図5　大腿骨顆部

a：大腿骨顆部へのK-wire刺入は骨幹端部やや近位に刺入する．膝関節内刺入とならないように注意する．
b：刺入したK-wireを馬蹄に接続し，下方に牽引する．この際，馬蹄の一部が脛骨粗面周囲に接触し，褥瘡になることがある．
c：馬蹄と脛骨粗面が接触しないような牽引方向もしくは，軟らかい枕などを間に挟んで除圧を行うようにする．

	a
b	c

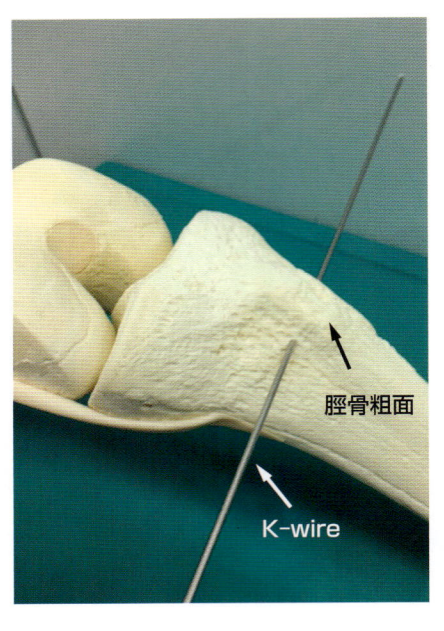

図6 脛骨粗面

脛骨粗面部の骨を十分に貫通することが重要である．十分に骨を貫通できていないと，K-wire が粗面部をチーズカットしてしまう場合がある．

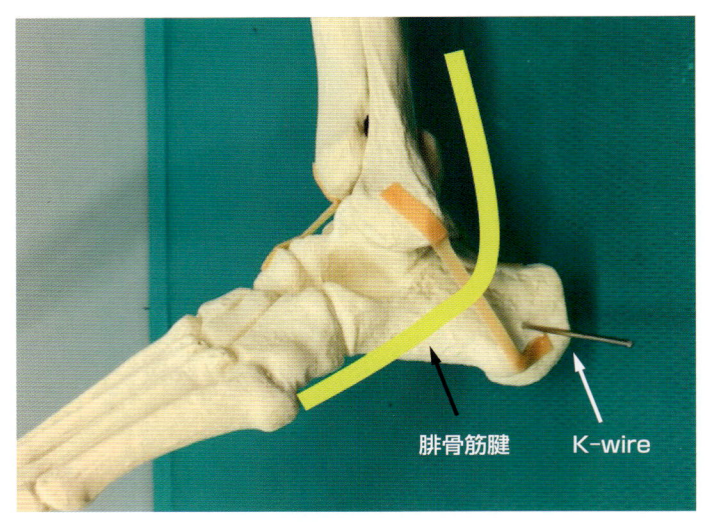

図7 踵骨

踵骨外側から腓骨筋腱障害とならない部位に K-wire を刺入する．

3）牽引時のポイント

　直達牽引法は下方への牽引のみで，骨折部の回旋不安定性に対する固定力はない．よって牽引中の下肢の位置は枕などを利用して外旋位とならないよう，また，膝関節は軽度屈曲位になるように工夫する．

創外固定法

1. 上　肢

1）手関節（図8, 9）

＜適　応＞

- 関節開放骨折，手関節脱臼，転位の大きい手関節
  骨折で牽引力が骨折の整復獲得に必要な症例

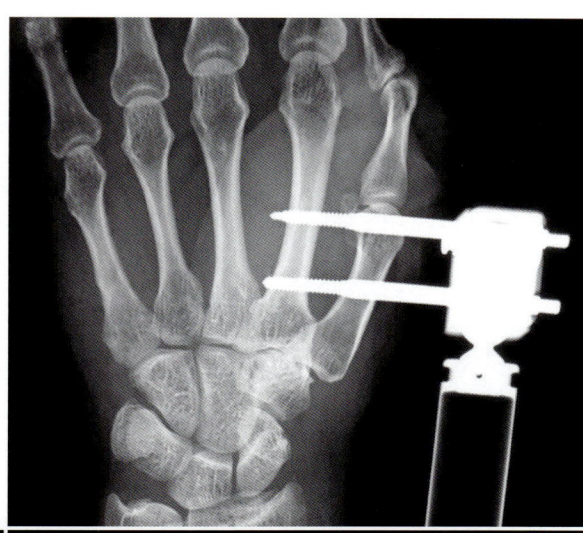

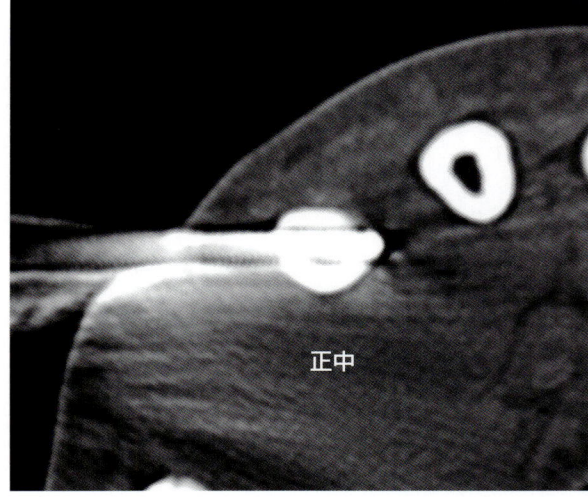

正中

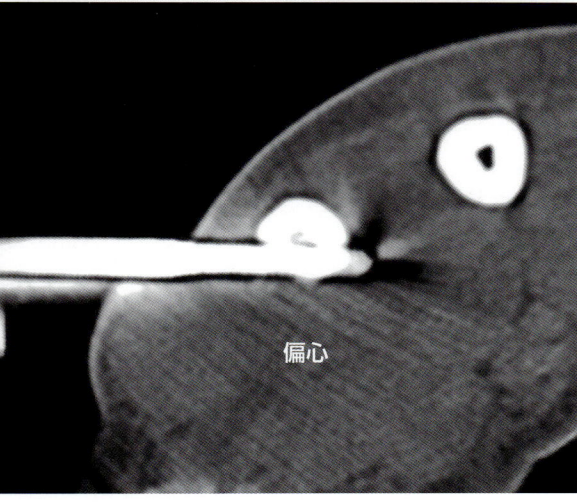

偏心

図8　手関節創外固定（第2中手骨）

中手骨に対するハーフピン挿入は第2中手骨の橈背側から刺入されるが，伸筋腱
を損傷しないようにスリーブなどで確実に保護する（a）．中手骨は日本人女
性の手など骨幹部径が小さい場合は，偏心性にピンが刺入されると中手骨骨折
を起こす場合があるので注意する（b, c）．また，骨粗鬆症を合併する高齢者の
場合は骨質が悪くピンのルースニングを起こす場合もあるため，確実に2つの
皮質骨をピンのねじ切り部が貫通するように注意する．

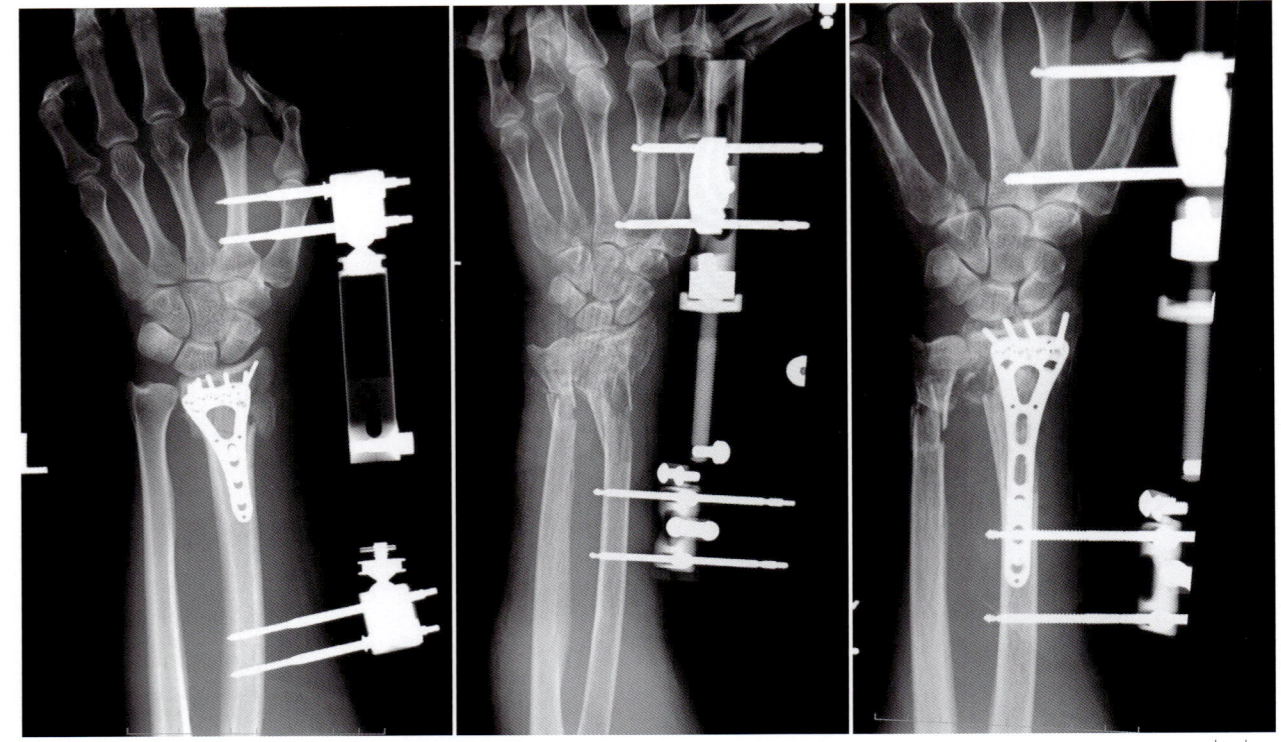

図9 手関節創外固定（橈骨）

a | b | c

橈骨に対するピンは中手骨同様，橈背側より刺入する．そうすることで，中手骨に挿入した2本のピンとの連結・牽引が容易となる．また，最終的に掌側ロッキングプレートを用いて内固定を行う際にも，術中牽引装置として整復位の保持に有用である(a)．よって，橈骨に刺入する2本のピンは，掌側プレートへのconversion を予定している場合はそのスペースを残してやや近位に設置するべきである．骨折部に近い位置にピンを刺入すると，後のプレート設置と干渉し，またピンサイドからの感染のリスクが懸念されるため防ぐべきである(b，c)．

＜方　法＞

第2中手骨にハーフピン2本，橈骨骨幹部にハーフピン2本を挿入し，牽引をかけた状態で脱臼・骨折の整復が良いことを確認してロッドで連結するいわゆる bridging 創外固定を行うことが一般的である．過去には，橈骨背側から複数本のピンを刺入し手関節をまたがず骨折を整復する non-bridge 創外固定も用いられたが，創外固定期間が長期化することもあり現在は一般的でない．Bridging 創外固定は，最終的な内固定（橈骨掌側ロッキングプレート）までの local DCO として用いられることが多い．

2）肘関節（図10, 11）

＜適　応（図10）＞

　肘関節脱臼整復後の固定および上腕骨遠位開放骨折の一時固定などに用いられる．

＜方　法（図11）＞

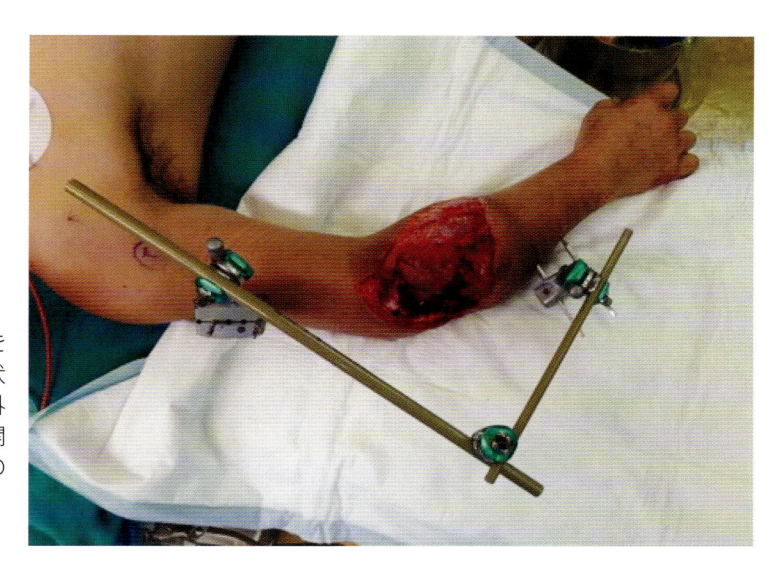

図10

肘関節開放骨折に対する創外固定

シーネ・ギプスなどの外固定に比べて，肘関節を牽引した状態を維持できる点，患部の軟部組織状態および血流を評価しやすい点が優れている．外固定に比べて軟部組織の評価が行いやすい．肘関節は脱臼の整復，もしくは骨折のアライメントの良い軽度屈曲位で固定することが多い．

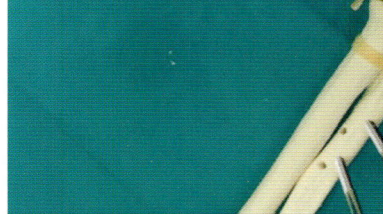

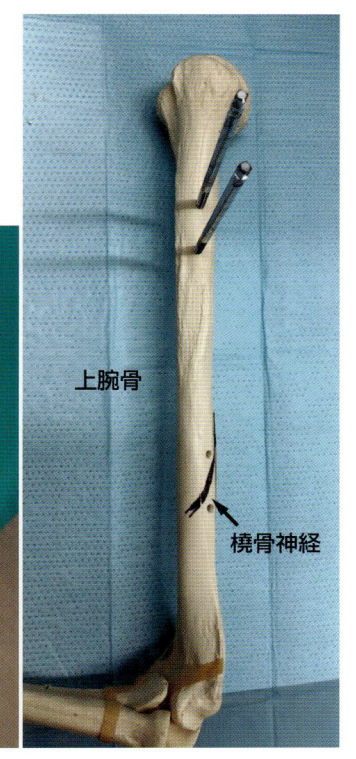

図11

上腕骨骨幹部に4 mmのハーフピン2本（外側），尺骨骨幹部に3 mmのハーフピン2本（後外側）を挿入し，ロッド連結する．透視にて脱臼・骨折のアライメントを確認する．
上腕骨にハーフピンを刺入する際には橈骨神経の走行に注意し，三角筋粗面（付着部）付近に挿入すると良い．

尺骨

上腕骨

橈骨神経

2. 下　肢

<絶対的適応>

- 重度下肢外傷（Gustilo 分類 ⅢB・C），コンパートメント症候群を合併している例で骨折部の安定化が下肢血流の維持および軟部組織の保護に必要不可欠であると判断されるもの
- 膝関節もしくは足関節の脱臼を伴い，脱臼の整復の保持のために持続的な牽引が必要と判断されるもの

<相対的適応>

- 創外固定によって骨折部が安定化することで，骨折部周囲の軟部組織の腫脹を最小限に留める必要があるもの

1）大腿骨

<適　応>

　多発外傷に伴う大腿骨骨幹部骨折に対する systemic DCO，大腿骨開放骨折に対する local DCO として用いられる．

<方　法（図12）>

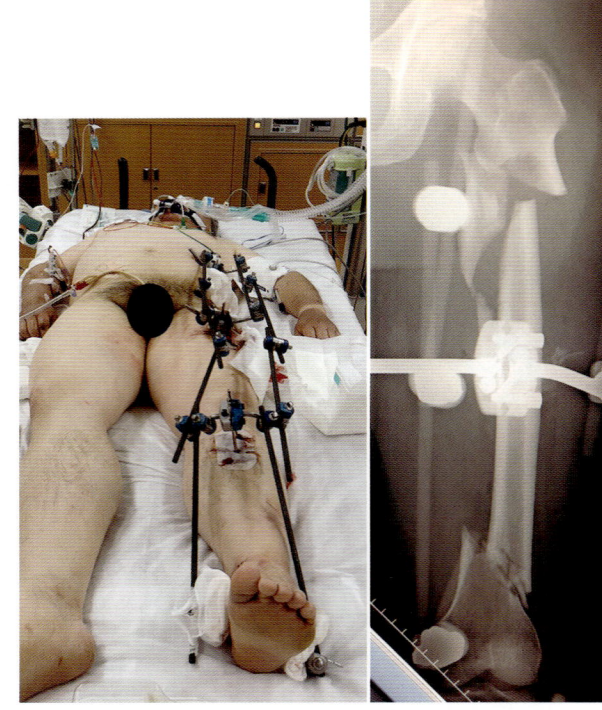

図12　大腿骨創外固定

大腿骨の前方（もしくは側方）から骨折部の近位・遠位に 5.0 mm のハーフピンを 2～3 本ずつ挿入し，バーで連結する．本症例は，大腿骨骨折が近位（転子下骨折など）であったため，腸骨に刺入したハーフピンと骨折部遠位の骨幹部に挿入したハーフピンに牽引を加えて連結することで DCO を行った．

2）膝関節

<適　応>

　膝関節内骨折（脛骨・大腿骨），膝周囲開放骨折，膝関節脱臼に対する膝関節の安定化，膝関節周囲組織の local DCO を目的に用いられる．

<方　法（図13）>

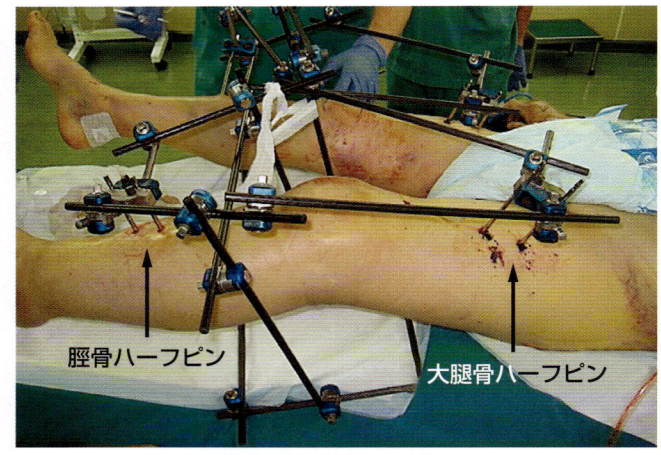

図13　膝関節創外固定

5 mm のハーフピンを大腿骨遠位に 2 本，脛骨骨幹部に 2 本挿入し，膝関節に牽引を加え，膝関節軽度屈曲位でバーを用いて連結する．創外固定を追加し下肢は挙上位置を保つ．

3）下腿・足関節骨折

＜適　応＞

下腿・足関節開放骨折，足関節脱臼骨折に対して
local DCO として用いられる．

＜方　法（図14）＞

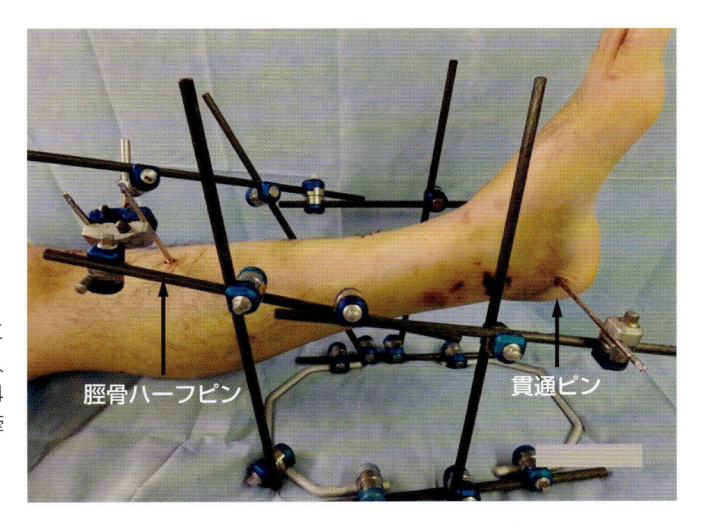

図14

下腿足関節創外固定

下腿（pilon 骨折を含む）骨折もしくは足関節脱臼骨折に
対しては，脛骨骨幹部に5 mm のハーフピン2本を挿入
し，踵骨外側から5 mm のハーフピン2本もしくは4
mm の貫通ピン1本を挿入し，バーで連結し足関節に牽
引を加えて脱臼・骨折を整復する．

脛骨ハーフピン　　貫通ピン

【附】下肢創外固定オプション編
①牧野式創外固定法（図15）

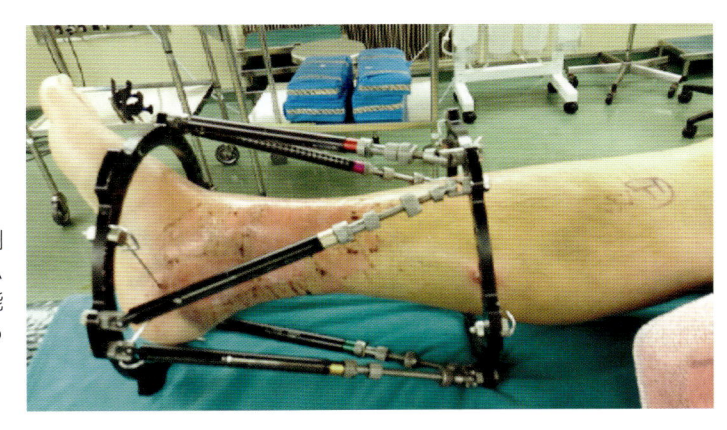

図15

牧野式創外固定法

足関節脱臼骨折・pilon 骨折に対してリング付き創
外固定（イリザロフ・テーラースペーシャルフレーム
など）を用いた簡易創外固定法．局所麻酔で実施可能
なことや，リングにより自動的に下肢を挙上できる
点で優れている．

②Leg rising position（図16）

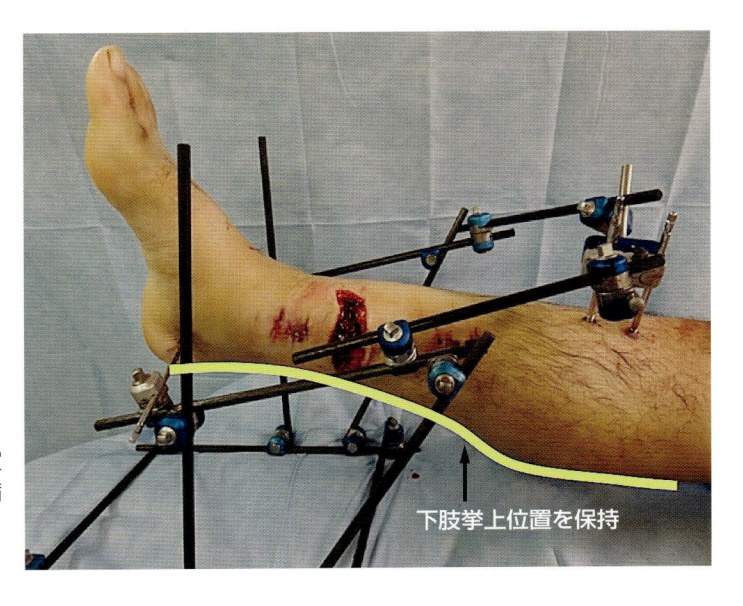

図16

Leg rising position

創外固定を用いた下肢挙上システム．下肢創外固定
と連結し，下肢を継続的に挙上位に保持できる．病
室で患肢挙上することで患部の腫脹軽減を促進する．

下肢挙上位置を保持

③Smart external fixator（図 17）

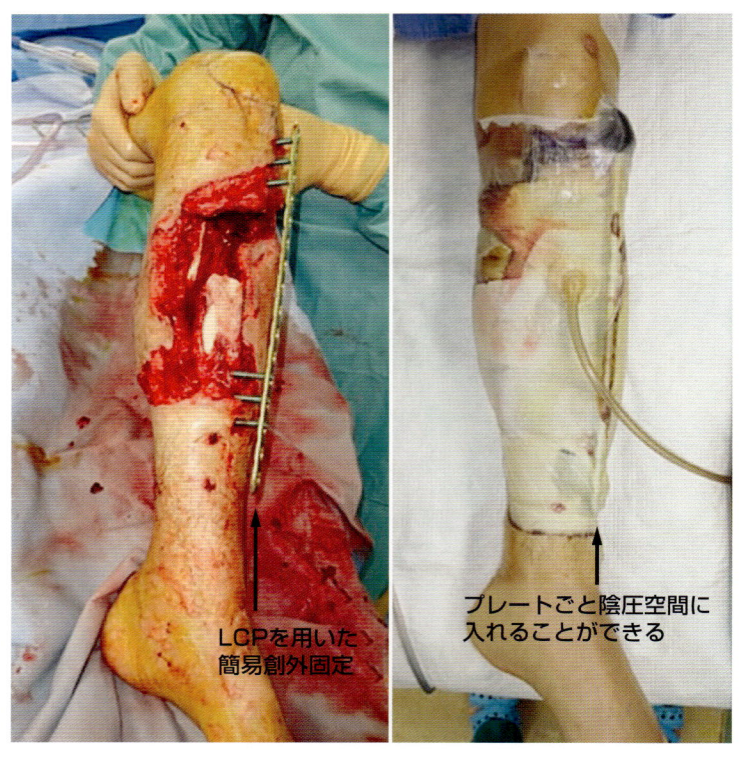

a | b

LCPを用いた
簡易創外固定

プレートごと陰圧空間に
入れることができる

図17
Smart external fixator
- a：ロッキングプレート（LCP）を用いた low profile 創外固定法
- b：通常の創外固定に比べて smart になり陰圧閉鎖療法（negative pressure wound therapy：NPWT）と併用する際に，創外固定（ロッキングプレート）ごと陰圧空間に入れることができる.

3. 骨盤輪骨折

＜絶対的適応＞

- 部分不安定骨盤輪骨折の一部もしくは不安定骨盤輪骨折（新 AO 分類 B2,3 C1，2，3）で systemic DCO として創外固定によって骨盤輪骨折を安定化し，出血のコントロールを行う必要がある場合

＜相対的適応＞

- 骨盤輪骨折に対して創外固定を用いることで，患者の疼痛軽減や ADL 改善を見込める場合
- 転位のある骨盤輪骨折に対して創外固定を行うことで簡易的に整復固定を行い，二期的内固定までの待機期間中に骨折部の整復を維持する必要がある場合

1）High route 法（図 18，19）

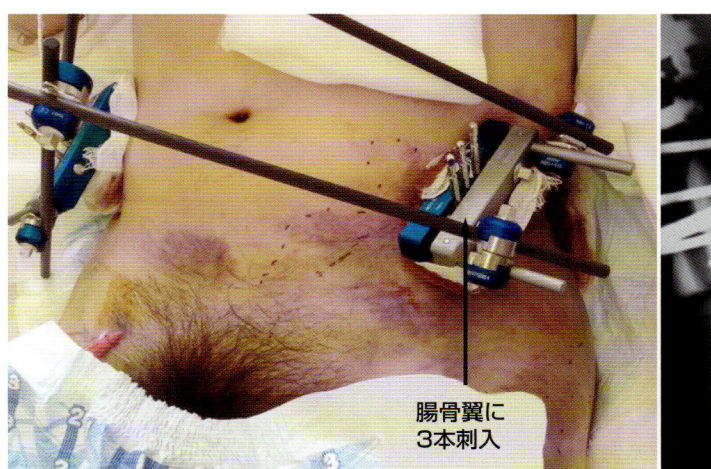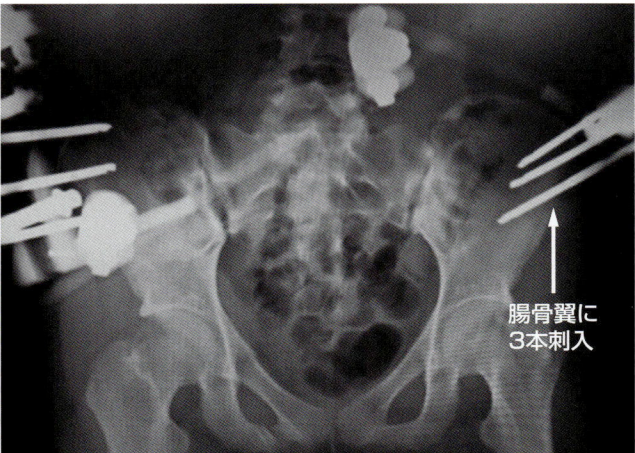

腸骨翼に
3本刺入

腸骨翼に
3本刺入

図18 High route 法①

最も一般的で簡易な骨盤創外固定法で透視装置がない ER や集中治療室でも実施可能である．腸骨翼に，5.0 mm のハーフピンを 2〜3 本ずつ挿入し，専用のピンクランプでハーフピンをはさみ，クランプ同士をバーで連結する．

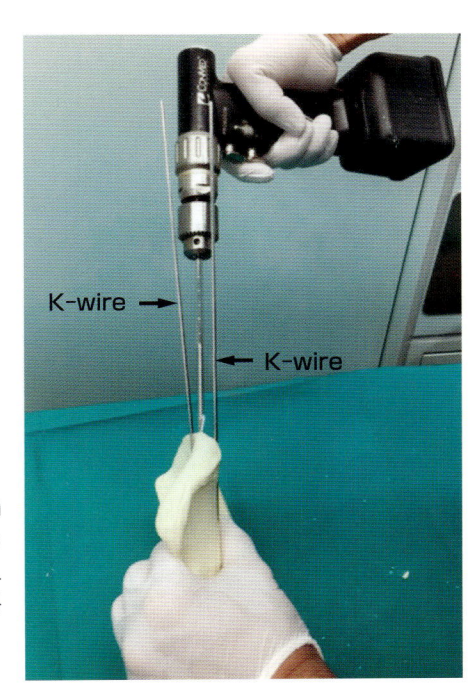

K-wire →

← K-wire

図19

High route 法②

透視装置を使わない場合は，2.0 mm K-wire を腸骨翼の前後に皮質骨に沿って挿入することで，ハーフピンの刺入方向を概ね予想することができ，骨外刺入のリスクを減らすことができる．

2）Low route 法（図20, 21）

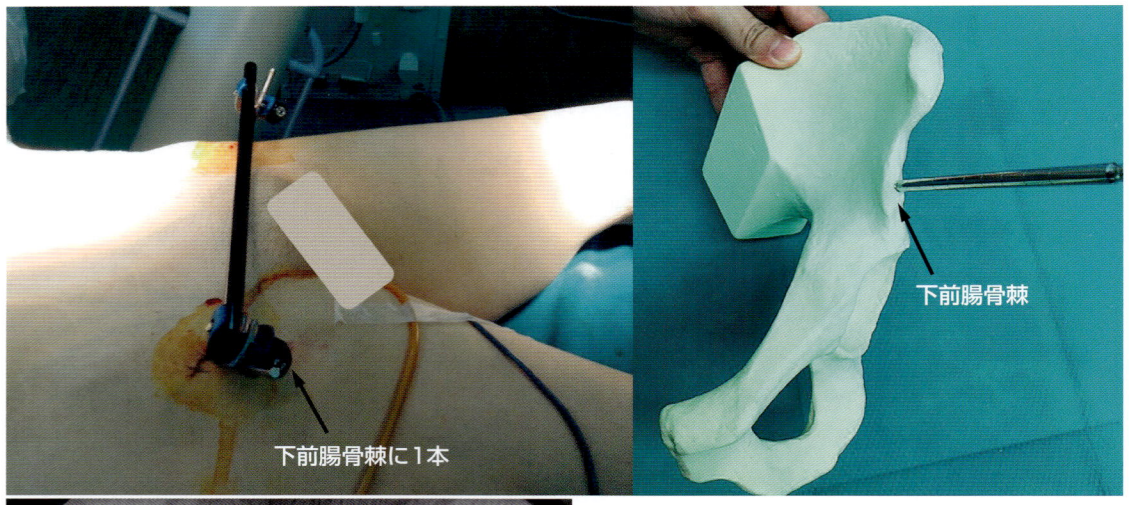

下前腸骨棘に1本

下前腸骨棘

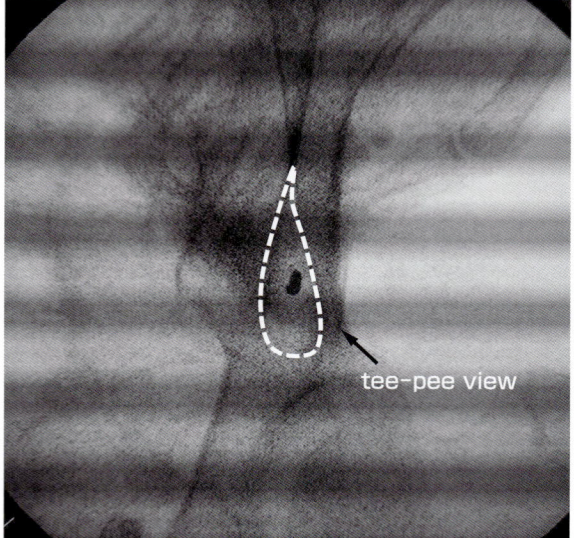

tee-pee view

図20

Low route 法①

a：下前腸骨棘から腸骨後方に向かって 5.0 mm のハーフピンを1本ずつ挿入し，ロッドで連結する．High route 法よりも骨質の良い部分にピンが刺入されるため，固定強度は強いとされる．また創外固定を長期装着するような場合は，下腹部でハーフピン間をシンプルに連結することができるため，車椅子に座る場合にも腹部を圧迫することが少ない．

b：Low route 法で創外固定の際に用いる透視画像 tee-pee view（下前腸骨棘と腸骨翼後方が重なる画像）．この中にハーフピンが入るように刺入する．

（JA 愛媛厚生連海南病院　高田直也先生よりご提供）

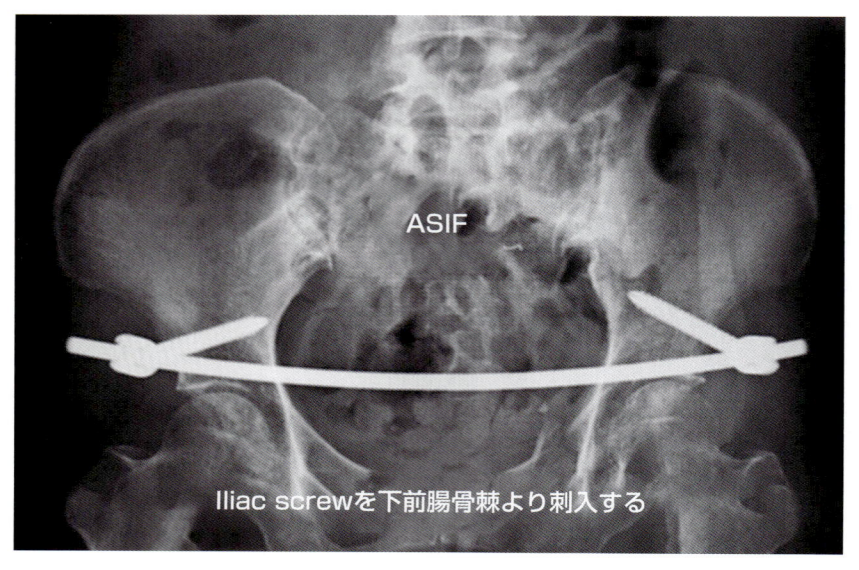

ASIF

Iliac screwを下前腸骨棘より刺入する

図21

Low route 法②

創外固定から内固定に変更する場合に，下前腸骨棘からスクリューを挿入するような内固定法（LC2 screw や ASIF：anterior subcutaneous internal fixation）を計画する場合は，創外固定のピン刺入部と内固定のスクリュー挿入部位が重なってしまい，感染などのリスクが高いので注意を要する．

直達牽引法・創外固定法のポイント

1. ワイヤー・ピン刺入部の管理

ワイヤー・ピン刺入部の清潔な管理はピン刺入部感染の予防に重要である．ベッドサイドでワイヤーやピン刺入部が露出しないように創傷被覆材やガーゼなどで覆い，出血や滲出液が多い場合は小まめに刺入部の洗浄処置を行う．

2. 内固定への変更を見据えた創外固定（図22）

Damage control として実施された創外固定法の多くは，患者のさらなる ADL の改善のために内固定法に変更される場合が多い．内固定への変更のタイミングは創外固定装着から遅くとも2週間以内に実施することが，創外固定のピン刺入部に関連する感染のリスクを低下させると言われている．

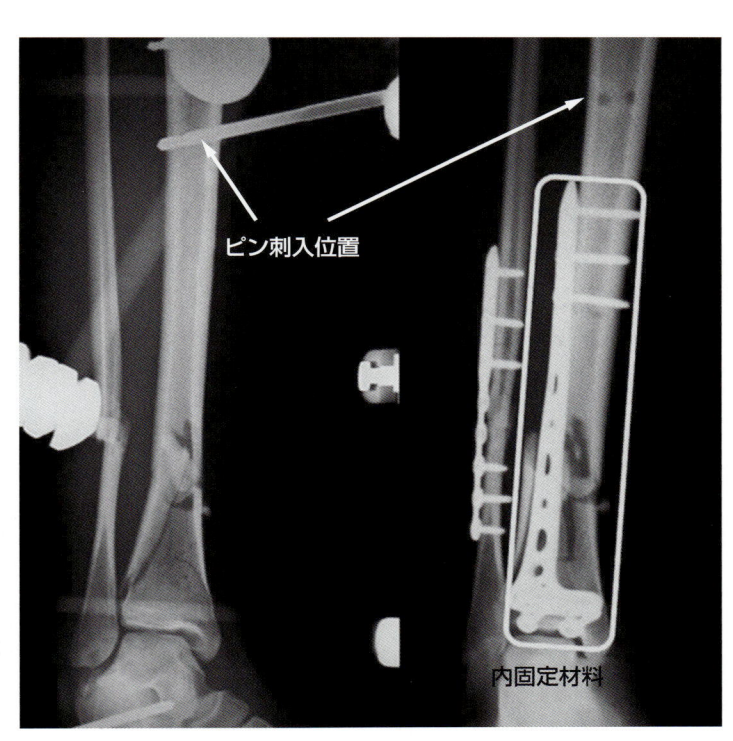

図22

内固定への変更を見据えた創外固定

創外固定のピンを刺入する際も，内固定で使用するインプラント（プレート，髄内釘など）の設置位置を意識し，可能な限り内固定インプラントと創外固定のピン刺入部が重ならないように工夫することが大切である．

3. 創外固定と保険点数

これまで DCO としての創外固定法に対する保険請求は「創外固定加算」（K932 10,000点）として保険請求されてきたが，後に内固定（骨折観血的手術など）を行う場合，初回の創外固定加算に合わせる手術名（鋼線刺入術や骨折観血的手術など）が各地域で異なる場合があった．2018年の診療報酬改定において，DCO としての創外固定法に対して「一時的創外固定骨折治療術」（K046-3 34,000点）が新たに設けられた．2018年度より，DCO としての創外固定法は国内で統一された形で保険請求できるようになった．

まとめ

Damage control としての直達牽引法や創外固定法は開放骨折，脱臼骨折，軟部組織損傷の強い骨折の治療成績を改善させ，今では重度四肢骨折治療の初期治療としてスタンダードな方法となった．直達牽引や創外固定で全身状態の安定化，もしくは患部の腫脹軽減および軟部組織の修復を待機する間に，最終的な内固定法についての術前計画を行えることは，安全かつ確実な最終手術を行えることにも寄与している．よって，ピンやワイヤーの刺入位置や本数は，二期的な手術をある程度イメージしたうえで決定することが大切である．

（福田　誠）

参考文献

1) Pape HC, et al.：Safe definitive orthopaedic surgery（SDS）：repeated assessment for tapered application of Early Definitive Care and Damage Control?：an inclusive view of recent advances in polytrauma management. Injury. 46（1）：1-3, 2015. doi：10.1016/j.injury.2014.12.001. No abstract available. PMID：25540874

> **サマリー** 多発外傷患者の治療コンセプト論争，早期内固定 ETC（early total（definitive）care）vs 段階的手術 DCO（damage control orthopaedic）．議論を昇華させた，SDS（safe definitive orthopaedic surgery）を治療アルゴリズム図とともに提唱．

2) Tomás-Hernández J：High-energy pilon fractures management：State of the art. EFORT Open Rev. 1（10）：354-361, 2017. doi：10.1302/2058-5241.1.000016. eCollection 2016 Oct. Review. PMID：28461913.

> **サマリー** 高エネルギー，pilon 骨折の治療戦略．CTで骨折型を把握し，解剖学的整復，関節適合性の再建，軟部合併症に配慮しても，外傷後変形性関節症の懸念が残る難治骨折．

3) Logan C, et al.：Damage control orthopaedics：Variability of construct design for external fixation of the lower extremity and implications on cost. Injury. 46（8）：1533-1538, 2015. doi：10.1016/j.injury.2015.05.003. Epub 2015 May 11.

> **サマリー** DCO で用いる創外固定のコスト分析．パーツに分け金額提示し，高価な医療資源の適正使用を啓発．

プロジェクト Ⅵ

骨折治療ツール
（インプラントの役割と使い方）

プロジェクト VI

骨折治療ツール（インプラントの役割と使い方）

K-wire：先端形状，サイズ（違いと選択基準），C-wireとの違い

1．K-wire（図1）

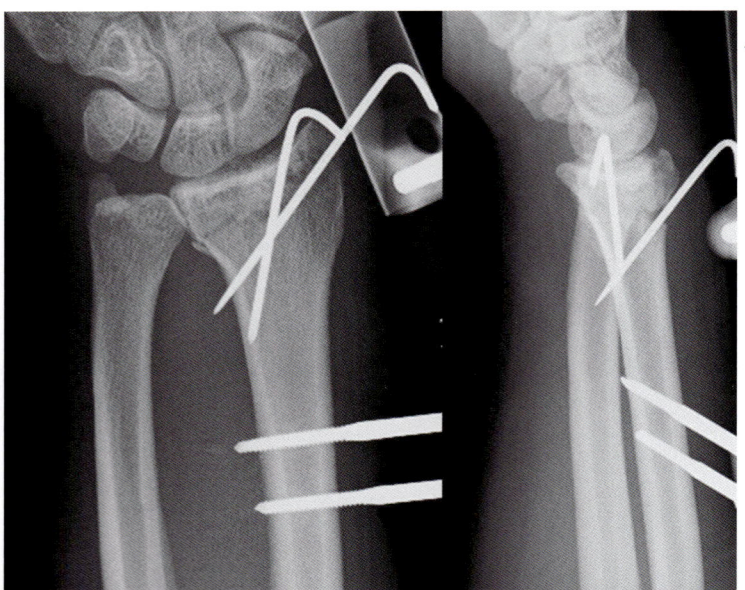

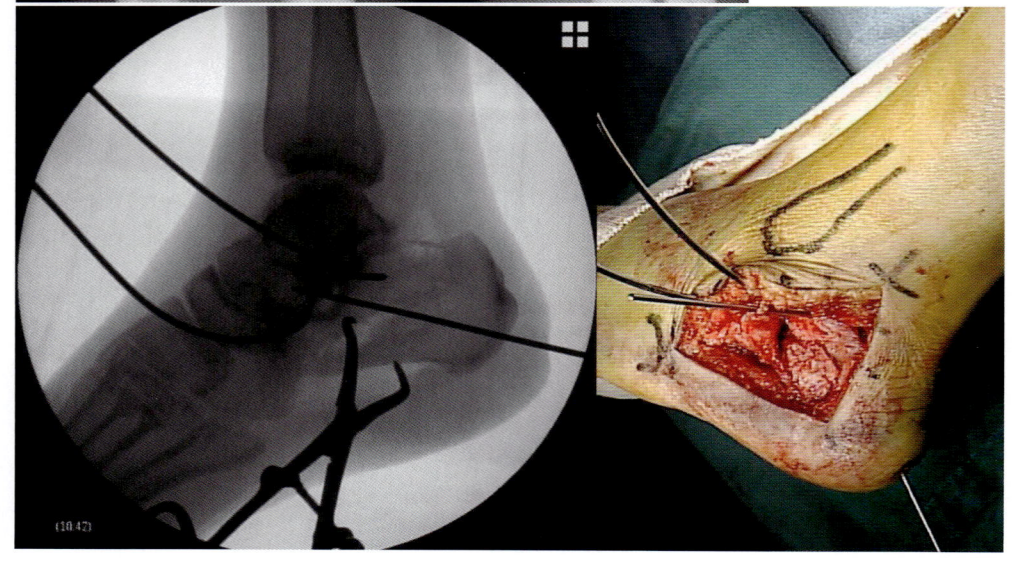

図1
K-wire

K-wireはステンレス製で優れた弾性力と抗張力があり折れにくい特徴がある．使用方法は骨折の整復後の仮固定，最終固定方法として経皮ピンニング法，"K-wire髄内釘"，骨折部の回旋コントロールを行う"joy stick"法，ネイル挿入のコントロールを行う"poller pin"，創部のレトラクター代わりなど多岐にわたる．
　a：橈骨遠位端骨折．創外固定＋K-wireでピンニング固定
　b：踵骨骨折．K-wireをレトラクターとして使用

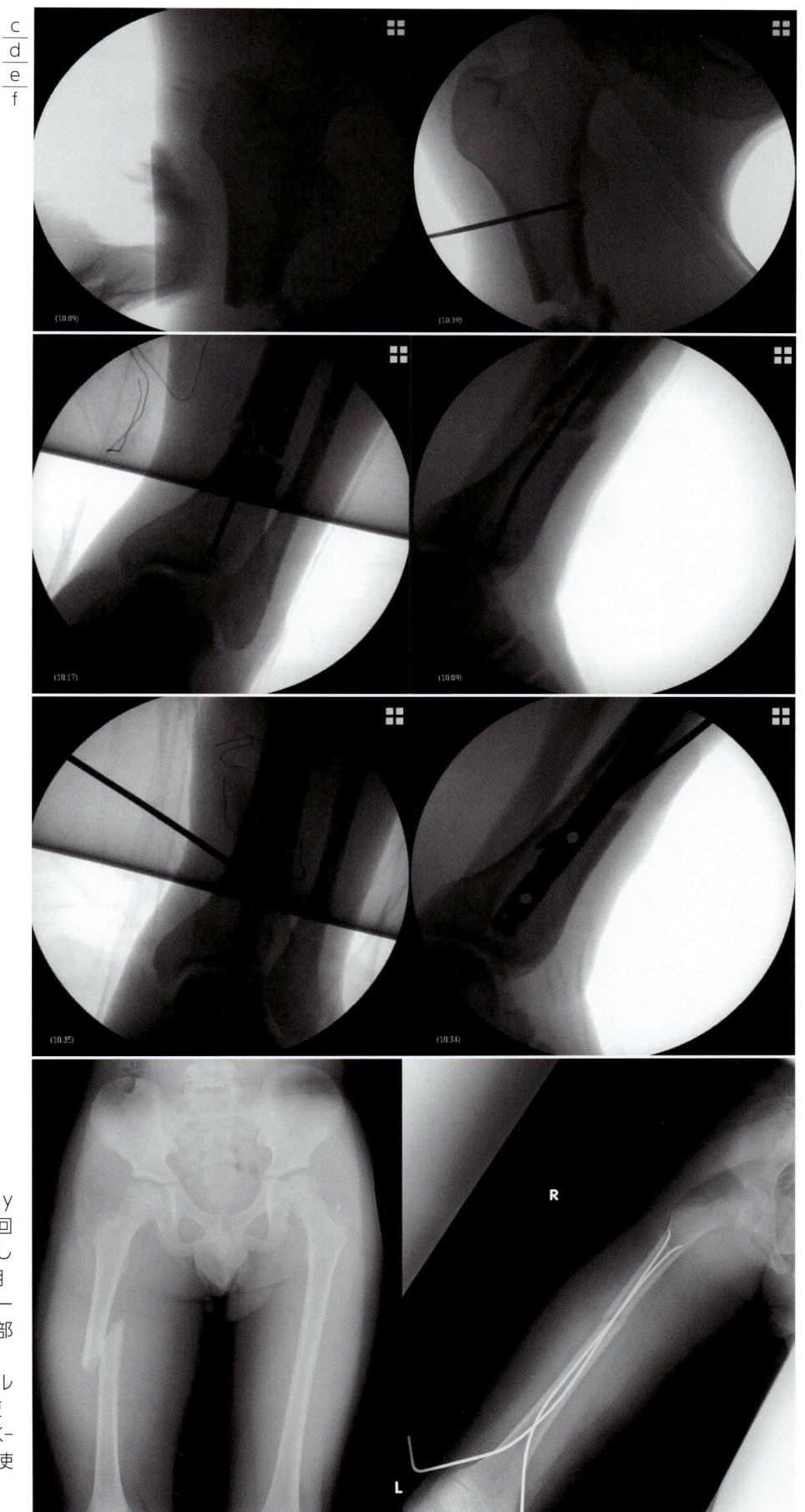

図1

K-wire　つづき

　c：大腿骨骨幹部骨折．"joy
　　　stick"法．大腿骨近位の回
　　　旋コントロールのためとし
　　　て3.0 mm K-wireを使用

　d：脛骨遠位骨幹部骨折．リー
　　　ミングロッド挿入時骨折部
　　　は転位している．

　e：Poller pinを用いてネイル
　　　挿入によって骨折部を整復

　f：小児大腿骨骨幹部骨折．K-
　　　wireをエンダー釘として使
　　　用

2. C-wire（図2）

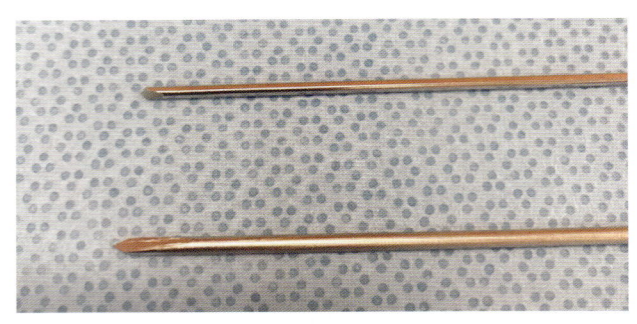

図2

K-wire の一種であるが，ワイヤーの両端に特徴がある．一端は2面カットされており K-wire と同じ構造であるが，反対端はダイヤモンドカットでやや鈍の形状をしており，皮質骨を貫かない指の髄内釘固定などに使用される．中手骨髄内釘固定の場合 φ1.5 mm，手指骨のピンニング固定には φ1.0〜1.2 mm を用いることが多い．C-wire の両先端は異なった形状である．

上：C-wire（ダイヤモンドカット）　　下：K-wire

ソフトワイヤー・ケーブル（メタル，ナイロンなど）：使用方法とサイズの選択

ソフトワイヤーの代表的な使用方法はテンションバンドワイヤリングである．適応は膝蓋骨骨折，肘頭骨折が最も適している．足関節果部骨折，鎖骨遠位端骨折，大腿骨大転子骨折などで骨片サイズが小さくスクリュー固定が困難な場合にも用いられる．多くが φ1.0 mm 前後の鋼線を使用する．

また，斜骨折に対するワイヤリングにも用いられる．斜骨折を伴う骨幹部骨折，大腿骨転子下骨折に対してソフトワイヤー・ケーブルを回して締めることで骨折部の整復位が得られる．人工関節周囲骨折に対してロッキングプレートを用いる場合にも利用される（図3，4）．

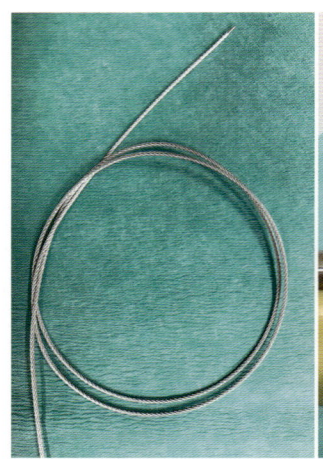
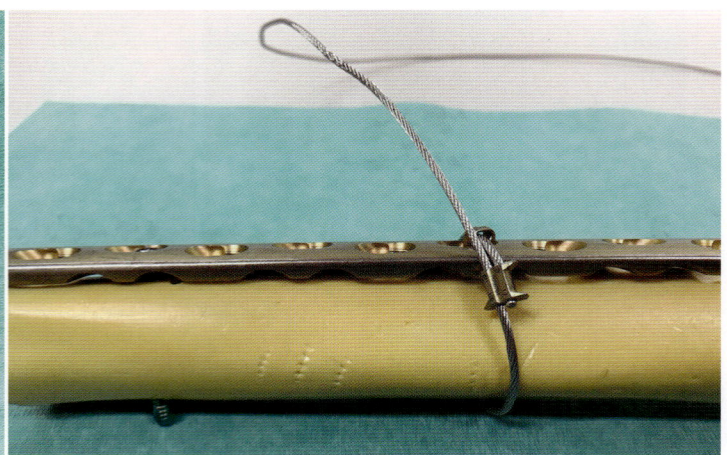

図3　ケーブルワイヤー

専用のケーブルアタッチメントを用いることでステム上のプレートに固定できる．注意点は締める力が強すぎると血流障害から骨癒合不全をきたす可能性があること，人工関節周囲骨折のプレート固定でワイヤーのみでは十分な固定性が得られないことが挙げられる．

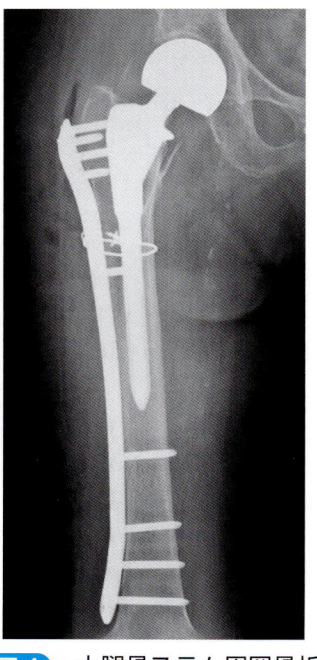

図4　大腿骨ステム周囲骨折
ケーブルシステムを用いたワイヤリングとプレート固定

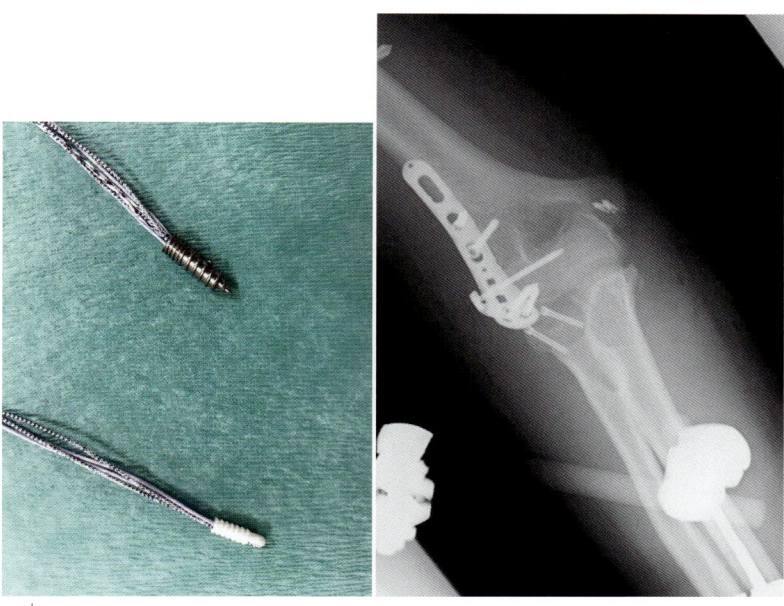

a | b

図5　アンカー

金属ネジや棒状の医療用プラスチックなどでできた「アンカー」を骨内に埋め込み，アンカーから出ている縫合糸を軟部組織に通し縫合することで，骨と軟部組織を固定する．外傷領域で用いられるアンカーは靱帯修復のために使用されることが多い．サイズバリエーションはメーカー各社によって異なるが，ドリル孔直径が 1 mm サイズの指などに用いられる大きさから 1.5 mm 前後の肘，足関節，2.8 mm 前後の肩腱板修復用まで様々であり，それぞれアンカーが太くなるほど太い縫合糸が付いており，引き抜き強度が増える．

　　　　a：アンカー（上：メタルアンカー，下：吸収アンカー）
　　　　b：肘関節内側側副靱帯修復に対してメタルアンカーを使用

スクリュー：海綿骨・皮質骨スクリューの違い, ドリリング, ラグスクリューテクニックの目的と実際, ヘッドレススクリューなどの役割と使い方

1. スクリューの種類（図6〜10）

1）海綿骨スクリュー（キャンセラススクリュー：cancellous screw）

ネジ山部分が比較的大きく, 幅広いピッチを持ち, 粗な海綿骨を把持するような構造である. ネジ先だけにネジ山を持つパーシャルスレッドでは骨片間の圧迫固定ができる. スレッドが骨折線を超えない場合には圧迫力はかからない.

2）皮質骨スクリュー（コーティカルスクリュー：cortical screw）

全長にネジ山があり, 海綿骨スクリューと比較するとネジ山は小さい構造であり, 主に皮質骨部に用いられる.

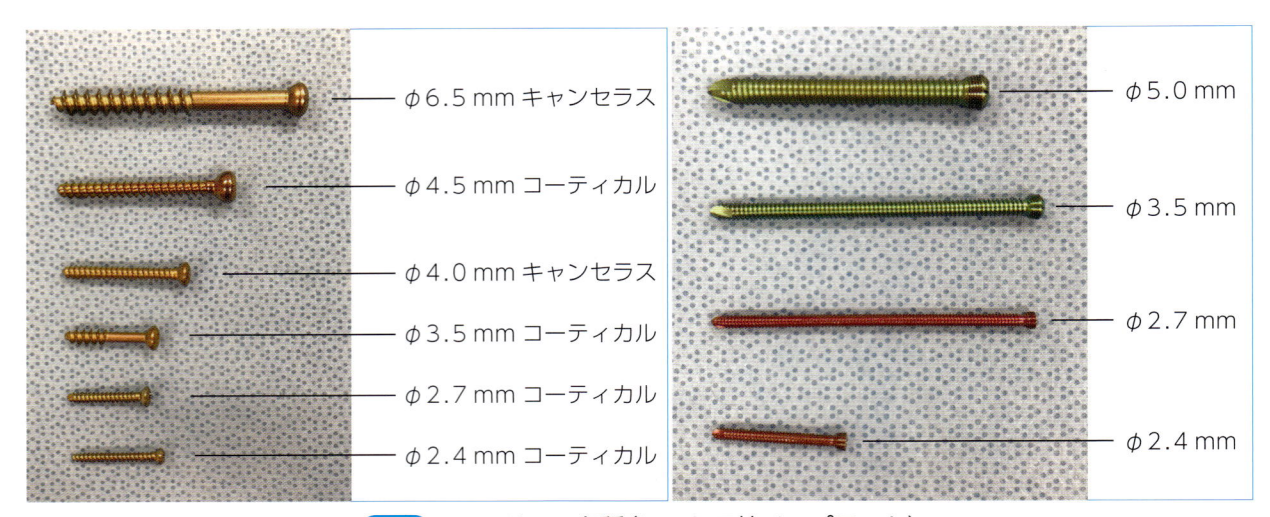

φ6.5 mm キャンセラス
φ4.5 mm コーティカル
φ4.0 mm キャンセラス
φ3.5 mm コーティカル
φ2.7 mm コーティカル
φ2.4 mm コーティカル

φ5.0 mm
φ3.5 mm
φ2.7 mm
φ2.4 mm

図6 スクリュー各種（シンセス社インプラント）
ロッキングプレートとはスクリュー孔が円錐型の溝状にカットしてあり, スクリューヘッドに入っている溝と噛み合うように設計されている.

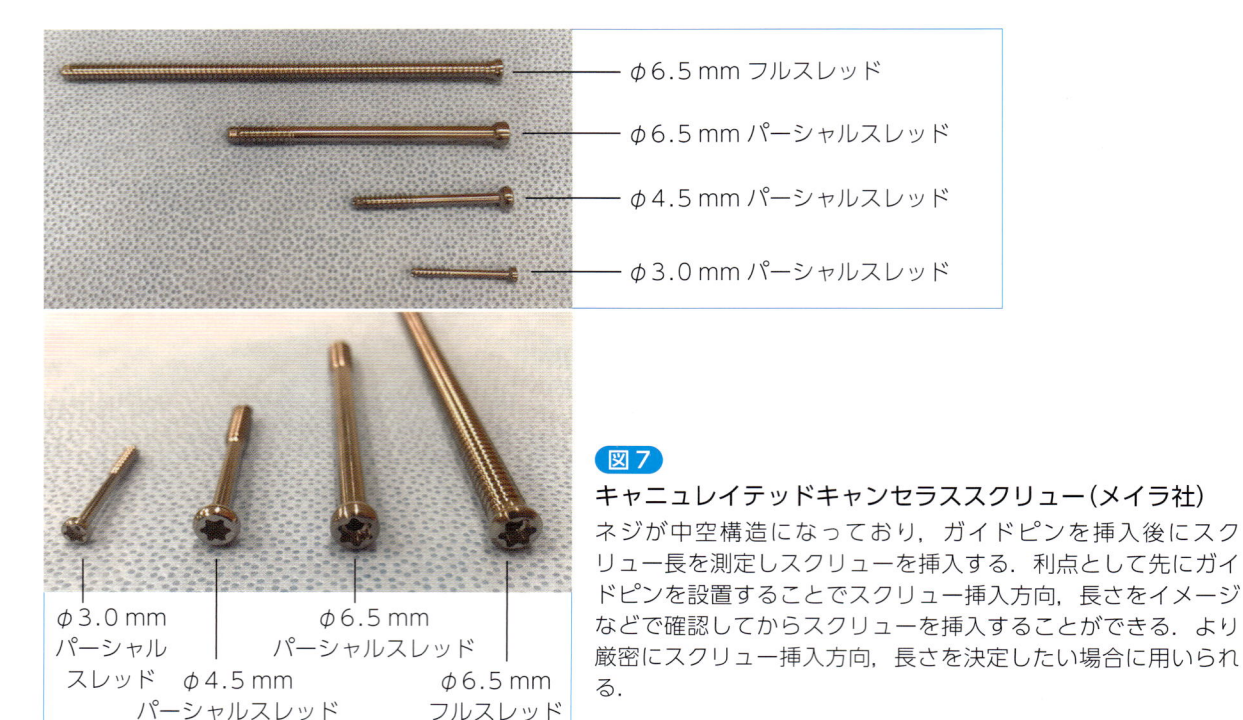

φ6.5 mm フルスレッド
φ6.5 mm パーシャルスレッド
φ4.5 mm パーシャルスレッド
φ3.0 mm パーシャルスレッド

φ3.0 mm パーシャルスレッド
φ4.5 mm パーシャルスレッド
φ6.5 mm パーシャルスレッド
φ6.5 mm フルスレッド

図7 キャニュレイテッドキャンセラススクリュー（メイラ社）
ネジが中空構造になっており, ガイドピンを挿入後にスクリュー長を測定しスクリューを挿入する. 利点として先にガイドピンを設置することでスクリュー挿入方向, 長さをイメージなどで確認してからスクリューを挿入することができる. より厳密にスクリュー挿入方向, 長さを決定したい場合に用いられる.

3）キャニュレイテッドスクリュー（cannulated screw）

大腿骨頚部骨折（非転位型），骨盤輪骨折，足関節内顆骨折などは良い適応である（図8，9）.

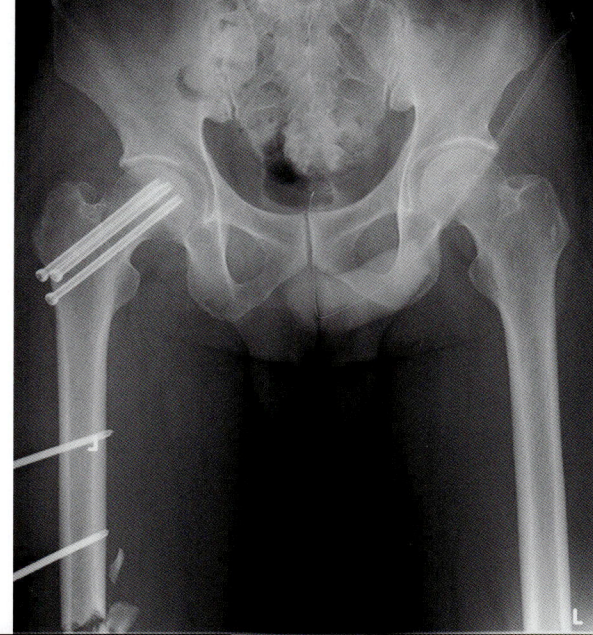

図8

大腿骨頚部骨折
キャニュレイテッドキャンセラススクリュー固定.
スクリューを平行に適切なポジションに挿入する
スクリューとして適している.

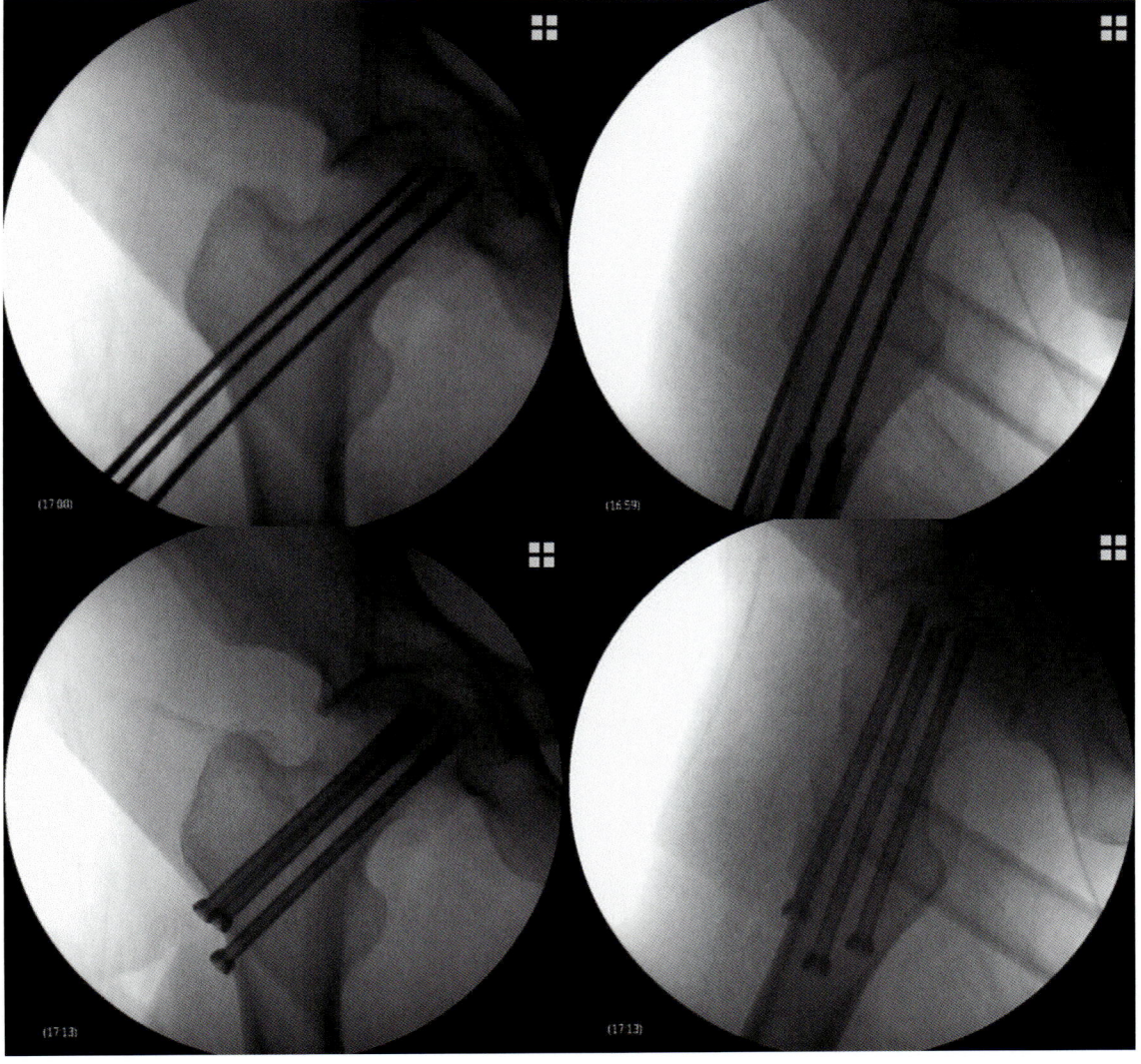

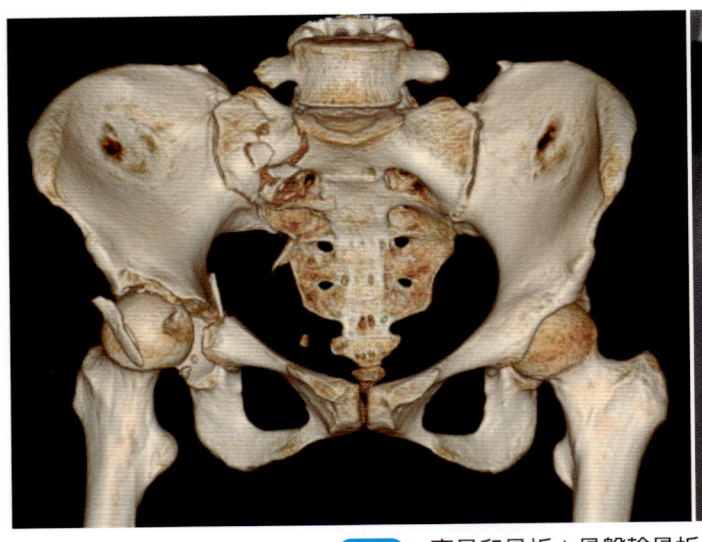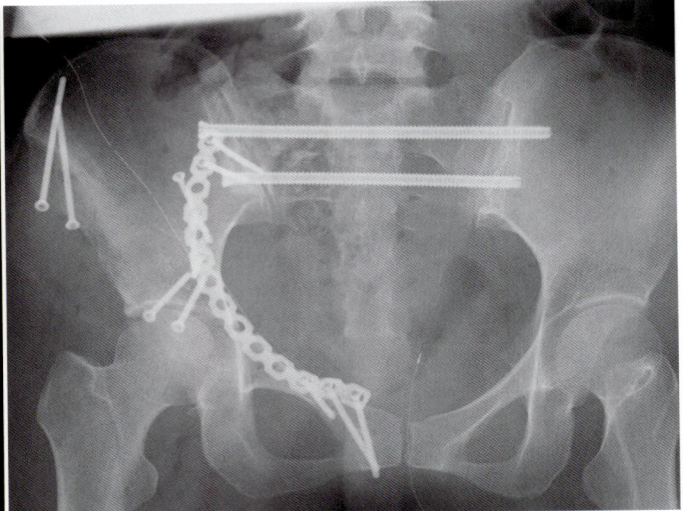

図9 寛骨臼骨折＋骨盤輪骨折（仙骨骨折 Denis 分類 zone 2） a｜b
仙骨 S1，S2 に transiliac–transsacral screw として 6.5 mm
キャニュレイテッドキャンセラススクリューで固定
a：術前 CT
b：術後 X 線

4) ヘッドレススクリュー

舟状骨骨折，上腕骨遠位端骨折，橈骨頭骨折，大腿
骨遠位端骨折などで用いられる（**図10**）.

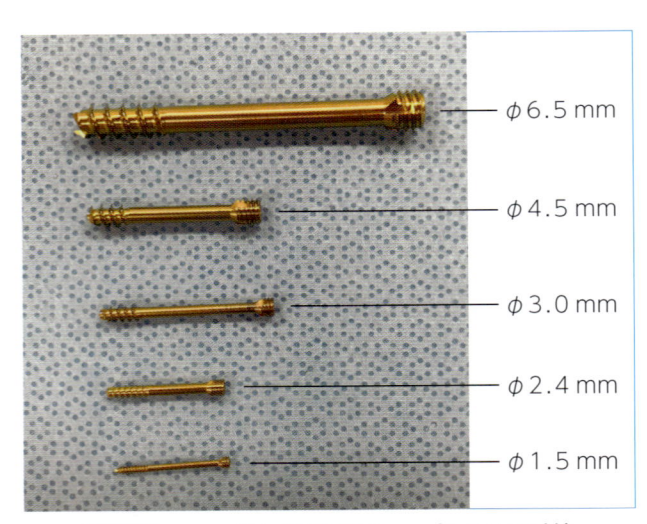

φ6.5 mm
φ4.5 mm
φ3.0 mm
φ2.4 mm
φ1.5 mm

図10 ヘッドレススクリュー（シンセス社）
ネジは中空構造になっており，ヘッドはなくネジの手元側に
は遠位と異なるピッチのネジ山構造のものと同じピッチのも
のがあり，骨折部の圧迫方法が異なるので確認が必要であ
る．スクリューヘッドの突出が邪魔になるプレート直下，刺
入点が関節面で埋没が必要な部分に使用される.

2. スクリューの機能
1）ラグスクリュー

骨片間に圧迫力をかける働きを持つスクリューのことである．手技として手前側に滑り孔（gliding hole）を作成しネジ山が働かないようにネジ直径の孔を開ける．次に骨折線より対側に孔（thread hole）を作成する．スクリューを挿入しヘッドが皮質骨に当たるところから圧迫力が働く．長管骨斜骨折，大きな第3骨片などに有用であるが，スクリュー単独ではスクリュー軸を中心に骨片が回転してしまい固定力が不十分であるため，プレート固定を併用することが多い．プレートを通してラグスクリューを打つことも可能である（図11〜16）．

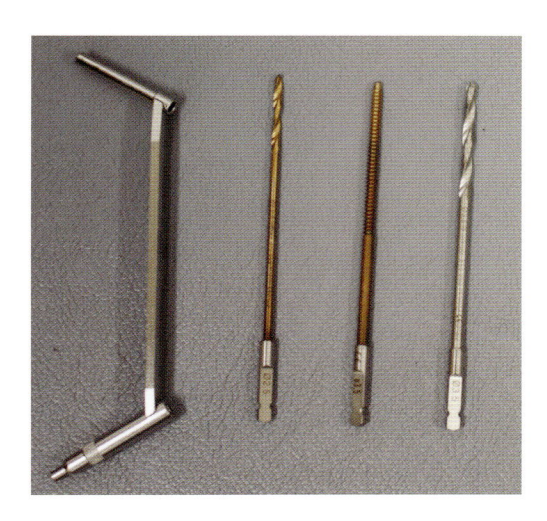

 図11
ラグスクリューのための使用器械
左からドリルガイド，φ2.5 mmドリル，φ3.5 mmタップ，φ3.5 mmドリル

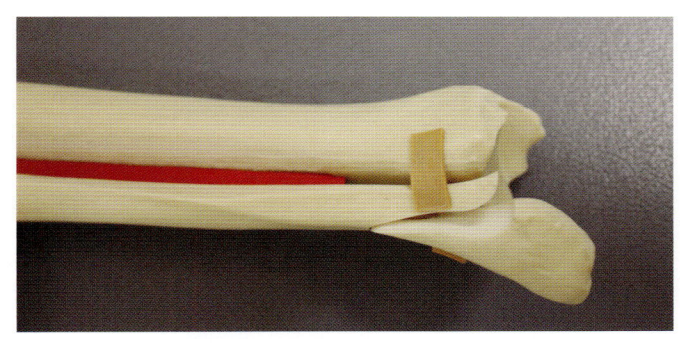

図12 腓骨遠位端骨折モデル

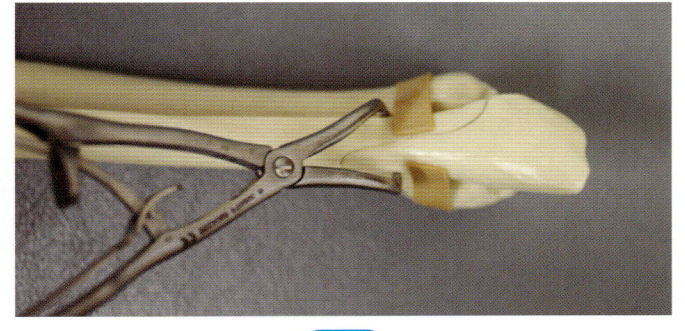

図13
骨鉗子で整復する．ローテーション防止でK-wireを打っても良い．

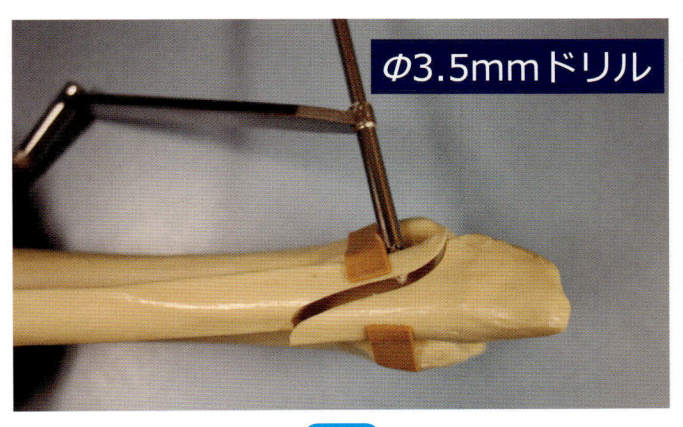

図14
φ3.5 mmドリルで骨折線の手前までドリル孔を作成する（わかりやすく骨鉗子を外している）．

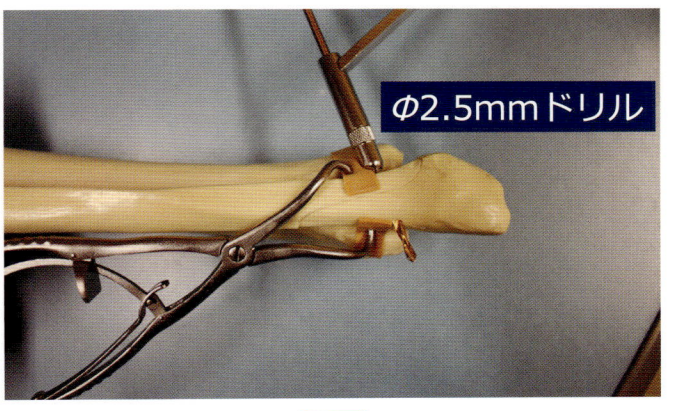

図15
ドリルガイドをφ3.5 mmドリルでドリルした孔に挿入し，φ2.5 mmドリルで対側までドリルする．

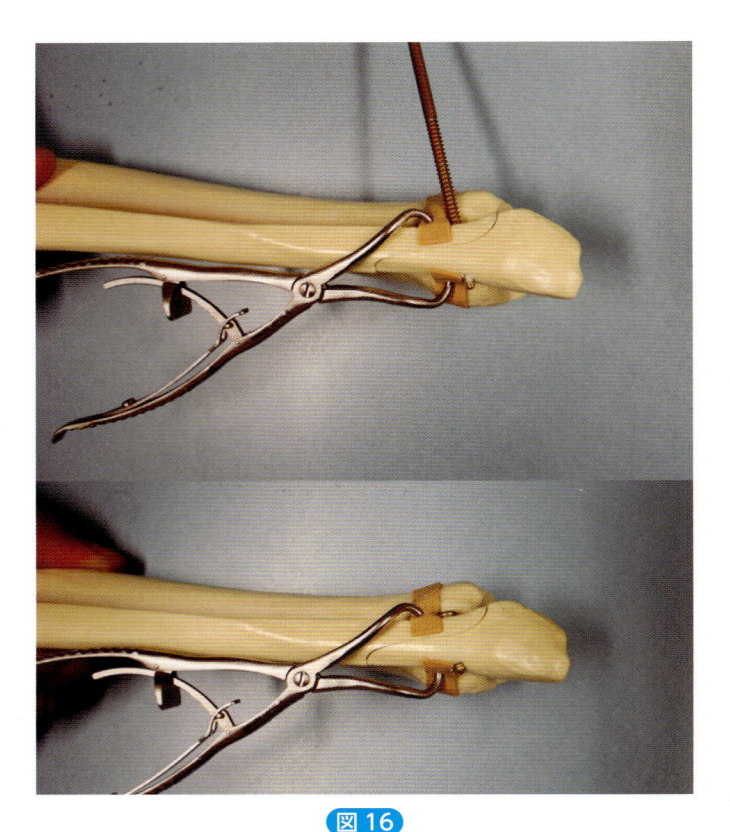

図16

φ3.5 mm タップで先端までタップする．φ3.5 mm コーティカル
スクリューを挿入し，スクリューヘッドが皮質骨に当たったところ
から骨折線に圧迫力がかかる．

プレート：大小，形状，使用目的（圧迫，中和，架橋，支持）

1. ロッキングプレートの機能・使用目的（ノンロッキングとの違い）

プレートは使用部位によってサイズを使い分ける
必要がある．

- 4.5/5.0 mm（ラージ）規格：大腿骨，上腕骨，脛骨

- 3.5/4.0 mm（スモール）規格：鎖骨，上腕骨，前腕
  骨，脛骨，腓骨

上腕骨の骨幹部ではナロー 4.5/5.0 mm プレー
ト，近位端，遠位端ではスモール規格のアナトミカ
ルなロッキングプレートが用いられることが多い．

1）ロッキングプレート（図17）

ロッキングプレートとはスクリュー孔が円錐型の溝状にカットしてあり，スクリューヘッドに入っている溝と噛み合うように設計されている．これによってプレートとスクリューが強固に固定されて一体化する角度安定性（angular stability）が生まれる．

角度安定性があることから，"創内"創外固定ともいわれる．強固な固定力によって粗鬆骨，不安定性の強い骨折，特に関節近傍骨折でロッキングプレートは広く使用されている．粉砕骨片に対して解剖学的整復位を求めず，架橋プレートとして使用することによって骨膜血流を温存でき骨癒合に有利に働く．

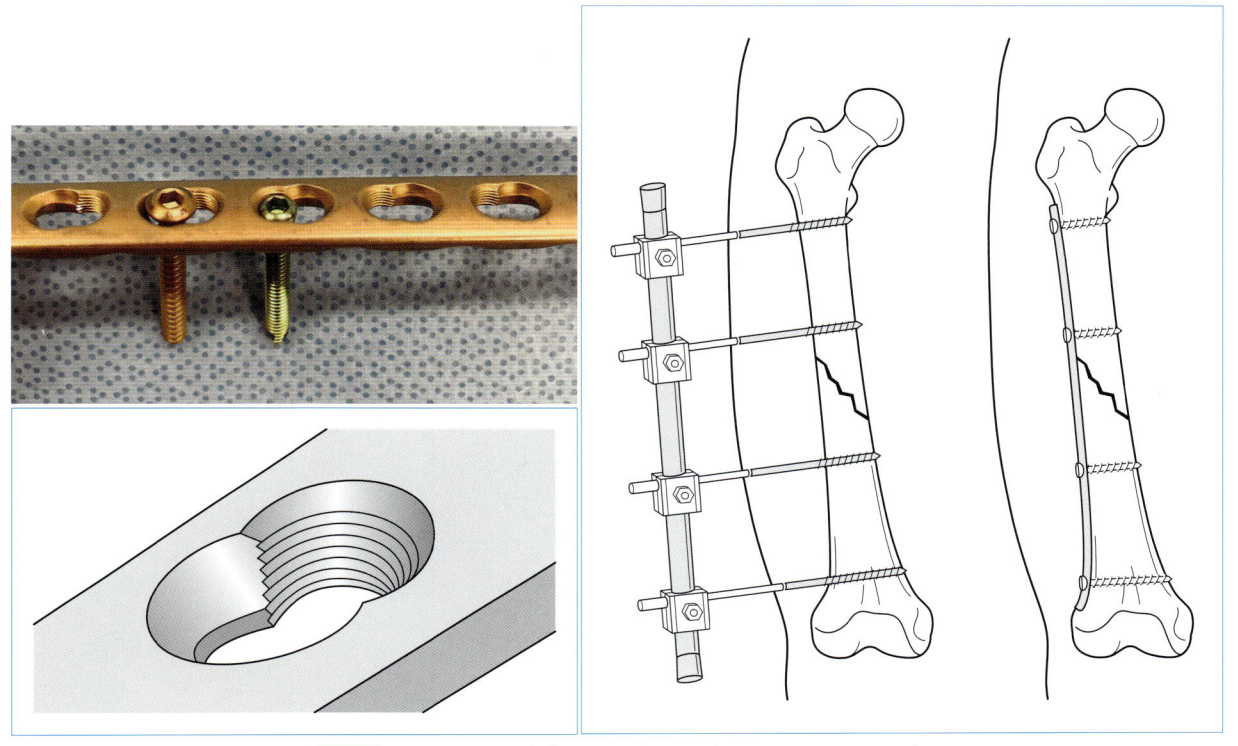

図17 ロッキングプレート（コンビネーションホール）
"創内"創外固定（internal fixator）．従来のスクリューも使用できるコンビネーションホールを用いることでプレートと骨を引き寄せ固定することも可能であり，様々な骨折型に対応できる．
（文献2．p.216，218．より改変）

2）その他のプレート

a）1/3円プレート：薄いプレート設計であり，粗鬆骨に対して固定性には限界があるが，軟部組織の被覆が薄い部分には有用である．肘頭，足関節周辺，尺骨遠位，寛骨臼などに用いられる．また，薄くしなるため支持プレートとしての役割で汎用性が高い．

b）リコンストラクションプレート：ホール間にくびれを持たせることでプレートを曲げて骨の形状に合わせることができる．骨盤，上腕骨遠位などで用いられるが，プレート強度がストレートプレートより劣るため，骨幹部骨折などには不適である．

2. 使用目的（機能による使い分け）

1) 圧迫プレート（ダイナミックコンプレッション
   プレート：dynamic compression plate）（図18）
2) 保護プレート（protection plate）（中和プレート：
   neutralization plate）（図19）

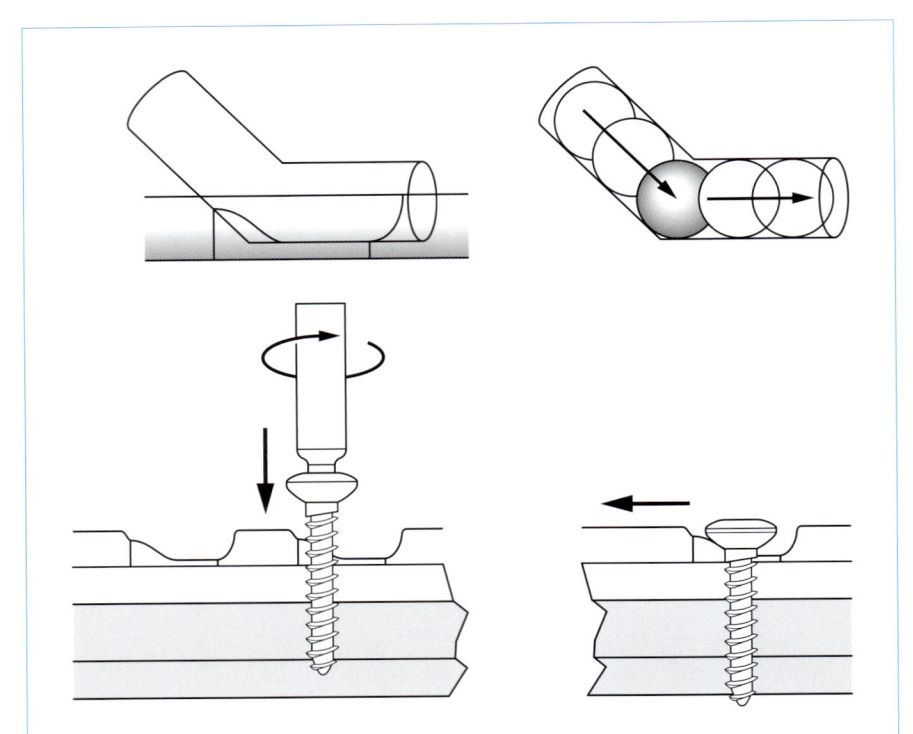

図18

**ダイナミックコンプレッション
プレートの原理**

プレートのスクリュー孔が傾斜してお
り，スクリューを挿入し締めていくと
スクリューヘッドがスクリュー孔の傾
斜を滑るようにプレートが水平移動す
る．これによって骨折面に圧迫力がか
かる．

（文献2. p.208. より改変）

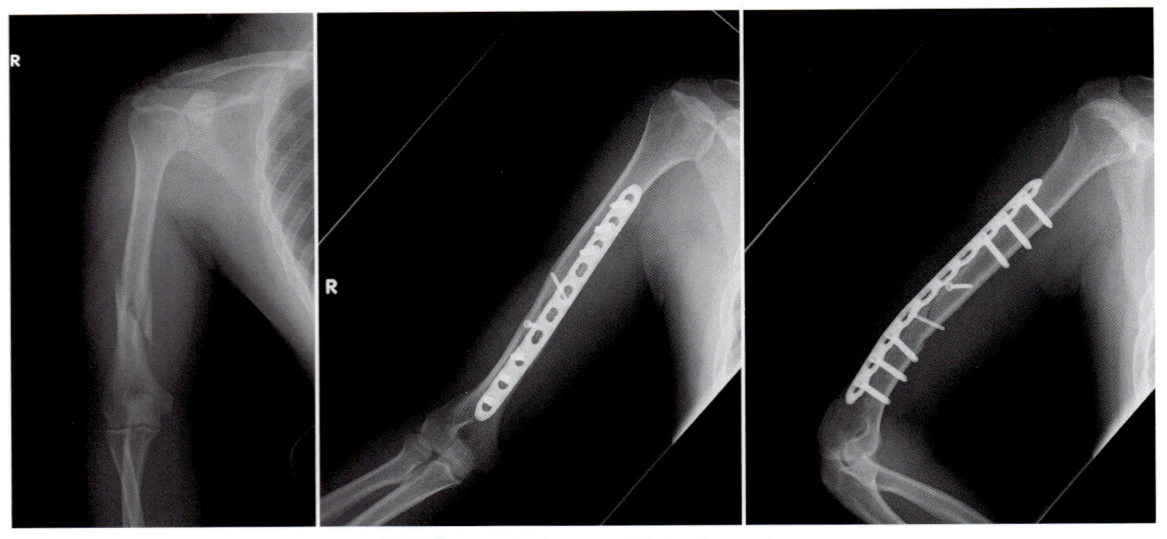

図19　保護プレート（中和プレート）

上腕骨骨幹部骨折．第3骨片をラグスクリューテクニックで固定した後，背側ロッキングプレート．
骨折部を固定するスクリューを併用して骨片間をプレート固定する方法である．この場合の骨片間の
スクリュー固定はラグスクリューテクニックを用いることが多い．プレートには骨折部にかかる回旋力，
屈曲力を中和する役割がある．

3）架橋プレート（bridge plate）（図20）

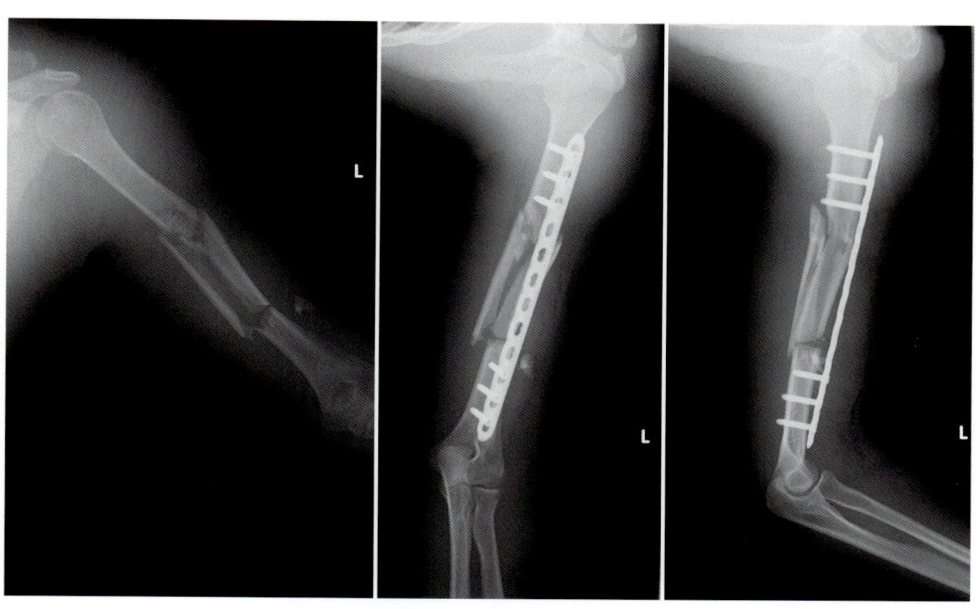

図20 架橋プレート

上腕骨骨幹部骨折．第3骨片には操作を加えず，前方からMISで固定．骨折部を挟んだ主骨片同士を橋渡しするように固定するプレートを指す．骨幹部に粉砕骨片がある場合，個々の骨片の整復は困難である．直接的な観血的整復を試みれば，軟部組織の広い範囲の剥離を要し，骨片の活性も損ない合併症の危険性が増す．架橋プレートはこれらの粉砕骨片に手をつけず骨膜からの血行を温存し，より生物活性に重きを置いた固定方法である．設置する場合，主骨片間の長さ，回旋転位に注意する必要があり，術前健側比較，術中透視像でのメルクマールを用いて矯正する．

4) 支持プレート (buttress plate)（図21）

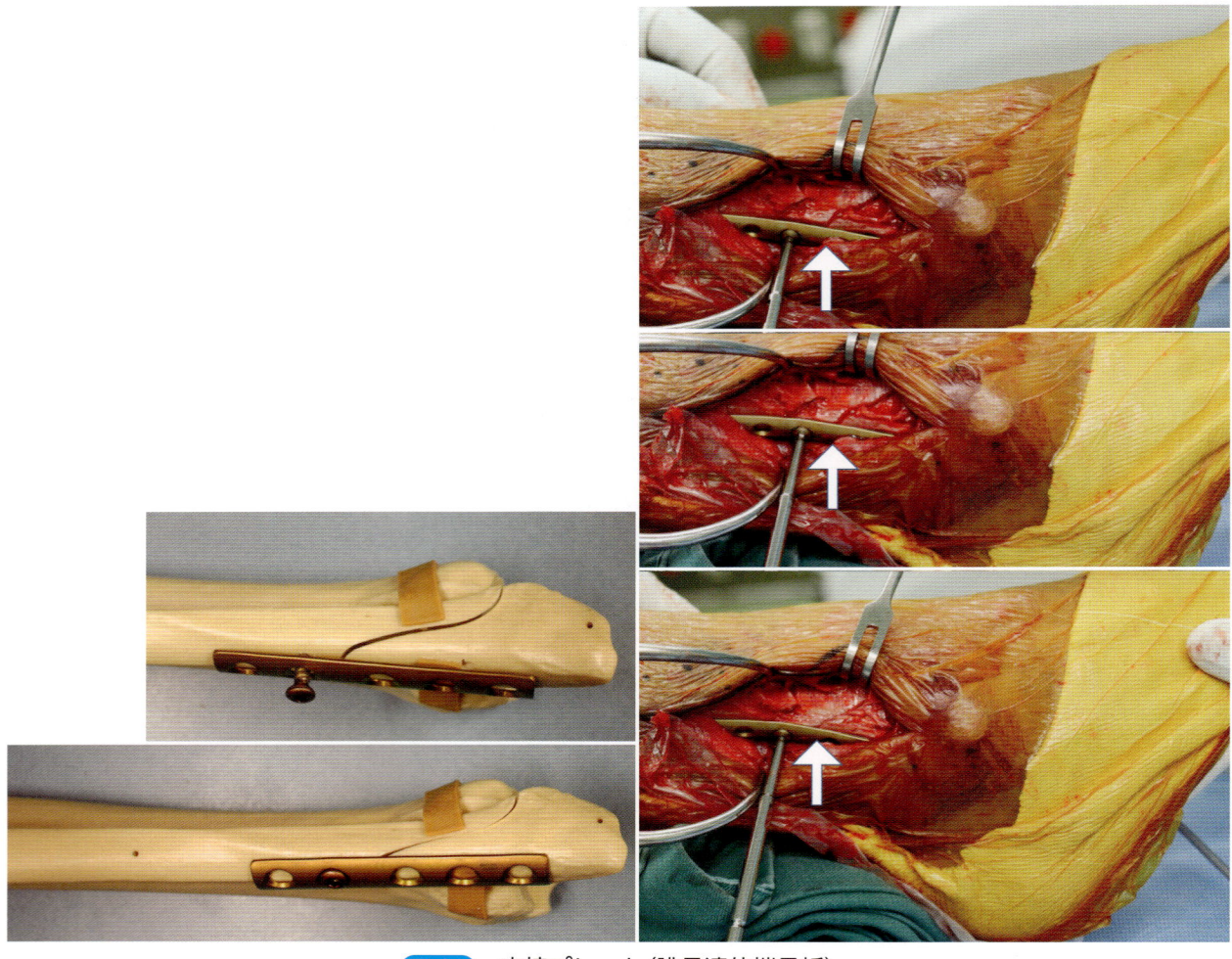

図21 支持プレート (腓骨遠位端骨折)

スクリューを締めていくと骨折部が整復される．骨折の転位方向に拮抗する位置にプレートを設置し骨折部に圧迫力がかかる．脛骨近位端，腓骨遠位端で剪断，分割骨折が良い適応である．例えば，腓骨遠位端骨折において遠位骨片が後方へ転位している場合，後方に 1/3 円プレートをベンディングし骨折線近位でコーティカルスクリューを挿入するとプレートが軽く撓みつつ，骨へプレートがフィットしていく．

髄内釘：太さ，長さの選択，髄腔狭小部以外での使用上の注意点，横止めスクリューの方向の意義と本数，整復補助手技としてのブロッカーピンの理論と実際

髄内釘は大腿骨骨幹部，脛骨骨幹部骨折に対して標準的な治療方法である．利点として軟部組織に対して低侵襲であり，荷重肢として力学的固定性が強いことである．また，近年のインプラントデザインの改良によってより遠位に横止めスクリューを挿入することができ，さらにロッキング機構を備えたインプラントもあり骨幹端骨折に適応が広がったと考える．以下に髄内釘選択の注意点を列挙する．

•**太さ**：なるべく髄腔占拠率の高いほうが固定力を増すことから髄腔最狭部に適合したサイズを選択する．実際の挿入時には1〜1.5 mm オーバーリーミングし挿入する．術前計画で髄腔径を測定することが重要である．術中は皮質骨をリーミングする手応えを感じ，強引なリーミングは避けるべきである．強引なリーミングはリーマーが異常な高温になり熱障害により骨癒合不全を引き起こす．不適切なサイ

ズの選択は合併症を引き起こす．細い髄内釘は固定力が落ちるため偽関節をきたす可能性があり，太い髄内釘は手術中の挿入困難で医原性の骨折をきたす可能性がある．

•**長さ**：術前計画において健側比較で骨長を計測すべきである．そのうえで，術中ガイドワイヤーを測定し最終確認する．ガイドワイヤー先端とメジャーの先端をイメージで確認し，ワイヤーの撓みがないか，骨折部での短縮，牽引による延長がないかを注意する必要がある．大腿骨や脛骨遠位端の関節近傍骨折の場合，ネイルの十分な深度を得る必要があり，髄内釘の長さの選択は慎重に行うべきである．十分な深度が得られないと予定のスクリュー本数が挿入できないこと，また骨折線と髄内釘横止めスクリューまでの距離が短くなると固定力は落ちる恐れがある．

1. スクリュー本数

整復位損失を避け安定性向上のためにより多くのスクリューを挿入すべきである．骨折部が粉砕している場合には骨軸方向への荷重は髄内釘の横止めスクリューへ軸圧がかかること，大腿骨 infra-isthmal fracture の場合には遠位端の海綿骨内でのネイルの制動力が弱いことから横止めスクリューが遠位端の固定性に寄与している．目安となる本数は大腿骨遠位部骨折での遠位横止めスクリュー，脛骨近位部骨折での近位横止めスクリューは3本以上，脛骨遠位部骨折での遠位横止めスクリューは2本以上挿入する必要がある．各インプラントメーカーによって髄内釘先端からのスクリューの位置，本数，方向が異なるため，骨幹端部骨折では挿入可能な本数を術前計画で確認しておく必要がある．

2. 整復補助手技としてのブロッカーピンの理論と実際（図22〜25）

骨幹端部に髄内釘を用いる場合，ガイドワイヤーは骨折部の転位が残ったまま挿入されてしまうことがある．髄腔の狭い骨幹部であれば，髄内釘の挿入が骨折部整復につながるが，髄腔の広い骨幹端部では整復はできないことが多い．その場合にガイドワイヤーや髄内釘を誘導するようにピンまたはスク

リューを挿入する方法があり，これを blocker または poller pin（screw）という．

K-wire を用いる場合には操作中の折損を防ぐため，2.5〜3.0 mm 程度の太いサイズを選択し，髄内釘挿入中にワイヤーが転位してしまわないように対側皮質骨を貫くほうが良い．挿入部位については図23 が参考になる．

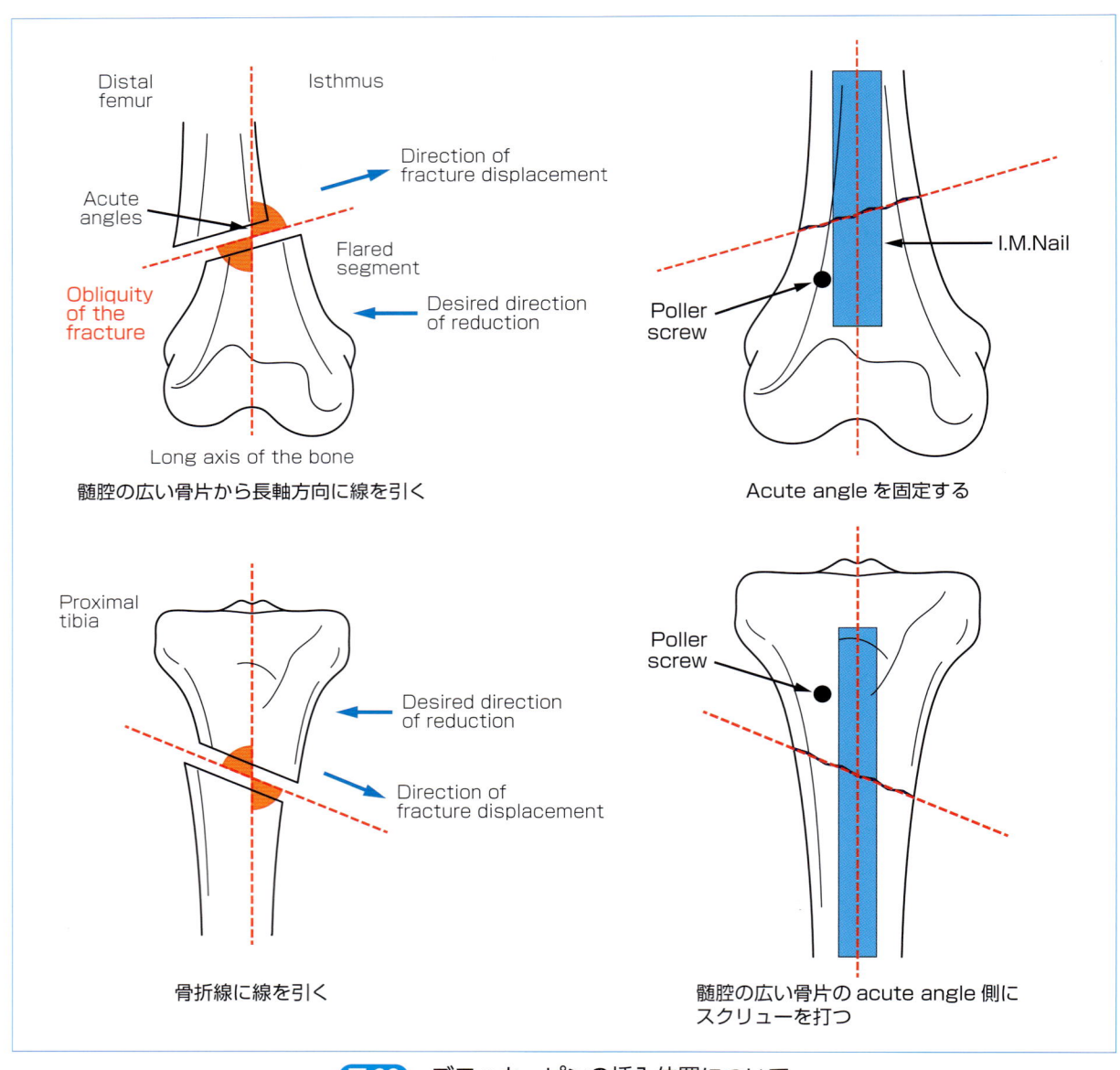

図22 ブロッカーピンの挿入位置について

（文献3より改変）

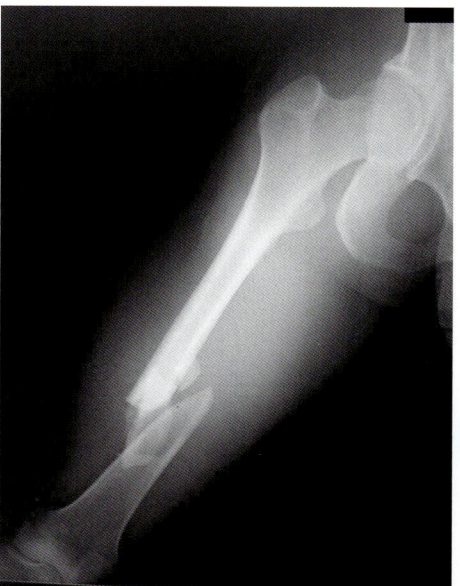

図 23

大腿骨骨幹部骨折（infra isthmal fracture）におけるブロッカーピン使用例
用手的には整復位保持が困難であり，リーミング中ガイドワイヤーが偏心性に挿入されている．
ネイル通過を想定して K-wire を内側に挿入しブロッカーピンとして用いた．
ネイルは大腿骨中心に誘導された．

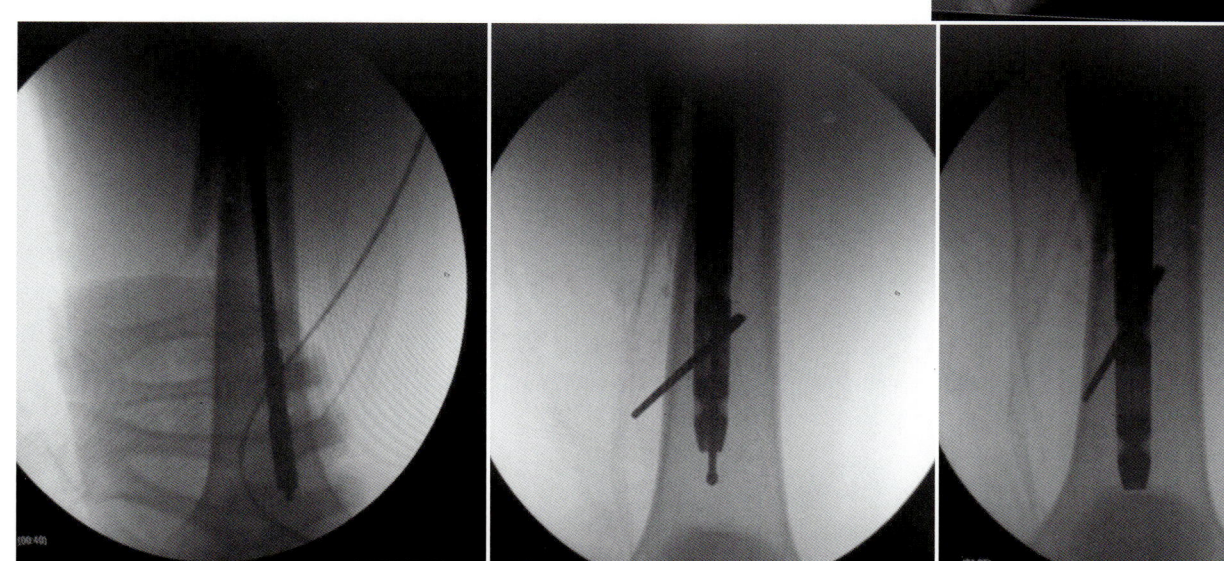

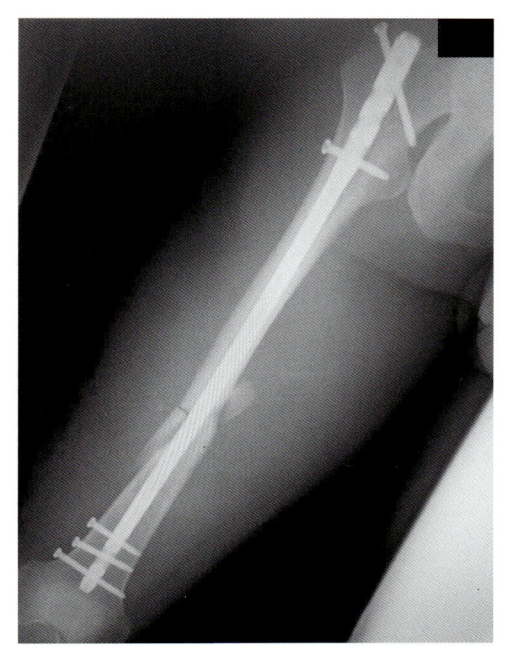

図 24

ブロッカーピン使用例．術後 X 線像

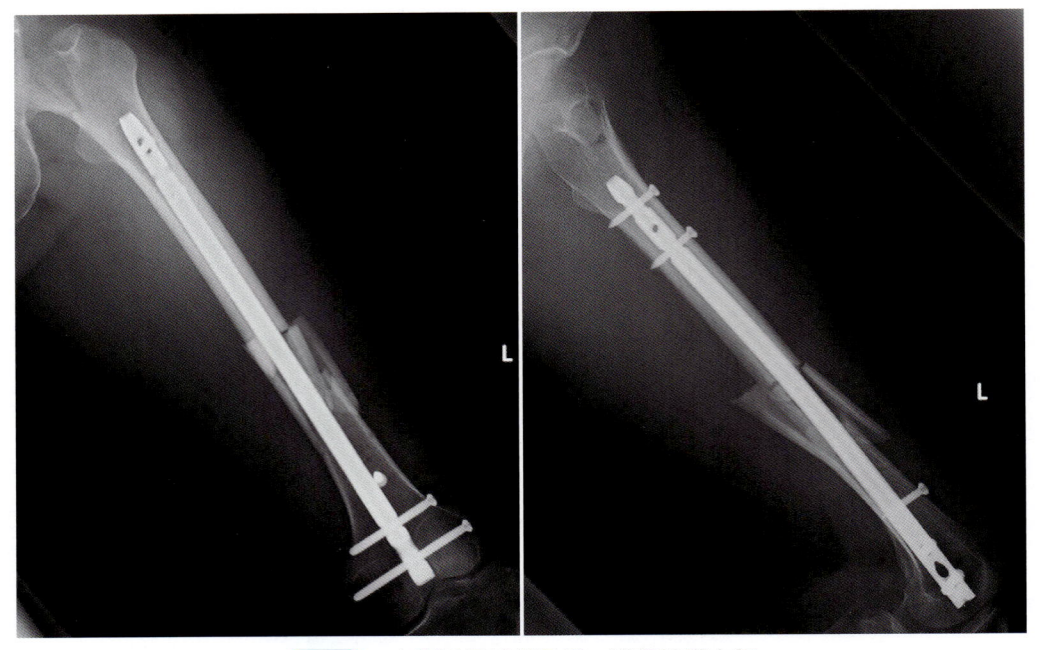

図25 大腿骨骨幹部骨折．逆行性髄内釘

K-wire をブロッカーピンとして用いた後，同じホールを使ってスクリューに置き換えた．

テンションバンドワイヤリング（tension band wiring：TBW）：原理原則，一般的実施方法

弯曲のある管状の構造物の長軸方向に負荷がかかると常に圧迫側と伸張側が存在する．伸張側となる凸側にワイヤリングを設置することによって伸張力を圧迫力に変換する方法をテンションバンド法とい

う．適応は膝蓋骨横骨折，肘頭骨折，大腿骨大転子骨折，上腕骨大結節骨折が最も適している．足関節内顆骨折で骨片サイズが小さくスクリュー固定が困難な場合にもテンションバンド法が用いられるが，この場合は骨折部には一定の圧迫力がかかるのみであり，関節運動によって圧迫力が増加することはない（図26〜29）．

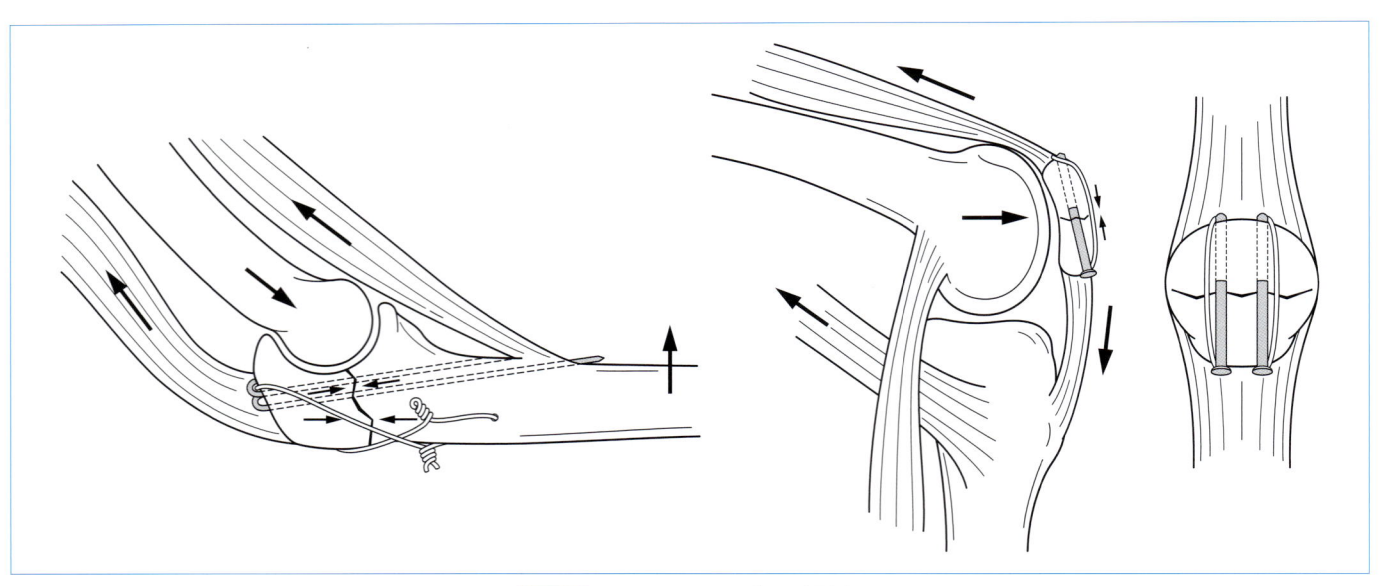

図26 テンションバンド固定

作用する力（伸張力，圧迫力）

（文献 2 より改変）

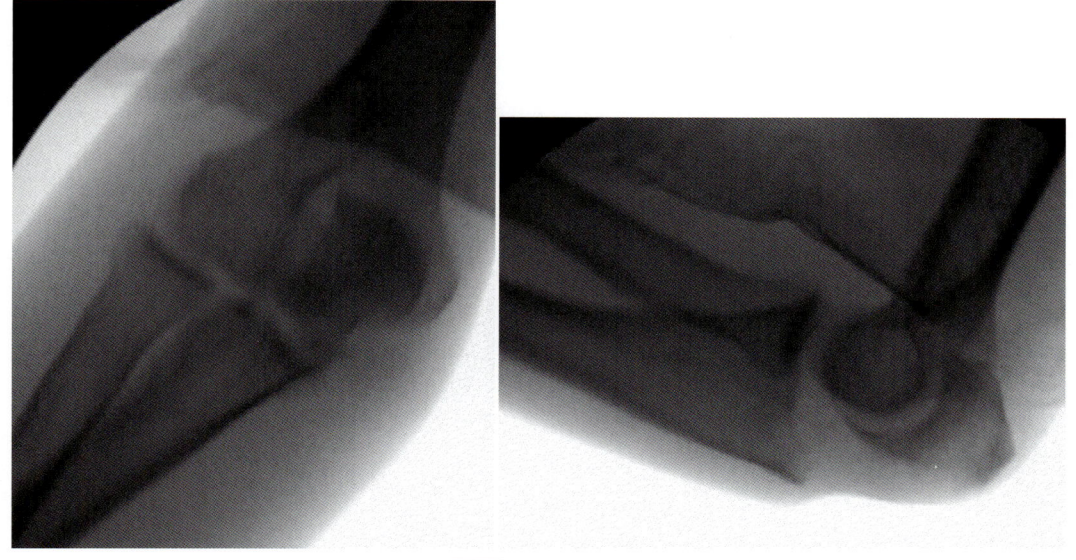

図 27 肘頭骨折

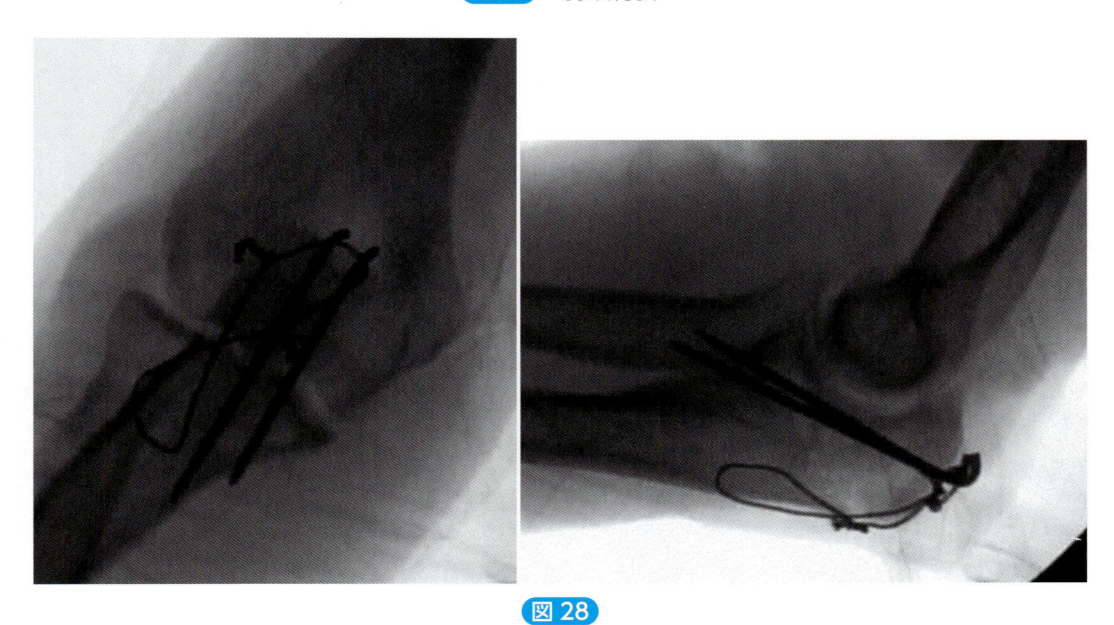

図 28
1.8 mm K-wire 2 本，0.9 mm 軟鋼線を用いてテンションバンド固定

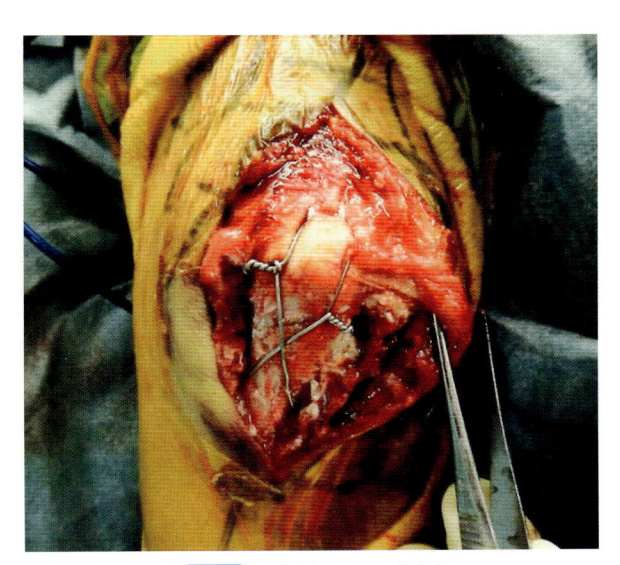

図 29 術中マクロ写真
2 か所でテンションをかけることで，ワイヤー全体に
均一に緊張をかけることができる．

エンダーピン：K-wire 髄内釘も含めて（図30，31）

先端が弯曲した flexible なピンを用いた髄内釘固定であり，1970 年 Ender らによって報告された．φ2.0～4.5 mm のサイズバリエーションがあり上腕骨，大腿骨，脛骨骨折の主に骨幹部に用いられる．本数は 2～3 本を先端が骨端部で広がるように挿入することで固定性を得る．ロッキングプレートや横止め髄内釘と比較すると低侵襲であるが，固定性が劣ること，手術手技に熟練を要する点に注意すべきである．

K-wire を用いた髄内釘固定法は中足骨，中手骨，腓骨などに用いられる．

（神田倫秀）

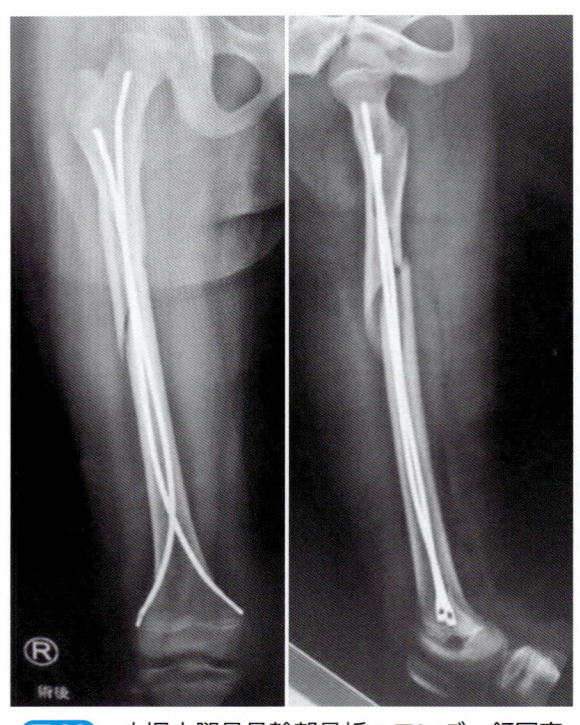

図30 小児大腿骨骨幹部骨折：エンダー釘固定
骨端線が残っている小児例の髄内釘固定は良い適応である．
（帝京大学　松井健太郎先生より借用）

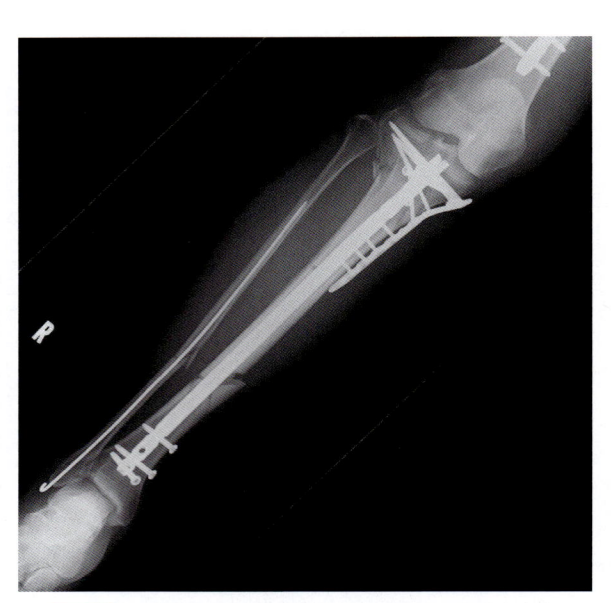

図31 下腿骨両骨骨折：腓骨 K-wire 髄内釘
腓骨単純骨折，脛骨複合骨折の場合，正確な下腿長を確保するために用いられる．髄腔の大きさに合わせてサイズを選択しφ1.5～2.4 mm で 1～2 本挿入する．太いサイズを選択することで固定力は上がるが，固いことで挿入操作が難しく皮質骨を貫いてしまう危険性がある．

参考文献

1) Rudi TP, et al.：AO 法骨折治療. Georg Thime Verlag. 2007.
2) Paul Tornette Ⅲ, et al.：Rockwood and Green's Fractures in Adults and Children 8th. Philadelphia, 2015.
3) Hannah A, et al.：A novel technique for accurate Poller (blocking) screw placement. Injury. 45(6)：1011-1014, 2014.

サマリー ブロッキングスクリュー挿入側決定の簡単なアルゴリズム．術前計画で決めておくのは当然だが，焦ったときにこそ役立つ知識．

プロジェクト Ⅶ

骨折手術の計画の立て方

プロジェクト VII

骨折手術の計画の立て方

試合の前に試合をする

　術前計画という行為を一言で表すと"試合の前に試合をする"ということに尽きる．そして，その事前試合は勝たなくてはならない．なぜならば，AO法骨折治療第2版の113ページにこう書いてある．『計画を立てることに失敗するということは，失敗への道を計画していることである』と．したがって，いかに上手に術前計画を立てることができるかが手術の成否の分かれ目になる．競技の世界において，練習は嘘をつかないという文言があるが，実際は正しく練習しないと失敗に帰することになる．では術前計画（＝事前試合）とは具体的にはどのような内容なのか？

術前計画の3要素

　Graves らは術前計画を構成する3要素として，作図・手術手技・準備物品があると述べている．よって，健側のX線画像を引っくり返してトレーシングし，骨折線とインプラントを書き込むだけの作業では到底不十分といえる．術前計画とは単なるお絵書きではなく，手術の全概要を提示する設計図と考えて良い（図 1）．設計図が充実すればするほど，術中に考えることが少なくてすみ，手術が速やかに終了する．代表的内固定の術前計画を以下に示したい．

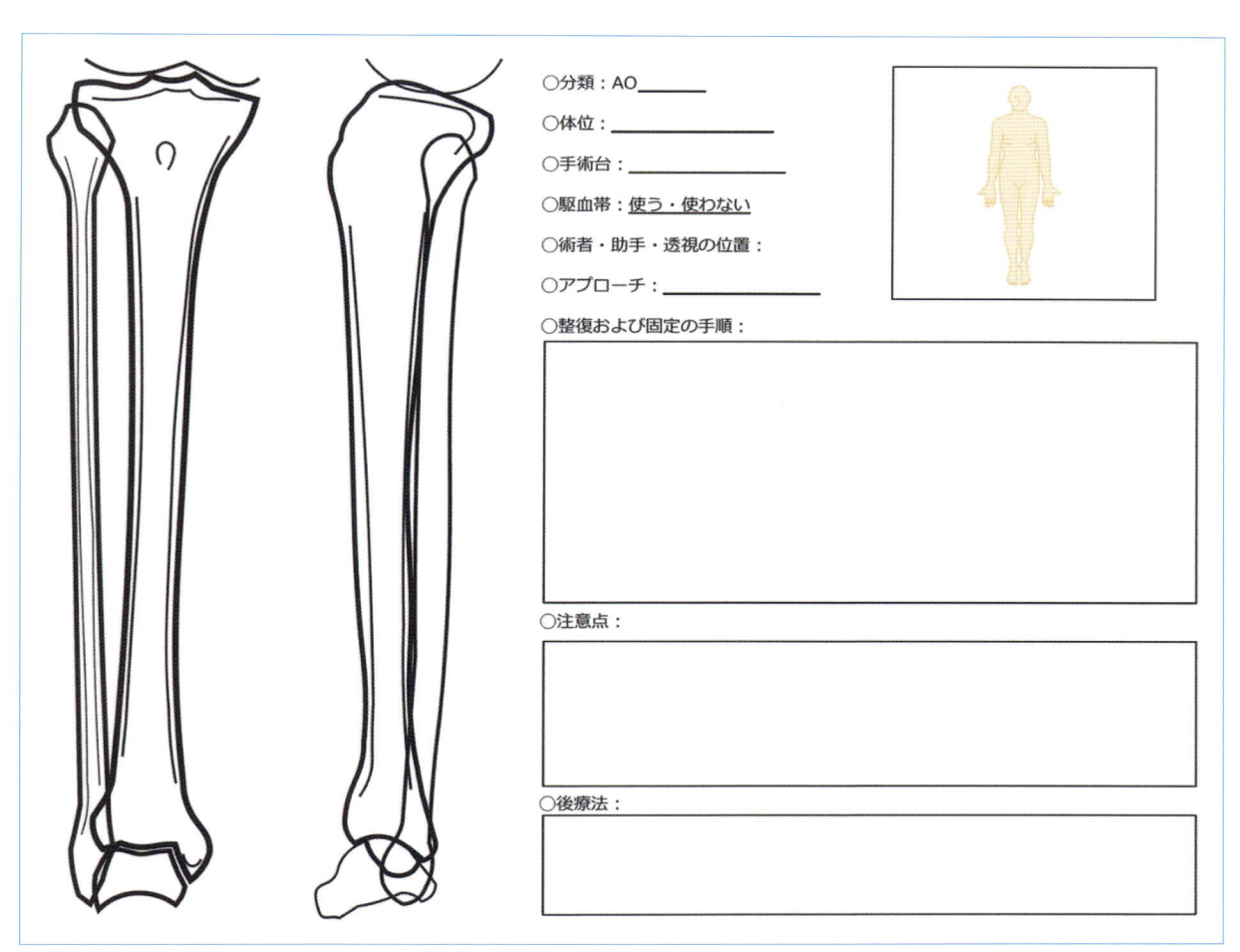

○分類：AO_____

○体位：_____

○手術台：_____

○駆血帯：使う・使わない

○術者・助手・透視の位置：

○アプローチ：_____

○整復および固定の手順：

○注意点：

○後療法：

図1 **術前計画の基本設計図（雛形）**

手術室に入室し，環境を整備するところから想像し，余白を埋めていく．詳細な画像診断により，骨折型に忠実に骨折線を描き込み，内固定後の予想図，いわゆる作図を完成させる．内固定に必要な物品の正確な記載とバックアップ（代替法）まで想定しておく．体位・皮切・進入の記載も忘れない．骨折手術の最大のハイライトは整復・仮固定といっても過言ではない．整復に必要な展開や種々の整復ツールの使用法，整復位保持のための仮固定法などを詳細に順序立てて記載しておくことが重要である．当然ながら，内固定のコンセプト，スクリュー挿入の順番や役割を記載しておくことも重要である．場合によっては，術野近傍の損傷してはならない解剖学的構造を作図に追記しておくと安心である．以上の設計図には術前計画の3要素すべてが盛り込まれているはずである．

髄内釘の術前計画（図2～4）

　髄内釘の径と長さを予想するだけの術前計画ではあまりにもお粗末である．特に近年の骨幹端部～骨端部への適応拡大により，髄内釘の特徴（釘と横止め機構のデザイン）を理解した適切な選択が求められる（図2）．例としてピロン骨折に対して髄内釘を施行する場合の術前計画を提示する（図3）．ピロン骨折を髄内釘で内固定する場合，大量の K-wire による関節面と骨幹部の仮固定，横止めスクリューと独立スクリューによる関節内骨折の確実な固定がハイライトであり（図4），術前計画はそこにフォーカスが当てられる．

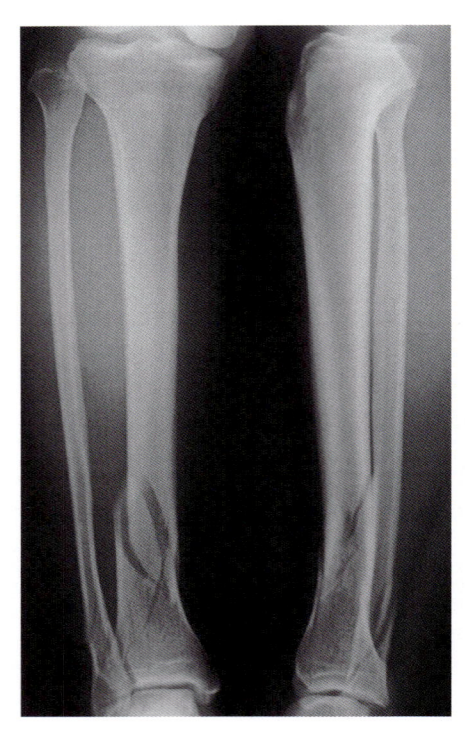

図2

髄内釘の術前計画

厳密なエントリーポイントに対する注意喚起と髄内釘深度への配慮が重要である（下腿遠位端に対する髄内釘はできるだけ深く挿入するし，上腕近位端に対する髄内釘は深すぎずヘッドアンカリング効果を期待できるような深度を意識する）．また骨折が髄腔拡大部に及んでいるため，アライメント不良が生じやすく，ブロッカーピンを駆使したり，小切開からの骨把持鉗子による整復操作も念頭に置いて臨まなくてはならない．このようなことは術中に機転を利かせて施行するものではなく，最初から想定しておき，予定手技として迷うことなく実行されなくてはならない．当然ながら，術前計画には内固定手技に関連するものだけではなく，診断から後療法，手術室の環境整備，スタッフとのコミュニケーションまで含め，あらゆる事柄が包含される．
　a：受傷時単純X線写真2方向

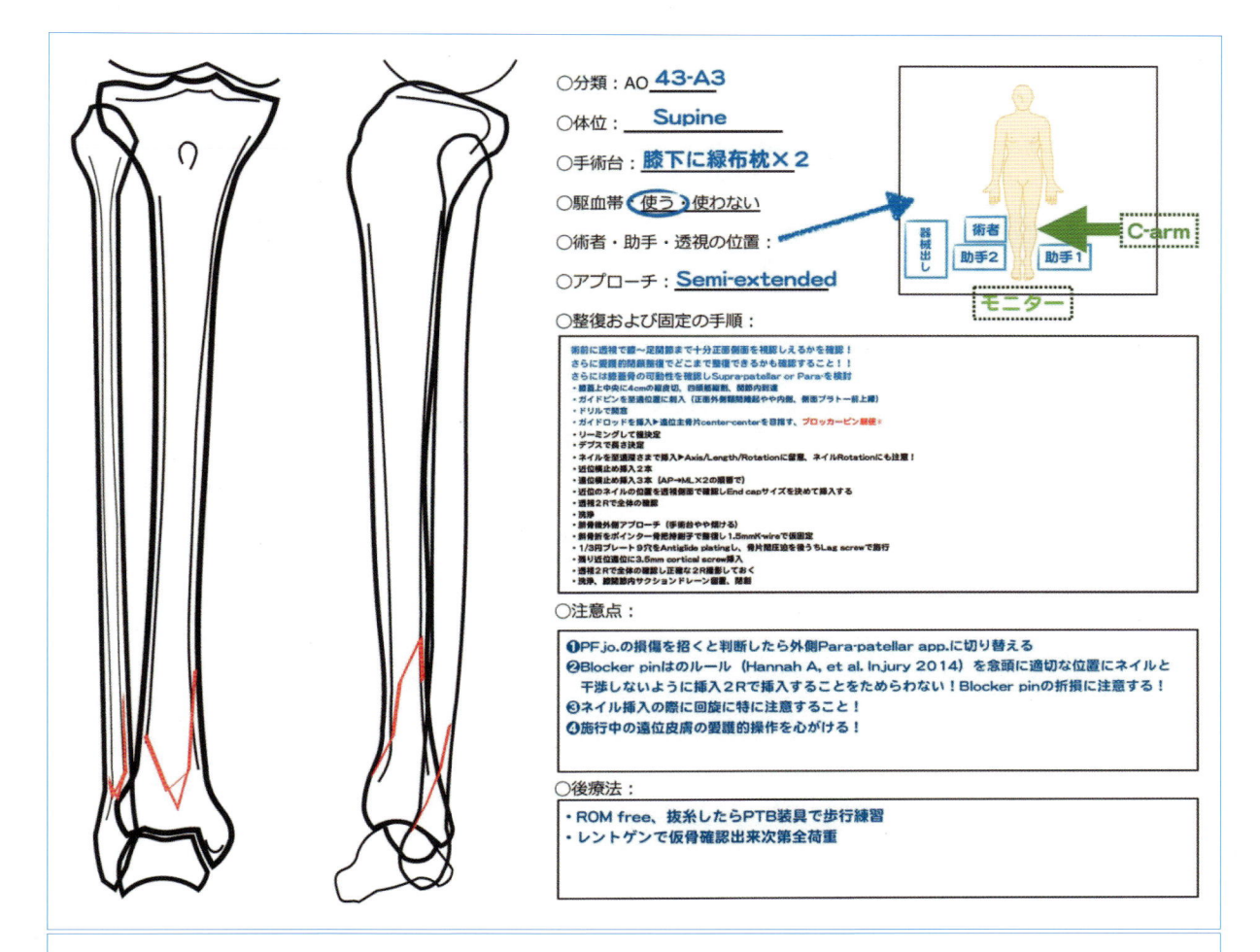

○分類：AO <u>43-A3</u>

○体位：<u>Supine</u>

○手術台：<u>膝下に緑布枕×2</u>

○駆血帯：（使う）使わない

○術者・助手・透視の位置：

○アプローチ：<u>Semi-extended</u>

○整復および固定の手順：

術前に透視で膝～足関節まで十分正面側面を視認しえるかを確認！
さらに愛護的閉鎖整復でどこまで整復できるかも確認すること！！
さらには膝蓋骨の可動性を視認しSupra-patellar or Para-を検討
・膝蓋上中央に4cmの縦皮切、四頭筋縦割、関節内到達
・ガイドピンを至適位置に刺入（正面外側顆間隆起やや内側、側面プラトー前上縁）
・ドリルで開窓
・ガイドロッドを挿入▶遠位主骨片center-centerを目指す、ブロッカーピン駆使
・リーミングして径決定
・デプスで長さ決定
・ネイルを至適深さまで挿入▶Axis/Length/Rotationに留意、ネイルRotationにも注意！
・近位横止め挿入2本
・遠位横止め挿入3本（AP→ML×2の順番で）
・近位のネイルの位置を透視側面で確認しEnd capサイズを決めて挿入する
・透視2Rで全体の確認
・洗浄
・腓骨後外側アプローチ（手術台やや傾ける）
・斜骨折をポインター骨把持鉗子で整復し1.5mmK-wireで仮固定
・1/3円プレート9穴をAntiglide platingし、骨片間圧迫を狙うちLag screwで施行
・残り近位遠位に3.5mm cortical screw挿入
・透視2Rで全体の確認し正確な2R撮影しておく
・洗浄、膝関節内サクションドレーン留置、閉創

○注意点：

❶PF jo.の損傷を招くと判断したら外側Para-patellar app.に切り替える
❷Blocker pinはのルール（Hannah A, et al. Injury 2014）を念頭に適切な位置にネイルと干渉しないように挿入2Rで挿入することをためらわない！Blocker pinの折損に注意する！
❸ネイル挿入の際に回旋に特に注意すること！
❹施行中の遠位皮膚の愛護的操作を心がける！

○後療法：

・ROM free、抜糸したらPTB装具で歩行練習
・レントゲンで仮骨確認出来次第全荷重

術前に透視で膝～足関節まで十分正面側面を視認しえるかを確認！
さらに愛護的閉鎖整復でどこまで整復できるかも確認すること！！
さらには膝蓋骨の可動性を確認しSupra-patellar or Para-を検討
・膝蓋上中央に4cmの縦皮切、四頭筋縦割、関節内到達
・ガイドピンを至適位置に刺入（<u>正面外側顆間隆起やや内側、側面プラトー前上縁</u>）
・ドリルで開窓
・ガイドロッドを挿入▶<u>遠位主骨片center-center</u>を目指す、ブロッカーピン駆使
・リーミングして径決定
・デプスで長さ決定
・ネイルを至適深さまで挿入▶Axis/Length/Rotationに留意、ネイルRotationにも注意！
・近位横止め挿入2本
・遠位横止め挿入3本（AP→ML×2の順番で）
・近位のネイルの位置を透視側面で確認しEnd capサイズを決めて挿入する
・透視2Rで全体の確認
・洗浄
・腓骨後外側アプローチ（手術台やや傾ける）
・斜骨折をポインター骨把持鉗子で整復し1.5mmK-wireで仮固定
・1/3円プレート9穴をAntiglide platingし、骨片間圧迫をLag screwで施行
・残り近位遠位に3.5mm cortical screw挿入
・透視2Rで全体の確認し正確な2R撮影しておく
・洗浄、膝関節内サクションドレーン留置、閉創

図2 髄内釘の術前計画 つづき

b：術前計画の設計図
c：整復および固定の手順（b の拡大図）

$\frac{b}{c}$

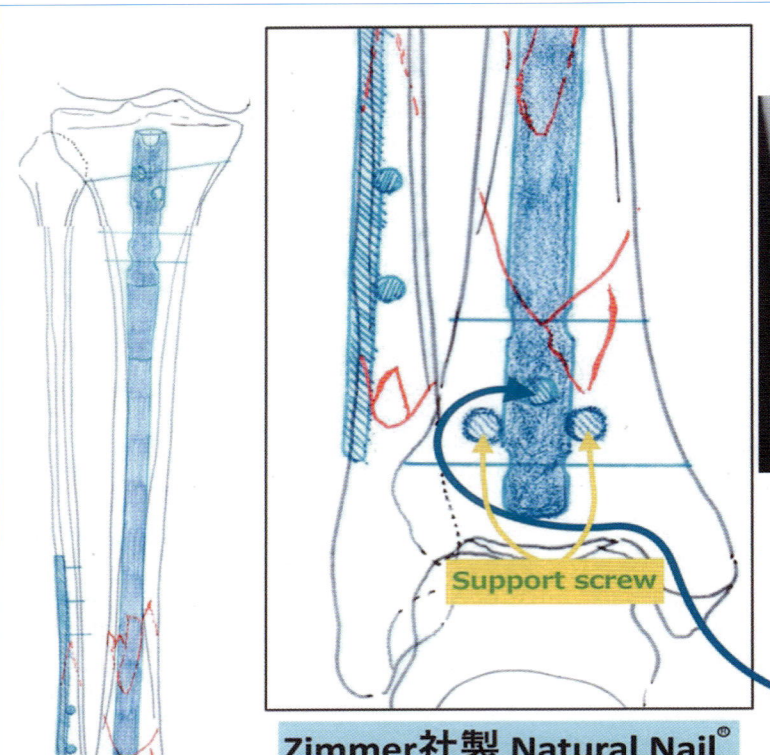

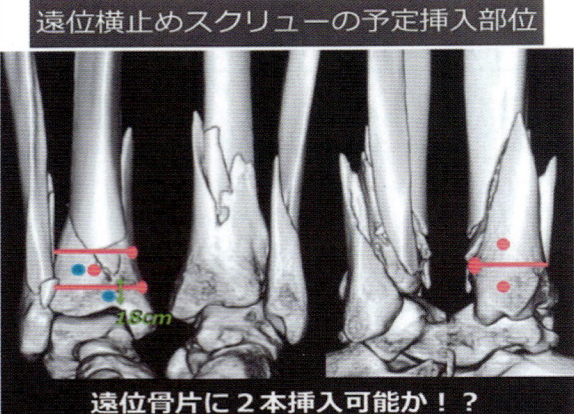

遠位横止めスクリューの予定挿入部位

遠位骨片に2本挿入可能か！？

Support screw

このAPscrewの固定性が
担保されないときには、
Support screwを併用する

Zimmer社製 Natural Nail®

径8.3mm or 9.3mm

260mm長

図2 髄内釘の術前計画　つづき
d：作図（側面は割愛）

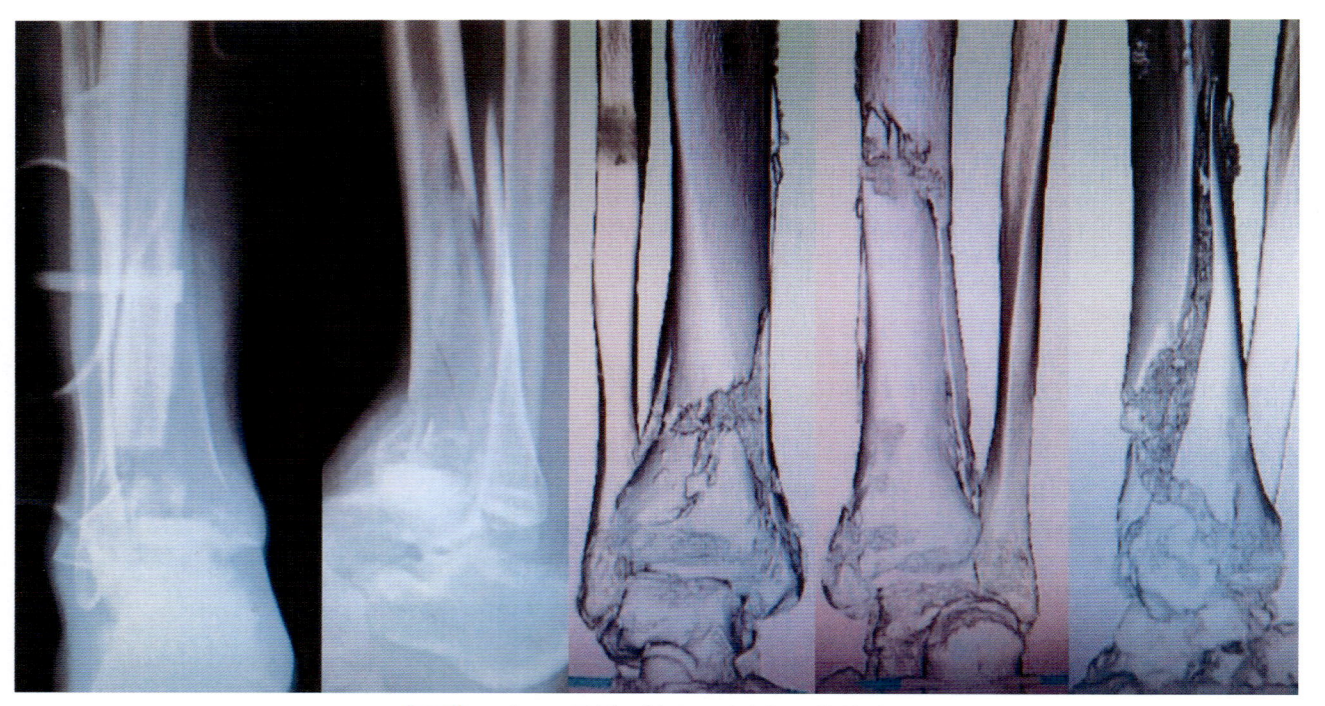

図3 ピロン骨折に対する髄内釘の術前計画
a：受傷時単純X線写真と 3D-CT（創外固定後）

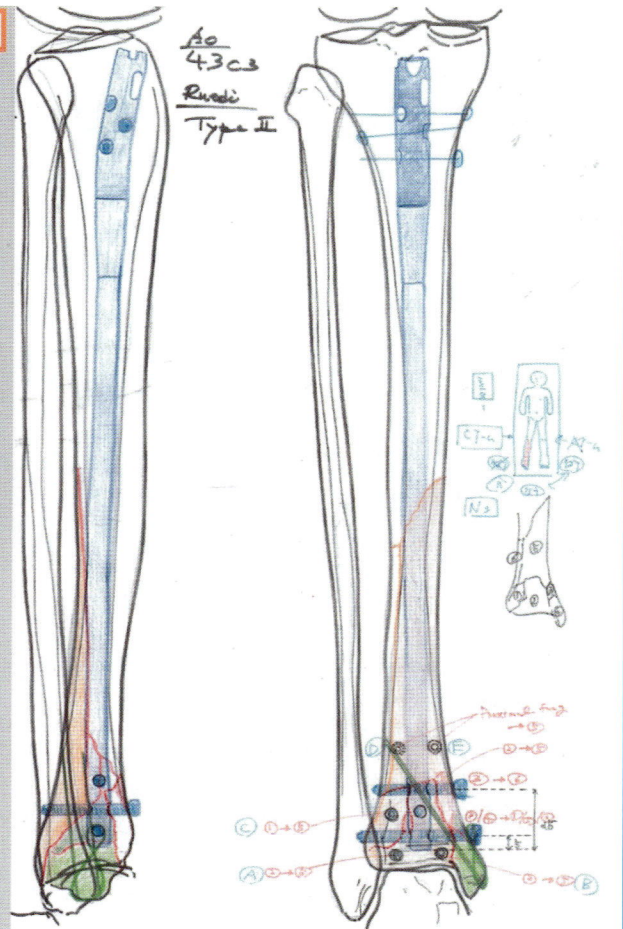

Smith&Nephew, Trigen Meta-Nail：径10mm, 320mm

準備段階　15
近位ピン 2 本抜去し、内側に 2 本打ち直す。ユニラテラルで EF 組んで ORIF やりにくくないなら EF 組む、やりにくそうなら組まないでピンを挿入したままで ORIF へと進む。(途中で組む)

Phase1　20　←所要時間の目安
・Suprapatellar app.でガイドワイヤーを骨幹部まで挿入しておく
・後方骨片 5 の整復のための皮切を作成(スパイクから適位の骨折面を見るための脛骨後縁から適位前方への皮切)
・ヤサゲルで整復し、スパイクとその以遠のヘアラインを確認 2.0mmK-wire×2で仮固定、ヤサゲルは皮膚の圧迫注意しつつ把持したままにしておく

Phase2　60
・Anteromedial app. 愛護的に展開
・TA と EHL の間 EHL と EDL の間から前方骨片 1・2 へアクセスし、2 と 3・4 の間から陥没骨片を整復し、髄内に紛れ込んだ皮質骨片を取り出す。
・1・2 と 3・4 の間隙を整復し、皮質骨をあるべきところに整復し、ペリアのガイドピンで AP×2 仮固定(A・B・C)
・内果骨片 3・4 を最終整復を確認し、髄内釘の邪魔にならないところに径 1.8mmK-wire×2で仮固定

Phase3　60
・ガイドワイヤーを適位骨片の center-center に挿入し、至適サイズまでリーミング
・ネイルをやさしくできるだけ適位まで挿入する
・APscrew、最適位 MLscrew、最近位 MLscrew 挿入
・近位横止め 3 本挿入、エンドキャップ挿入

Phase4　40
・A.B.C を CCS に入れ換える
・D or E にも可及的に CCS を挿入する
・内果 TBW(by Ring pin)

Phase5　20
・洗浄
・layer to layer suture
・Incisional NPWT(-80mmhg)

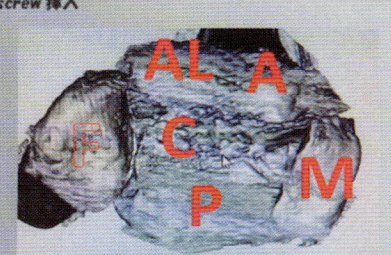

AL：前外側骨片, A：前方骨片,
C：中央骨片, P：後方骨片, M：内側骨片

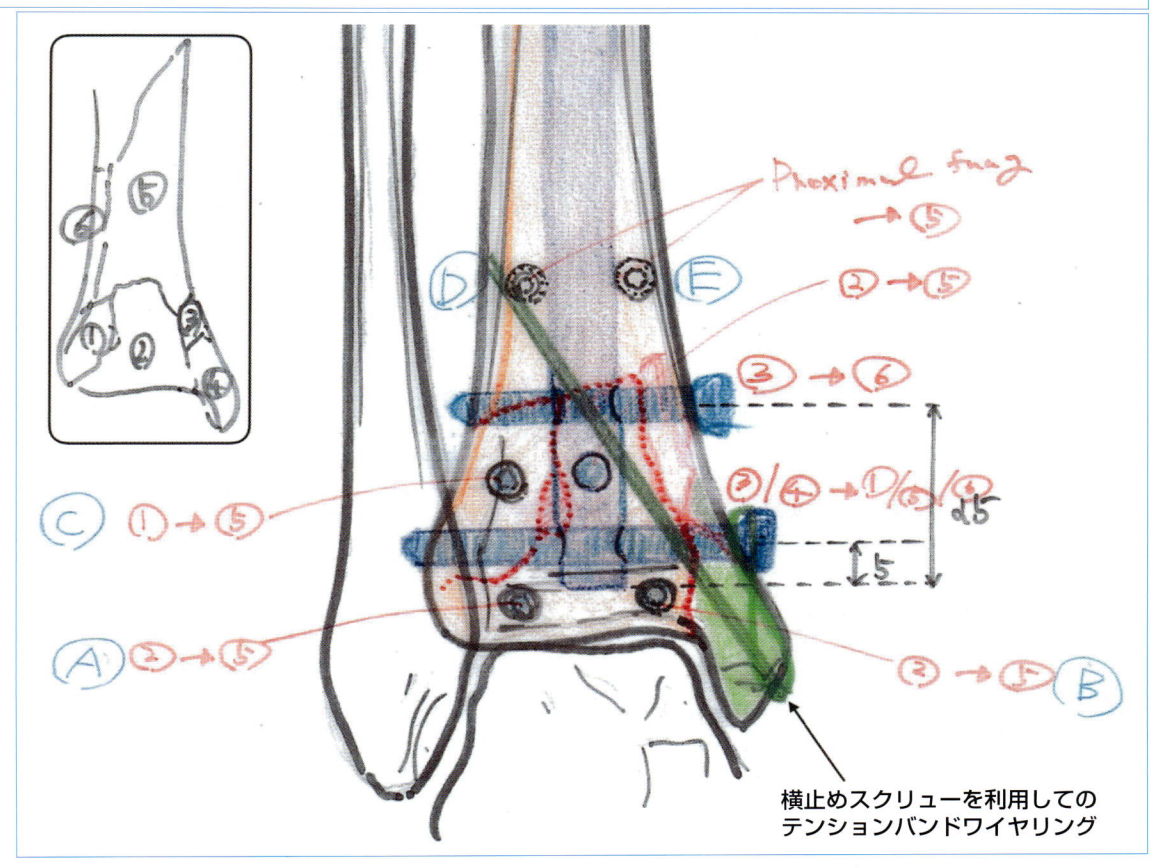

横止めスクリューを利用しての
テンションバンドワイヤリング

図3　ピロン骨折に対する髄内釘の術前計画　つづき
　　　b：手術室に貼り出された術前計画
　　　c：関節内骨片に対するスクリュー配置

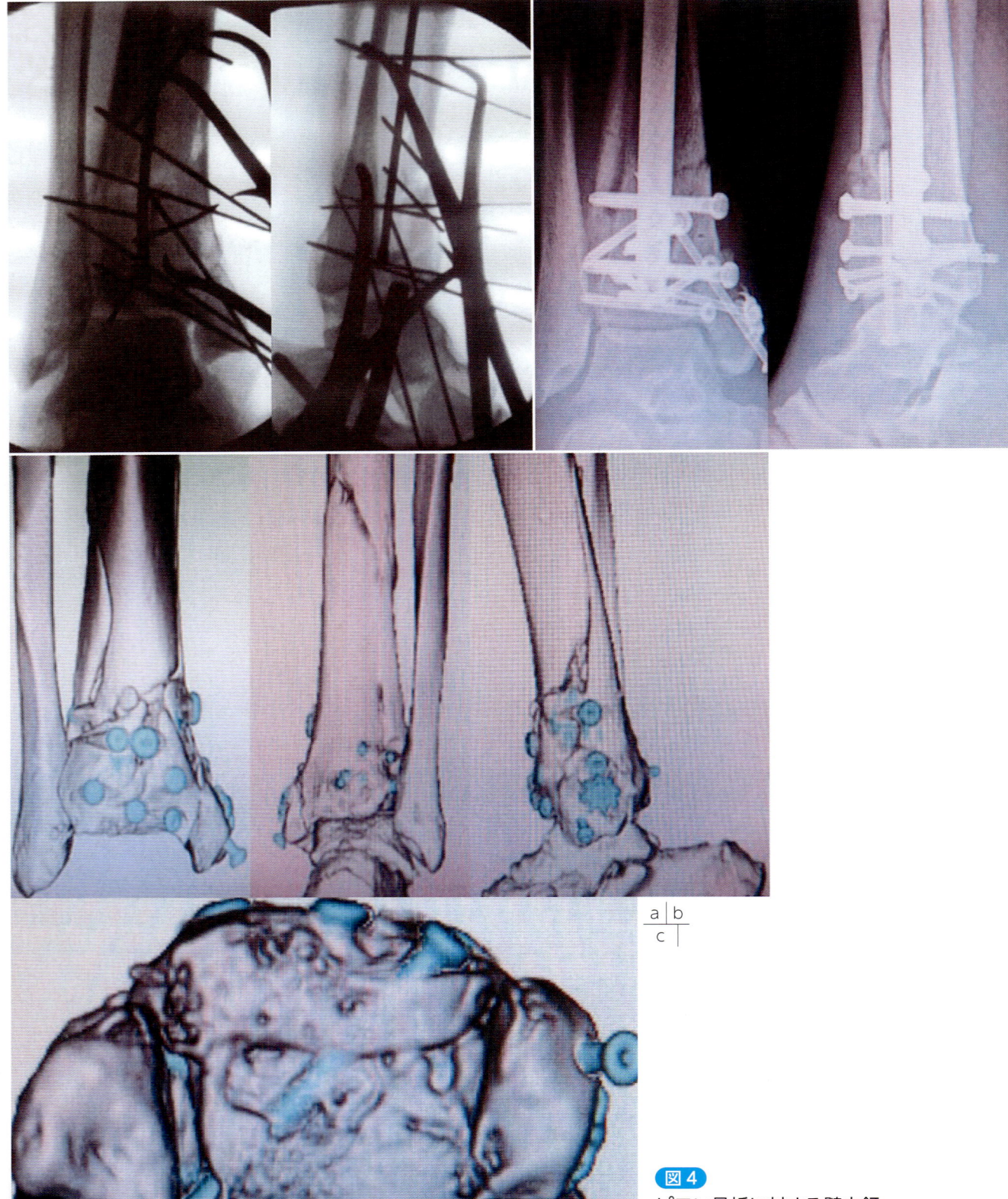

図4

ピロン骨折に対する髄内釘
a：大量の K-wire による仮固定
b：術後単純 X 線写真
c：術後 3D-CT

プレート固定の術前計画

　骨折部位と骨折型によりどのような形態（デザインと規格）と機能を有するプレートを選択するべきかを考える．前者に関しては，大腿骨骨幹部であればストレート形状でラージ規格を，肘関節近傍であればアナトミカル形状でスモール以下の規格を選択する．後者に関しては，架橋プレートや中和プレート，圧迫プレートや支持／抗滑走プレートなど様々な役割を与えることができるが，それぞれにおいて整復手技や整復ツールが異なってくる．また挿入されるスクリュー1本1本に意味が込められるため，挿入される順番や配置，ロッキングスクリュー使用の有無など術前に十分に検討されなくてはならない．これら思考過程において自ずと術前計画の3要素が満たされていくことになる．大腿骨遠位端関節内骨折（新 AO/OTA 分類 33-C3.2）の1例を提示する（図5）．

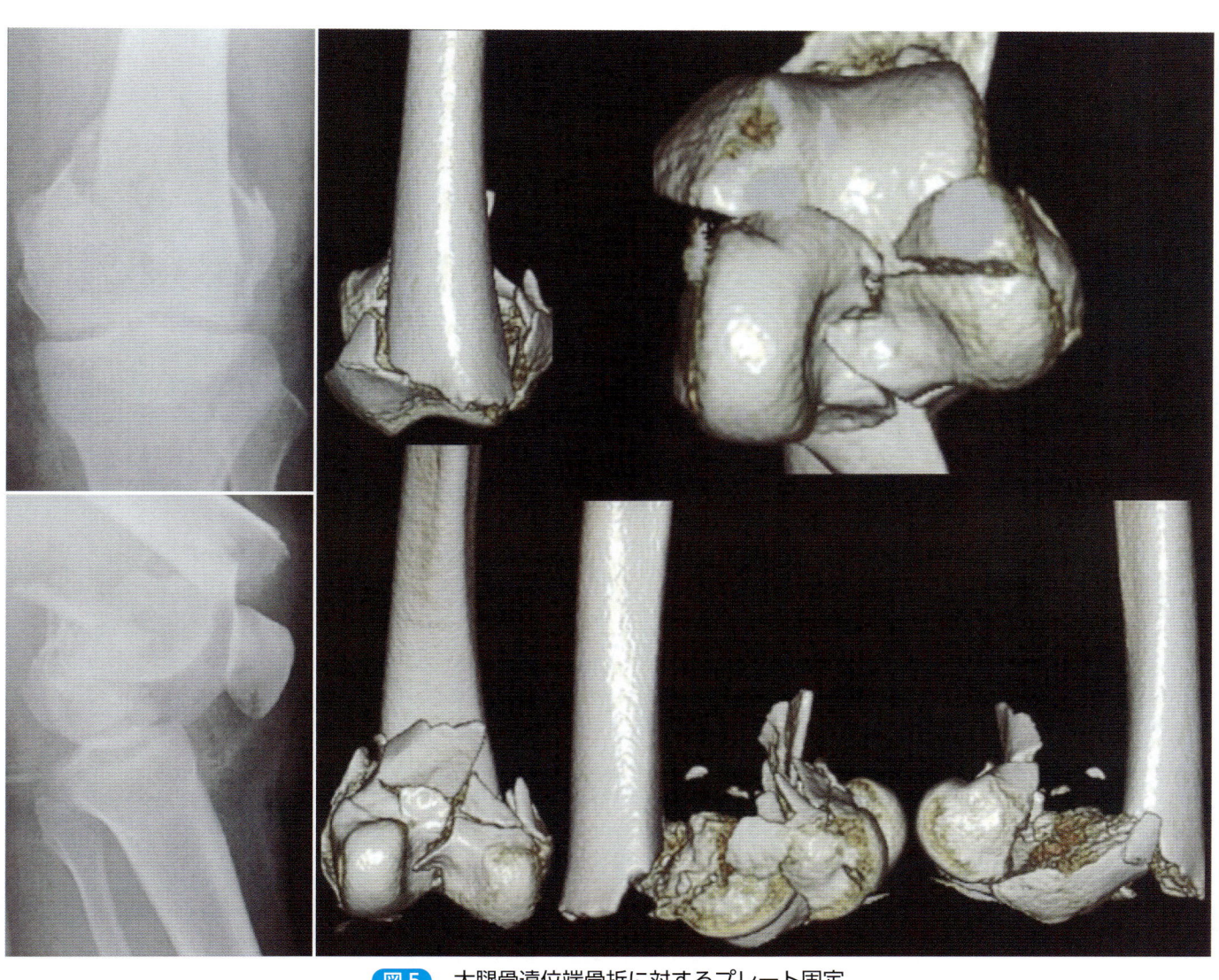

　図5　大腿骨遠位端骨折に対するプレート固定
a：受傷時単純 X 線写真と 3D-CT（新 AO/OTA 分類 33-C3.2）

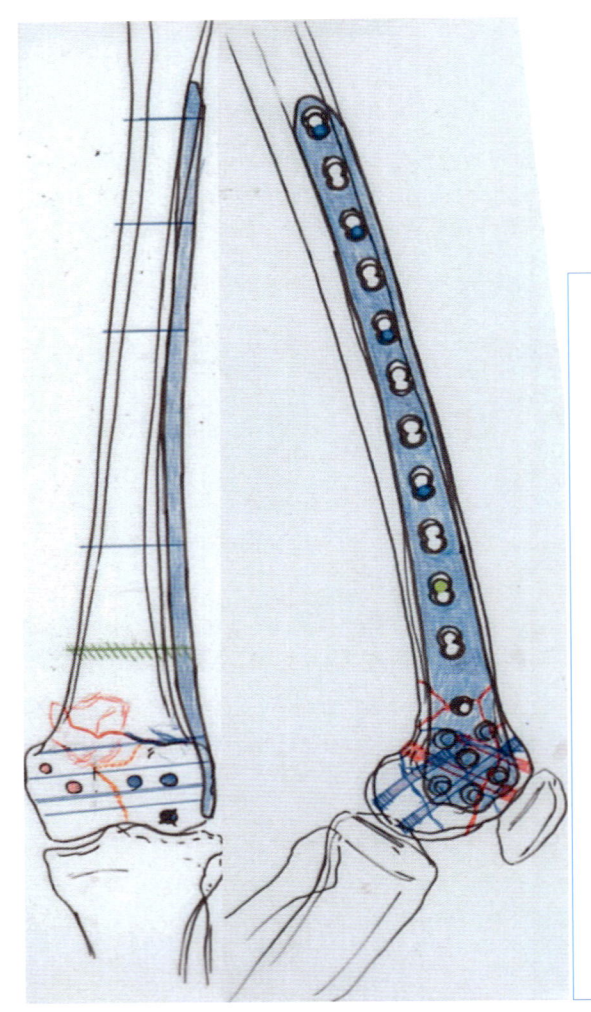

- 外側傍膝蓋アプローチ，約 20 cm
- 膝蓋骨を内側に避けて膝深屈曲
- 内側後顆の陥没を整復し，前方顆部と仮固定（K-wire 2.0 mm）
  →埋没型スクリューのガイドピンを前後方向に刺入×2
- 外側後顆を整復し，前方顆部と仮固定（K-wire 2.0 mm）
  →埋没型スクリューのガイドピンを前後方向に刺入×2
- 骨端部（関節面）と骨幹部を仮固定（K-wire 2.0 mm）
- できるだけ長いラージ規格のポリアキシャルタイプのロッキングプレートにより，骨幹端部骨折を架橋プレート固定する．
- 遠位端のスクリューは先行挿入した埋没スクリューと干渉しないように可及的に多数挿入する．
- 仮固定の K-wire を順次抜去していく．
- 骨折部の近位に皮質骨スクリューを 1 本挿入し，プレートと骨を引き寄せる．
- 近位スクリュー本数と配置は，near/near-far/far とし，最近位に 1 本モノコーチカルを挿入する．
- 膝関節運動にて骨折部と関節内骨折が安定していることを確認
- 創内洗浄，関節内にサクションドレーン留置
- 層々縫合

図5 大腿骨遠位端骨折に対するプレート固定　つづき
b：術前計画

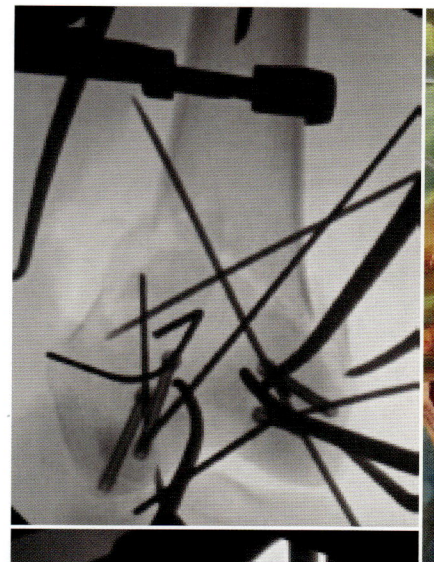
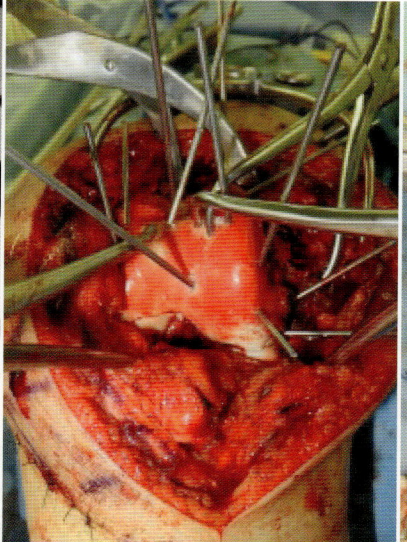
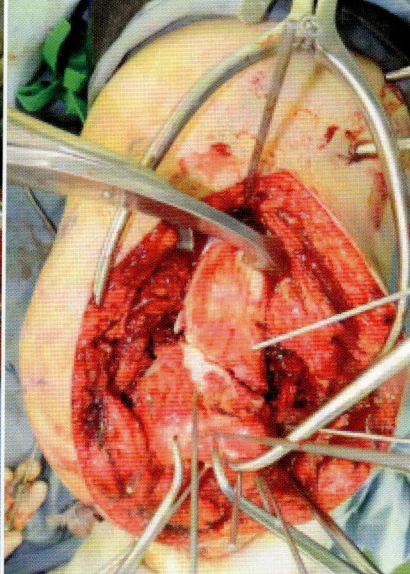
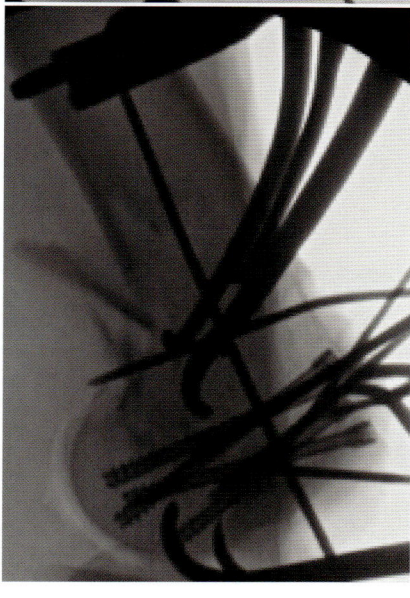

図5
大腿骨遠位端骨折に対するプレート固定　つづき
　c：大量の K-wire による仮固定の透視画像と外観
　　　（埋没スクリュー挿入後）

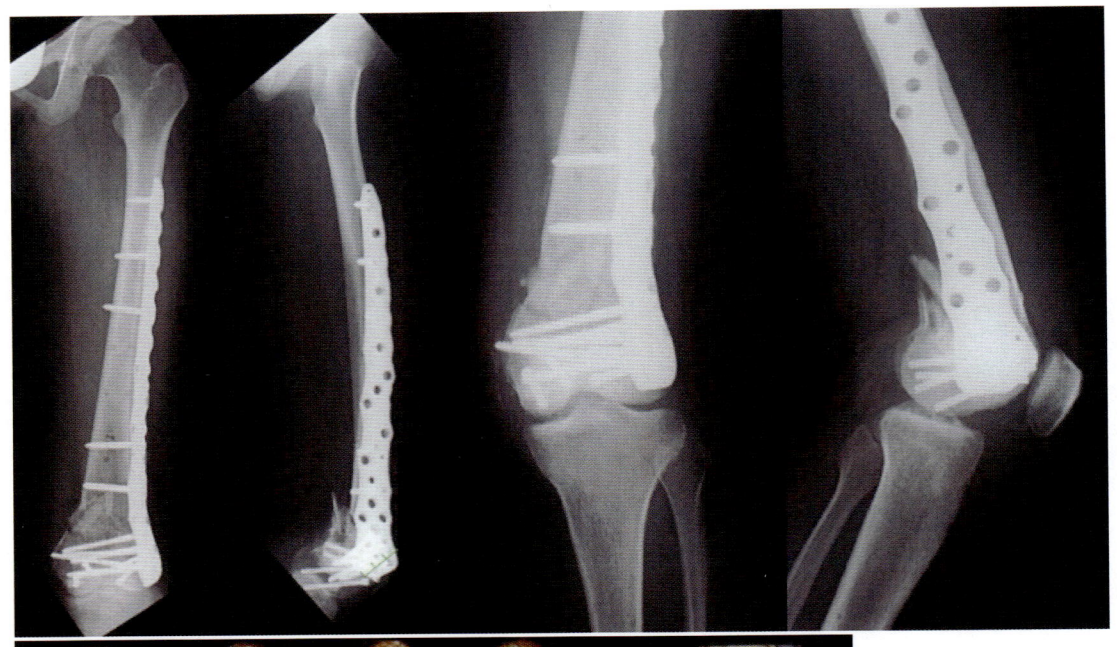

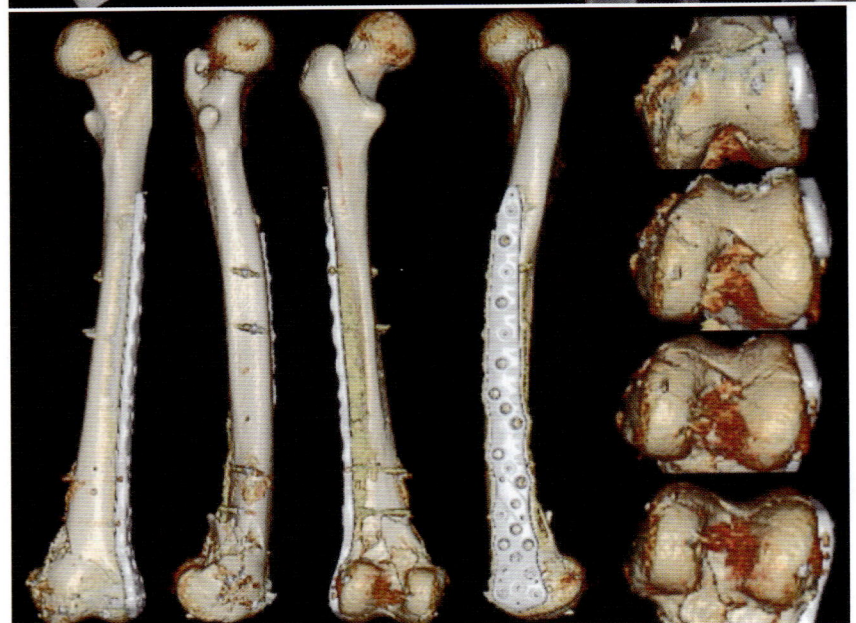

図5
大腿骨遠位端骨折に対するプレート固定
つづき
d：術後単純X線写真と3D-CT

おわりに

　イギリスの格言に，『最善を望み，最悪にそなえよ（Hope for the best. Prepare for the worst.）』とある．悲観主義者（pessimist）に徹して準備した者が最良の結果を生み出せるに違いない.

（二村謙太郎）

参考文献 ···
1) Ruedi TP, et al.：糸満盛憲ほか編．AO法骨折治療．第2版，医学書院，2010.
2) Graves ML.：The value of preoperative planning. J Orthop Trauma. Suppl 1：S30-34, 2013.

サマリー　術前計画は，手術のレシピであり，習慣化すべき．術前計画のチェック項目を解説し，計画に失敗した具体例も挙げ，術前計画の教材として有用.

プロジェクト VIII

押さえておくべき基本
骨折治療テクニックの実際

■ AO新分類について

1. 鎖骨骨折
   1) 髄内ピン
   2) プレート
2. 上腕骨近位部骨折
   1) ロッキングプレート
   2) 髄内釘
3. 上腕骨骨幹部骨折
4. 上腕骨遠位部骨折 (高齢者)
5. 上腕骨顆上骨折 (小児)
6. 肘頭骨折
7. 前腕骨骨折
8. 橈骨遠位端骨折
9. 手部骨折
10. 骨性マレット指

11. 大腿骨頚部骨折
12. 大腿骨転子部骨折
13. 大腿骨転子下骨折
14. 大腿骨骨幹部骨折
15. 大腿骨遠位部骨折
    1) ロッキングプレート
    2) 髄内釘
16. 膝蓋骨骨折
17. 脛骨プラトー骨折
18. 脛骨骨幹部骨折
19. 足関節骨折
20. 踵骨骨折
21. リスフラン関節脱臼骨折

新 AO 分類について

はじめに（図1）

　2018 年 1 月 31 日に全面改訂された新 AO 分類を
「脛骨プラトー骨折」を題材に解説する.

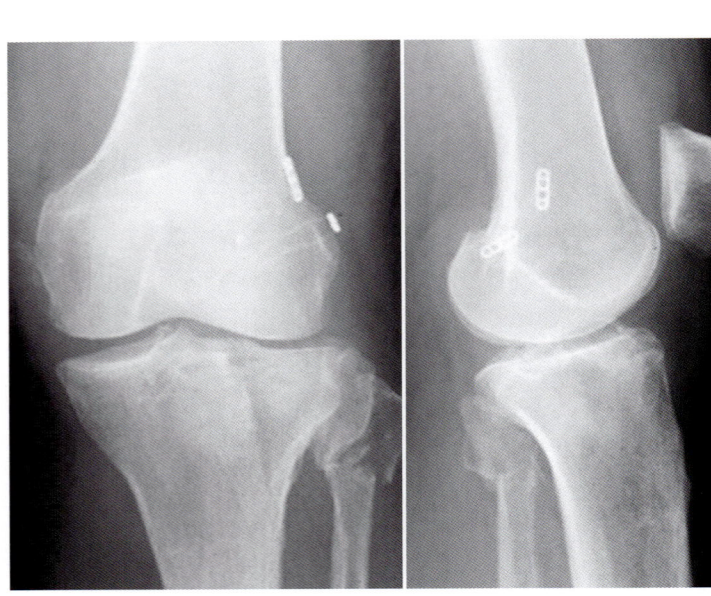
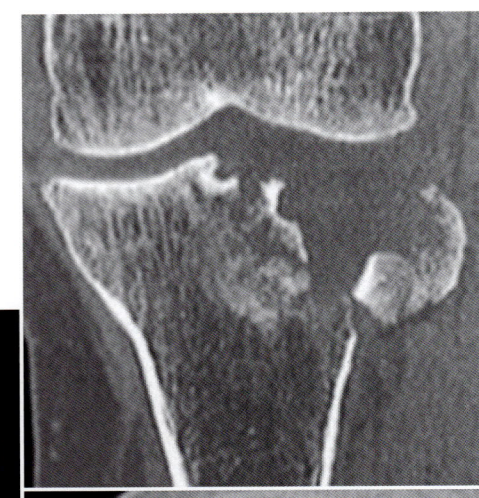
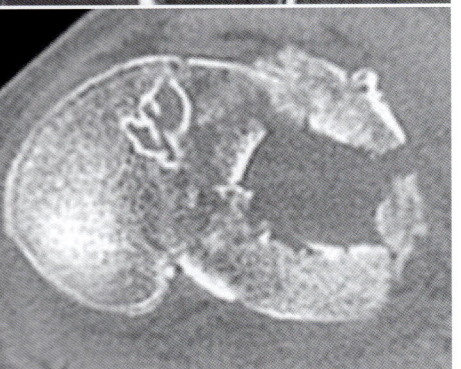

図1　例：脛骨プラトー骨折(Schatzker 分類 Split-depression type)

a：単純 X 線正面像
b：単純 X 線側面像
c：単純 CT 冠状断
d：単純 CT 軸位断

a	b	c
		d

Ⅰ. 基本事項

新 AO 分類は 4 つのパートに分かれて分類される（**図2**）.

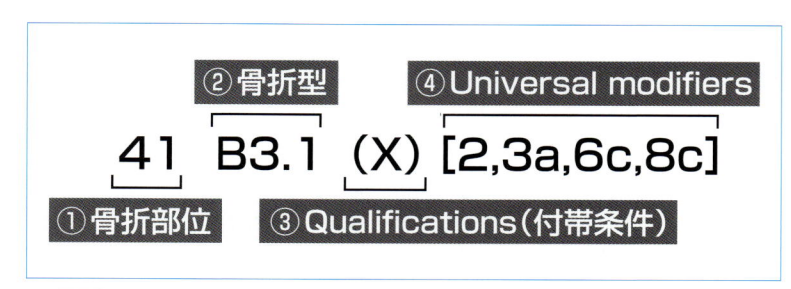

図2 図1の「脛骨プラトー骨折」の新 AO 分類による表記例
①骨折部位，②骨折型，③Qualifications（付帯条件），④Universal modifiers
の 4 つのパートに分かれて分類される.

1. 骨折部位（図3，4）

41 が意味するのは骨折部位である.

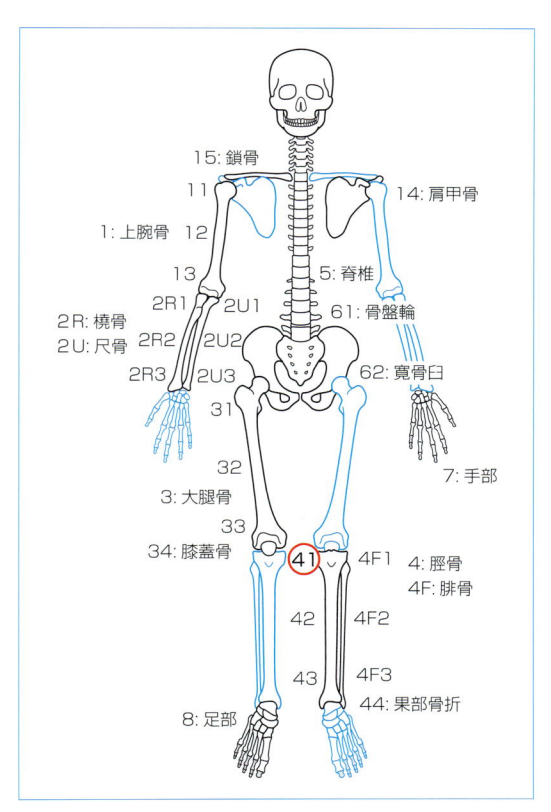

図3 全身の骨折部位のコーディング
全身の骨が 2 桁の数値でコーディングされている.
2 桁目は「どの骨」であるかを定義し，1 桁目が
骨内における骨折の「位置」を定義する. 骨端部の
近位側が 1，骨幹部が 2，骨端部の遠位側が 3 と
コーディングされる. 脛骨近位端骨折である「脛骨
プラトー骨折」は 41 と表記される.

2. 骨折型

B3.1 は「骨折型」を意味する. 骨折の形態で大き
く A，B，C に分類され，その後に 1，2，3 の群分
けを行う.「・（ドット）」の後の数字は小群を示す.
大腿骨近位部と上腕骨近位部以外は，以下の規則
でコーディングされる.

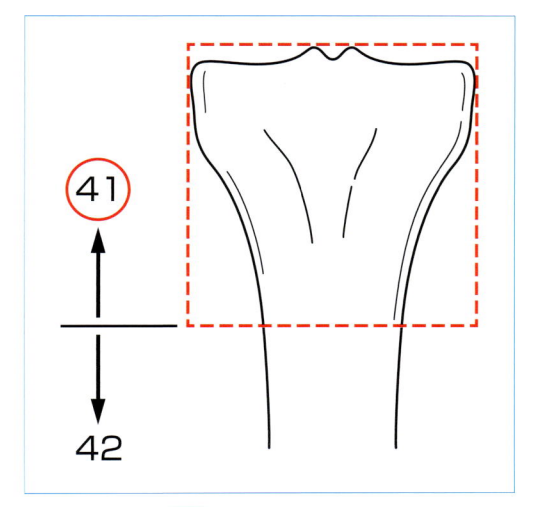

図4 骨端部の定義
骨幹端部の最も幅の広い部分で骨端が端となる
ように正方形を描き，その正方形内を骨端部と
定義する. ちなみに，41 は「よんじゅういち」
ではなく「よんいち」と読む.

1）骨端部の場合（例：41）（図 5）
2）骨幹部の場合（例：42）（図 6）

3. Qualifications

各々の骨折型に特有の修飾要素（陥没の場所など）を（ ）で囲み記載する.

（X）は「陥没骨片の位置が外側プラトーの中央である」を意味する.

4. Universal modifiers

Qualifications と異なり，多くの骨折で使用できる修飾要素を ［ ］で囲み記載する. 図 2 の場合，

2：転位した骨折

3a：関節面の impaction あり

6c：内側側副靱帯の動揺性あり

8c：関節面の軟骨損傷が ICRS（International Cartilage Research Society）分類の grade 2

を意味する.

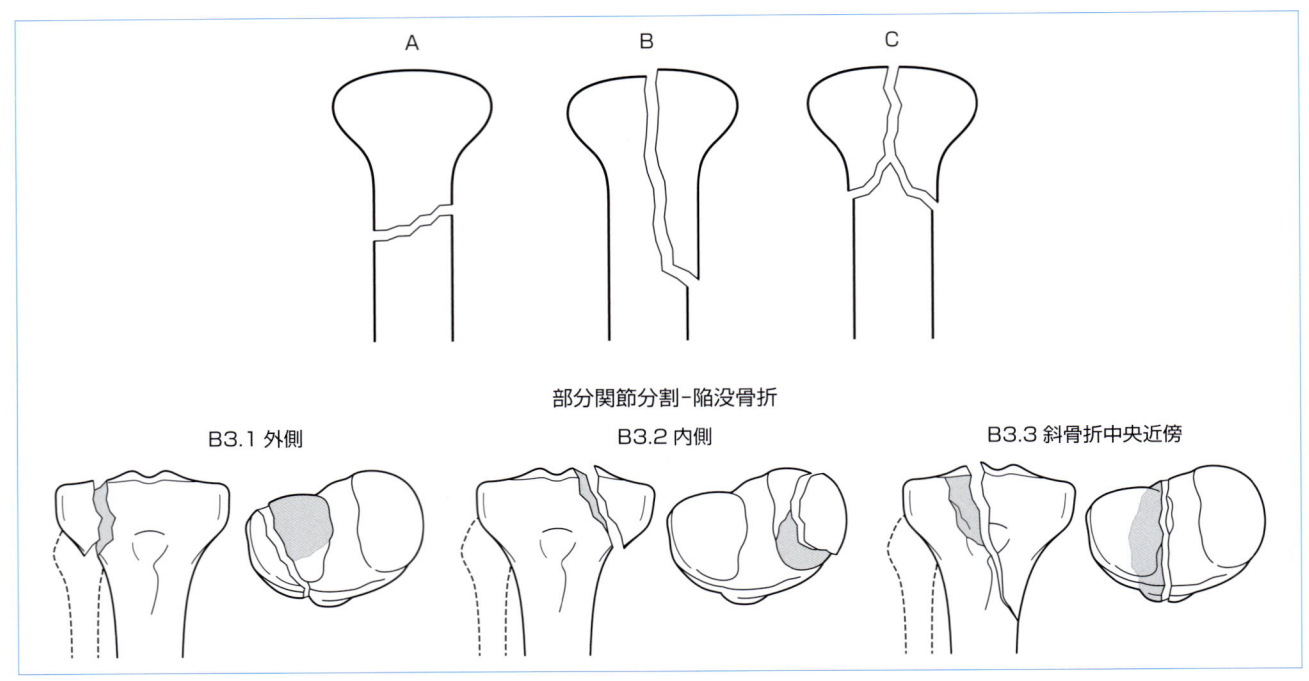

部分関節分割‑陥没骨折

B3.1 外側 　　　　　B3.2 内側 　　　　　B3.3 斜骨折中央近傍

図5 骨端部における骨折型

A：関節外骨折（関節面の骨折がない）
B：部分関節内骨折（関節面の一部が骨幹端部と連続する）（B1：分割骨折，B2：陥没骨折，B3：分割‑陥没骨折）
C：完全関節内骨折（すべての関節面骨片が骨幹端部と連続性がない）
図 1 のような Schatzker 分類の split‑depression type の脛骨プラトー骨折は B3 に分類され，そのなかでも外側の split‑depression は B3.1 の小群が付与される.

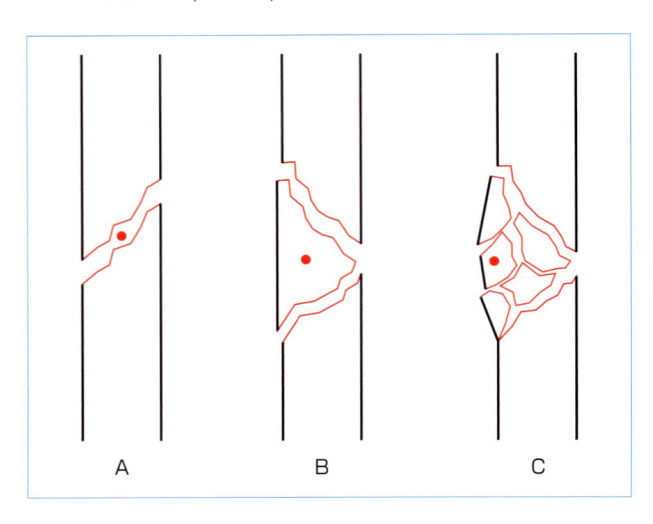

A 　　　　　B 　　　　　C

図6

骨幹部における骨折型

A：単純骨折（simple fracture）
B：楔状骨折（wedge fracture）. 整復後に主骨片間の接触があり楔状骨片が存在する.
C：多骨片骨折（multifragmentary fracture）. 整復後に主骨片間の接触がなく分節型となる.

Ⅱ．新 AO 分類における重要な変更点

1. Complex という表現の削除
　Complex（複雑）と multifragmentary（多骨片）という表現が混同しやすいので complex は削除された．

2. 頻用される分類の応用
　上腕骨近位部・脛骨近位部・骨盤輪骨折は各々これまで一般的に使用されている Neer 分類・Schatzker 分類・Young-Burgess 分類に則した表現となっている．

3. 前腕骨骨折の分類の変更
　Terrible triad や transolecranon frature dislocation のように複雑な損傷は 1 つのコードで表現することが難しいため，骨ごとに骨折型を分類し付随する軟部組織損傷を universal modifiers で表現する方針に変更した．そのため前腕骨の分類が 2-から 2R および 2U と橈骨尺骨それぞれを別々にコーディングすることとなった．

4. 骨幹部骨折の分類の変更
　骨幹部骨折における楔状骨折（B）および分節状骨折（C）では骨折の形態が螺旋型なのか屈曲型であるかは判別が非常に難しいため，旧分類の B1 と C1 が削除され B2 と C2 にまとめられた．螺旋型であるか屈曲型であるかは universal modifiers（13，14）で表現する方針となった．

5. ハイフンの削除
　第 2 版まで使用されていた骨折部位と骨折型を結ぶ "ハイフン" は使用しないこととなった．

Ⅲ．骨端部および骨幹部の両方が骨折している場合の分類

1. 関節内の転位した骨折がある場合
　関節内骨折として分類し，universal modifiers の 7：Diaphyseal extention を使用する．

2. 関節内の転位のない骨折がある場合
　骨幹部骨折として分類する．

3. 別個の骨折として分けられる場合
　別々に分類する（例：大腿骨頚部骨折および大腿骨骨幹部骨折の合併例）．

Ⅳ．まとめ

　以前からコーディングしてきた先生方は変更点を理解して頂ければ，すぐに実臨床で使えるだろう．
　本稿で取り上げなかった分類の細かい部分や，qualifications，universal modifiers に関しては原著を確認していただきたい．すべて無料で Journal of Orthopedic Trauma のホームページ上（https://journals.lww.com/jorthotrauma/toc/2018/01001）で公開されている．またアプリケーションも無料で公開されており，使い慣れていない若手の医師には便利であろう．このコーディングはパネル会議で決められたもので，再現性の程度や臨床的な重要性を反映しているかを評価する研究が今後必要となるだろう．

（乾　貴博）

参考文献 ....

1) International Comprehensive Classification of Fractures and Dislocations Committee. Fractures and Dislocation Classification Compendium-2018. J Orthop Trauma. 32（Suppl）：S1-S170, 2018.

サマリー　AO 分類 2018 改訂版.

プロジェクト Ⅷ 押さえておくべき基本 骨折治療テクニックの実際

1 鎖骨骨折 1）髄内ピン

はじめに

　鎖骨骨折は約 80％が骨幹部に生じ，保存治療による偽関節率は約 15％といわれている．鎖骨骨幹部骨折における手術治療は，プレート固定と髄内ピン固定に大別され，除痛効果，および早期に関節可動域訓練や復職が可能となる利点のみならず，解剖学的整復位を得ることにより，鎖骨長と弯曲を再建することが重要である．変形癒合，特に短縮変形は，肩甲骨胸郭関節のアライメント異常や肩甲帯の易疲労感などと関連しており，概ね 10％以上の短縮が，治療満足度を低下させるといわれている．

Ⅰ．代表的分類法（その手術適応）

　新 AO/OTA 分類（図 1）と Robinson 分類（図 2）がよく使用される．Robinson 分類は骨折系型によって細分化され，横骨折を 2A，転位のないものを 2A1，転位のあるものを 2A2 としている．単純骨折や第 3 骨片のあるものは 2B1，分節骨折，粉砕骨折を 2B2 としている．この分類の問題点は，転位の大きさについて考慮されていないことである．現在では「20 mm 以上の転位」または「15 mm 以上の短縮」のある症例が手術適応といわれている．当院では，髄内ピン固定を行う場合には，骨折部の状況と骨片数に応じて，独自に分類し，2 種類の髄内ピン固定で対応している（図 3）．

　問題点としては，髄腔が極端に狭い症例や，骨折部位が中央よりも外側あるいは内側寄りの場合には，各骨片の髄腔内に十分な長さの K-wire が挿入できない場合があり適応が限られる．

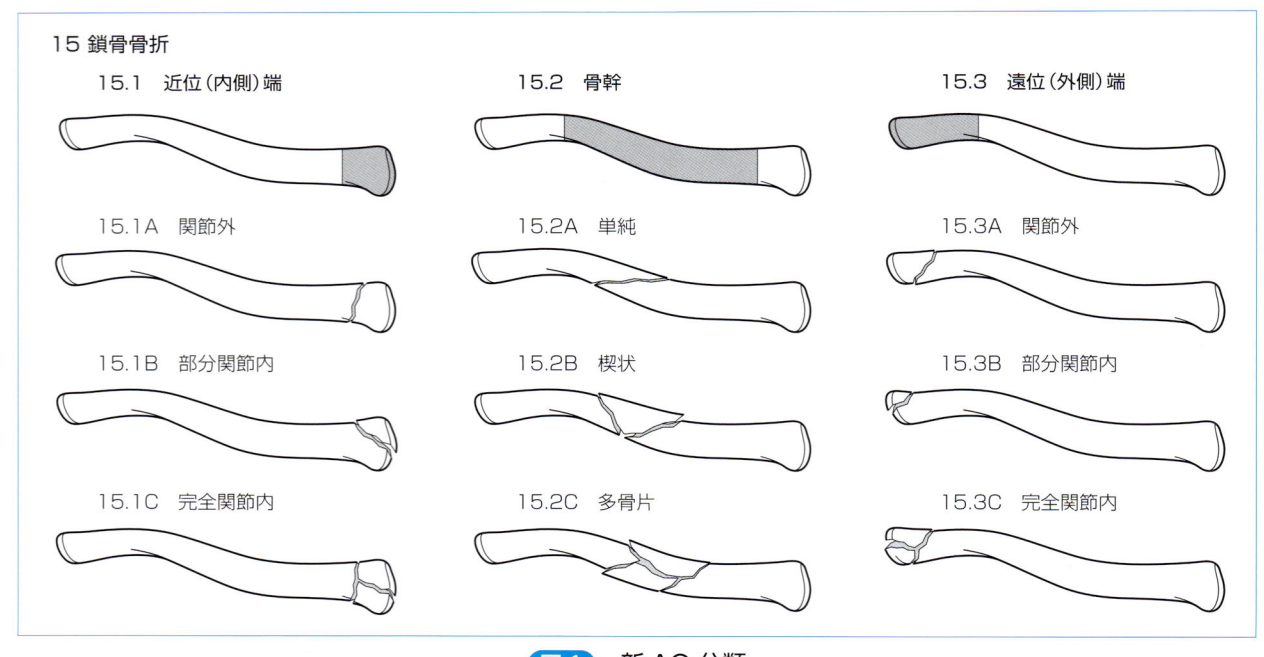

15 鎖骨骨折

15.1 近位（内側）端	15.2 骨幹	15.3 遠位（外側）端
15.1A 関節外	15.2A 単純	15.3A 関節外
15.1B 部分関節内	15.2B 楔状	15.3B 部分関節内
15.1C 完全関節内	15.2C 多骨片	15.3C 完全関節内

図 1 新 AO 分類

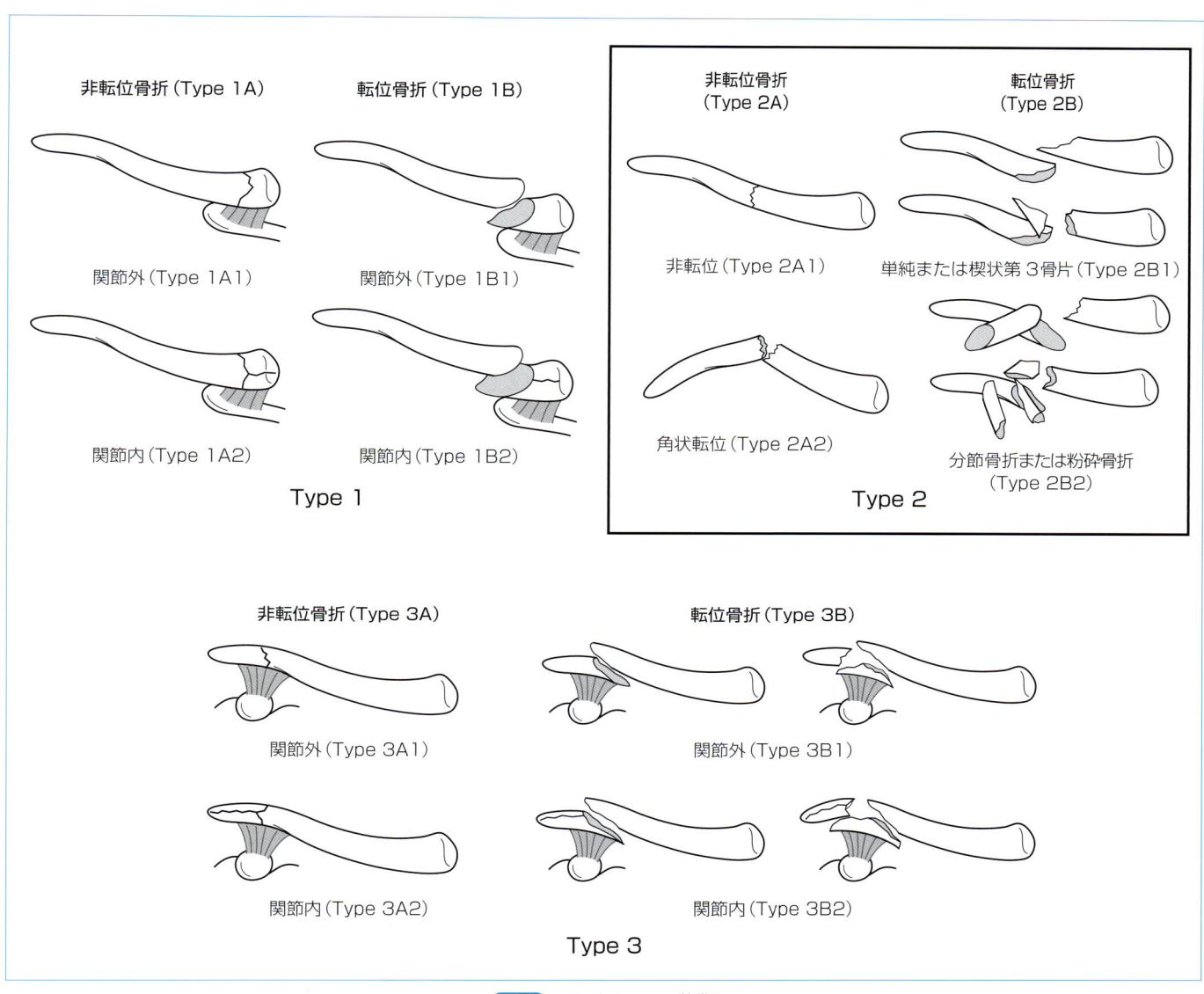

1 鎖骨骨折　1)髄内ピン

図2 Robinson 分類

体部（骨幹部）骨折は type 2 にあたる．ちなみに内側（近位端）骨片は type 1，
外側（遠位端）骨折は type 3 となる．

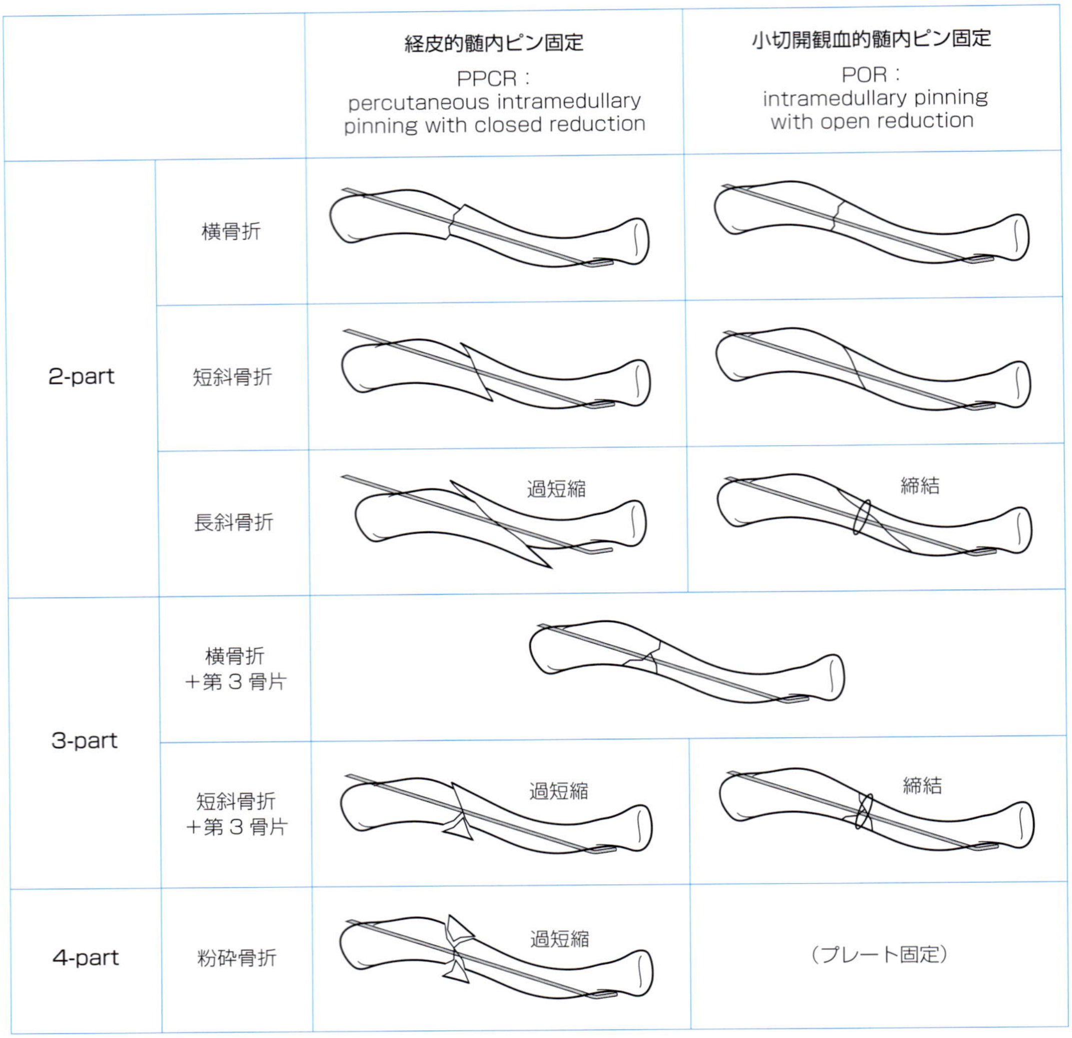

		経皮的髄内ピン固定 PPCR : percutaneous intramedullary pinning with closed reduction	小切開観血的髄内ピン固定 POR : intramedullary pinning with open reduction
2-part	横骨折		
	短斜骨折		
	長斜骨折	過短縮	締結
3-part	横骨折 ＋第 3 骨片		
	短斜骨折 ＋第 3 骨片	過短縮	締結
4-part	粉砕骨折	過短縮	（プレート固定）

図3　我々の分類法とピンニング法

髄内ピン固定法の 1 つは骨折部を展開，直視することなく，経皮的に髄腔内に K-wire を挿入する方法である．手技が簡便であり，骨癒合率も高く，低侵襲で有用な術式といえるが，最終的な短縮変形癒合を許容した術式であり，保存治療の補助と考えられる．もう 1 つは，骨折部の整復を直視下に行う小切開観血的髄内ピン固定である．骨折部直上に 2〜3 cm の皮膚切開を加え，ときに軟鋼線（ソフトワイヤー）や高強度縫合糸（ファイバーワイヤー）を併用して解剖学的整復位を獲得し，鎖骨長を再建することを目的とした術式であり，経皮的手技とはコンセプトが大きく異なる．

髄内ピン単独固定の良い適応は，転位した骨幹部中 1/3 骨折で，活動性が高い患者のうち，横骨折や短斜骨折など，短縮をきたしにくいタイプに対して勧められている．2-part 骨折でも，100％以上の高度転位例は手術が勧められるが，長い斜骨折（long oblique）骨折に対する髄内ピン固定は，剪断力に抵抗できないので，骨片間締結を追加する必要がある．短斜骨折 3-part骨折における第 3 骨片の多くは前方や前方尾側に位置するため，後方あるいは頭側で主骨片間の接触が得られることが多く，鎖骨長の解剖学的再建が可能であり，第 3 骨片に対する締結を併用することにより，安定した固定性が得られる．4-part あるいは粉砕骨折では短縮を許容した経皮的髄内ピン固定（PPCR 法）が可能であるが，多くはプレート固定の適応となる．

<髄内ピン固定の利点・欠点ならびにプレート固定
　との使い分け＞

1）利　点

- 小さな皮膚切開で手術ができる
- 大きな手術瘢痕を回避できる（青壮年，若い女性に勧められる）
- 軟部組織に対して低侵襲
- 手術手技が容易，短時間で手術が可能
- 抜釘が容易
- 仮骨形成を伴って骨癒合するため，抜釘術後の再骨折の頻度が少ない（コンタクトスポーツや競輪選手にも勧められる）
- プレート固定に比べて金属による皮膚刺激症状が少ない

2）欠　点

- 固定性が弱い（保存治療の補助程度）
- 回旋の抑制が困難

- K-wire のバックアウト，皮膚への突出などの合併症
- K-wire の迷入（肺や脊髄など）
- 後療法を慎重に行う必要がある（K-wire 折損の可能性）
- 後療法を厳守できる症例に限定すべき（偽関節の可能性）

3）プレート固定との使い分け

　3-part 以上の骨折や粉砕骨折は，髄内ピンでは短縮変形を制御できないため，プレート固定が適している．プレート固定は髄内ピンよりも軟部組織に対する侵襲が大きいが，力学的に優れているため，単発外傷のみならず，多発外傷例に対する離床や，起き上がりの際の上肢への荷重，松葉杖使用などのリハビリテーションを可及的早期に行うことを目的とする場合には，プレート固定が第1選択として勧められる．

Ⅱ．使用インプラント

　海外では，Titanium Elastic Nail system（DePuy Synthes，図4）を鎖骨用髄内釘として使用可能であるが，現時点において国内のすべての施設で使用できる訳ではない．一般的には安価な K-wire が用いられることが多い．使用される径は，1.2〜1.5 mm 程度の細い K-wire を髄腔内に複数本挿入する場合や，髄腔径に応じた 1.8〜3.0 mm 径のできるだけ太い1本の K-wire を，髄腔にフィットさせるように挿入する場合がある．筆者は原則として，ステンレス製 2.4 mm K-wire を使用しているが，極端に髄腔が狭い症例には，2.0 mm あるいは 1.8 mm を使用することがある．

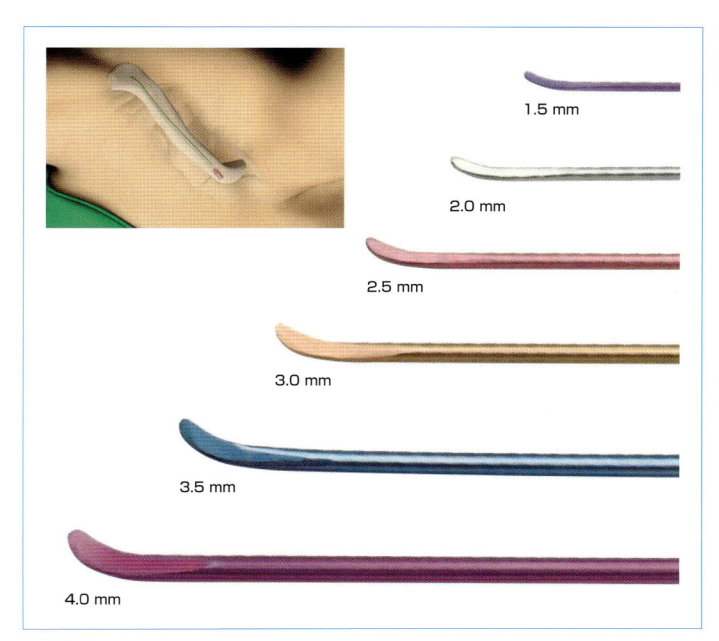

1.5 mm

2.0 mm

2.5 mm

3.0 mm

3.5 mm

4.0 mm

図4　Titanium Elastic Nail system（DePuy Synthes）

Ⅲ．手術器械一式

- イメージ（C-arm）
- ラジオルーセントベッド
- ペンチ各種
- K-wire
- キルシュナーベンダー
- バイポーラ凝固止血器
- 整復鉗子

Ⅳ．体位・セッティング（図5）

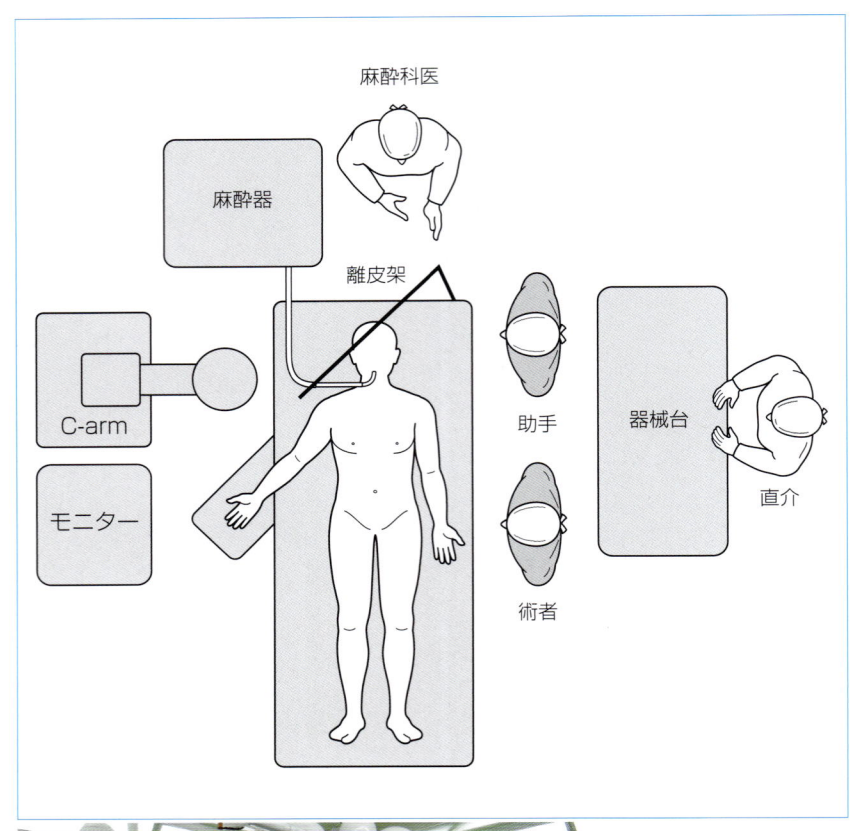

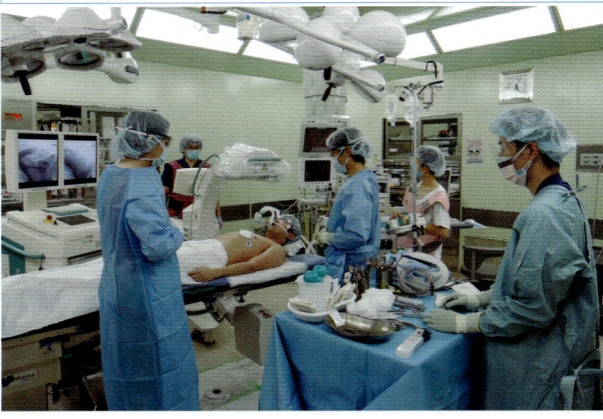

図5

体位とセッティング
仰臥位で，頭側を10～20°挙上する．骨折部の短縮が大きい場合には，背中（両肩甲骨間）に枕を置き，短縮の整復がしやすいようにする．C-arm は健側に設置し，正面および頭尾側方向の30～40°斜位像を見ることができることを確認する．

Ⅴ．手術手技（アプローチと手術の実際）
（図6，7）

　各骨片に安定性を得るためには，少しでもK-wireを長く髄腔内に留置する必要があるため，K-wireの「誘導方向」の術前計画が重要である．しかし，髄腔径が細く，K-wireが髄腔内に挿入困難な場合や，髄腔形状に誘導されて，十分なワーキングレングスが獲得できない場合には，プレート固定への変更が必要になるため，必ずプレート機器をバックアップしておく．

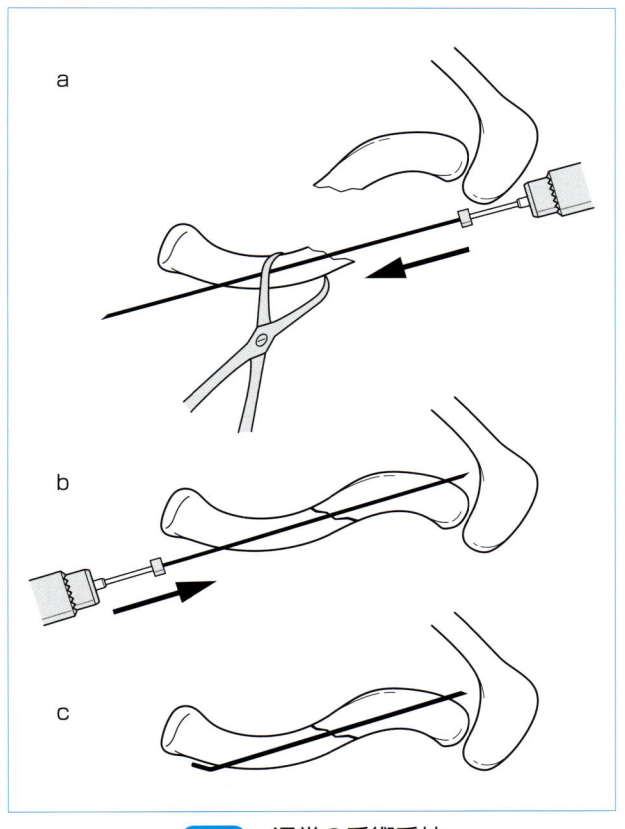

図6　通常の手術手技

経皮的あるいは小皮膚切開であれ，原則としてK-wireは内側骨片に最初に刺入し，整復後，外側骨片に刺入する．
a：骨鉗子で内側骨片を前方に引き出し，経皮的あるいは小皮切から，髄腔内にK-wireを挿入する．K-wireが内側骨片から出てきた部位に，約2cmの小皮膚切開を加え，一旦内側骨片に引き抜く．K-wireは骨折部で留めておく．
b：骨折部を直視下あるは経皮的に骨鉗子で整復する．K-wireの外側端は，外側あるいは頭側皮質骨を貫通した所で止める．
c：内側のK-wire断端が，皮膚刺激症状を生じないように，ベンディングする．

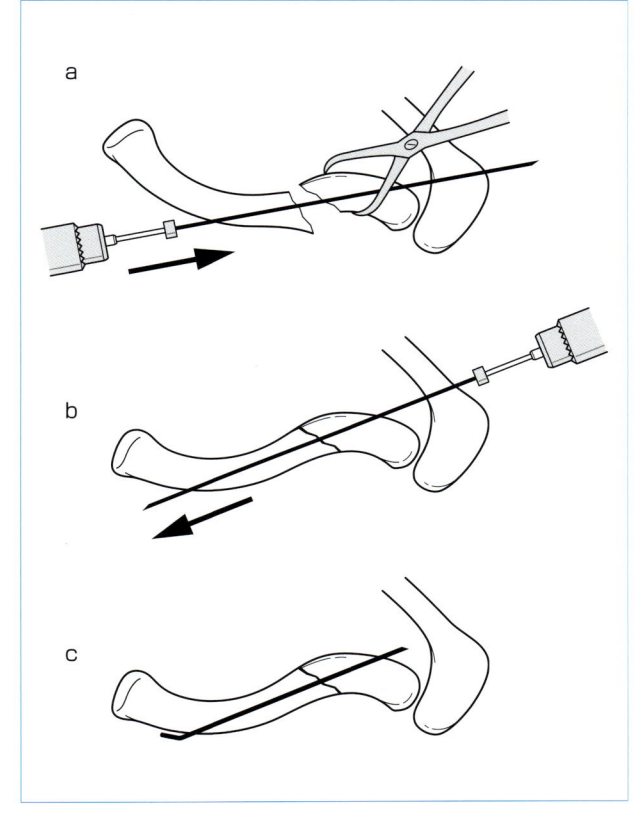

図7　外側骨片が小さい場合の手術手技

髄腔内のワーキングレングスを獲得するために，最初に外側骨片にK-wireを挿入し，整復後に内側骨片に刺入する．
a：骨鉗子で外側骨片を頭側に引き上げ，経皮的あるいは小皮切から，髄腔内にK-wireを挿入する．K-wireを一旦外側骨片に引き抜く．K-wireは骨折部で留めておく．
b：骨折部を直視下あるは経皮的に骨鉗子で整復する．K-wireが内側骨片から出てきた部位に，約2cmの小皮膚切開を加え，K-wireの外側端が，外側あるいは頭側皮質骨を貫通した所まで引き抜く．
c：内側のK-wire断端が，皮膚刺激症状を生じないように，ベンディングする．

VI. 後療法

　術後は，三角巾あるいはスリングで固定する．術翌日から疼痛の範囲内で振り子運動を開始し，3～4週は肩関節屈曲を90°に制限する．仮骨形成が認められたら，術後3～4週でfull rangeの肩関節可動域

訓練を開始し，上肢への荷重は約8週，スポーツへの復帰は約3か月で許可する．

（寺田忠司）

参考文献 ………………………………………………

1) McKee MD：Clavicle fractures. Court-Brown CM, et al. Rockwood and Green's fractures in adults. 8th ed. Philadelphia, LWW, 1427-1473, 2015.

2) Robinson CM：Fractures of the clavicle in the adult. Epidemiology and classification. J Bone Joint Surg. 80-B：476-484, 1998.
　サマリー　鎖骨骨折Robinson分類の原著．1,000例の鎖骨骨折を分析し，部位，転位の有無に着目した分類になった．

3) Matsumura N, et al.：Effect of shortening deformity of the clavicle on scapular kinematics：a cadaveric study. Am J Sports Med. 38：1000-1006, 2010.
　サマリー　鎖骨10%以上の短縮は，肩甲上肢帯の動きに影響を及ぼす．カダバーによる検証．

手 術 記 録

- 仰臥位（頭側を 10° 挙上），透視下に行う
- 骨折部直上に 3 cm の横皮膚切開を加え，広頚筋を鈍的に分ける
- 鎖骨上神経は術野内では認められなかった
- 骨折部を確認，前方尾側の第 3 骨片を伴っていたが，後方頭側で主骨片同士の接触は十分に得られそうであった
- 術野内で内側骨片を骨鉗子で把持し，前方に引き寄せ，髄腔内に 2.4 mm K-wire を挿入し，一旦内側に引き抜き，同部にも 2 cm の小切開を加えた

- 骨鉗子を用いて骨折部を整復し，把持した状態で，内側に引き抜いた K-wire を外側骨片に向かって順行性に挿入し，外側の皮質骨を貫通した
- この状態で，主骨片の安定性は良好であったため，第 3 骨片に対する締結処置はなしとした
- 内側皮切内で，K-wire をカットし，キルシュナーベンダーで前方に曲げた後，180° 回転させて，鎖骨表面に K-wire 断端が沿うように設置した
- 創内洗浄，各層縫合，埋没縫合

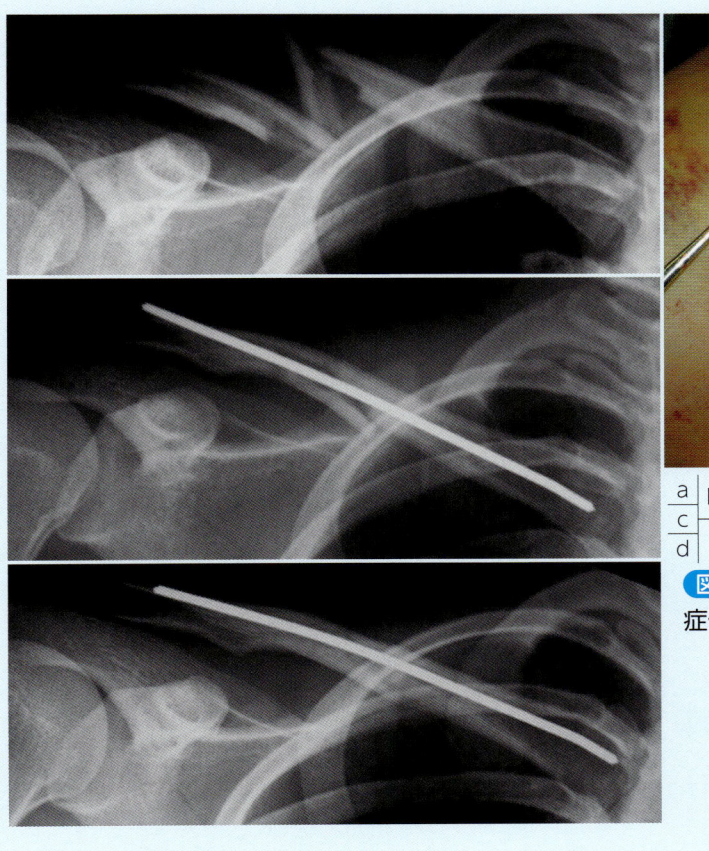
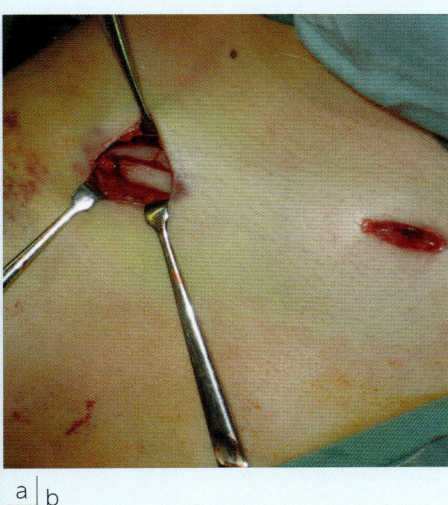

a	b
c	
d	

図8
症例：15 歳，女性
- a：受傷時
- b：術中．前方尾側の第 3 骨片を伴っていたが，後方頭側で主骨片同士の接触は十分に得られ，安定した
- c：術後
- d：術後 7 か月．短縮なく良好に骨癒合した．

プロジェクト Ⅷ　押さえておくべき基本 骨折治療テクニックの実際

1 　鎖骨骨折　2）プレート

Ⅰ．代表的分類法（プレート固定の手術適応）

　我々は Robinson 分類を用いている（図1）．この分類の問題点は，転位の大きさの程度について考慮されていないことである．

　前項の繰り返しになるが，現在では，20 mm 以上の転位，または 15 mm 以上の短縮のある症例が手術適応といわれている．

　プレート固定の適応は，上記のような転位と 3 parts 以上の骨片があり，ピンニングでは短縮変形を予防できないと考えられるような症例としている．

　また，鎖骨骨折に同側多発肋骨骨折を合併した症例では，胸郭が狭くなり自発呼吸が困難になりやすい．その場合，当科では鎖骨骨折の転位が小さくてもプレートによる強固な内固定を行うことで，胸郭を安定させ，呼吸を補助するように努めている．

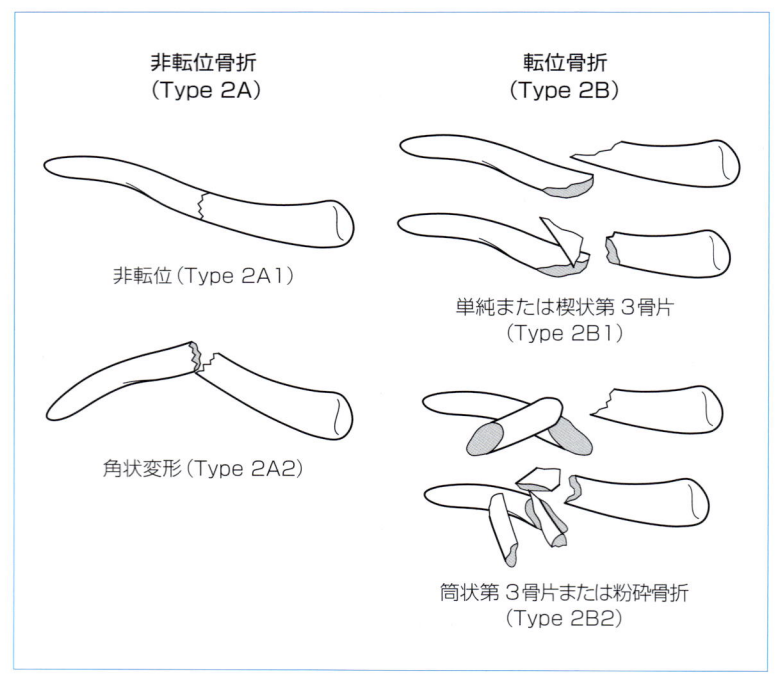

図1　Robinson 分類（抜粋）

Ⅱ．使用インプラント

　我々は，Stryker 社製 VariAx Clavicle Plate を使用している（図2）．

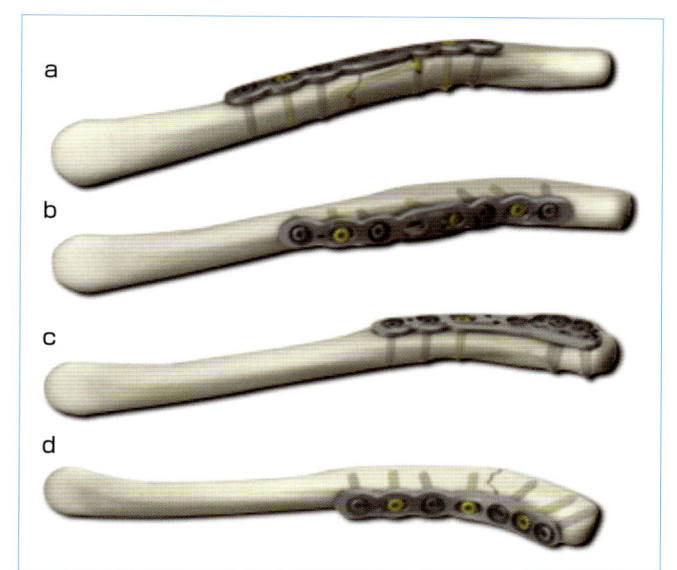

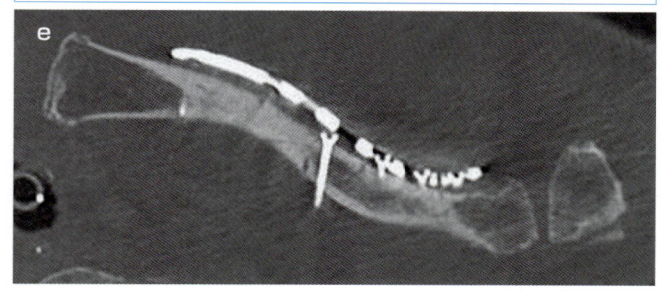

図2

VariAx Clavicle Plate

日本人の骨格も考慮された解剖学的形状で，スクリュー挿入方向に自由度のある polyaxial なロッキングプレートである．上方設置用（a）と前下方設置用は中央部用（b）と遠位用（d）の2種類，さらに外側骨折用（c）の4種類がある．スクリューは，いずれのプレートに対しても 3.5 mm 規格と 2.7 mm 規格の両方が使用できる．基本的には 3.5 mm 規格のスクリューを使用するが，鎖骨の細い症例や小さな骨片がある場合には 2.7 mm を使用するようにしている．スクリューヘッドが low profile なので挿入されたラグスクリューの上にプレートをかぶせるように置くことができるのも，本インプラントの利点である（e）．

Ⅲ．手術器械一式

- スモール規格の骨鉗子
- ホーマン鉤
- 1.5〜1.8 mm 程度の K-wire
  （骨片やプレートの仮固定用）

IV. 体位・セッティング（図3）

体位は仰臥位で行う．骨折部の短縮をとるために背部に枕を入れることが多いが，逆に骨折部が離開することがあるため筆者らは枕は使用しない．また，患側上肢をドレープ上に出してフリーにしなくても整復操作に困ることはない．

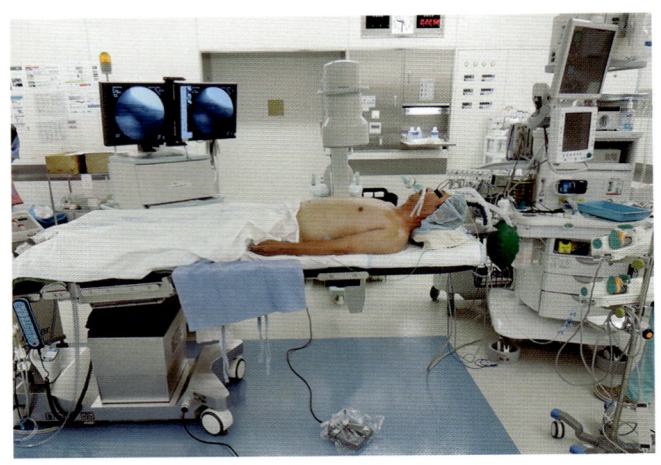

図3 体位・セッティング（左鎖骨骨折症例）

患者は仰臥位，背部に枕は入れない．鎖骨周辺のみ消毒し，患側上肢はドレープ上に出さない．C-armは体幹に垂直に挿入する．モニターは足側に置く．術中透視では，C-armを患者の頭尾側方向に回旋させて使用する．
手術台はX線透過型が必要であるが，サイドレールがあっても問題ない．

＜鎖骨上神経の温存＞

鎖骨骨折の手術における鎖骨上神経損傷により，術後に鎖骨直下の知覚鈍麻や知覚過敏を訴える患者が存在するため温存に努める．

図4に鎖骨上神経の解剖を示す．

日本人における鎖骨上神経の走行について，共著者の寺田は鎖骨上神経の3分枝それぞれの鎖骨遠位端からの距離を計測し，外側枝が 49.4 ± 8.2 mm，中間枝が 78.7 ± 9.1 mm，内側枝が 96.1 ± 9.3 mm であると述べ，術前に鎖骨遠位端から5，8，10 cmの部位にマーキングし，それを参考に鎖骨上神経を同定するのを勧めている（図5）．

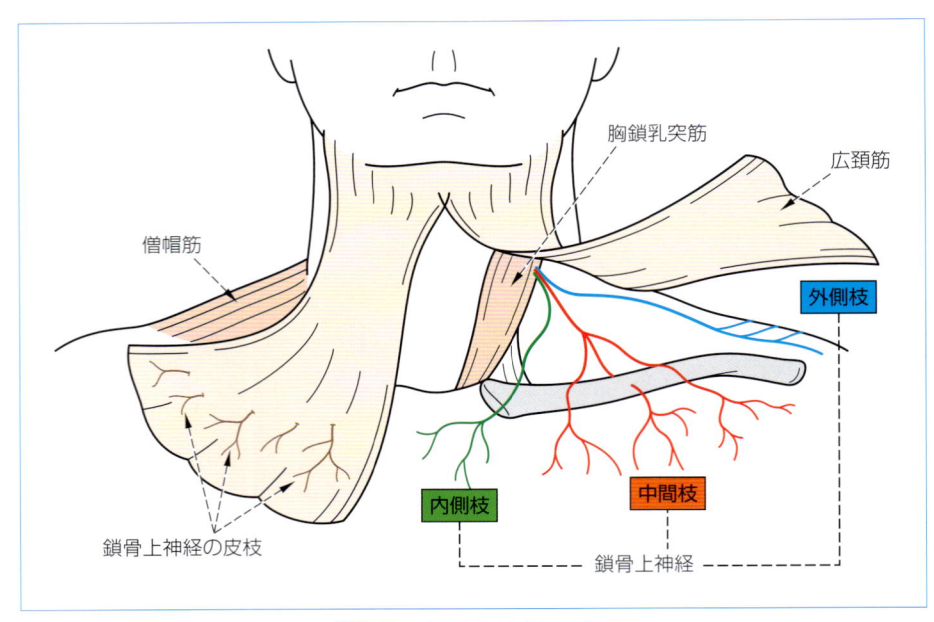

図4 鎖骨上神経の解剖

第3，第4神経根から分枝し胸鎖乳突筋の後縁から遠位へ向かい，内側・中間・外側の3つの枝に分かれて，鎖骨の直上付近で広頚筋を貫いて皮下へ出現する．

V. 手術手技

本項では，上方プレートと前下方プレートについて述べる．

＜上方プレートと前下方プレートの利点・欠点＞

上方設置は，tension side にプレートを当てることができること，アプローチが容易であるといった利点があるが，プレートが皮下に突出しやすい．また，遠位骨片は上肢の重量で尾側方向へ転位するという鎖骨骨折の特徴から，遠位骨片側のスクリューがカットアウトする可能性があるといった欠点もある．一方，前下方設置では，プレートの突出が少ないため抜釘が不要となる可能性が高いこと，挿入されるスクリュー刺入長が上方設置よりも長いといった利点がある．スクリュー長について，Collinge らは鎖骨の形状から，スクリュー刺入長が前方設置よりも長いと指摘している．

プレートのベンディングについて，上方設置の場合，鎖骨のS字状カーブに沿わせるためにサイドベンドを行う必要があるため，一般的にはリコンプレートが必要となる．しかし，リコンプレートは強度が弱いため，コンプライアンスの悪い症例に使用した場合，頭尾側方向に変形してしまうことがある．しかし，この点に関しては昨今国内で使用可能な解剖学的プレートは強度もかなりあるため，プレートが変形する可能性は減っている．さらに，VariAx Clavicle Plate の場合，スクリュー刺入方向を術者が変えることができるので，スクリューカットアウトの危険性も低くなっていると考えられる．

一方，前下方設置の場合，プレートのサイドベンドがほぼ不要なので，LC-LCP といった，リコンプレートよりも強度の高いプレートを使用することができる．

抜釘について，Formaini らは，患者がプレートの突出を理由に抜釘を希望した割合を調査し，上方設置で 54%，前下方設置で 29% と，有意に前下方設置で抜釘の確率が低かったと述べている．

以上から総合的に判断すると，主に抜釘の必要性が低いという点で前下方プレートのほうが上方設置よりも有用性が高いと考えられ，我々は主に前下方プレートを選択するに至った．

1)　アプローチ・切開(図 5-a)

2)　手技実際

a)　展　開(図 5)：前下方設置も上方設置も骨折部までのアプローチは，ほぼ同様である．

b)　整復・内固定：「手術記録：p.119〜124 図 6，7」参照．

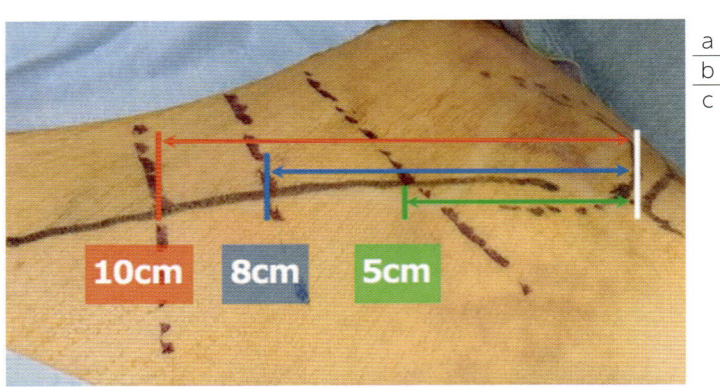
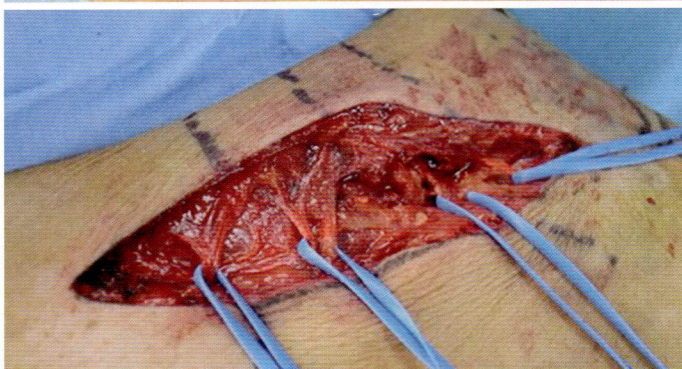
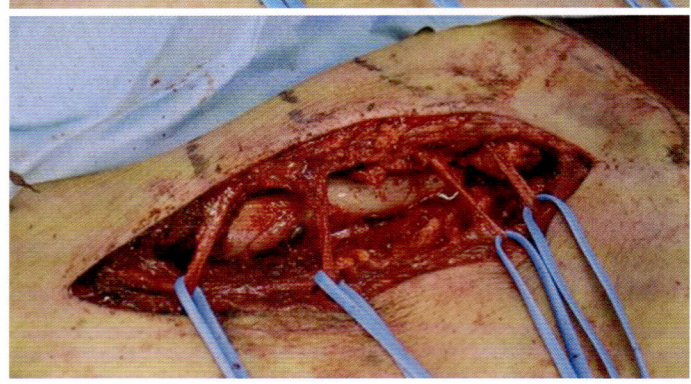

図5

鎖骨上神経〜骨折部の展開

a：鎖骨の前縁に沿って皮切をデザインし，鎖骨遠位端から5，8，10 cm のレベルにマーキングする（実線が前下方アプローチの皮切）．
上方プレートも前下方プレートも皮切の位置に大きな違いはない．筆者は，上方プレートの際の皮切は鎖骨の直上を，前下方プレートの場合には，鎖骨前縁に沿った位置に皮切を置くようにしている．

b：広頚筋のレベルで神経を露出したところ．皮切を入れ，皮下脂肪を分けていくと広頚筋に達する．目指す鎖骨上神経はこの広頚筋のレベルにあるので，以後マーキング位置を指標に慎重に剥離展開するのが肝要である．神経が展開できたら，これに神経テープをかけておく．

c：鎖骨を展開したところ．神経テープをかけた後，広頚筋の深層は，その深層は三角筋・大胸筋と僧帽筋のインターバルなので，これを切離して鎖骨を露出する．

Ⅵ. 後療法

　術後3週までは自動運動挙上・外転90°までの制限を行い，それ以後は可動域訓練の制限を解除する．
（小川健一，寺田忠司）

参考文献

1）Nathe T, et al.：The anatomy of the supraclavicular nerve during surgical approach to the clavicular shaft. Clin Orthop Relat Res. 469（3）：890-894, 2011.

> **サマリー**　鎖骨上神経分枝のカダバー検証．展開の安全域は狭く，肩鎖関節から2.7 cm，胸鎖関節から1.9 cm．鎖骨骨折手術の際は，鎖骨上神経に配慮を．

2）寺田忠司ほか：鎖骨上神経を温存した鎖骨骨幹部骨折に対する前下方プレート固定—鎖骨上神経の解剖学的位置の検討—．骨折．36（2）：232-235, 2014.

3）Collinge C, et al.：Anterior-inferior plate fixation of middle-third fractures and nonunions of the clavi-cle. J Orthop Trauma. 20（10）：680-686, 2006.

> **サマリー**　鎖骨骨幹部骨折，前下方プレート58例の成績．前下方の利点は，長めのスクリュー設置が安全に行え，術後インプラント突出が少ないこと．詳細な図解あり．

4）Formaini N, et al.：Superior versus anteroinferior plating of clavicle fractures. Orthopedics. 36（7）：e898-904, 2013.

> **サマリー**　鎖骨骨幹部骨折のプレート設置位置（上方 vs 前下方）成績比較．転位ある105例，アプローチによる成績差はなし．上方プレートは，インプラント突出の訴えが多い．

患者 ID：　　　　　　　患者氏名：

年齢：75　　性別：男性

手術日：　　／　　／

診断：左鎖骨骨折 (Robinson 分類 type 2B2) (図 6)

術式：骨接合術 (プレート前下方設置) (図 6-a)

術者：　　　　，　　　　，

麻酔：全身麻酔　　麻酔医：

- 仰臥位，背部枕なし
- 鎖骨遠位から 5，8，10 cm のレベルに鎖骨上神経のマーキングを行った
- 鎖骨の下縁に沿った約 8 cm の皮切を加え，皮下組織を剝離
- 広頚筋が露出したレベルから慎重に鎖骨上神経を同定し神経テープをかけた
- その直下で僧帽筋と三角筋・大胸筋のインターバルを鎖骨上で切離し，鎖骨を露出した
- 中央の分節骨片と近位骨片を整復し骨鉗子で把持した後，1.5 mm K-wire で仮固定し (図 6-b1)，ラグスクリュー固定した (図 6-b2)

- 分節骨片と遠位骨片間は軟部で連続性があったため，整復位でラグスクリュー固定した (図 6-b3)
- 透視下に 8 穴 Anterior Midshaft Plate を置いてプレート位置を決定し (図 6-b4)，1.5 mm K-wire で仮固定して透視で確認した (図 6-b5，6)
- プレートをスクリュー固定していく．遠位部のスクリューはドリリング後骨孔の長さを計測するが，しばしば軟部にひっかかり刺入長を誤ることがあるので透視でデプスゲージ先の位置を確認して計測した (図 6-b7)
- 最後に透視で全体像を確認した (図 6-b8)
- 洗浄後，肉眼写真撮影 (図 6-b9)．切離してい

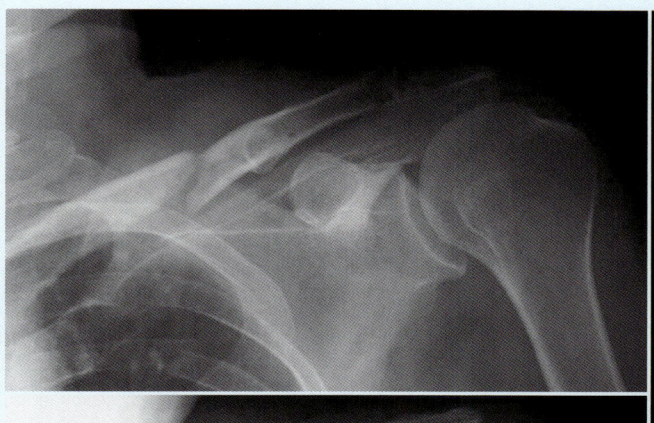

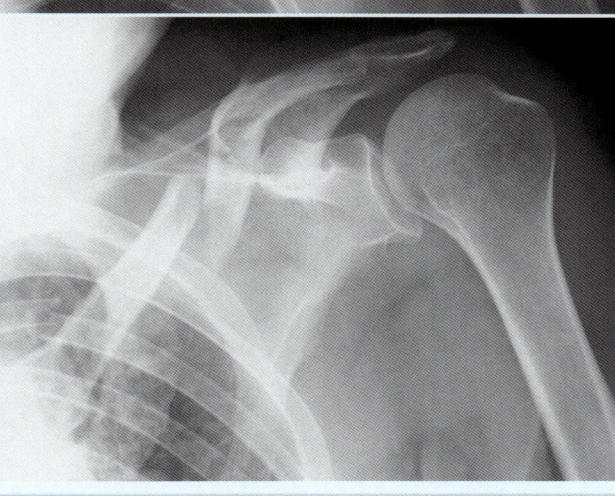

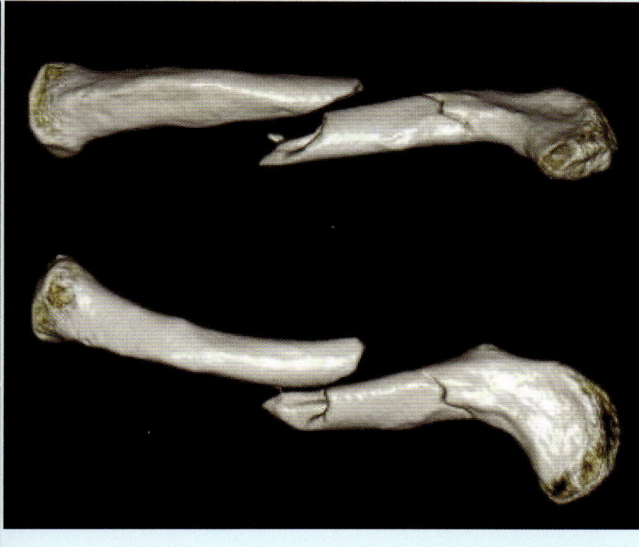

図 6

前下方設置例．75 歳，男性．
Robinson 分類 type 2B2

　a：初診時

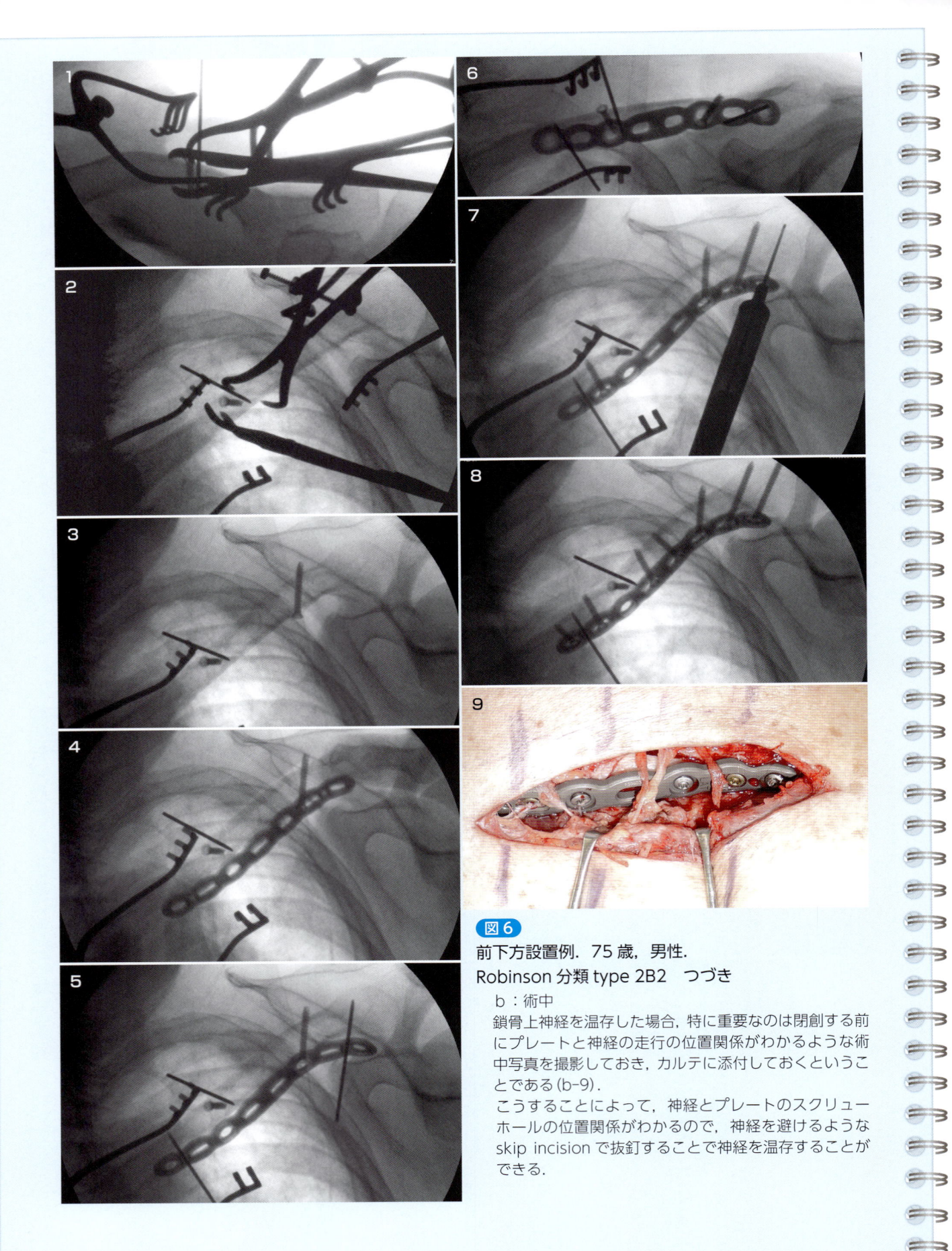

図6

前下方設置例. 75 歳, 男性.
Robinson 分類 type 2B2　つづき

　b：術中
　鎖骨上神経を温存した場合, 特に重要なのは閉創する前にプレートと神経の走行の位置関係がわかるような術中写真を撮影しておき, カルテに添付しておくということである(b-9).
　こうすることによって, 神経とプレートのスクリューホールの位置関係がわかるので, 神経を避けるような skip incision で抜釘することで神経を温存することができる.

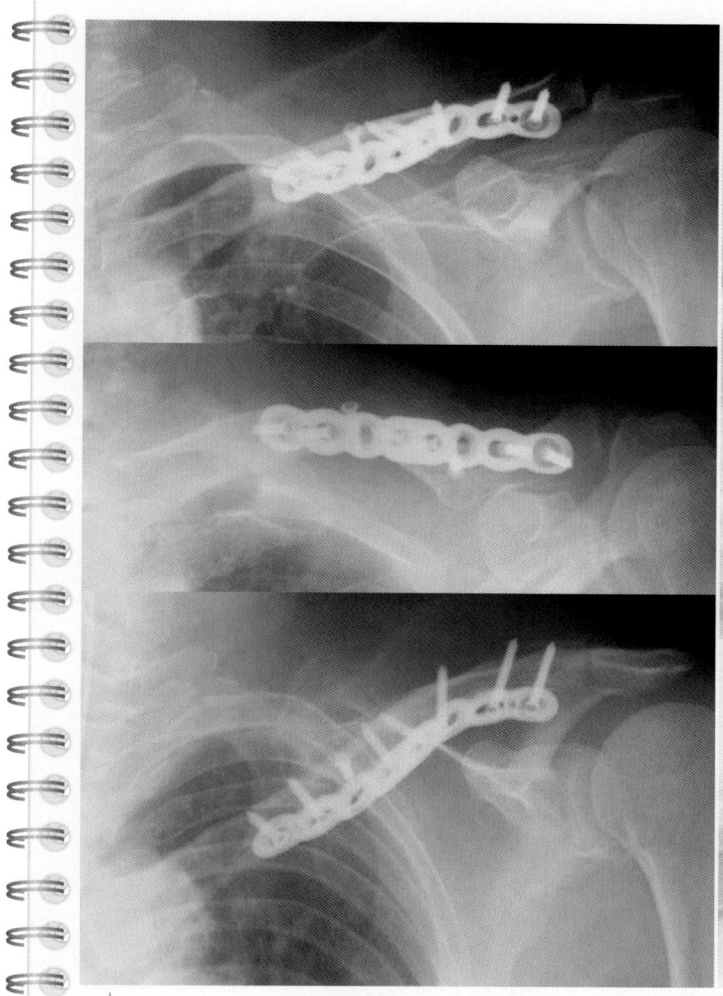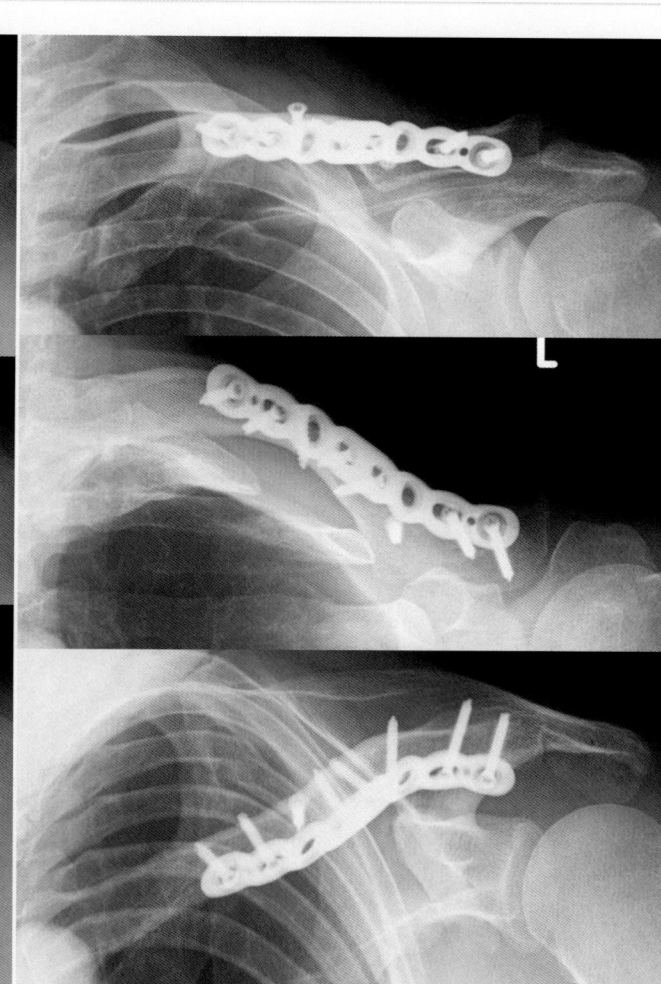

c | d

図6　前下方設置例．75歳，男性．Robinson 分類 type 2B2　つづき
　　　c：術後
　　　d：最終

た僧帽筋と大胸筋・三角筋のインターバルを縫合し，鎖骨上神経に注意しながら皮下縫合し皮膚も縫合して手術を終了した
- 術後 X 線 3 方向撮影（図 6-c）
- 最終 X 線 3 方向撮影（図 6-d）

患者 ID：	患者氏名：
年齢：70	性別：男性

手術日：　　　／　　　／

診断：左鎖骨骨折 (Robinson 分類 type 2B1) (図 7)

術式：骨接合術 (プレート上方設置)

術者：　　　　　　，　　　　，

麻酔：全身麻酔　　麻酔医：

- 仰臥位，背部枕なし
- 鎖骨遠位から 5，8，10 cm のレベルに鎖骨上神経のマーキングを行った
- 鎖骨直上に約 8 cm の皮切を加え，皮下組織を剥離．広頚筋が露出したレベルから慎重に鎖骨

上神経を同定し神経テープをかけた．その直下で僧帽筋と三角筋・大胸筋のインターバルを鎖骨上で切離し，鎖骨を露出した
- 骨折部は長いらせん骨折であったので，骨折部を整復し骨鉗子で把持した後，1.5 mm K-wire

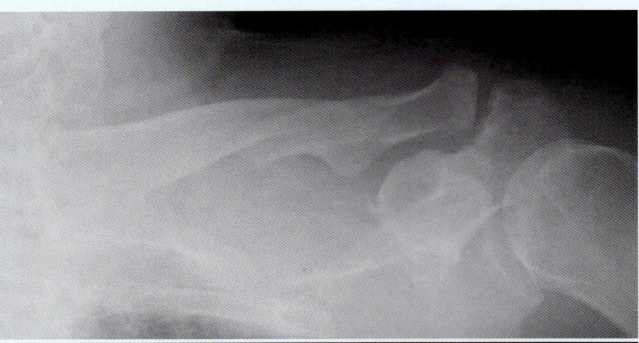
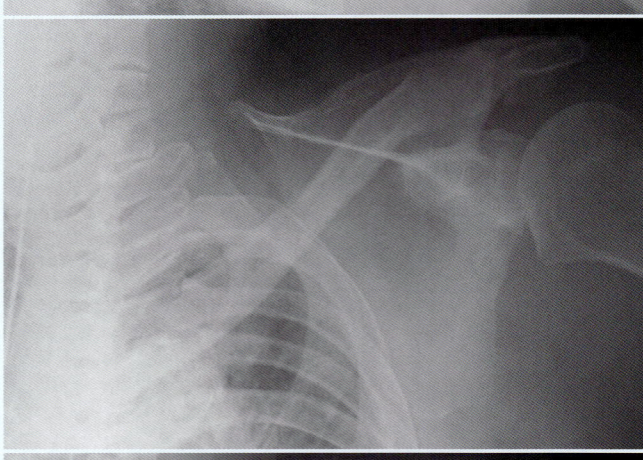
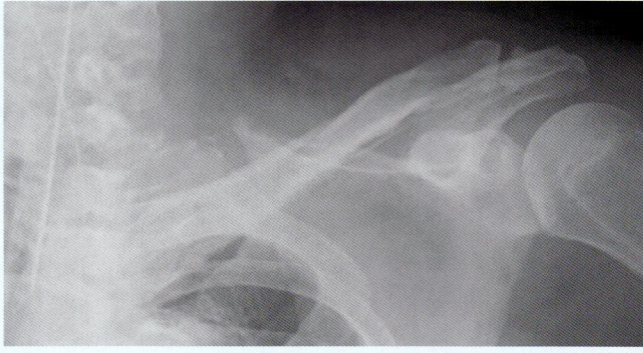
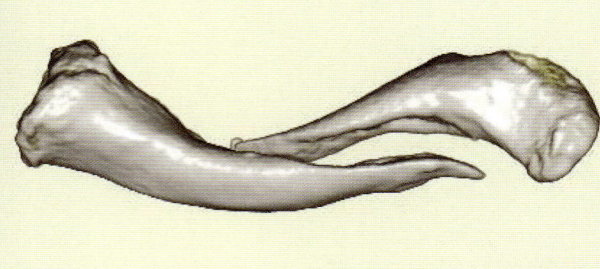
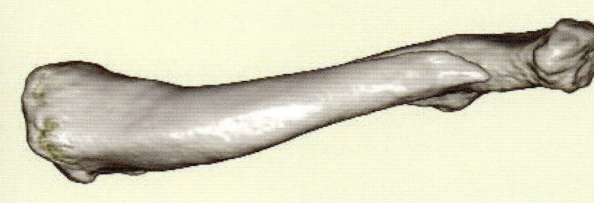

図7

上方設置例．70 歳，男性．

Robinson 分類 type 2B1

　a：初診時

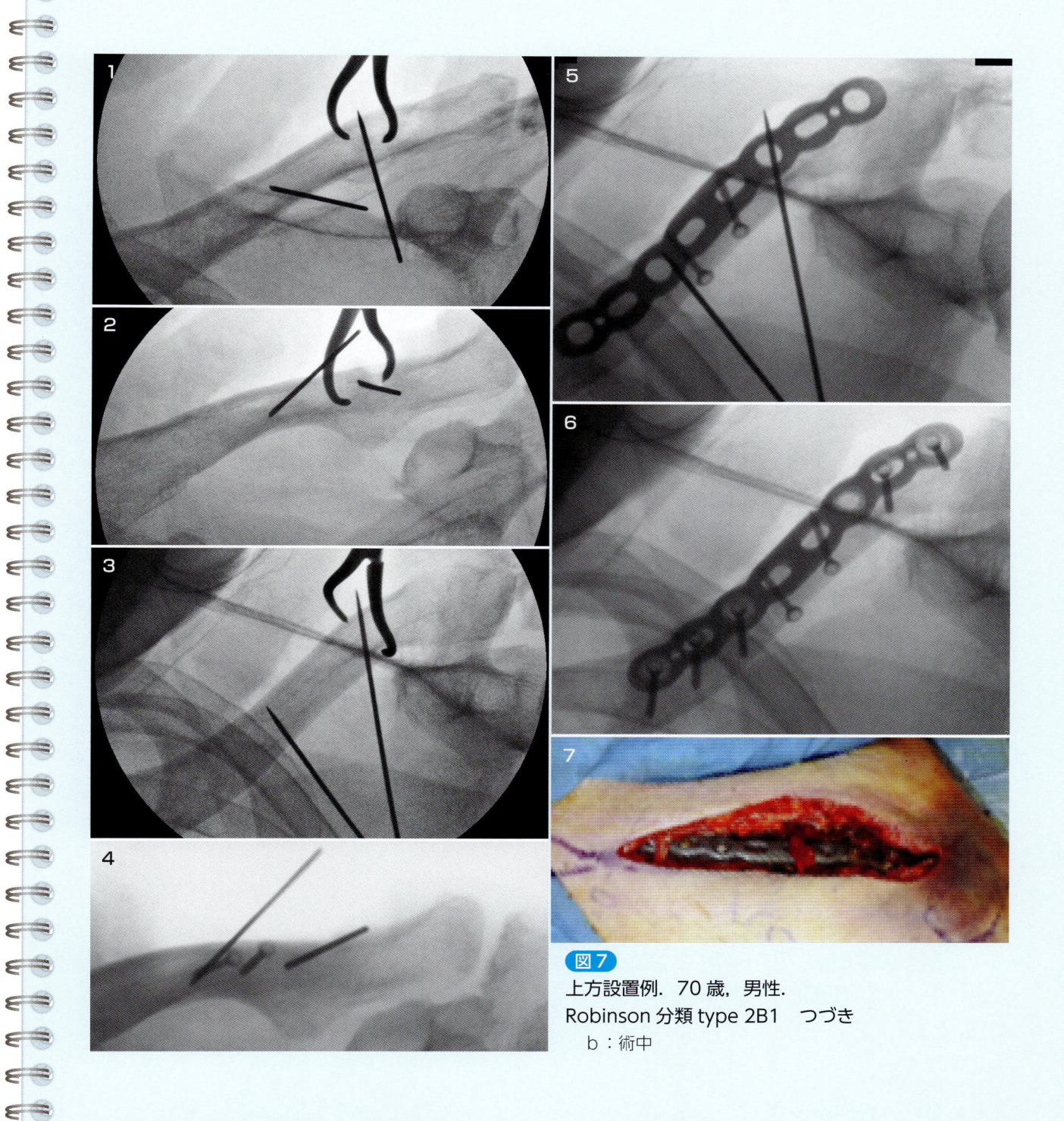

図7
上方設置例．70歳，男性．
Robinson 分類 type 2B1　つづき
　b：術中

2本で仮固定した（図7-b1~3）
- 続いてラグスクリュー2本を挿入した（図7-b4）透視下に8穴 Superior Low Bend Plate を置いて位置を確認（図7-b5）した後，1.5 mm K-wire でプレートを仮固定してスクリュー固定した（図7-b6）
- 遠位スクリューは骨折部との関係で2本となっ

たが，骨折部にラグスクリュー2本を入れているため，2本で十分保護プレートとしての機能を満たすと判断した
- 洗浄後，肉眼写真を撮影（図7-b7）し，切離していた僧帽筋と大胸筋・三角筋のインターバルを縫合し，鎖骨上神経に注意しながら皮下縫合し，皮膚も縫合して手術を終了した

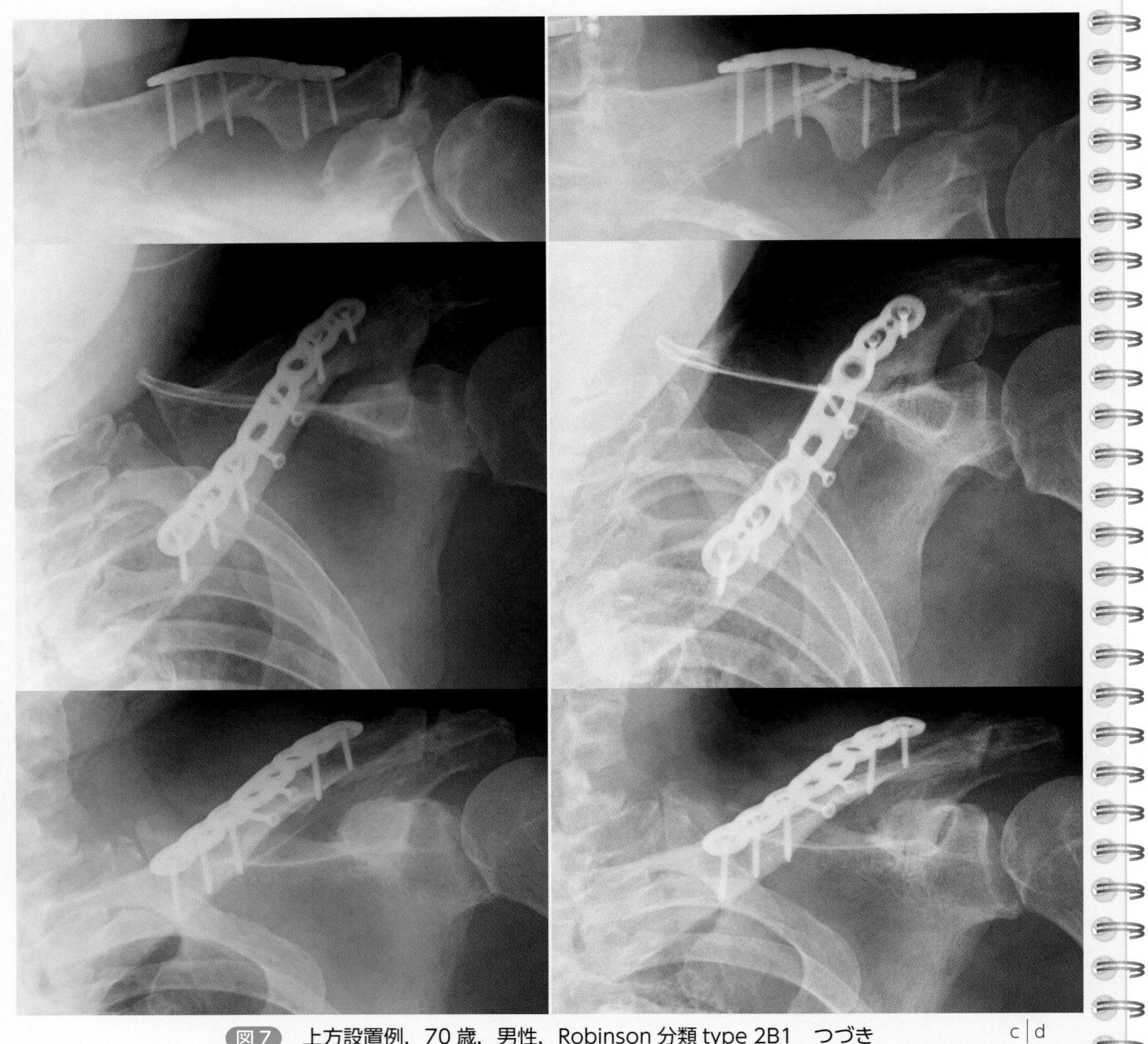

図7 上方設置例．70歳，男性．Robinson 分類 type 2B1　つづき

c：術後
d：最終

c | d

- 術後 X 線 3 方向撮影（図 7-c）
- 最終 X 線 3 方向撮影（図 7-d）

押さえておくべき基本 骨折治療テクニックの実際

2 上腕骨近位部骨折　1）ロッキングプレート

Ⅰ．代表的分類表（その手術適応）

　修正 Neer 分類（図1-a）や新 AO 分類を使用する（図1-b）．インプラントの使い分けに関して，髄内釘は腱板に対する影響が，またプレート固定では過度な展開による侵襲の大きさが危惧されるため，高齢者や 2-part 骨折ならば概ね髄内釘，多骨片骨折や青壮年者であればプレートを選択することが多い．

　現在はインプラントの改良や手術手技の工夫も進んでおり，術者の得意な方法が選択されることも多い．また高齢者の高度粉砕症例では人工骨頭や，近年では厳密な症例選択のもとリバース型 TSA（total shoulder arthroplasty）が適応されることもある．

1-part		2-part	3-part	4-part
最小転位 (minimal displacement)	解剖頚			
	外科頚	A B C		外反嵌入 (valgus impacted)
	大結節			
	小結節			関節面
	脱臼骨折 前方			(split)
	後方			(impression)

図1 代表的分類表

a：上腕骨近位部骨折の修正 Neer 分類．3-part 以上の骨折型がプレートの良い適応とされる．拡大適応として 2-part に対する最小侵襲プレート骨接合術や，若年者の高度粉砕/脱臼骨折に対するプレート固定など，術者の経験・技量により慎重に判断する．

11A 関節外骨折2-part

A1 結節骨折
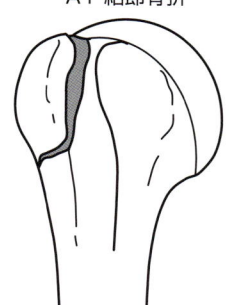

A2 外科頸骨折
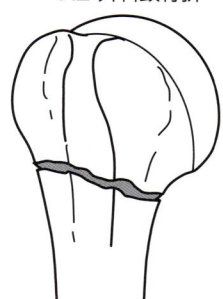

A3 垂直剪断骨折
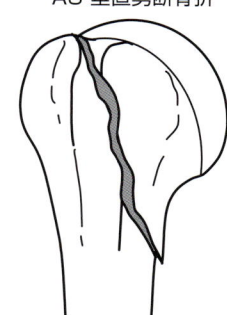

11B 関節外骨折3-part

B1-1 外科頸骨折大結節骨折
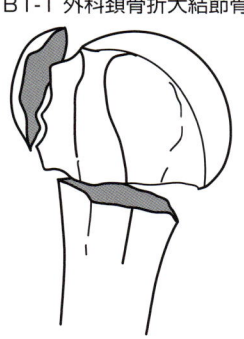

B1-2 外科頸骨折小結節骨折
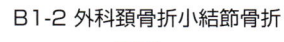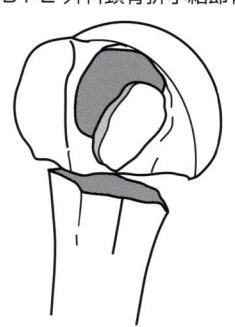

11C 関節内骨折あるいは4-part

C1-1 解剖頸骨折外反嵌入骨折
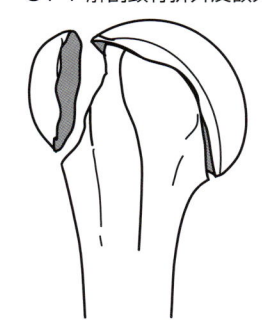

C1-3 解剖頸骨折単独骨折
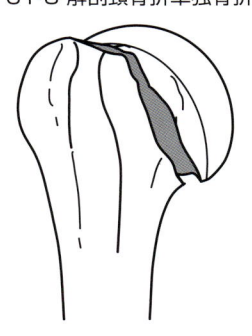

C3 骨幹端骨折を伴う解剖頸骨折骨端部多骨片

C3-1 関節面単純骨折
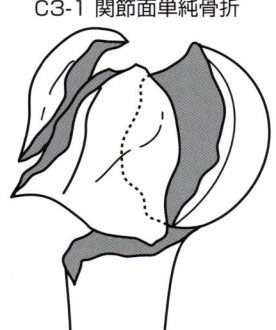

C3-2 関節面骨折
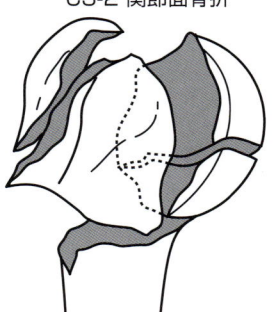

C3-3 骨幹端骨折
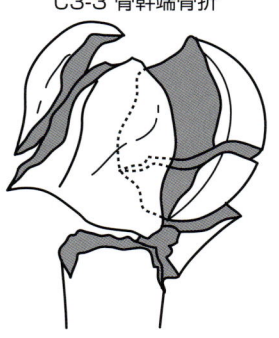

図1 代表的分類表　つづき

b：上腕骨近位部骨折の新 AO 分類．主に以下の骨折型がプレートの適応となり得る．

A：関節外単極骨折　　B：関節外双極骨折　　C：関節内骨折

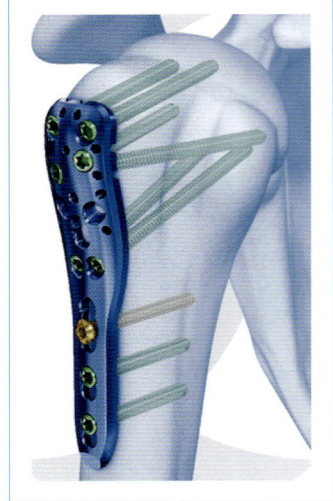
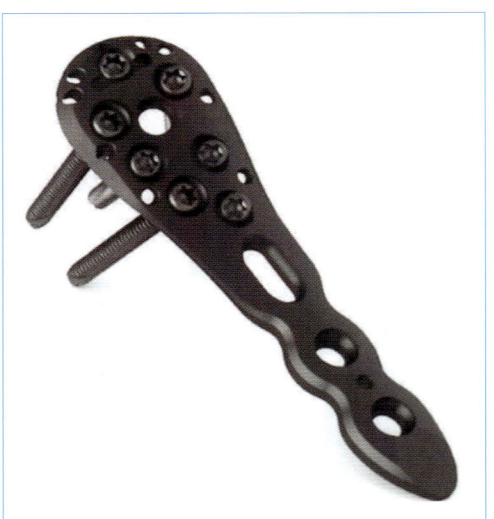
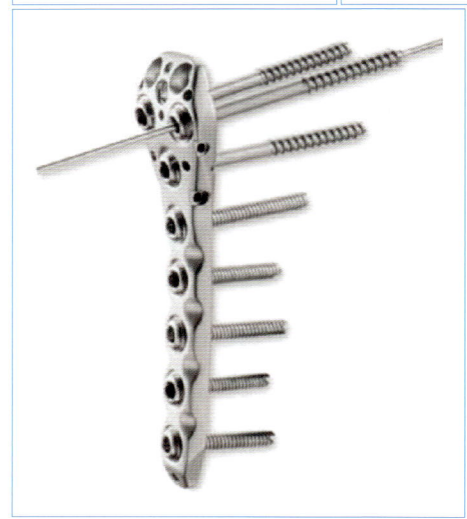
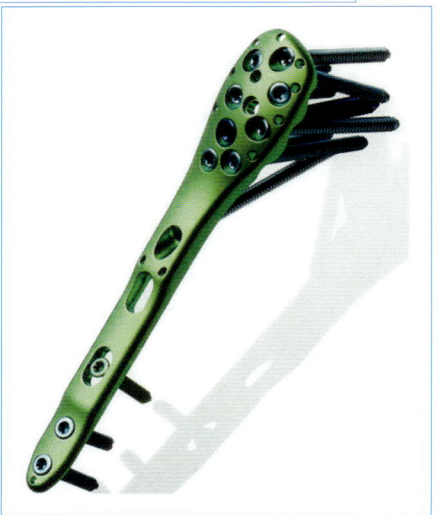

図2 上腕骨近位部骨折に使用可能なプレート各種

a	b
c	d

いずれも骨頭方向へ複数本のロッキングスクリューが挿入可能となっている．筆者は骨頭により多くのロッキングスクリューが挿入可能な DePuy Synthes 製 PHILOS® を使用することが多いが，NCB に代表される角度可変式のロッキングスクリューであったり，大結節後方へのサポートがなされている MODE など，各メーカーより様々な特徴を有するインプラントが使用可能である．それぞれのコンセプトに応じて選択する．

  a：PHILOS®（DePuy Synthes 製）
  b：AxSOS 3Ti®（Stryker 社製）
  c：NCB Proximal Humerus®（Zimmer Biomet 社製）
  d：MODE Proximal Humeral Plate®（日本エム・ディ・エム社製）

Ⅲ．手術器械一式

- エレバトリウム各種（骨頭を愛護的に整復する際に必要）
- K-wire各種（骨片の仮固定などに使用する．φ1.8〜2.0 mm を使用することが多い）
- 非吸収糸（残存腱板にかけて骨片のコントロールに有用）
- 単鈍鉤（内方化した骨幹部を整復する際に使用）

Ⅳ．体位・セッティング（図3）

仰臥位もしくは beach chair 位で行う．整復位やプレート設置高位を確認すべく術中透視は必須であるため，透視可能な手術台を使用することはもちろんのこと，ベッド縁の金属部分が透視の邪魔にならないようなポジショニングを行う．透視装置のモニターは健側もしくは頭側に位置させる．我々は仰臥位とし患側の肩関節をベッド外にポジションさせる．この際，頭がベッドより落ちないような工夫（図3-b）が必要である．C-arm は頭側から挿入し，正面，スカプラ Y view が良好に描出できるように，ドレッシング前に十分に確認する．

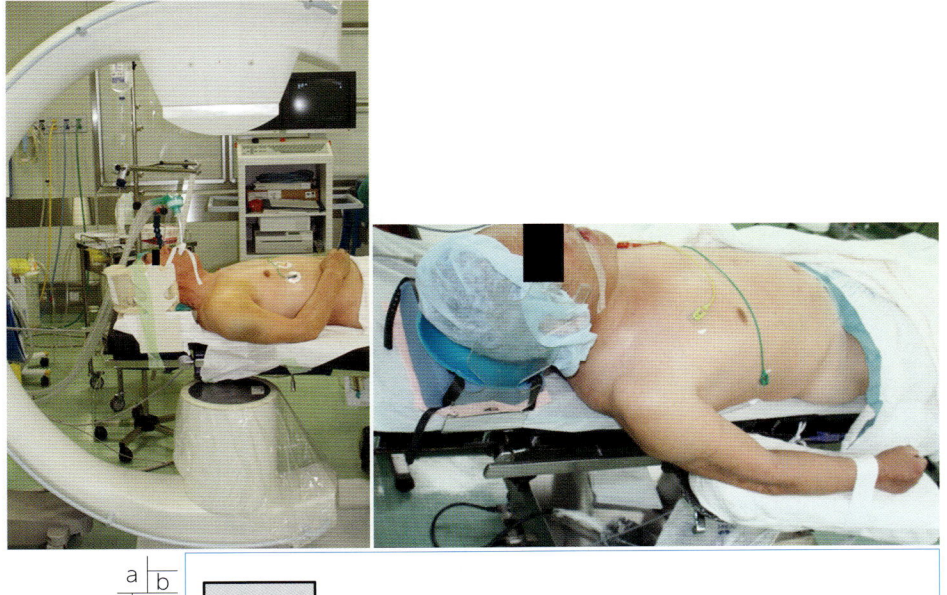

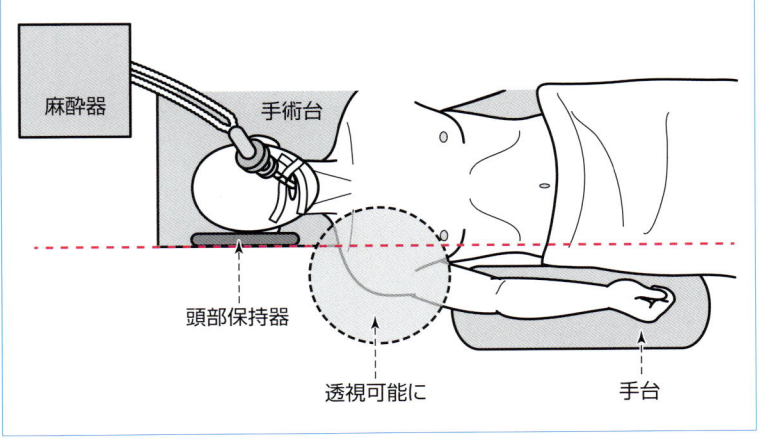

a | b
—
c

図3

体位・C-arm などのセッティング

a：C-arm は頭側より挿入することで多少の beach chair 位としても対応が容易となる．

b：患肢は手先まで free とし，術中操作により頭部が落ちないようにブックエンドを使用するなどの工夫が必要となる．

c：俯瞰図．肩のみ手術台から外に出すと従来の手術台でも良好な術中透視が可能である．

麻酔器　手術台　頭部保持器　透視可能に　手台

V. 手術手技

1. 皮切・アプローチ（図4）

Delto-pectoral approach で行う.

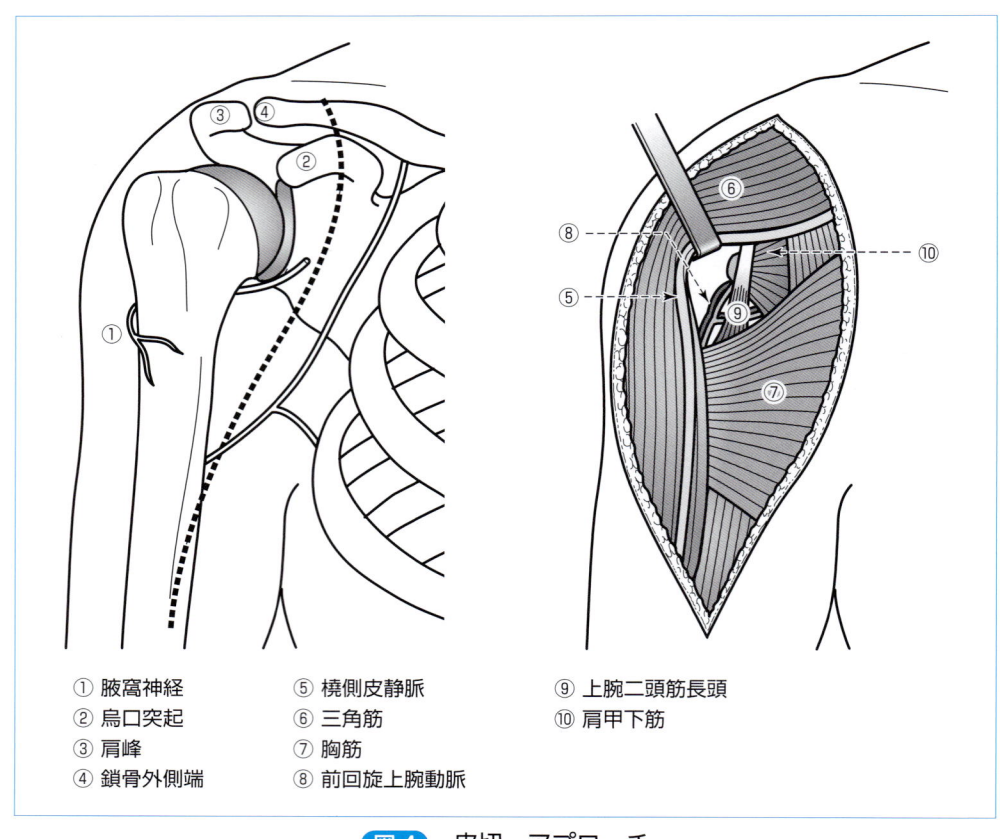

① 腋窩神経	⑤ 橈側皮静脈	⑨ 上腕二頭筋長頭
② 烏口突起	⑥ 三角筋	⑩ 肩甲下筋
③ 肩峰	⑦ 胸筋	
④ 鎖骨外側端	⑧ 前回旋上腕動脈	

図4 皮切・アプローチ

Delto-pectoral approach（三角筋大胸筋間進入法）. 烏口突起から三角筋上腕骨停止部まで皮切を加え, 橈側皮静脈を三角筋側につけて深部へ展開. 横走する肩甲下筋腱を確認, 停止部まで追って小結節骨片を同定保護する. 多骨片骨折であれば大・小結節骨片を観音開きのように翻転することで, 骨頭骨片を確認できる.

2. 手技の実際

1) 結節のコントロール（図 5-a）
2) 結節の仮固定（図 5-b）

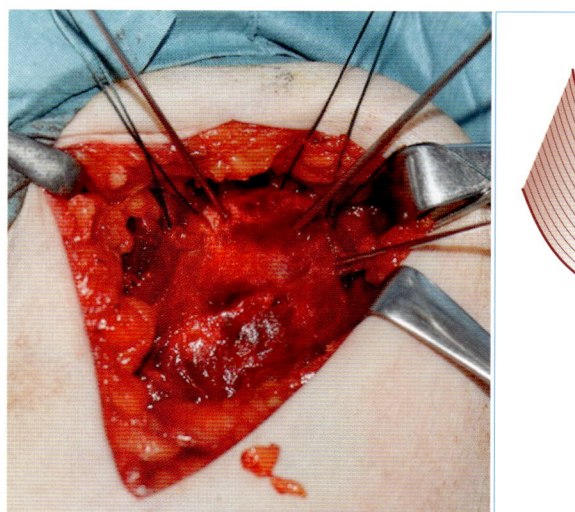 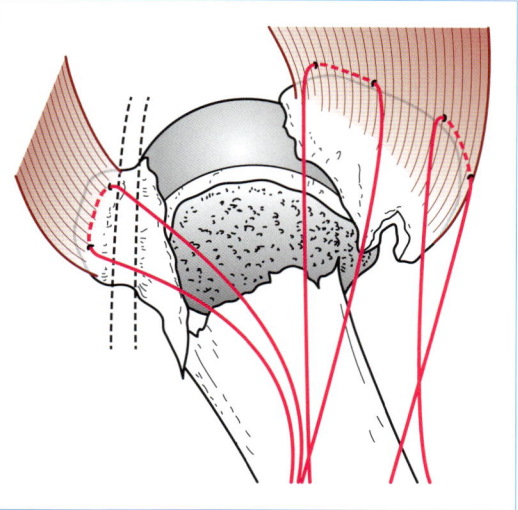

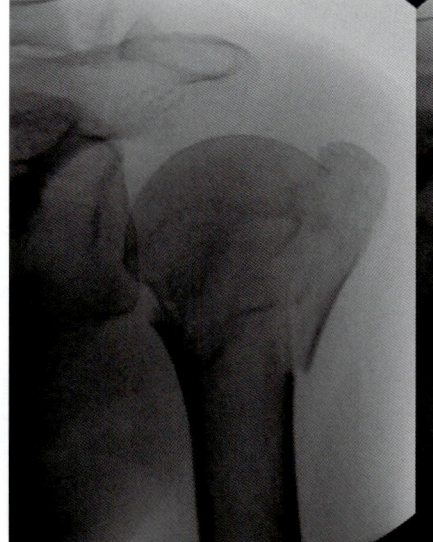 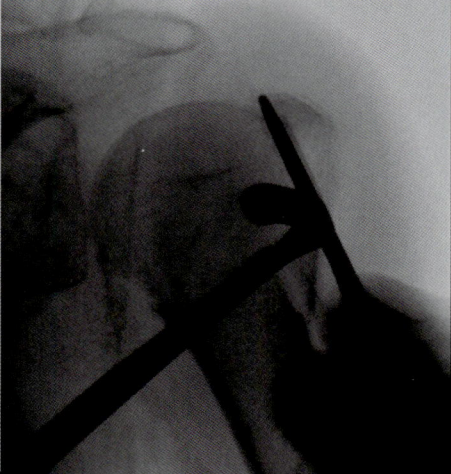 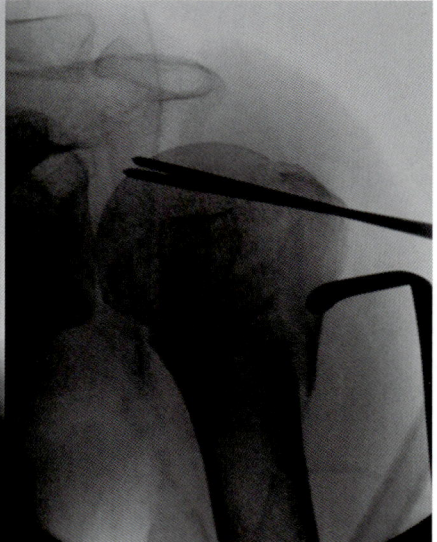

a
b

図5 手技の実際

手術手順の概略として，大結節・小結節骨片のコントロール→近位骨片の整復・仮固定
→近位・遠位骨片の整復・仮固定→プレート設置・スクリュー固定の順である．

a：結節のコントロール．各骨片に付着する腱板を主とした軟部組織を剥がしてしまわ
ないように愛護的に操作する．大結節に停止する腱板（棘上筋→棘下筋に2本程度）
ならびに小結節に停止する肩甲下筋腱に非吸収糸をかける．これらの糸により各骨
片のコントロールも容易となり，後述するプレートへの締結にも有用となる．なお
高齢者などの腱板断裂症例においても棘下筋など残存する腱組織に可能な限り糸を
かけてくる．

b：結節の仮固定．骨頭骨片を指先やエレバトリウムなどを使用して愛護的に整復し，
この骨頭骨片を中心に結節部骨片を合わせるように整復していき K-wire で仮固定
する．後のプレート設置に支障をきたさないように設置部と想定される部位からの
wire 刺入を避けるよう注意する．

2

上腕骨近位部骨折　1）ロッキングプレート

3）外反陥入型骨頭への対応（図 5-c）
4）近位骨片と骨頭部骨折の整復・仮固定（図 5-d，e）

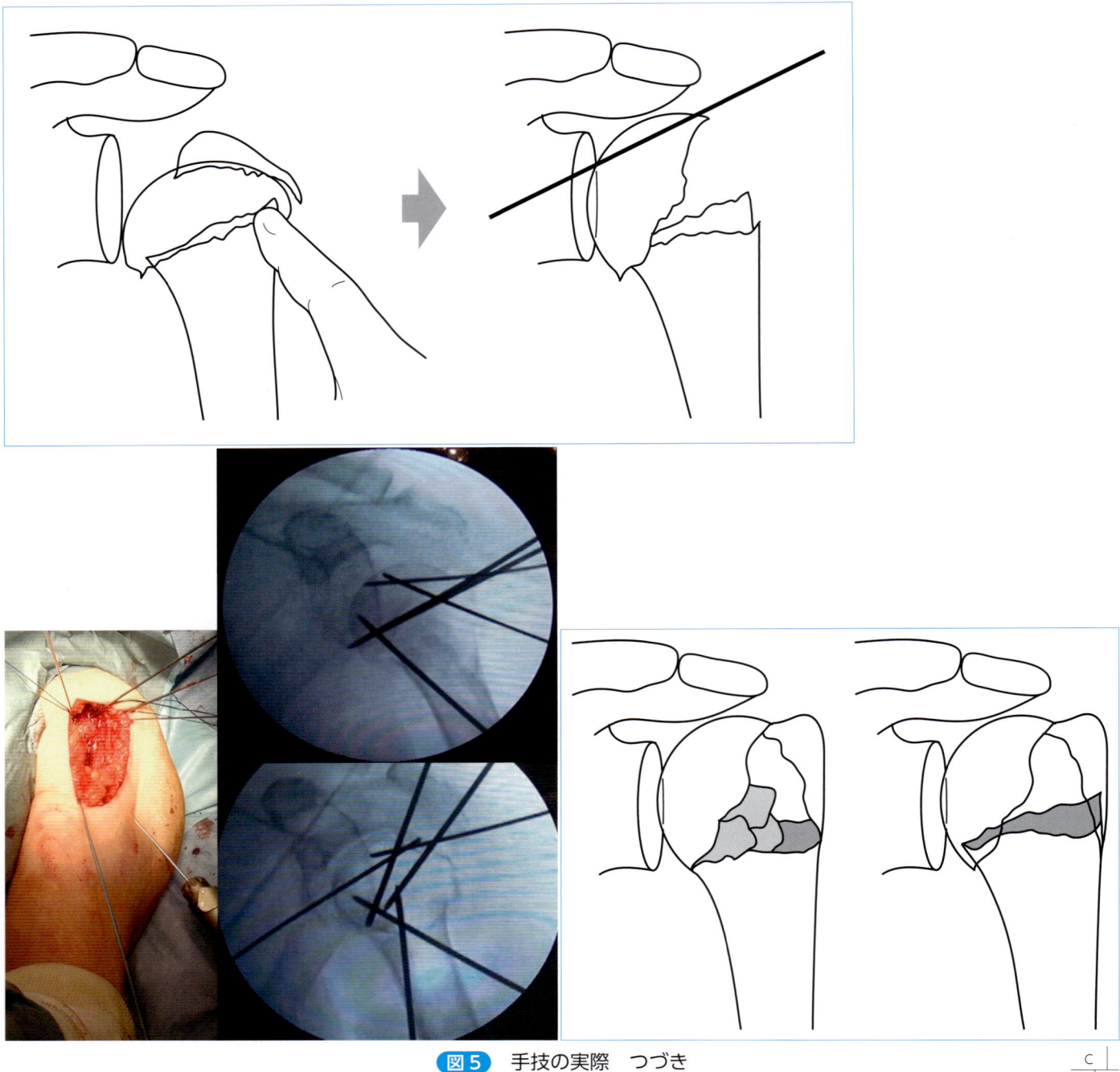

図5 手技の実際　つづき

c：外反陥入型骨頭への対応．外反陥入型の場合は，骨頭骨片を指先やエレバトリウムを使って glenoid に対して押さえつけるように整復することで外反が矯正される．同部で骨頭骨片が不安定なようならば glenoid に対して K-wire で仮固定を行う．

d：近位骨片と骨頭部骨折の整復・仮固定．一塊とした近位骨片と骨幹部骨片を 2 本の K-wire にて固定する．これらの K-wire も後のプレート設置の障害にならないよう骨幹部前方・後方気味より刺入する（経皮的でも良い）．

e：Fracture void があまりに大きいようであれば人工骨移植などを行っても良い．もしくは骨幹部骨片を近位骨片（骨頭内）につきこむようにすることで内側の支えとなり得，術後の内反転位を防止する．

5) プレート仮固定（図5-f, g）

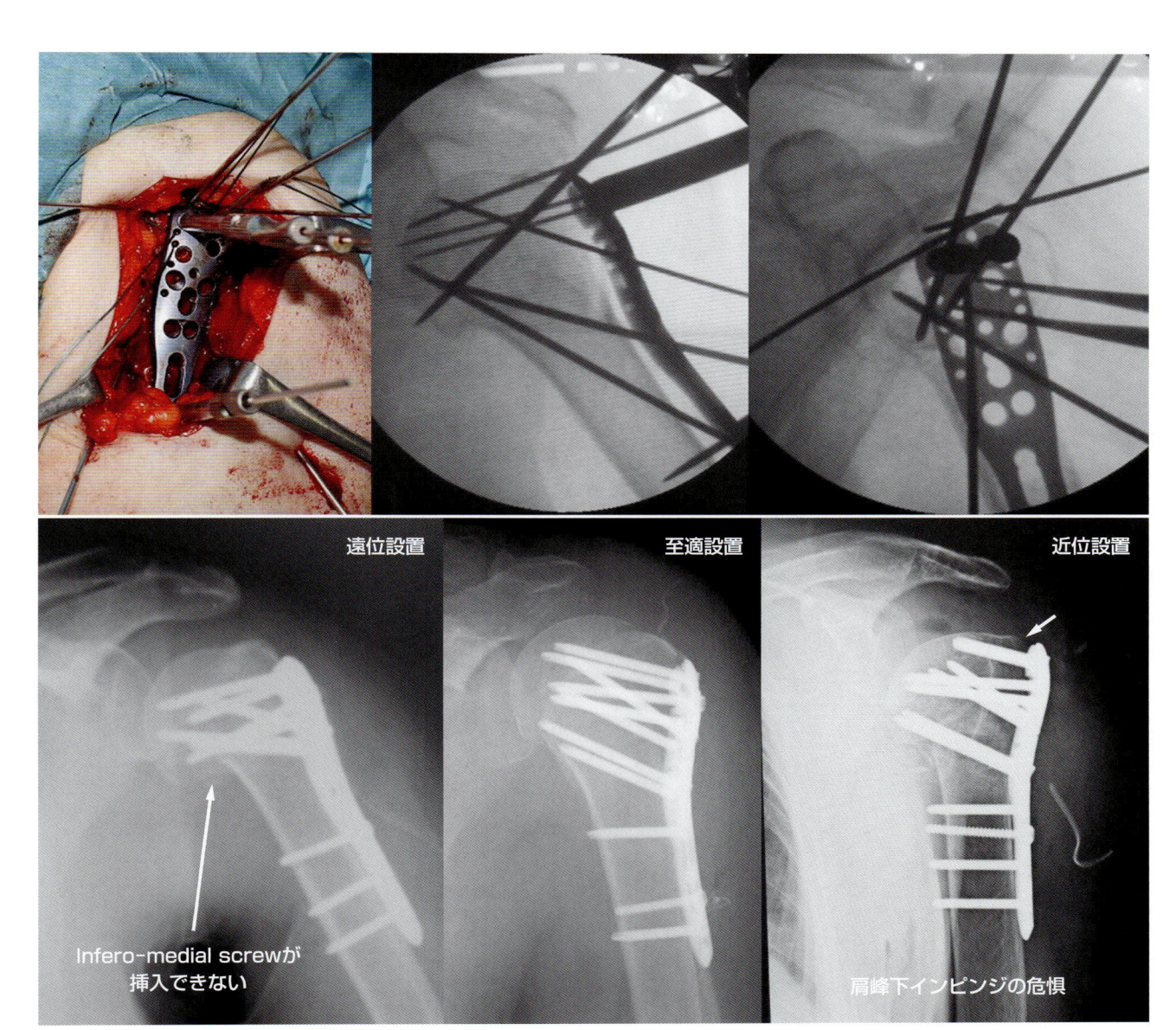

遠位設置　　至適設置　　近位設置

Infero-medial screwが
挿入できない

肩峰下インピンジの危惧

$\frac{f}{g}$

図5　手技の実際　つづき

f：プレート仮固定．準備したプレートを大結節外側に設置し，透視装置により至適高位を決定する．また腱板にかけた糸をプレートの suture hole に通しておく（最終段階では極めて通しにくくなる）．プレート最近位部が大結節から浮き上がらないように押さえながら仮固定用の wire を locking sleeve 越しに刺入する．

g：設置高位を決定する基準として，最近位のスクリューを可能な限り骨頭の頭側に挿入することと，infero-medial screw を至適位置に挿入することの2点である．一方で設置が近位すぎると肩外転時に肩峰下インピンジを生じるし，遠位だと infero-medial screw が挿入できないなど，骨頭方向に十分な本数のスクリューが挿入できない．我々の使用する PHILOS® は，比較的近位設置となることが多い印象である．

6） 近位スクリュー挿入開始（図 5-h）
7） 遠位スクリュー挿入開始（図 5-i）

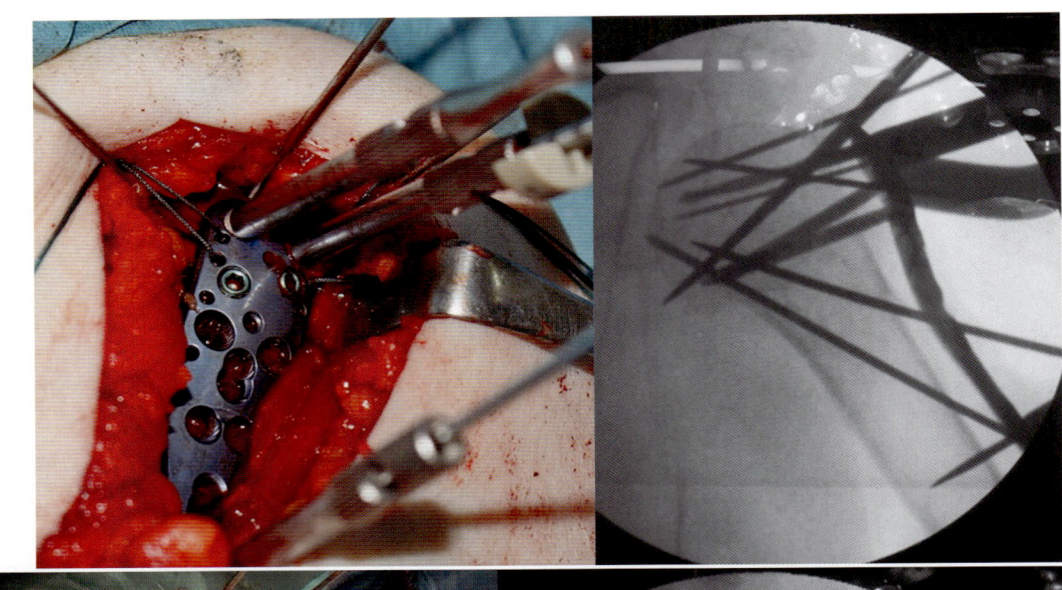
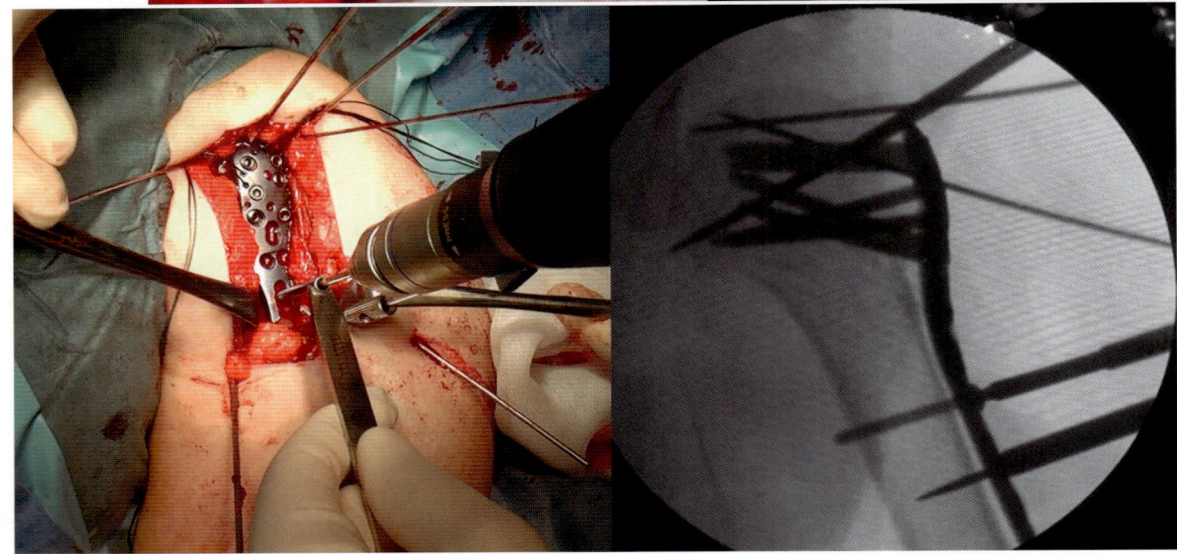

図5 手技の実際 つづき

h
―
i

h：近位スクリュー挿入開始．プレートを仮固定し，C-arm にて確認する．良好なようならば
最近位からスクリュー挿入を開始する．骨頭に対するドリリングの際，決して関節面を穿破
しないように注意する．手技書によれば最初に骨幹部骨片にコーテックススクリューを挿
入するとするものもあるが，ある程度整復位が得られている場合は，先に近位骨片に対し
て数本ロッキングスクリューを挿入しても良い（筆者は通常 4 本程度）．ここまでの作業で
プレートと近位骨頭骨片が一体化している．

i：遠位スクリュー挿入開始．骨幹部に対する固定はすべてロッキングスクリューでも良いが，
最初の 1 本はコーティカルスクリューを挿入しても良い．その際に compression 方向に
スクリュー挿入することで，近位骨片に対する圧迫をかけることも可能である．全体のア
ライメント，プレート設置位置，スクリュー方向・長さなどを C-arm で確認し，良好であ
れば残りのロッキングスクリューを順次挿入していく．なお骨幹部に対するスクリューは
通常 3 本で良いと考えるが，関節リウマチ患者などで骨質が極めて不良な場合は，少し長
めのプレートを使用してでも 5 本程度のスクリューを挿入することを推奨する．

8）Infero-medial screwの役割と挿入方法（図5-j）
9）プレート締結用ホールへの腱板縫着（図5-j）
10）近位スクリューの挿入深度チェック（図5-k）

11）閉　創
　十分に洗浄を行い，ドレーン挿入して手術を修了する．術後は三角巾固定とする．

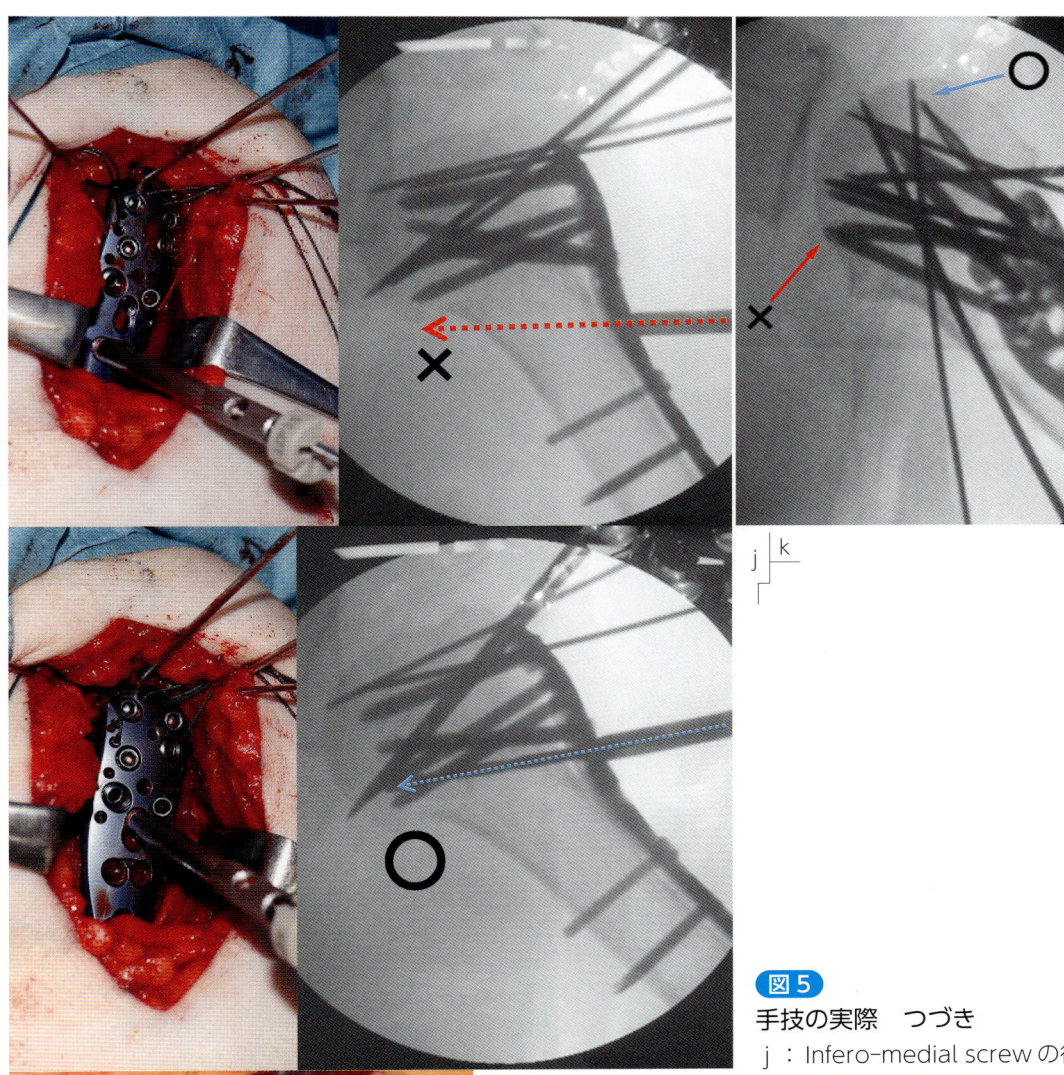

j｜k

図5
手技の実際　つづき

j：Infero-medial screw の役割と挿入方法．
　　骨頭骨片には可能な限り多くのスクリューを挿入し，特に infero-medial screw と称される頚部内側から骨頭下方に挿入されるロッキングスクリューは必ず挿入するよう心がける．本症例は体格が小さかったため通常より近位のホールからのロッキングスクリュー挿入とした．最後にプレートの締結用ホールに腱板にかけておいた糸を通して縫合する．

k：近位スクリューの挿入深度チェック．骨脆弱性が強く，頚部内側が高度粉砕している症例などにおいては，骨頭に対する drilling に細心の注意を払う．すなわち決して術中に穿破してはならないし，また術後に多少の内反転位を生じた際にもスクリュー先端が穿破しないような深度のスクリュー長を決定する．透視下にスクリューの関節面穿破がないか，外転時に肩峰へのインピンジの有無などを確認しておく．

Ⅵ. 後療法

　術後可及的早期にリハビリテーションを開始する．最初はペンドラム訓練などを行い，徐々に療法士による愛護的な他動運動を行う．なお自動運動は術後1か月程度待っても良いが，腱板に対する収縮訓練などは早期から開始する．なお，肘関節〜手指までの自他動運動は術翌日よりしっかり行うようにする．

　術後1週，2週，1か月，3か月，6か月と定期的にX線撮影による確認を行う．多くの術後転位やそれに伴うスクリューの関節面穿破は術後1か月以内に生じてくることが多いため注意を要する．

（島村安則）

参考文献 ⋯⋯⋯⋯⋯⋯⋯⋯⋯⋯⋯⋯⋯⋯⋯⋯⋯⋯⋯⋯⋯⋯⋯

1）金谷裕司ほか：上腕骨近位端骨折に対するロッキングプレート．MB Orthop. 28(8)：58-64，2015.

2）Gardner MJ, et al.：The importance of medial support in locked plating of proximal humerus fractures. J Orthop Trauma. 21(3)：185-191, 2007.
　サマリー 上腕骨近位部骨折のプレート治療のコツ．ロッキング機構に頼らず，解剖学的ないしは若干の圧迫を意識した整復，もしくは内下方スクリューなど，内下方支柱の再建を行えると，術後転位が少なかった．

3）小林　誠ほか：上腕骨近位端骨折のMIPO：陥入整復による内反再転位の予防．骨折. 36(1)：43-46, 2014.

手術記録

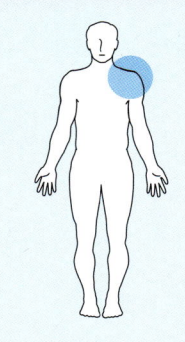

患者 ID：　　　　　　患者氏名：

年齢：76　　性別：男性

手術日：　　　／　　／

診断：左上腕骨近位端骨折(旧 AO 分類 11-B1)(図 6-a，b)

術式：OR＋IF

術者：　　　　　，　　　　，

麻酔：全身麻酔　　麻酔医：

- Supine position
- Delto-pectoral approach.　約 8 cm の皮切
- 橈側皮静脈を三角筋側につけて深部へ進入
- 大結節，小結節ともに骨片化しており，特に大結節は内側へ転位．はっきりとした腱板断裂は認めず
- 外反した骨頭骨片を整復し，大結節・小結節骨片の腱板停止部付近に 0 号のエチボンド糸をかけ，整復位で仮固定
- Synthes 製 PHILOS® 3 穴を骨頭(大結節)外側に設置
- 近位はロッキングスクリュー 8 本を挿入固定
- 骨幹部にはコーテックススクリュー 1 本と 2 本のロッキングスクリューにて固定．固定性良好であった
- 腱板にかけた糸をプレートの suture hole に締結縫合(図 6-c)
- 洗浄，ドレーンを留置し，suture in layer
- 三角巾固定として手術終了(図 6-d)

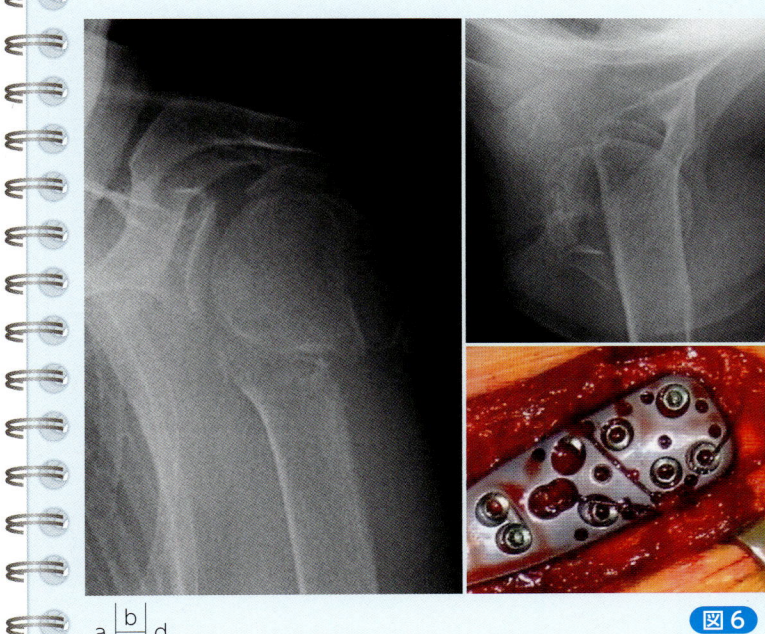

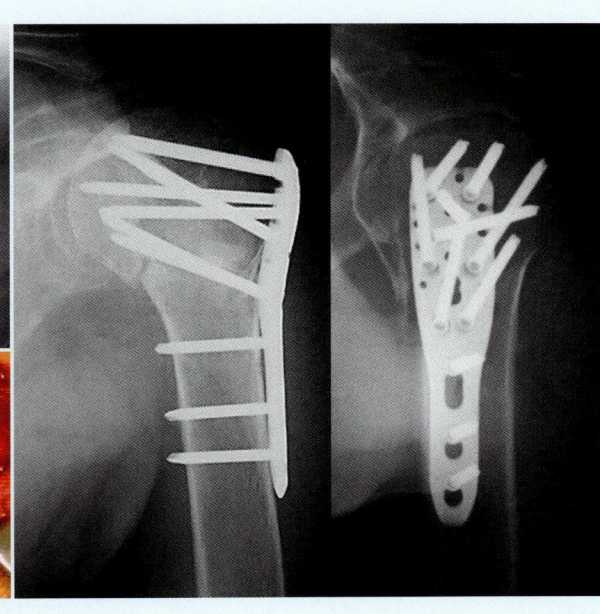

a	b	d
	c	

図 6

プロジェクト Ⅷ　押さえておくべき基本 骨折治療テクニックの実際

2　上腕骨近位部骨折　2）髄内釘

Ⅰ．代表的分類法（その手術適応）

修正 Neer 分類「2. 上腕骨近位部骨折　1）ロッキングプレート：p.126　図 1-a」や新 AO 分類「2. 上腕骨近位部骨折　1）ロッキングプレート：p.127　図 1-b」を用いる.

髄内釘は修正 Neer 分類の外科頚 2-part 骨折で大結節に複数本の横止めスクリューを挿入できる長頚骨折が最も良い適応であるが，十分なヘッドアンカリングを効かせることと大小結節の固定方法を工夫すれば短頚骨折や 3-part 骨折，4-part 骨折でも決して適応外ではない. ただし，髄内釘挿入部が割れている骨頭骨折など髄内釘近位端によるヘッドアンカリングが効かない症例は適応外としている.

Ⅱ．使用インプラント（図1）

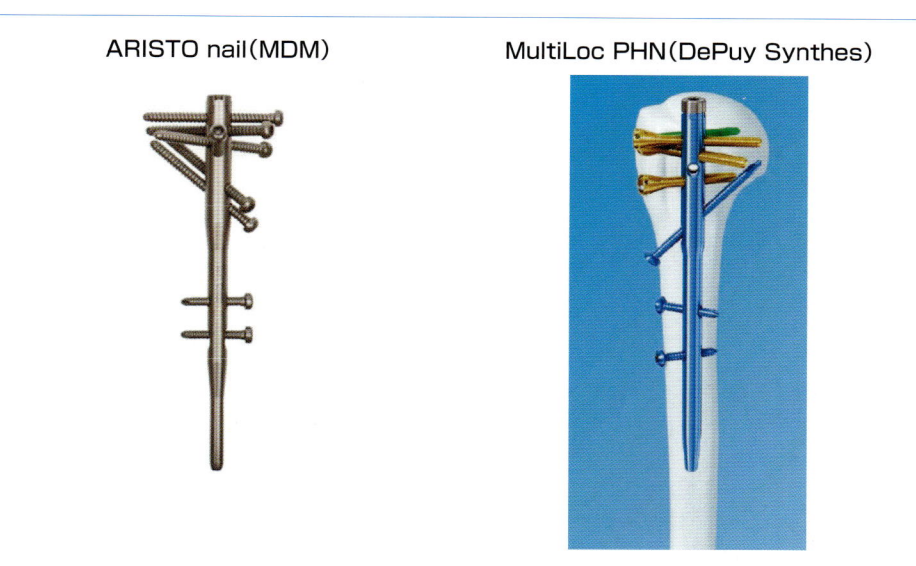

ARISTO nail（MDM）		MultiLoc PHN（DePuy Synthes）

形　状		ストレート	ストレート
近位スクリューの設置位置 （ネイル近位端からの距離）と数		9.0〜19.0 mm 3本（AP スクリューを含まない）	12.0〜28.5 mm 4本（AP スクリューを含む）
骨頭を捉えるスクリューの数		近位スクリュー　3本 打ち上げスクリュー　2本 計5本	マルチロック・スクリュー　4本 スクリュー・イン・スクリュー　3本 打ち上げスクリュー　1本 計8本
AP スクリュー	役　割	小結節の固定	小結節と骨頭の固定
	挿入方向	後下方（骨頭に向かわない）	後方（骨頭に向かう）
	補　足		スクリュー・イン・スクリューの使用は推奨されない
打ち上げスクリュー	役　割	骨頭の固定力増加	骨頭の inferomedial support
	補　足		小柄な日本人女性では挿入できないこともある
腱板にかけた糸の縫着		ワッシャーを使用	マルチロック・スクリューに縫着

図1　使用推奨髄内釘

当院で使用している ARISTO nail（MDM）と MultiLoc PHN（DePuy Synthes）の主な違いを示す．
ARISTO nail は誰もが使用しやすいようにデバイスにも随所に工夫がみられる．
MultiLoc PHN は骨頭を多くのスクリューで捉えることができ，ワッシャーを使わずに腱板を縫着
できるという利点がある．一方でマルチロック・スクリューとスクリュー・イン・スクリューが
透視で重なるため長さと方向の確認がしにくく，骨頭に向かうスクリュー・イン・スクリュー
と打ち上げスクリューの先端が鋭となっており術中に骨頭を穿破するリスクがあるなど，術者を選
ぶインプラントである．

Ⅲ．手術器械一式

- 径 2.0 mm K-wire（仮固定に使用）
- 径 3.0 mm 以上のスタイマンピンや K-wire（骨頭の整復やアライメント調整のためのジョイス

ティック法に用いる）
- 2 号ストロングスーチャー（腱板にかけて骨頭をコントロールしたり腱板縫合糸として使用）

Ⅳ．体位・セッティング（図2）

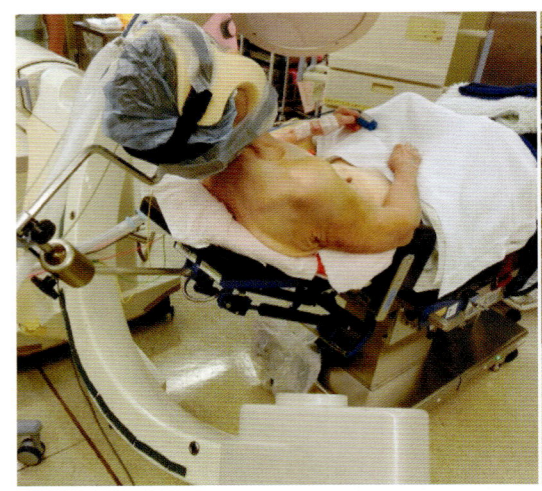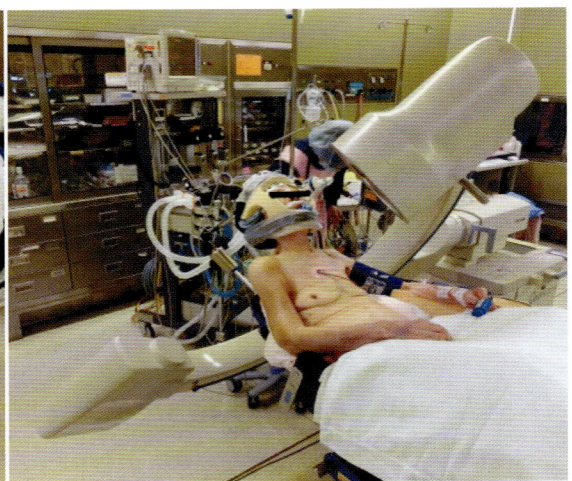

図2 体位・セッティング　　a|b

a：体位は約 30° 上体を起こしたビーチチェアポジションとする．背部の空間を広く確保しておく（透視装置の操作および肩関節を伸展できるようにするため）．患肢はアームホルダーなどを用いずフリーで動かせるようにしておく．

b：透視装置は健側から入れ，患者の上体の傾斜に合わせて尾側に傾斜させた後，肩甲骨関節窩面の接線方向になるように健側に傾斜させる（透視装置を患側から入れると術者の立ち位置がなくなり，頭側から入れるとガイドワイヤー刺入やリーマーの出し入れの妨げになり，尾側から入れると患肢末梢と干渉する）．

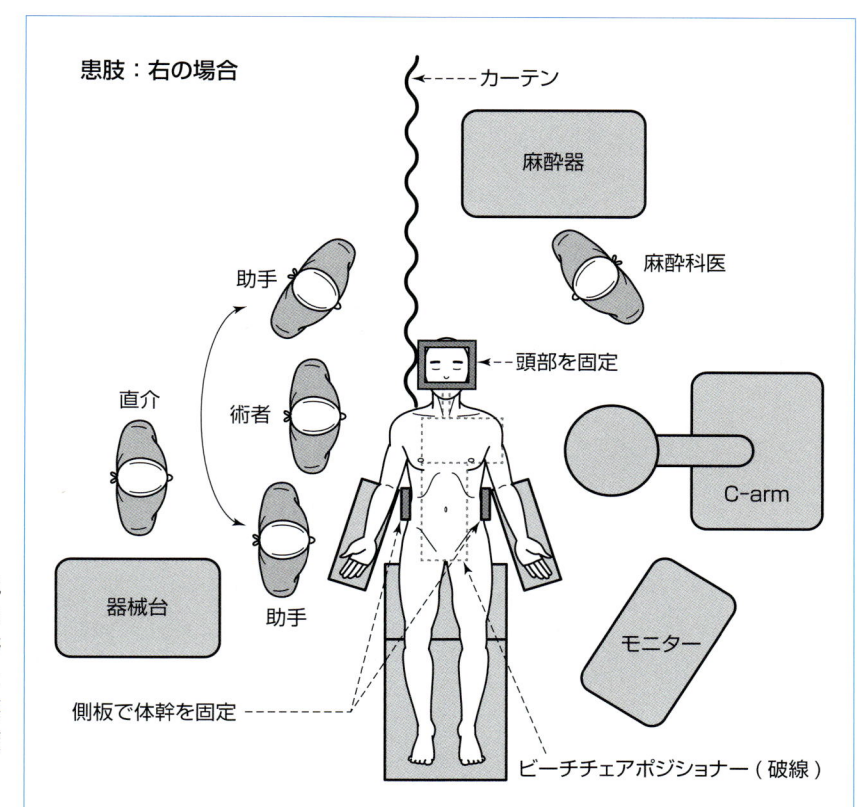

患肢：右の場合

- カーテン
- 麻酔器
- 麻酔科医
- 助手
- 直介
- 術者
- 頭部を固定
- C-arm
- 器械台
- 助手
- モニター
- 側板で体幹を固定
- ビーチチェアポジショナー（破線）

図2

体位・セッティング　つづき

c：頭部と体幹を側板などで支える（脱落防止目的）．麻酔器と麻酔科医は健側の頭側に位置し，麻酔器と術野とはカーテンで隔てる．透視装置とモニターは健側に置く．助手は必要に応じて術者の右や左へと位置を変えることになる．

Ⅴ．手術手技

1．アプローチ・皮膚切開（図3，4）

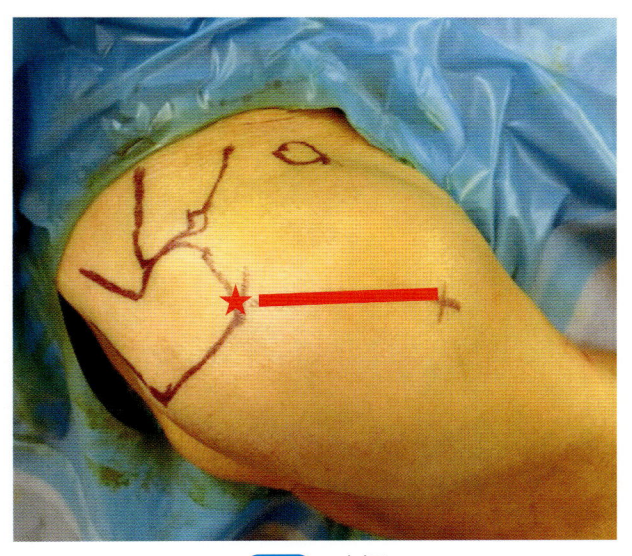

図3　皮切

肩峰前角（★）から末梢に向かって約5cmの皮切（赤線）を加えるが，外側に向かうよりはやや前方に向かったほうが後の操作を行いやすい．三角筋前部線維と中部線維の筋間を鈍的に分けて直下にある滑液包を確認し，同様に切開する．

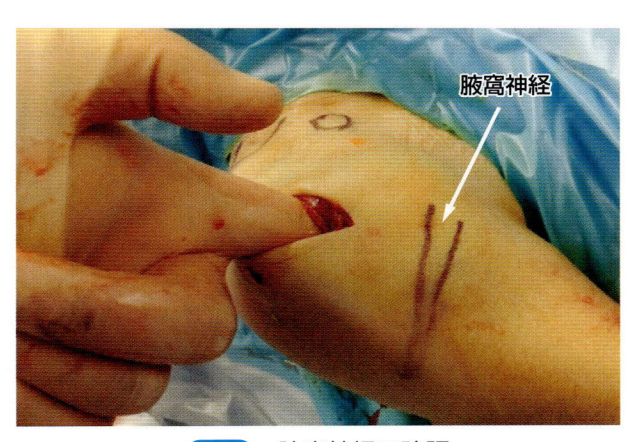

腋窩神経

図4　腋窩神経の確認

腋窩神経は肩峰外側縁から3.5〜6.6cm末梢側を走行している．三角筋の裏を指で触れると横走する索状物を確認できるが，そこに腋窩神経を含む神経血管束が走行している．用手的な確認が困難な場合は，皮膚切開を遠位に延長し筋層の鈍的剥離後に直視下に確認することを躊躇するべきではない．

2. 手技の実際

1) 髄内釘挿入部位の決定（図 5）

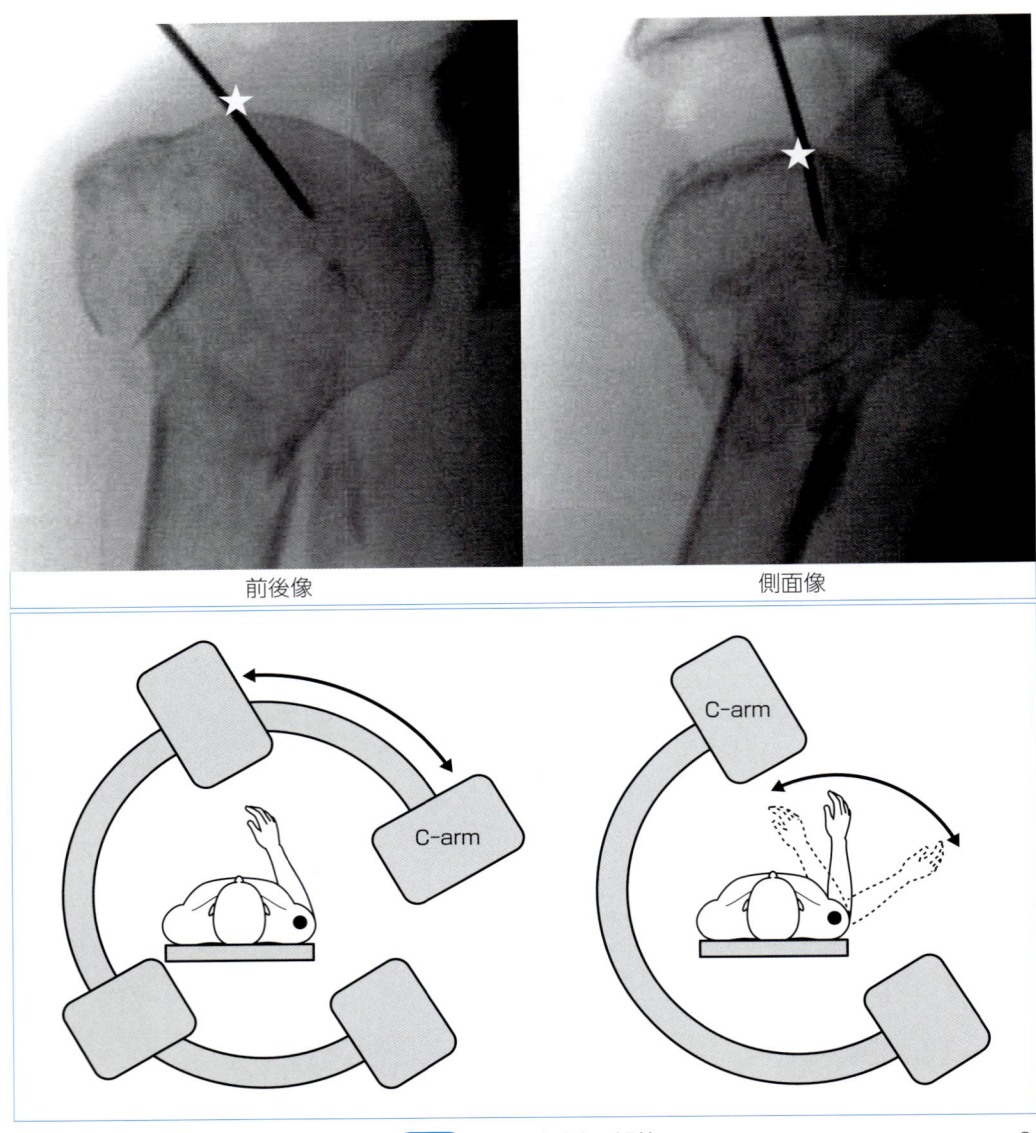

前後像　　　　　側面像

図5 髄内釘挿入部位

$\dfrac{a}{b}$

a：本手術で最も大事なのは髄内釘の挿入部の決定である．ストレートネイルでもベント
　ネイルでも挿入点は骨頭頂部（★）である．注射針やK-wire を腱板に刺して透視下に
　位置を確認する．必ず正しいX線イメージ前後像と側面像の2方向で骨頭頂部を念入
　りに確認する．
b：正しい前後像と側面像の2方向を得るためには左図のように上肢を固定して C-arm
　を回転させるか，右図のように C-arm を固定して上肢を回旋させる．しかし仮固定
　もなされていない状態では上肢を回旋させて正しい2方向撮影を行うのは困難であ
　り，できれば左図のように C-arm の回転だけで画像確認できる状態（体位と C-arm
　のセッティング）が望ましい．

a) 外科頸のみの 2-part 骨折や大小結節に骨折があっても転位がわずかな安定型骨折の場合
- **方法 1**：整復先行・鋼線仮固定法（図 6）
- **方法 2**：腱板縫合糸による骨頭コントロール（図 7）
- **方法 3**：ジョイスティック法による骨頭コントロール（図 8）

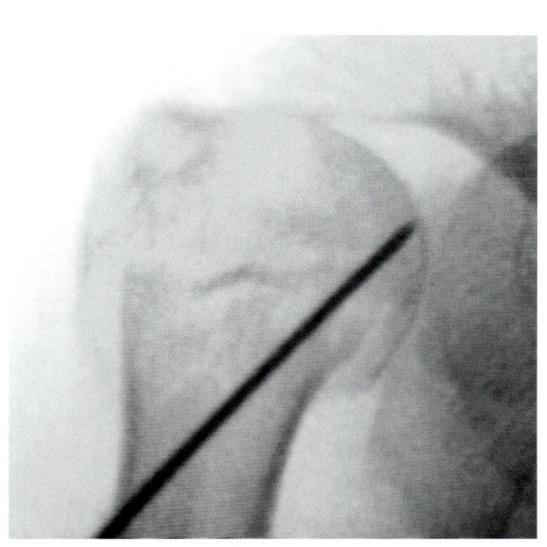

図 6 安定型骨折の場合．＜方法 1＞整復先行・鋼線仮固定法

骨頭内側のカルカー部分を骨幹部骨片の内側にオーバーラップさせ，骨頭の内反を抑制するように整復してK-wireで仮固定を行う．こうすることで上肢をコントロールして髄内釘の刺入点を前方に向けて直視できる状態にすることが可能となる．

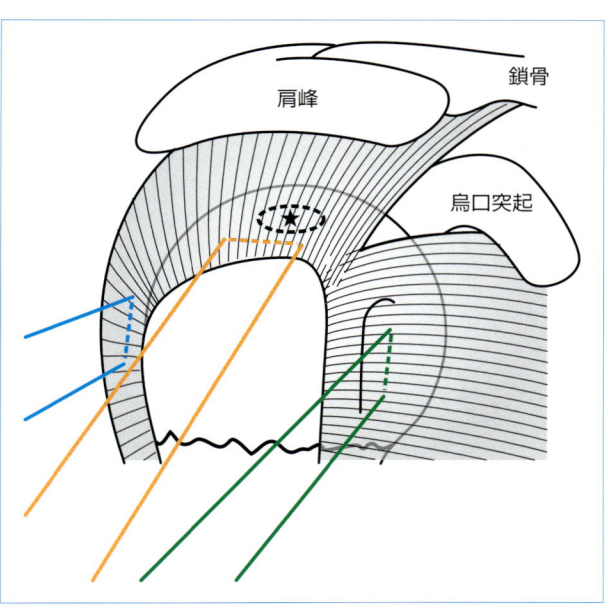

図 7 安定型骨折の場合．＜方法 2＞腱板縫合糸による骨頭コントロール

前方（緑），上方（橙），後方（青）の腱板のフットプリント近傍の強固な部分に縫合糸（2 号ストロングスーチャー）をかけて，それらを引っ張って操り人形のようにして骨頭の向きをコントロールし，髄内釘の刺入部位（★）を創部から直視できる状態にする．図では簡略化して1 本ずつ記載しているが，実際には複数本かけておくこともある．

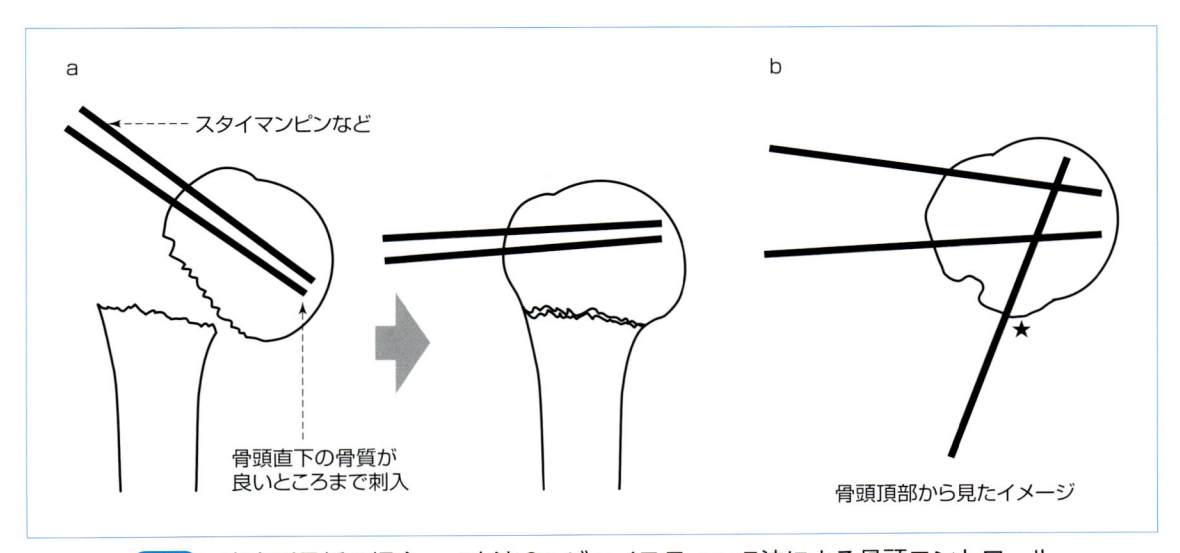

図 8 安定型骨折の場合．＜方法 3＞ジョイスティック法による骨頭コントロール

a：太いスタイマンピンやK-wire などの鋼線を骨頭直下の骨質が良いところまで刺入する．細い鋼線を用いると撓みでコントロールしづらく，また骨頭のカットアウトのリスクが高まる．

b：複数本を三次元的に刺入して用いることで骨頭の複雑なコントロールが可能になる．図のように大結節側からだけではなく小結節側（★）からも刺入することがある．

b） 3-part 以上の骨折で結節の転位が認められる不
安定型骨折の場合

- 大・小結節の縫合糸仮固定による近位骨片一体化
  （**図9**）

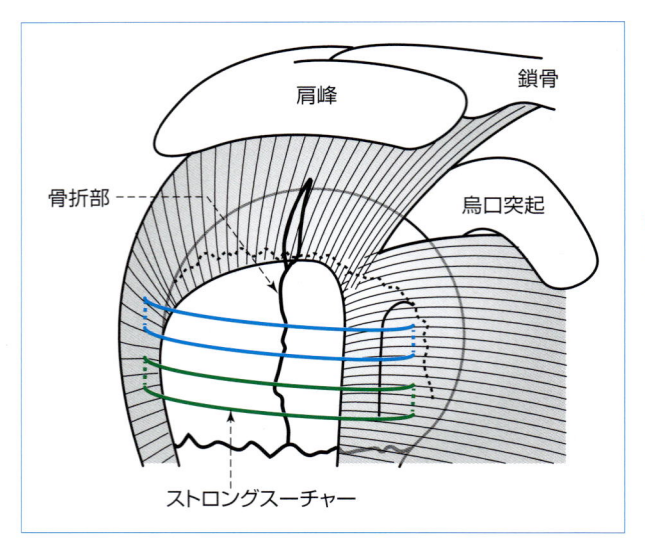

骨折部 --- 肩峰　鎖骨
烏口突起
ストロングスーチャー

図9

**不安定型骨折の場合．大・小結節の縫合糸仮固定による
近位骨片一体化**

小結節に停止する肩甲下筋腱と大結節に停止する後方の棘下
筋腱に2本以上の2号ストロングスーチャー（この先の近位横
止めスクリューのためのドリリング操作による切断のリスク
を下げるために複数本かける）をかけて引き寄せるように縫合
する．こうすることで，中枢骨片は一塊となり比較的安定し，
4-part 骨折を 2-part 骨折にすることができる．

2）腱板の切開（**図10**）

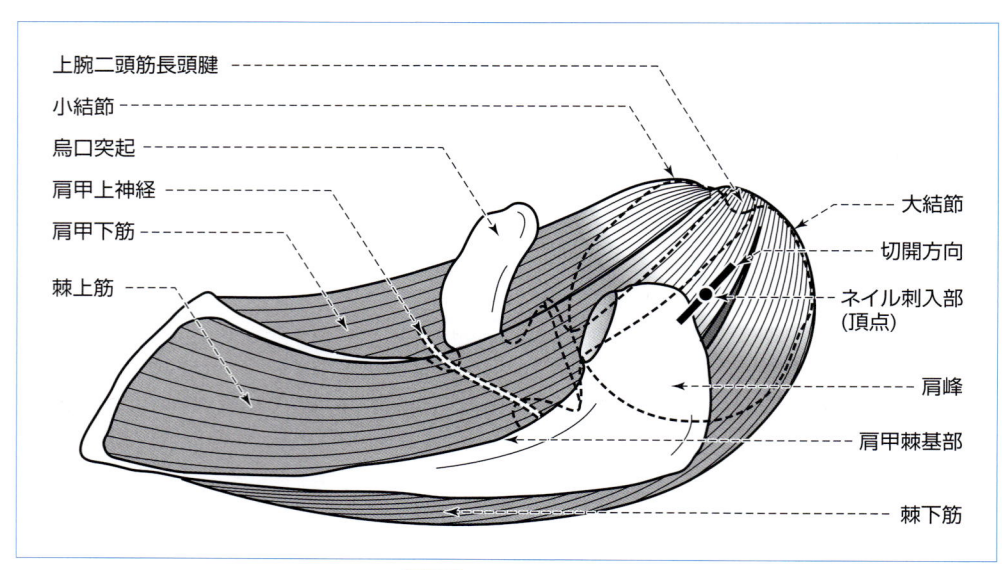

上腕二頭筋長頭腱
小結節
烏口突起
肩甲上神経
肩甲下筋
棘上筋

大結節
切開方向
ネイル刺入部
（頂点）
肩峰
肩甲棘基部
棘下筋

図10　腱板の切開

腱板の切開方向は肩甲棘の基部，つまり棘上筋と棘下筋の間に向かうが，すぐ前方には
上腕二頭筋長頭腱が走行するため注意を要する．先に奥から切開し，次に手前を切開す
る．奥に切り込んでいく際には勢い余って必要以上に切り込むと肩甲棘基部を走行する
肩甲上神経を損傷してしまう危険性があるので注意する．手前を切開する際には決して
腱板フットプリント（腱板結節付着部）まで切り込まない．骨頭軟骨が直視できる状態にする．

3）髄内釘挿入部の開孔（図11）

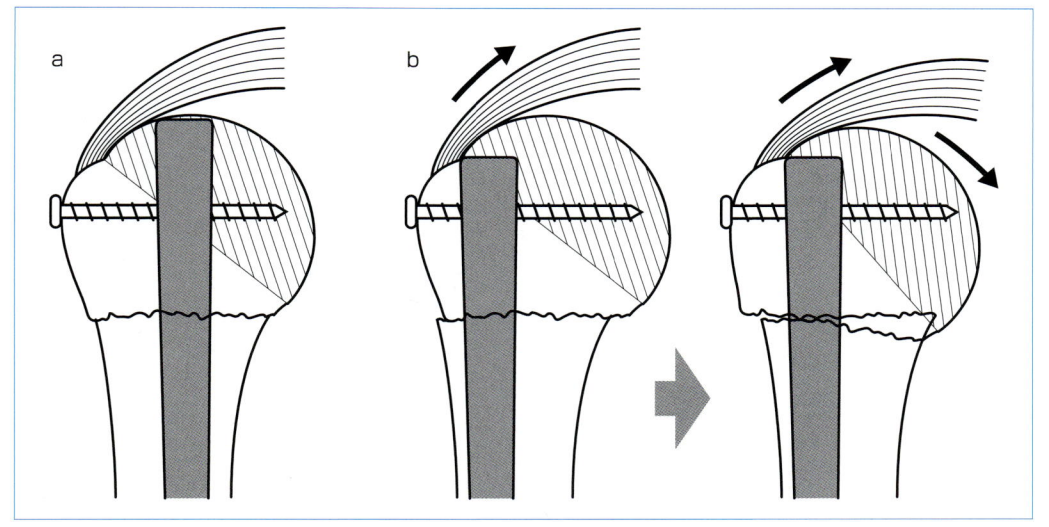

図11 髄内釘挿入部の開孔

a：ヘッドアンカリングさせるためには，骨密度が高く骨強度に優れた部位（骨頭斜線部分）である骨頭頂部からネイルを挿入する必要がある.

b：外側からの挿入では腱板フットプリントを痛めるリスクを生じ，かつ骨強度が低いbare areaからの挿入になってしまいヘッドアンカリングが破綻し内反転位を生じるもとになる.

4）整　復（図12）

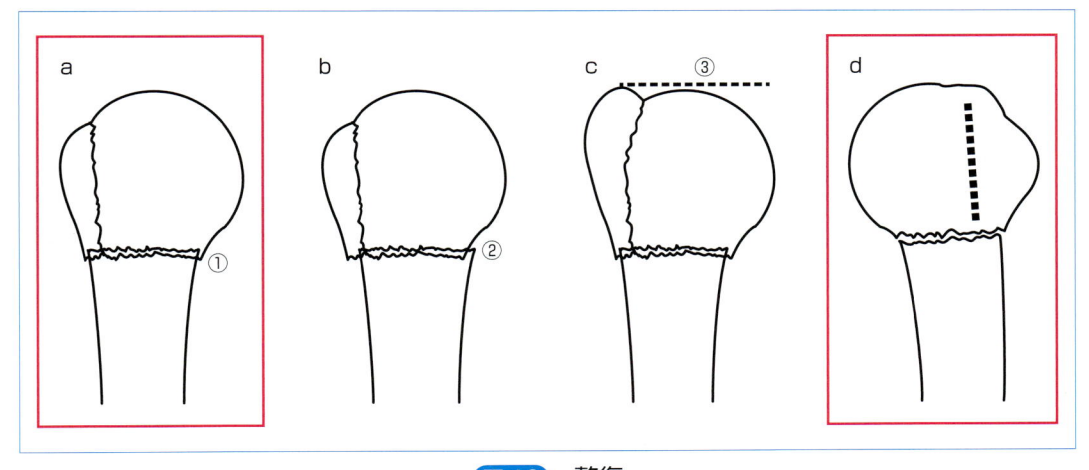

図12 整復

赤枠が至適整復位である.

a〜c：X線透視正面像

　a：骨頭内側のカルカー部分を骨幹部骨片の内側にオーバーラップするように整復することで（①），骨頭の内反を抑制する.

　b：骨頭内側が骨幹部骨片にオーバーラップしていないと（②），骨頭内反の抑制が効かない.

　c：大結節頂部が骨頭頂部より頭側に突出している場合（③），大結節高位であり，肩峰とのインピンジメントのリスクが高まる.

d：X線透視側面像

　骨頭の前後屈の整復確認はX線イメージ側面像で行う. 結節間溝の大結節側陰影（破線）が骨幹部に対して平行になっていることが目安になる.

5）髄内釘の挿入深度と回旋（図13）

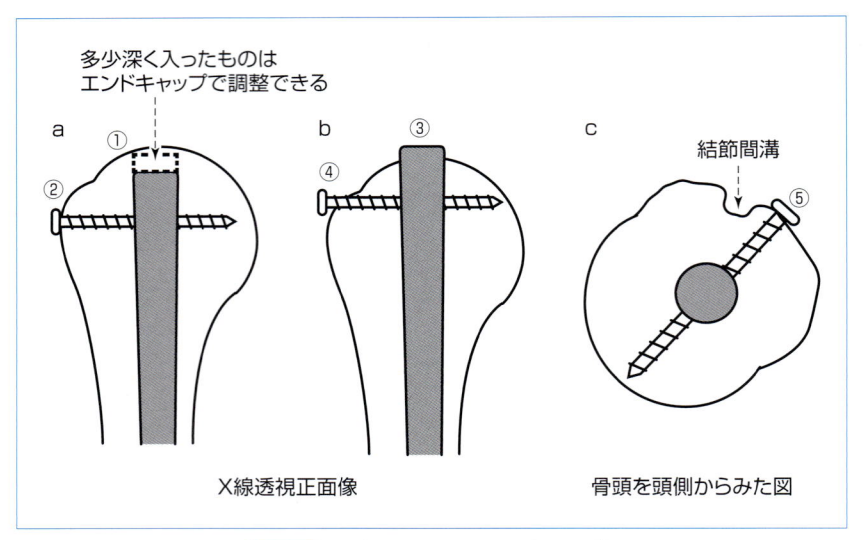

多少深く入ったものは
エンドキャップで調整できる

a ①　②

b ③　④

c 結節間溝 ⑤

X線透視正面像

骨頭を頭側からみた図

図13　髄内釘の挿入深度と回旋

a，b：挿入深度
　a：髄内釘の挿入深度は，X線透視正面像で髄内釘近位端が骨頭内に入っており（①），なおかつ最近位の横止めスクリューが大結節外側面でできるだけ中枢寄りに入る（②）ように調整する．
　b：十分なヘッドアンカリングを効かせるためには髄内釘は深く挿入しすぎないようにしなければならないが，浅すぎて髄内釘が骨頭頂部から突出してしまったり（③），最近位の横止めスクリューが大結節頂部より頭側に入ってしまうと（④），腱板や肩峰とのインピンジメントを生じることとなるため絶対に避けなければならない．
c：回旋
　そのうえで最も前外側から挿入する横止めスクリュー（ARISTO nailでは2本目，MultiLoc PHN では3本目のスクリュー）が結節間溝のすぐ後方（⑤）から入るように髄内釘の回旋を調整する．

6) 近位横止めスクリュー固定（図14）

　肩関節の内外旋を行うことにより，「後外側」や「前方」からの近位横止めスクリューも含めて単一皮切で行うことも可能であるが，無理に行うとドリルやスクリューの誤刺入につながるため，きつければためらわず別皮切（追加皮切）を置くべきである．

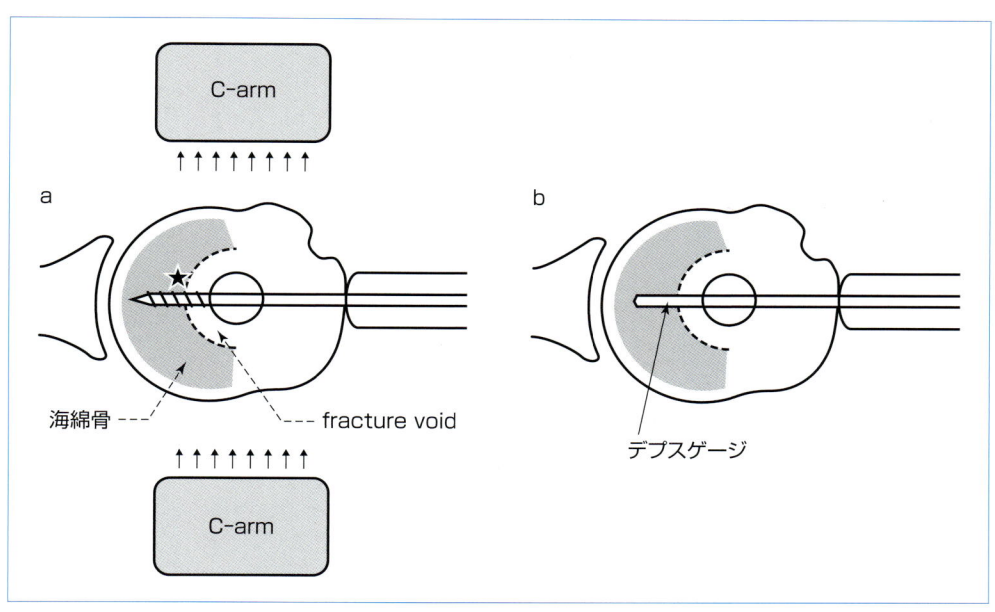

図14　近位横止めスクリュー固定

中枢の横止めスクリューは軟骨下骨の直下までできるだけ長く（深く）挿入するのが理想的だが，骨頭は半球形なので一方向からの透視だけで正確にスクリュー先端の位置を確認することは難しい．

a：ドリリング

　ドリルは透視装置（C-arm）に対して垂直方向になるようにしてドリリングを行うのが基本である．ドリルを進めていくと関節面の約 1 cm 程度手前くらいで軽い抵抗を感じる（★）．これは fracture void を抜けて骨頭下の海綿骨にドリルが進んだためである．この海綿骨にスクリューを効かせなければならないので，透視を確認しながらゆっくりとドリル先を進める．決して関節面の皮質骨を貫通しないように注意する．

b：デプスゲージによる計測

　ARISTO nail では先端が鈍のデプスゲージが用意されているので，5 mm 程度の安全マージンを取ってドリリングは終了し，そこから先はデプスゲージを使って海綿骨を軟骨下骨に押し付けて圧縮するようにする．よほど乱暴な操作をしない限りこの操作で骨頭を穿破することはない．デプスゲージで計測する際には骨頭を内外旋させてどの方向から見ても先端が関節内に突出していないことを確認するが，このときに関節窩に当たって引っかかりを生じていないかどうかも確認する．

7) 末梢（骨幹部）の内外旋のコントロール（図15）

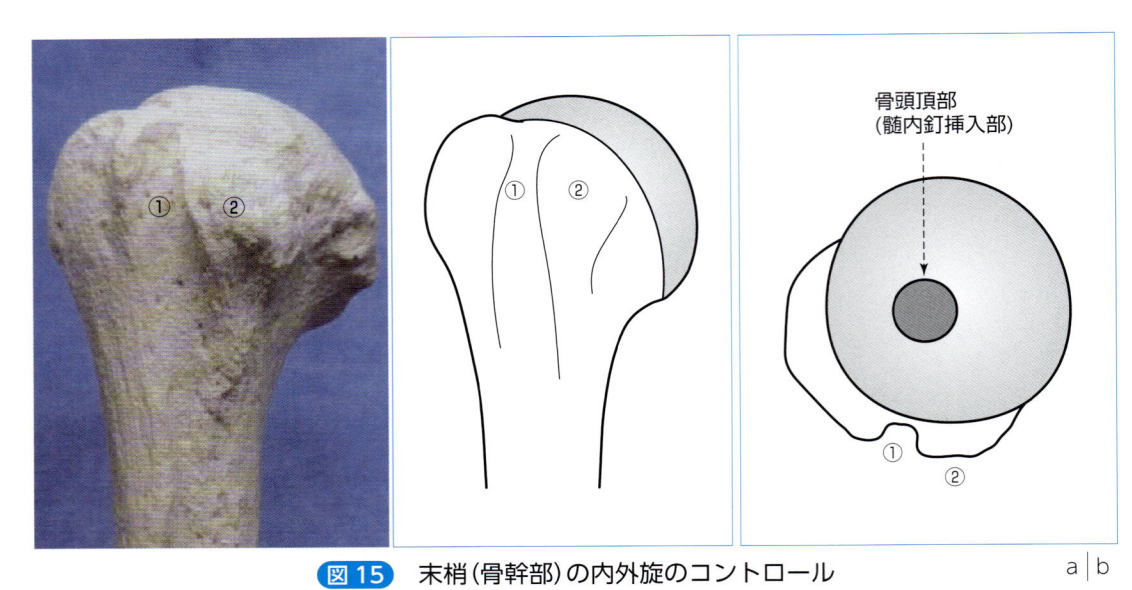

図15 末梢（骨幹部）の内外旋のコントロール a｜b

後捻角は平均約30°だが症例ごとにバラツキがあるため術前に健側の透視で骨頭，大結節，小結節がどのように見えているかを確認し，整復の目安とすることができる．
- a：肘関節屈曲位で前方（前腕の方向）から見ると上腕骨近位は左の写真のように見え，結節間溝（①）と小結節（②）が正面にくる．これを透視で見ると右図のように見える．
- b：骨頭頂部から見ると結節間溝と小結節を正面にして後捻角は約30°となる．これを目安に中枢と末梢の回旋をコントロールして調整する．

8) 遠位横止めスクリュー固定（図16）

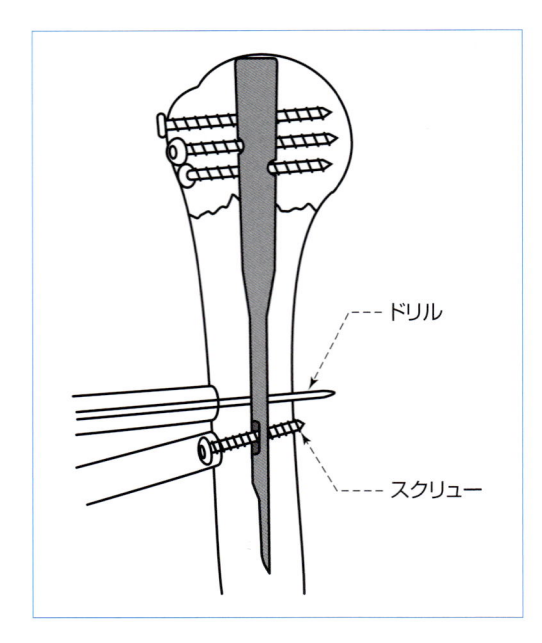

図16

遠位横止めスクリュー固定

ターゲットデバイス越しに遠位横止めスクリュー固定も2本行う．1本をドリリングした際にそのドリルを抜かずに留置しておき，もう1本のドリリングとスクリュー挿入を先に行うようにすると操作中にアライメント（特に回旋）がずれることがない．

9) 骨頭への打ち上げスクリュー（図17）

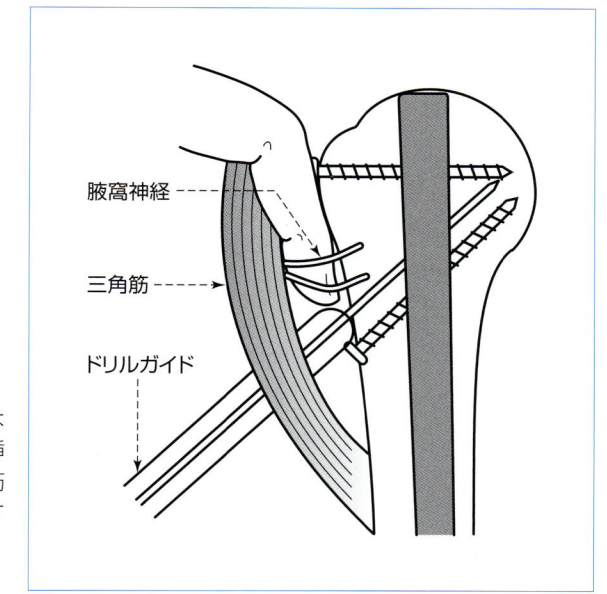

図17

骨頭への打ち上げスクリュー

骨頭への打ち上げスクリューの挿入路の近くには腋窩神経が走行する．そのため，三角筋下に指を挿入し腋窩神経を確認・保護してから，皮切を置き筋層を鈍的に剥離したうえでドリルガイドを挿入するほうが安全である．

10) エンドキャップの挿入について（図18）

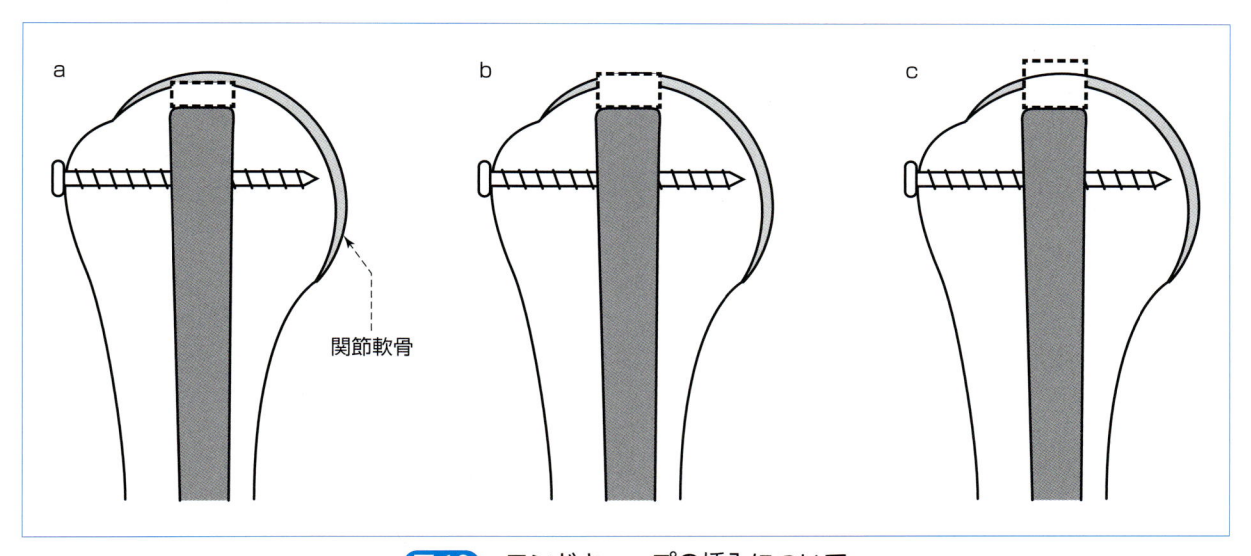

図18 **エンドキャップの挿入について**

髄内釘の最近位はヘッドアンカリングを十分に効かせるために軟骨下骨と骨皮質を捉える必要がある．深く挿入しすぎた場合にはエンドキャップで調整するが，透視だけの確認ではなく直視でも確認することを忘れてはならない．透視では突出しているようにみえても，軟骨の厚みがあるため直視すると全く突出していないこともある．

a：至適サイズのエンドキャップが挿入された状態．軟骨下骨まで挿入されており，透視でも直視でも適切な長さであることが確認できる．

b：軟骨面までエンドキャップが挿入された状態．透視ではやや突出しているように見えるものの，直視でフラットな状態が確認できれば問題はない．

c：軟骨面から突出した状態では透視はもちろん，直視でもエンドキャップが突出していることが確認できるので，入れ替えが必要である．

11）腱板の処置について（図19）

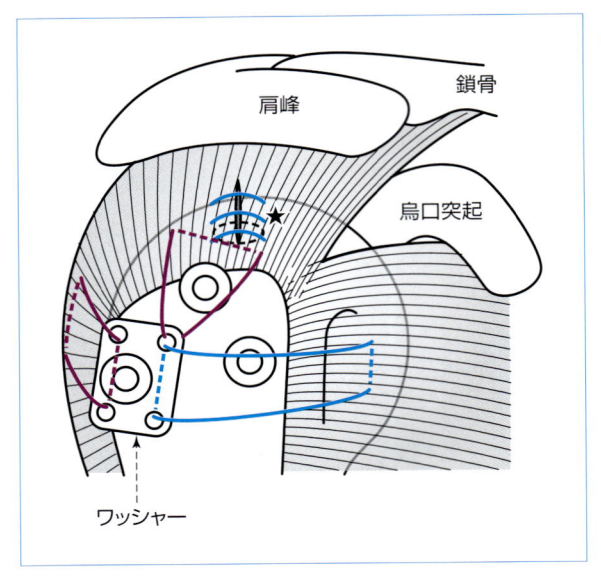

肩峰　　　　鎖骨

烏口突起

ワッシャー

図19
腱板の処置について
＜腱板縫合＞
髄内釘挿入部の腱板切開部（★）はストロングスーチャーを用いて側々縫合して修復する．直下前方に存在する上腕二頭筋腱に糸をかけないように直視で確認すべきである．
＜Rope over bitt＞
「港に留めたフェリーを桟橋の鋲（bitt）にロープで固定する」ように，腱板にかけたストロングスーチャーをワッシャー（ARISTO nailの場合）やスクリューヘッド（MultiLoc PHN の場合）にかけることで，大小結節の転位ならびに骨頭の内反を防ぐ効果を期待する．
ワッシャーを使用する際は，形状・大きさに応じて設置位置をコントロールして肩峰とのインピンジメントを回避する．また腱板に糸を通した位置とできるだけ近いワッシャーの穴に糸を通すことで，ワッシャーの回旋を回避できる．

3．閉創について

　三角筋の筋腹は縫合する必要はないが，三角筋下の滑液包および三角筋表層の筋膜を 3-0 号吸収糸（バイクリルプラスなど）で縫合する．皮下縫合を同じく 3-0 号吸収糸で行い，皮膚は 3-0 号 V-Loc で埋没縫合を行って閉創を終了する．抗凝固薬服用症例など術後の血腫が予想される症例を除いては原則としてドレーンは留置していない．

Ⅵ．後療法

- **術直後〜**：外固定は三角巾や簡単なスリングのみで十分である．
- **術後約1週〜**：愛護的に他動運動を開始する．
- **術後2週〜**：自動運動を開始する．

　（高度の腱板損傷合併例や大小結節の不安定性が見込まれる症例については，術後4〜6週まで自動運動を待機する）

（夏　恒治）

参考文献

1) Michelin P, et al.：Magnetic resonance anatomy of the superior part of the rotator cuff in normal shoulders, assessment and practical implication. Surg Radiol Anat. 36：993-1000, 2014.
　サマリー　MRI 大結節周囲の腱板正常像を詳解．棘上筋腱後方成分に，棘下筋腱前方成分が重なる．

2) Euler SA, et al.：Biomechanical evaluation of straight antegrade nailing in proximal humeral fractures：the rationale of the "proximal anchoring point". Int Orthop. 41：1715-1721, 2017.
　サマリー　上腕骨順行性髄内釘における head anchoring．バイオメカで追加固定効果あり．

手 術 記 録

患者ID：　　　　　　患者氏名：

年齢：92　　性別：女性

手術日：　　／　　／

診断：右上腕骨近位部骨折　3-part 骨折（外科頸，小結節）（図20）

術式：ORIF

使用機種：ARISTO nail Rt short@MDM
　　　　　P1 42 mm, P2 42 mm, P3 40 mm, P4 44 mm, P5 42 mm
　　　　　D1 24 mm, D2 24 mm dynamic
　　　　　AP 46 mm　　　　　　　end cap ＋2.5 mm

術者：　　　　　，　　　　　，

麻酔：全身麻酔　　麻酔医：

- ビーチチェアポジションにて手術開始した．肩峰前角から前外側に向けて約5 cmの皮切を加え，三角筋筋膜を鋭的に切開し，三角筋筋腹は鈍的に分けた
- 滑液包を鋭的に切開すると滑液包内の血腫が排出され，腱板，大小結節が直視可能となった
- 三角筋の腹側に指を入れて横走する腋窩神経の位置を確認して（皮切の遠位3～5 cm），皮膚にマーキングをしておいた
- 腱板は前方に小断裂を認めた．小結節の骨片を肩甲下筋腱とともに触れることができた
- 肩甲下筋腱と棘下筋腱に2本ずつ2号糸（ファイバーワイヤーとタイガーワイヤー）をかけ，棘上筋腱には2本の1号サージロンをかけた．

これにより骨頭のアライメントのコントロールを行った

- 腱板損傷部から骨頭頂部を狙ってK-wireを刺入してネイルの刺入点を求めたが，良好な位置に刺入することができなかったため，通常通り経腱板的にアプローチすることとし，透視下にK-wireで刺入点を求めた後，ガイドピンを刺入し，腱板を肩甲棘基部に向かって切開して骨頭を露出した
- 再度刺入点と刺入方向をイメージで確認した後，クラウンリーマーにて開窓した
- 骨頭と骨幹部を整復しながらガイドワイヤーを刺入し，ネイルを挿入した
- ネイルは大結節の外側面でP1スクリューが

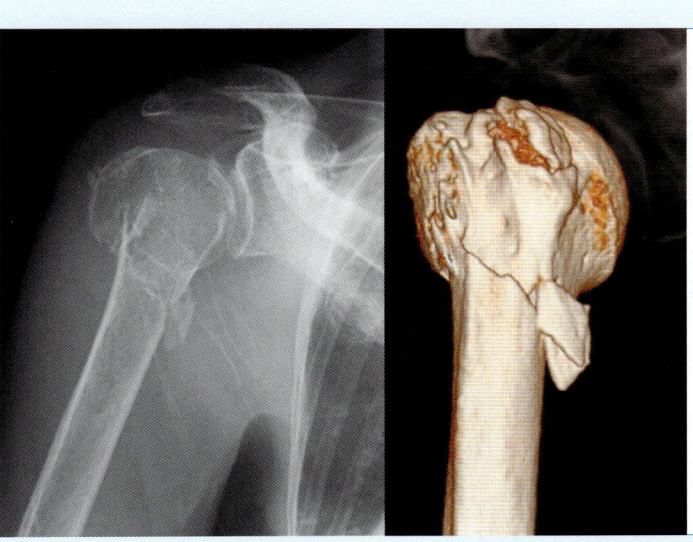
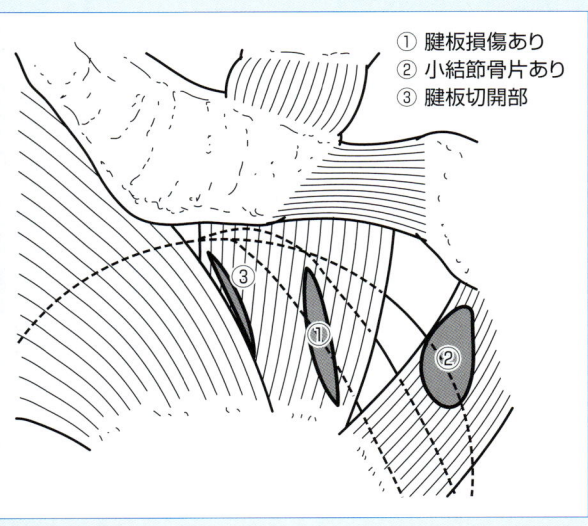

① 腱板損傷あり
② 小結節骨片あり
③ 腱板切開部

図20　典型例の手術記録提示

a：術前

大結節頂部を超えない高さとし，回旋は P2 スクリューが結節間溝の後方に位置するように調整した

- P1 のドリルを刺入して固定してから P2，P1 の順にスクリュー固定した
- 健側の形状にあわせて末梢の骨幹部の回旋をコントロールしてから D1，D2（ダイナミックホール）のスクリューを挿入した
- P3 のスクリューを挿入した後，再び腋窩神経を保護しながら P5，P4 の順に下方からのスクリューを挿入した
- 小結節の骨片が転位していたため，肩甲下筋腱にかけたファイバーワイヤー（とタイガーワイヤー）を引き出しながら整復し，AP スクリューにて骨片を押さえつけるようにして固定した
- スクリューが突出して烏口下でインピンジしないように腱板内にスクリューヘッドが埋没する

ようにした

- エンドキャップは直視とイメージで確認し，5 mm が挿入できそうだったが，実際に入れてみると約 1 mm 外側が突出したため，2.5 mm に入れ替えた
- 最後に透視で全体像を確認し，アライメント，ネイルの刺入点，スクリューの異常な突出や小結節の再転位がないことを確認した
- 腱板にかけた前後の糸を縫合して，小結節の再転位予防とし，ネイル挿入部をファイバーワイヤーにて修復した
- もともとあった腱板損傷部もファイバーワイヤーにて修復して最末梢側は P1 スクリューに引っ掛けるようにして縫着した
- 滑液包，三角筋筋膜，皮下の順に 3-0 バイクリルプラスで縫合し，3-0 号 V-Loc で皮下埋没縫合して閉創し，手術終了した

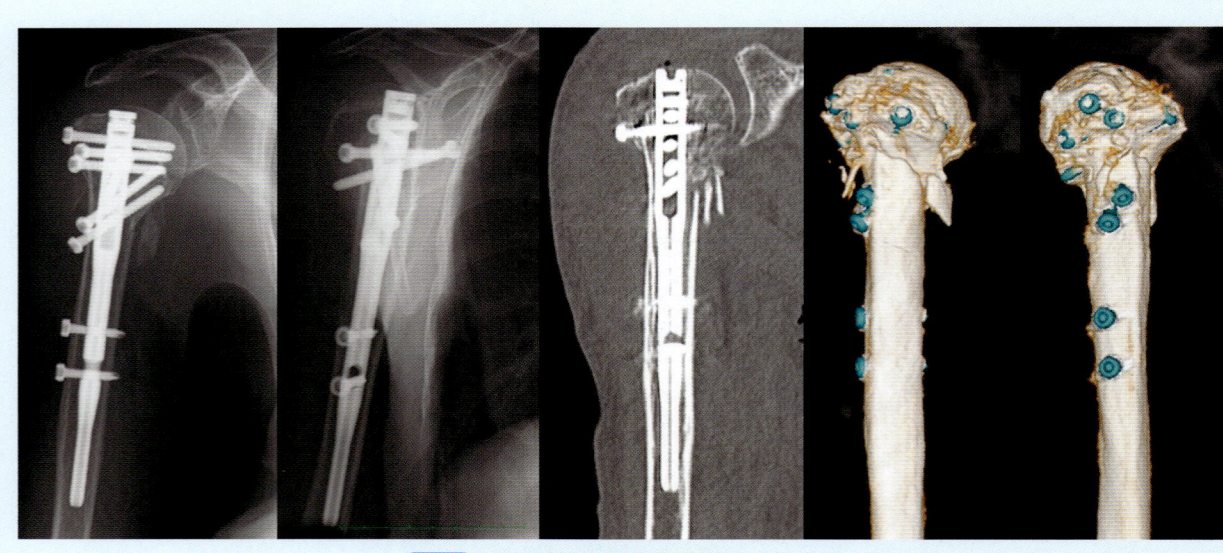

図20 典型例の手術記録提示　つづき

b：術後

　押さえておくべき基本 骨折治療テクニックの実際

3　上腕骨骨幹部骨折

Ⅰ. 代表的分類法（その手術適応）（図1）

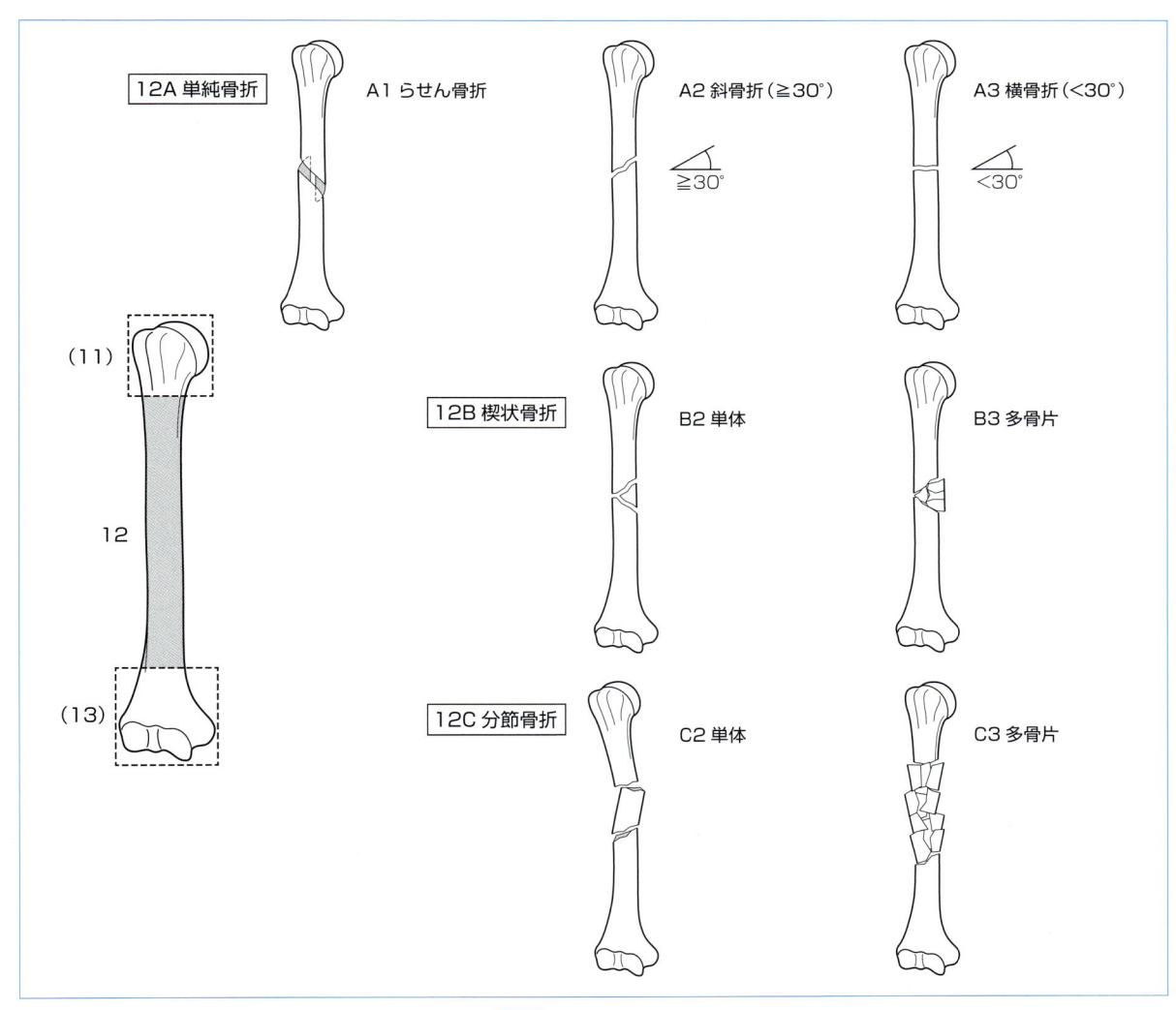

図1　新AO分類

上腕骨骨幹部骨折は新AO分類では「12」に分類され，上腕骨近位端の最大幅を一辺とする正方形の下縁から上腕骨遠位端を一辺とする正方形の上縁までの骨折と定義され，およそ大胸筋の上腕骨付着部上縁から内外側の顆上稜の近位までの骨折が該当する．

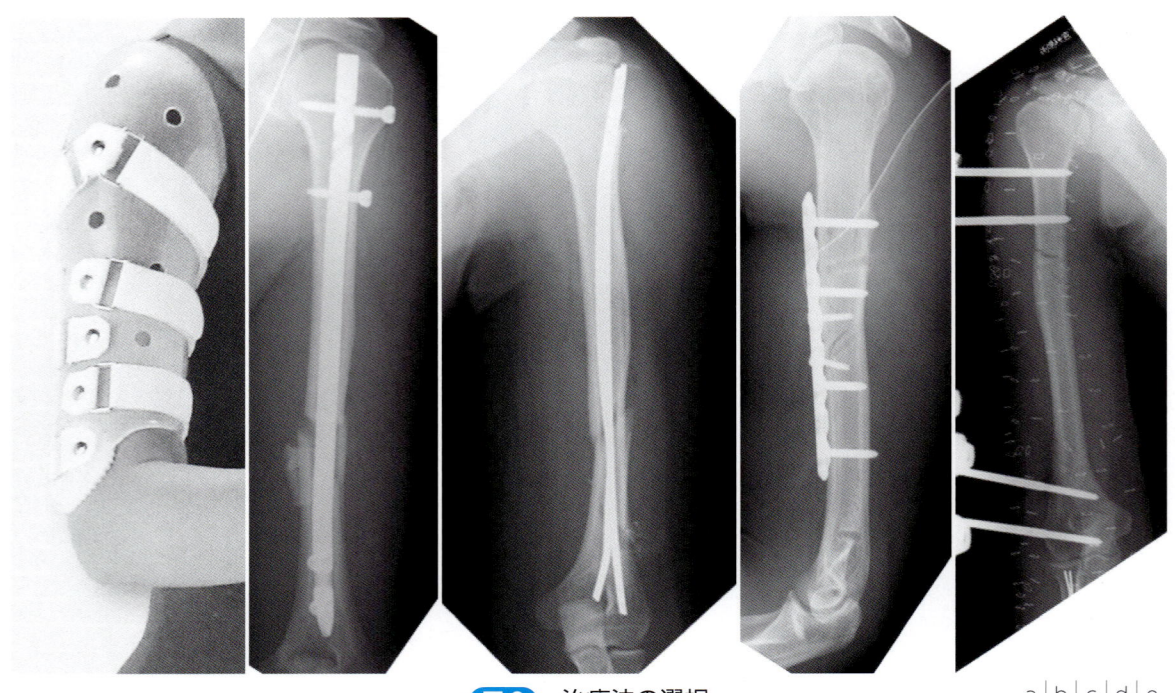

図2 治療法の選択

a｜b｜c｜d｜e

上腕骨骨幹部骨折に対する治療法には機能装具による保存的治療法（a），髄内釘（b），エンダー釘（c），前方および後方プレート固定（d），創外固定（e）などがある．髄内釘とエンダー釘は上腕骨顆部に骨折線が及んでいない場合には骨幹部骨折全体が適応となる．ただし distal third の骨折において髄内釘を使用する場合には肘頭窩まで挿入するか，遠位がベンドしてあるタイプを使用して外側顆のほうに深く挿入するなどの工夫が必要である．

前方のプレート固定は外科頚の 6 cm 遠位から肘頭窩上縁から近位 6 cm までの骨折が適応となり，上腕骨顆部に骨折線が及ぶ骨幹部骨折では後方プレートが適応となる．また重度の軟部組織損傷や開放骨折では創外固定が適応となることがある．

<髄内釘固定における
　骨折型に応じた固定法の選択＞（図3）

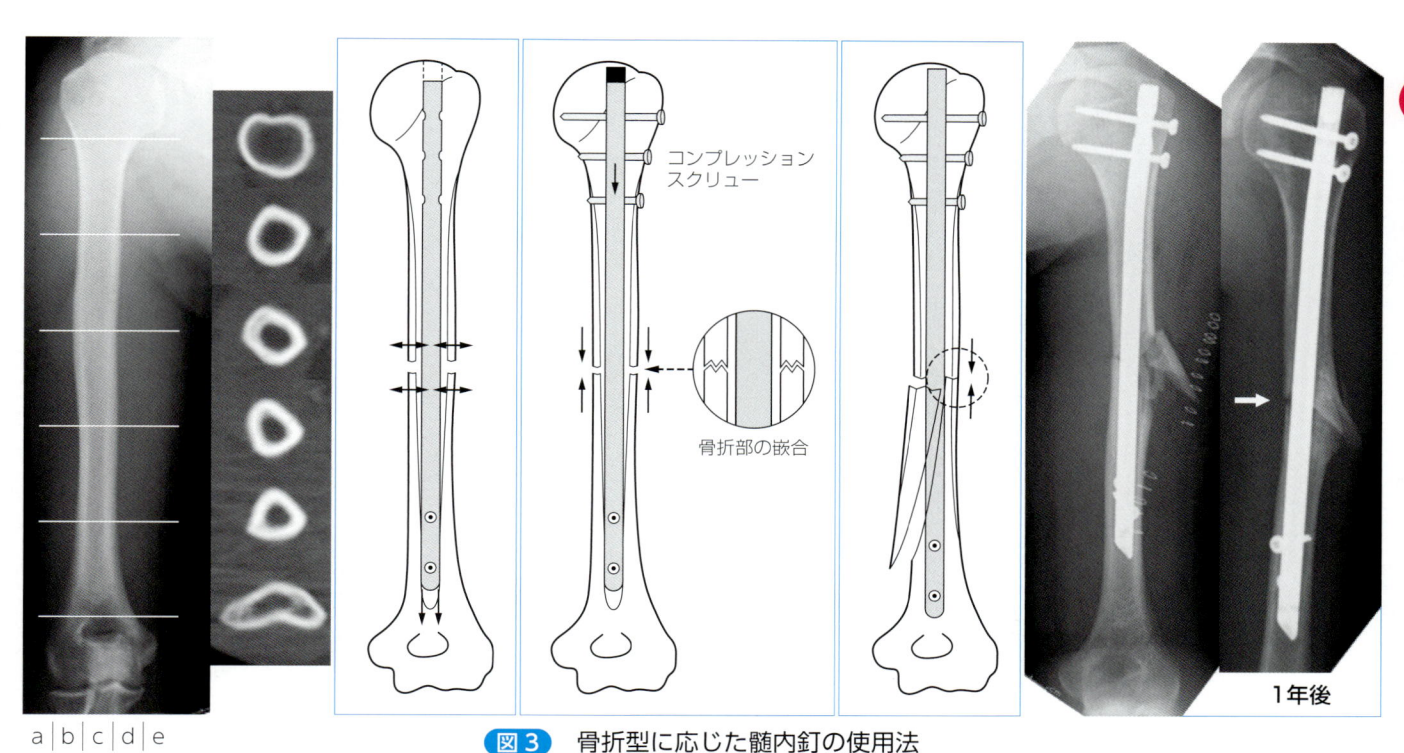

a | b | c | d | e

図3 骨折型に応じた髄内釘の使用法

上腕骨は骨幹部に狭部がなく髄腔が近位から遠位に従って細くなっていくため（a），髄内釘を挿入する際に骨折部が開きやすく，また骨折部での髄腔占拠率が低くなり横方向の不安定性（windshield wiper effect）が生じやすい（b）．そのためtype A3とBで第3骨片が小さいもの，またC2（分節骨折）に対してはコンプレッションデバイスを用いて術中に骨折部に圧迫を加えることが勧められる．骨折部の圧迫は単に骨折部の離開が少なくなるだけではなく，骨折部の嵌合によって剪断力をコントロールすることが期待できる（c）．Type Bで第3骨片が大きいものはバックストロークテクニックを使用して，主骨片同士が接触するようにする（d）．第3骨片の整復に関しては意見が分かれるところであるが，butterfly fragment（大きな楔状骨片）がある骨折では主骨片間に仮骨が形成されずに（e：矢印），第3骨片を介して骨癒合に至ることがあるため，筆者らは可能な範囲で整復を行うようにしている（e）．

＜橈骨神経麻痺＞（図4）

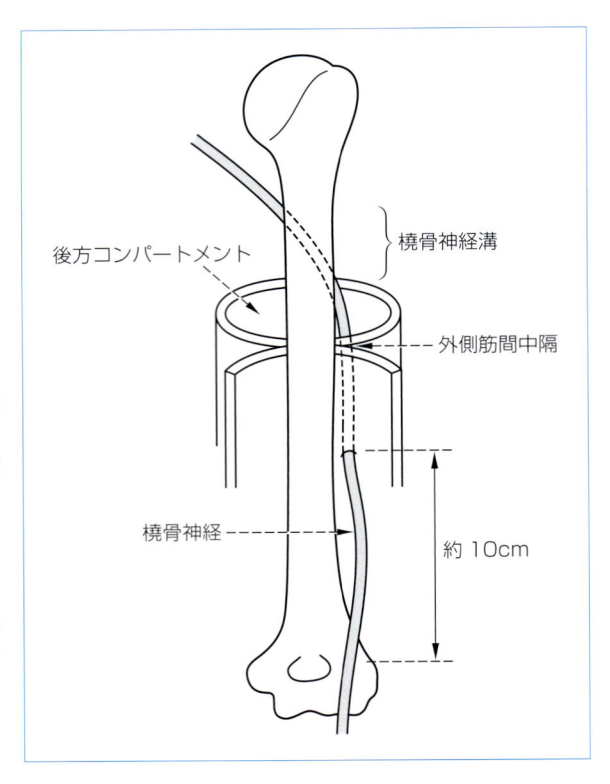

図4
橈骨神経麻痺

橈骨神経は上腕骨後面の橈骨神経溝に近接して下降した後，上腕骨外側上顆から約10cmの点で外側筋間中隔を貫く．橈骨神経麻痺は上腕骨骨幹部骨折の11.8％に発生するといわれているが，自然回復する症例が多いため早期に橈骨神経を展開するのは開放骨折，血管損傷の合併，高エネルギー外傷，閉鎖的整復後の橈骨神経障害などの症例とされている．しかし初回手術時に橈骨神経を確認しておくことで早期に治療方針を決定することができるため，術前に橈骨神経麻痺がある患者では基本的には局所を展開して橈骨神経の状態を確認しておくことが望ましい．

II. 使用インプラント（図5）

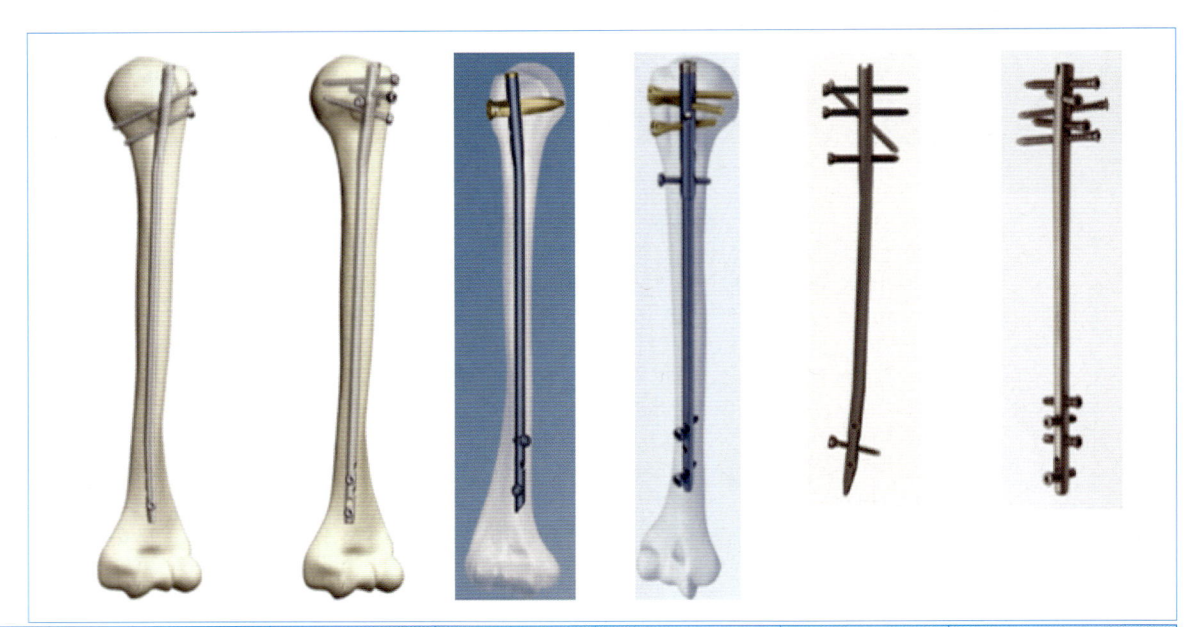

メーカー	Stryker	Stryker	DePuy Synthes	DePuy Synthes	Zimmer Biomet	日本メディカルネクスト
機 種	T2 上腕骨 3×4	T2 上腕骨ネイル	Expert Nail	MultiLoc	Versanail	Polarus 3
近 位	ベンド（6°）	ベンド（6°）	ベンド（6°）	ストレート	ベンド（2.5°）	ベンド（4°）
遠 位	ベンド（4°）	ストレート	ストレート	ストレート	ベンド（4.5°）	ストレート
コンプレッションデバイス	あり	なし	一部あり	あり	なし	なし
ネイル径（mm）	7, 8, 9	8	7, 9	7, 8.5	7, 8, 9	8
エンドキャップ（mm）	0, 5, 10, 15, 20, 25	0, 2, 4	0, 5, 10	0, 2, 5, 10, 15	0, 5, 10	0, 2, 4, 6

図5　上腕骨骨幹部骨折用ネイル

上腕骨骨幹部骨折用のネイルは近位と遠位がそれぞれストレートタイプのものとベンドタイプのものがある．遠位をベンドしてあるものは，外側顆に向かって深く挿入することができるため，distal thirdの骨折に対して有用である．またコンプレッションデバイスによって術中に骨折部に圧迫が加えられるものは，前述のように主に横骨折に対して有用である．コンプレッションデバイスで骨折部に圧迫を加える場合やバックストロークテクニックを行う場合は，最後にネイルの深さが変わるためエンドキャップの長さの種類が多い機種を選択すると調節がしやすい．

III. 手術器械一式

- 2.0〜2.4 mm K-wire（joystick で整復するとき）
- 23 G 注射針
- 1 ml 注射器（横止めスクリューのスリーブとして使用する）

- 厚みのあるシーツ（横止めスクリューを打つときに上腕の高さを調節するのに使用）

IV. 体位・セッティング（図6）

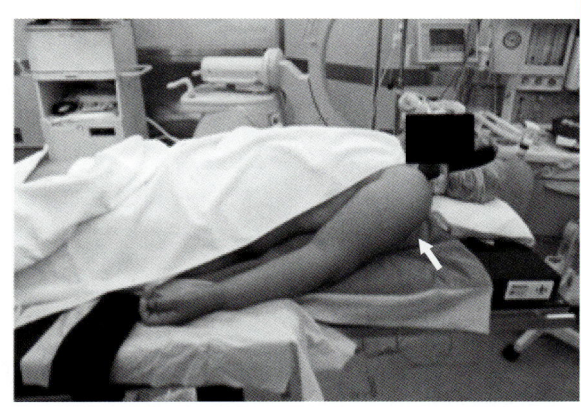
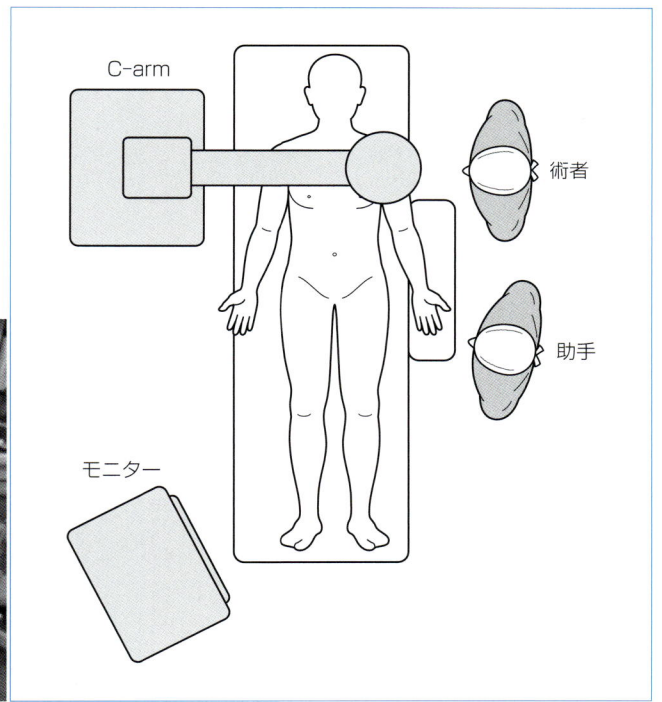

図6 体位・セッティング

髄内釘手術を行う体位にはビーチチェアと仰臥位があるが，筆者は C-arm を挿入しやすく，横止めスクリューを挿入するときに上肢を安定させやすいという理由により仰臥位で行っている．その際，肩枕を肩甲骨の下に挿入して（矢印），肩関節が 20〜30° 伸展できるようにするのが重要である．手術台に上肢を置くスペースがない場合は，手台を設置してその上に上肢を乗せるようにする．C-arm は健側から入れて，モニターはその末梢に設置する．

1．アプローチ・皮膚切開
2．手技の実際

1）髄内釘挿入部位の決定

2）腱板の切開

3）髄内釘挿入部の開孔

※ 1）〜3）については，別項「2.上腕骨近位部骨折 2)髄内釘 手術手技：p.142〜145」を参照

4）整復・ガイドワイヤー（図7）

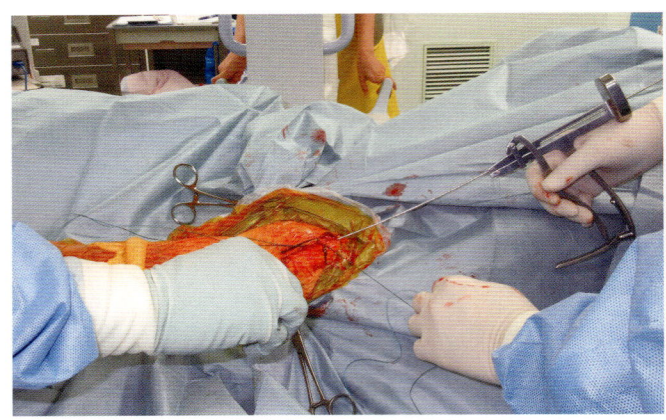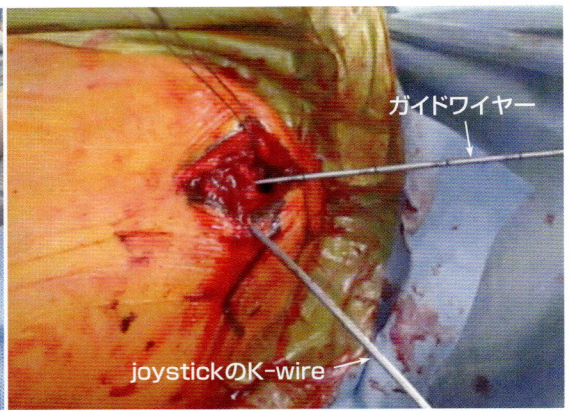

図7 骨折部の整復とガイドワイヤーの挿入

助手が前腕を遠位に牽引して整復を行うが，整復ができない場合は近位骨片にK-wireを刺入して joystickで近位骨片をコントロールする．それでも整復できないときは小切開を加えて軟部組織の 介在がないかを確認して整復を行い，ガイドワイヤーを挿入する．

5）リーミング（図8）

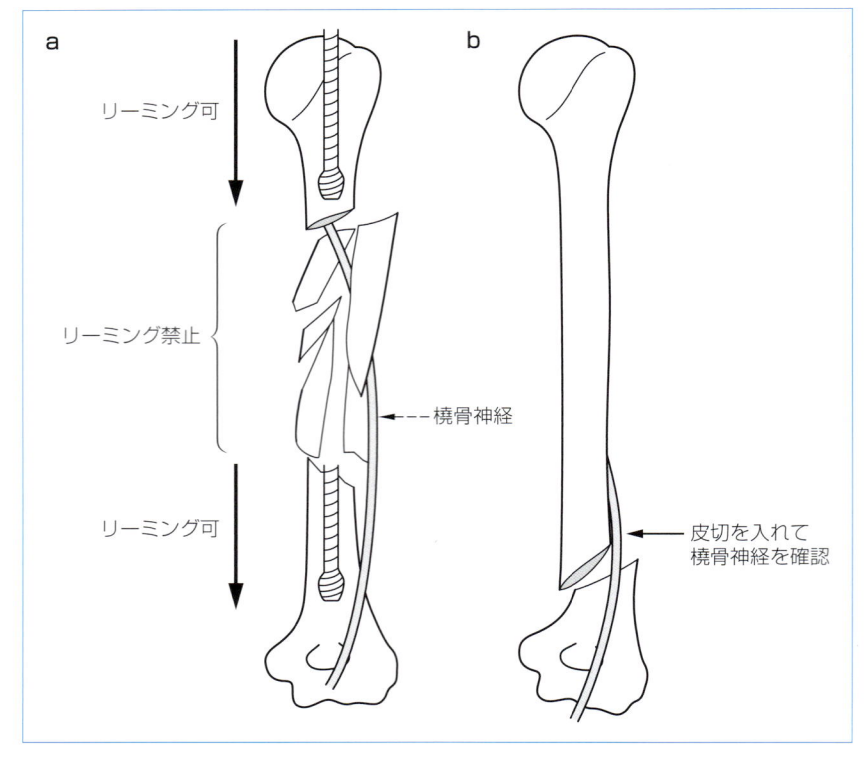

図8

リーミング

髄腔が広い高齢者ではリーミングは必要ないが，若年者で髄腔が狭い場合はリーミングが必要となる．その際，粉砕骨折部や整復ができていない骨折部でのリーミングは神経損傷を起こす可能性があるため，リーミングを行ってはいけない（a）．骨折部に神経が介在する可能性があるときには，小切開を加えて神経を確認（b）してリーミングを行う．

6) ネイル長決定（図9）

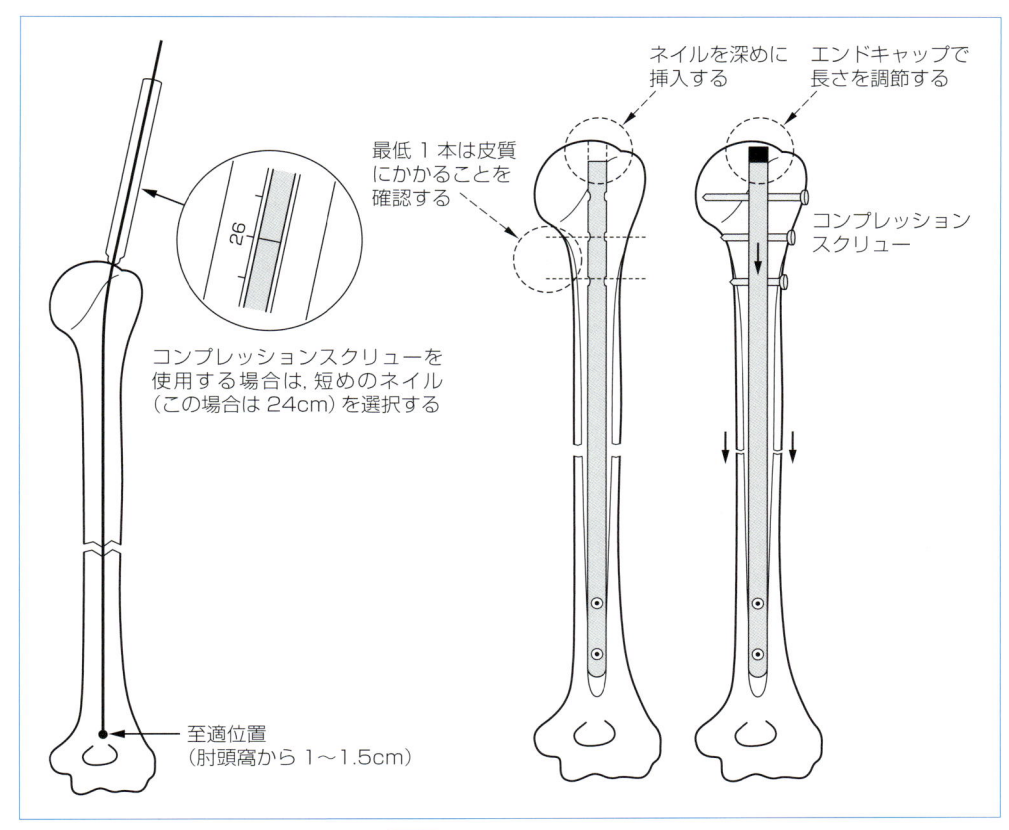

ネイルを深めに挿入する
エンドキャップで長さを調節する
最低1本は皮質にかかることを確認する
コンプレッションスクリュー
コンプレッションスクリューを使用する場合は，短めのネイル（この場合は24cm）を選択する
至適位置（肘頭窩から1〜1.5cm）

図9 ネイル長の計測

ネイルの長さは肘頭窩上縁より1〜1.5cm近位から骨頭の関節面より約5mm下までであるが，近位の横止めスクリューが皮質骨にかからない場合は，短めのネイルを選択して皮質にかかるようにして，最後にエンドキャップで長さを調節する．またバックストロークやコンプレッションスクリューを使用する場合も骨折部の離開の程度に応じて数mm短い長さを選択する必要がある．

7) ネイル挿入（図10）

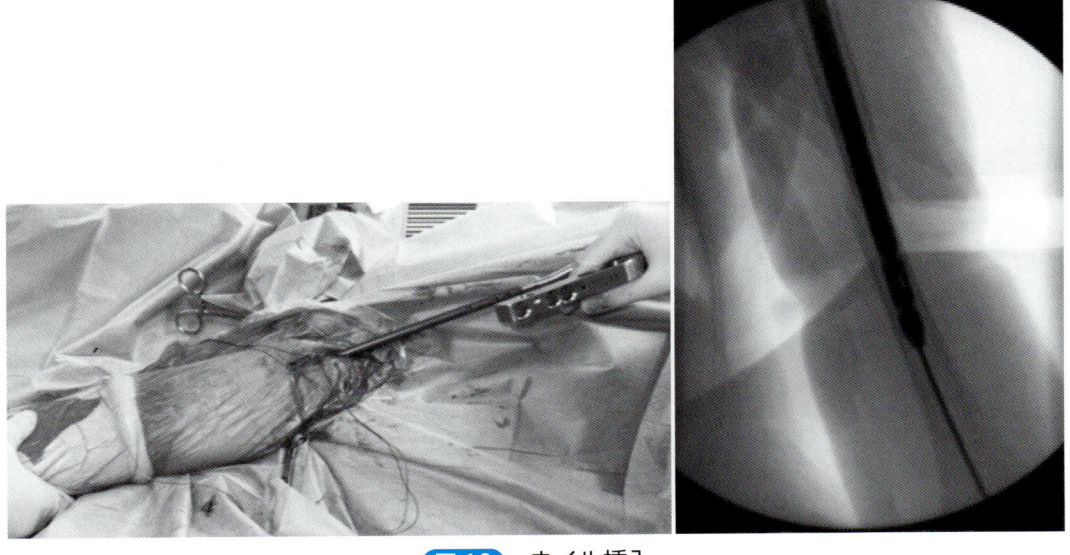

図10 ネイル挿入

ネイルを挿入する際は用手的に行い，無理に叩き込まないように注意する．

8) 近位横止めスクリュー固定（図11）

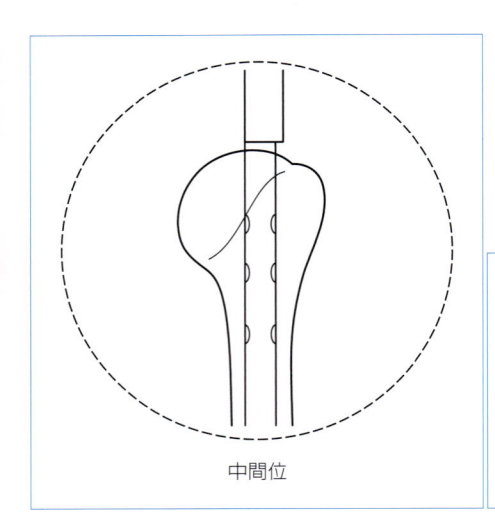
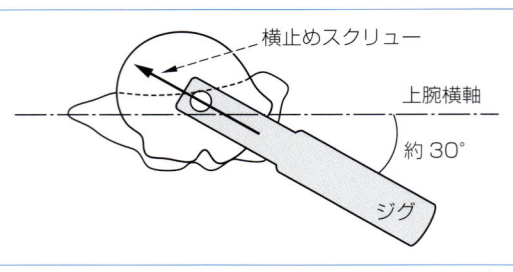
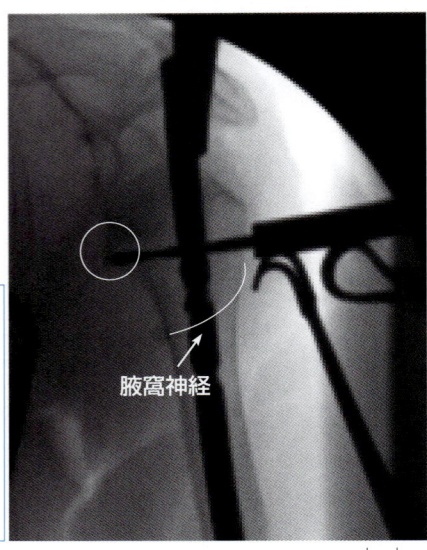

中間位

横止めスクリュー
上腕横軸
約30°
ジグ

腋窩神経

a｜b｜c

図11 近位の横止めスクリューの挿入

近位骨片が中間位であることをC-armで確認した後に近位の横止めスクリューを挿入する．
近位骨片が中間位にある場合は大結節が丸い形状となる（a）．骨頭は30°程度後捻しているため，骨頭方向にスクリューを打つ場合はジグを真横より30°程度前方に設置し，スクリューが骨頭の中央を通るようにする（b）．
ドリリングをする際には，三角筋の深層を走行する腋窩神経を損傷しないように三角筋を鈍的に分けてドリリングを行うことが重要である．また骨頭の軟骨面に向かう場合は，軟骨面を貫かないようにする（c）．スクリューは少なくとも2本は挿入する．

9) 骨折部の回旋チェックと 遠位横止めスクリュー固定（図12）

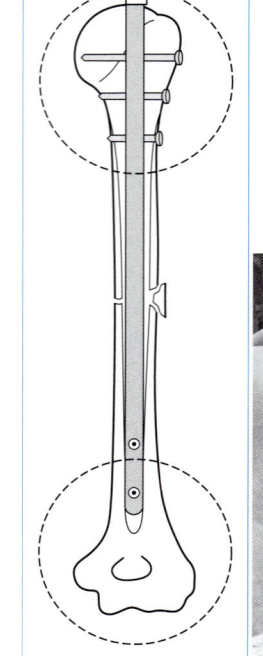

a｜b

1mlの注射器

図12

骨折部の回旋チェックと遠位の横止めスクリューの挿入

ジグと前腕をコントロールして近位骨片と遠位骨片をそれぞれ中間位に保って回旋変形を矯正し，C-armで確認する（a）．次に遠位の横止めスクリューを挿入するが，通常前後方向に2本挿入する．皮切はその2本を繋げるように1つの皮切とし，皮下と筋肉を鈍的に分けて上腕骨を露出する．正中神経や上腕動脈を巻き込まないように，必ずドリルスリーブを用いてドリリングを行う．
筆者らは1mlの注射器の先端を切除したものをスリーブとして使用している（b）．外側から横止めスクリューを挿入する場合は，橈骨神経が外側上顆から約10cm近位で筋間中隔を貫いていることに注意して挿入する（「p.156 図4」参照）．

10）骨折部の圧着

コンプレッションデバイスで圧迫を加える場合は，①近位の横止めスクリュー1本挿入，②回旋をコントロールして遠位骨片に横止めスクリュー挿入，③コンプレッションデバイスで圧迫，④近位に横止めスクリュー1〜2本を追加して挿入という順番になる．

バックストロークを行うときは，先に遠位の横止めを行った後にターゲットデバイスを引き抜いて骨折部を圧着するが，バックストロークをした後に回旋の矯正を行うのは困難であることが多いため，バックストロークを行う前に回旋の矯正を行う必要がある．

11）エンドキャップ挿入（図13）

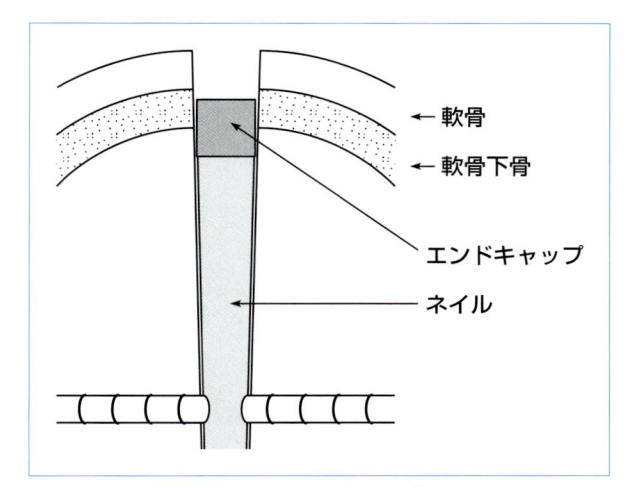

← 軟骨
← 軟骨下骨
エンドキャップ
ネイル

図13 エンドキャップの挿入
軟骨下骨にかかる長さで，骨頭の関節面から突出しない長さを選択して挿入する．

Ⅵ．後療法

肩関節と肘関節の関節可動域訓練は術後早期より開始するが，回旋運動は数週間して架橋仮骨が出現してから開始する．

（松垣　亨）

参考文献

1）Kamineni S, et al.：Anatomic relationship of the radial nerve to the elbow joint：clinical implications of safe pin placement. Clin Anat. 22：684-688, 2009.

サマリー 上腕骨遠位外側ピンの安全域．橈骨神経は上腕骨外側顆より平均102 mm近位で上腕骨の外側を通過．橈骨神経を損傷しないのは，上顆線を含む正方形のうち頭側70％．

2）Shao YC, et al.：Radial nerve palsy associated with fractures of the shaft of the humerus：a systematic review. J Bone Joint Surg Br. 87：1647-1652, 2005.

サマリー 上腕骨骨幹部骨折の合併症．橈骨神経損傷11.8％．注意すべき骨折部（骨幹部中央ないしやや遠位），骨折型（横骨折ないし螺旋）．回復したのは88.1％．

3）DeFranco MJ, et al.：Radial nerve injuries associated with humeral fractures. J Hand Surg Am. 31：655-663, 2006.

サマリー 神経損傷を伴う上腕骨骨幹部骨折の治療法の選択．神経損傷の病態評価に基づいた対応が必要．

手 術 記 録

- Midshaft の A3．肩峰の外側前縁から末梢に約 4 cm の皮切を加え，三角筋の前部線維と中部線維の間を分けて進入した
- 棘上筋腱を切開し，上腕骨頭の中央よりガイドピンを刺入し，近位部をリーミングした
- 次に前腕を徒手的に牽引して骨折部を整復し，ガイドワイヤーを挿入した
- 髄腔内を 6.5〜8.5 mm までリーミングした後，Synthes MultiLoc Humeral Nailing System long 225 mm/8.5 mm を挿入した
- イメージで近位骨片が中間位にあることを確認して，近位の dynamic hole に横止めスクリューを 1 本挿入した
- 骨折部に回旋変形がないことを確認した後に，遠位に横止めスクリューを 2 本挿入した
- 次にコンプレッションデバイスを用いて，骨折部に圧迫を加えた．内側の骨皮質に数 mm の離開が残存したが，外側の皮質には圧迫を十分に加えることができた
- 最後に近位に横止めスクリューを 2 本挿入し，エンドキャップ＋10 mm を挿入した．イメージで全体のアライメントが良好であることを確認した後，洗浄を行い，各層を縫合した

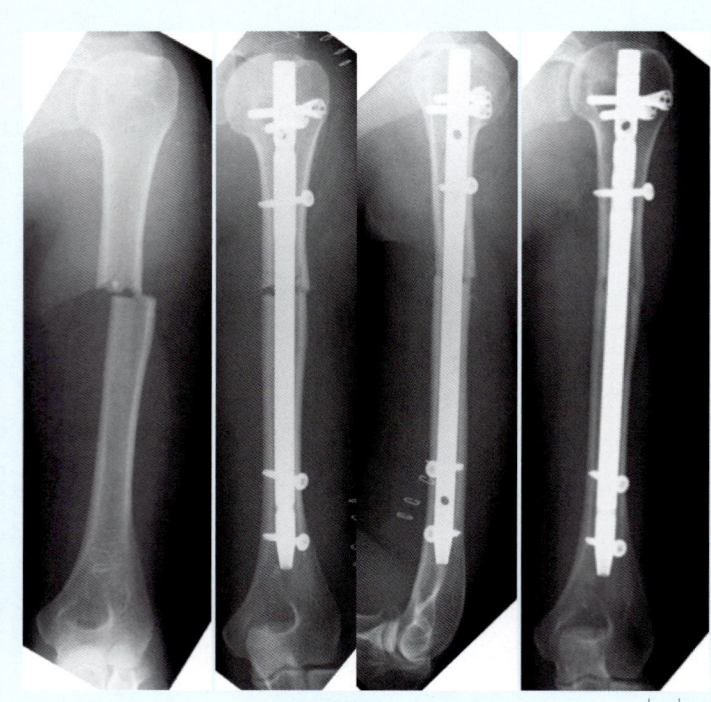

図 14　症例　　a｜b｜c

a：術前単純 X 線
b：術後単純 X 線
c：術後 8 か月単純 X 線

プロジェクト VIII　押さえておくべき基本 骨折治療テクニックの実際

4　上腕骨遠位部骨折（高齢者）

はじめに

　成人上腕骨遠位部骨折は，発生病態により大きく2つに分類できる．1つは青壮年者の交通外傷やスノーボード外傷などの高エネルギー損傷による関節内外の高度粉砕例である．もう一方は骨粗鬆症を背景とした高齢者の転倒などの低エネルギー損傷による関節面外・関節包内の通顆骨折の形態である．本稿では後者を中心に，2000 年前後より急速に普及し

たアナトミカルロッキングプレート（以下，ALP）固定法の基本手術テクニックについて詳述する．

I．代表的分類法（その手術適応）（図1～3）

　骨折部に転位がなく，活動性が低い高齢者や全身状態が不良などで手術が行えない患者以外は手術適応とし，早期リハビリテーションおよび機能回復をはかることを原則とする．

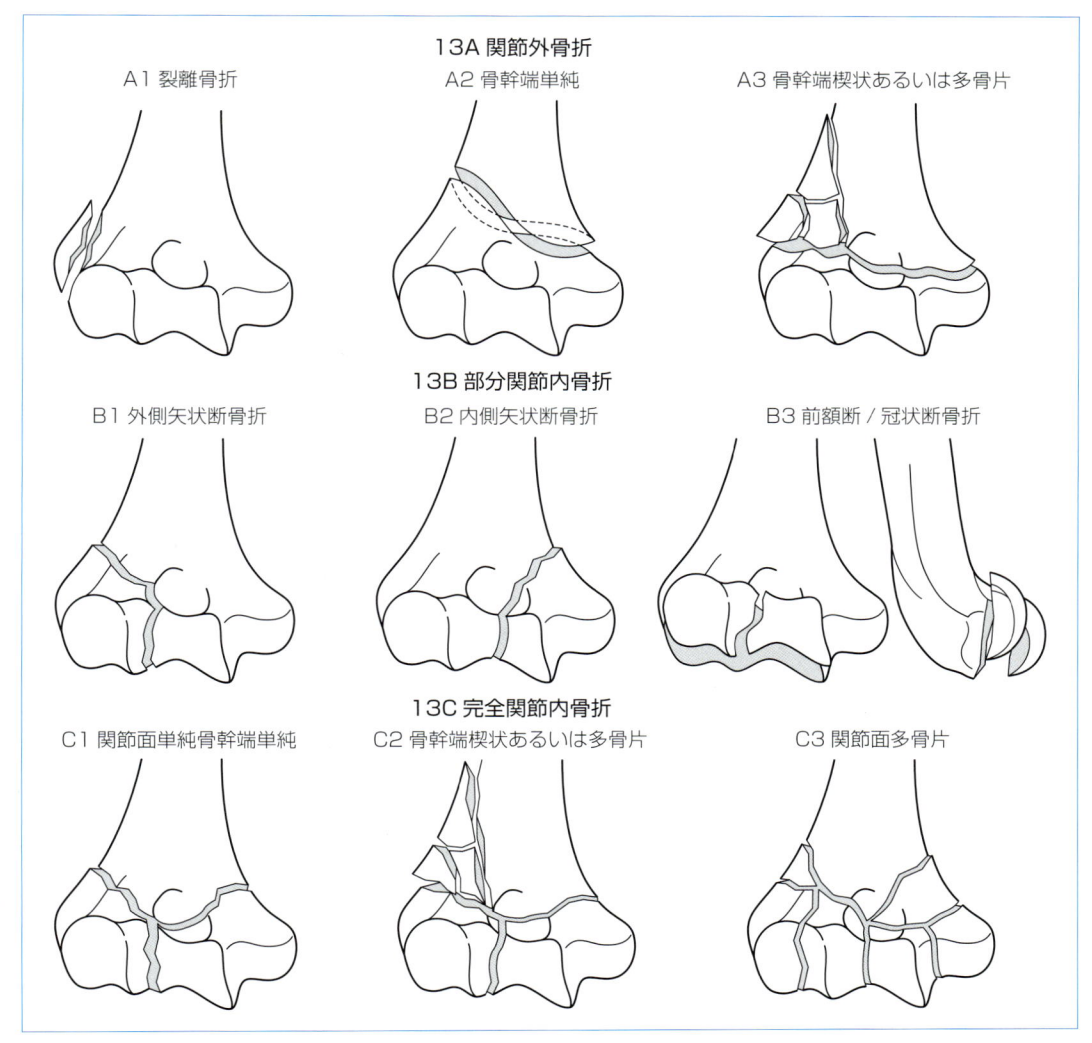

図1

新 AO 分類

新 AO 分類では 13 A2 とA3 が上腕骨遠位部の両柱に及ぶ関節外骨折であり，狭義の通顆骨折はサブグループの 13A2.3 となる．

図中：

13A 関節外骨折
- A1 裂離骨折
- A2 骨幹端単純
- A3 骨幹端楔状あるいは多骨片

13B 部分関節内骨折
- B1 外側矢状断骨折
- B2 内側矢状断骨折
- B3 前額断 / 冠状断骨折

13C 完全関節内骨折
- C1 関節面単純骨幹端単純
- C2 骨幹端楔状あるいは多骨片
- C3 関節面多骨片

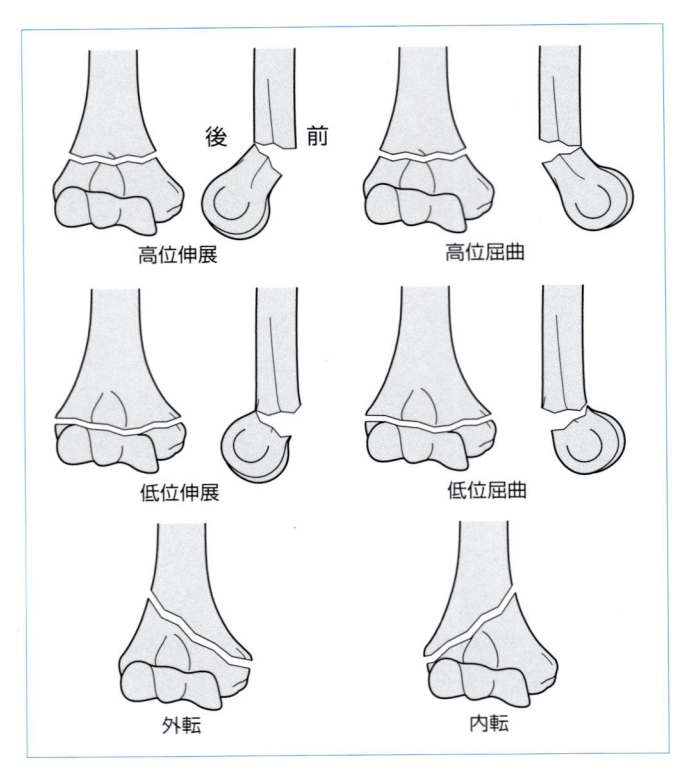

図2

Mehne & Matta の分類

本分類は骨折部の損傷形態がわかりやすく示されており，臨床上分類が容易で内固定材料の選択など治療戦略を立てるうえで有用である．

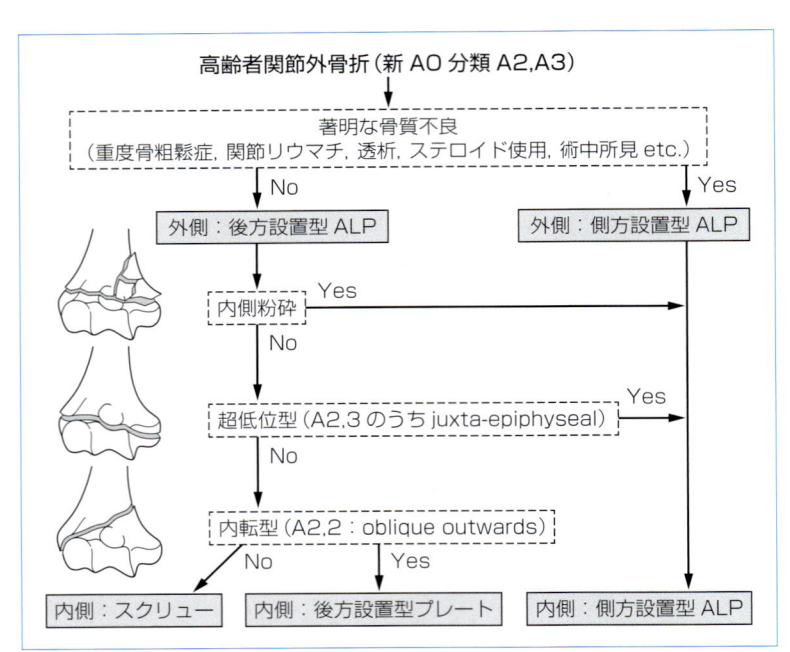

図3

高齢者上腕骨遠位部関節外骨折に対する治療アルゴリズム

上腕骨遠位部の骨密度や皮質骨厚の定量評価では内側柱には強靭な bone stock を有するのに対し，外側柱はそれに乏しいことが示されている．そのため外側柱には良好な初期固定性が期待できる ALP を内固定の"核"として使用し，内側については尺骨神経障害をはじめとする手術侵襲も考慮し，必要十分で低侵襲なインプラントから選択する．
ALP：アナトミカルロッキングプレート

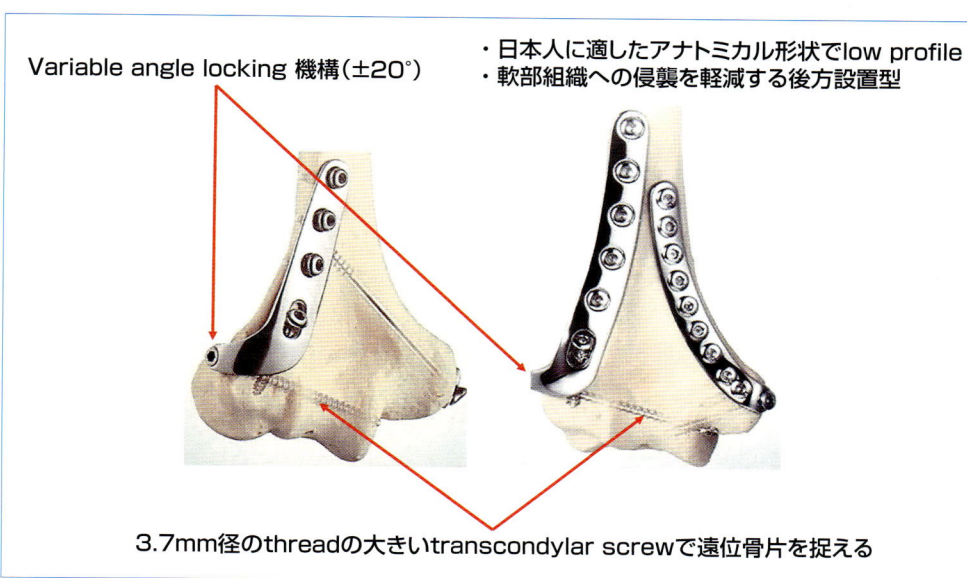

Variable angle locking 機構（±20°）

・日本人に適したアナトミカル形状でlow profile
・軟部組織への侵襲を軽減する後方設置型

3.7mm径のthreadの大きいtranscondylar screwで遠位骨片を捉える

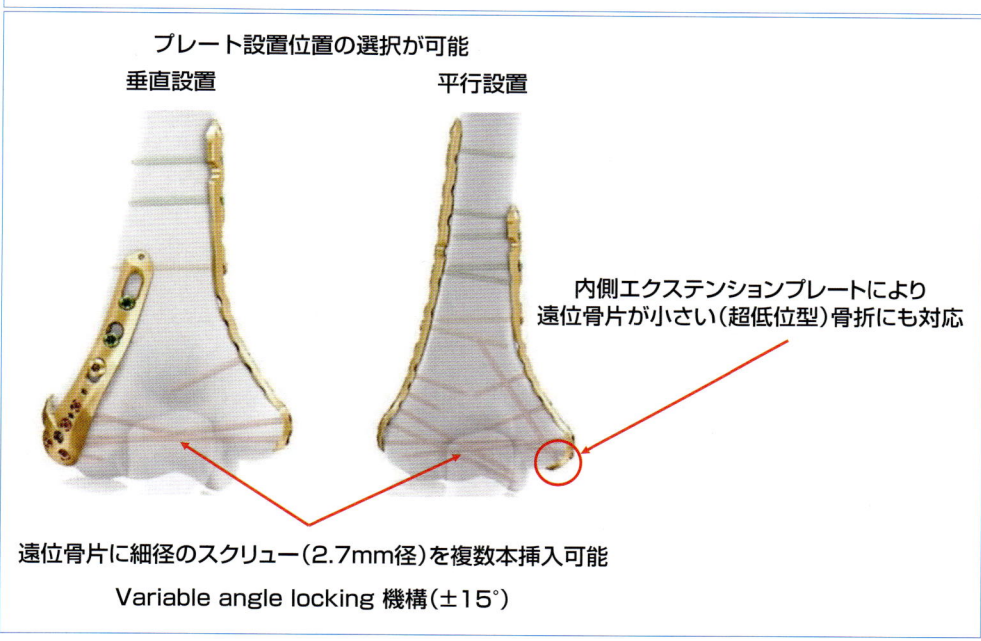

プレート設置位置の選択が可能

垂直設置　　　　　　　　　平行設置

内側エクステンションプレートにより
遠位骨片が小さい（超低位型）骨折にも対応

遠位骨片に細径のスクリュー（2.7mm径）を複数本挿入可能

Variable angle locking 機構（±15°）

$\dfrac{a}{b}$　　**図4**　使用インプラントの特徴と適応

a：ONI Elbow System™（帝人ナカシマメディカル）．関節外骨折の多く
　で対応可能である．
b：VA-LCP™ DHP（DePuy Synthes）．①骨折が骨幹部にまで及び長いプ
　レートを要する症例，②内側粉砕や超低位型骨折で遠位骨片が小さく，内側
　にエクステンションタイプのプレートを要する症例，③著明な骨質不良例
　（図5）や偽関節例で平行設置プレート（力学的に最も強固とされている）を
　使用したい症例などに有効である．
現在本邦で様々な ALP の使用が可能となっているが，どの機種を使用するにしても，
適切な方向と長さの transcondylar screw を挿入することは本手術で最も重要な手
技の1つであり，初期固定性の良否につながる．

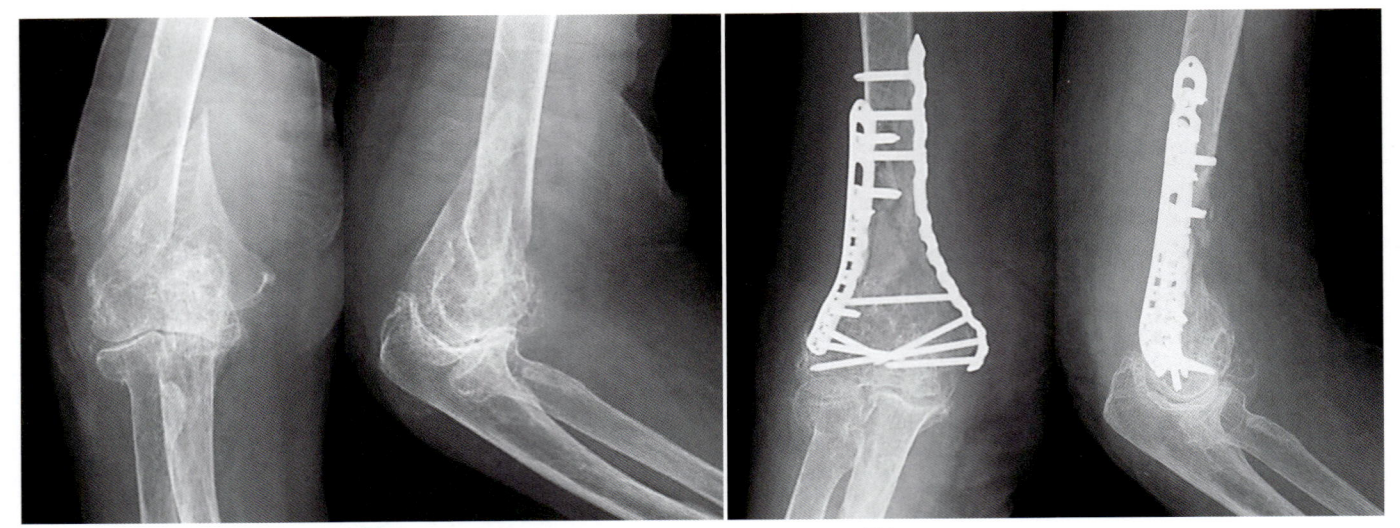

図5 重度骨粗鬆症例（83歳，女性）（VA-LCP™ DHP 使用症例）

本症例は著明な骨質不良により，術中に K-wire による仮固定を数本刺入しても整復位を維持できなかった．このような症例には VA-LCP™ DHP を使用し，生体力学的に最も強固とされる平行設置プレート固定が有用である．

Ⅲ．手術器械一式

- 使用予定インプラント
- 上腕三頭筋を避けるためのペンローズドレーン
- 神経テープ
- 肘頭骨切りのためのボーンソーやノミ
- 骨幹端部の第3骨片，関節面骨片，骨軟骨片を内固定するための各種スクリューや吸収ピン（**図6**）

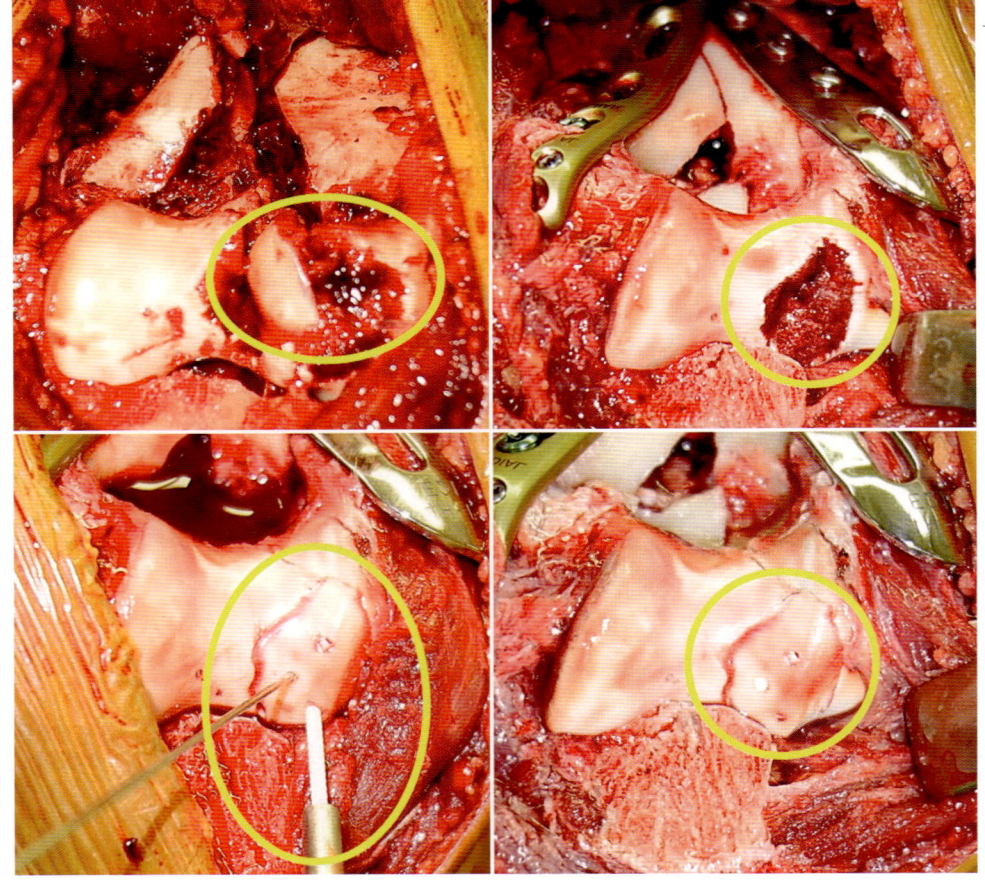

a	b
c	d

図6

吸収ピンを用いた滑車骨軟骨片の固定

術中，滑車関節面の骨軟骨骨折が判明した症例である．

あらかじめ準備しておいた吸収ピン（3本）で骨軟骨片の内固定を行った．

Ⅳ. 体位・セッティング（図7）

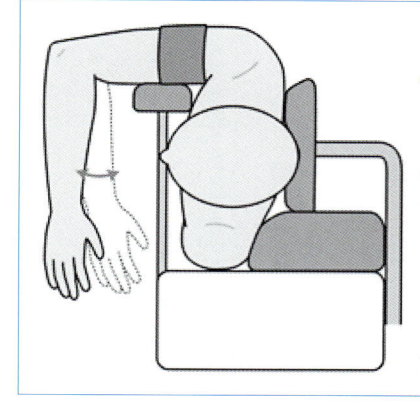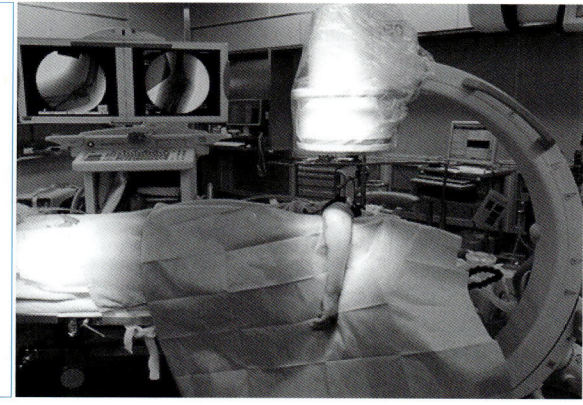

図7

体位・セッティング

麻酔は全身麻酔を用いることが多く，体位は側臥位で行う．可能であればX線透過性の専用上肢台を上腕遠位下に置き，肘関節を最低120°以上屈曲することができるようにセッティングする．空気止血帯を装着し，透視を頭側より入れ，モニターを背・尾側に置く．C-armを回転させて正確な前後像と側面像がみられることをモニターで確認しておく．

Ⅴ. 手術手技

1. 皮切・アプローチ（図8，9）

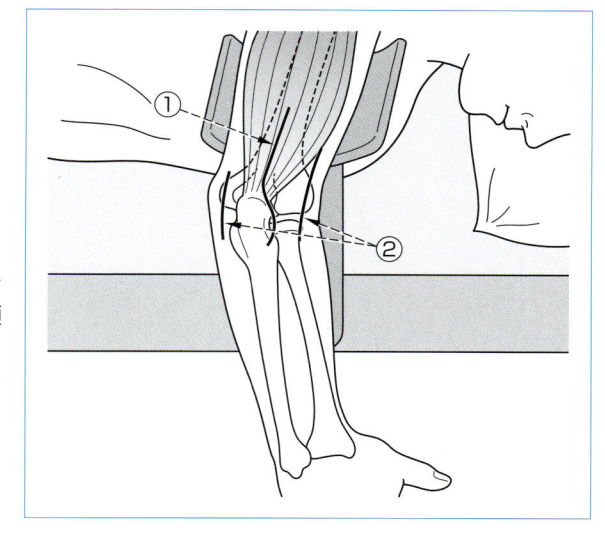

図8

皮切・アプローチ

①：定型的な後方アプローチ．肘関節後方正中で肘頭部を避け約20 cmのS字切開を置く．その後，後述する上腕三頭筋両側進入（転位の大きい関節外骨折，転位の小さいC1）または肘頭骨切り法（転位の大きいC1や粉砕骨折であるC2，C3）による展開を行う．

②：両側アプローチ．転位が軽度な通顆骨折では外側約6 cm，内側約3 cmの両側からのアプローチが可能である．

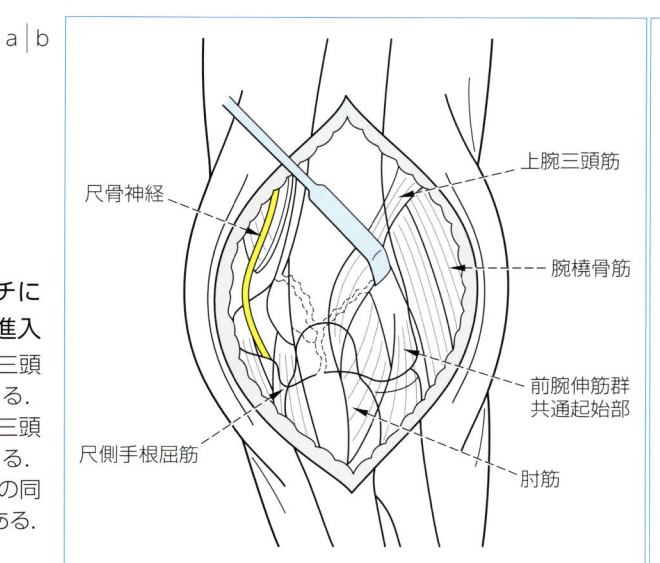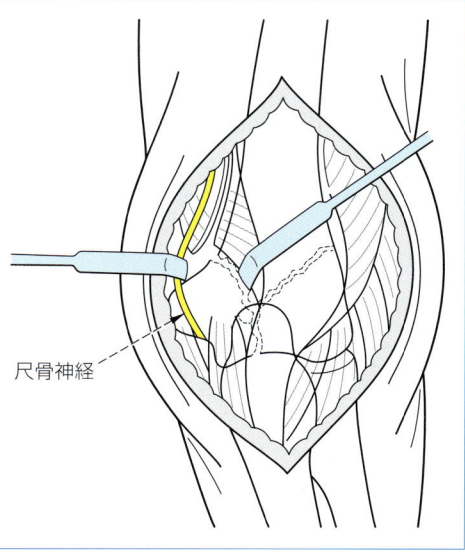

a | b

図9

定型的な後方アプローチにおける上腕三頭筋両側進入

a：外側部展開．上腕三頭筋外側より進入する．

b：内側部展開．上腕三頭筋内側より進入する．後述する尺骨神経の同定・保護が重要である．

尺骨神経　上腕三頭筋　腕橈骨筋　前腕伸筋群共通起始部　尺側手根屈筋　肘筋　尺骨神経

2. 手技の実際

　転位が軽度な上腕骨通顆骨折症例（図10）に対する両側アプローチ・上腕三頭筋両側進入による内固定術を供覧する．

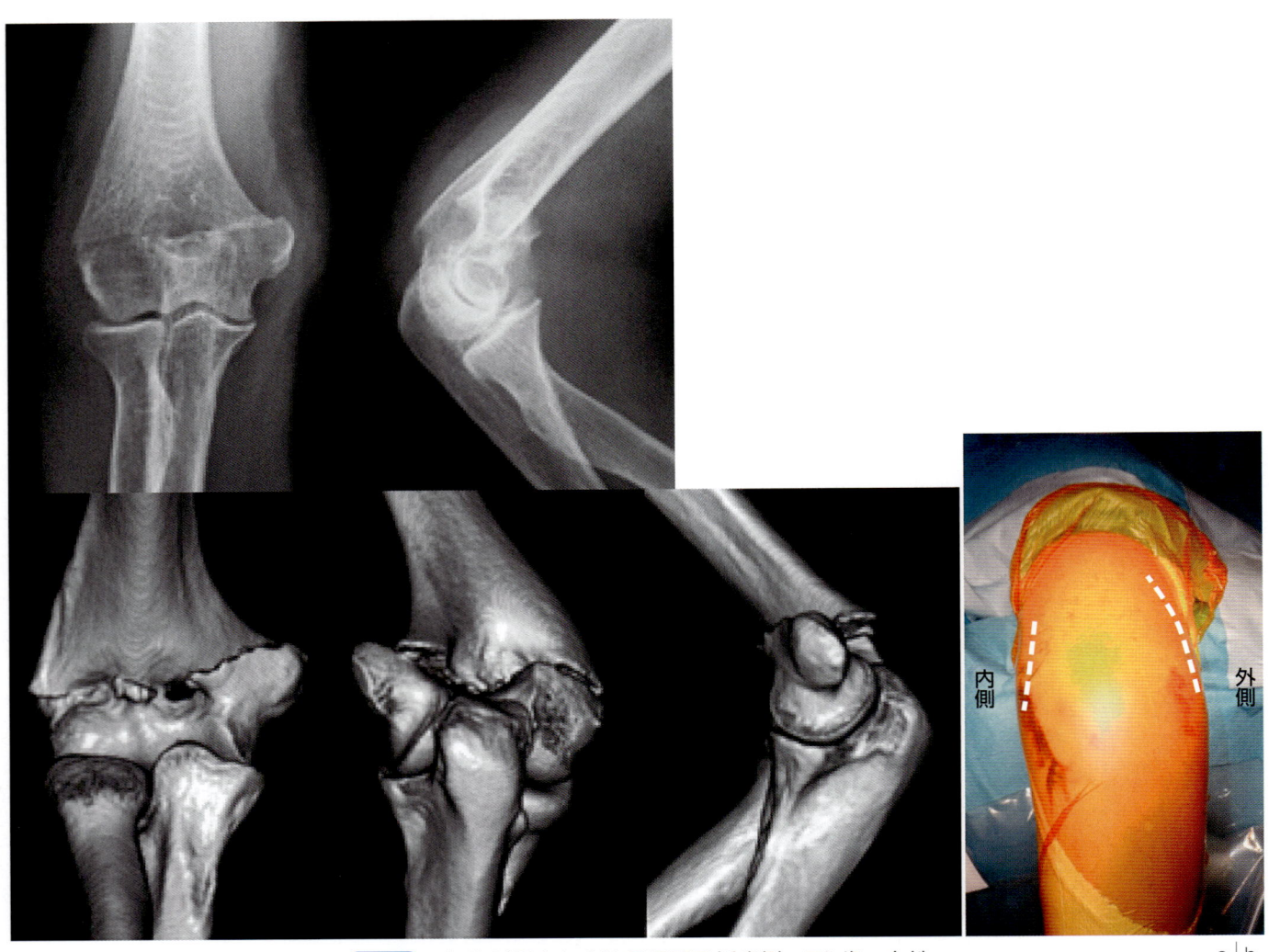

図10　転位が軽度な上腕骨通顆骨折症例．70歳，女性

a：術前画像所見
b：皮切（右肘を後方からみた写真）．両側アプローチ（破線）・上腕三頭筋両側進入を選択した．

1）展 開（図 11〜13）

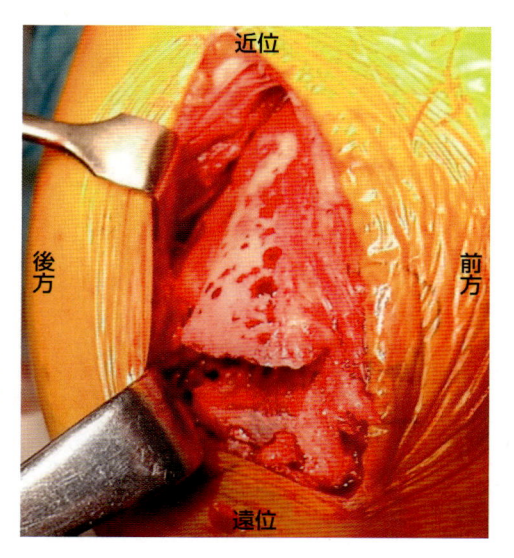

図 11

外側の展開（右肘を後外側からみた写真）

上腕三頭筋を内方へ避け，整復位が直視下に
確認できるだけの骨折部周辺の最小限の骨膜
剥離と後方プレート設置部位の展開を行う．
前側方への不要な展開・剥離を行わないように
注意する．

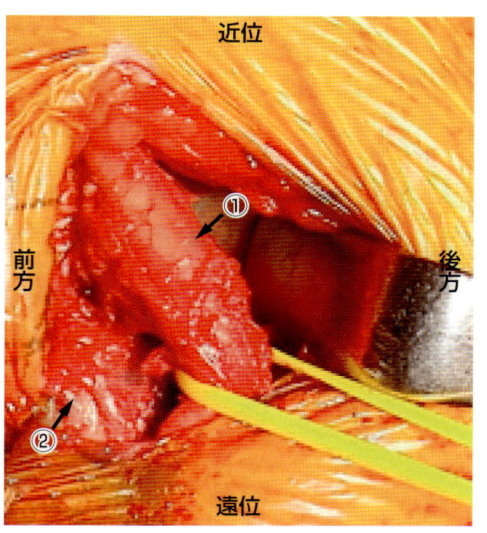

図 12

内側の展開（右肘を後内側からみた写真）

まず内側上顆の近位約 2〜3 cm の部位で尺骨
神経を触知し，上腕三頭筋内側筋膜を切離し
て神経を同定後，遠位で Osborne 靱帯の切離
を行う．
尺骨神経（①）は内側上顆後方部（②）で周囲の
結合組織や伴走血管を極力温存したまま挙上
させ，神経テープで保護する．

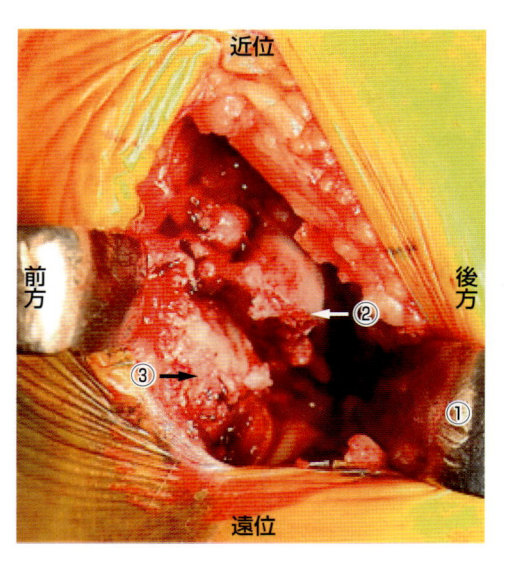

図 13

内側から骨折部を展開

上腕三頭筋を筋鈎（①）で後外方へ避けて外側
からの展開と交通させる．近位骨片遠位端の
骨折部（②）と前方へ転位した遠位骨片（③）を
露出する．尺骨神経は一時的に筋鈎（①）で後
方へ避けている．

2）整復・仮固定（図14〜17）

　粉砕を伴わない単純な通顆骨折は，整復は容易であるが肘以遠の重みにより主骨折部に牽引力がかかり容易に離開するため，その維持が重要となる．

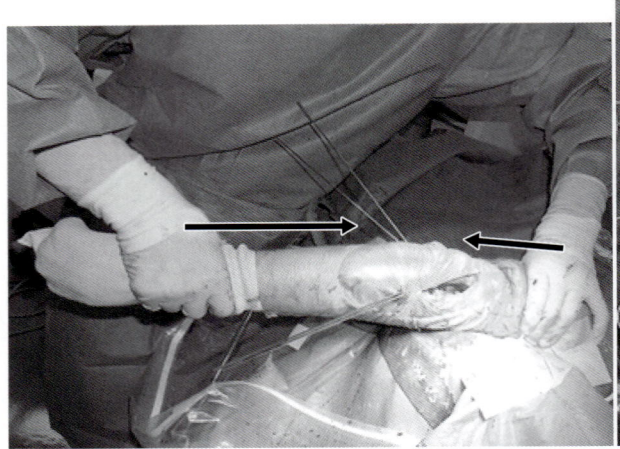
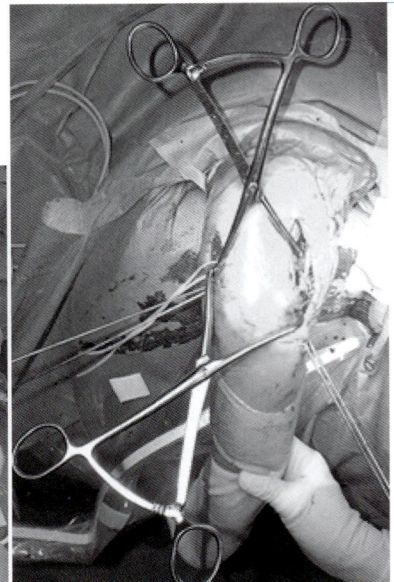
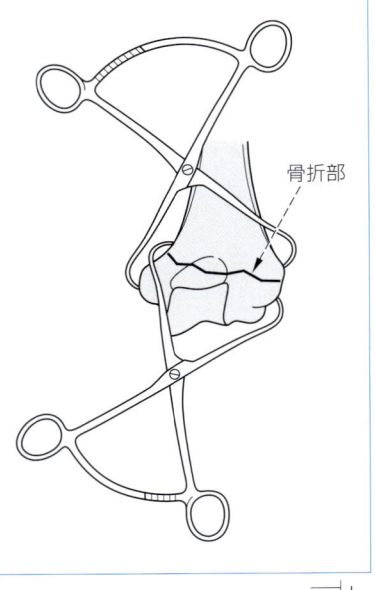

図14　整復・仮固定

a：徒手による骨折部の圧着（矢印）
b：骨鉗子による骨折部の圧着

a｜b

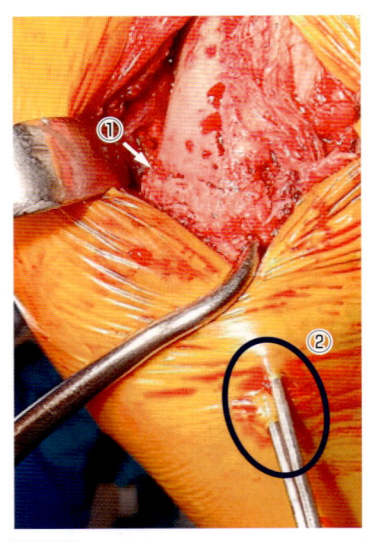

図15　外側からのK-wire固定

骨折部が圧着した状態（①）で，肘筋部分より2.0 mm径のK-wireを2本刺入して仮固定を行う（②）．

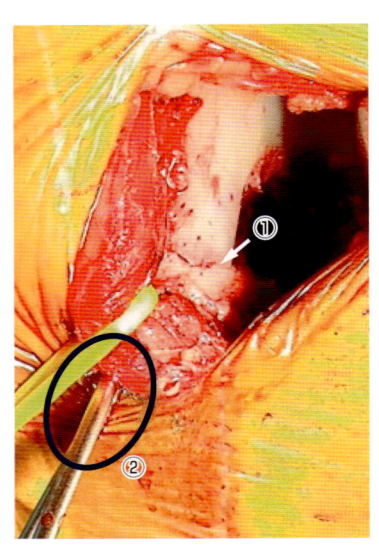

図16　内側からのK-wire・CCS用ガイドワイヤー固定

骨折部が圧着した状態（①）で，尺骨神経の巻き込みに注意しながら内側上顆より2.0 mm径のK-wireとCCSのガイドワイヤーを刺入して仮固定を行う（②）．

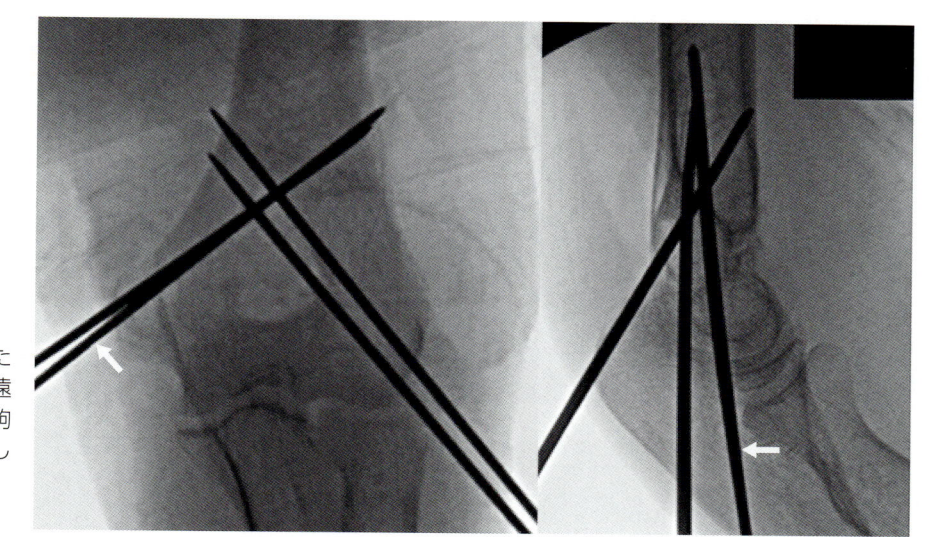

図 17

仮固定後の術中透視画像

内側 CCS のガイドワイヤー（矢印）は，この後 CCS による固定に切り替えるため，骨折線の位置や方向を考慮し，遠位骨片を十分に捉え，かつ肘頭窩や鉤突窩に突出しない位置となるようにしておく．

3）外側 ALP 固定（図 18〜20）

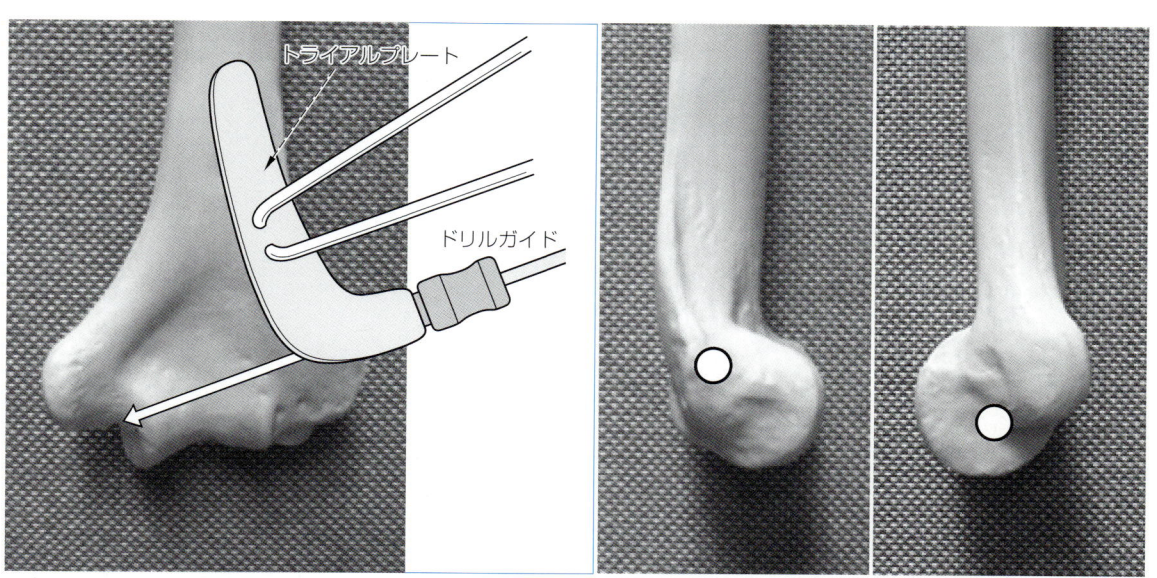

トライアルプレート

ドリルガイド

a｜b｜c

図 18　外側 ALP 固定：Transcondylar screw の至適挿入位置・方向

a：トライアルプレートを上腕骨外側後面に設置し，transcondylar screw 挿入用ドリルガイドを装着する．ドリルの刺入方向（矢印）は滑車の中心軸に向かうように微調整する．

b：外側の至適刺入部位は上腕骨外側上顆の最も外側に隆起した部分のやや遠位前方（丸印）を目安とする．伸筋群付着部の軟部組織を一部メスなどで剥離する場合もある．

c：内側の至適挿入方向は上腕骨内側上顆基部の遠位前方（丸印）である．

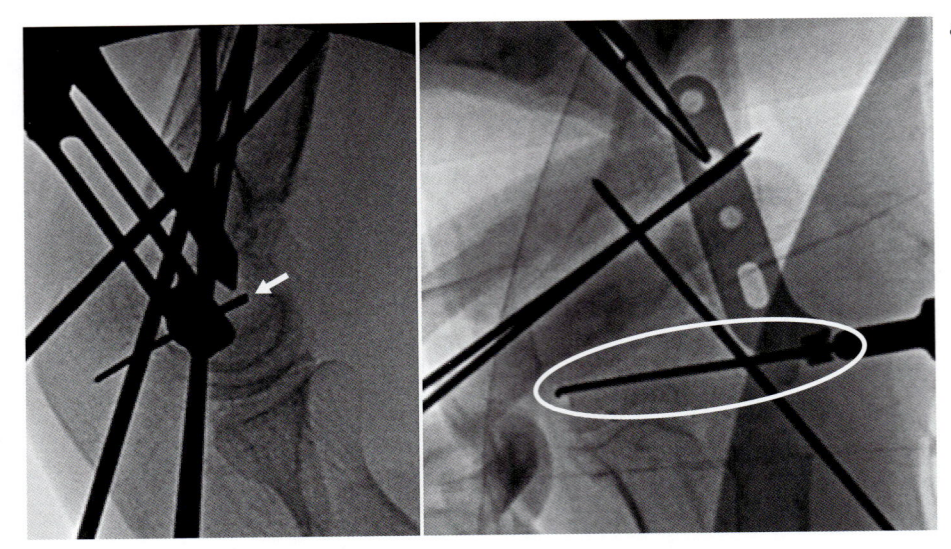

a | b

図19

外側 ALP 固定：Transcondylar screw のプレドリルおよびドリル後の長さ計測

a：Transcondylar screw の挿入操作に慣れるまでは，ドリル（2.5 mm 径）を刺入する前に，ターゲットデバイスを用いて 1.8 mm 径 K-wire でプレドリル（矢印）を行うと，本ドリルを至適位置へ安全かつ容易に刺入する目安となる．

b：ドリルおよびカウンターシンク後，デプスゲージで長さを計測し，滑車内側面に 1 ねじ山かかるくらいの長さを選択する．

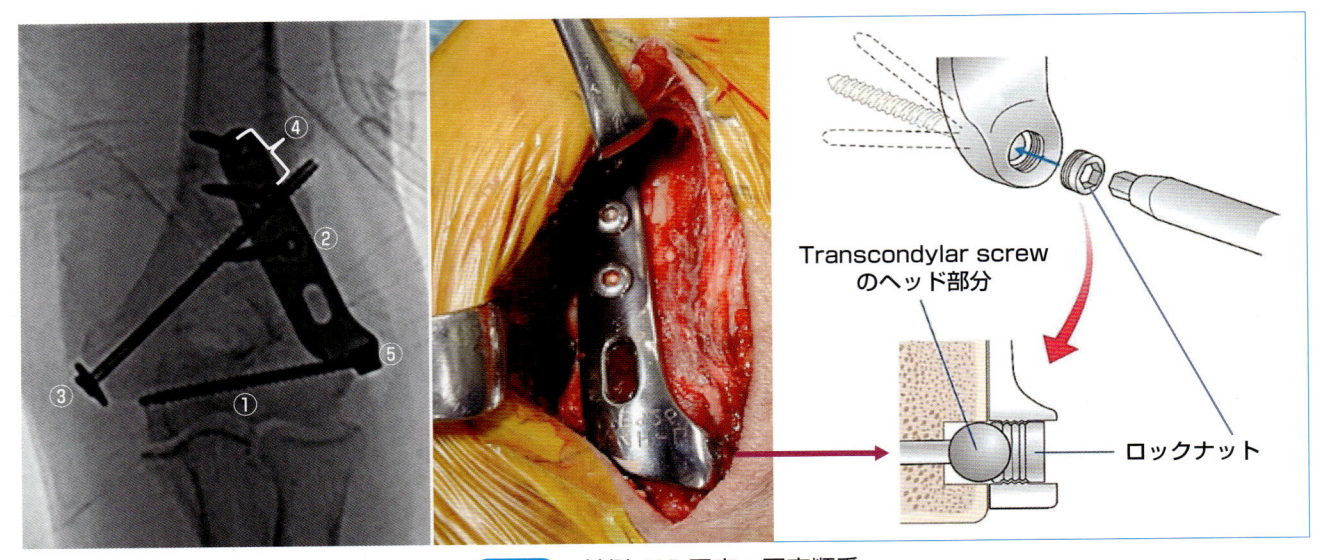

Transcondylar screw のヘッド部分

ロックナット

図20 　**外側 ALP 固定：固定順番**

Transcondylar screw（①）を挿入後，内側 CCS のガイドワイヤーと干渉しないスクリューホールの固定（②）を最初に行う．続いて，後述する内側 CCS（③）をワッシャーを通して固定した後に，残りのスクリュー（④）固定を行う．最後にロックナット（⑤）で transcondylar screw とプレートをロックする．

4）内側 CCS 固定（図21）

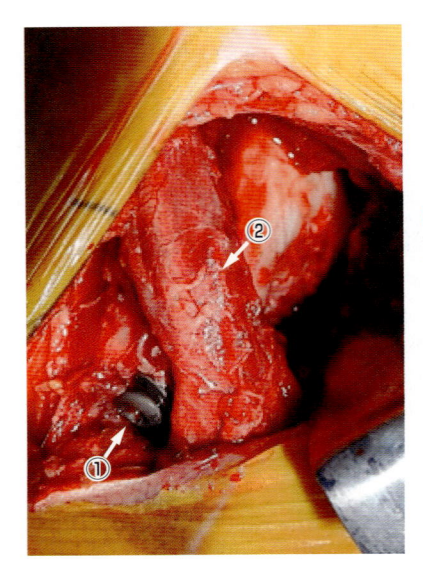

図21

内側 CCS 固定

あらかじめ刺入しておいた CCS ガイドワイヤー越しにワッシャー付き CCS（①）で内側からの固定を行う．必ず対側の上腕骨骨皮質を捉える長さのスクリューを選択する．
骨折部の仮固定や CCS 挿入のための一連の操作（ガイドワイヤー刺入，ドリリング，CCS 挿入）中に尺骨神経（②）の巻き込みを防ぐためには，広範な剥離・展開は必要ないが，確実に挙上させたほうが安全であり，Osborne 靱帯は切離しておく．

5）最終チェック

　内固定終了後，肘関節の他動運動で骨折部の安定性が得られていること，クリックや軋音がないこと，尺骨神経と内固定材料との干渉がないこと，また，透視下に各スクリューの挿入位置や長さを多方向から確認し，関節内・肘頭窩・鈎突窩などへの穿破がないことを最終チェックしてから閉創する（図22）.

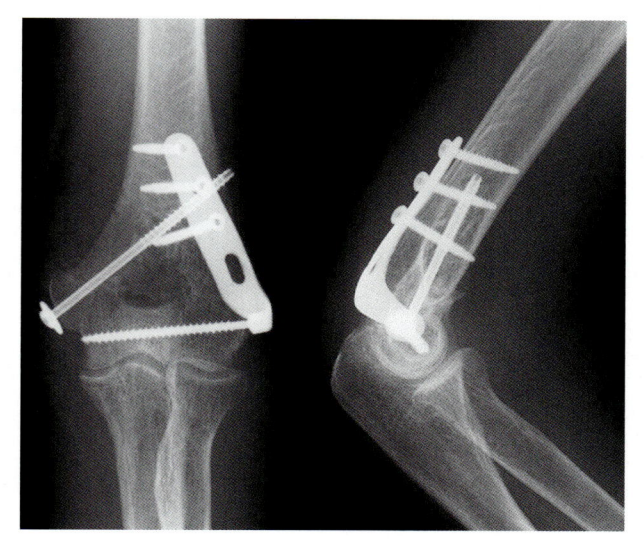

図22
術後単純 X 線
外側：ONI プレート
内側：ワッシャー付き CCS

4
上腕骨遠位部骨折（高齢者）

VI. 後療法

　術直後：MP 関節を含まない手部から上腕までのギプスシーネ固定
手指関節や肩関節の自動運動開始（肘関節へ回旋負荷がかかる肩関節外転位は禁止）
　術翌日〜：肘関節・前腕の自動および介助下自動運動開始
疼痛や腫脹などの症状に応じて行い，粗暴な他動運動は避ける（訓練時以外は外固定を継続）
　術後 1〜2 週間〜：臨床経過が良ければ，ギプスシーネ固定を屯用とする（日中 ADL 上の軽作業許可，夜間のみ外固定継続）
　術後 3 週間〜：ギプスシーネ固定を終日 off
　術後 4 週間〜：愛護的な他動運動や，筋力強化を開始

＜附①＞

　関節内骨折を伴う上腕骨遠位部骨折症例（図23）に対する「肘頭骨切り法」を用いた内固定術の実際（図24〜28）

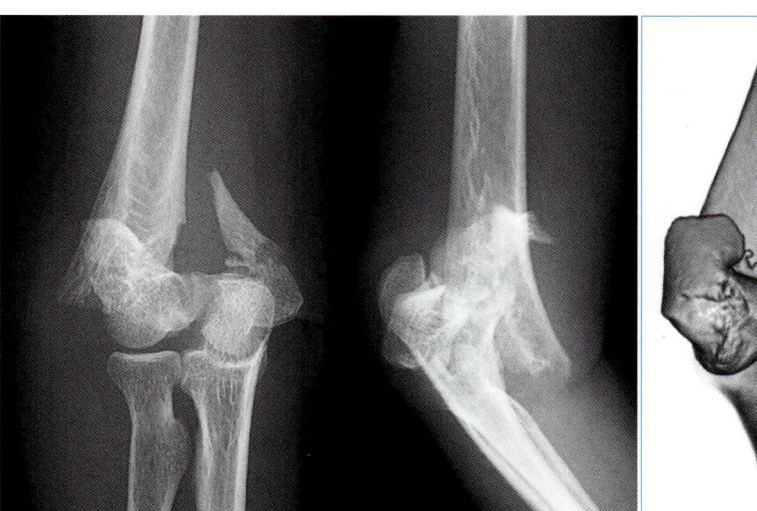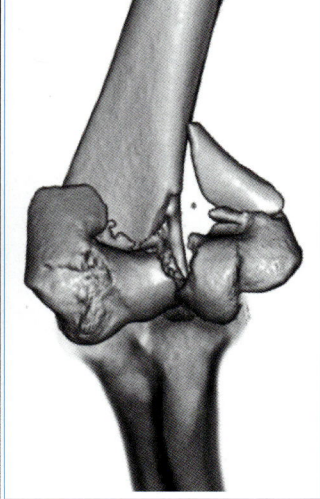

図23
関節内骨折を伴う上腕骨遠位部骨折症例（新 AO 分類 C2）．60 歳，女性
転位の大きい C1 や関節面・骨幹端部の粉砕例（C2・C3）では「肘頭骨切り法」を用いる.

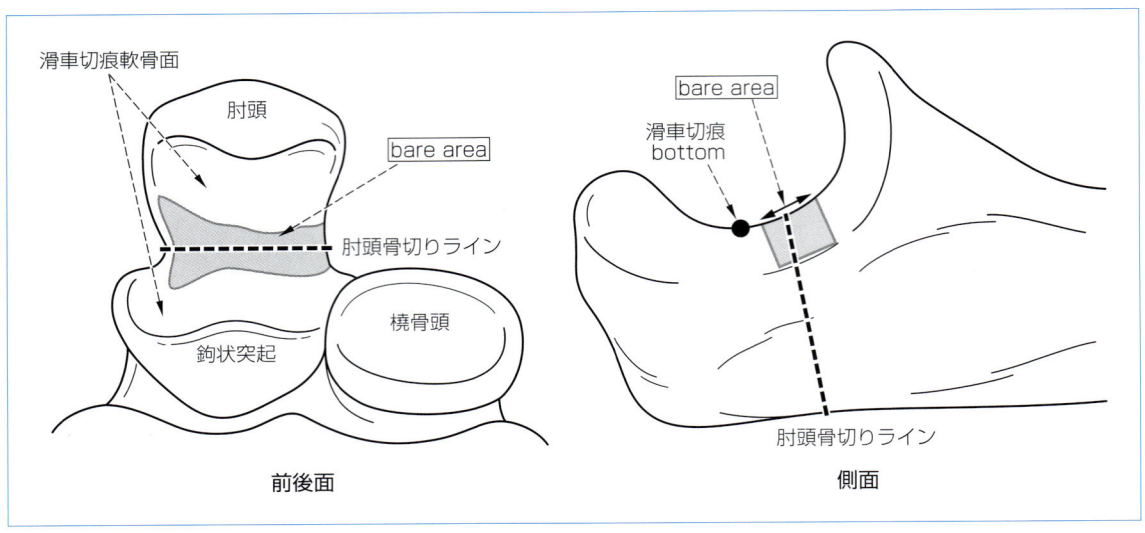

図24 肘頭骨切り部位の指標

滑車切痕の関節面中央には軟骨の連続性を欠く部分（bare area）が存在するので，肘頭骨切りによる医原性軟骨損傷を避けるためには，同部位に骨切りラインがくることが望ましい．
実際の手技上の指標としては，術中透視の側面像で滑車切痕 bottom（底）よりもやや遠位に bare area が存在するため，同部に向かうように背側から肘頭骨切りラインを設定する．

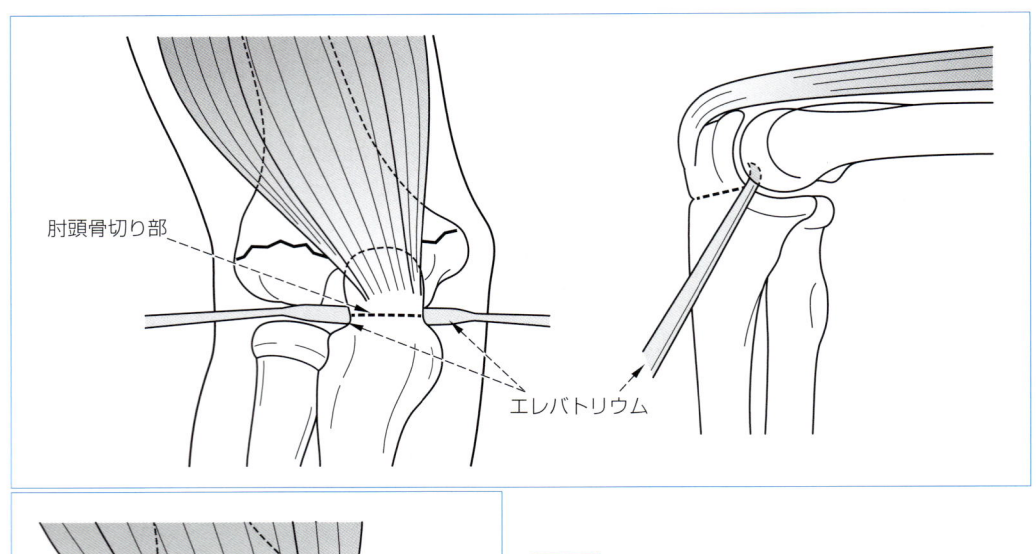

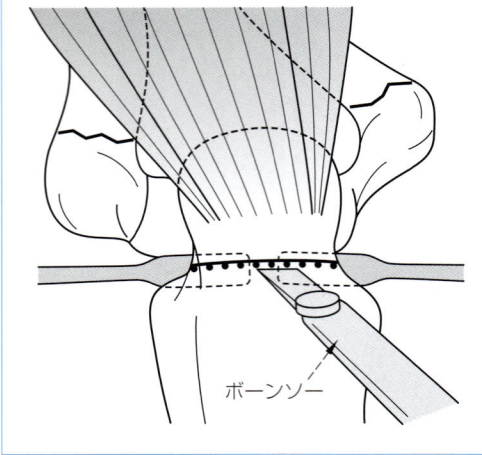

図25

「肘頭骨切り法」の手順

肘頭をV字状に骨切りする chevron 法を推奨する報告もあるが，操作がやや煩雑で，ときに軟骨面が斜めに割れてしまうことがあるため，単純に横方向での骨切りとしている．エレバトリウムを関節内に挿入して，滑車軟骨面を保護しておく．前述した指標を透視で確認後，背側の骨切り部を決め，同部の骨膜を切離して K-wire で骨孔を作製しておく．薄刃のボーンソーで骨孔に沿って骨切りを行い，関節面側の最終骨切りは薄刃のノミで行う．

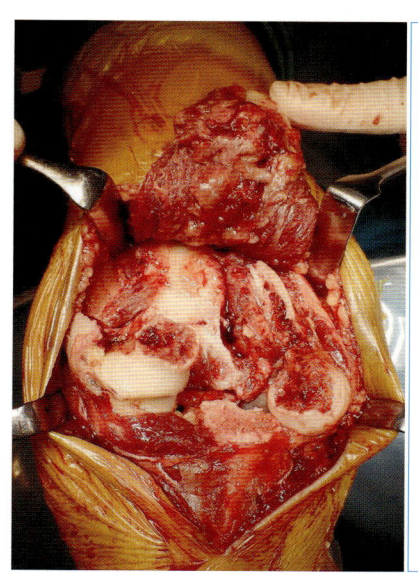
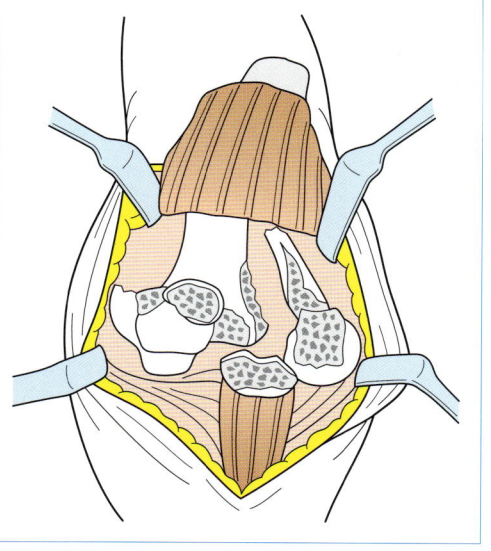

図26

「肘頭骨切り法」における関節面の展開

骨切りした肘頭を上腕三頭筋とともに近位へ翻転すると，良好な関節面の視野が確保でき，骨折部の全貌が把握できる．

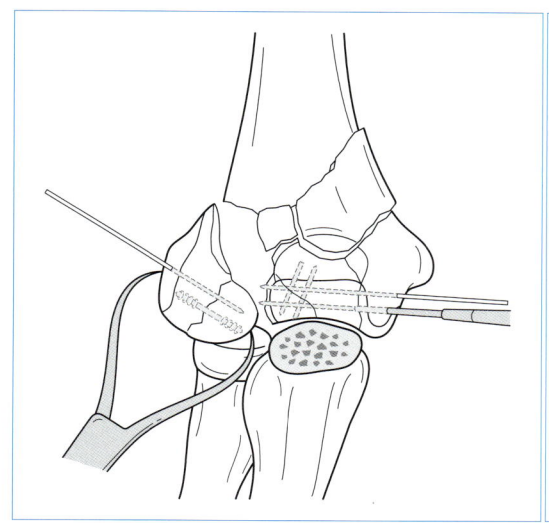
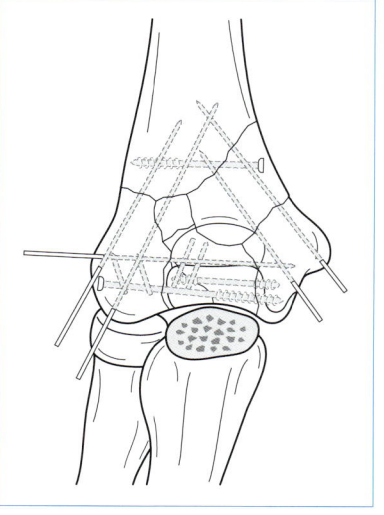

 a｜b

図27 粉砕した各骨片の整復

a：関節面の骨片を骨鉗子を用いて解剖学的に整復後，K-wire やヘッドレススクリューで固定し一塊とする．その際，後から入ってくる transcondylar screw の邪魔にならない位置に挿入することが重要となる．

b：一塊となった関節面部分と骨幹端部および骨幹部を整復し，複数の K-wire で内外側より仮固定する．この後，内外側のダブルプレート固定を行う．

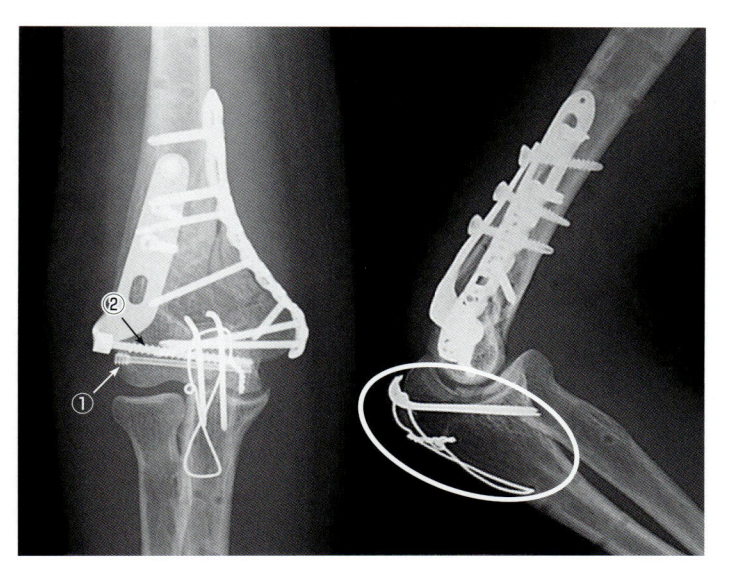

図28

術後単純 X 線像

ダブルプレート固定後（外側：ONI プレート，内側：VA-LCP DHP）．

関節面を内固定したヘッドレススクリュー（①）の直上に transcondylar screw（②）が挿入されている．骨切りした肘頭は tension band wiring（TBW）法（丸印）で再接合されている（※詳細は「6．肘頭骨折：p.189〜204」参照）．

<附②>
　内側にプレート固定を行う場合の「最小侵襲尺骨神経移動法（MIUT 法）」の実際（**図 29**）

　　　　　　　　　　　（森谷史朗，今谷潤也）

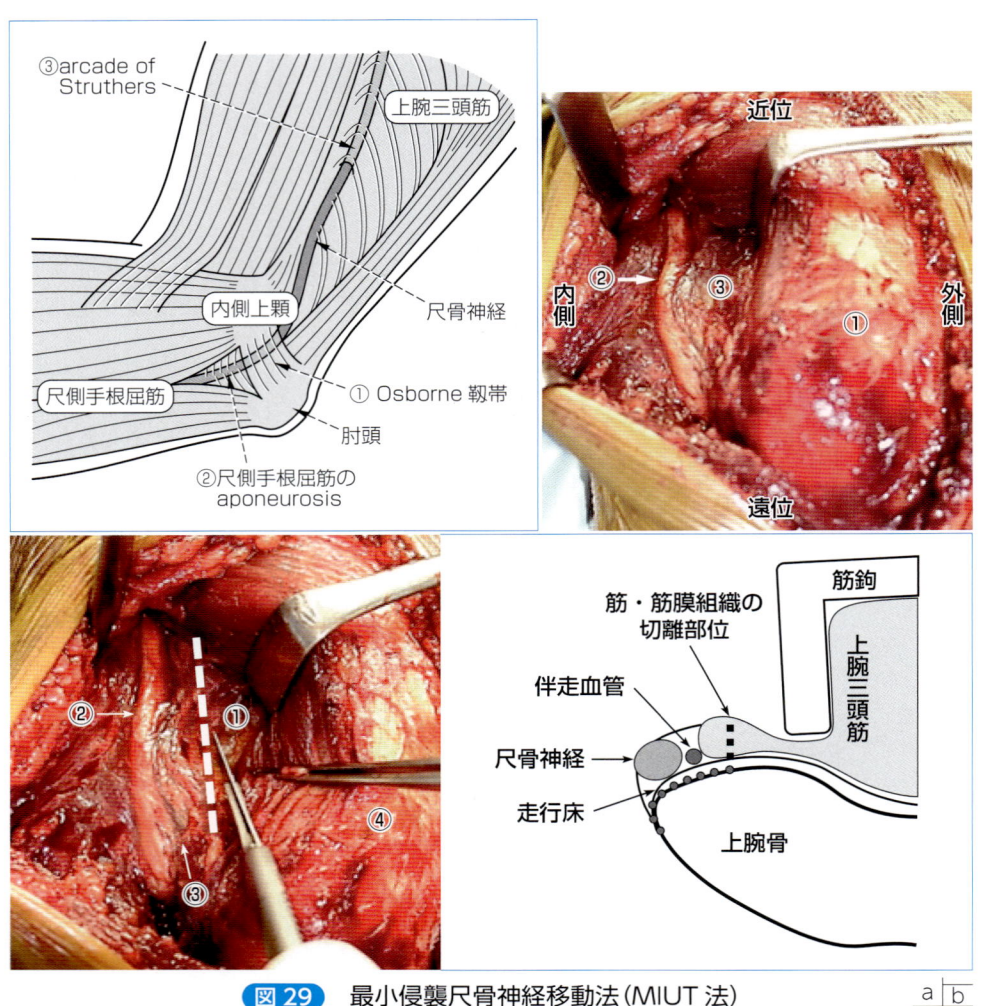

図 29　最小侵襲尺骨神経移動法（MIUT 法）

a	b
c	

a：上腕三頭筋筋膜を切離後，遠位は Osborne 靱帯（①）や尺側手根屈筋の aponeurosis（②）を，近位は arcade of Struthers（③）など，尺骨神経を移動させる際に絞扼ポイントになる組織のみ切離する．しかし神経の全周性の剥離や走行床からの挙上は行わず，周囲の結合組織を極力温存させる．

b：続いて内側上顆の近位 2〜3 cm のレベルで上腕三頭筋（①）を筋鉤で外側へ避けると，同筋の内側頭から尺骨神経（②）へ連続する筋・筋膜組織（③）を認める．

c：筋・筋膜組織（①）を縦切し（破線部），神経（②）・伴走血管（③）・走行床を一塊として剥離・挙上する．
　④：上腕三頭筋

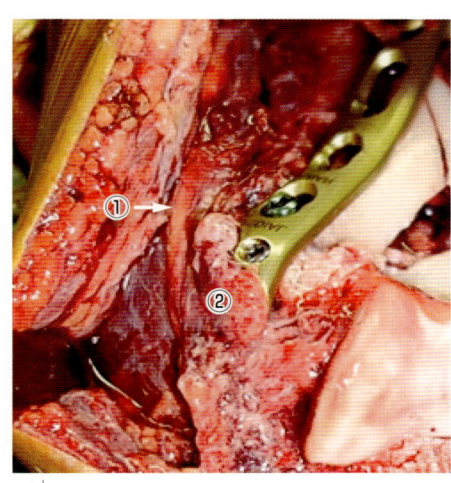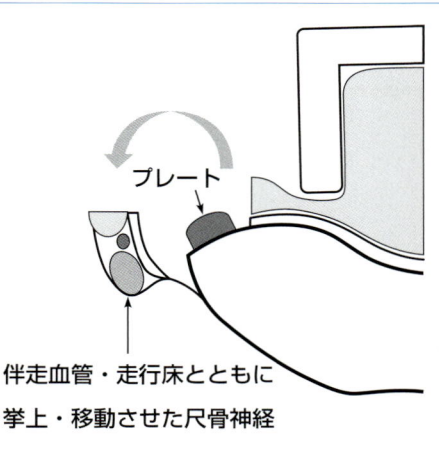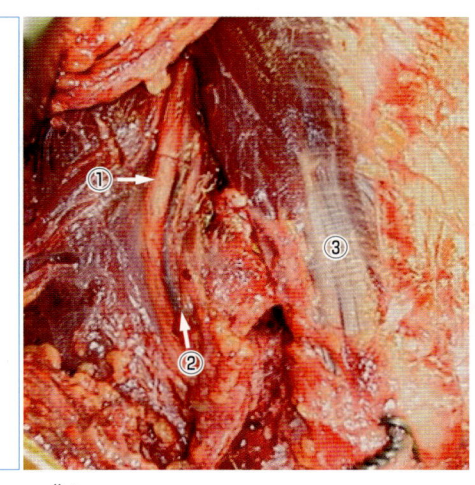

d | e

図29 最小侵襲尺骨神経移動法（MIUT 法） つづき

d：尺骨神経（①）は走行床および周囲の軟部組織（②）に覆われた状態のまま，内固定操作に干渉しない位置まで移動・保護する．

e：最終的に尺骨神経（①）は周囲の軟部組織と一緒にプレートに干渉しない位置に留置する（②：温存された伴走血管，③：上腕三頭筋）．閉創前に肘関節の他動運動を行い，神経の kinking やプレートとの irritation がないことを確認する．神経とプレートが接触する際は，必要に応じて adipofascial flap を起こして神経を保護する．

参考文献 ·····································

1) 今谷潤也ほか：高齢者上腕骨通顆骨折に対する新固定法—ONI transcondylar plate の開発—．中部整災誌．44：205-206，2001．

2) Diederichs G, et al.：Three-dimensional distribution of trabecular bone density and cortical thick-ness in the distal humerus. J Shoulder Elbow Surg. 18：399-407, 2009.

3) 森谷史朗ほか：上腕骨遠位端骨折の手術における最小侵襲尺骨神経移動法—医原性尺骨神経障害の防止を目指して—．骨折．39：455-459，2017．

サマリー 上腕骨遠位では，内側皮質に厚みがあり，内固定戦略の鍵となる．皮質骨密度に着目したバイオメカ研究より．

手 術 記 録

患者 ID：　　　　患者氏名：

年齢：69　　性別：女性

手術日：　　／　／

診断：外側に第 3 骨片を認める上腕骨遠位部骨折 (新 AO 分類 13A3/Mehne & Matta
分類内転型) (図 30-a)

術式：ORIF

術者：　　　　,　　　　,

麻酔：全身麻酔　　麻酔医：

- 著明な骨質不良をきたす因子なし
- 術前評価・計画 (図 3) にて, ダブルプレート固定 (内側は後方設置型プレート) の方針となった

＜①麻酔・体位＞
- 全身麻酔, 左下側臥位, 空気止血帯使用, 透視使用

＜②アプローチ＞
- 後方アプローチ
- 上腕三頭筋両側進入
- 外側の展開：整復位が直視下に確認できるだけの骨折部周辺の最小限の骨膜剥離とプレート設置部位の展開
- 内側の展開：尺骨神経を同定後, 最小侵襲尺骨神経移動法 (MIUT 法) を用いて, 内側上顆側方まで神経を移動. 続いて, 内側からも骨折部およびプレート設置部位を展開

＜③整復・仮固定＞
- 外側の第 3 骨片と遠位骨片を整復し, 1.5 mm 径 K-wire 2 本で仮固定
- 続いて外側および内側より直視下に主骨折部を整復し, 骨鉗子を用いて骨折部を圧着
- 両柱を各々 2.0 mm 径 K-wire 2 本で仮固定
- 直視下および透視下に整復位・アライメントを確認

＜④プレート設置・内固定＞
- 外側：トライアルプレートを設置し, transcondylar screw 挿入用ドリルガイドを装着
- 上腕骨外側上顆の最も外側に隆起した部分のやや遠位前方から上腕骨内側上顆基部の遠位前方へ向けて 1.8 mm 径 K-wire を刺入 (プレドリル)
- 透視下にワイヤーが至適位置であることを確認後, 2.5 mm 径ドリルでドリリング
- カウンターシンク後 transcondylar screw の長さを計測 (実測 47 mm であり, 44 mm を選択)
- ONI transcondylar plate 4 穴を設置し, transcondylar screw を挿入. 骨折部が圧着されていることを直視下に確認しつつ, 近位スクリューを固定
- 内側：骨折部の整復位は良好で, ONI medial plate 10 穴を設置し内固定

＜⑤閉　創＞
- 肘関節の他動運動で骨折部の安定性が得られ, 尺骨神経と内固定材料との干渉がないこと, 透視下に各スクリューの挿入位置や長さを多方向から確認する
- 関節内・肘頭窩・鉤突窩などへの穿破がないことを確認し, 洗浄後閉創 (図 30-b)

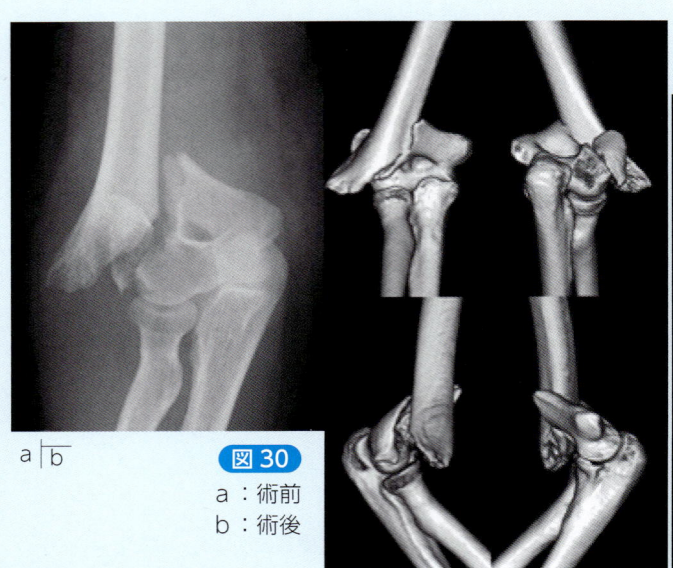
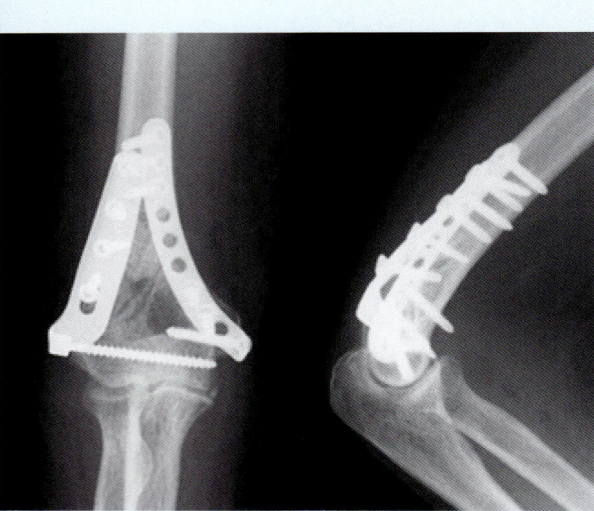

a｜b

図 30
a：術前
b：術後

5　上腕骨顆上骨折（小児）

はじめに

　上腕骨顆上骨折は小児の骨折で最も多く，治療において大事なのは，変形や機能障害を残さないことである．骨癒合は良好であり，矢状面での転位はある程度自家矯正が働くが，前額面での転位や回旋転位はほとんど矯正されない．

　また，神経血管損傷の合併も少なくなく，適切な治療が行われなければ後遺障害を残しかねない．
　治療方法は保存治療から手術治療まで様々であるが，最近では経皮ピンニングが主流になっているので，これを中心に述べる．

Ⅰ．代表的分類法（その手術適応）（図1, 2）

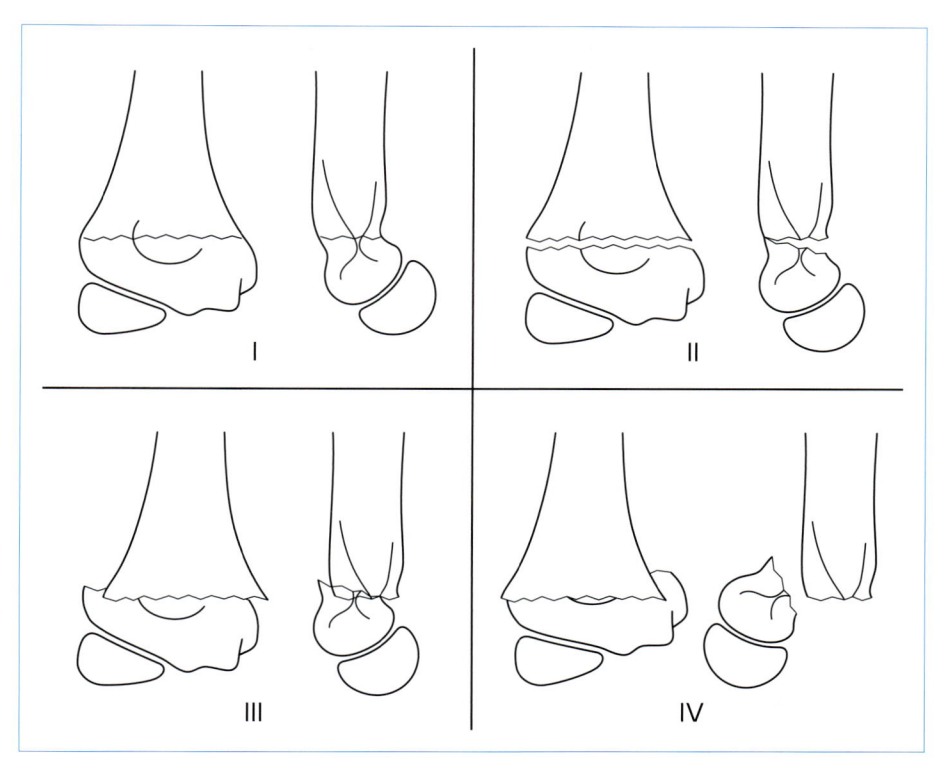

図 1
Smith-阿部分類
本邦ではこの分類が広く用いられている．手術適応は転位の大きなものや，転位は小さくても側方転位や回旋変形を伴うものである．本分類でいえばⅡの一部とⅢ，Ⅳとなる．
　Ⅰ：転位がみられないもの
　Ⅱ：矢状面における屈曲転位が主体のもの
　Ⅲ：中等度の転位で骨片間に接触があるもの
　Ⅳ：転位が著明で骨片間に接触がみられないもの

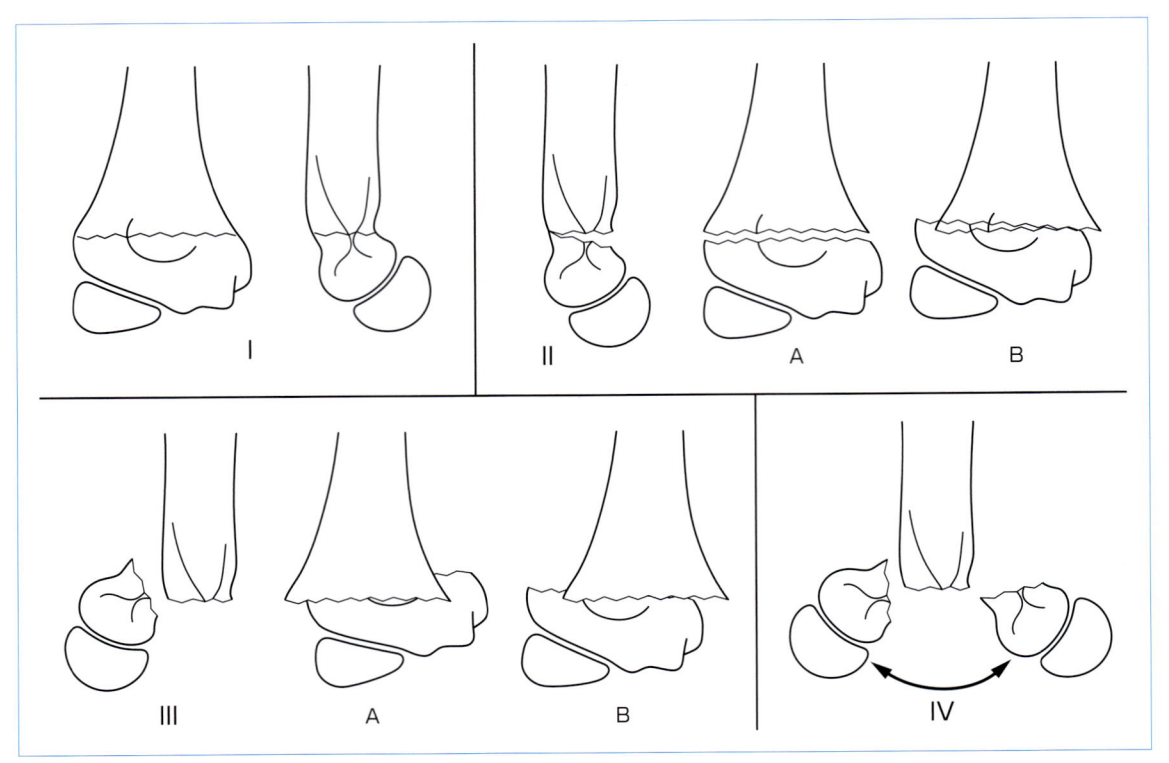

図2 Gartland 修正分類（Wilkins・Leitch らによる）

TypeⅡB 以上が手術適応となる．TypeⅣは麻酔がかかった状態でなければわからないが，このような症例もある．不安定で，整復位の保持やピンニングが難しい．

- Ⅰ：転位なし
- Ⅱ：後方皮質が温存された伸展変形．A は伸展変形のみ，B は回旋変形を伴う．
- Ⅲ：骨皮質の接触がないもの．A は後内側への転位，B は後外側への転位
- Ⅳ：屈曲方向にも伸展方向にも不安定のもの

Ⅱ．使用インプラント

K-wire を使用する．原則 1.6 mm 以上が良いといわれている．1.6 mm 以下だと K-wire がしなって対側の骨皮質を貫通しにくくなるため，基本的に 1.8 mm のものを使用する．

Ⅲ．手術器械一式

- 側臥位保持のためのマジックベッド
- 側方支持器
- K-wire 刺入のためのパワーツール（ピンの出し入れが容易なピンインサーターが便利）
- ペンチ型のワイヤーベンダー（**図3**）もあると良い．神経や血管を修復する必要がある場合は，マイクロ顕微鏡やマイクロ手術に必要な手術機器などを準備する．

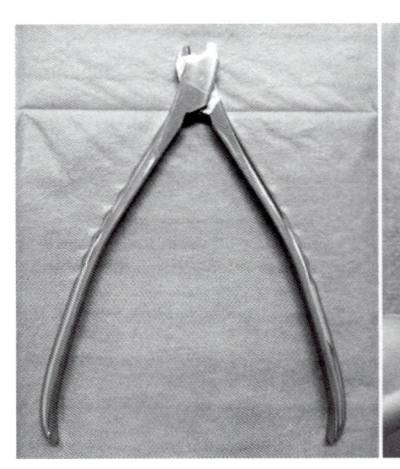
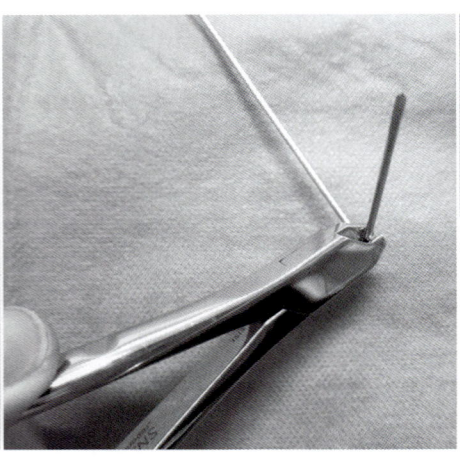
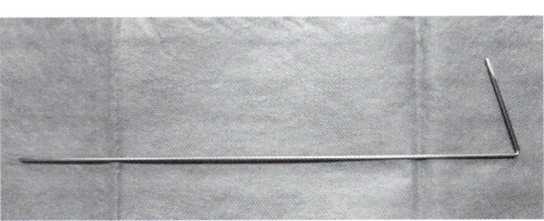

図3

ペンチ型のワイヤーベンダー

K-wire を挟んで握るだけで，軽い力で比較的鋭角にも曲げやすい．ペンチを使用して曲げるときのように，K-wire の刺入部にストレスをかけないよう別のペンチで曲げる力に対するカウンターをかけながら刺入部付近を把持しておく必要もない．

Ⅳ．体位・セッティング（図4）

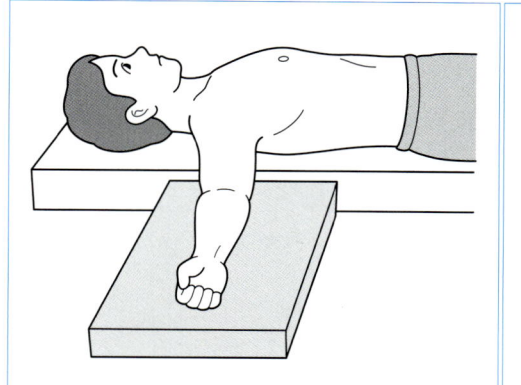
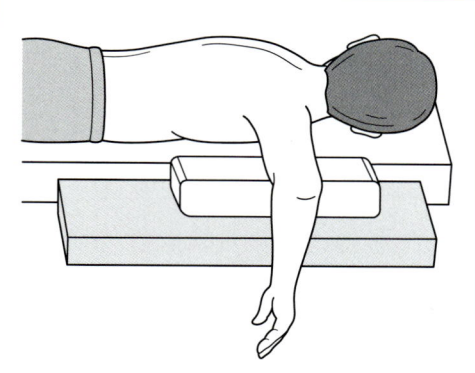
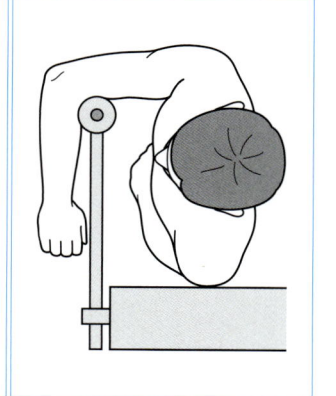

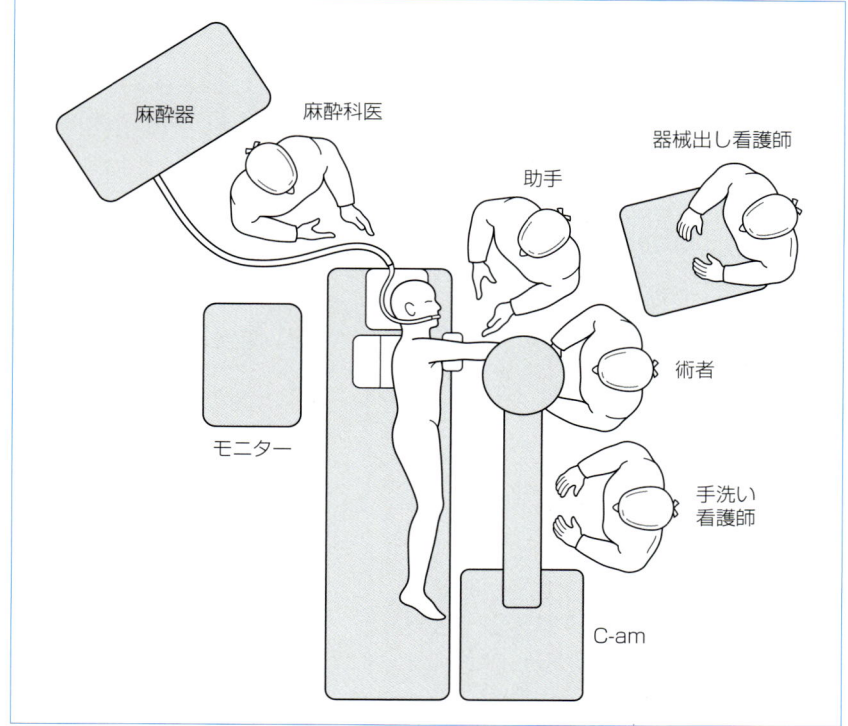

麻酔器　麻酔科医

器械出し看護師

助手

モニター

術者

手洗い
看護師

C-am

a	b	c
	d	

図4　体位・セッティング

a：仰臥位．患肢はX線透過性の手台に乗せる．まずは徒手整復
（次項V-1．徒手整復参照）を試みて，骨折部を展開する可能
性があるときは，このまま仰臥位が良い．

b，c：ほとんどの場合骨折は伸展型なので，腹臥位（b）や側臥
位（c）だと整復・ピンニングがやりやすい．肘関節を屈曲す
る必要があるので，前腕が下垂するようにセッティングする．

d：器械類やスタッフ配置の一例．C-armの位置は手術台の
タイプなどにより，各施設で工夫すると良い．

1. 徒手整復（図5）

　まずは仰臥位のまま徒手整復を試みる．整復操作による神経血管損傷や骨折部に神経血管束が介在することがあるので，ゆっくり慎重に行う．特に骨折部にゴムが挟まっているような感覚（rubbery feel-ing）があるときは，骨折部に軟部組織が介在していることが予想されるため，観血的整復（次項4．観血的手術参照）を考慮する．そうでなければ予定した体位・セッティングでピンニングに移行する．

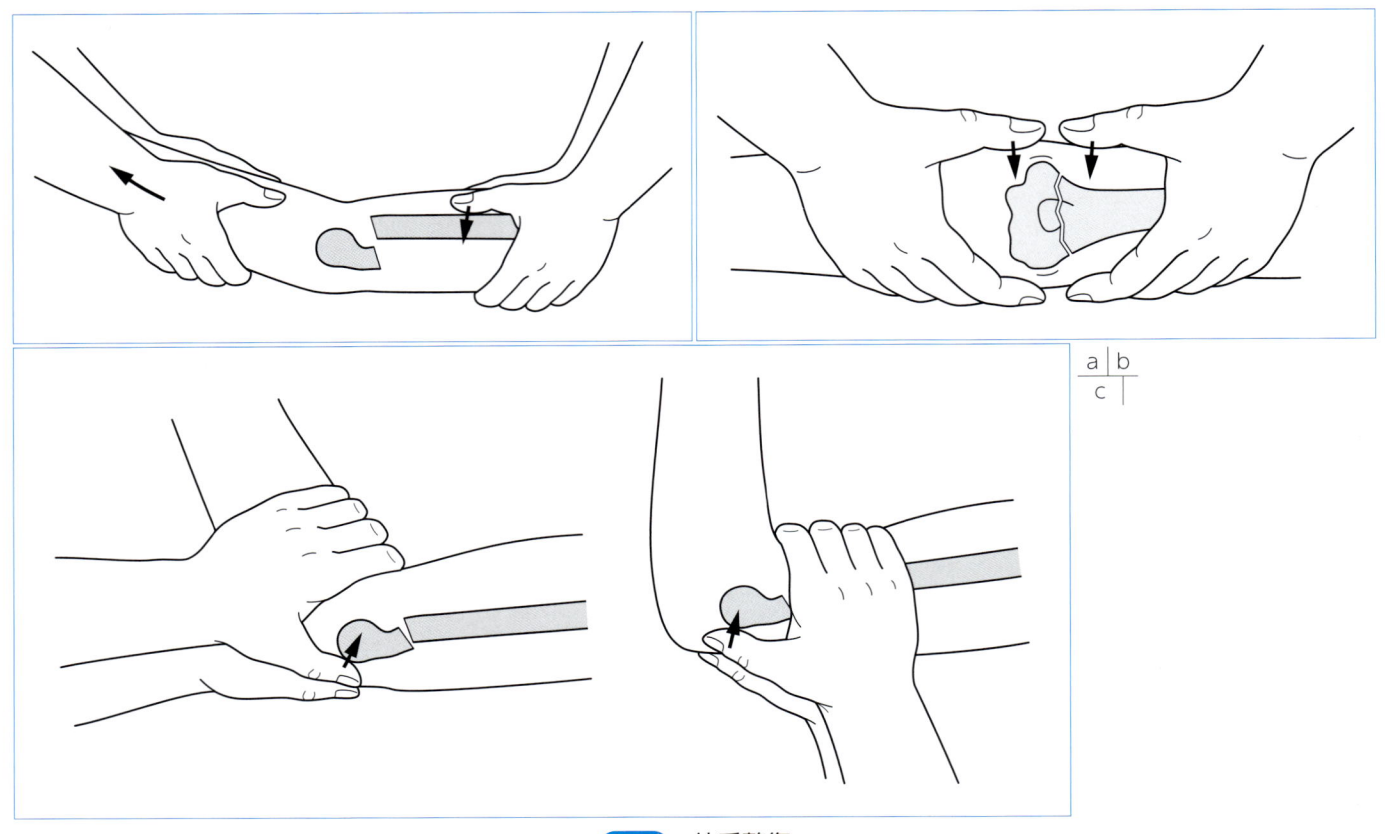

a	b
c	

図5　徒手整復

原則は長軸牽引→側方転位の整復→（回旋転位の整復）→伸展転位の整復である．
a：助手が対抗牽引し，短縮をとるように長軸方向に牽引する．
b：透視で正面像をみながら，一方の手で近位骨片を支持し，もう一方の手で遠位骨片を操作して側方転位を整復する．
c：多くの場合，遠位骨片は内旋している．その場合，肘関節を外旋位にして，両手の母指で遠位骨片を後方から押す．

2. イントラフォーカルピンニング（図6）

短縮がとりきれず，遠位骨片の後方転位が整復しきれないときに有効である．

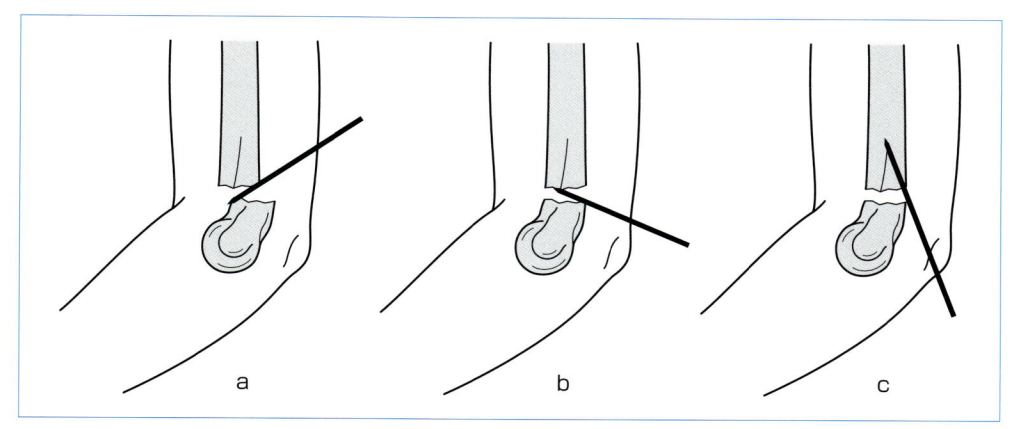

図6 イントラフォーカルピンニング

a：後方から骨折部に太めの K-wire を骨折間隙に挿入

b：近位骨片の屈側ギリギリまで進めて K-wire をテコのように用いて整復する．神経血管があるので屈側に出過ぎないように注意

c：K-wire 先端を近位側髄内に進めて整復位を維持する．

3. クロスピンニング（図7）・外側ピンニング（図8）

クロスピンニングと外側ピンニングはいずれも長所，短所があり，それぞれ注意点がある（**表1**）．

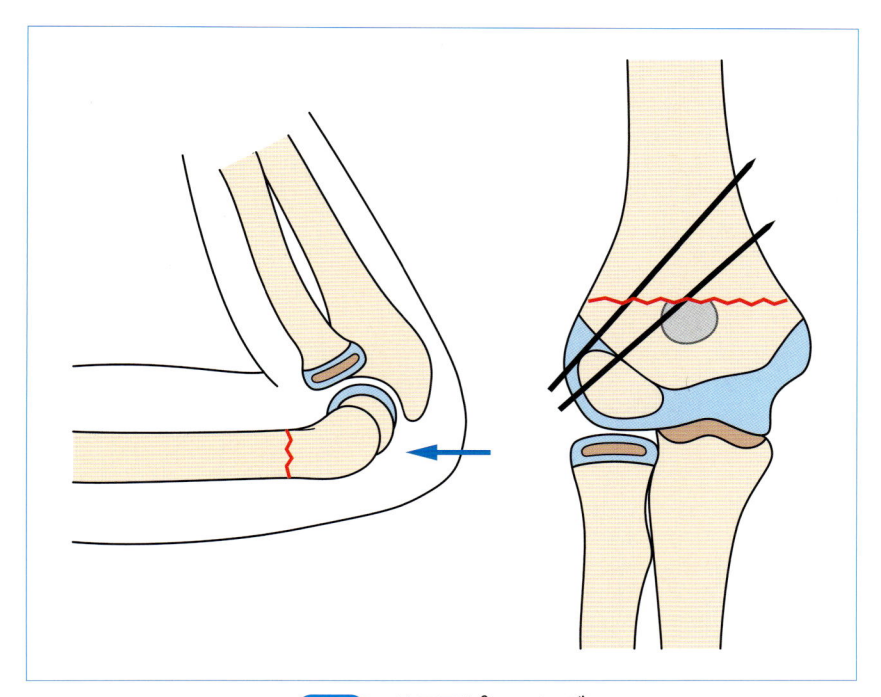

図7 クロスピンニング

a：外側刺入．骨折部後方の骨膜は連続していることが多いため，肘関節屈曲位で整復位が保持しやすい．屈曲位で整復位を保ったまま外側（橈側）から1本ないし2本の K-wire を刺入する（青矢印）．必ず対側皮質まで貫通させる．

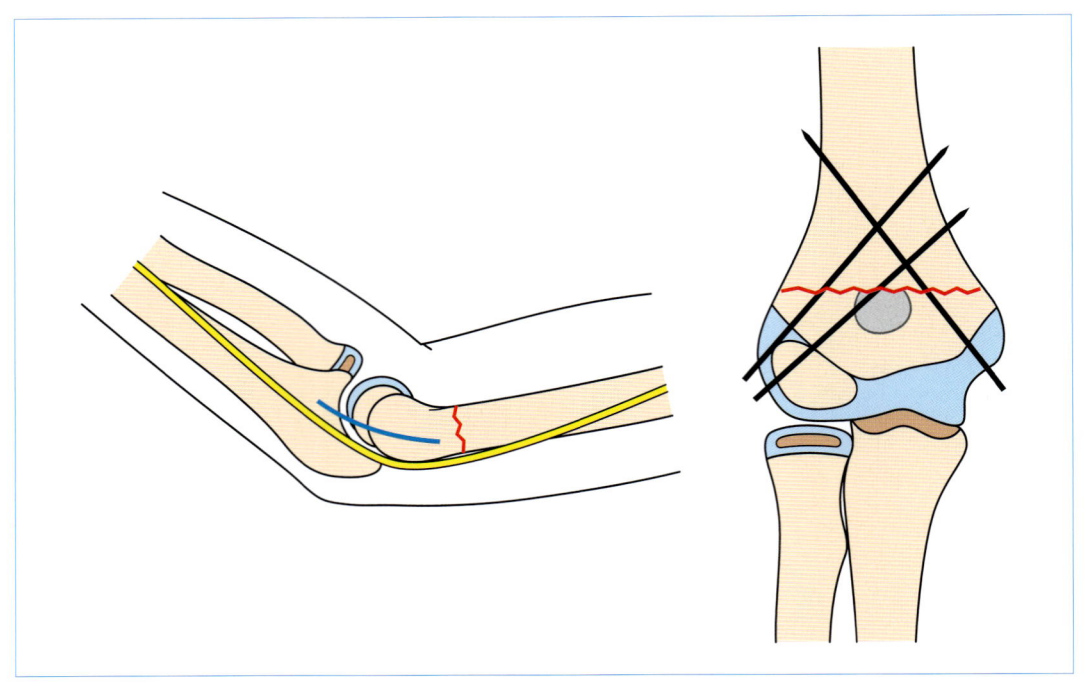

図7 クロスピンニング　つづき

b： 内側刺入．屈曲位だと尺骨神経が内側上顆を乗り越えてくる症例があるため，肘をやや伸展位に戻して尺側に 1〜3 cm の小切開を入れて（青実線），刺入部を確認しながら K-wire を刺入する．小切開を入れずに指で神経を触知しながら刺入する方法もあるが，腫脹によって尺骨神経がわかりにくい場合は特に小切開を入れたほうが良い．

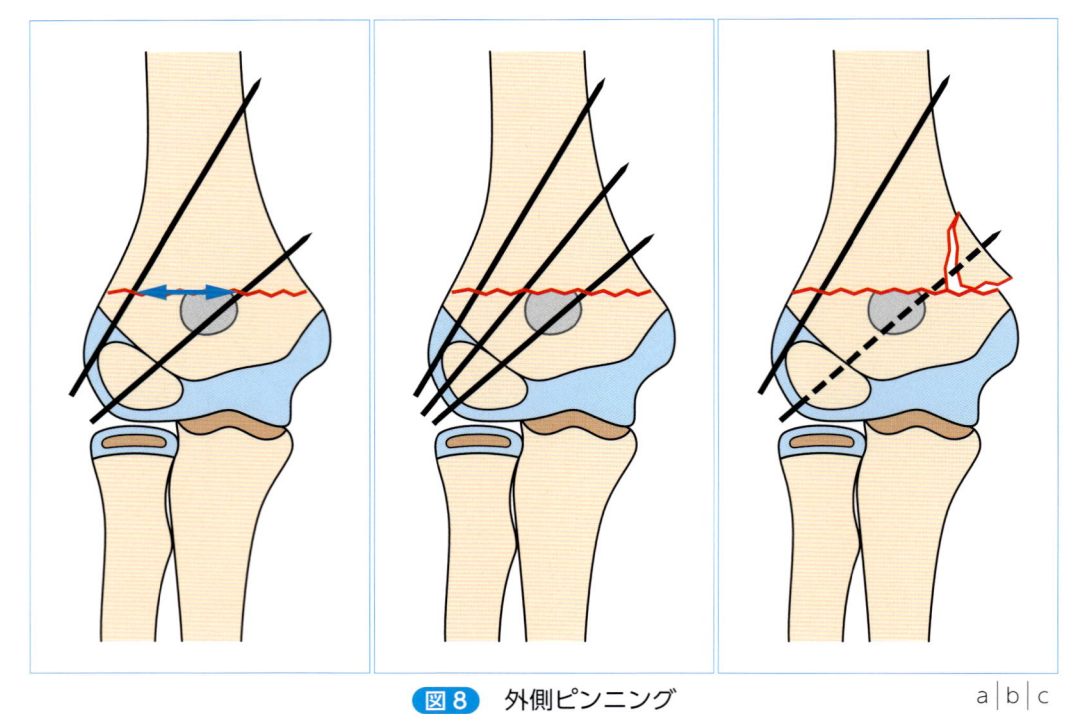

図8　外側ピンニング　　　　a｜b｜c

外側から 2 本ないし 3 本の K-wire を刺入する．AO surgery reference（www2.aofoundation.org）では，骨折部における K-wire 同士の距離は骨折部の横長の 1/3 以上離すよう記載されている．

　　a：K-wire 同士の間を十分に空ける（青矢印）．平行より先端で広がるよう divergent に刺入したほうが固定力は高くなる．
　　b：3 本刺入．2 本で固定性に不安があるときは 3 本刺入する．
　　c：内側に皮質の粉砕があると，刺入位置が限られることと内側の不安定性が残存するため適応となりにくい．

表1 各ピンニング方法の利点ならびに注意点とその対策

方　法	クロスピンニング	外側ピンニング
利　点	内側粉砕例にも適当	尺骨神経麻痺を回避
注意点とその対策	医原性尺骨神経麻痺 ↓ 内側小切開	固定力が刺入方向 に影響 ↓ 鋼線間距離広く divergent

4. 観血的手術（図9）

　整復不能例，神経・血管損傷が疑われる例など，骨折部を展開する必要がある場合，前方アプローチで骨折部を展開する．

　術前に神経損傷が疑われる症例（運動・感覚障害など）でも，多くは neurapraxia（一過性神経伝導障害）であり，容易に整復が可能であれば必ずしも観血的手術の適応ではない．そのような症例は術後神経学的な回復がみられるまではしっかりと経過の観察を行い，術後3か月以上経過しても回復の徴候がなければ，神経を展開し適切な手術治療を行う．

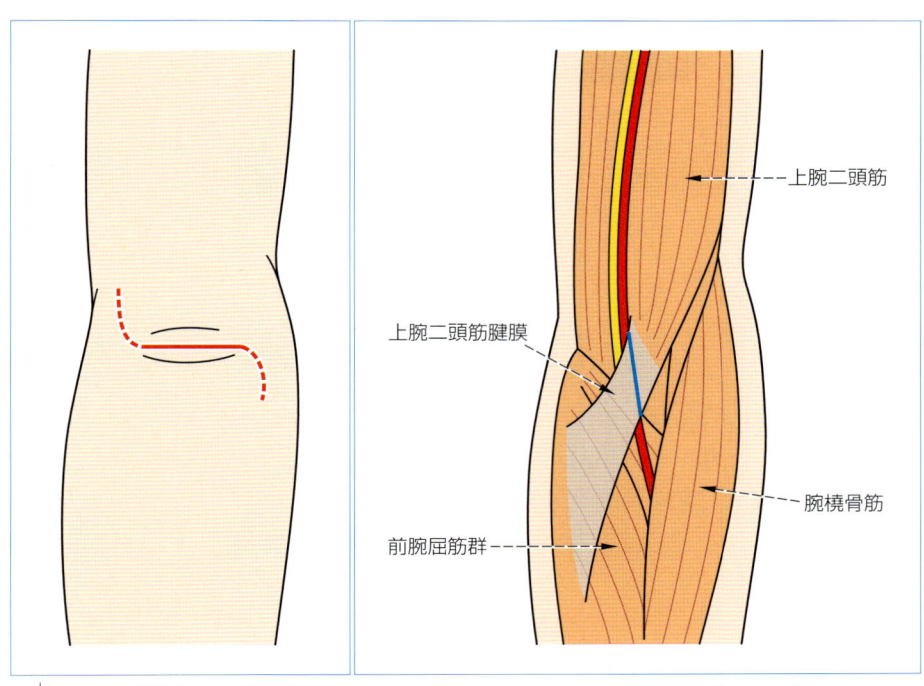

a｜b　**図9**　観血的手術の実際（上腕骨顆上骨折の前方アプローチ）

a：肘窩部の屈側皮線に沿った横皮切（赤実線）．必要に応じてS字状に皮切を延長すれば術野を拡大できる（赤破線）．

b：上腕二頭筋の前腕屈筋群筋膜に停止する腱膜を上腕二頭筋の筋腹側で切開（青実線）する．二頭筋腱膜の直下に神経血管が現われる．腱膜切開時や整復時に誤って損傷しないように注意する．

（図中ラベル：上腕二頭筋，上腕二頭筋腱膜，腕橈骨筋，前腕屈筋群）

＜附：Pulseless pink hand＞（図 10，11）

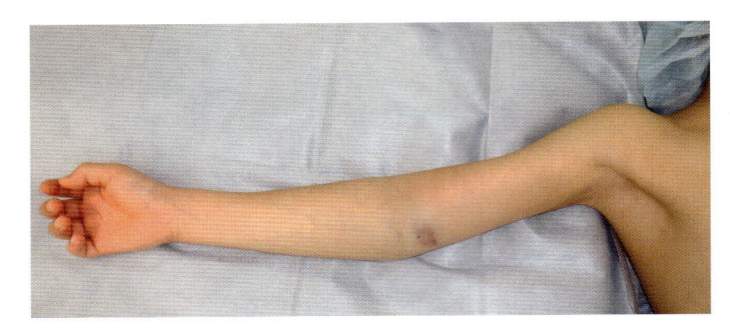

図 10

Pulseless pink hand 症例
Pulseless pink hand とは，橈骨動脈は触知不能であるが末梢循環は保たれている状態．脈は触れないが手部の色は良い．

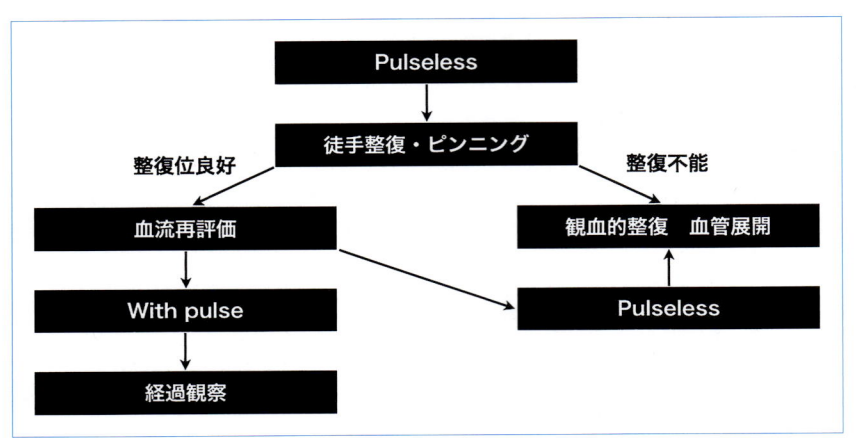

図 11

Pulseless pink hand 症例に対する治療アルゴリズム

Pulseless pink hand の場合，観血的手術を行うかどうかは未だに controversial であり結論は出ていない．しかし，観血的手術を行わなかった症例が虚血性の拘縮をきたしたという報告もあり，また，小児の上腕に対するピンニングにおいては，観血的手術を行っても感染や関節拘縮などの合併症は少ないため，筆者らの施設ではまず徒手整復とピンニングを行って，それでも橈骨動脈が触れない症例に対しては積極的に観血的手術を行っている．

Ⅵ．後療法

術　後：肘屈曲 60～90° 前後，回内外中間位でギプス固定（腫脹が強い場合は 1～2 週シーネ固定）

術後 4～5 週：ギプスを除去し，自動運動を開始（症例に応じてシーネ固定追加）

術後 5～6 週：十分な仮骨を確認後，抜釘（皮下に埋めた場合は長めでも良い）

（佐藤和生，辻　英樹）

参考文献 ....

1) Leitch KK, et al.：Treatment of multidirectionally unstable supracondylar humeral fractures in children. A modified Gartland type-Ⅳ fracture. J Bone Joint Surg Am. 88(5)：980-985, 2015.

　サマリー　Gartland 分類に，屈曲方向にも伸展方向にも不安定な type Ⅳ を追加．

2) Omid R, et al.：Supracondylar humeral fractures in children. J Bone Joint Surg Am. 90(1)：1121-1132, 2008.

　サマリー　小児顆上骨折総論．外側ピンニングは，骨折部で幅を持たせるのがコツ．図を多用し力説．

3) Badkoobehi H, et al.：Management of the pulseless pediatric supracondylar humeral fracture. J Bone Joint Surg Am. 97：937-943, 2015.

　サマリー　血行障害の有無に着目した，小児顆上骨折治療アルゴリズム．

手術記録

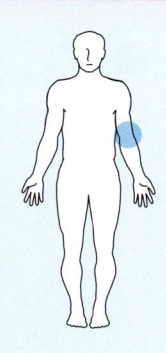

患者ID：　　　　　　患者氏名：
年齢：10　　性別：男児
手術日：　　　　／　　／
診断：左上腕骨顆上骨折（新AO分類13-M/3.1Ⅳ）（Smith-阿部分類 type Ⅳ）
　　　左上腕動脈損傷（内膜損傷，動脈内血栓）（図12）
術式：経皮的K-wire固定　血行再建
術者：　　　　　，　　　　，
麻酔：　　　　　　麻酔医：

- 橈骨動脈の展開の必要が考慮されたため仰臥位とし，空気止血帯を使用した
- 透視下に徒手整復を施行した．介在物を疑わせる所見なく，良好な整復位が得られたが，不安定で整復位の保持は困難であった
- 肘屈曲位で整復位を保持しながら橈側から1.8 mmのK-wireを2本parallelに刺入した
- 肘を軽度伸展位にし，内側に2 cmの皮切を入れ，刺入部に尺骨神経が存在しないことを確認しながら1.8 mmのK-wireを刺入した（図12-b）
- K-wireの後端は曲げて皮下に埋没した

- 30分ほど待機したが橈骨動脈触知可能とならなかったため，動脈展開をすることとした
- 肘関節前方アプローチで展開した．上腕筋は広範囲に断裂しており，骨折部のやや近位で上腕動脈内に幅5 mm程度の血栓形成を認めた（図12-c）
- 血栓形成部を切除して内部を確認すると，内膜損傷が認められた
- 9-0ナイロンで端々吻合し，洗浄，閉創した
- 少し待つと橈骨動脈は良好に触知可能となった
- 術後肘屈曲80°でシーネ固定とした

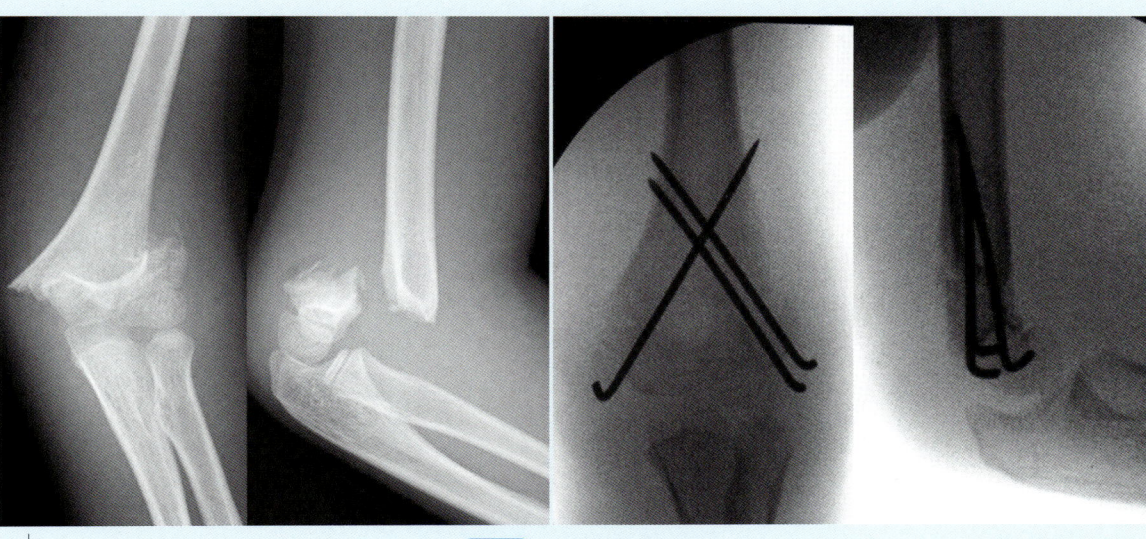

a｜b

図12　手術記録症例

a：受傷時
b：整復，経皮ピンニング後．このまま待機したが，橈骨動脈は触知不能であった．

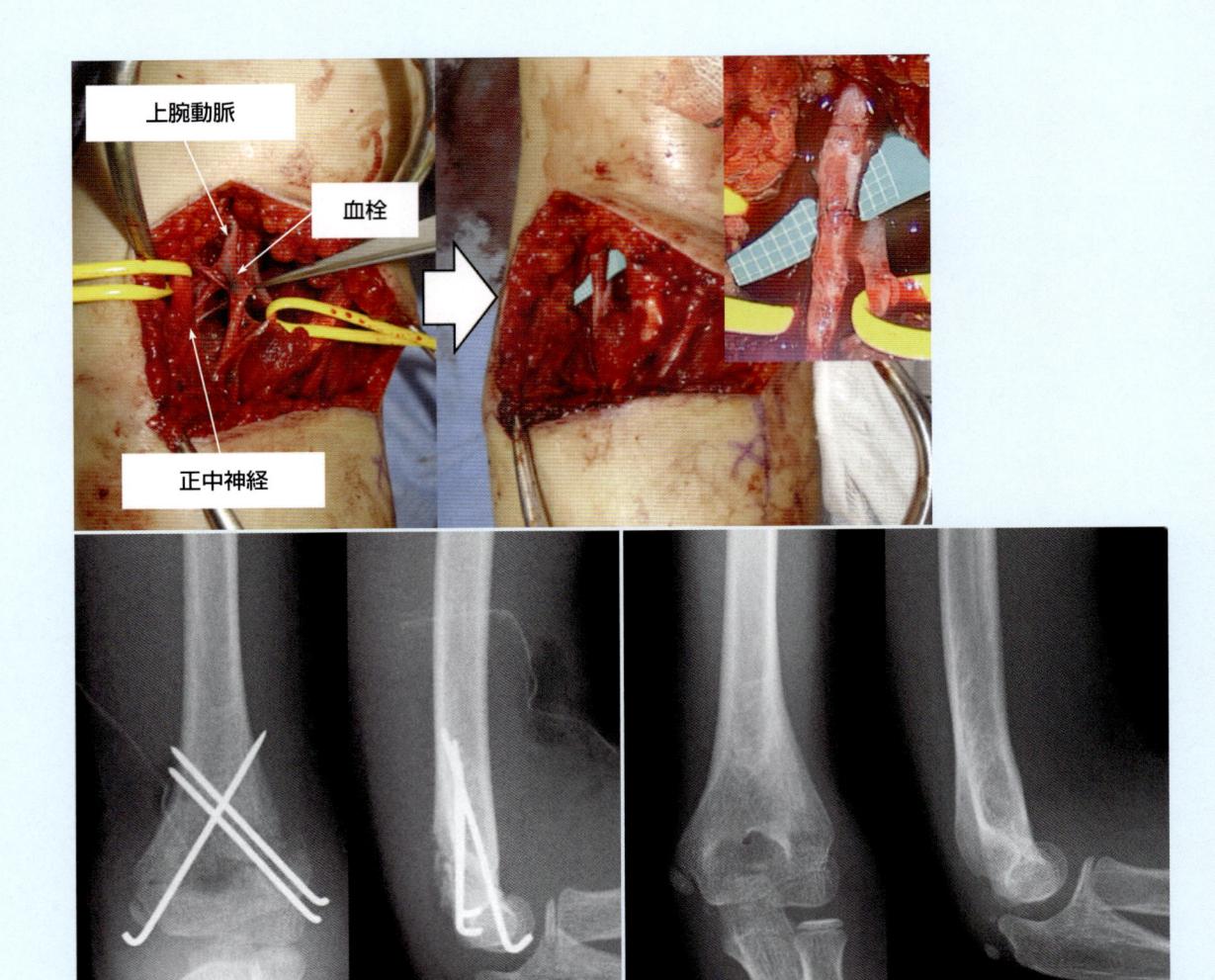

図12 手術記録症例　つづき

c：血管を展開し，血栓を除去して端々吻合した．橈骨動脈は触知可能となった．

d：ピンニング後

e：術後 13 か月．肘関節可動域制限などを認めず，橈骨動脈の触知も良好である．

6 肘頭骨折

Ⅰ. 代表的分類法(その手術適応)

AO/OTA 分類は鉤状突起骨折も合わせた分類となっており，肘頭単独で考えると適切な分類法ではない．Mayo 分類(図1-a)，もしくはColton 分類(図1-b)が用いられることが多いが，両者とも手術症例の大半を占める，「脱臼がなく，近位骨片の転位があり，関節面陥没骨片がある症例」についてどのような治療戦略を立てるべきかを示唆する情報が得られる分類ではない．治療戦略を立てるには，関節面陥没骨片の有無，ある場合にはその大きさと陥没の程度，中枢骨片の粉砕の有無，背側皮質の粉砕の有無を把握することが重要である(図2)．

脱臼に伴う骨折，骨幹端に及ぶ骨折ではロッキングプレートの使用を考慮するべきである．肘頭部だけの骨折であればK-wire とテンションバンドワイヤリング(TBW)だけで事足りる．

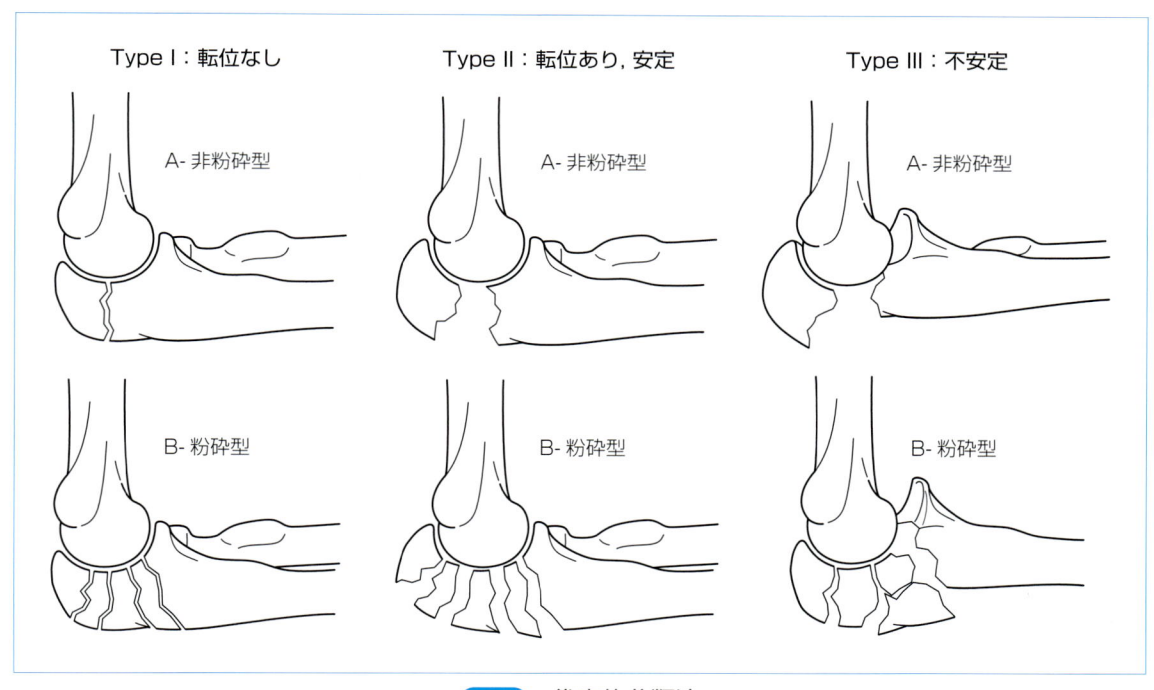

図1 代表的分類法

Mayo 分類は安定性を基礎にした分類であり，Colton 分類は靱帯との位置関係から骨折線の走行を基礎にした分類である．どちらも大切ではあるが，手術症例の大半を占める，「脱臼がなく，近位骨片の転位があり，関節面陥没骨片がある症例」についてどのような治療戦略を立てるべきかを示唆する情報が得られる分類ではない．

　　a：Mayo 分類．非粉砕型(A)．粉砕型(B)
　　　　Type Ⅰ：転位のないもの
　　　　Type Ⅱ：転位があるが腕尺関節が安定しているもの
　　　　Type Ⅲ：腕尺関節の不安定性があるもの

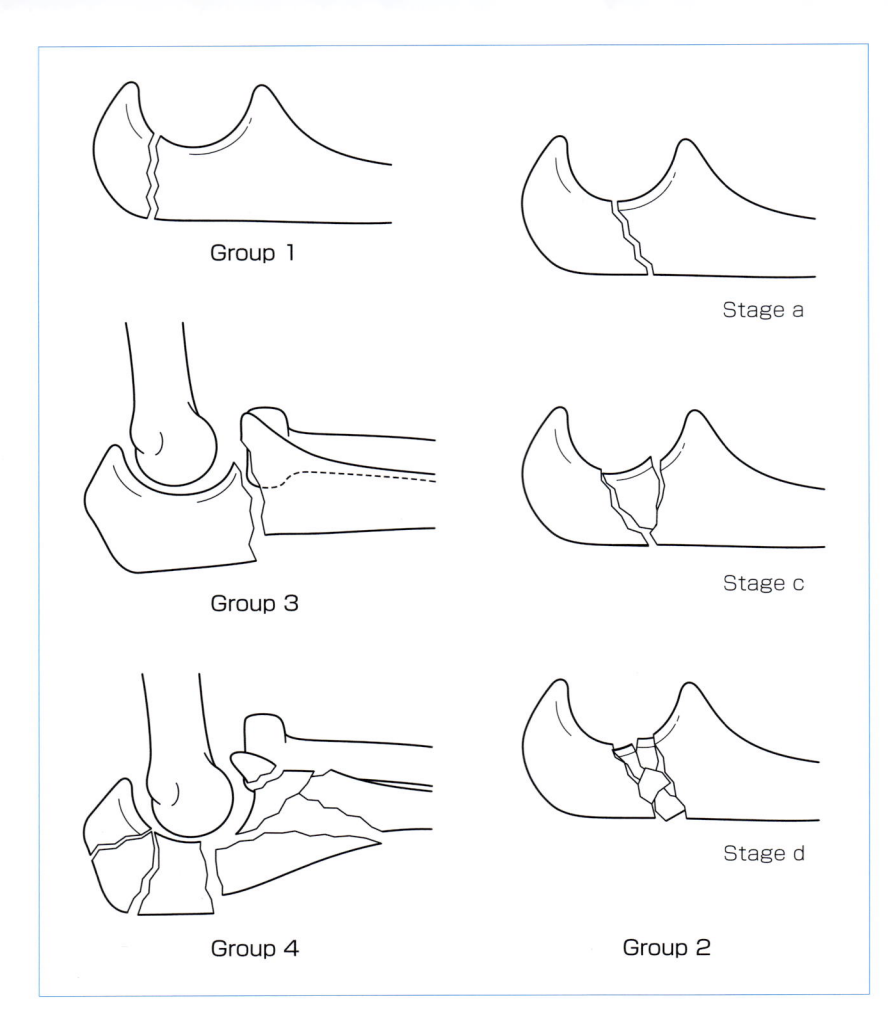

図1

代表的分類法　つづき

　b：Colton 分類

　　Group 1：裂離骨折で骨折線は横走
　　　　　する.

　　Group 2：斜骨折. Stage a：単純
　　　　　な斜骨折. Stage b：第
　　　　　3骨片があり転位がない
　　　　　もの. Stage c：第3骨
　　　　　片があり転位があるも
　　　　　の. Stage d：粉砕のあ
　　　　　る第3骨片があるもの

　　Group 3：脱臼骨折（Monteggia
　　　　　型）. 鉤状突起の先端も
　　　　　しくはそのすぐ近位に骨
　　　　　折があり遠位が前方もし
　　　　　くは後方に転位している
　　　　　もの

　　Group 4：分類不能型. 強大な直達
　　　　　外力により骨片は粉砕さ
　　　　　れ，前腕骨幹部の骨折が
　　　　　合併することが多い.

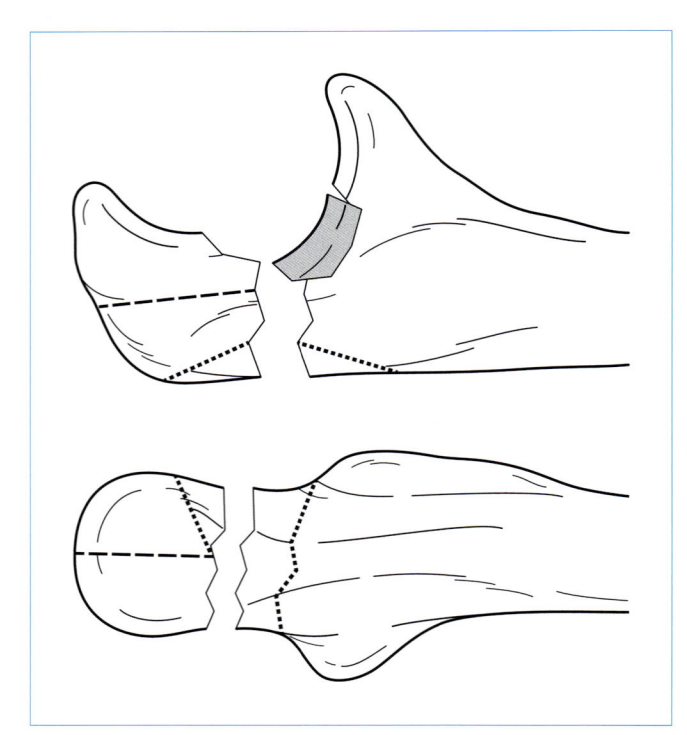

図2

手術戦略を立てるうえで注目すべき所見

手術手技を考えるうえでは，
①関節面陥没骨片の有無（灰色部分），ある場合には
　その大きさと陥没の程度，
②中枢骨片の粉砕の有無（大きい破線），
③背側皮質の粉砕の有無（小さい破線）を把握するこ
　とが重要である.

Ⅱ. 使用インプラント(tension band wiring 法)

やや細めの K-wire とワイヤーを使用すると，操作性が良くなり，正確な手技が可能となる．軸となる K-wire は 1.8 mm 径，テンションバンド用のワイヤーは 0.8 mm 径を使用する．体格の大きい人では，このサイズの K-wire 2 本，テンションバンド 1 本の組み合わせだけでは固定力不足となるので，K-wire を 3～4 本としテンションバンドを 2 組とすることもある．

Ⅲ. 手術器械一式(図3)

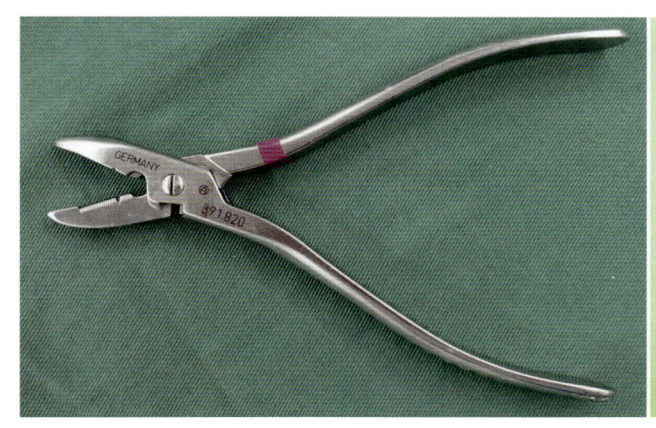
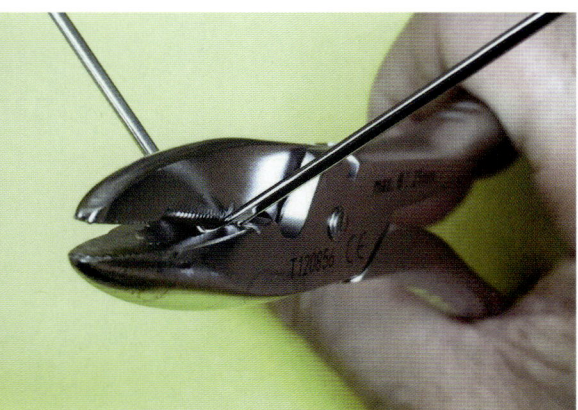

手術器械
三点曲げベンダーがあると，バックアウトを起こしにくい
K-wire の尾端処理(「p.199 図 14」参照)ができる．

Ⅳ. 体位・セッティング（図4）

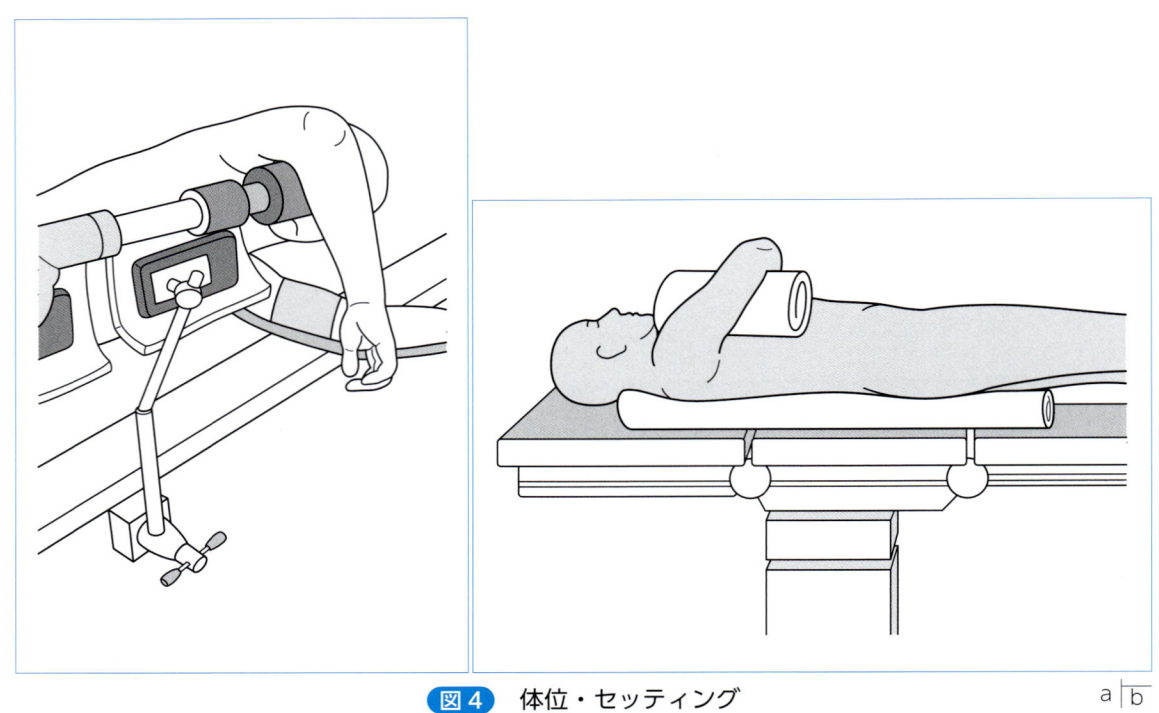

図4 体位・セッティング

側臥位（a）でも仰臥位（b）でも良い．側臥位で手を支持台に乗せたほうが，腕が安定して手術が遂行できる．動かせる支持台があると，肘関節の屈伸が支持台の位置で調節できて便利である．

a | b

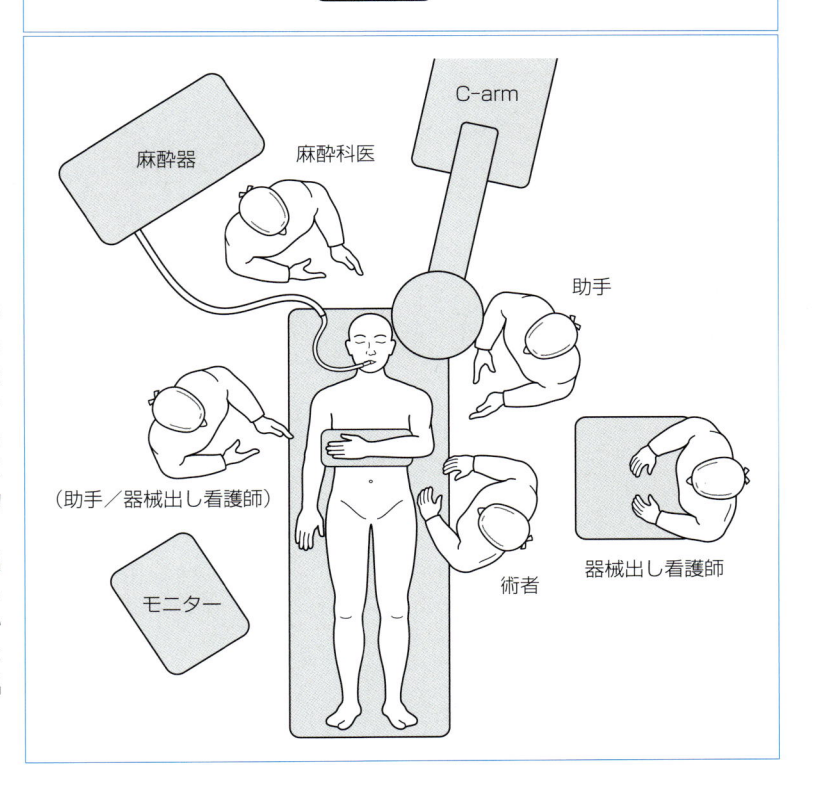

図4

体位・セッティング　つづき

c：側臥位のほうがC-armをセッティングしや
すい．側臥位で対側からC-armを挿入する
と邪魔にならない．側面像は肩の拘縮がな
ければ肩を外旋することで見ることができ
るので，C-armの角度が変えられなくても
問題はない．術者は利き手により，頭側に
立っても尾側に立っても良いし，適宜移動
しても良い．

d：仰臥位では上肢を外転して手術台の外に出
して透視確認を行うことになる．対側から
ではC-armが届かないので，頭側か尾側か
ら挿入することになる．仰臥位では助手は
対側に立っても良い．助手ではなく器械出
しが対側に立っても良い．

1．アプローチ・皮切（図5）

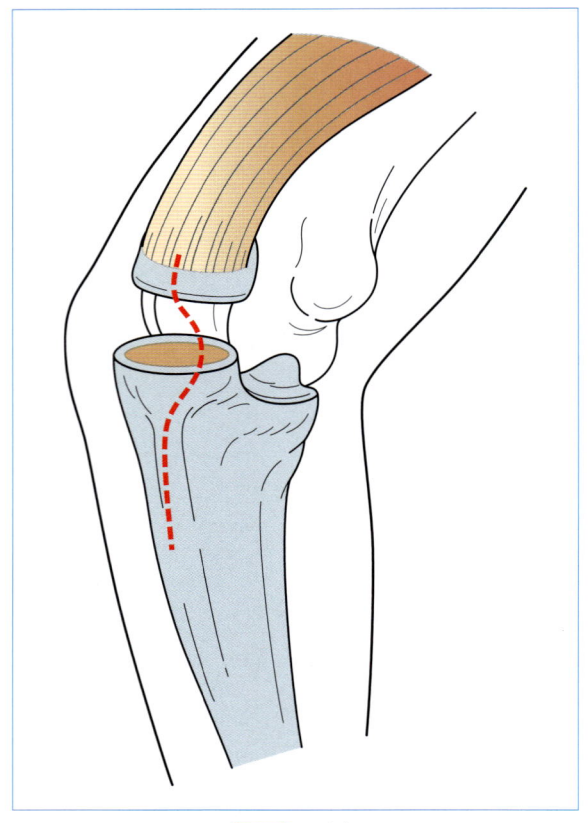

図5 皮切

肘頭先端部を内側か外側に弧状に避ける縦切開で進入する．
皮下に特に避けるものはないが，皮下脂肪層内ではなく筋膜
直上で展開し，皮膚を薄くしないように注意する．
通常，尺骨神経を展開する必要はないが，心配であれば肘部
管を一部開放し位置を確認しておく．

2. 手技の実際（図6〜16）

　手術では単純な骨折例の整復は容易である．K-wireのバックアウトやテンションバンドのワイヤーの脱転を予防するためのワイヤーの通し方とワイヤーをかけるK-wire尾端の処理法が重要となる．まず，それらを正確に実施するコツを解説する．関節面陥没骨片が存在する症例では，その正確な整復と保持が大切となる．K-wireとテンションバンドの組み合わせは，必要に応じて2セット以上作成しても良い．

　①骨折部の血腫除去，②骨折縁の確認（図6），③近位骨片の粉砕の有無の確認（図6），④背側皮質粉砕の有無の確認（図6），⑤関節面陥没骨片の確認（図7），⑥陥没骨片の整復と仮固定（図7），⑦主骨片同士の整復（図8，9），⑧K-wireによる固定（図10，11），⑨ワイヤーの設置（図12，15），⑩K-wireの尾端処理（図14），⑪ワイヤーの締め付け（図16），⑫閉創の手順となる．

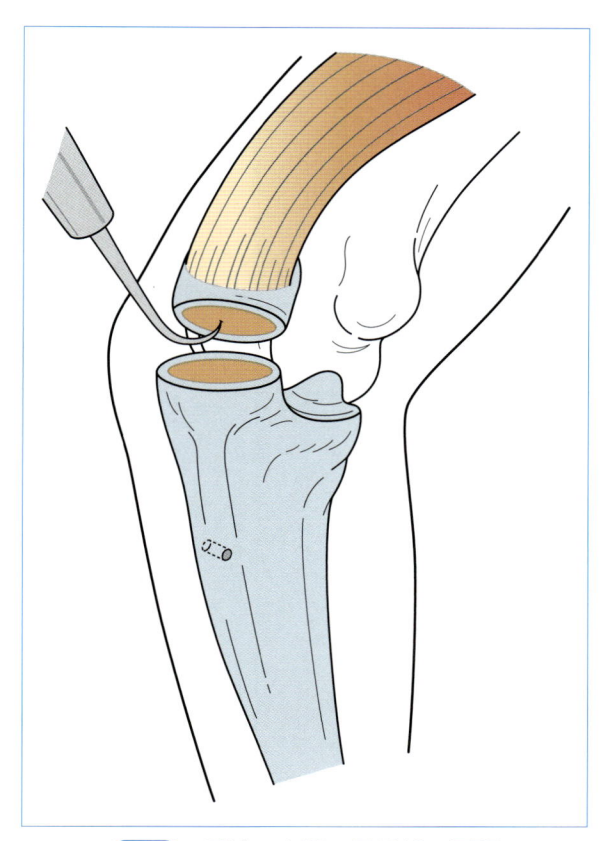

図6　手技の実際：骨折部の展開

まず，骨折縁の骨膜を数mm剥離し，骨折縁を確認し，背側皮質の粉砕の状況を確認する．皮質の粉砕は中枢骨片に存在することが多い．第3骨片が遊離しないように，骨膜を剥離しないように気をつけながら近位骨片を単鈍鉤でひっくり返して骨折の有無を確認する．

近位骨片の骨折があるときには最も大きい骨片の場所を把握し，後の整復時の鉗子をかける位置やK-wire挿入位置を決めておく．

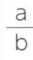

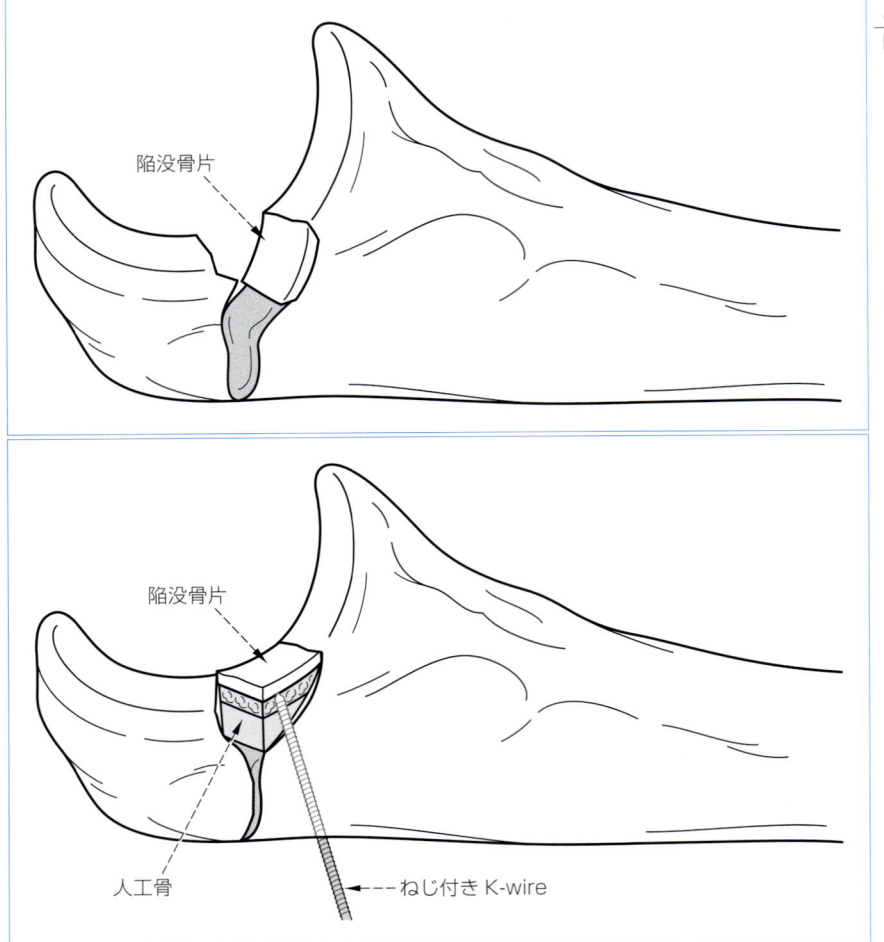

陥没骨片

陥没骨片

人工骨

ねじ付き K-wire

図7

手技の実際：陥没骨片の確認と整復／仮固定

骨折部の血腫を丁寧に完全に除去し，関節面の陥没骨片を確認する．関節面の陥没骨片は末梢側に存在することが多い（a）．

CT 所見と肉眼所見から骨梁が圧縮された骨折部を同定し，小エレバトリウムなどを骨折部に差し込み陥没した関節面骨片を持ち上げて整復する．対応する滑車関節面に押しつけるように持ち上げるが，一見したよりも陥没量は大きく，透視などで確認すると整復が不十分なことが多い．末梢の健常部を滑車に押しつけて腕尺関節をしっかり対向させてから，陥没部と滑車のすきまがなくなるまで持ち上げて整復する．この整復は乱暴に行うと骨片が遊離してしまうので，ゆっくり丁寧に行う．

整復できたら，骨梁が圧縮されてできた間隙に人工骨を詰めて整復位を保つ（b）．背側から細いねじ付き K-wire を挿入して突き上げるように支持しても良い．

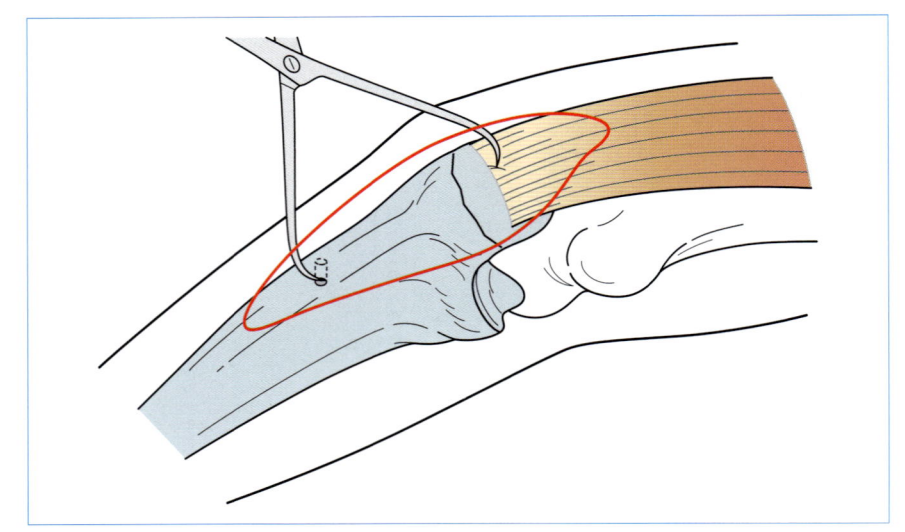

図8

手技の実際：整復鉗子での整復と仮固定

関節面の陥没骨片の整復ができたら主骨片同士の整復を行う．テンションバンド用のワイヤーを通す孔を遠位背側皮質に穿っておく．この孔を骨鉗子をかける足がかりとして利用する．肘関節を伸展して主骨片間を寄せて骨鉗子をかける．背側皮質の粉砕がない部分の皮質を合わせて整復する．

背側皮質の粉砕や中枢骨片の粉砕がある場合には，骨鉗子をかける位置が重要である．中枢側では最も大きい骨片に，関節面に近い深い位置に上腕三頭筋腱を貫いて鉗子をかける．

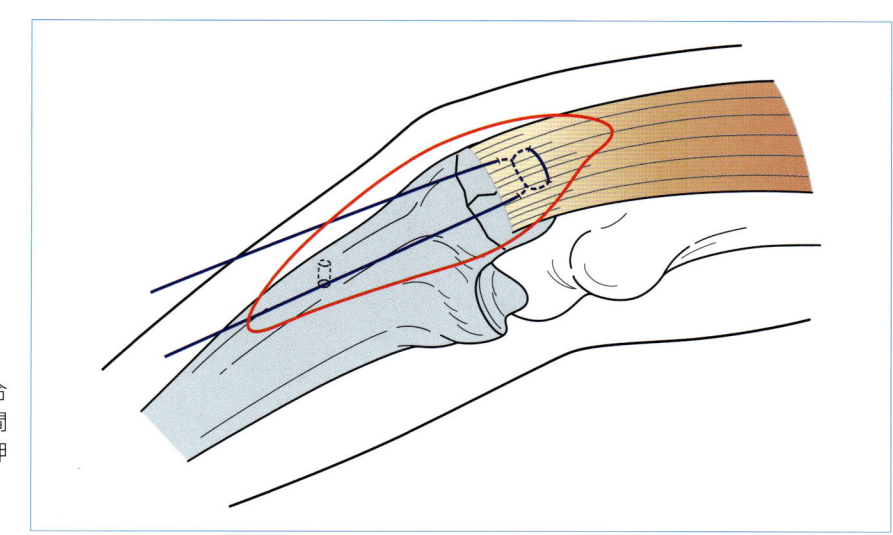

図 9

手技の実際：糸を使った整復法

中枢骨片の粉砕のため鉗子がかけられない場合には，三頭筋腱に糸をかけて引っ張って骨片間を寄せて，さらに指で中枢骨片を末梢骨片に押しつけて整復する．

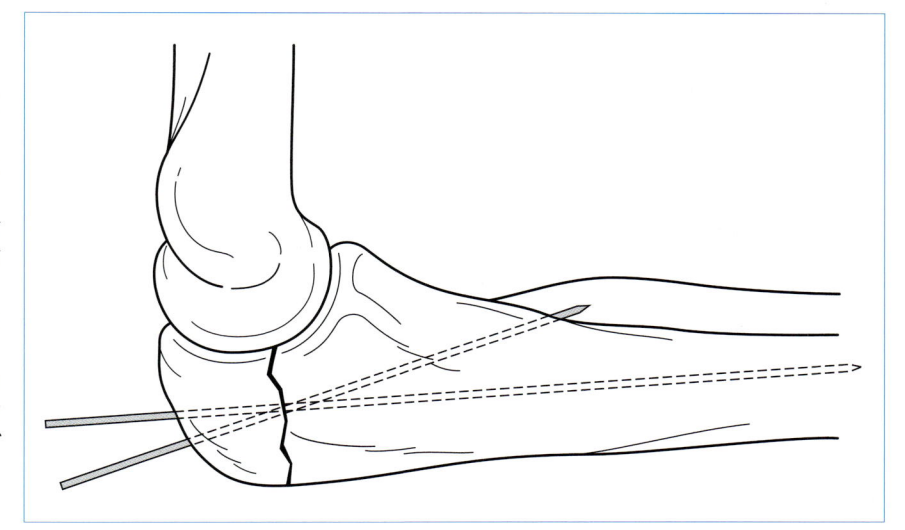

図 10

手技の実際：K-wire による固定

整復できたら肘頭先端から経上腕三頭筋腱で 1.8 mm K-wire を末梢髄腔内に向けて刺入して固定する．前方皮質を貫くように挿入するとバックアウトが少なくなると報告されている．
しかし，外側に先端が突出すると橈骨粗面に付着する上腕二頭筋腱に干渉する，前方皮質を貫いてもバックアウトは完全に予防できないなど，前方皮質貫通法は難しい割にメリットが少ない．
後述するようにテンションバンドをかける尾端部を処理すれば K-wire のバックアウトは予防できるので，髄内釘とするほうが簡単でトラブルは少ない．

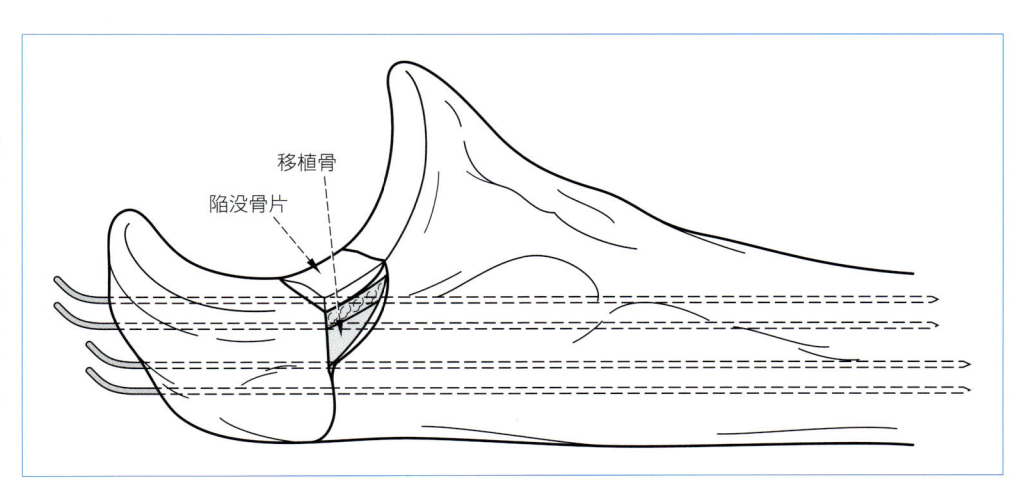

移植骨

陥没骨片

図 11

手技の実際：K-wire の位置

単純骨折であれば 2 本で良い．陥没骨片がある場合にはそれを支える位置に挿入する．
まず，1 本目，2 本目は中枢骨片のうち最も大きい骨片を確実にとらえることに集中する．中枢骨片を固定できたら，次に陥没骨片の直下を支持する位置に K-wire を追加する．体格や粉砕の程度により 2〜4 本の K-wire を挿入する．

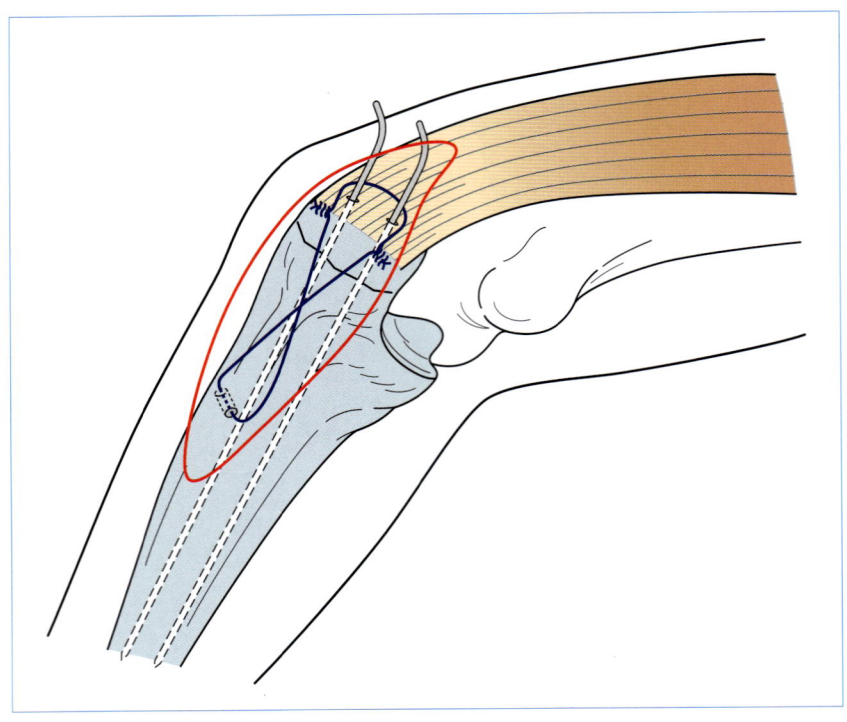

図12

手技の実際：テンションバンドワイヤリング（TBW）

ワイヤーをK-wireの尾端と遠位皮質間に8の字に通して締結し，固定を完成させる．K-wireの尾端の処理をしてからワイヤーをK-wireにかける．ワイヤーを軽く締めてからK-wireの尾端を骨表面近くまで打ち込み，最終締結を行う．

尾端の処理を適切に行えば，腱下に埋没させることができる．

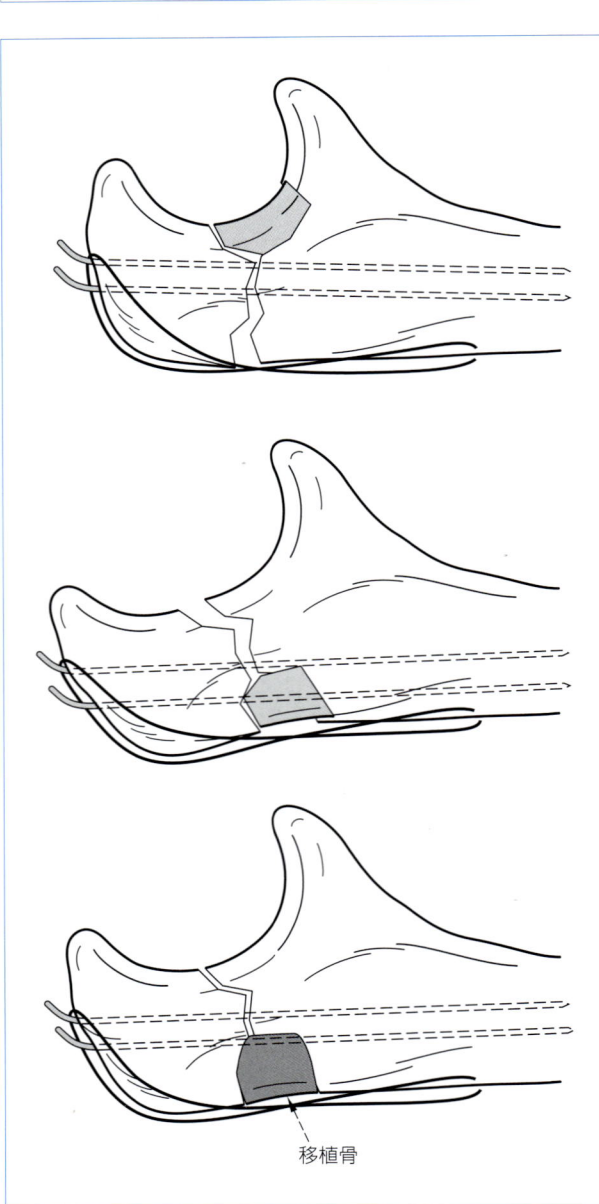

移植骨

図13

手術の実際：圧迫による滑車切痕曲率の変化

骨折の粉砕があるとテンションバンドの締め付けにより，滑車切痕の曲率が変化する可能性がある．関節面側で粉砕があると曲率半径が小さくなる方向に，背側に粉砕があると曲率半径が大きくなる方向に変形する可能性がある．

骨折部の欠損や粉砕がある場合には，支えとなるブロック状の骨移植を検討する．

<K-wire が抜ける曲げ方とかけ方（図14-a，b）>
<K-wire が抜けない曲げ方とかけ方（図14-c，d）>

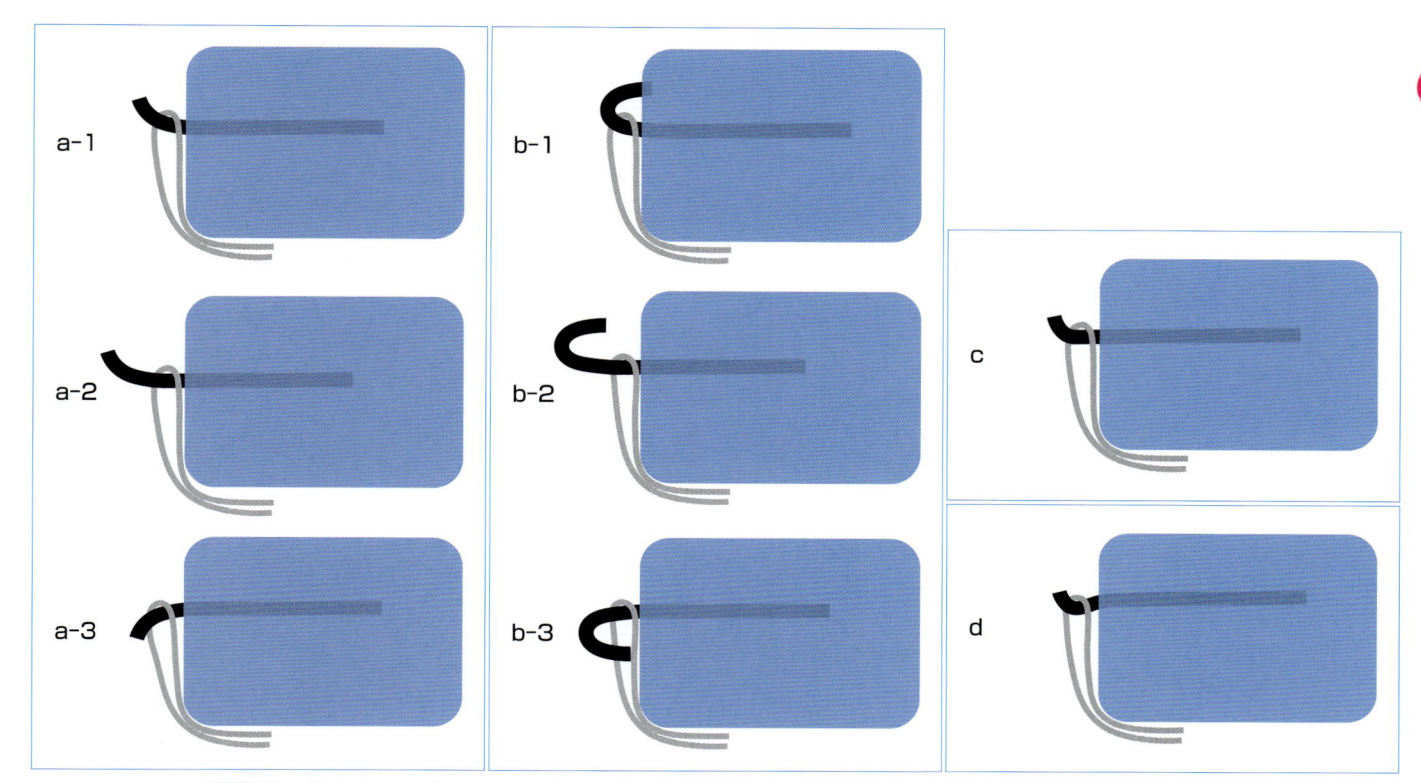

図14 緩まない，抜けない，切れないテンションバンドワイヤリング：K-wire の尾端処理

a：K-wire の弯曲した部分にテンションバンドがかかると，ワイヤーの緊張は K-wire を回すか，抜く力として働く．

b：180°に U 字に折り返して肘頭に尾端を打ち込むことを推奨している指南書が多いが，骨粗鬆症のない肘頭に先が鈍な K-wire を打ち込むことは困難である．粉砕があれば打ち込むことで新たな骨折を作ったり，転位する可能性があり，やるべきではない．打ち込めたとしてもワイヤーは K-wire の弯曲部にかかっているため，K-wire に抜ける力がかかり続けるので必ずしもバックアウトを予防できない．

c：K-wire の真っ直ぐな部分にワイヤーがかかると，K-wire には余計な力はかからない．広い範囲に弯曲が付かないように三点曲げベンダーを使うと良い（「p.191 図 3」参照）．

d：さらには手前に逆に弯曲をつけ二重に曲げ鉤状にすることで，ワイヤーが鉤状部に引っかかり K-wire が固定される．ワイヤーが緊張している限り K-wire は抜けることも回ることもない．鉤状部の折り返しは操作性を保つため，骨内に迷入するのを防ぐためで約 3 mm あれば十分で，大きく残す必要はない．

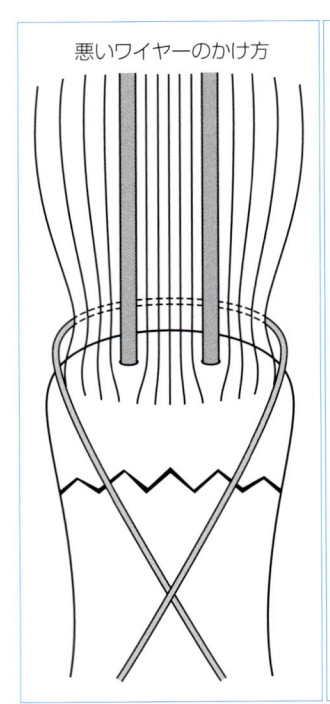 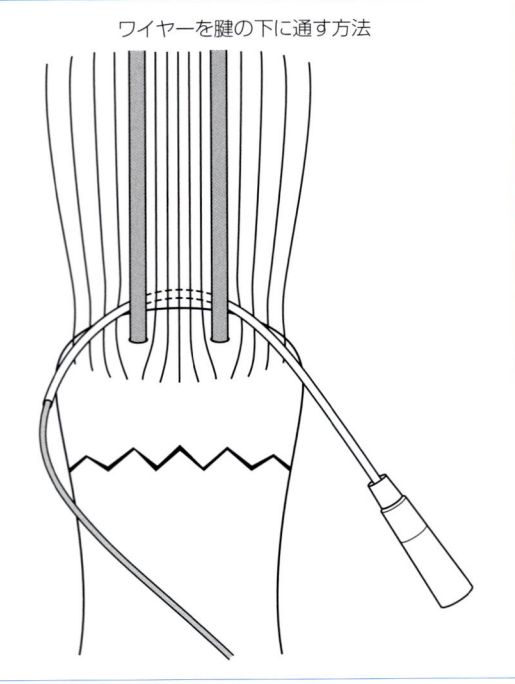 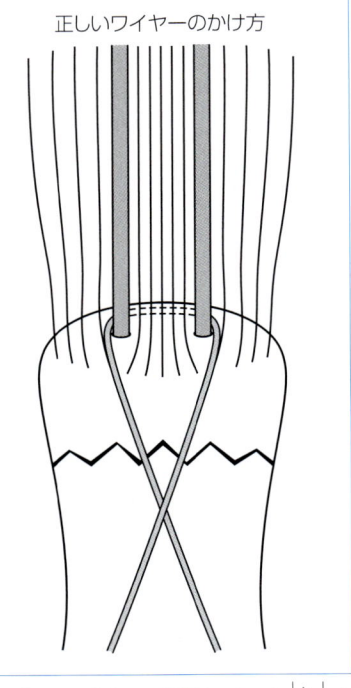

図15 緩まない，抜けない，切れないテンションバンドワイヤリング：ワイヤーの通し方 a｜b｜c

a：上腕三頭筋腱を抱えるようにワイヤーを通すと，腱の緊張と弛緩が繰り返される度に，ワイヤーも緊張と弛緩が繰り返されることになる．これがワイヤーの緩み，K-wire からの脱転，断裂の原因となる．

b，c：腱にかからないように，直接 K-wire だけにワイヤーがかかるように通すことが肝心である．そのためには，K-wire の刺入部が観察できるように腱を十分に縦割し，ワイヤーを三頭筋腱下に通す．大径の注射針を曲げて通しワイヤーを導くと簡単である．尾端にワイヤーやケーブルを通す孔があるテンションバンド専用の鋼線でも，c のような通し方をしないとテンションバンドは外れないものの，固定の軸となる鋼線が腱の動きとともに動かされるため固定が緩みやすくなる．

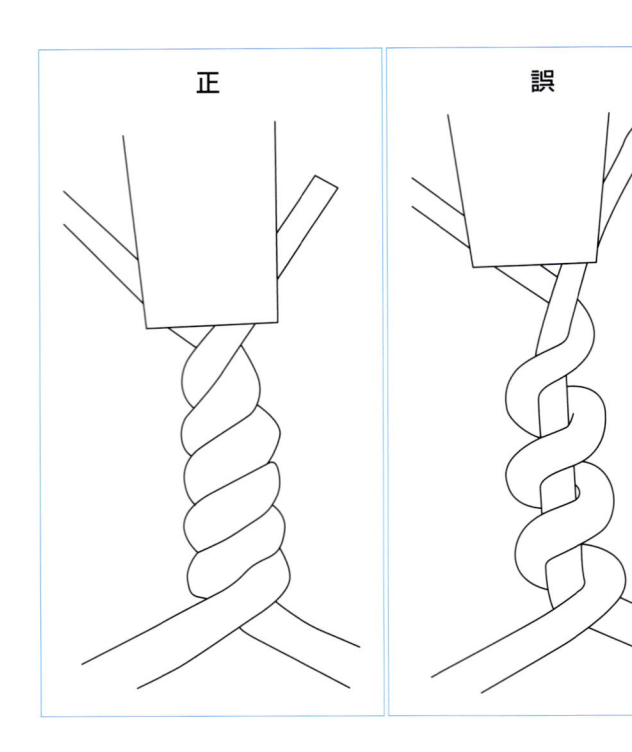

図16

ワイヤーの締結方法

ワイヤーは，両端の緊張が同じになるようにして，お互いが絡み合うように締め付ける（a）．緊張が違うと緊張が強いワイヤーに，弱い側のワイヤーが巻き付くだけとなり簡単に緩む結紮となる（b）．また，回すときに芯となるワイヤーが回されるために簡単に切れてしまう．

3. 緩まない，抜けない，切れないテンションバンドワイヤリング法のコツ

TBW 法の欠点として K-wire のバックアウトやワイヤーの緩み，ワイヤーの断裂がある．その原因を知り，それに対して適切な対応を行うことで前述したトラブルを回避することができる．

その 1：K-wire の曲がった部分にテンションバンドをかけない

最も重要な点は，テンションバンドをかける K-wire の尾端の処理である．通常のベンダーを使うと，広い範囲に弯曲ができる，この弯曲部にワイヤーがかかるとワイヤーの緊張は K-wire を回すか，抜く力として働く（**図 14-a**）．180°に U 字に折り返して肘頭に尾端を打ち込むことを推奨している指南書が多いが，骨粗鬆症のない肘頭に K-wire を打ち込むことは困難なことがある．打ち込めても必ずしもバックアウトを予防できない（**図 14-b**）．K-wire に余計な力をかけないためには，ワイヤーの真っ直ぐな部分にワイヤーをかけることが重要となる．大きい弯曲が付かないように三点曲げベンダーを使うと良い（**図 14-c**）．さらには逆に弯曲をつけ鉤状にすることで，ワイヤーが鉤状部に引っ掛かり K-wire が固定されるのでワイヤーが緊張している限り K-wire は抜けることも回ることもない（**図 14-d**）．

その 2：軟部組織を介在させないこと

2 つ目は，ワイヤーと骨，ワイヤーと K-wire の間に骨膜以外の軟部組織をできるだけ介在させないことである．特に上腕三頭筋腱の介在は，ワイヤーの緩みを残す原因となる．また，緊張と弛緩の繰り返しによりワイヤーの金属疲労が起こり断裂の原因となる．手術手技書でよく見かけるが，腱を抱きかかえるような通し方は避けるべきである（**図 15-a**）．

VI. 後療法

術後は，皮膚を守るために深屈曲とせず 60～70°の屈曲位で外固定を行う．創治癒が確認できる術後 1 週頃から自動関節可動域（range of motion；以下，ROM）練習を開始する．通常であれば ROM 制限を行う必要はないが，粉砕が強く，テンションバンドを強く締めることができなかった場合には，骨折部が安定している ROM を術中に確認し，最初はその範囲で ROM 練習を行う．

（岩部昌平）

参考文献 ··
1) 高畑智嗣ほか：関節面が陥没した肘頭骨折に対する tension band wiring 法．骨折．35：558-562，2013.
2) 森谷史朗ほか：肘頭骨折 術後成績不良例の検討．中部整災誌．52：785-786，2009.
3) 岩部昌平：尺骨近位部骨折．骨折・脱臼 第 3 版．冨士川恭輔ほか編．445-459，南山堂，2012.
4) 吉田直記ほか：尺骨肘頭骨折に対する tension band wiring 法において岩部法は術後の K 鋼線の back out 予防に有用である．骨折．40：42-44，2018.

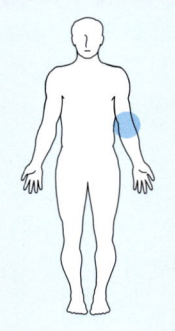

患者 ID：		患者氏名：
年齢：52	性別：男性	
手術日：	／　／	
診断：左肘頭骨折，左鎖骨骨折（図 17〜19）		
術式：観血的整復固定術		
術者：	，　　， ,	
麻酔：	麻酔医：	

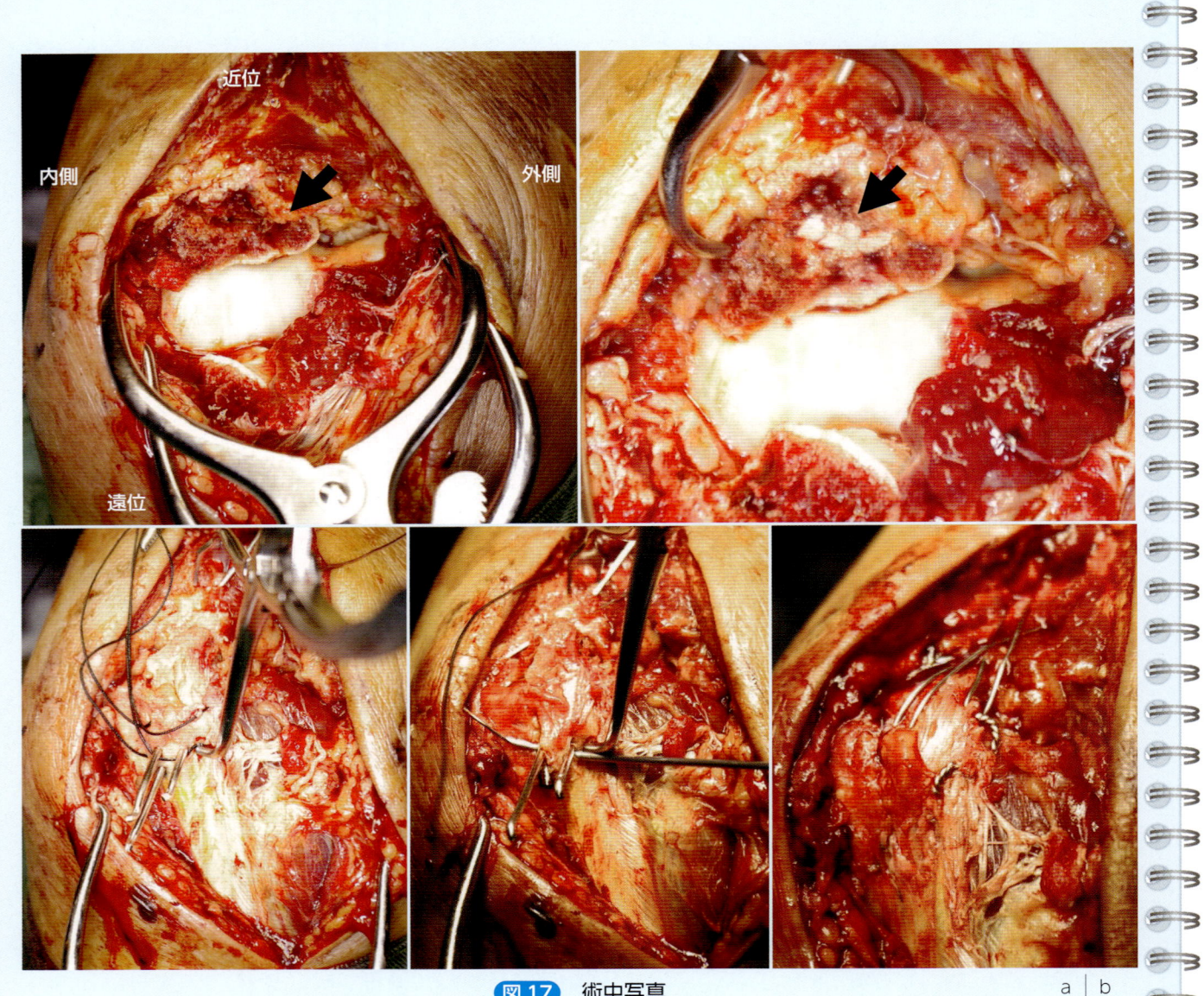

図17　術中写真

a	b
c	d	e

a：近位側に関節面の陥没がある（矢印）．肘頭より外側の肘筋の断裂があり，小頭の遠位部が見えている．

b：関節面の陥没を挙上し（図18b-1），できた間隙に顆粒状人工骨を充填した（矢印）．

c：主骨片を整復し，1.8 mm 径の K-wire 3 本で固定した．挙上した骨片を支持できる位置に挿入した（図18b-2）．三頭筋腱にかけた糸と骨鉗子で整復を導いた．ワイヤーをかける尾端の処理（2 重曲げ）を先に行った．

d：テンションバンドとするワイヤーを，注射針を用いて三頭筋腱の下に通した．

e：K-wire を押し込み，ワイヤーを締結して最終固定とした．K-wire の尾端は三頭筋下に埋没して見えない．

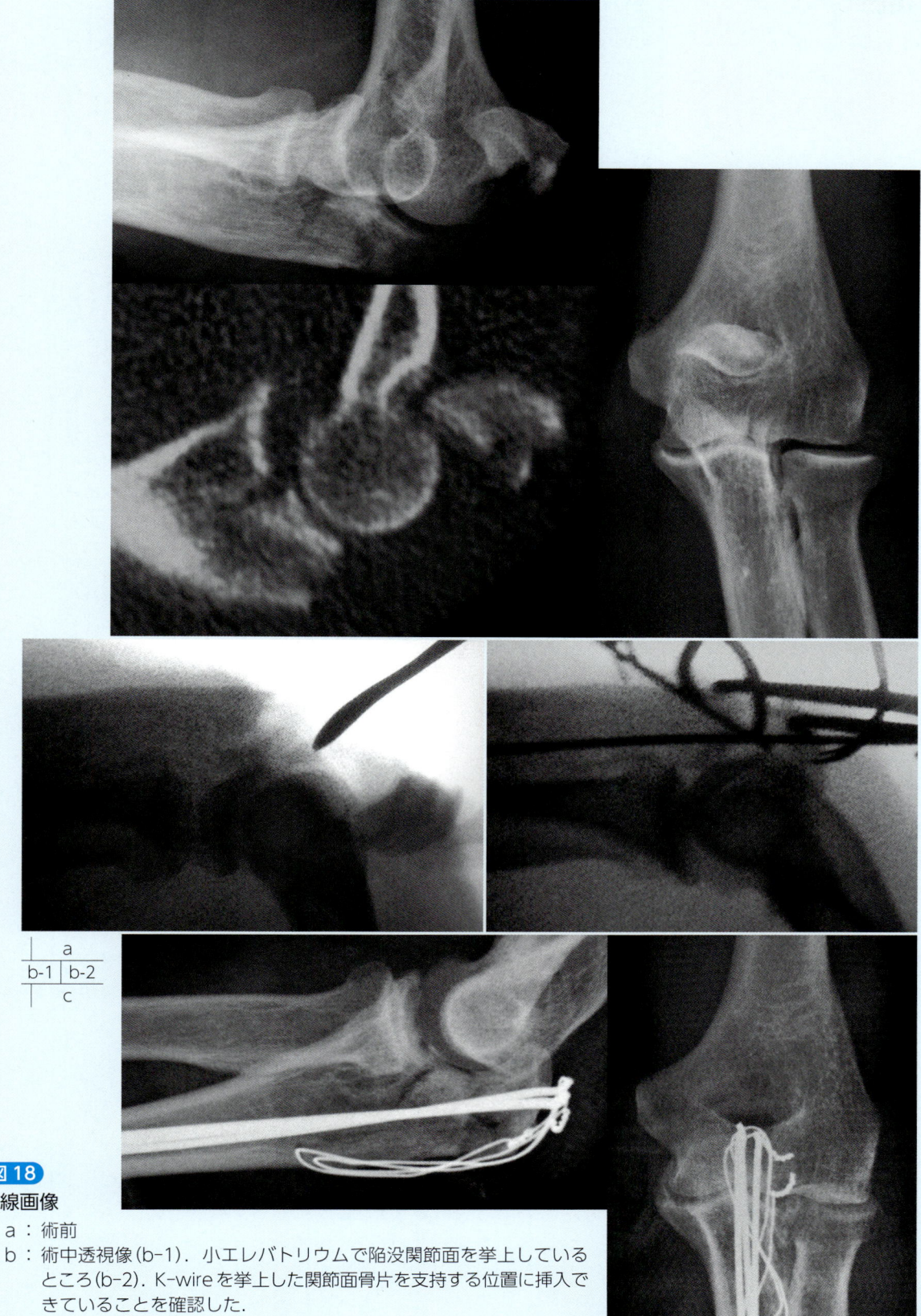

図18

X線画像

a：術前

b：術中透視像（b-1）．小エレバトリウムで陥没関節面を挙上している
　　ところ（b-2）．K-wireを挙上した関節面骨片を支持する位置に挿入で
　　きていることを確認した．

c：術後

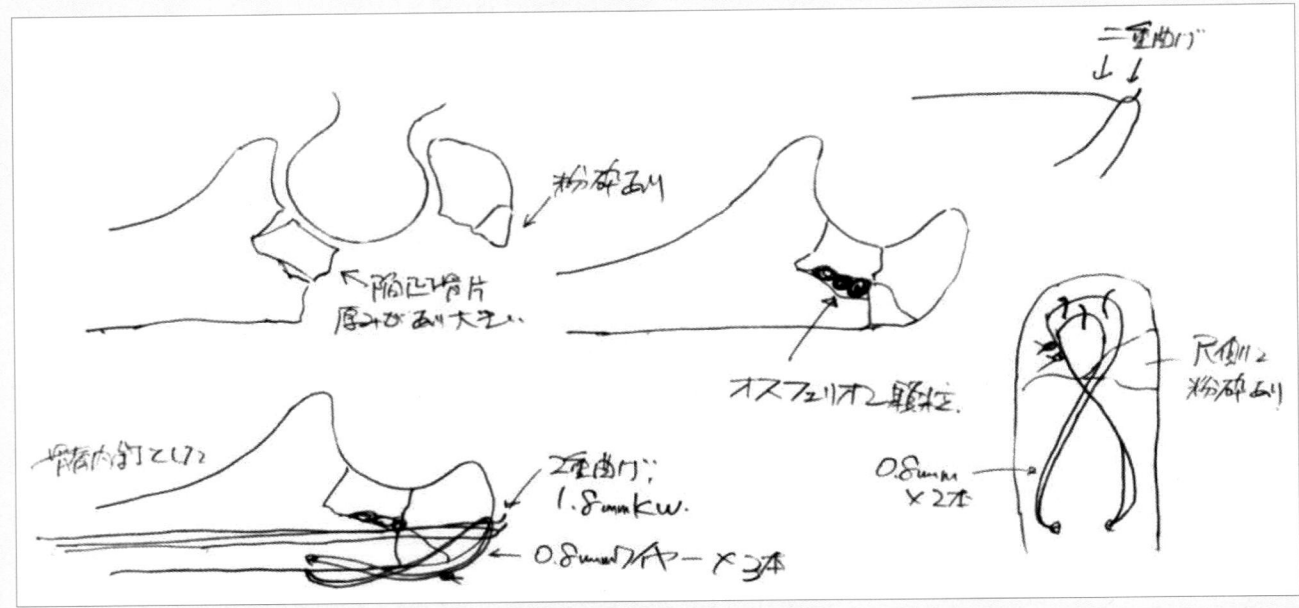

図 19 手術記録に添えた図

- 建設現場で約 3 m の高さから転落して受傷した
- 鎖骨骨折術後に体位を変更し，肘頭の手術を行った
- 右側臥位，透過性支持台を使用し，左腕を乗せて手術を行った
- C-arm は尾側から挿入した
- 駆血帯使用 250 mmHg
- 肘頭直上を外側に弧状に避ける縦切開で進入した
- 皮下脂肪の挫滅があり，皮膚切開直後に骨折部に達した
- 骨折部の外側では肘筋の断裂があり，小頭の遠位部も露出していた
- 遠位側尺骨背側稜はワイヤーを通す骨孔作成部まで骨膜下に剥離した
- 骨折縁も骨膜を剥離し骨折縁を確認した
- 近位部は尺側に粉砕があり，この骨片を遊離しないように注意し骨折縁を露出した
- 骨折部の血腫を丁寧に除去した
- 遠位側で関節面の陥没が見られた．この骨片は比較的大きく厚く，容易に動かすことができた
- 鉤状突起部はやや前方に偏位しているため，これを滑車に対して整復してから陥没部を整復し K-wire で仮止めした

- 整復でできた欠損には β-TCP の顆粒を 3 個充填しておいた
- 肘頭の整復は容易であった
- 粉砕のない橈背側骨折線を基準として整復し，骨鉗子で固定した
- 肘頭先端から遠位髄内に K-wire 1.8 mm 3 本を挿入し固定した
- 挙上した骨片を支持するようにやや前方に挿入した
- 遠位皮質と K-wire との間で 0.8 mm ワイヤーを用いて 2 本のテンションバンドをかけた
- K-wire の先端は髄内釘として，尾端は 2 重曲げとした
- ワイヤーは縦割した腱の下を通し，ワイヤーが腱にかからないようにした
- 固定性は良好であった．整復も良好であった
- 骨折部骨膜と外側の肘筋を修復した
- 皮下組織，皮膚には挫滅があり，緊張がかからないようにゆるく縫合した
- 皮膚の保護のために約 45° と浅い屈曲でシーネ固定とした
- 皮膚の治癒まで外固定継続とする

プロジェクトⅧ　押さえておくべき基本 骨折治療テクニックの実際

7　前腕骨骨折

Ⅰ．代表的分類法（その手術適応）（図1, 2）

　前腕骨骨折の代表的分類としては新AO/OTA分類があり一般的に用いられる（図1）.

　また，遠位橈尺関節での尺骨頭脱臼を伴った橈骨骨折（Galeazzi損傷）と腕頭関節での橈骨頭脱臼を伴った尺骨骨折（Monteggia損傷）についても図の通りの表記がある（図2）.

　前腕骨幹部骨折では前腕・手関節機能（特に回内外）を考えると解剖学的整復を行うことが望ましく，以下は手術の適応となる.

　成人では，①橈尺骨の両骨骨折，②転位のある橈骨または尺骨骨幹部単独骨折，③Monteggia, Galeazzi損傷，④すべての開放骨折などである.

　保存的加療の適応となるのは，小児例では徒手整復が可能な症例である.

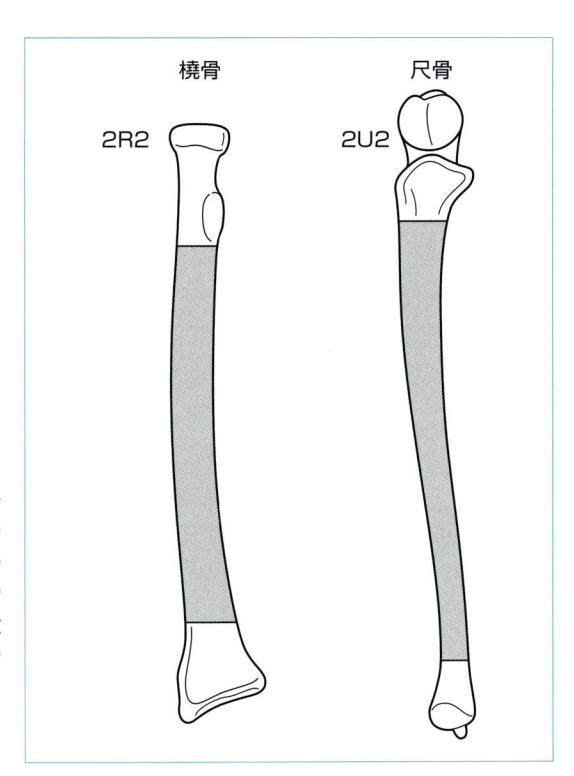

新AO/OTA分類

以前の分類では橈尺骨の骨幹部骨折（網かけ部分）はAO分類22で統一して分類されていたが，新分類では前腕骨骨幹部骨折を橈骨と尺骨の骨折をそれぞれ2R2と2U2と区別して分類される. その後のA〜Cの骨折型は長管骨の新AO分類と同様にA1：らせん骨折，A2：斜骨折，A3：横骨折，B：楔状骨片を含む骨折（B2：楔状骨片，B3：楔状骨片が多骨片である），C：分節骨折（C2：分節骨折，C3：分節骨片が多骨片である）で，両骨骨折では2R2B2，2U2A1というように表記する.

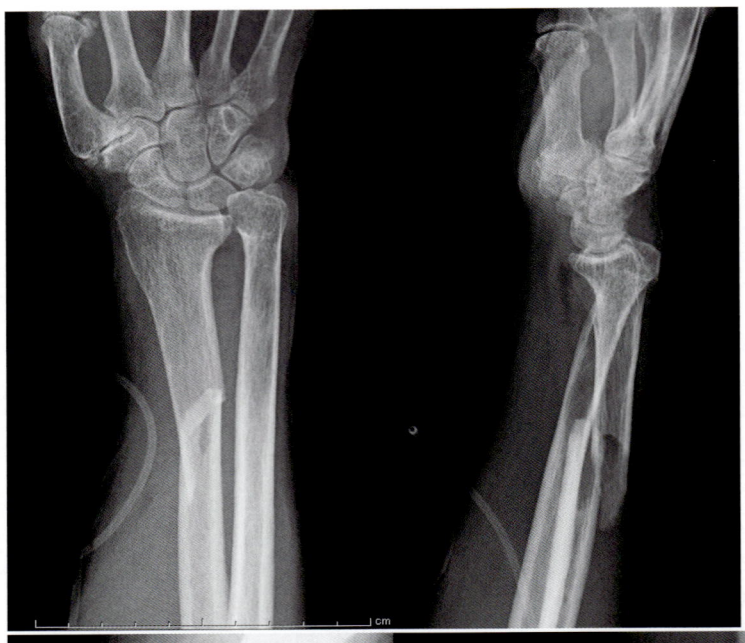

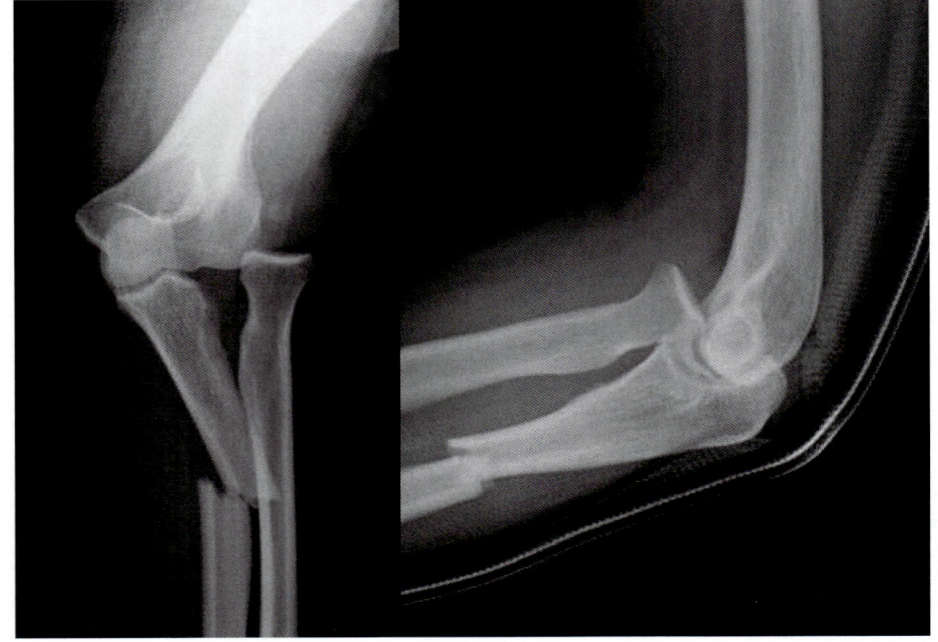

図2

a：Galeazzi 損傷．新 AO 分類 2R2A1（c, g）．橈骨骨折を伴った遠位橈
尺関節脱臼．通常尺骨頭は背側に脱臼する．

b：Monteggia 損傷．新 AO 分類 2U2A3（a, m）．腕頭関節脱臼を伴った
尺骨骨幹部骨折

a
b

Ⅱ．使用インプラント（図3～7）

　前腕骨は尺骨を軸としての回旋運動（回内外）を行うことから解剖学的に正確な整復固定が求められる．この点よりプレートでの内固定が推奨される．プレート固定を行う際には骨片間圧迫の手技としてラグスクリューが使えること，compression plate として使用できることが必要であり，成人例ではSynthes の LC-LCP small を用いる（図3-a）．ただし遠位や近位にかかる骨折では同社の尺骨近位端用のlong plate や橈骨遠位端骨折用プレートの long type，

Metaphysial plate を使用することもある（図4～6）．
　また，術前 X 線にて骨の大きさに関しては確認しておき，必要であればスクリュー径の細いもの（2.7 mm のシステムでの内固定）を用いることも考慮する．
　近年では回旋固定性を高めたとされる髄内釘（HAI Nail system や ESIN など）が開発され使用可能ではあるが，回旋固定性が劣るとされることから現時点では推奨されない．

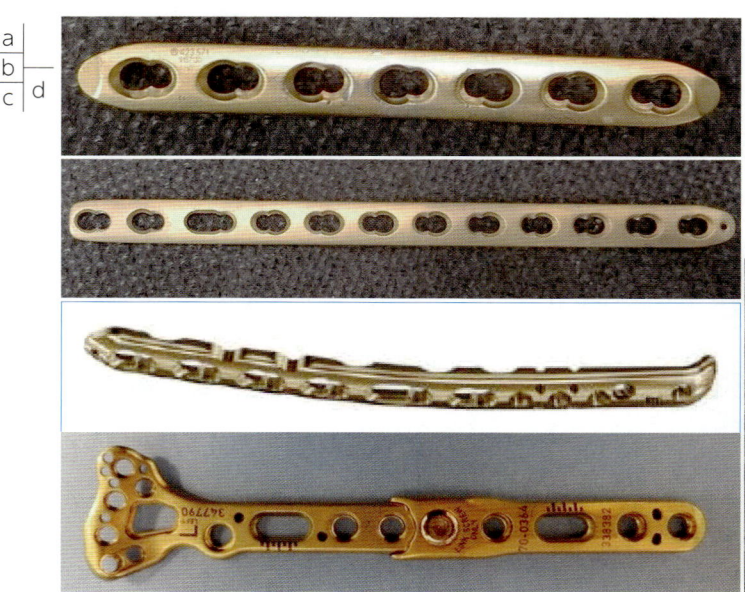

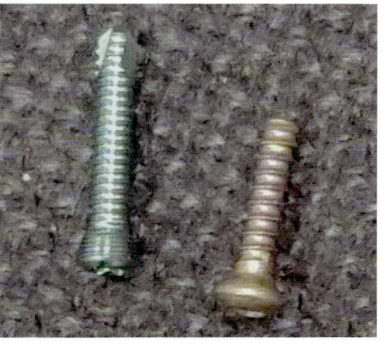

図3
前腕骨骨折に用いるプレート
　　a：Synthes LC-LCP small
　　b：Metaphysial plate
　　c：Olecranon Plate（long model）
　　d：Acu-Loc2 with extension

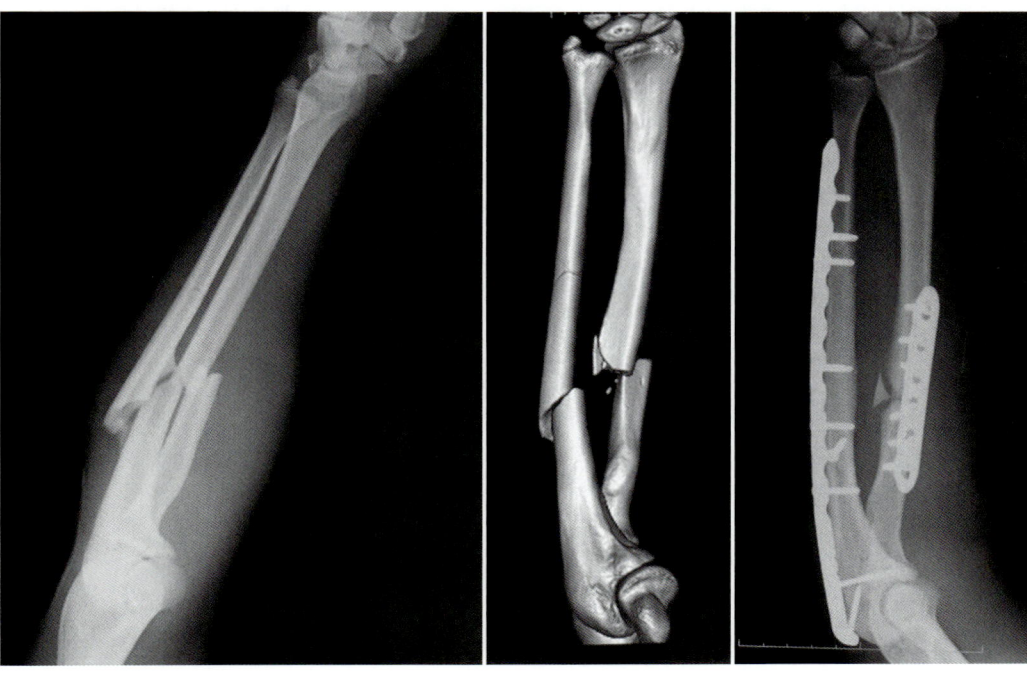

図4　尺骨近位部用ロングプレート（VALCP Olecranon plate）使用例（2R2B2，2U2C2）
近位は斜骨折を認め，遠位に転位のほとんどない骨折をみた．近位側は small LCP plate では十分固定性が得られるか不安があり，肘頭からのプレートを用いることとした．近位はラグスクリュー固定後の中和プレート，遠位は compression plate とした．

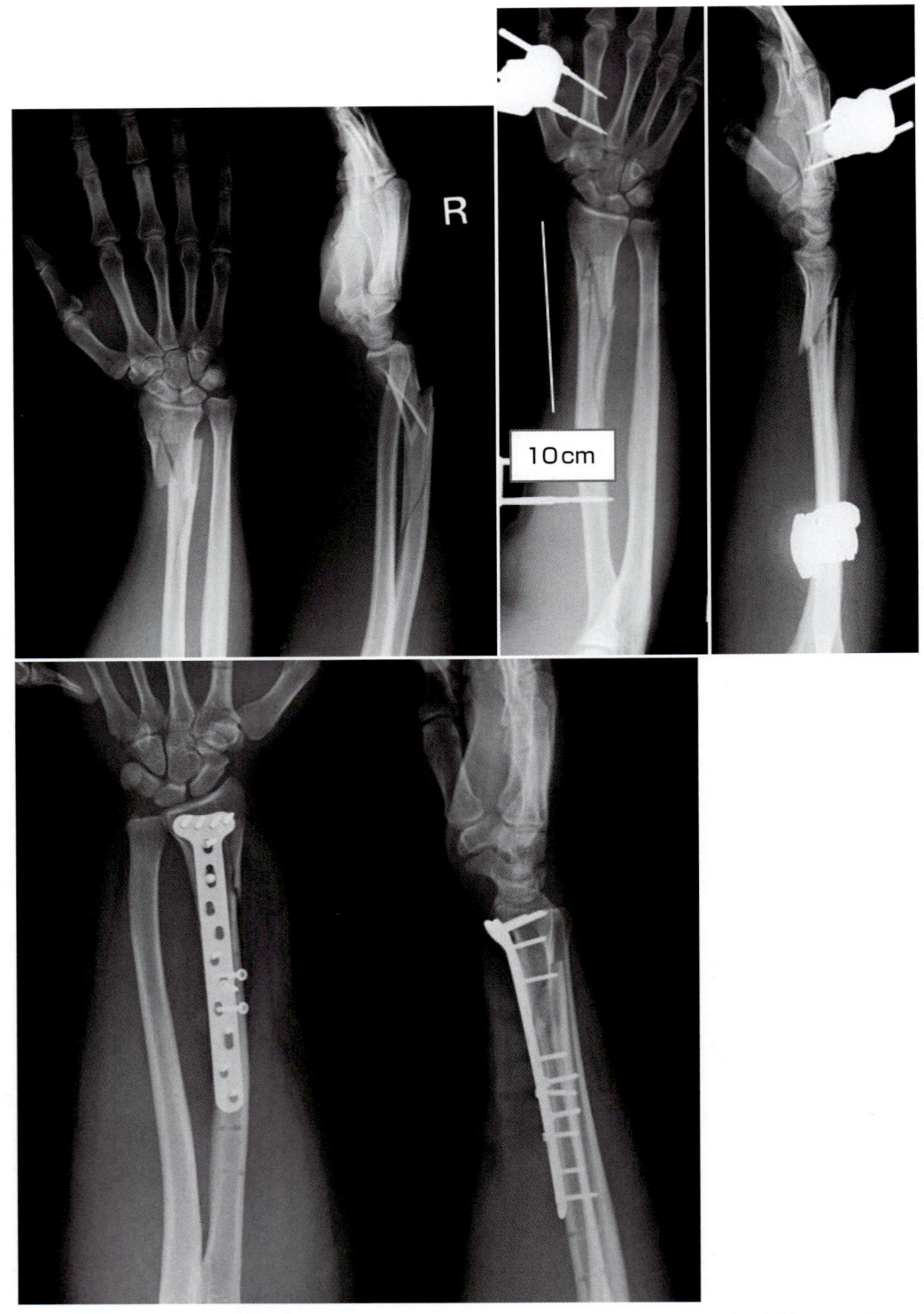

図5 橈骨遠位端用ロングプレート Synthes DRP-2 Extra-long 使用例（2R2C3）
この症例では橈骨遠位端用プレートの long モデルを使用して固定した.

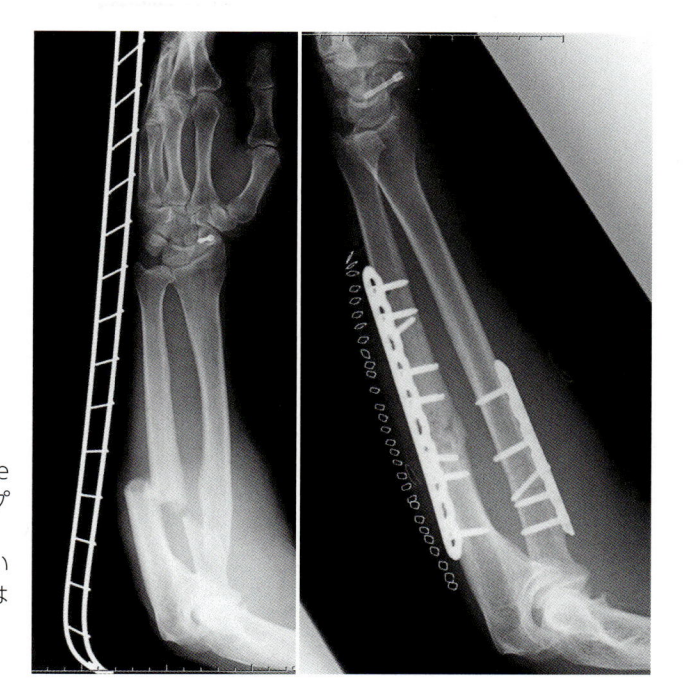

図6

Metaphysial plate 使用例（2R2A1，2U2C3）

橈骨近位部骨折例．近位は斜骨折であった．Metaphysial plate を用いて斜骨折にプレート越しにラグスクリューを挿入し，プレートの固定を行った．

尺骨については遠位寄りに転位のない骨折があり，これについてはラグスクリュー固定とし，近位寄りの粉砕骨折については bridge plate とし，遠位は中和プレートとして用いた．

〈髄内釘の適応〉

①小児例（徒手整復後の整復位の保持が困難な症例）

②軟部組織損傷が著しい症例（横骨折や斜骨折，分節骨折でかつ骨幹部に限局しているものに適

応が限定）（図7-a）

③外傷例の初期固定には K-wire の髄内固定が適応となることがある（前腕両骨骨折の初期治療で用いた場合に conversion 手術時には非常に行いやすくなる（図7-b））．

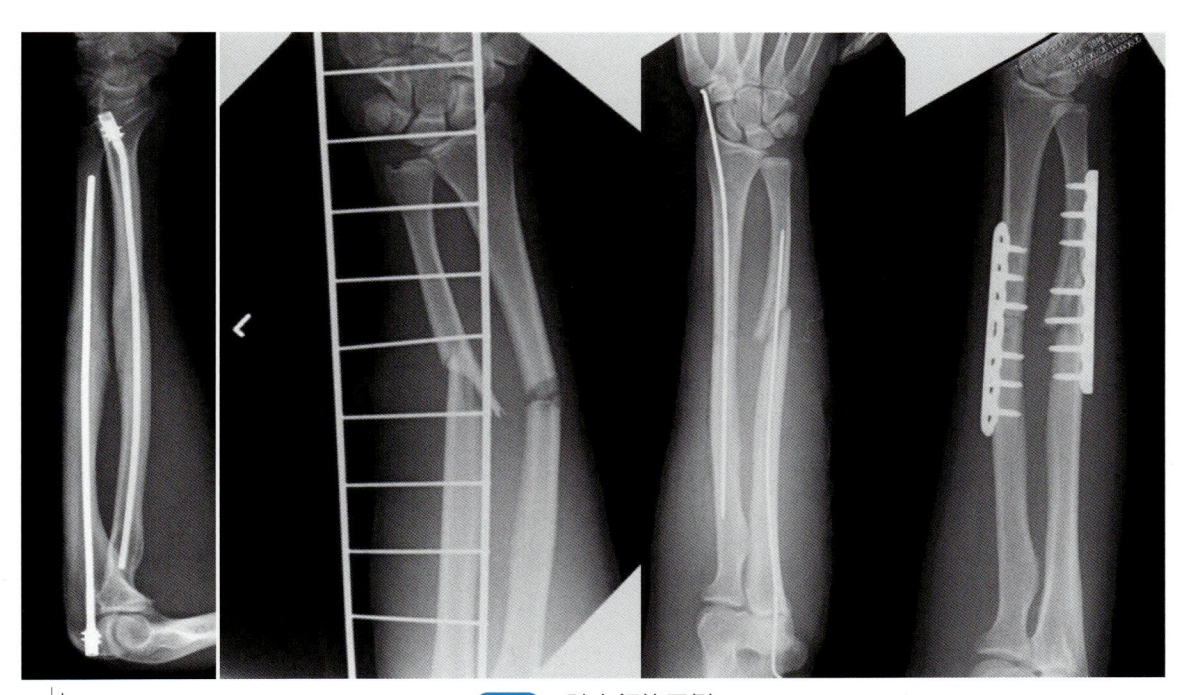

a | b   **図7**　髄内釘使用例

a：前腕髄内釘固定（東海大学整形外科 小林由香先生症例）．近年ではホムズ技研 HAI 橈尺骨ロッキングロッド，TEN が使用可能である．

b：一時的鋼線固定例（2R2A3，2U2B2）．径 2〜2.4 mm の K-wire で固定した．この後，受傷後 1 週で内固定に変更した．この際，骨折部を展開し，プレートの仮設置が終了した時点で鋼線を抜去した．

Ⅲ．手術器械一式

- サージカルルーペ：準備しておくと止血操作がきちんと行うことができ，手術が安全に行いやすい
- 手の外科手術台
- 透視装置一式
- 駆血帯
- 電気メス
- バイポーラ

- 小～中筋鉤
- ドリルツール，整復鉗子
- プレート鉗子，鋼線(1.6～2.0 mm：仮止めのため
- Synthes small LC-LCP plate など：特に両骨骨折の場合はスクリュー数に注意しておくように依頼する．同じサイズが多く出るため，通常2セット分のスクリューを発注するようにしている．

Ⅳ．体位・セッティング(図8)

図8

基本的には手術は仰臥位で肩関節を外転させて，患肢の上腕部には駆血帯を装着する．橈骨近位部骨折例などで Thompson approach で手術を行う際には患肢を胸の上に乗せて行うこともある．仰臥位で肘関節を伸展位として Henry approach で内固定を行う際には，X線透過性のある手外科手術台に乗せて手術を行う．
尺骨の内固定時は肘関節を屈曲させて行い，伸展させることで整復や内固定後のスクリュー長などを確認する．本骨折では直視下に骨折部を展開して整復し内固定を行うことが多いので，透視は主にプレートの設置位置とスクリューの長さの確認での使用となる．筆者はモニターを対側に置き，本体は外側より入れることが多い．

a：前腕両骨骨折の手術時の基本配置．基本，術者は尾側に入ることが多い．また透視は内固定後の確認程度で用いる．

b：尺骨手術時は必要であれば第2助手が肘関節屈曲位を保持する．この場合，対側からとするか同側から持つようにするかは状況により変更する．破線は Boyd 皮切．

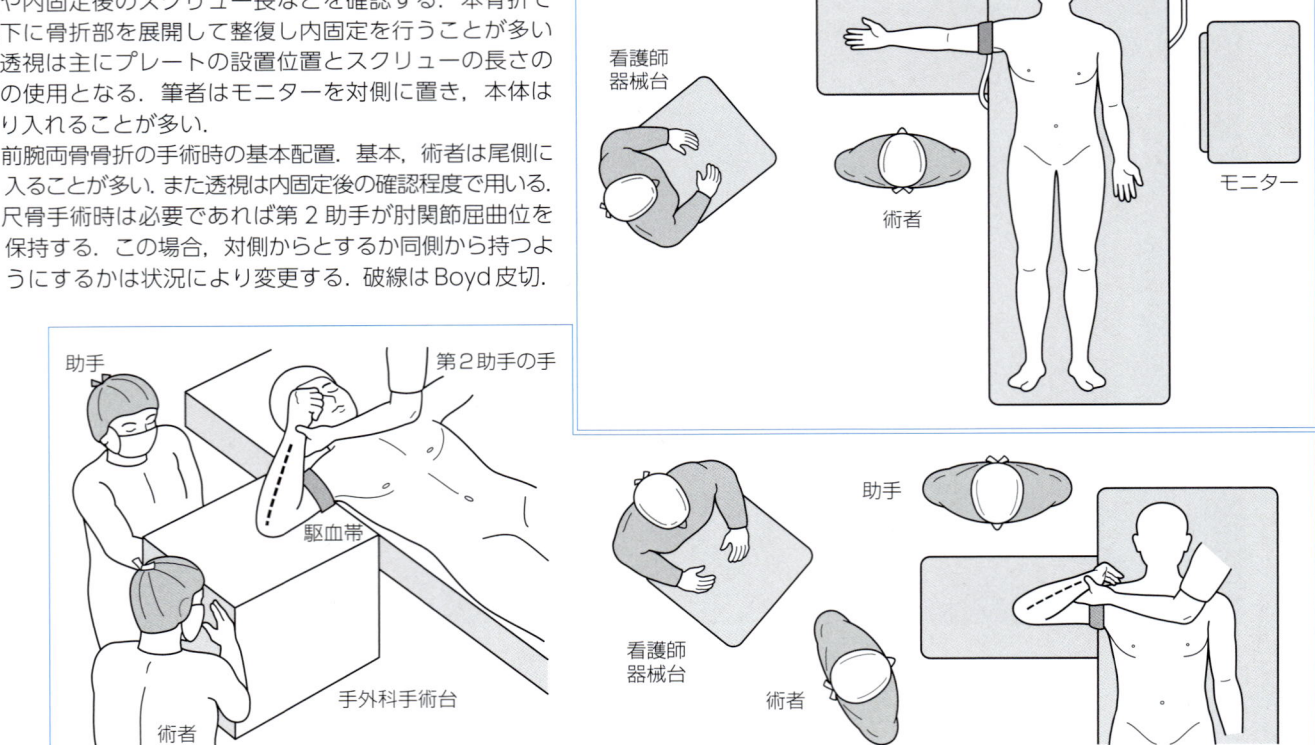

V. 手術手技

1. アプローチ・切開（図9）

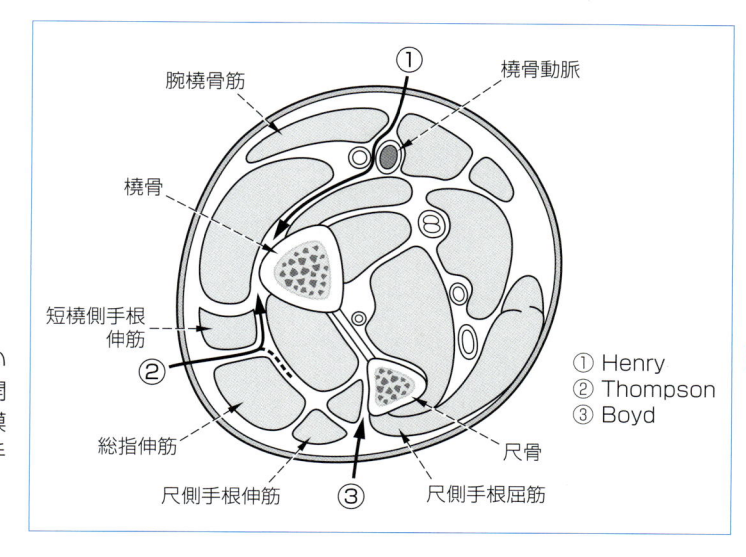

図9

前腕骨折のアプローチ（骨幹部）

開放骨折ではその創を利用して皮切をデザインすることが多いため，皮切は zig-zag になることもある．しかし骨折部への展開は可能な限り閉鎖骨折と同様に行うようにする．すなわち筋膜以下は筋間より骨折部へ到達するというのが原則である．各手術進入路の水平断を示した．

1）橈骨への進入方法

a）前方（掌側）進入法（Henry）（図10）：腕橈骨筋と橈側手根屈筋（flexor carpi radialis：FCR）の間より橈骨に進入する方法である．橈骨動脈に関しては伴走静脈とともに尺側に避けるが，その際には腕橈骨筋への栄養血管などは確認し止血しておく．

近位側は後骨間神経の損傷に注意し回外筋を橈骨の停止部より骨膜下で剥離．橈骨動脈を尺側に避けることで輪状靱帯周辺まで展開が可能である．橈骨骨折では比較的よく用いられる方法である．腕橈骨筋を避ける際には筋鉤で後骨間神経を圧迫する可能性があるので注意しておくことを忘れてはならない．

本アプローチではほぼ全長を展開できるプレートを屈側に置くことが可能である．この点より橈骨骨折の手術アプローチとしては用いやすい．

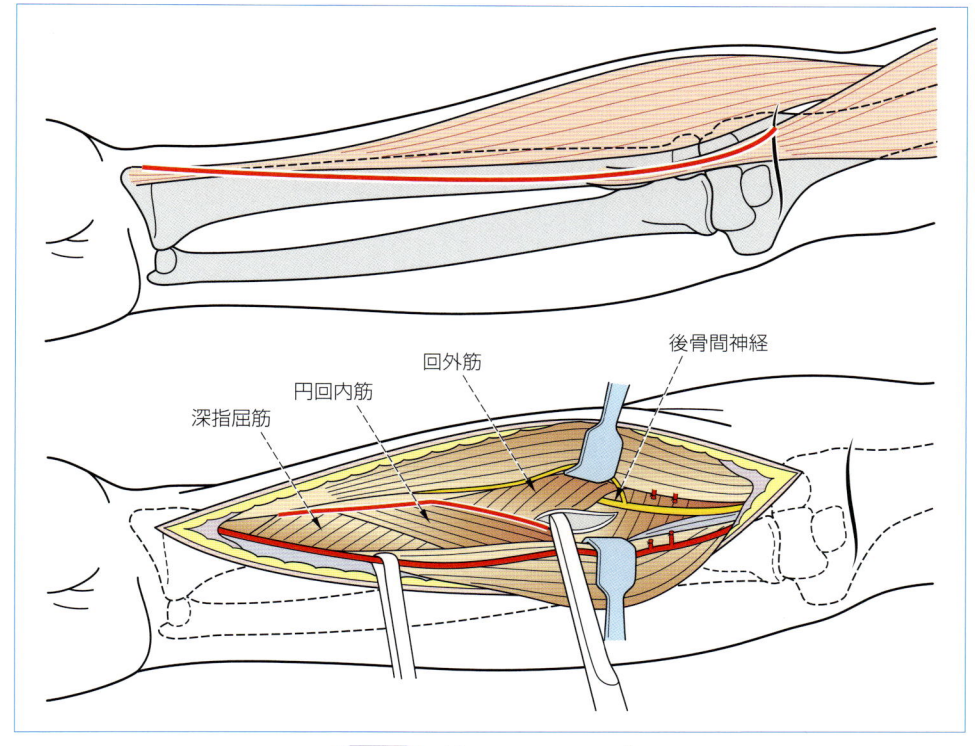

図10 Henry approach

腕橈骨筋掌側縁に沿った皮切になる．橈骨動脈の橈側より橈骨に至る方法ではあるが，筆者は症例に応じて橈骨動脈を橈側に避けることもある．円回内筋回外筋は付着を橈骨より剥離することで橈骨に到達する．この方法では手関節部より肘関節周辺までの拡大展開が可能である．

（AO 骨折治療 第2版．より引用改変）

b) 後方(背側)進入法(Thompson)(図11)：橈側からプレートを設置する際に用いるアプローチの1つである。長短橈側手根伸筋と総指伸筋の間より橈骨に到達する。近位では回外筋の橈骨付着部を確認し、そこからめくり上げつつ後骨間神経を保護しておくことが重要である。より遠位にプレートを設置する際には長母指外転筋付着部を剥離して設置する。

橈骨骨幹部の中央1/3では適応となる。プレートは伸側に置くことになる。

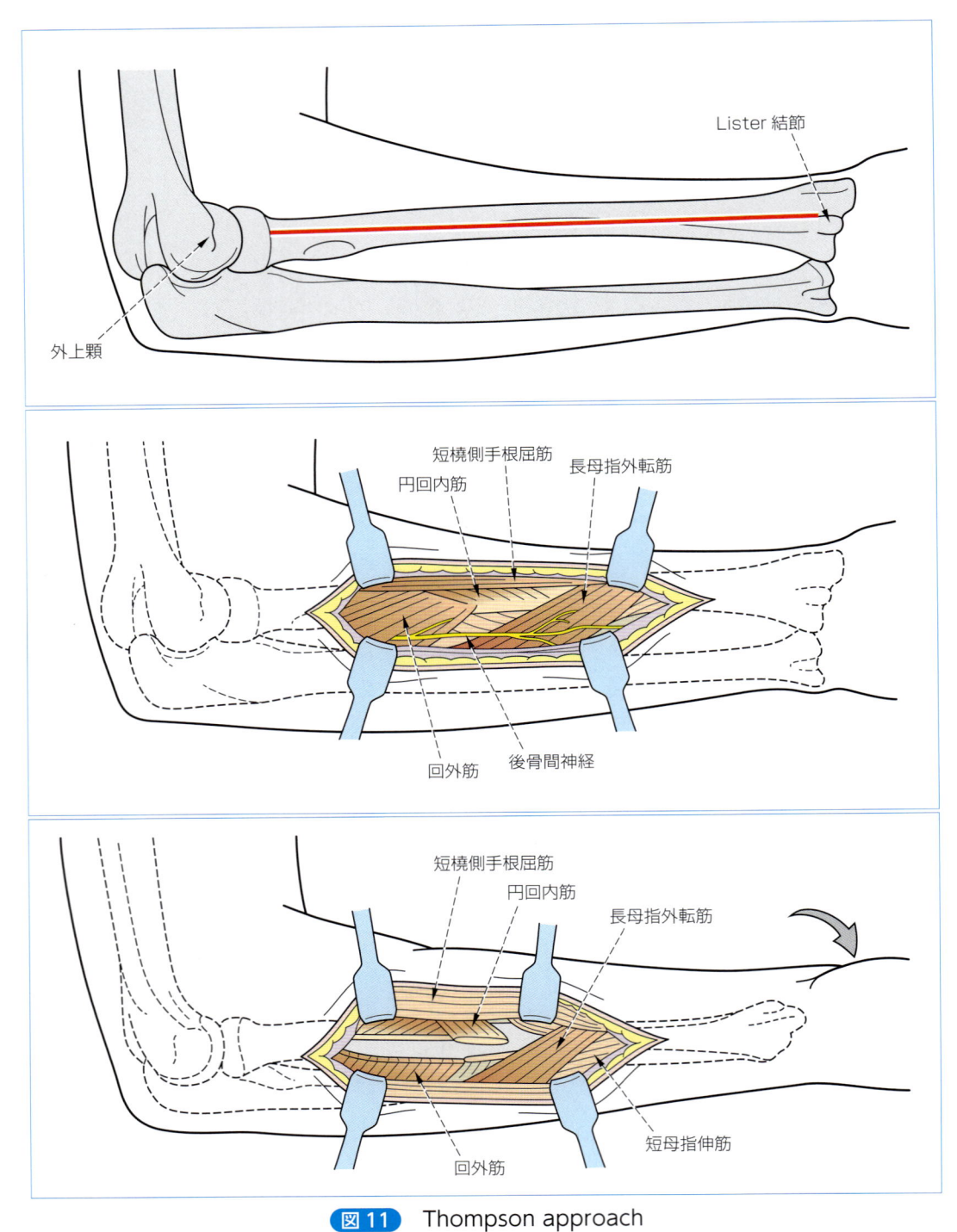

図11 Thompson approach

(AO 骨折治療 第2版. より引用改変)

c) Dual window approach との併用（図12）：
2013年に久能らが橈骨尺骨遠位端骨折に用いて報
告されたアプローチである．1つの皮切で橈骨遠位
端，尺骨遠位端の両方にアプローチできることから
尺骨遠位（頚部）骨折例などでは知っておくと役に立
つアプローチである．前腕中央に皮切を加え，橈側

は FCR と橈骨動脈の間より，尺側は尺側手根屈筋
（flexor carpi ulnaris：FCU）の橈側より尺骨にアプ
ローチする方法である（図12）．

橈尺骨遠位端骨折合併例では非常に有用であり筆
者は皮切を近位に延長することで橈骨骨幹部骨折（遠
位寄りに骨折がある症例）などにも用いている（図13）．

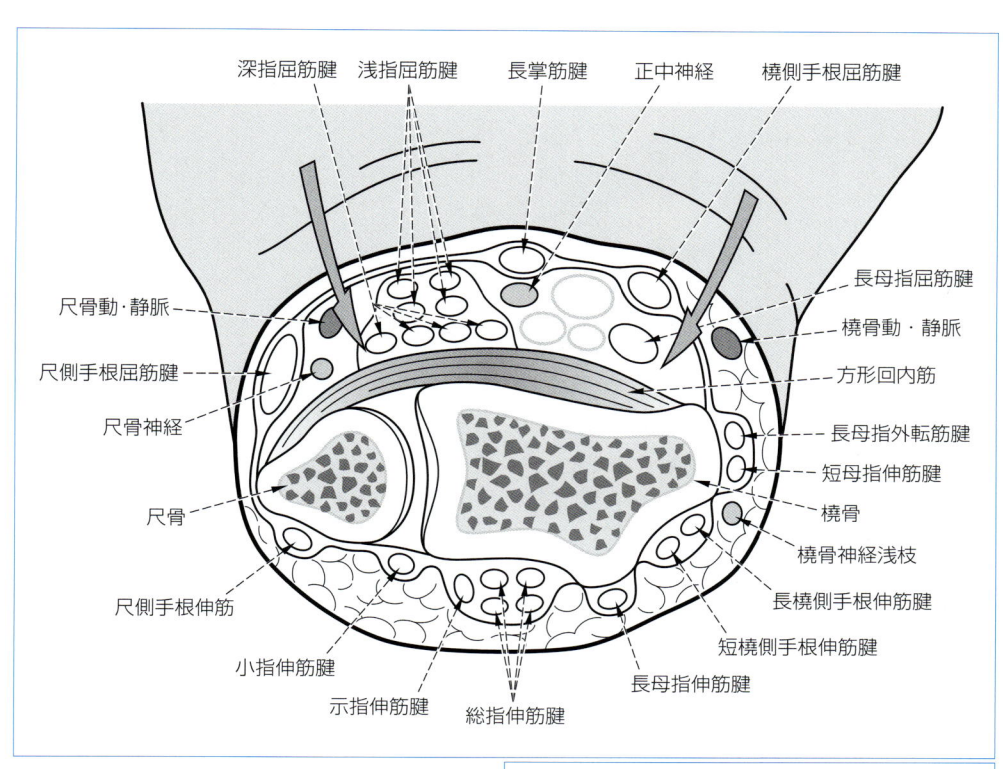

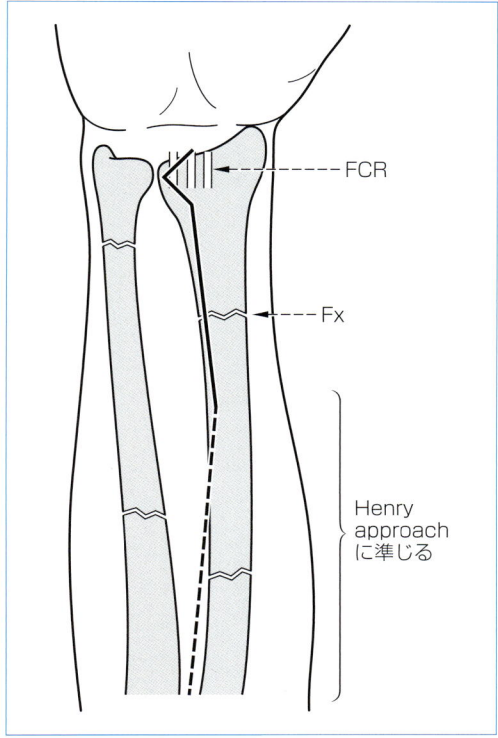

Dual window approach

拡大展開する際には，中枢は Henry approach
に準じて展開する．
（久能隼人ほか：橈尺骨遠位端骨折に対する
dual window approach. 骨折．35：914-
919, 2013. より）

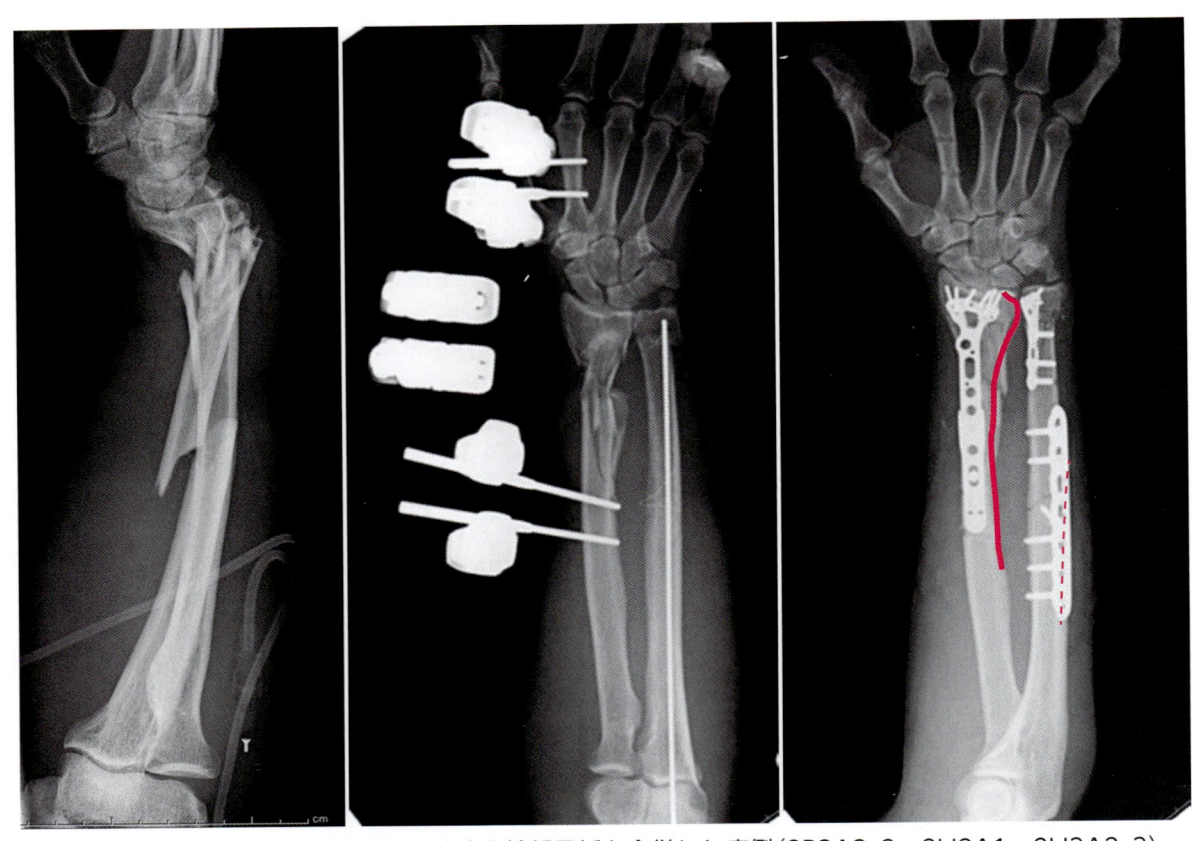

図13 橈骨・尺骨遠位端骨折と前腕骨幹部骨折を合併した症例（2R3A3.3，2U2A1，2U3A2.3）

本症例では橈骨の内固定および尺骨遠位の内固定は dual window approach にて
行い（実線），尺骨骨幹部は背側進入にて内固定した（破線）.

2) 尺骨への進入方法

a) Boyd進入法（図14）

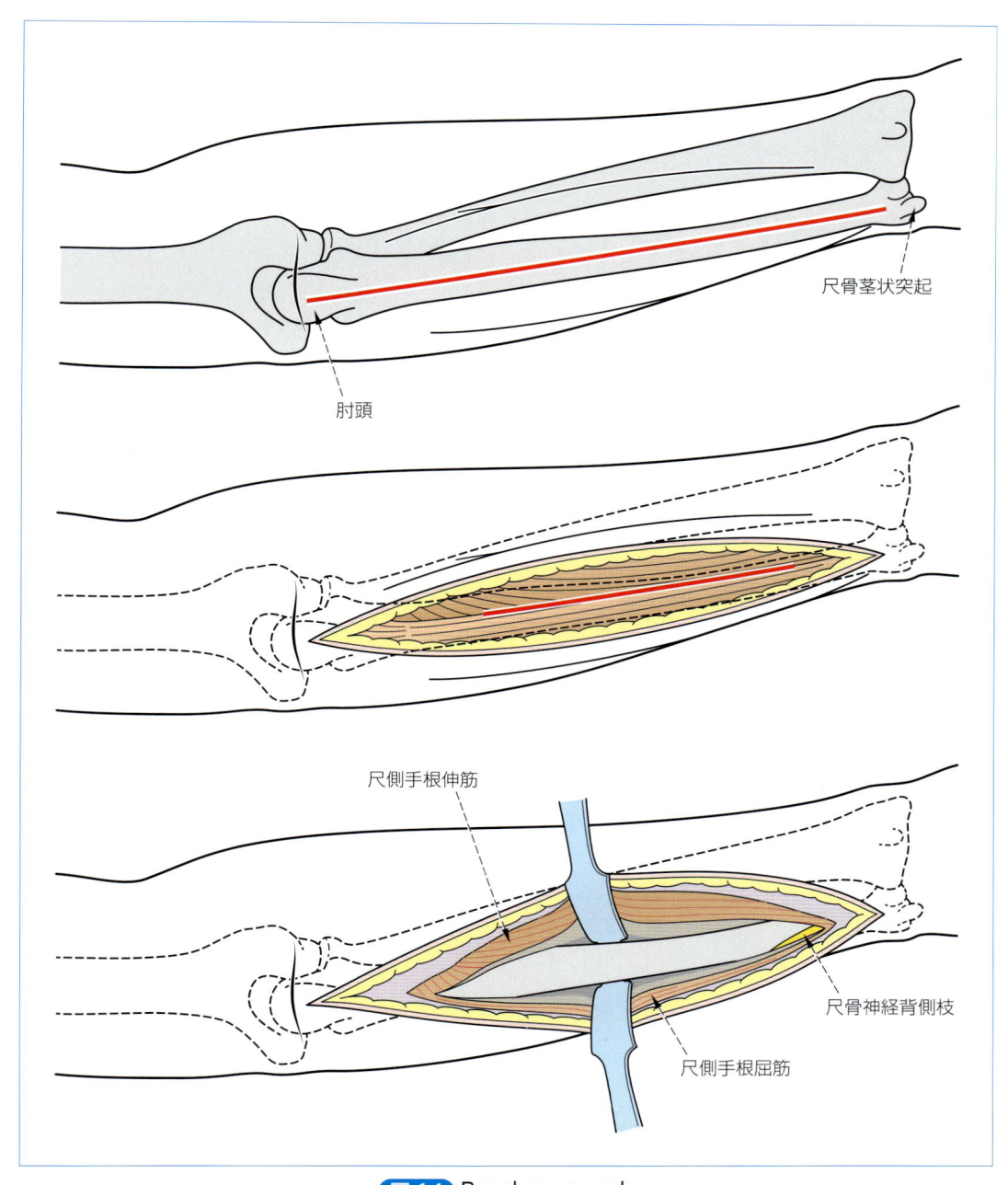

図14 Boyd approach

尺骨粗線上に皮切を加え尺側の伸筋屈筋群の間より尺骨骨折部に到達する.
尺骨の形状を考慮して術後のプレートの刺激症状（前腕を置いた際に当たる）
を防ぐために，可能な限りプレートは掌側に置くか背側に設置し筋体で被覆
するようにする.

図中ラベル：
- 尺骨茎状突起
- 肘頭
- 尺側手根伸筋
- 尺側手根屈筋
- 尺骨神経背側枝

2. 手技の実際

　骨折の解剖学的整復が主たる目的であり解剖学的に整復し絶対固定法の手技を使うことが多い．橈骨・尺骨とも骨折している症例では，解剖学的に整復が行いやすい骨を先に内固定する．両者の骨折の整復の行いやすさが同等である場合や両骨とも高度な粉砕を伴った症例ではプレートを当てる面が比較的平面であり，骨軸が直線であることから尺骨からの固定を考えることが多い．

　骨折部を整復し鉗子や鋼線でそれを保持しスクリューを挿入していく．スクリューの選択は主骨片間圧迫のためにはコンベンショナルスクリューでの固定を行うことが多い．第3骨片が比較的大きい症例や斜骨折では骨片間にラグスクリューを入れて骨片間圧迫をかけたうえで保護プレートとしてプレートを用いる．骨折によってはプレート越しにラグスクリューを入れることもある（図15-a, b）．単純横骨折では骨折部の遠位および中枢側に1本ずつdynamic holeに入れて骨片間圧迫をかけるようにする．この際，プレートは対側皮質骨に圧迫をかけるためにベンドを追加しておくことを忘れてはならない．固定に際しコンベンショナルスクリューを追加するのかロッキングスクリューを用いるかについてはプレートの機能，骨質や骨折型により判断する．

　楔状骨片を伴う症例では必要に応じて先にラグスクリュー固定を第3骨片と主骨片で行い（困難な場合などは指骨針で固定する），最後に主骨片間を整復するほうが回旋を間違えることが少ない（typeBをtypeAにして整復する）．骨折部の整復後はプレートを設置しプレート把持鉗子で把持することで整復位を保持することが多い．鉗子でのプレートの保持が困難な場合は必要に応じてスクリューを打たないホールに鋼線を入れて固定することもある（図15-c, d）．この際，使わないスクリューホールやロッキングスクリューのガイド内に1.6 mmの指骨針をmono corticalで刺入しプレートを仮固定する（図16）．プレートが設置できた段階で順次スクリューを挿入し内固定を完成させる．固定後には前腕の回内外が可能であるか，遠位橈尺関節の異常可動性がないかを確認しておくことが重要である．

　手術を順調に進めるためには，術前計画の段階でスクリューやプレートをどう使うかについては十分に検討し，スクリュー挿入の手順（ラグスクリューを用いるのかどうか？　Dynamic holeに入れるのか？　Static modeで入れるのかも含めて）を計画しておく必要がある．可能であれば，第3骨片が粉砕した場合などを想定しておくと良い．

　創閉鎖は一期的に行えることが多いが近位骨折などでは困難なこともある．無理に縫合を試みずシューレース法での閉鎖または人工真皮を貼付し二期的閉鎖を考慮する．基本的には前腕筋膜は閉鎖せずに表皮の縫合のみとする．

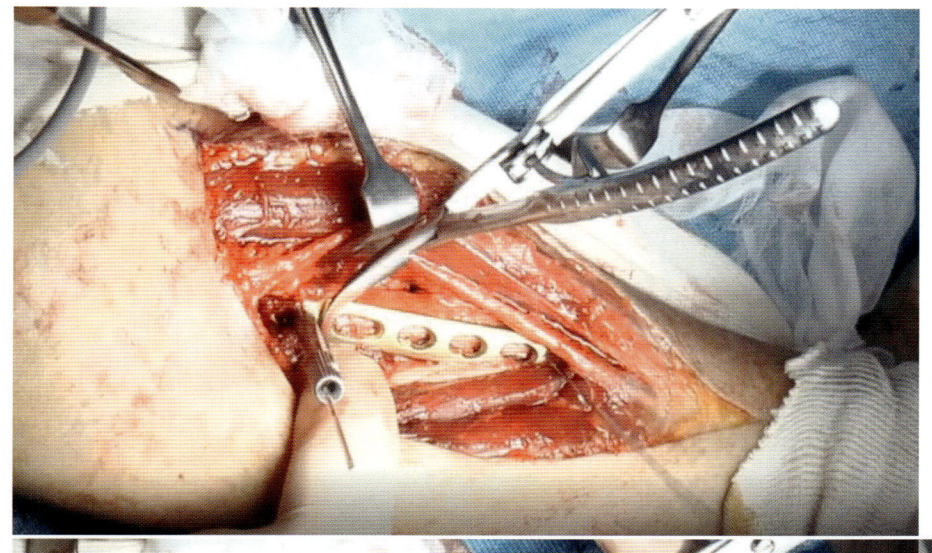

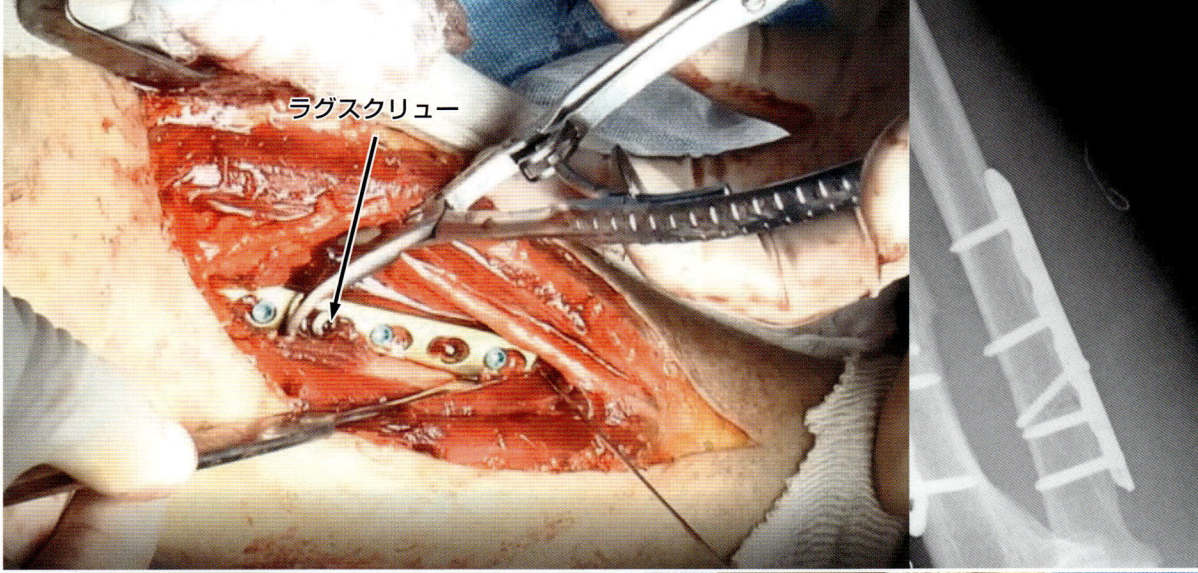

ラグスクリュー

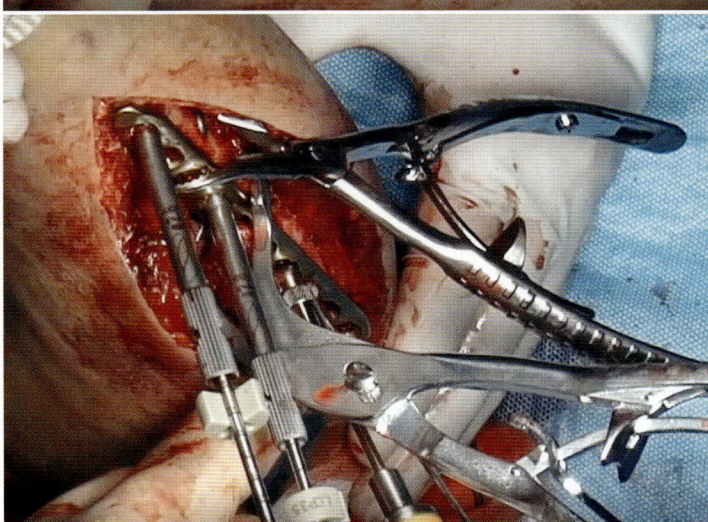

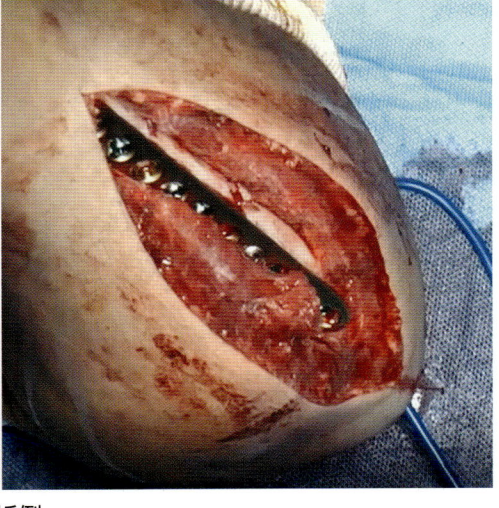

a	
b	
c	d

図15　橈骨近位部骨折例

a，b：鋼線によりプレートの仮固定を行い，プレート越しのラグスクリューを入れた．
c，d：必要に応じて鋼線および鉗子での仮固定を行う．また，ロッキングスクリューを
　　　使用する症例では適宜ドリルを留置し，プレート設置の際の補助にすることもある．
　　　この症例ではプレートは掌側に設置した．

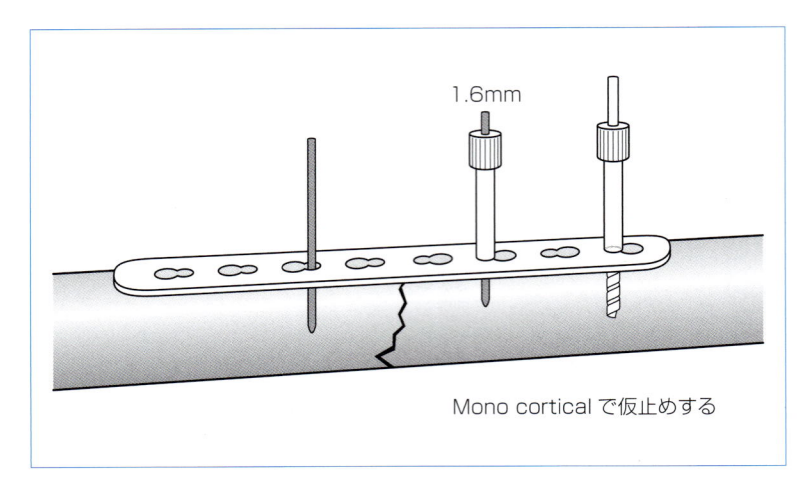

図16

プレートの仮固定方法の色々

可能な限り mono cortical に鋼線を入れることで固定する.

（図中）1.6mm

Mono cortical で仮止めする

Ⅵ. 後療法

術後は三角巾での固定程度とし，荷重動作はしないように指導する．術後腫脹に伴いコンパートメント症候群を起こす可能性があるため注意する．

関節可動域訓練は手術翌日より疼痛をみながら開始する．

- **術後翌日**：肩関節，肘関節や手指の運動を開始する．疼痛がなく使用可能であれば箸の使用や書字を許可する．

X線で経過をみながら上肢への負荷を許可していくことになるが，前腕骨折では絶対的安定性を得る固定手技での固定となることから仮骨形成が少な

い．したがって慎重に経過観察をしておく必要がある．上肢への負荷に関してはおおよそ下記のように進めている．

- **術後6週**：骨癒合の経過をみながら前腕の負荷（荷重）を許可する
- **術後8週以降**：負荷をかけて疼痛がなければスポーツの開始を許可する

早期の抜釘では再骨折率が高いと報告されている．このため前腕骨折の抜釘に関しては行わないほうが良いという意見もある．抜釘を行う場合には術後18か月以降で考慮する．

（前川尚宜）

参考文献 ･･･

1）鈴木克侍：前腕骨骨折．岩本幸英ほか編．OS Now instruction No.2, p.96-108, メジカルビュー社，2007.

2）久能隼人ほか：橈尺骨遠位端骨折に対する dual window approach. 骨折. 35：914-919, 2013.

3）中村誠也：前腕骨幹部骨折．澤口　毅編．骨折プレート治療マイスター．p.86-101, メジカルビュー社，2012.

手術記録

患者ID：　　　　　　患者氏名：

年齢：25　　性別：女性

手術日：　　　／　　／

診断：前腕骨骨折(新 AO 分類 2R2C2，2U2B2) (図 17〜19)

術式：観血的整復固定術(橈骨・尺骨).

内固定材料：橈骨．Synthes small LC-LCP　9 穴

　　　　　　尺骨．Synthes small LC-LCP　5 穴

術者：　　　　　，　　　　，

麻酔：全身麻酔　　麻酔医：　　　　　手術時間：84 分

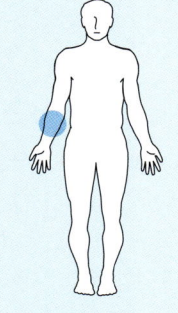

1) 駆血帯を 280 mmHg 程度でかけて手術を開始
2) 本症例では橈骨の骨折は比較的単純であったことから橈骨の内固定を先に行うこととした
3) Henry approach にて橈骨に進入．橈骨動脈を尺側に避けるようにした．この際，橈骨動脈からの筋肉への栄養血管は適宜止血した
- 円回内筋，円回外筋を切開し，長母指屈筋を橈骨付着部より骨膜ごと剥離し骨折部に到達した
- 近位側は転位がない骨折であったことから慎重に遠位の骨折に牽引をかけつつ整復した
4) この後，テンプレートでプレート長を決定．骨質が良好であることからコンベンショナルス

クリューでの固定とした

- プレートをベンディングした後に 1.6 mm 指骨針で近位側と遠位側の仮固定を行った．その後，スクリューを図 18 の順に挿入し固定した（各骨折で骨片間圧迫がかかるようにした）
5) この時点で透視下にて確認した後，橈骨側は閉創した
6) 肘関節を屈曲させて，助手に手を保持してもらいながら尺骨の手術を行う
- まず骨折部を確認したうえで直上に皮切を加え FCU と尺側手根伸筋（ECU）の間より骨折部に進入．骨膜下に剥離し骨折部を展開

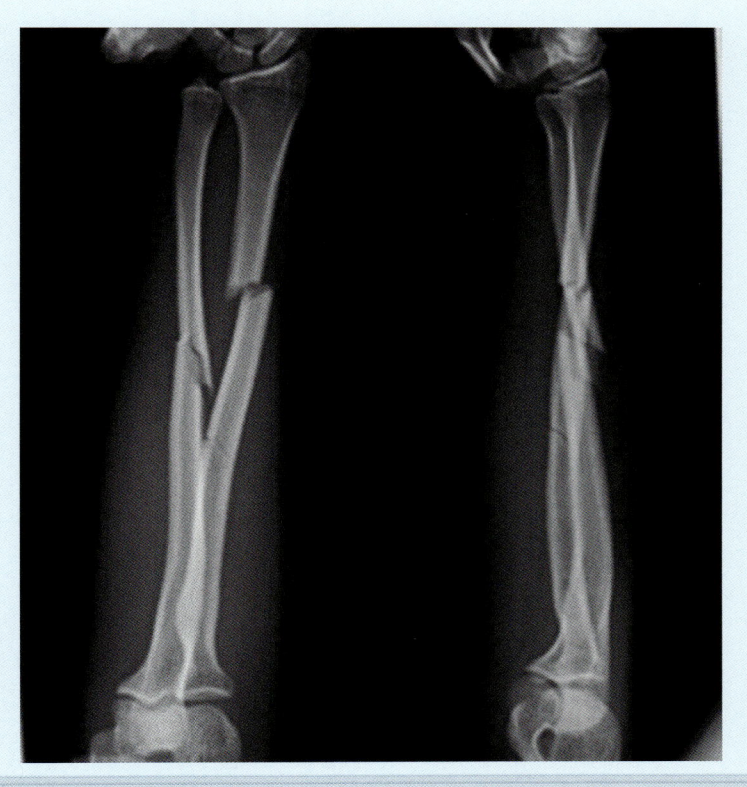

図 17

術前 X 線

橈骨近位には転位のない骨折線を認める．尺骨については一見斜骨折に見えるが，骨折部には転位のない楔状骨片を見た．上記より 2R2C2, 2U2B2 と診断した．

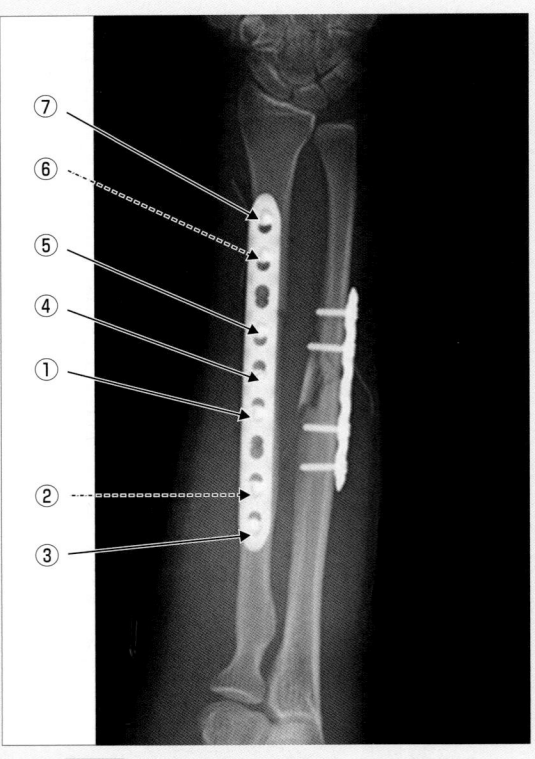

図18 橈骨のスクリュー挿入の順序

下記のように固定を行い，骨折部に圧迫がかかるようにした．骨質が良好であることから，コンベンショナルスクリューで固定とした．

①，③～⑤，⑦：static
②，⑥：dynamic

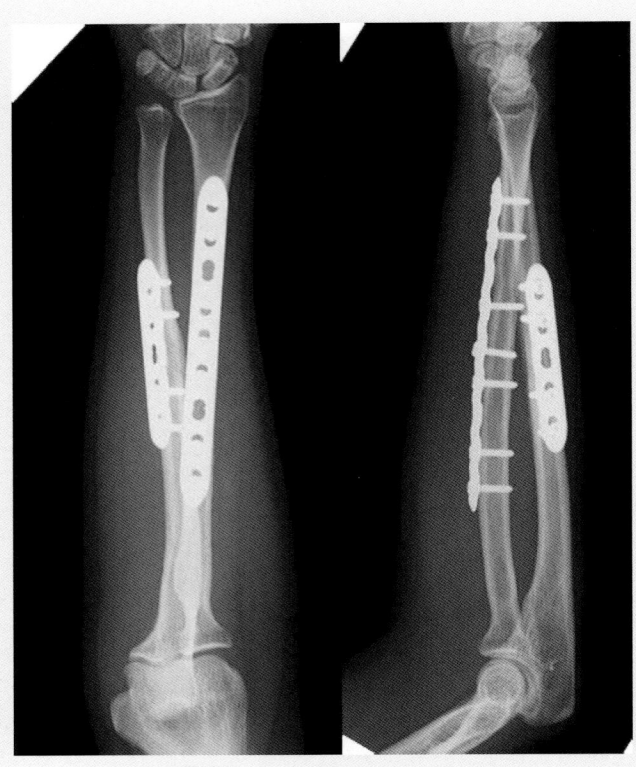

図19 術後1.5年のX線像

7）用手的に牽引をかけつつ骨折部を整復
- 第3骨片を深層に見たが尺骨の背側縁を指標として鉗子を用いて骨折部を整復．それを保持しつつ5穴のプレートでの固定を行うことを決定

8）プレート把持鉗子を用いてプレートをあてがい，スクリューホールに1.6 mm指骨針を用いてプレートを仮固定

- まず近位遠位の1穴にdynamic modeでスクリューを入れ骨折部の圧迫がかかっていることを確認．その後，近位遠位ともに1本のスクリューを追加した

9）この時点で回内外を行い可動性に問題がないことを確認し，尺側の創を閉創し皮下にペンローズドレーンを留置した

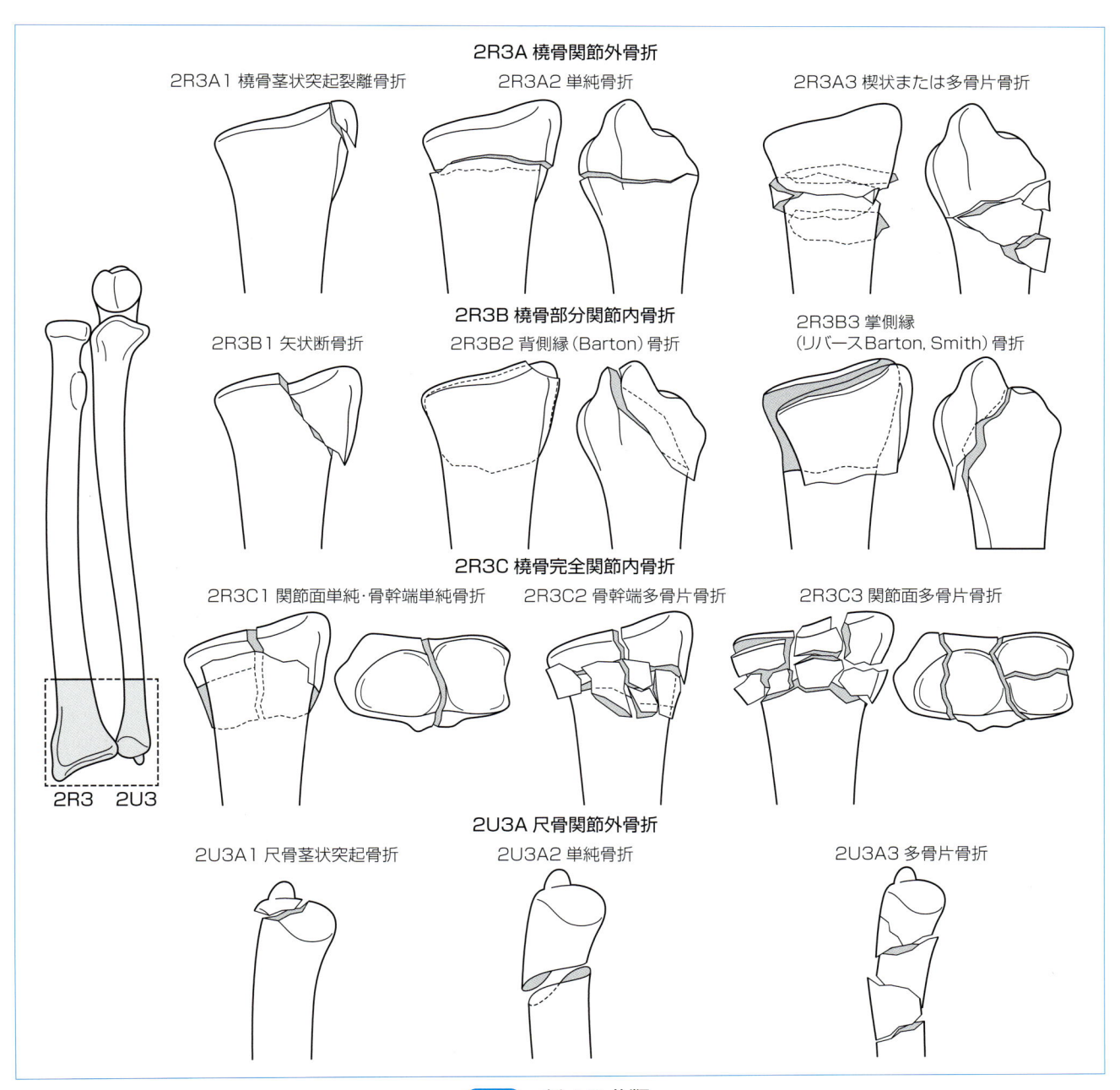

プロジェクト Ⅷ　　**押さえておくべき基本 骨折治療テクニックの実際**

8　橈骨遠位端骨折

Ⅰ．代表的分類法（その手術適応）（図1）

2R3A 橈骨関節外骨折

2R3A1 橈骨茎状突起裂離骨折　　　2R3A2 単純骨折　　　2R3A3 楔状または多骨片骨折

2R3B 橈骨部分関節内骨折

2R3B1 矢状断骨折　　　2R3B2 背側縁（Barton）骨折

2R3B3 掌側縁
（リバースBarton, Smith）骨折

2R3C 橈骨完全関節内骨折

2R3C1 関節面単純・骨幹端単純骨折　　　2R3C2 骨幹端多骨片骨折　　　2R3C3 関節面多骨片骨折

2R3　2U3

2U3A 尺骨関節外骨折

2U3A1 尺骨茎状突起骨折　　　2U3A2 単純骨折　　　2U3A3 多骨片骨折

図1 新AO分類

1. 関節外骨折（新AO分類 type A）

1）A1

橈骨茎状突起剥離骨折であり，基本的に保存治療の適応となる．

2）A2

背側転位型はColles骨折，掌側転位型はSmith骨折として知られている．Colles骨折は，基本的には保存治療を選択する場合が多いが，近年では早期社会復帰を目指した積極的な手術治療を行う施設も散見される．一方，Smith骨折では牽引による整復が容易ではなく，整復後も安定性が得られないため，積極的な手術治療を選択する場合も多い．

3）A3

骨質が良好であれば保存治療や経皮ピンニングの適応もあり得るが，骨粗鬆症を基盤とする骨折などでは矯正損失量が多くなることが知られており，手術治療の適応となる．近年，掌側ロッキングプレートの良い適応となっている．

2. 部分関節内骨折（新AO分類 type B）

1）B1

橈骨茎状突起や内側楔状部の骨折を含む．多くの場合，保存治療やピンニング・スクリュー固定が適応となる．しかし，本骨折型では舟状骨月状骨間離開をはじめとする手根骨損傷を合併する場合が多く，診断に際しこれらを除外することが重要である．

2）B2

背側Barton骨折とも呼ばれる．この背側Barton骨片を捉える方法として，①Acu-Loc 2プレート（日本メディカルネクスト社製）に付随するフラグロックスクリューを使用する（図2-a），②Tsuchiyaらの報告のように，掌側ロッキングプレートの開窓部に骨孔を作製し，背側骨片を髄内整復した後にロッキングスクリューで把持する（図2-b〜f）ことが有用と考える．

3）B3

掌側Barton骨片を伴う骨折であり，近年治療に難渋するvolar rim fragmentもその1つである（図3）．

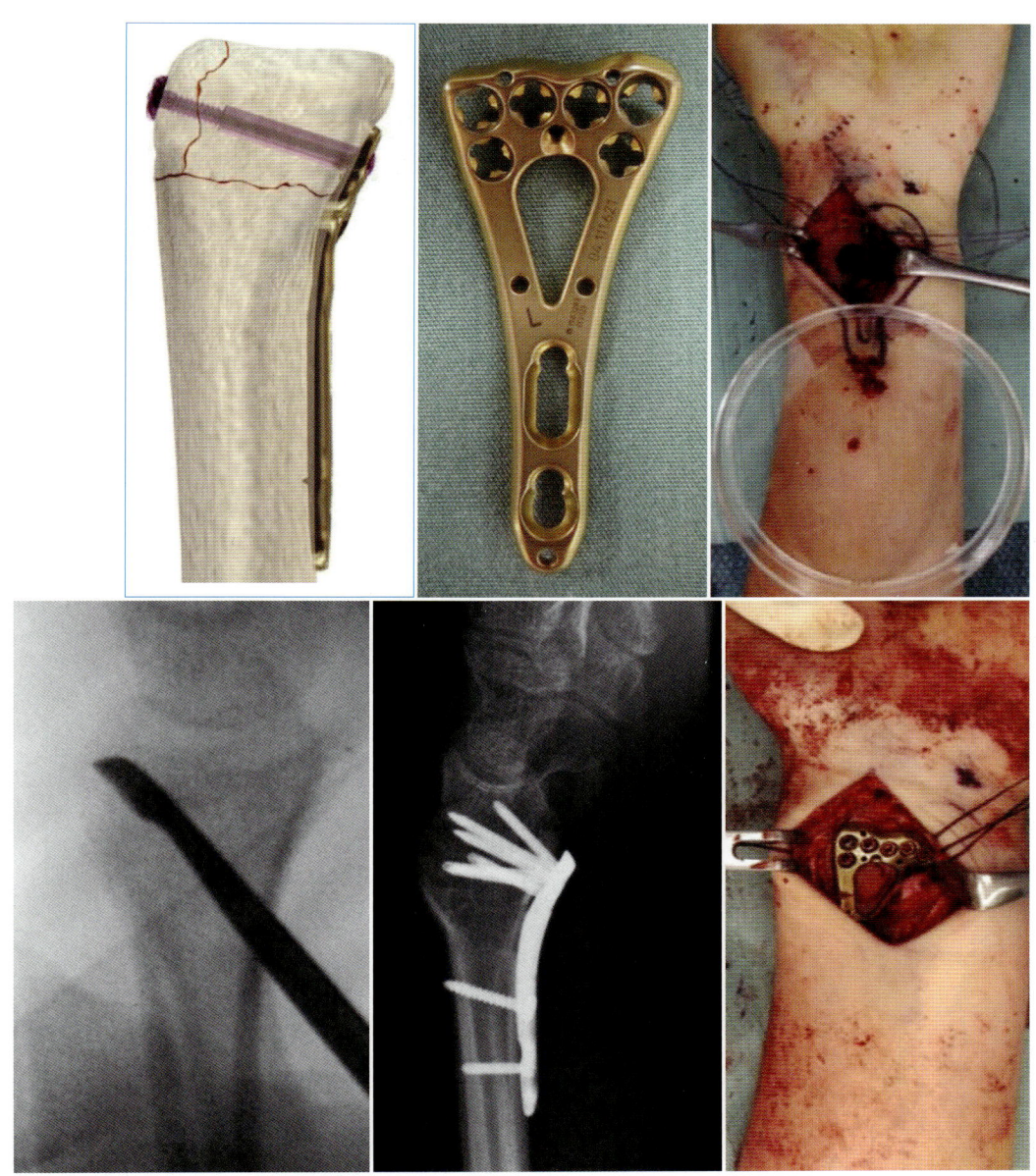

a	b	c
d	e	f

図2 背側骨片の整復・固定に有用な方法

a：Acu-Loc 2 プレート（日本メディカルネクスト社製）に付随するフラグロックスクリューを利用した背側骨片の把持

b〜f：VA-TCP 掌側ロッキングプレート（DePuy Synthes）の open window を利用した背側骨片の髄内整復・固定

　b：VA-TCP の open window

　c：掌側ロッキングプレートの開窓部の皮質骨を除去し，骨孔を作製する．

　d：掌側の骨孔から背側骨片の髄内整復操作が可能となる．

　e：背側骨片を掌側からのロッキングスクリューで髄内把持する．

　f：掌側ロッキングプレート固定後は掌側の皮質骨を元の位置に戻す．

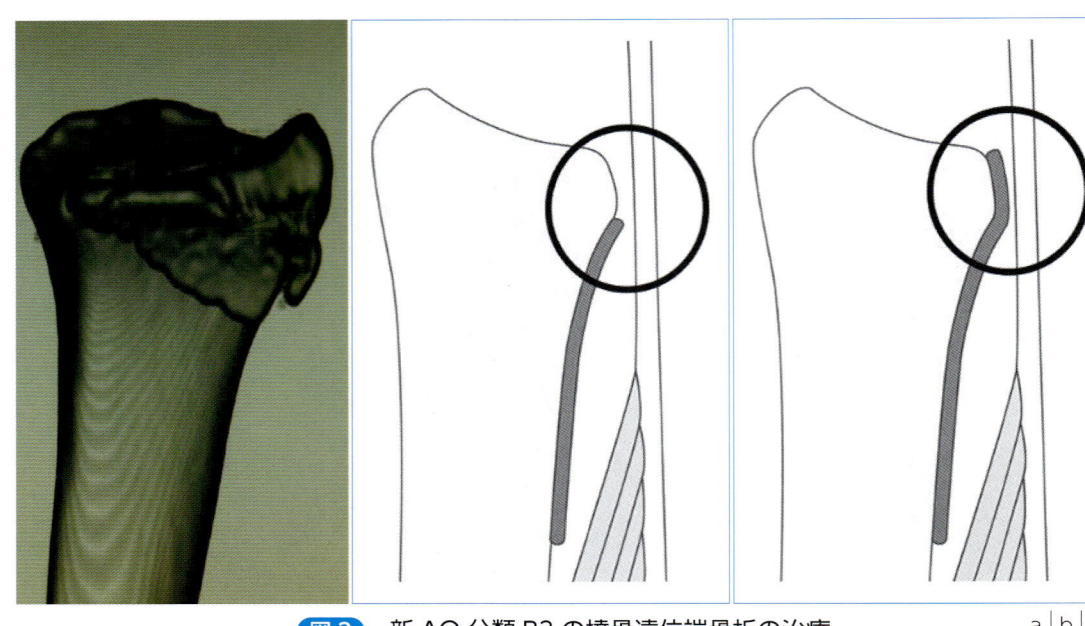

図3 新 AO 分類 B3 の橈骨遠位端骨折の治療 a|b|c

a：近年，治療に難渋する volar rim fragment もその1つである本骨折治療には，掌側からの十分な buttress 効果を要するため，筆者は積極的に遠位設置プレートを使用している．

b，c：掌側転位型骨折を固定する場合，近位設置プレートをより遠位に設置するか，遠位設置プレートを使用することになるが，どちらにおいても長母指屈筋腱損傷に十分注意を払う必要がある．近位設置プレートを watershed line を越えて遠位に設置する場合，プレート遠位端が"点"で屈筋腱へ干渉するが(b)，遠位設置プレートを使用した場合，プレート遠位は"面"で屈筋腱に干渉し，屈筋腱への物理的負荷は少なくなると推測する(c)．

3. 完全関節内骨折（新 AO 分類 type C）

1）C1

骨片が2つまでのもので，基本的な治療方針は A2 に準ずる．

2）C2

関節面の整復さえ行えれば，A3 の治療方針に準ずる．橈骨短縮を軽減する目的で，掌側ロッキングプレートの良い適応である．

3）C3

関節面の整復に難渋する例も少なくなく，さらに術後矯正損失にも悩まされる．掌側ロッキングプレートを用いる場合，各プレートの遠位ロッキングスクリューの特徴についても理解しておく必要がある．つまり，近位設置プレートにおける遠位ロッキングスクリューは遠位骨片の背側を支えることにより遠位骨片の背側転位を予防する．また，遠位設置プレートにおける遠位ロッキングスクリューは関節面中央部分の下支えとなり得る．これらの特徴を活かしたプレート設置も検討する必要がある．また，創外固定を一時的に使用する場合もある．

Ⅱ．使用インプラント

　骨折の転位方向に応じて（背側転位型骨折に対しては近位設置プレートを，掌側転位型骨折には遠位設置プレート）使用プレートを使い分けている（**図4**）．

Ⅲ．手術器械一式（図5）

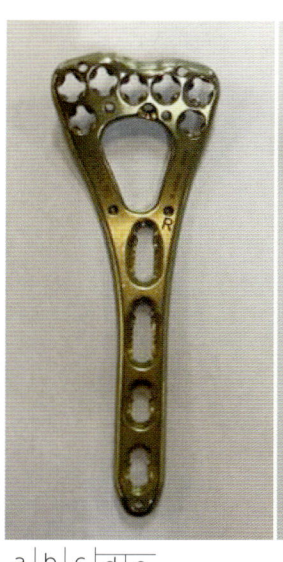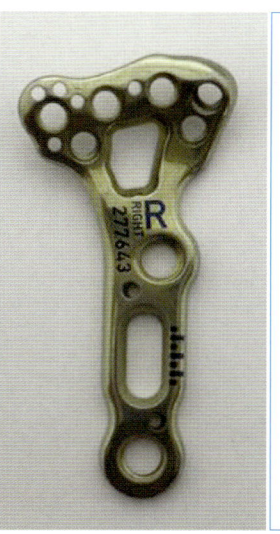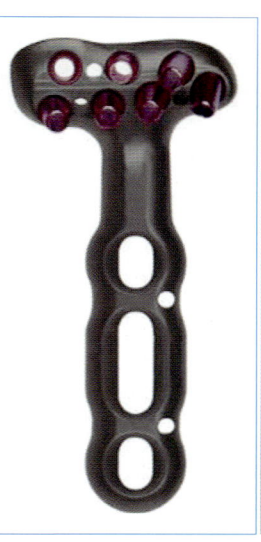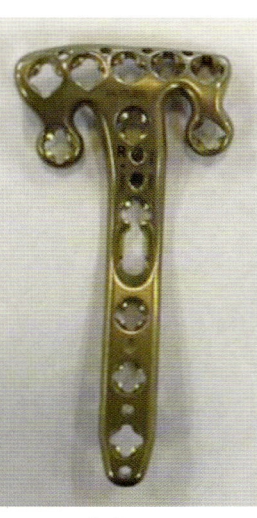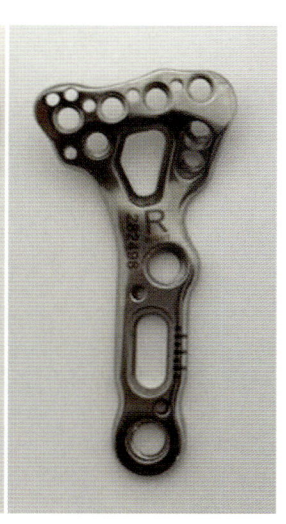

a｜b｜c｜d｜e

図4　当科で使用している代表的な掌側ロッキングプレート

掌側ロッキングプレートを用いる場合，各プレートの遠位ロッキングスクリューの特徴についても理解しておく必要がある．つまり，近位設置プレートにおける遠位ロッキングスクリューは遠位骨片の背側を支えることにより遠位骨片の背側転位を予防する．また，遠位設置プレートにおける遠位ロッキングスクリューは関節面中央部分の下支えとなり得る．これらの特徴を活かしたプレート設置も検討する必要がある．また，創外固定を一時的に使用する場合もある．

　　　　　　a〜c：近位設置プレート
　　　　　　　a：VA-TCP（DePuy Synthes 製）
　　　　　　　b：Acu-Loc 2 近位設置プレート（日本メディカルネクスト社製）
　　　　　　　c：DVR® アナトミックプレート（Zimmer Biomet 社製）
　　　　　d，e：遠位設置プレート
　　　　　　　d：Volar rim plate（DePuy Synthes 製）
　　　　　　　e：Acu-Loc 2 遠位設置プレート（日本メディカルネクスト社製）

図5

手術器械一式とオペ台の準備

手術を円滑に行うため，あらかじめ使用する器械をオペ台に準備する．この準備は術者が行うことが望ましいが，大学病院などの研修施設では研修医はじめ若手医師に行ってもらうことにより，手術準備に対する教育にもなる．
実際の手術で使用する器械は，
・手の外科セット（メス：No15を原則使用・メッチェン・アドソン有鈎摂子・筋鈎各種・エレバラスパ・モスキートペアン）
・Ｘ線透視装置
・Ｘ線透過性手台
・電動ドリル
・各社プレートセット
・K-wire（intrafocal pin テクニックで整復時に 1.8 mm を，プレートの仮固定に 1.2 mm を使用）
・ペンチ・ハンマー
・縫合糸（3-0 バイクリル・4-0 ナイロン糸）
である．

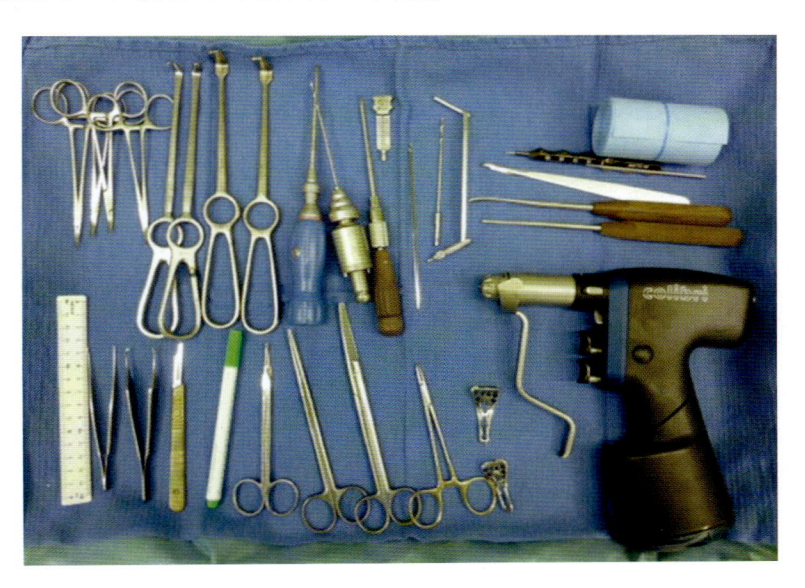

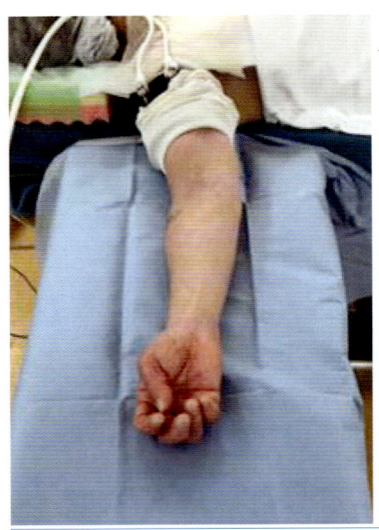

a	
b	c

図6

手術体位とセッティングについて

手術は常に仰臥位で行う．

a：手台は患側肩関節外転90°に置いて，手関節が手台の真ん中に位置する
ように設置する．

b：透視装置は患者の足側に置き，モニターは術野の対側に設置する．術者
は術野の患者頭側に座り，助手は患者足側に座る．

c：透視装置を使用する際，助手は患者足側から患肢延長上に移動する．

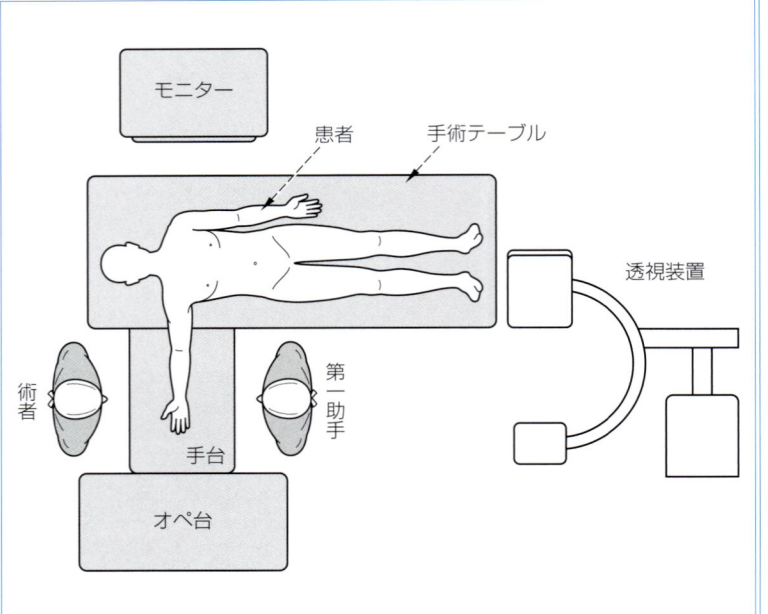

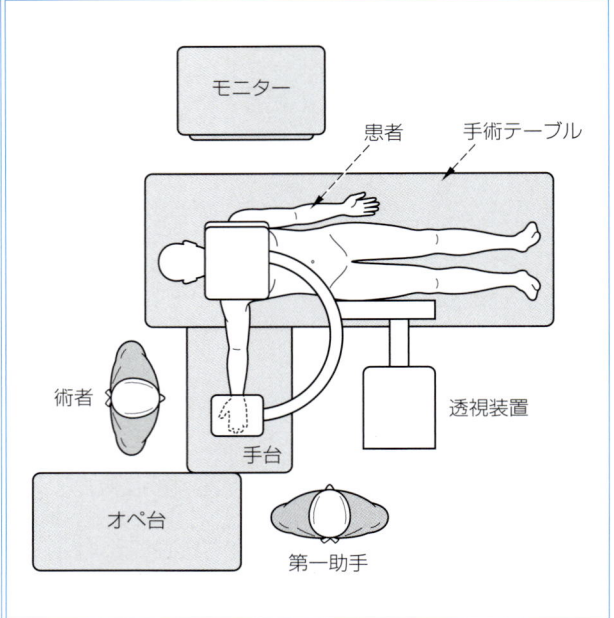

Ⅴ．手術手技

1．アプローチ・切開（図7）

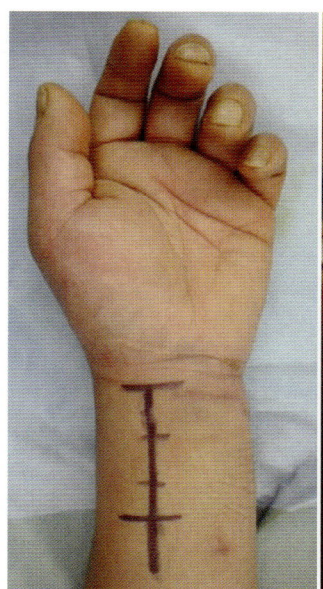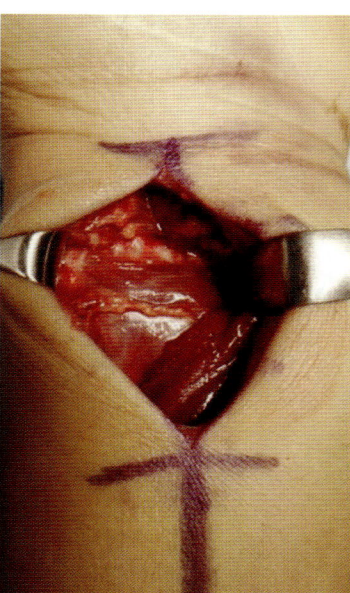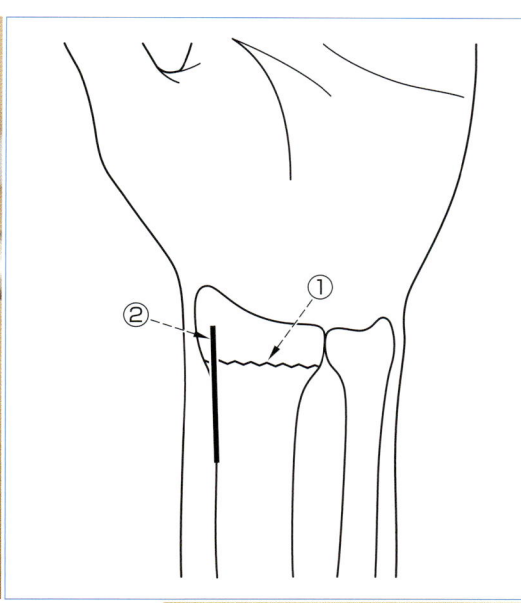

a | b | c
| d

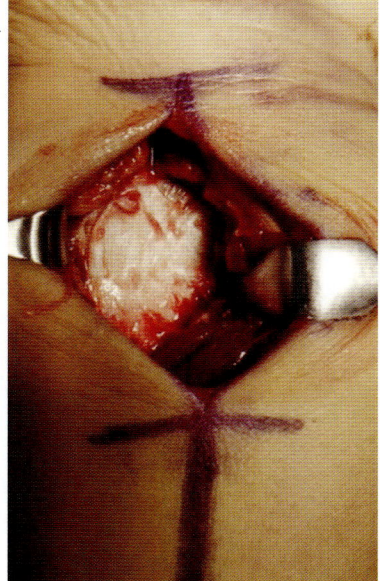

図7

Henry 進入法による橈骨の展開

a：橈側手根屈筋腱の上に皮切をマーキングする．

b：前腕筋膜切離後，屈筋腱・正中神経を尺側へ避け，方形回内筋を露出する．

c，d：背側転位型骨折の場合，方形回内筋は骨折部で損傷していることが多い（①）．その損傷部より遠位では方形回内筋橈側に縦切開を加え（②），橈側から尺側へ方形回内筋を翻転する．遠位骨片掌側に付着する軟部組織についても watershed line まで十分に剥離を行い，プレートの遠位部分と遠位骨片との間に軟部組織が介在しないように注意する．こうすることにより，後に方形回内筋を修復できない場合でも遠位へ前進させることにより，屈筋腱とプレートとの間に介在させることが可能となる．

2. 手技の実際
1）整　復（図8）

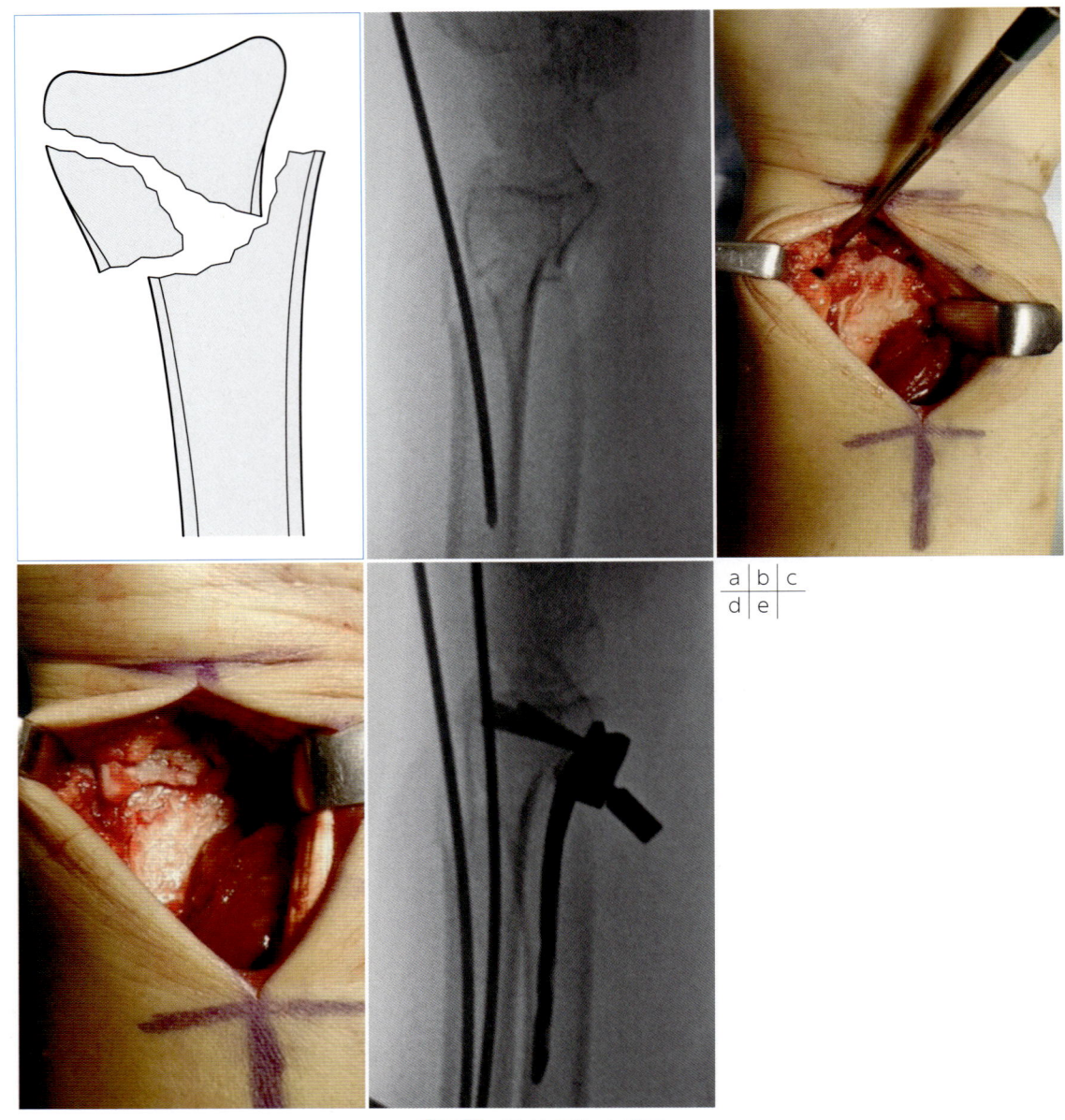

a | b | c
d | e

図8　遠位骨片の処置

背側へ転位した遠位骨片を背側からの intrafocal pin テクニックや掌側からのエレバラスパを用いて近位骨片より掌側へ移動させる．プレートと遠位骨片との間に"浮き"が生じないよう，遠位骨片掌側に付着する軟部組織は十分に剥離する（d）.

　　a：背側転位型骨折の場合，遠位骨片の掌側骨皮質が背側に転位し，噛み込んでいる場合が多い.

　　b：背側からの intrafocal pin テクニックによる遠位骨片の噛み込みの解除．遠位骨片は近位骨片よりも掌側に位置していないとプレートと遠位骨片との間に"浮き"を生じる危険性が生じる.

　　c：掌側からのエレバラスパを用いた整復

　　d，e：遠位骨片掌側の軟部組織剥離．プレートと遠位骨片との間の"浮き"を防止するために，遠位骨片を近位骨片よりも掌側へ移動させる必要がある．この操作により，プレートは遠位骨片に密着することが可能となる.

2）掌側ロッキングプレートによる内固定（図9, 10）

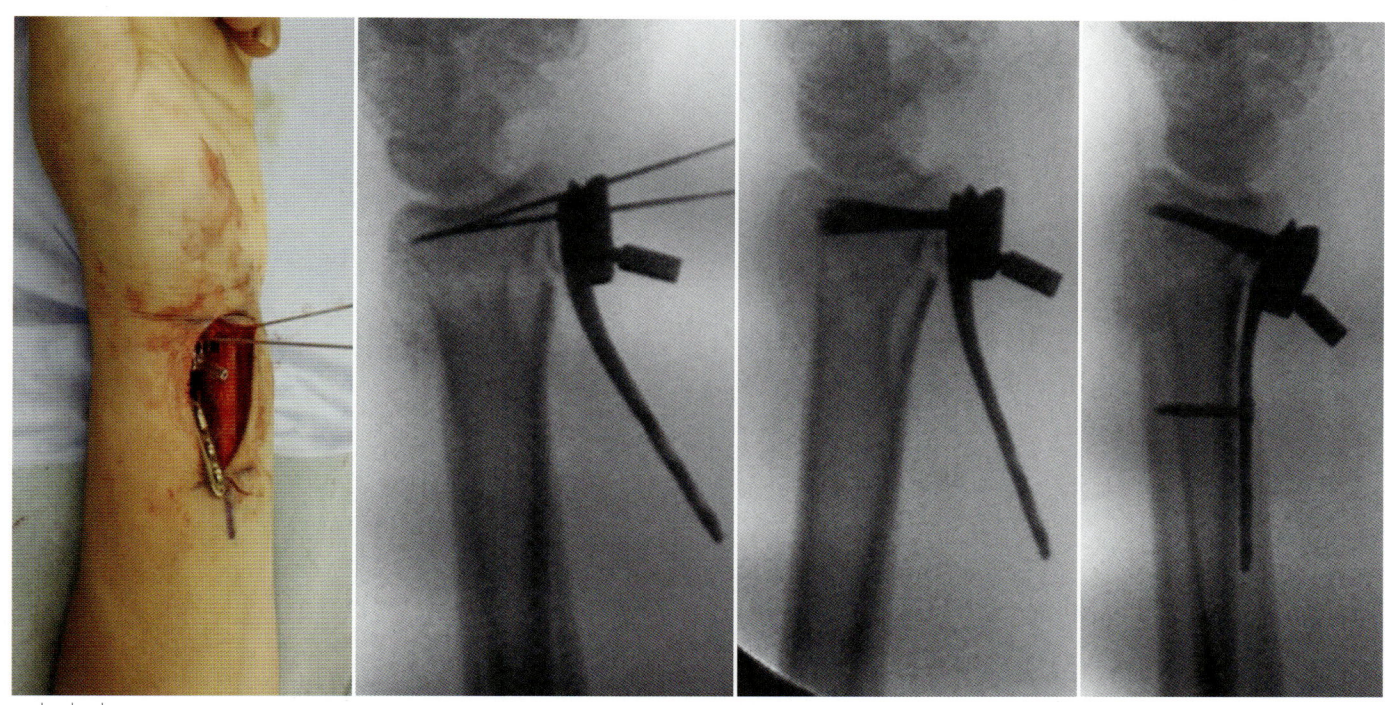

a｜b｜c｜d　　**図9**　掌側ロッキングプレートによる内固定（condylar stabilizing 法）

プレートを遠位骨片に仮固定し，condylar stabilizing 法を用いて整復固定する.

a，b：プレートと遠位骨片とを仮固定させる際に，プレートと遠位骨片との間に"浮き"がないことを確
　　　認する．Condylar stabilizing 法を行う際はプレート近位を橈骨骨幹部から浮かせる必要がある.

c，d：良い位置での仮固定を確認し，遠位ロッキングスクリューを挿入する．次に，近位皮質骨スクリュー
　　　を挿入し，condylar stabilizing 法で整復固定を行う.

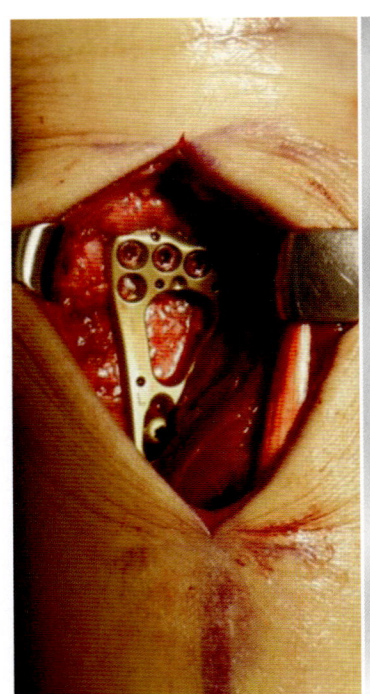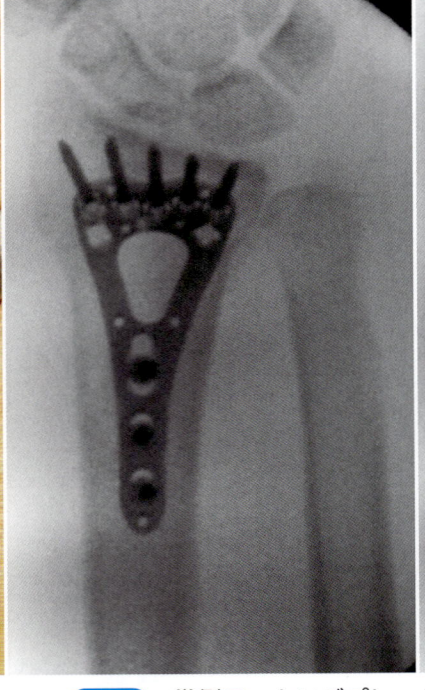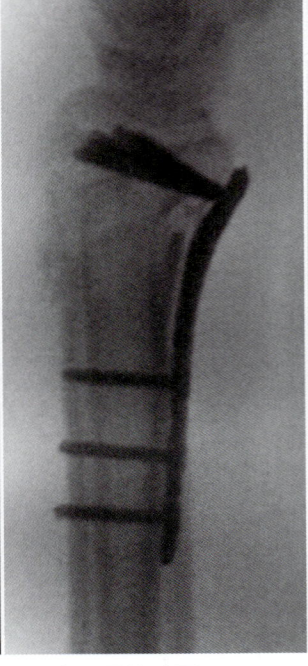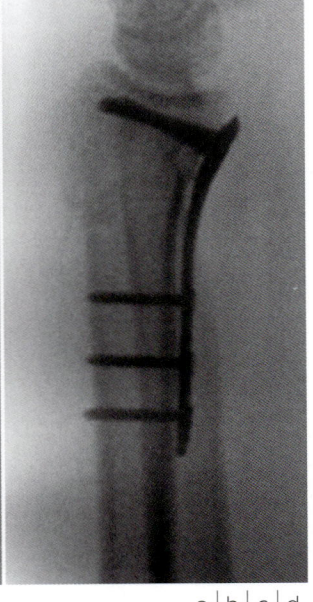

a | b | c | d

図10 掌側ロッキングプレート固定の最終確認

プレート固定後はプレートが掌側骨皮質から浮いていないこと，また透視を用いて，手関節正面像・側面像および側面で関節面を観察し，整復位と橈骨-プレートの位置関係を最終確認する．
　a：掌側ロッキングプレートと掌側骨皮質との間にスペースがないことを確認する．特に，プレート遠位と遠位骨片との"浮き"がないことを確認する．
　b～d：透視を用いて，手関節正面像（b）・側面像（c）および側面で関節面（d）を観察し，最終確認とする．側面で関節面を観察する際，患肢を手術台から浮かせ，軽度手関節橈屈として橈骨月状骨窩を観察する．

VI. 後療法

術翌日～：疼痛に応じての手指・手関節可動を許可

＜尺骨遠位端骨折（尺骨茎状突起骨折を除く）・遠位橈尺関節不安定性などを有する場合＞
～術後3週：手関節のみの外固定

（内藤聖人）

参考文献 ···

1) Naito K, et al.：Possibility of fixateon of a distal radius fracture with a volar locking plate through a 10 mm approach. Tech Hand Up Extrem Surg. 20(2)：71-76, 2016.
　サマリー　10 mm 小皮切で掌側ロッキングプレート設置可能との報告だが，小皮切に拘るべきではないと付言した．

2) Sakai A, et al.：Association of bone mineral density with deformity of the distal radius in low-energy Colles' fracture in Japanese women above 50 years of age. J Hand Surg Am. 33(6)：820-826, 2008.
　サマリー　腰椎骨密度と Colles 骨折転位の相関あり．日本人高齢女性のデータ．

3) Tsuchiya F, et al.：New technique for distal fragment reduction in distal radius fractures by using volar bone fenestration. J Orthop Cas Rep. 3(2)：8-11, 2013.
　サマリー　背側転位骨片の整復を，掌側アプローチで完結させるための髄内整復のテクニック解説．

手術記録

患者 ID：　　　　　　　患者氏名：

年齢：23　　性別：男性

手術日：　　／　　／

診断：右橈骨遠位端骨折 (新 AO 分類 B3) (図11)

術式：骨接合術

術者：　　　　　，　　　　　，

麻酔：　　　　　　麻酔医：

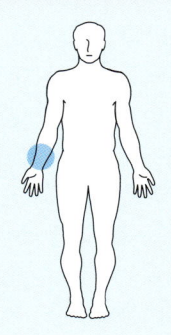

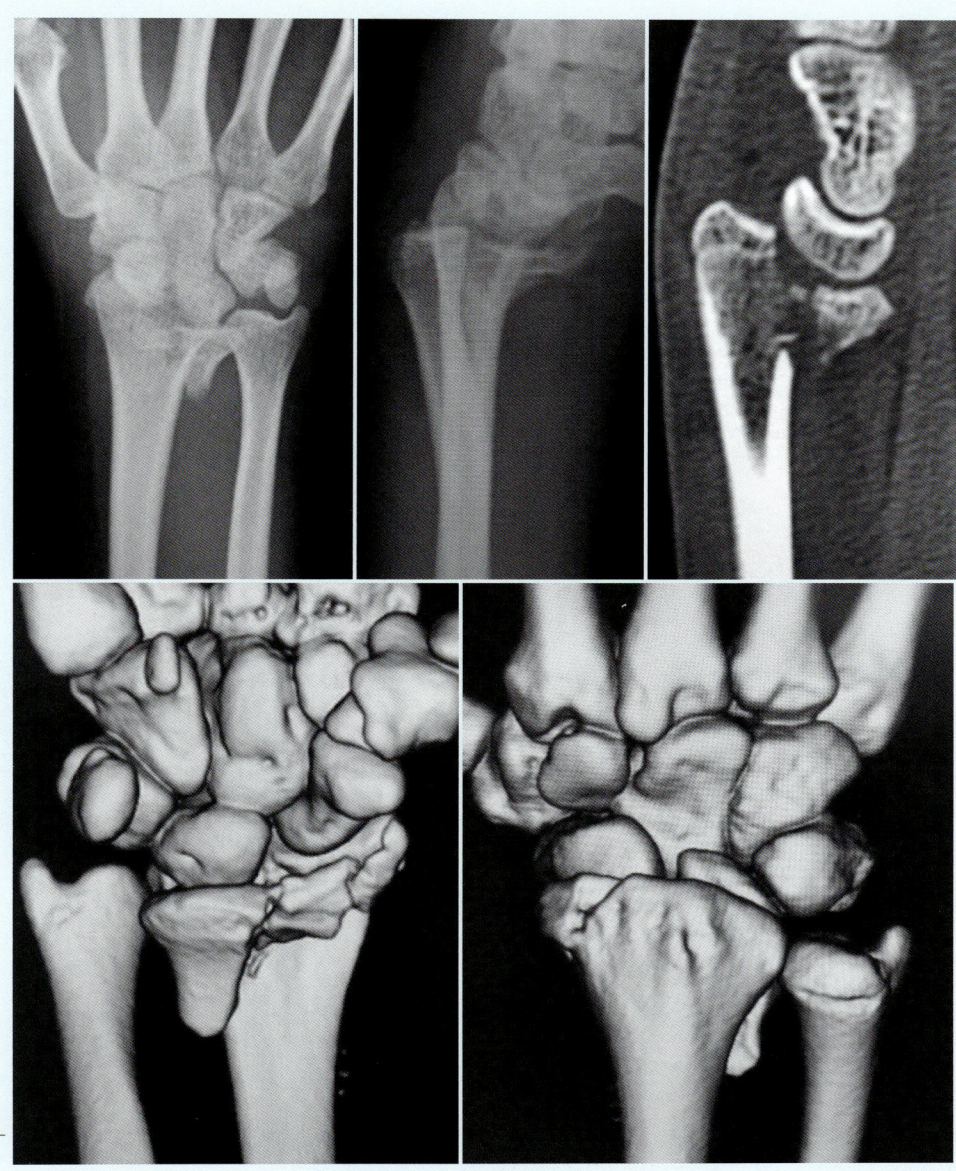

a	b	c
d	e	

図11　術前単純 X 線像と CT

自転車走行中の転倒により右橈骨遠位端骨折を受傷した．初診時単純 X 線では掌側転位型の関節内骨折と手根骨以遠の掌側亜脱臼を認め，新 AO 分類では B3 であった (a，b)．CT では橈骨掌側骨皮質の粉砕を認めた (c〜e)．

- 仰臥位，上腕空気止血帯使用 250 mmHg
- Henry 進入法による展開，前腕筋膜切離後，正中神経・屈筋腱を尺側へ避け，方形回内筋を露出した
- 方形回内筋の損傷はなく，橈側に縦切開を加え，筋体を橈側から尺側へ翻転した
- Watershed line 以遠の橈骨側の軟部組織も十分剝離した
- 使用したインプラントはVolar rim plate（DePuy Synthes 製）であり，遠位骨片に 1.2 mm K-wire でプレートを仮固定した

- 遠位骨片にロッキングスクリューを４本挿入後，近位楕円ホールに皮質骨スクリューを挿入することにより，buttress プレートとして使用し，さらに橈骨短縮の調節を行うことにより整復した（図 12）
- 透視下に関節面の整復状態を確認後，洗浄を行った
- 方形回内筋は 3-0 吸収糸（図 13），皮膚は 4-0 ナイロンで縫合した
- 後療法は外固定を必要とせず，疼痛に応じて術翌日〜手指・手関節の自動運動を許可する

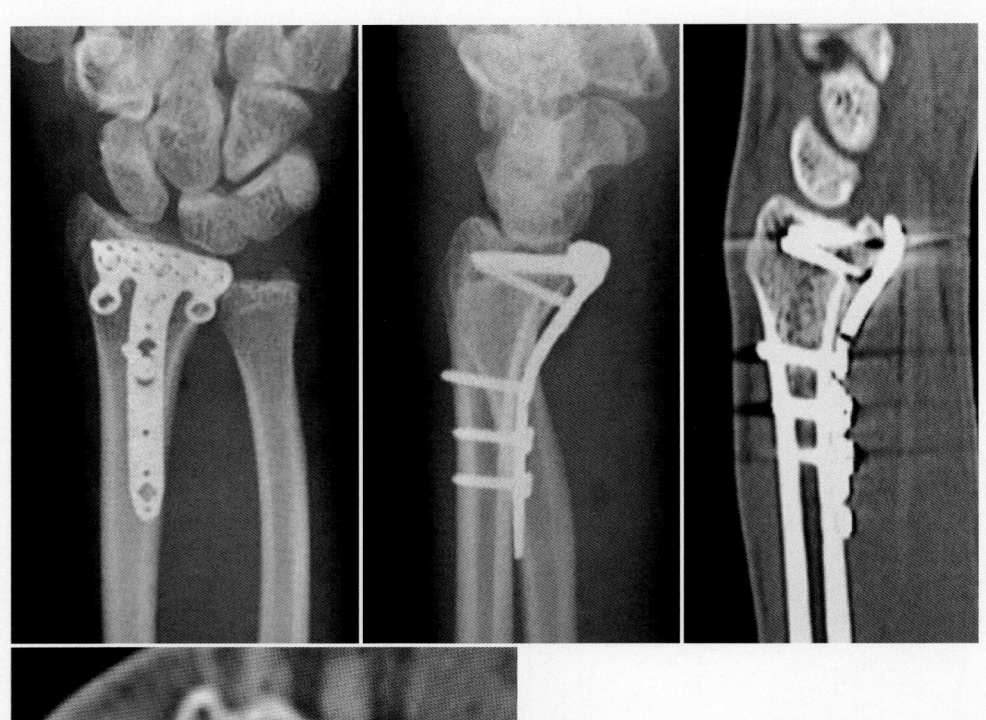

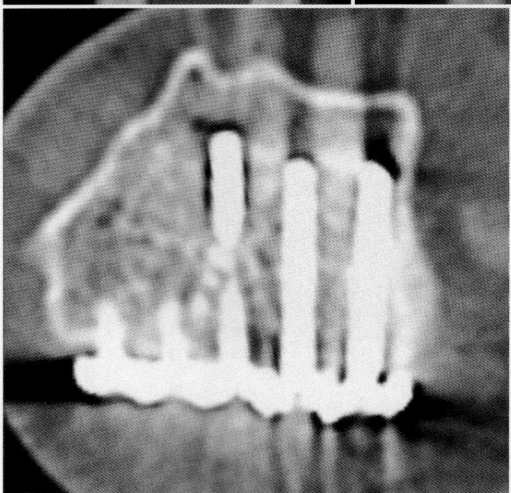

図 12
術後単純 X 線像と CT
良好な整復位が得られ，掌側から十分な
buttress 効果が得られていることがわかる.

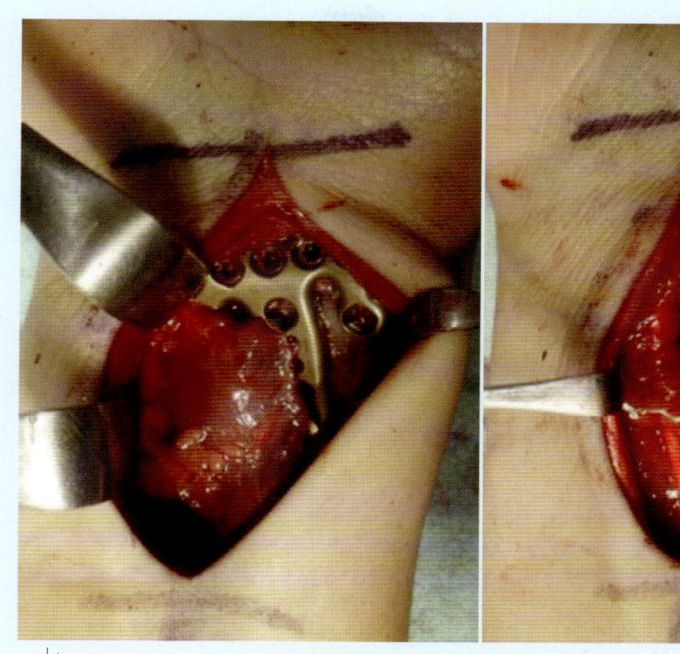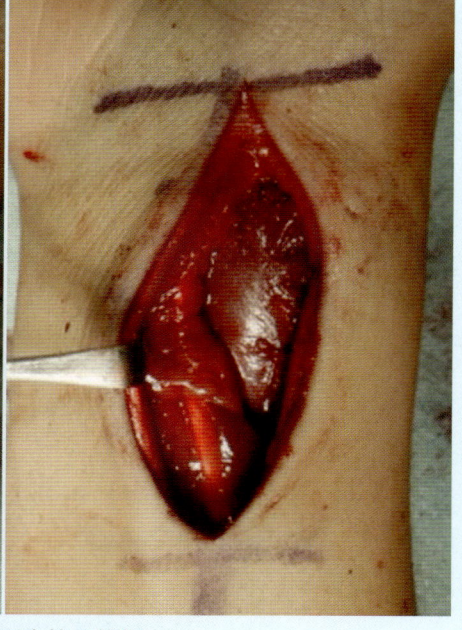

a | b

図13 方形回内筋の修復

遠位設置プレートを使用する際，方形回内筋を修復し屈筋腱とプレートとの間に介在させることが重要である．通常，掌側転位型骨折において方形回内筋は損傷を受けていることは少ない（背側転位型骨折の場合は方形回内筋の損傷を多くみるため，遠位設置プレートの適応となる症例は少ないと考える）．

後に修復することを考慮し，丁寧に剥離する必要がある（a）．愛護的な剥離を行うと，遠位設置プレートであっても方形回内筋の修復は十分可能である（b）．

プロジェクトⅧ　押さえておくべき基本 骨折治療テクニックの実際

9　手部骨折

Ⅰ．代表的分類法（その手術適応）

　代表的な分類には新 AO 分類があるが，一般的に用いられているとは言い難い（図 1）．他の部位と同様，基本的には部位，近位（関節内，骨幹端部），骨幹部，遠位（骨幹端部，関節内），骨折線の走行，粉砕の程度などで分類されている．

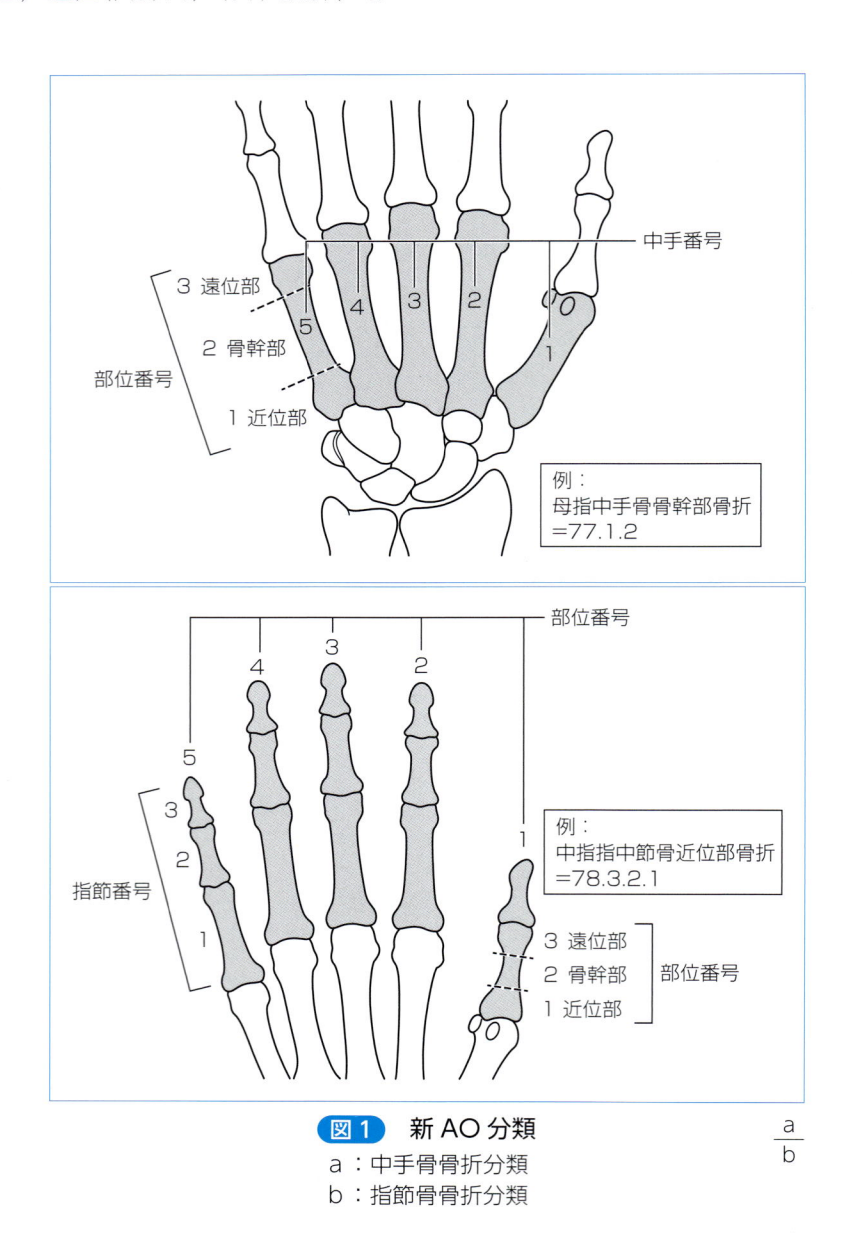

図1　新 AO 分類
a：中手骨骨折分類
b：指節骨骨折分類

$$\frac{a}{b}$$

手術適応は各部位ごとに厳密には異なるが，まとめて述べるならば，転位のある関節内骨折，許容できない malrotation，粉砕骨折などである（図2）．手指の骨折は保存療法でも良好な成績を得られるものは多い．

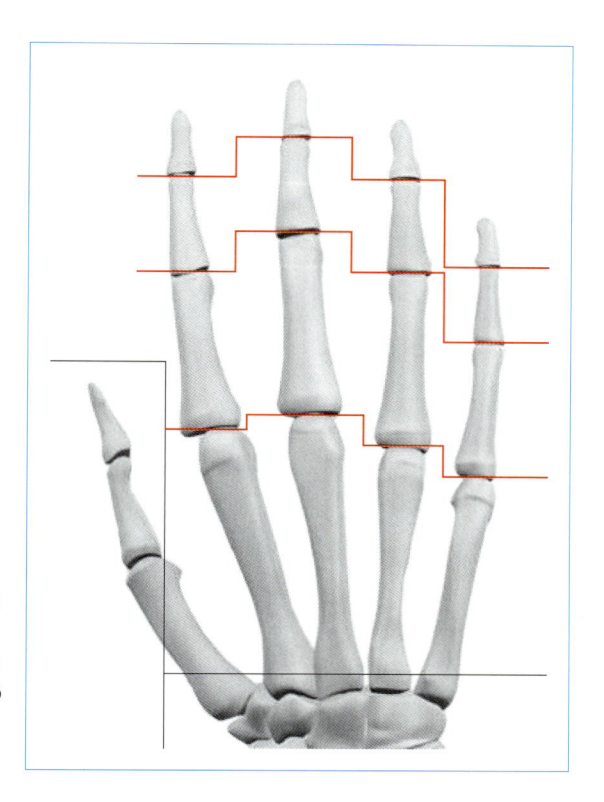

図2

主な手術適応

末節骨：転位の大きい shaft fracture，
　　　　亜脱臼している骨性マレット
中節骨：不安定な骨頭，頚部，骨幹部骨折，
　　　　骨欠損・粉砕の強い骨折，pilon 骨折
基節骨：不安定な骨頭，頚部，骨幹部骨折，
　　　　骨欠損・粉砕の強い骨折，malrotation
中手骨：不安定な骨頭，頚部，骨幹部骨折，
　　　　骨欠損・粉砕の強い骨折，malrotation
※2 mm の短縮，ある程度の角状変形は許容される
　（示指・中指は 10〜20°，環指・小指は 30〜40°）．

Ⅱ．使用インプラント

K-wire，screw，指用プレート（**図3**）．

ほとんどの症例でK-wireで事足りる．骨片の大きさによりサイズを決定するが，中手骨は1.2 mm，基節骨は1.0～1.2 mm，中節骨は1.0～1.2 mm，末節骨は0.7～1.0 mmを用いている．関節内骨片の固定などでは0.7 mmを複数本使用するのも有用である（本項「手術記録 p.244～245」参照）．

スクリューは単独では主に螺旋骨折での固定に用いる．中手骨は1.5～2.4 mm，基節骨は1.5～2.0 mm，中節骨は1.3～1.5 mm前後をそれぞれ3本用いて固定する．ビークの近くでは粉砕を避けるためにわざと細めのスクリューを使用するのもポイントである．

プレートは中手骨では2.0 mm，基節骨では1.5 mm，中節骨では1.3 mmのsystemを使用する（**図3**）．

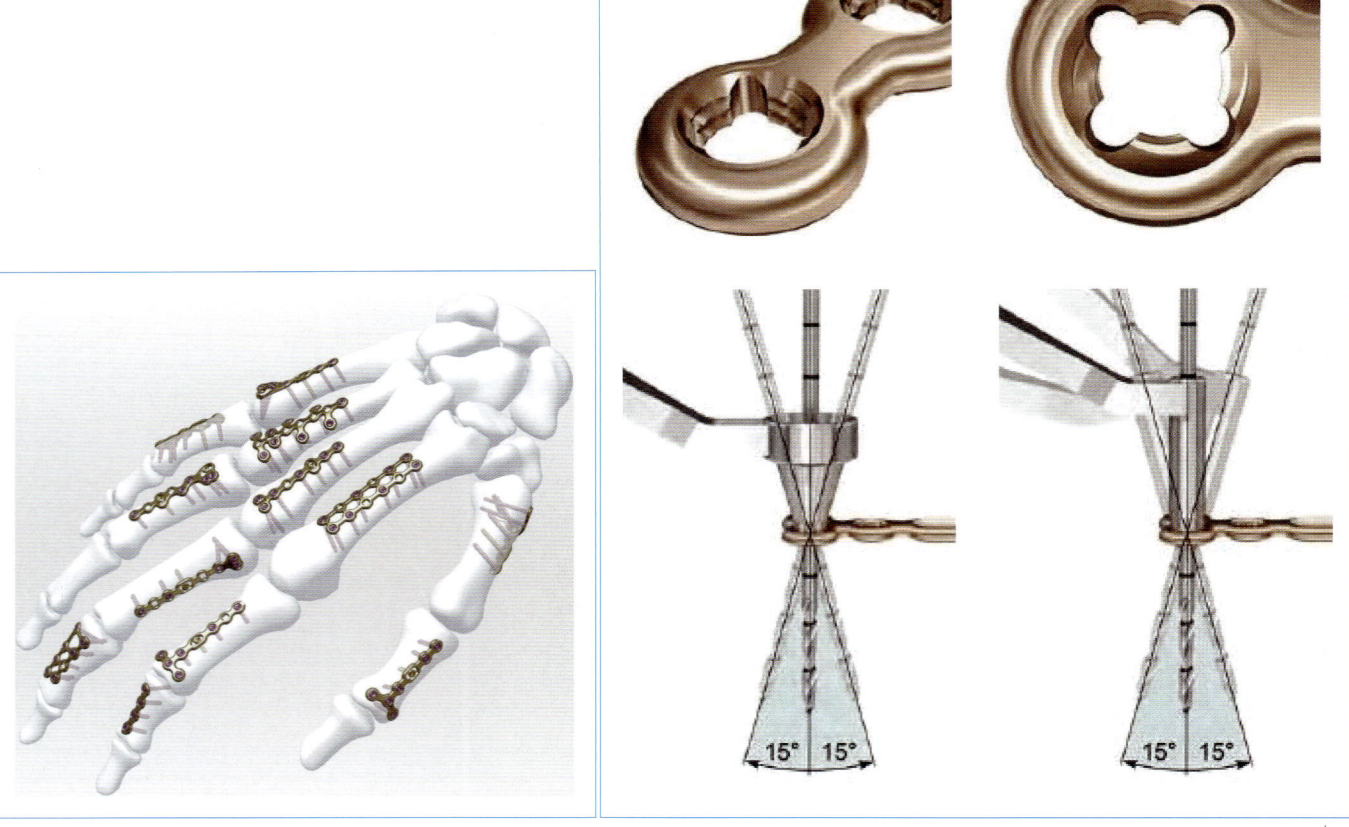

図3 使用インプラント　a | b

プレートを考慮するのは，粉砕の強い骨幹部骨折，長い斜骨折，スポーツ選手で早期復帰を希望する患者などである．手術による組織への侵襲・その影響，後療法まで想像して選択する．
　　a：VA locking hand system
　　b：Variable angle locking hole（1.5 mmと2.0 mm plate systemに採用）．
　　　Locking screwを15°の自由度を持って挿入できる．

Ⅲ．手術器械一式

- 透視手台
- ターニケット：ピンニングでも出血があると血液で手の保持が難しくなるので，ターニケットは使用することが多い
- 骨把持鉗子（小さめ one point）
- 手用小器械セット
  など．

Ⅳ．体位・セッティング（図4）

透視はモニターを自分が見やすいように設置する．画像の向きも術者の見た目に合わせる．整復やピンニングなどの操作時に手が直感的に動かせるようにするのが肝心である．

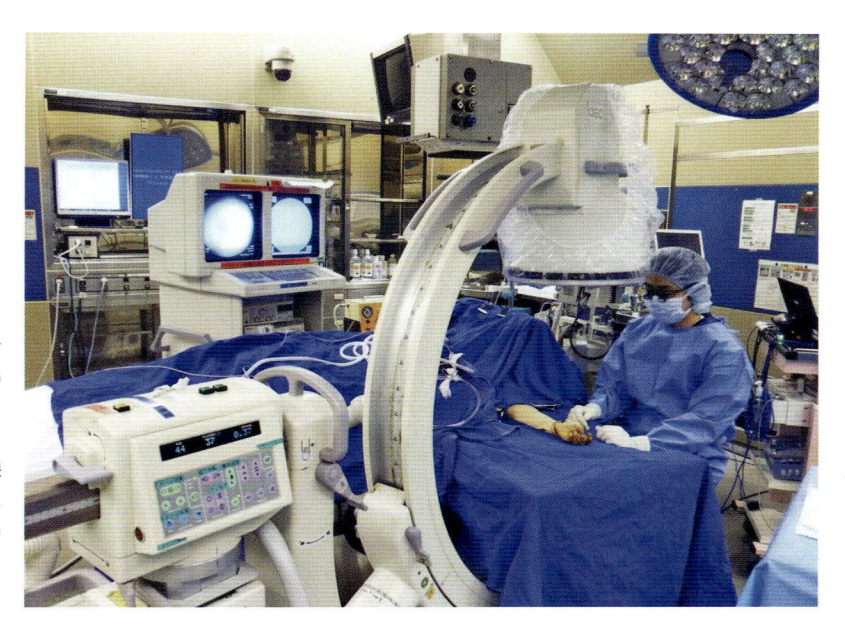

図4

手術セッテング

本症例では術者は頭側に座り，足元からイメージ，ベッド反対やや尾側にモニターを置いている．頭尾側のいずれに座るかはこだわらない．そのときに行う手技のやりやすさのみ意識して，適宜席を入れ替わっている．やりづらい操作の煩雑さ，生じ得るトラブルのリスクを考えると，移動したほうが結果的に早いことが多いと考えている．

Ⅴ．手術手技

1．アプローチ，切開

1）中手骨骨折（図5）

背側から伸筋腱を避けて展開する．手背部には皮静脈が発達しているが，ターニケット使用前にマーキングしておくと展開のときに不用意な損傷・出血が避けられ有用である．

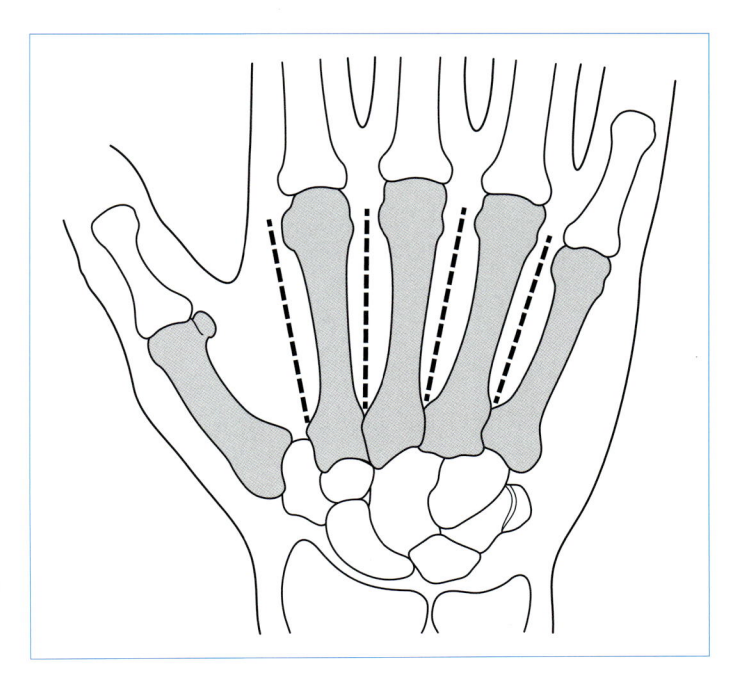

図5

中手骨

皮切：黒破線．伸筋腱の脇から深部に達し，中手骨を展開する．

2) 基節骨骨折（図6）

　側面か背側からアプローチする．両者の選択は，伸筋腱の操作と骨折部の展開のバランスで判断する．側面からはlateral bandを背側に避けることで，伸筋腱への侵襲が少なく手術できるが，視野が悪い（図6-a）．背側進入では伸筋腱を正中縦割することで関節内も含めて良好な視野が得られるが，乱暴な操作，不十分なリハビリでは癒着による伸展不全，可動域制限を生じる（図6-b）．

　関節内の操作が不要だが橈尺側両側からのアプローチが必要な際は，皮切のみ背側に置き，伸筋腱areolar layer上で剥離していき，両側lateral bandの掌側から操作をすることもある．皮切は大きくなるが，伸筋腱の操作も容易であり，複雑な骨折の際は検討しても良いと思われる．基節骨基部関節内骨折でも背側進入で事足りると考えている．掌側骨片も側副靱帯を片側で一旦切離すると展開できる．

3) PIP関節背側脱臼骨折（中節骨基部骨折）（図7）

　掌側アプローチを用いることがある．C1-A3-C2 pulleyを切離し，掌側板をつけたまま中節骨基部骨片を近位へ翻転することで，関節内，陥没骨片の操作が可能となる．

4) 中節骨骨折，末節骨骨折

　Closed reduction and percutaneous pinning（CRPP）で済むことがほとんどだが，必要に応じて側面（midaxial），背側から展開，整復する．末節骨近位は爪母が近いので，注意する．

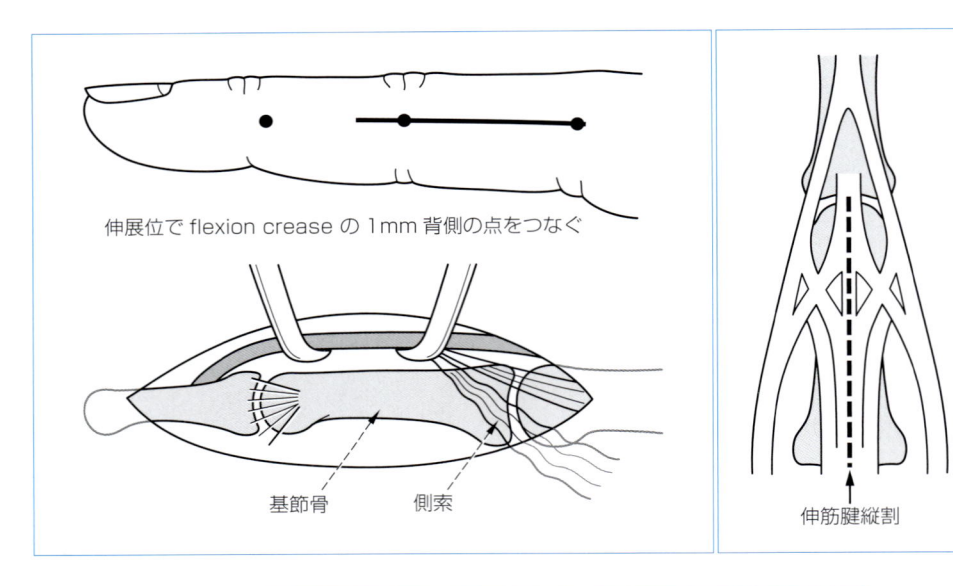

伸展位でflexion creaseの1mm背側の点をつなぐ

基節骨　　側索

伸筋腱縦割

a | b

図6

基節骨

a：側面. Midaxial incision. 指伸展位ではflexion creaseの1 mm背側の点をつなげる．屈曲位でのcreaseの最背側に一致する．Lateral bandを背側に避けると基節骨側面が展開される．

b：背側. 伸筋腱中央を正中でsplitする．

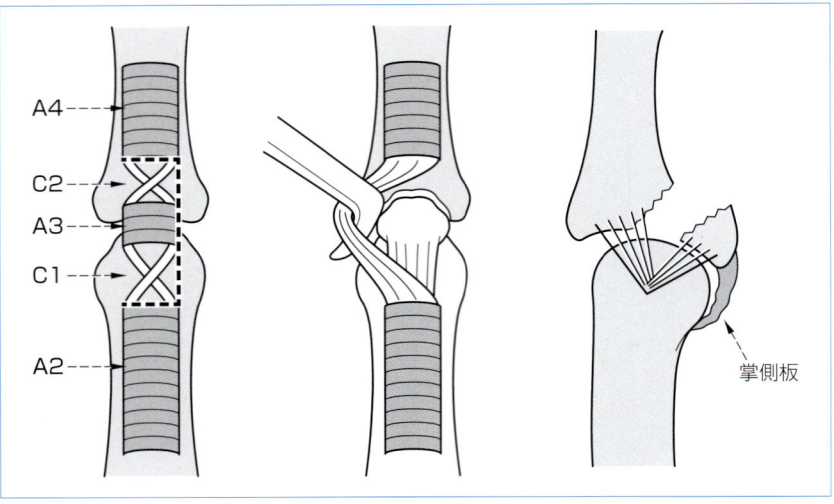

A4
C2
A3
C1
A2

掌側板

図7

中節骨掌側

スクリュー固定ならばこの展開のみで十分だが，フックプレートを用いて固定する際はA4の一部，さらには浅指屈筋腱（FDS）のhalf slipも片側で切離する必要が生じる．

2. 手技の実際

　基本的には通常の長管骨骨折と同じように対処する．関節内骨折を伴う場合は，大きな長管骨と同様，まずは関節面を整復し，K-wire，スクリューなどで固定し関節外骨折とした後に，骨幹部との固定へと移る．

＜注意点＞

①内固定材料の剛性や固定力の脆弱性

　他の部位と比べて内固定材料（ワイヤー，スクリュー，プレートなど）の剛性や固定力が弱いのがウィークポイントである．乱暴な操作では容易に金属ごと再転位を生じることに注意する．固定途中での確認操作などの際にも意識を切らないようにする．スクリューのthreadも浅く，無理な力がかかるとすぐにthreadが効かなくなる．スクリューホールも指では数に余裕はなく，プレートの位置をずらしてドリルをやり直すことも難しい．とにかく1本1本を丁寧に刺入していく．

②Malrotation

　中手骨，基節骨ではわずかなmalrotationがcross fingerをきたすので注意する．

1）ピンニングの実際（図8，9）

　ピンニングの整復はhair lineである必要はなく，保存療法で問題ない範囲に整復され，ワイヤーによって十分な固定性が得られれば良いという見切りも実際の手術では大事である．

　ワイヤー1本で固定した段階で軽度のmalrotationに気づいた場合などは，そのまま強引にrotationを徒手的に整復した状態で，2本目を刺入することもある．1本目のワイヤーにしなりを生じるが，2本目を刺入した後にいったん1本目を戻し，しなりを解消させて再度対側まで刺入すれば問題ないことが多い．1本目の刺し直しを試みると整復操作を一からやり直さなければならず，それを避けるための工夫である．

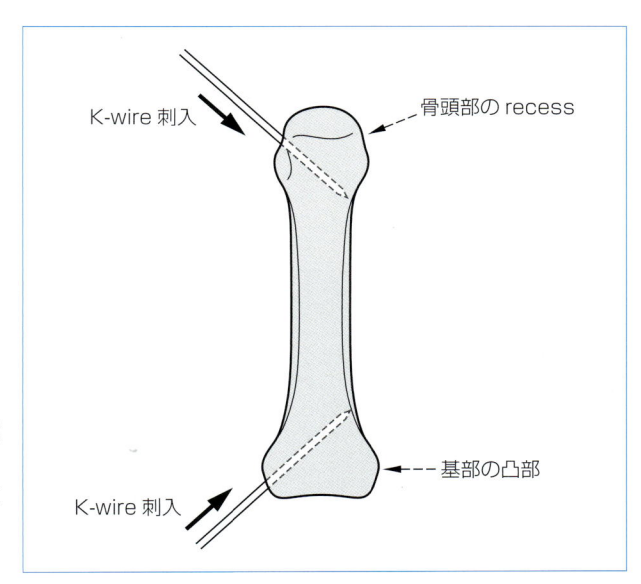

図8

ワイヤー刺入部

ワイヤー刺入部は，近位では基部の凸部，遠位では骨頭部のrecessが刺入方向を調整しやすい．骨折線への距離に応じて近位，遠位のいずれから刺入するか決定する．

図9

ピンニングの際にmalrotationを生じないためのコツは，MP関節，PIP関節を屈曲位でワイヤーを刺入することである．Malrotationが問題となるのは握ったときであり，逆にいえば握った状態でcross fingerがなければ，許容範囲のmalrotationであることが担保される．骨折部まで自分でワイヤーを進めておき，その後整復位を自ら保持して，助手にワイヤーを対側まで刺入してもらうことが多い．途中まで術者自身がワイヤーを進めておいてから整復し（a→b），術者が整復位を保持して助手にワイヤーを対側まで進めてもらう（c）．

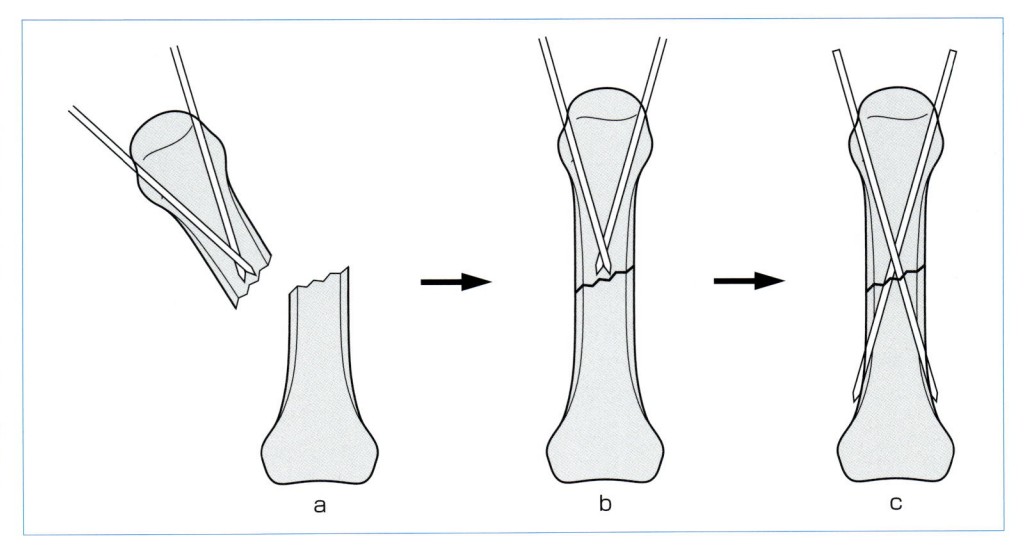

2) スクリュー固定の実際（図10〜13）

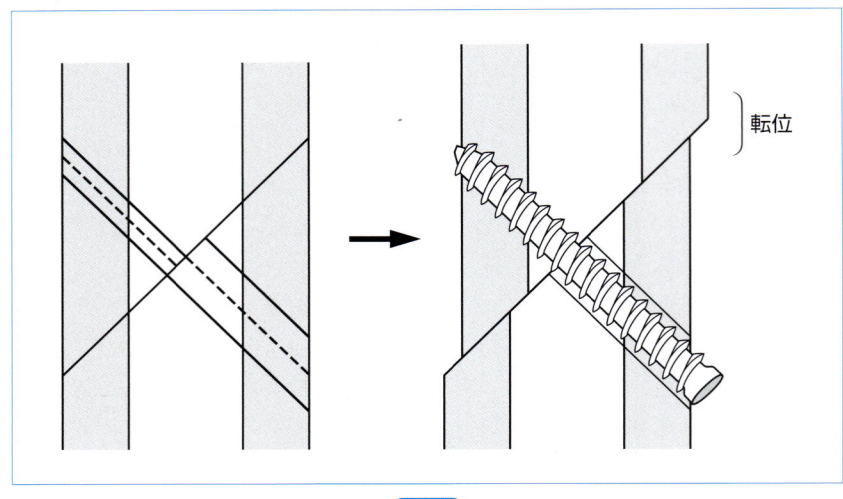

図10

ラグスクリューを用いる場合は，スクリューホールの軸がわずか
でもずれると，剪断力を生じてしまい，却って転位してしまうので
注意する．
近位と遠位のドリルホールの中心がずれていると，最終的にスク
リューによって転位してしまう．

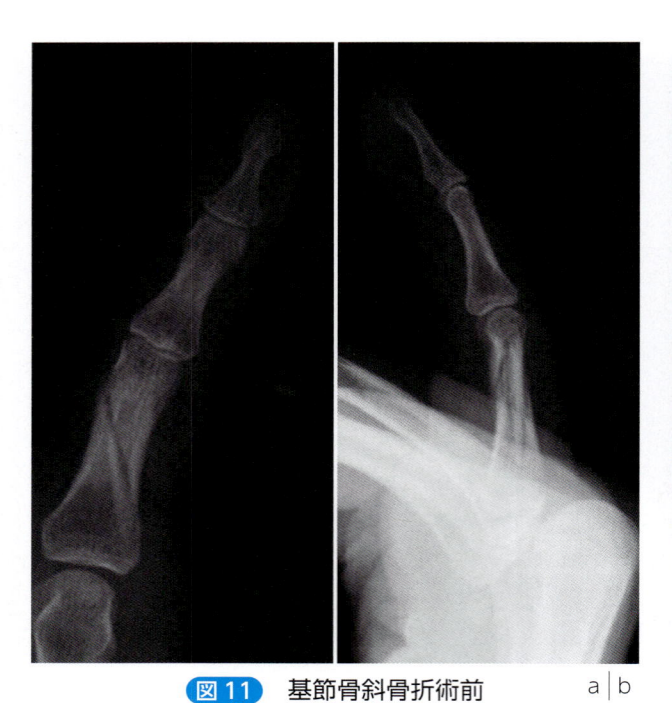

図11　基節骨斜骨折術前　a｜b

骨横径の2倍以上の長さにわたる斜骨折
a：正面．短縮し回旋して尺側に偏位している
　　ように見える．
b：側面

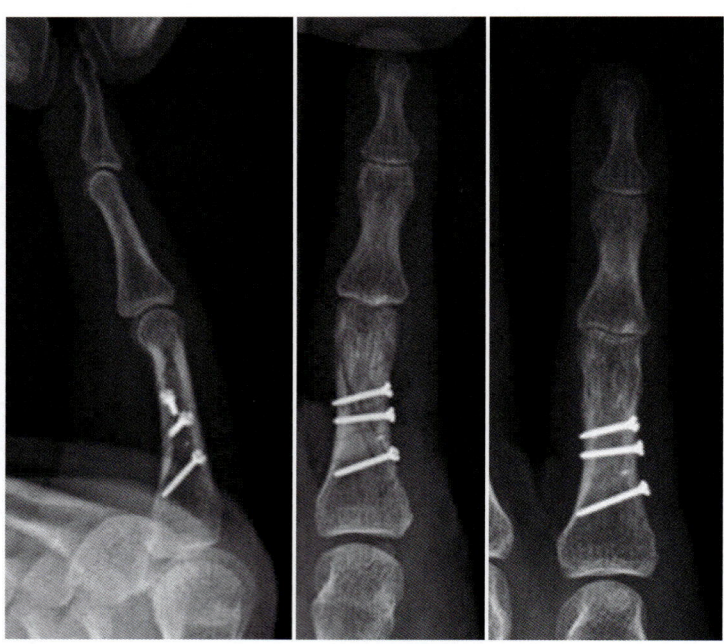

図12　基節骨斜骨折術後　a｜b｜c

小指尺側からの側方アプローチ．伸筋腱を背側に避け，
整復し，0.7 mm K-wire 3本で仮固定．その後，2.0 mm
スクリュー3本で固定．翌日から buddy taping で自動
運動開始

　　　　　a：術直後側面
　　　　　b：術直後正面
　　　　　c：1年後

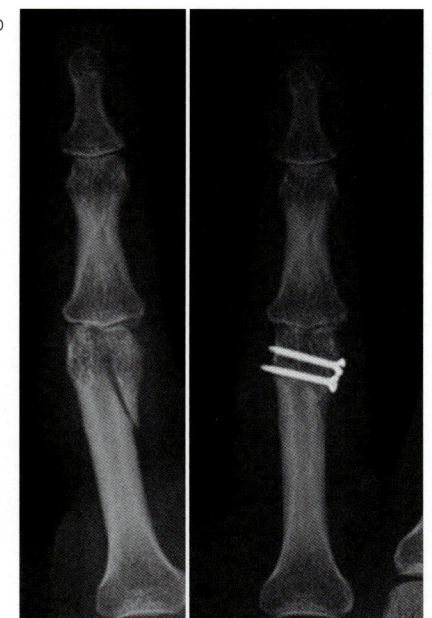

図13

基節骨顆部骨折

側方小切開を置き，伸筋腱（lateral band）を背側に避けた．骨把持鉗子で整復し0.7 mm K-wireで仮固定した後に，2.0 mmスクリュー2本を用いて本固定．翌日から自動運動開始
a：術前
b：術後

3) プレート固定の実際（図14〜18）

Malrotationを生じないためのコツは，あまり参考にならないかもしれないが，ただひたすら確認することである．スクリュー刺入前，仮固定の段階での確認を徹底する．

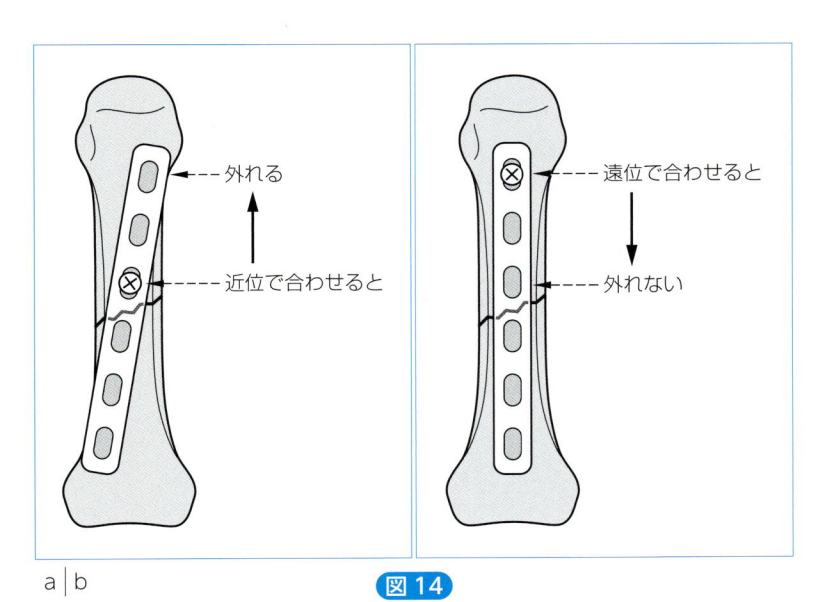

a | b

図14

手指のプレートは幅がギリギリのものも多く，なるべく骨折部から遠位のところで，スクリューが着実に刺入できることを確認してから最終的に設置する．骨折部に近いホールから固定すると，わずかなプレートのズレが遠位で増幅されてしまい，遠位スクリューホールが外れてしまうことがある（a）．
骨折部から遠いホールから固定すれば，近位で外れることは避けられる（b）．

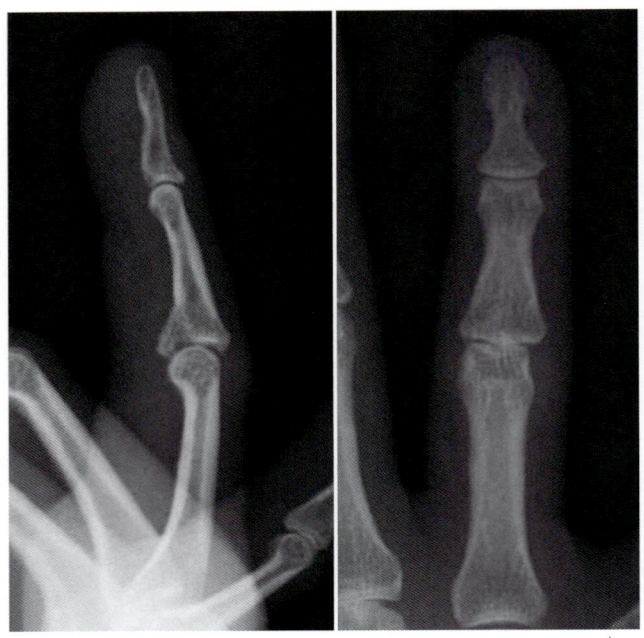

図15 PIP 関節内骨折① a｜b

掌側 zig-zag 進入．C1–A3–C2 全長，A4 近位，FDS 尺側 slip を切離し展開．中節骨基部を掌側板をつけたまま近位へ翻転，落ち込んだ関節面骨片を基節骨骨頭に押し付けるように整復し，基部骨片を戻して 0.7 mm K-wire で仮固定した．近位ホールをピンカッターで切除しラジオペンチで曲げて hook を作成し，プレート固定（骨移植なし）．背側シーネで保護しつつ，翌日から自動運動開始

　　　a：側面．中節骨が背側に亜脱臼している．
　　　b：正面

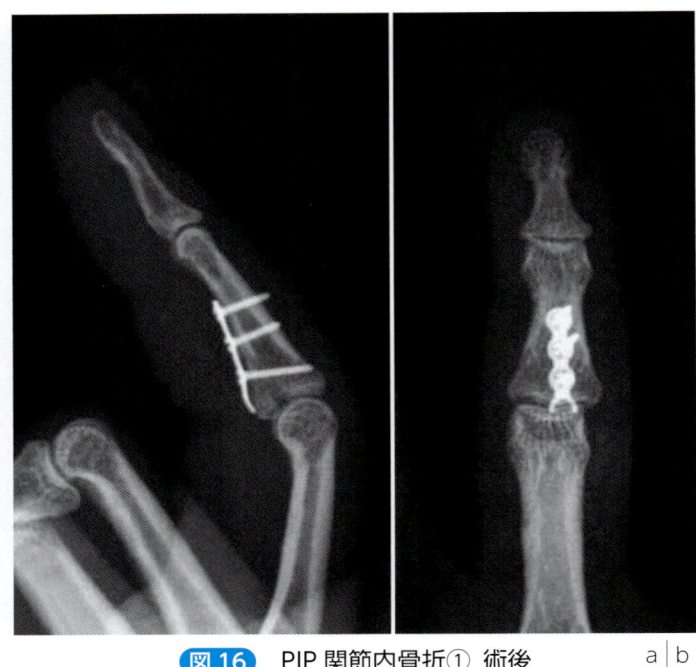

図16 PIP 関節内骨折① 術後 a｜b

a：側面．関節面の適合性が改善
b：正面．スクリューホールを切って作成した hook が見える．

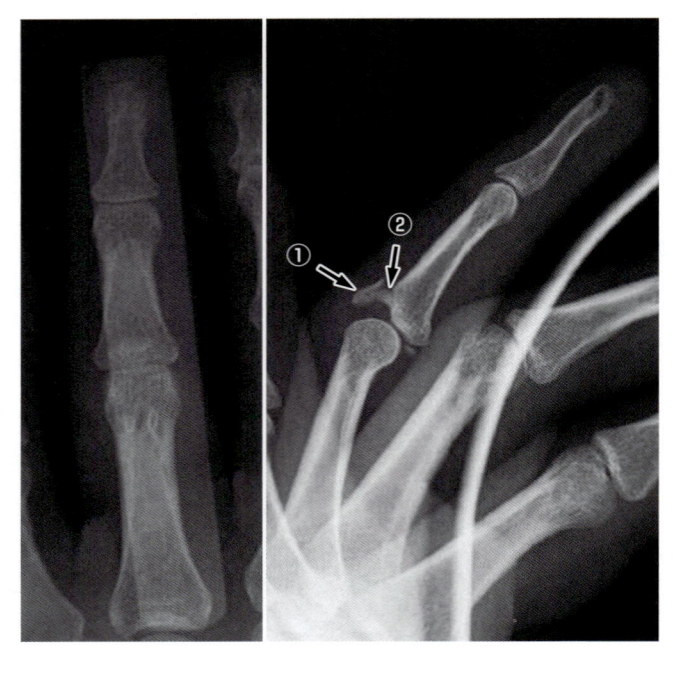

a｜b

図17

PIP 関節内骨折②

背側縦切開．Central slip の付着部の骨片（①）を伸筋腱ごと近位へ翻転し，関節面骨片（②）を整復，図 15，16 の症例と同じように hook plate を作成し固定（術前側面像に見える骨軟骨骨片を骨折部に挿入し内支えとした）．プレートはもう 1 穴短くても良かったと考えている．

　　a：正面
　　b：側面
　　　　①：Central slip 付着部骨片
　　　　②：転位した関節面骨片

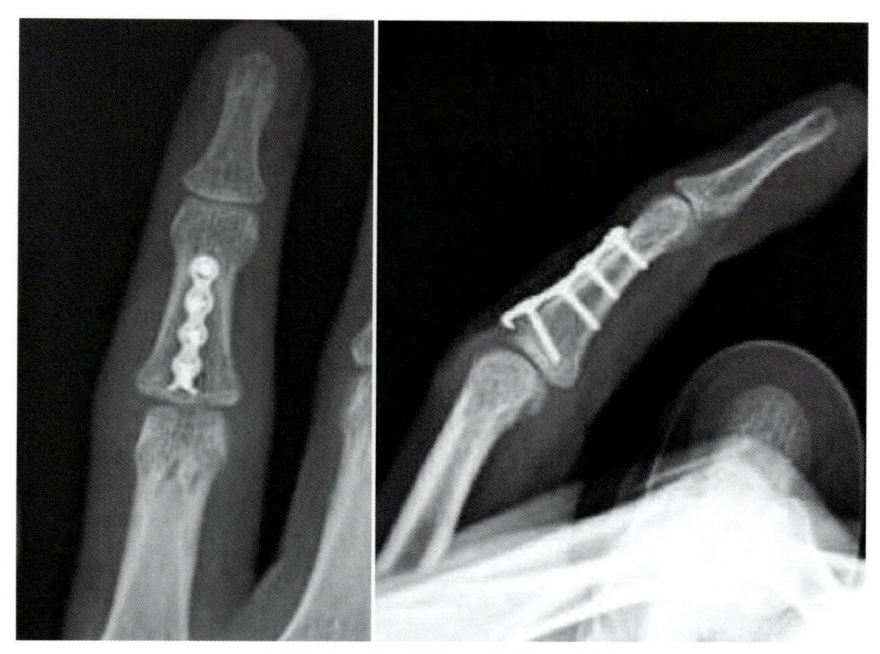

図18 PIP 関節内骨折② 術後

VI. 後療法

アライメント良好，骨癒合も完璧，だが，癒着で動かない，などとならないようにしっかりと後療法を処方する．

＜基本固定肢位＞

手関節軽度伸展，MP 関節屈曲，PIP・DIP 関節伸展位の安全肢位（safe position or intrinsic-plus position）とする．術後であれば，ギプスでなく背側シーネ固定とすることが多い．浮腫は拘縮の原因となるので，浮腫予防のための挙上の徹底を重ねて患者に指導しておく．

1. ピンニング

術後1〜2週程度シーネ固定．皮膚刺入部の irritation，感染徴候に注意する．

2. スクリュー，プレート固定

術翌日，翌々日から自動運動での可動域訓練開始．ORIF は癒着しやすく，早期から動かせないような固定はするべきではない．

（森崎　裕）

参考文献 ••

1) Jesse BJ, et al.：Hand and Wrist（AO Manual of Fracture Management）George Thieme Verlag, 2005.

2) AO surgery reference の Hand section.（https://www2.aofoundation.org/wps/portal/surgery?showPage=diagnosis&bone=Hand&segment=Overview）

患者ID：　　　　　　患者氏名：

年齢：27　　性別：男性

手術日：　　　／　／

診断：右母指末節骨粉砕骨折，右母指基節骨裂離骨折（図19〜22）

術式：ORIF，関節固定

術者：　　　　，　　　，

麻酔：腋窩ブロック　　麻酔医：　　　　　手術時間：1時間21分

ターニケット：240 mmHg

- 仰臥位，ターニケット使用
- まず MP 関節を 1.2 mm K-wire で固定
- 母指 IP 関節背側 T 字切開
- Terminal tendon 付着部を翻転し（図20：①），粉砕して落ち込んだ関節面骨片を整復（図20：②）
- 関節面が落ち込まないよう，側方から 0.7 mm K-wire 2 本を軟骨下骨直下に刺入

- Shaft 部のアライメントを整えて 1.0 mm K-wire を shaft-関節面骨片-基節骨と貫くように刺入
- 最後に terminal tendon 付着部骨片を戻して，0.7 mm K-wire 3 本で掌側に固定（図21）．皮膚縫合し手術終了
- 術後 1 年，骨癒合が得られ，関節裂隙・可動域も十分保たれている（図22）

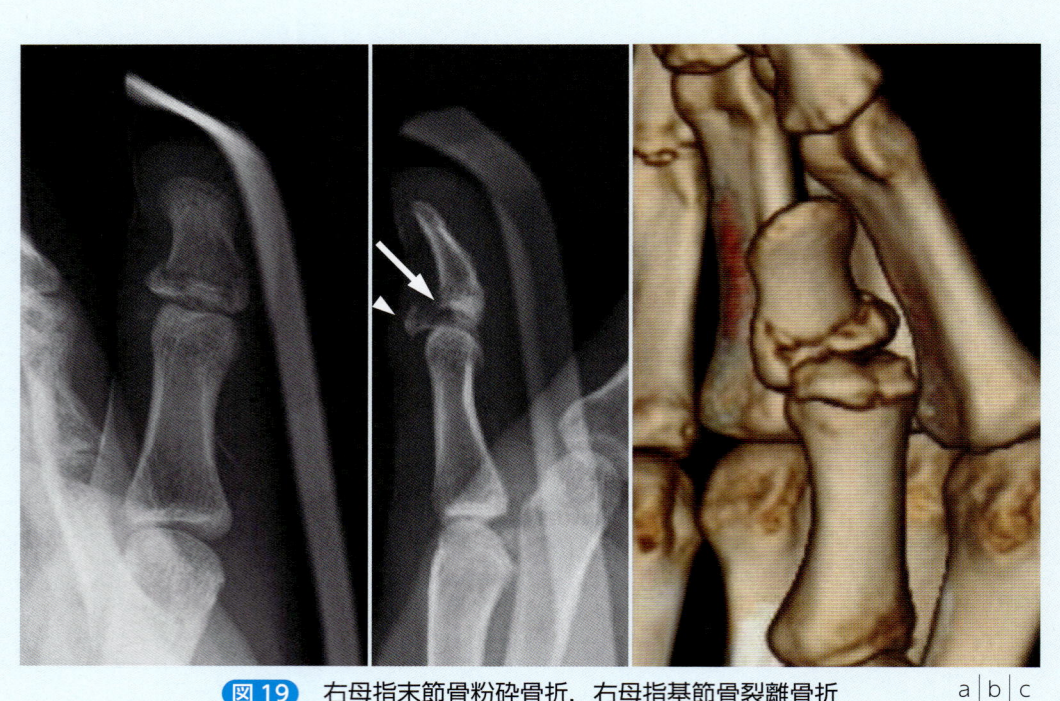

図19　右母指末節骨粉砕骨折，右母指基節骨裂離骨折　　a|b|c

a：正面
b：側面
c：3 D-CT 像

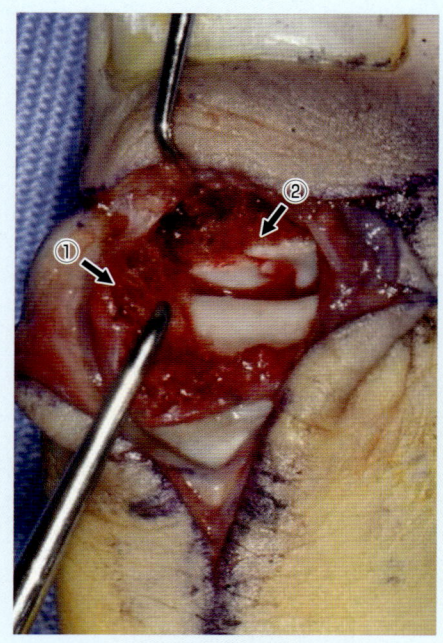

図20 右母指末節骨粉砕骨折，右母指基節骨裂離骨折．術中写真

①：近位に翻転した terminal tendon 付着部骨片
②：整復された関節面骨片

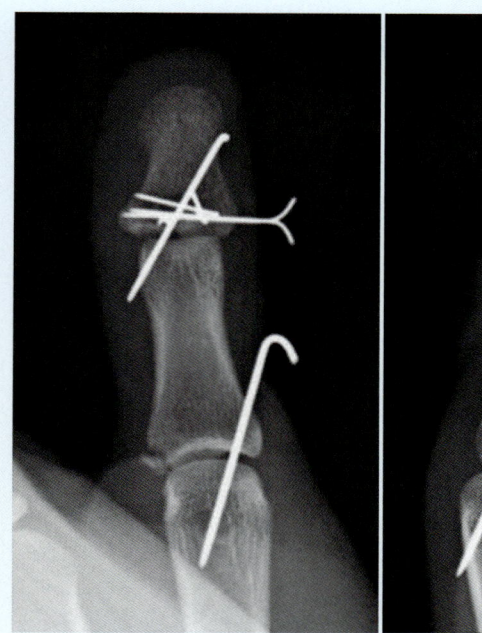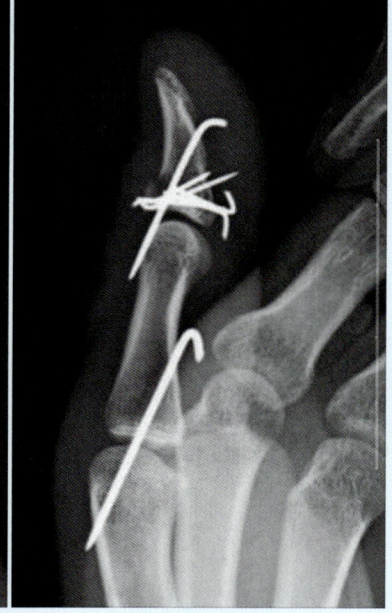

a｜b **図21** 右母指末節骨粉砕骨折，右母指基節骨裂離骨折．術後 X 線像

尺側側副靱帯付着部裂離骨折は転位わずかであり K-wire で仮固定した．

a：正面
b：側面

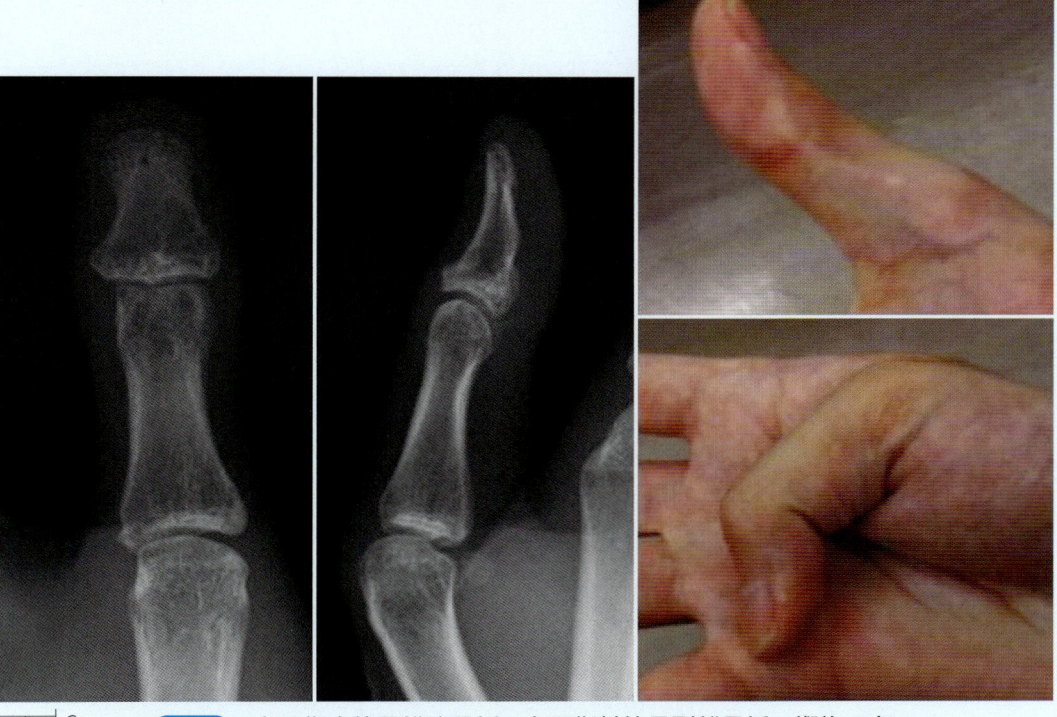

a｜b｜c｜d **図22** 右母指末節骨粉砕骨折，右母指基節骨裂離骨折．術後 1 年

a，b：X 線像
c，d：体表．伸展・屈曲時

プロジェクトVIII　押さえておくべき基本 骨折治療テクニックの実際

10　骨性マレット指

はじめに

　指マレット骨折に対する経皮ピンニング法（石黒法）は，非侵襲的で優れた方法である．しかしながら，症例によってはピットフォールも存在し，必ずしも全例に良好な成績が得られる訳ではない．本項では，本法に加えて，その他の手技の実際につきそれぞれのポイントについて図解する．

Ⅰ．代表的分類法（その手術適応）

　分類は，Wehbe & Schneider 分類（図1）が一般的であり，成人の手術適応としては，上記分類の脱臼・亜脱臼を伴う typeⅡであるが，typeⅠでも長期の外固定を嫌がる症例など，手術治療を希望する症例に対しては，石黒法を基本として行っている．

　また，骨性マレットに対する本法の術後経過観察中，ブロックピンで骨片を十分に押さえることができずに転位してしまう症例を，時に経験する．この原因として，ブロックピンと骨片の接触位置の問題と考え，当院では，戸羽の考案した骨片の横断面の状態を評価するための軸位撮影法により，評価を行っている．軸位撮影法の実際を図解する（図2，3）．さらに，マレット骨折骨片の軸位撮影の分類（図4）を行い，その結果をもとにピン刺入に改良を加えている（図5）．この軸位撮影で骨片の粉砕を確認し，ブロックピンを2本刺入した症例を呈示する（図6）．

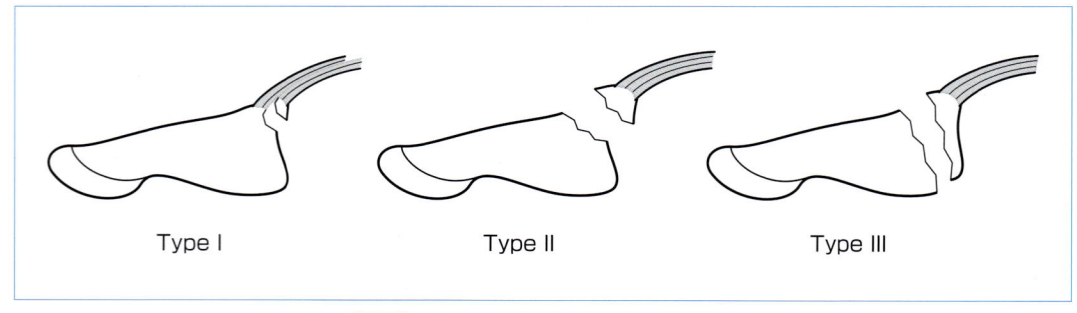

Type I　　　　　　　Type II　　　　　　　Type III

図1　Wehbe & Schneider 分類
関節面に対する骨折片の大きさにより，さらに subgroup に
分かれている．
　　A：1/3 以下，B：1/3〜2/3，C：2/3 以上
　　TypeⅠ：掌側脱臼・亜脱臼なし
　　TypeⅡ：掌側脱臼・亜脱臼あり
　　TypeⅢ：骨端線損傷

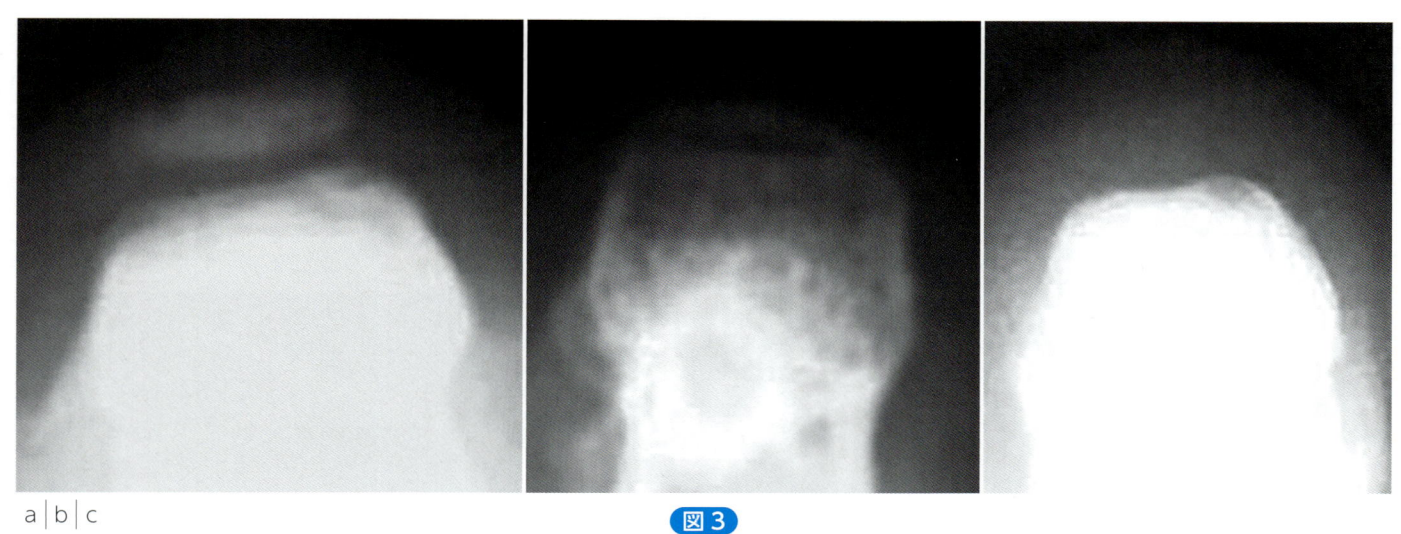

図2

安定した肢位で撮影を行うため，aのような
マレット骨折補助具を独自に考案し使用し
ている．また，軸位での骨片の描出感度を高
めるために，bのように，0°と±7°の入射角
度で3枚の撮影を行っている.

a | b

マレット骨折補助具

20°
140°
Film
+7° 0° −7°

a | b | c

図3

骨片の描出としては，骨片が中節骨顆部の接線を越えている（a）と
骨片は良く描出され，骨片が中節骨顆部の接線と重なる（b）と辛う
じて描出可能であるが，cのように評価不可能のケースも存在する.

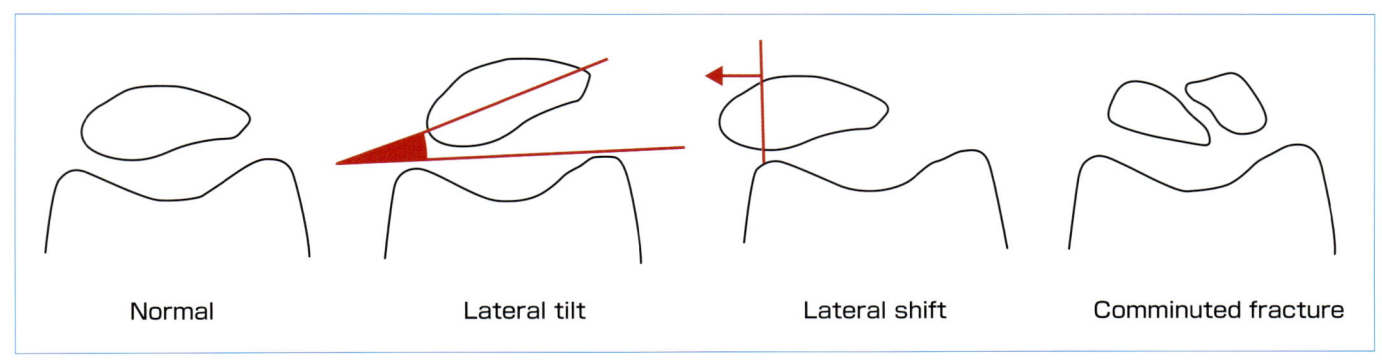

Normal　　　　Lateral tilt　　　　Lateral shift　　　　Comminuted fracture

図4　マレット骨折骨片の軸位撮影の分類

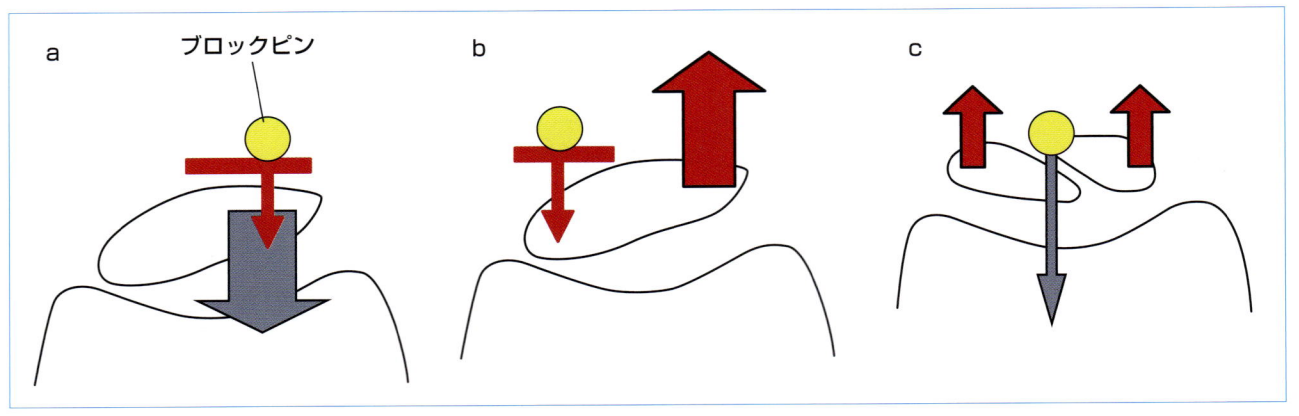

図5

骨片がaのように tilt している場合には，ブロックピンの位置をやや正中よりずらして刺入すべきであるし，もしbのように tilt している側にブロックピンを刺入してしまえば，より転位が増大することになり，注意が必要である．

また，cのように骨片が2つに割れている場合に，画一的にブロックピンを正中に刺入した場合には，両方の骨片とも転位してしまうため，注意が必要である．

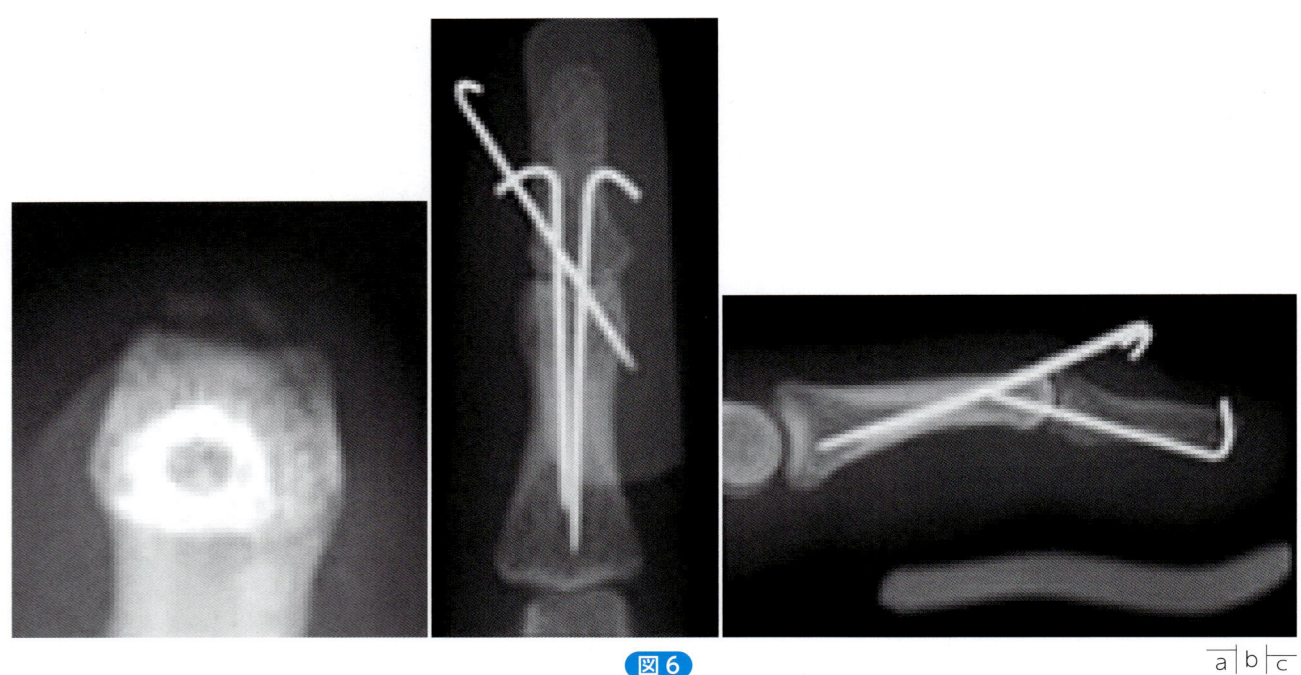

図6

a：術前
b：術後正面
c：術後側面

Ⅱ．使用インプラント（石黒法原法）

K-wire 1.2 mm（ブロックピン），1.0 mm（関節固定ピン）を基本的に使用している．また骨片の大きい症例に対しては，石黒変法として，0.7 mm もしくは1.0 mm を骨片に対し追加固定用に使用する．

Ⅲ．手術器械一式

　石黒法は，最小限の機器や設備で簡便に行える点が最大の利点であるため，透視装置と K-wire 刺入可能なパワーツールを備えている施設であればどこでも行える．後述する観血的手技を要するスクリュー固定，フックプレート固定に関しても，一般的な手外科用手術器具があれば十分に施行可能である．本法で使用する器材において，当院で特別に工夫している点としては，ブロックピンの先端は折り曲げず，先端保護用に Jurgan Pin Balls®（図7）を使用している点である．

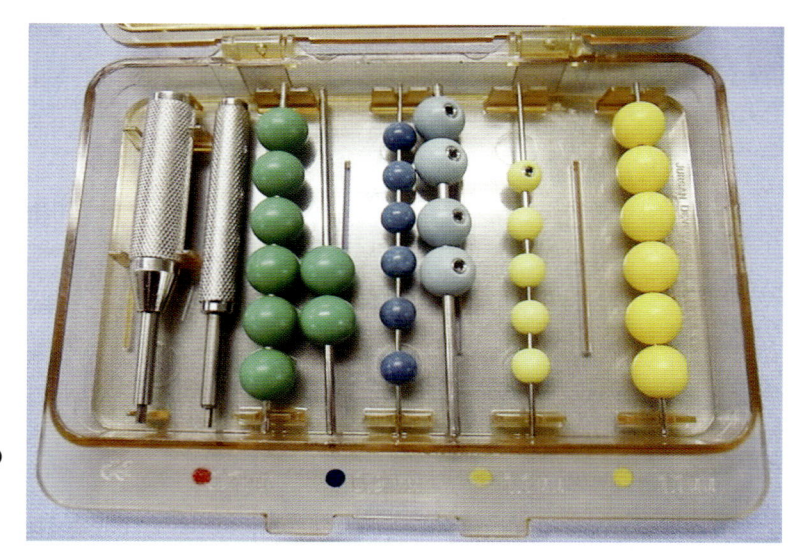

図7
ブロックピン先端保護用の
Jurgan Pin Balls® 各種

Ⅳ．体位・セッティング（図8）

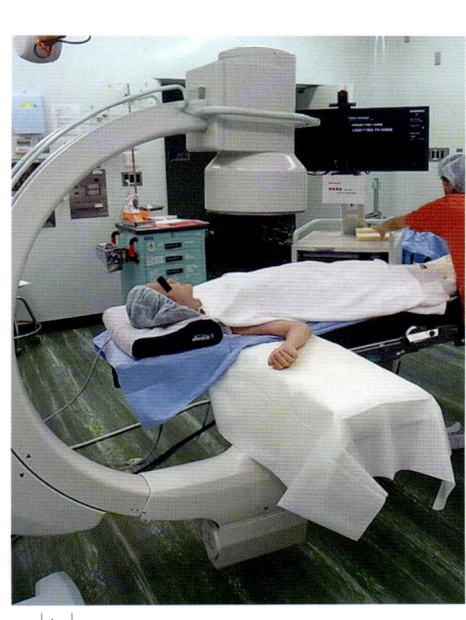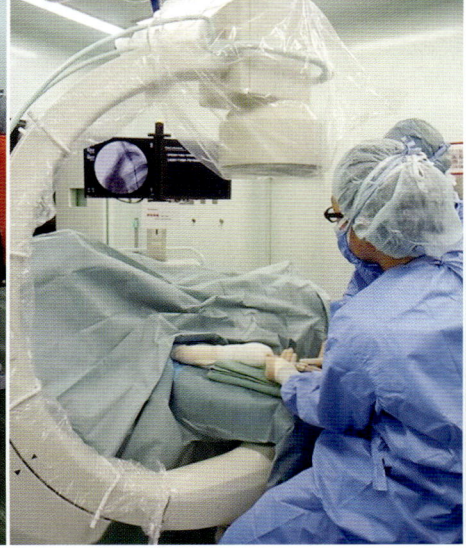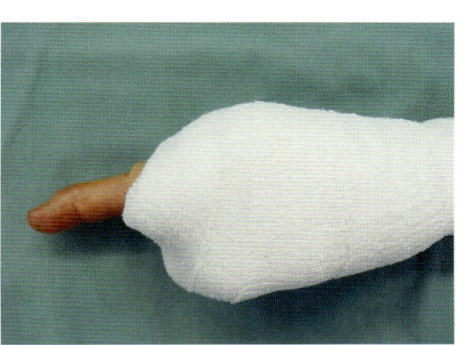

a | b | c

図8　体位・セッティング
体位は仰臥位で，透過性の手台を用いて，透視装置の邪魔にならないよう工夫する（a）．マレット骨折の場合，患指以外の他指が重なって透視で確認しづらくなることがあるため，患指以外を包帯で固定して行っている（c）．これにより，患指の保持が容易となる．筆者は右利きなので，術者の座る位置としては，患指が右の場合は尾側寄り，左の場合は頭側寄りのほうが指の保持とピン刺入がしやすい．それに合わせてモニターの位置は対側の見やすい位置に配置する（b）．

V．手術手技

Wehbe & Schneider 分類の type II（患者が希望すれば I）subgroup A の典型的な症例は，石黒法の原著に従って行っており，特別な手技はしていない．詳細は石黒先生の執筆された手技書をご参照頂きたい．

Extension block pin は不適切に折り曲げると，骨片への圧迫力が失われてしまうため，前述のように Jurgan Pin Balls® を装着している．また，骨片の大きな subgroup B あるいは C の症例に対しては，石黒変法（図 9）や，症例を選んで minimally invasive screw fixation（以下，MISF）（図 10）を施行している．マレット骨折はピットフォールというべき症例も存在しており，本項では主に石黒法の限界症例，陳旧例など石黒法では対応が困難な症例について症例を呈示する．

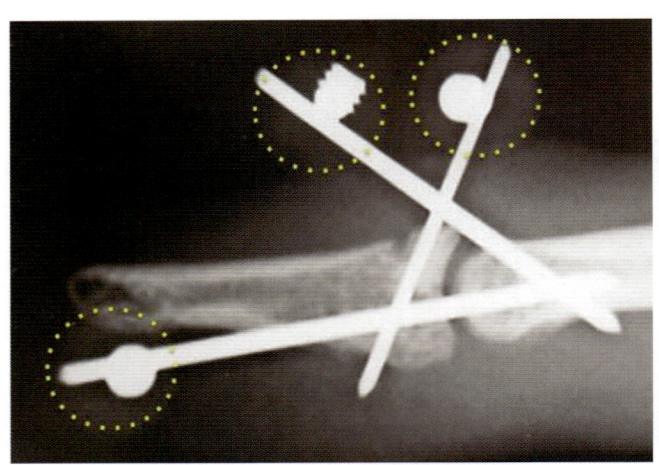

図 9 Jurgan Pin Balls® を使用した 石黒変法の術後 X 線側面像

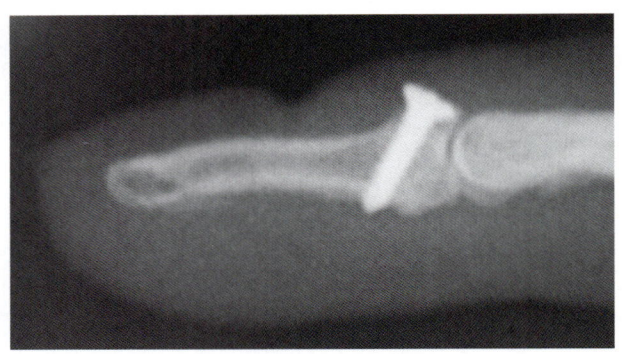

図 10 骨片の比較的大きな subgroup B に対する MISF 症例の術後 X 線側面像

症例 1：観血的症例

39歳，男性．圧挫外傷（いわゆる突き指ではない受傷機転）

受傷時の画像所見を示す（図11）．まずは裂離した末節骨付着部骨片を石黒法にて整復しようと試みたが，解剖学的位置への整復が不能であったため，観血的整復固定を行う方針とした（術中所見：図12）．術後X線像を示す（図13）．新鮮例にも関わらず，骨片が石黒法で十分に整復されない場合には，受傷機転も考慮し，観血的な処置を行う必要がある症例も存在する．

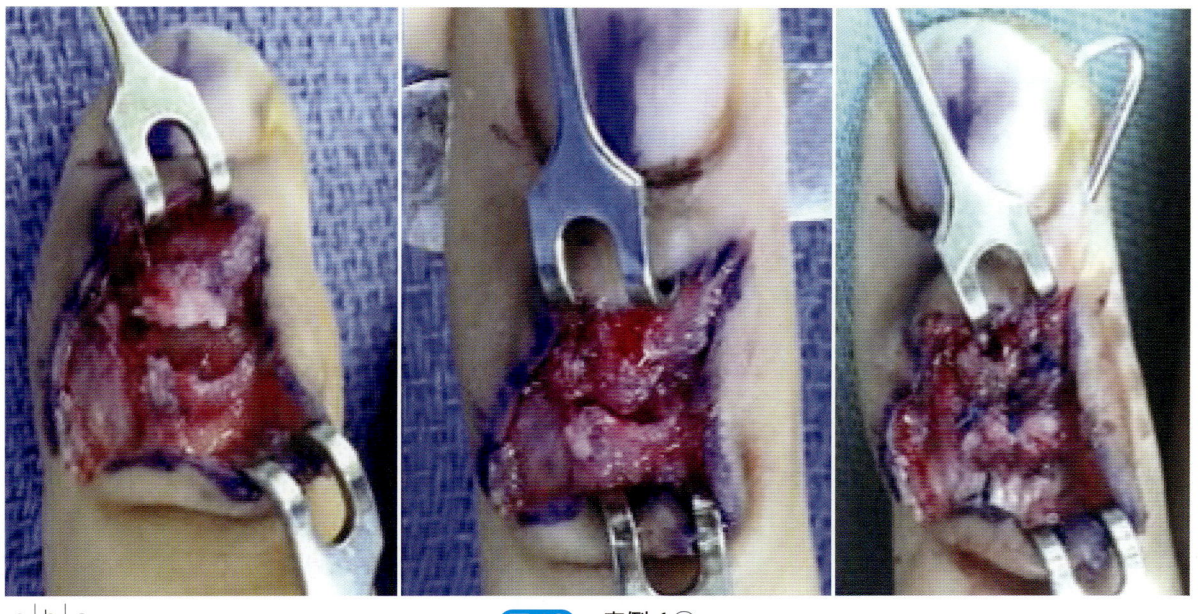

a | b | c

図11
症例1①

a：受傷時X線正面像
b：受傷時X線側面像
c：受傷時3D-CT像

a | b | c

図12 症例1②

内部を展開すると，末節骨付着部の裂離骨片に加えて，伸筋腱の終始部での断裂も合併していた（a）．裂離した骨片は遊離していたため切除し（b），断裂した伸筋腱部を周囲の軟部組織に4-0ナイロンで縫合し，DIP関節伸展位で，φ1.0 mm C-wireにて関節固定を行った（c）．

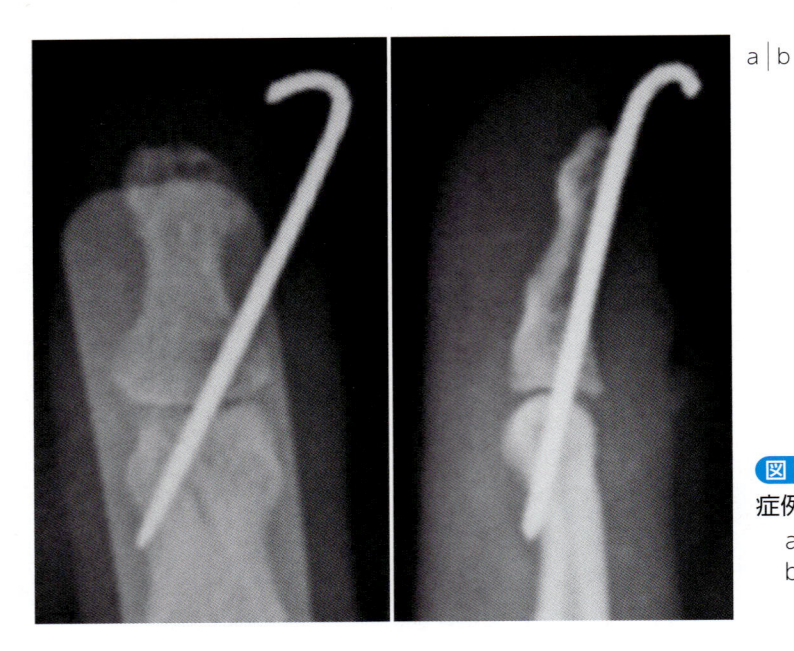

a | b

図13
症例1③
　a：術後X線正面像
　b：術後X線側面像

症例2：フックプレート症例

14歳，女性．バレーボールで突き指をし受傷

受傷時X線像（図14-a）を示す．外固定のない早期復帰の希望があり，また皮膚上にK-wireが露出することに抵抗があったため，指神経ブロック下に観血的に展開し，フックプレート（図15）を用いた固定を行った（図16）．術後X線像を示す（図14-b）．術後3か月で骨癒合が得られたため，局所麻酔下にインプラントを抜去した（図14-c）．また，抜去時には爪甲の軽度の変形を認めていたが，抜去後3か月で変形は改善した（図17）．フックプレートは，主に陳旧例や骨片の整復困難例，骨片が小さくMISF困難症例に対して限定的に使用している．術後は基本的には外固定不要である．また，制限下であるが，早期可動域訓練を行える点がメリットである．

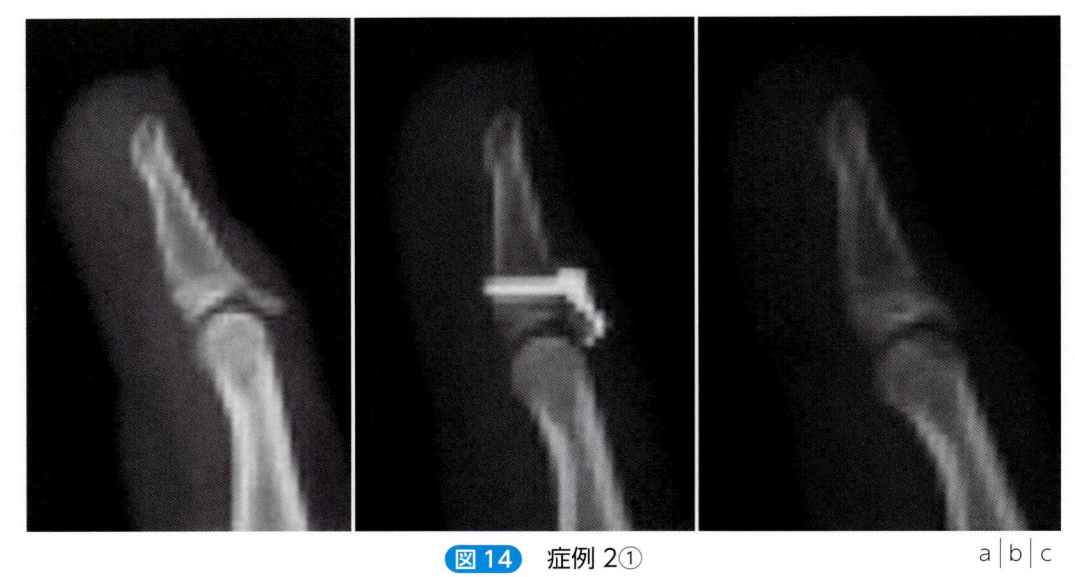

図14　症例2①

a | b | c

　a：受傷時X線像
　b：術直後X線像
　c：術後3か月フックプレート抜去後X線像

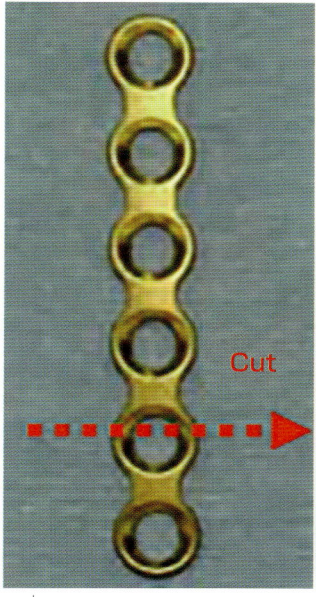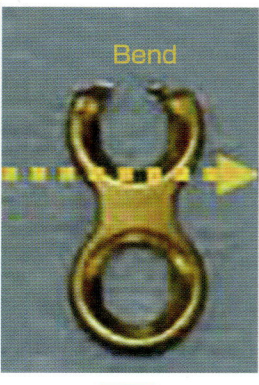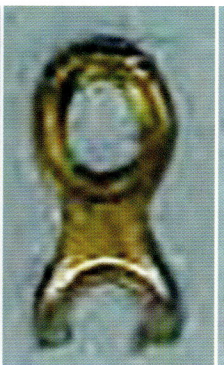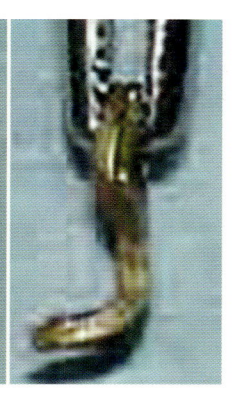

a | b | c | d

図15 症例2②

a ：AO mini plate（1.3 mm）．カットする部位を図示
b ：2穴目でカット後．曲げる部位を図示
c ：フックプレート（正面）
d ：フックプレート（側面）

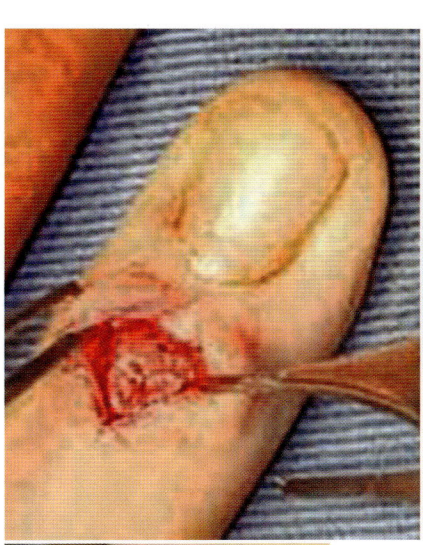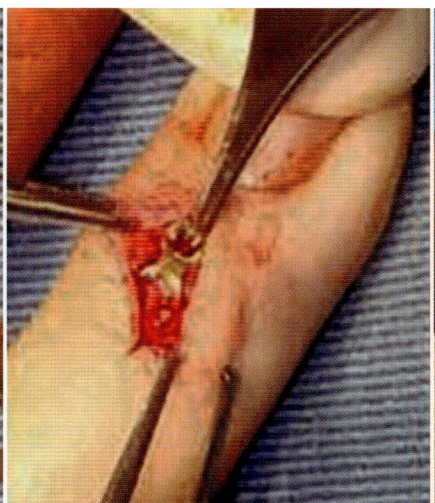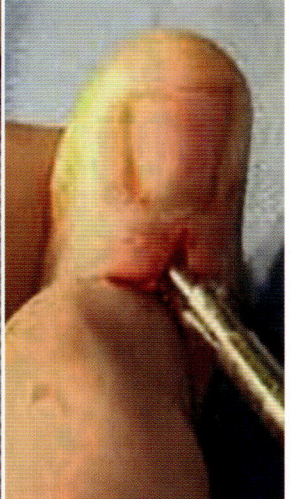

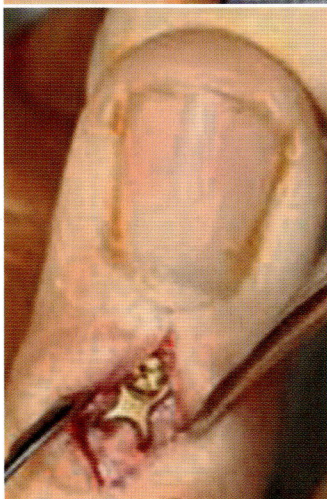

a | b | c
d |

◀ **図16**

症例2③

a ：マレット骨片展開時
b ：作成したフックプレート設置時
c ：ミニスクリュー挿入時
d ：フックプレート固定後

図17 ▶

症例2④
フックプレート抜去後3か月経過時の
爪甲状態（爪甲変形は改善している）

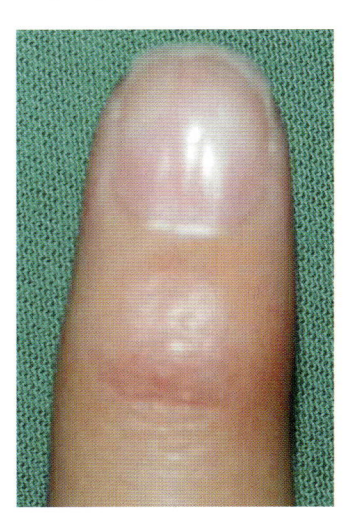

症例3：スクリュー＆ワイヤリング症例

49歳，女性．受傷は2年前で，特に積極的な治療はせずに放置しており，今回は再び突き指をして再受傷した（陳旧性症例）．また，職業が接客業ということで，術後管理や外観上の問題も気にされたため，石黒法ではなく，観血的整復固定術を選択した．さらに，爪甲変形についても気にされたため，フックプレートよりも bulky でない「スクリュー＆ワイヤリング法」を選択した．受傷時X線像にて，骨片は関節面の1/3程度あり，骨硬化性の変化を認めた（図18-a）．実際の手術手技（図19〜21），術後X線像（図18-b, c）を示す．本法は，フックプレート同様のメリットがあるが，さらに爪母への刺激を減らせるため，爪甲変形をきたしにくいと考えている．固定に使用したスクリュー＆ワイヤーは，術後3か月で抜去した（図18-d）．

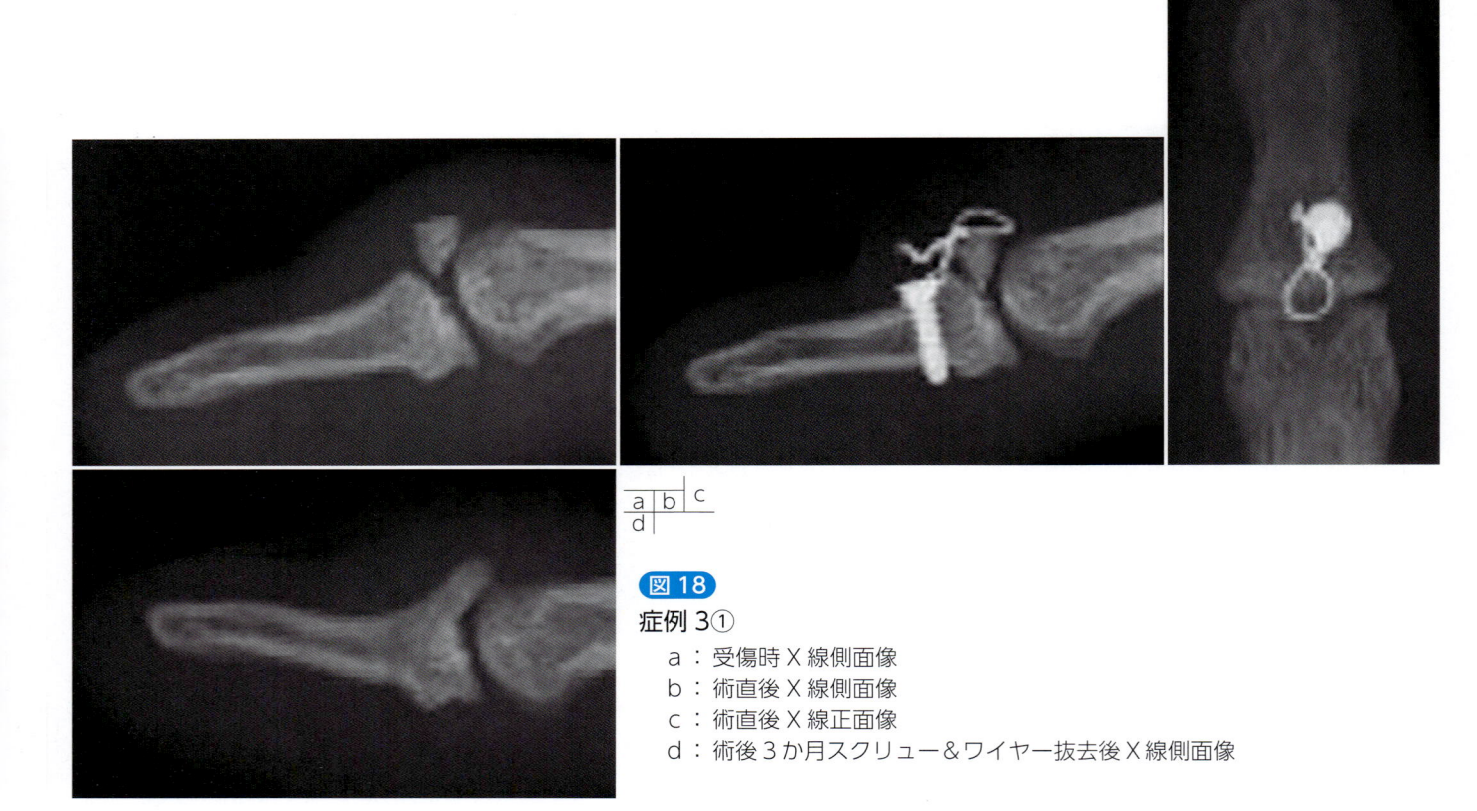

a	b	c
d		

図18

症例3①

a：受傷時X線側面像
b：術直後X線側面像
c：術直後X線正面像
d：術後3か月スクリュー＆ワイヤー抜去後X線側面像

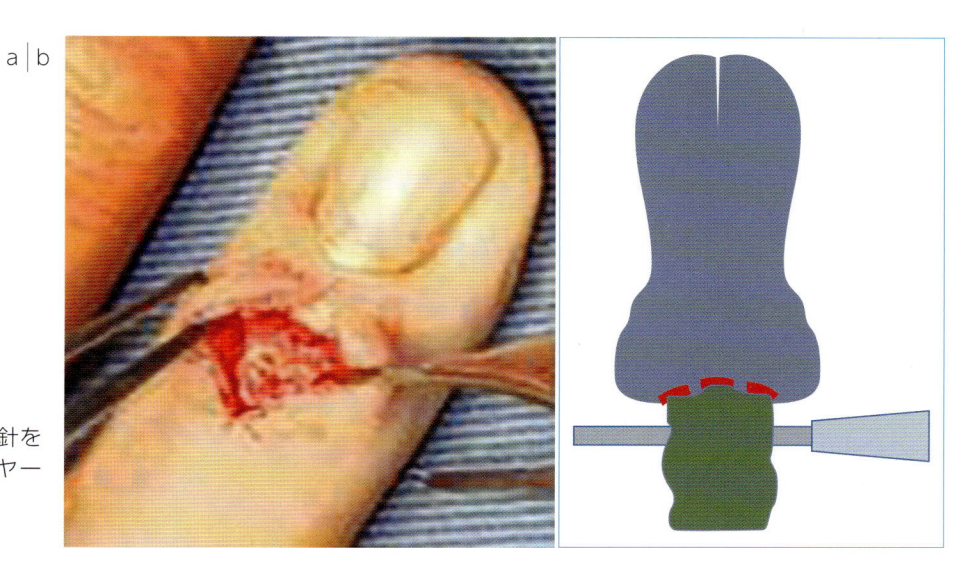

図19

症例 3②

まずは骨折部を展開し（a），23 G針を終止腱の下層に通しソフトワイヤーのガイドにする（b）．

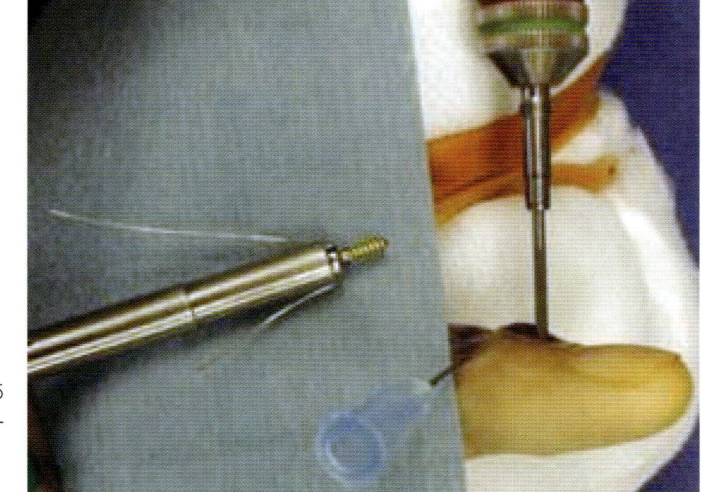

図20

症例 3③

φ1.7 mm のスクリューを決定し，あらかじめ φ 0.3 mm のソフトワイヤーを 2 回程度巻いて途中まで挿入する．

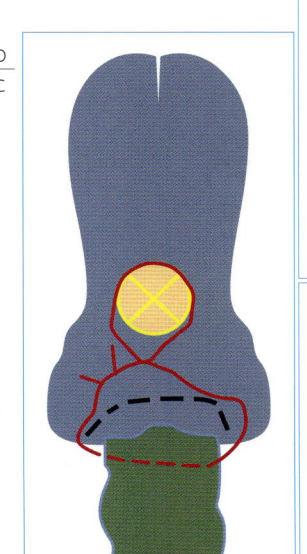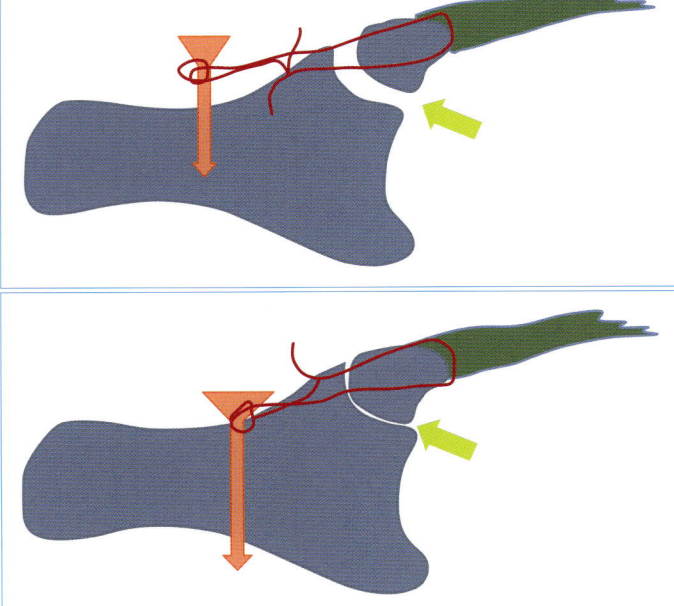

図21

症例 3④

スクリューをある程度挿入してワイヤーを終止腱と骨片間に通し締結し，さらにスクリューの挿入を続ける（a, b）．スクリューヘッドがワイヤーを抑え込みながら進み，骨片を寄せることができる（c）．

VI. 後療法

　術後は患指を濡らさないようにする．鋼線は原則として5週で抜去する．外固定のアルフェンスシーネは4週で除去する．本法では屈曲位での整復位保持となり，鋼線抜去直後は屈曲位拘縮を伴っている

ため，DIP関節の他動的伸展運動を指導し，症例によっては，night splintを用いて矯正を行うこともある．

（善家雄吉，酒井昭典，戸羽直樹）

参考文献 ....

1) 石黒　隆：整形外科手術イラストレイテッド．手関節・手指の手術．マレット骨折に対する石黒法．p.55-61，中山書店，2012.
2) 戸羽直樹ほか：骨性マレット指に対する新しいX線撮影法とそれに基づいた石黒改良法．整・災外．48：1431-1435，2005.
3) 花石源太郎ほか：マレット骨折に対するhook plate固定の治療成績．整・災外．55：87-90，2012.

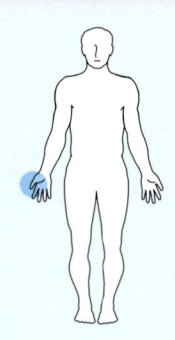

患者 ID： 　　　　　患者氏名：

年齢：18　　性別：女性

手術日：　　　/　　/

診断：右環指末節骨基部裂離骨折（骨性マレット指）（図 22）

術式：経皮的鋼線刺入固定術（石黒法）

術者：　　　　　　，　　　　，

麻酔：局所麻酔（指神経ブロック）　　麻酔医：

10 骨性マレット指

- 仰臥位，空気止血帯は使用しない
- 術前の軸位撮影（図 22-c）にて，骨片は中央に一塊として存在していることが判明していたため，ブロックピン刺入は中央とした
- DIP 関節と PIP 関節をしっかりと屈曲位に保ち，φ1.2 mm K-wire を用いて extension block を刺入した
- 刺入位置は，中節骨骨頭の背側寄りで，DIP 関節を屈曲位として，骨片との間には隙間をもたせるようにする（図 23）．＊当科では基本的に，対側の骨皮質を貫くように固定している

- 本症例では，掌側への亜脱臼はなかったが，整復操作は，末節骨をしっかりと把持し，末節骨基部を持ち上げるようにして末梢に引っ張りながら整復すると上手くいくことが多い
- 骨片と DIP 関節の良好な整復位が得られたら，骨折面を貫通しないように，本症例は φ1.2 mm K-wire を使用し，末節骨の尺側面から DIP 関節を経皮的に固定した
- それぞれのワイヤーの先端部には，断端保護のため，Jurgan Pin Balls® を装着した
- 術後 X 線像（図 24）

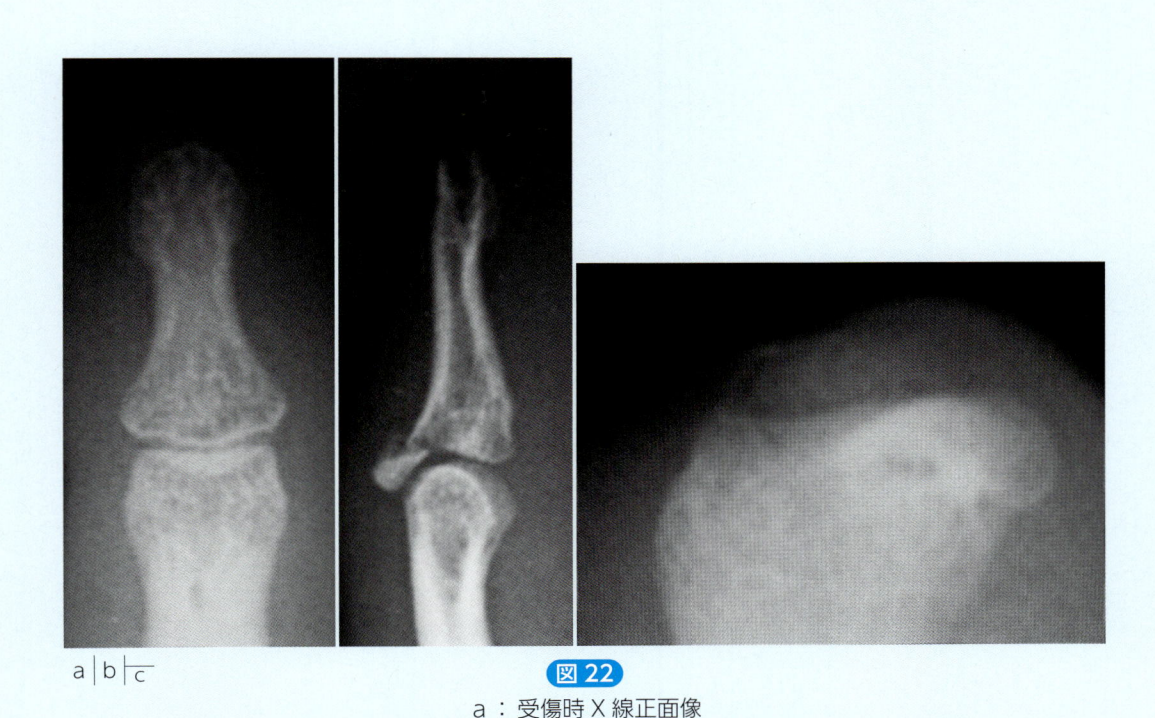

a | b | c

図 22

a：受傷時 X 線正面像
b：受傷時 X 線側面像
c：受傷時 X 線軸位像

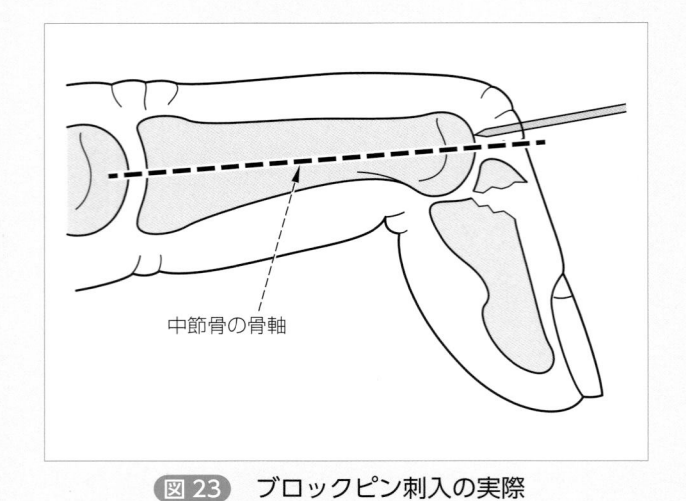

図23　ブロックピン刺入の実際

中節骨の骨軸

図24

a：術直後Ｘ線正面像
b：術直後Ｘ線側面像

a｜b

プロジェクトⅧ　**押さえておくべき基本 骨折治療テクニックの実際**

11　大腿骨頚部骨折

Ⅰ．代表的分類法（その手術適応）

1．Garden 分類（図 1）

　Garden 分類は，側面での転位が考慮されていないなどの課題はあるが，最も頻繁に使用されている．骨頭壊死発生の可能性が低い stage Ⅰ，Ⅱを非転位型，そうでない stage Ⅲ，Ⅳを転位型と分別し，前者に骨接合を，後者に人工骨頭等置換術を選択する場合が多い．しかし，「若年者で極力人工関節・人工骨頭を避けたい」，「全身状態が不安定で ADL を多少犠牲にしても，極力手術侵襲を少なくしたい」などの場合，転位型であっても骨接合術を行っている．

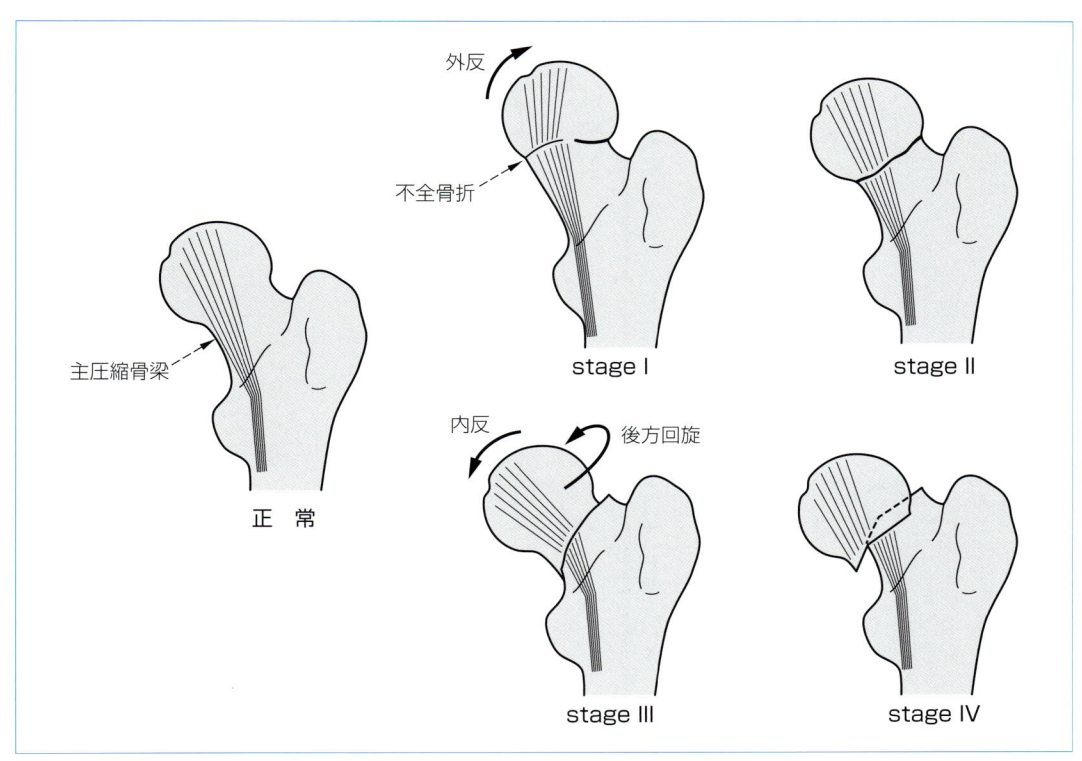

図1　Garden 分類

Stage Ⅰ：内側の骨皮質の連続性は保たれており，比較的安定している．
Stage Ⅱ：頚部内側から外側の完全骨折だが転位はなく，主圧縮骨梁に乱れはみられない．
Stage Ⅲ：転位を伴う完全骨折．頚部後下方の軟部組織の連続性が一部残存するため，骨頭はやや内反すると考えられている．
Stage Ⅳ：高度転位を伴う完全骨折．骨頭と頚部の連続性は完全に絶たれている．
（大腿骨頚部/転子部骨折診療ガイドライン改訂第 2 版より）

2. Pauwels 分類 (図2)

　骨折線と頚部軸の成す角度により，骨折部に作用する力が異なることを考慮した分類である．筆者はPauwels 分類と骨折部の粉砕などを考慮し後述のようなインプラント選択を行っている．

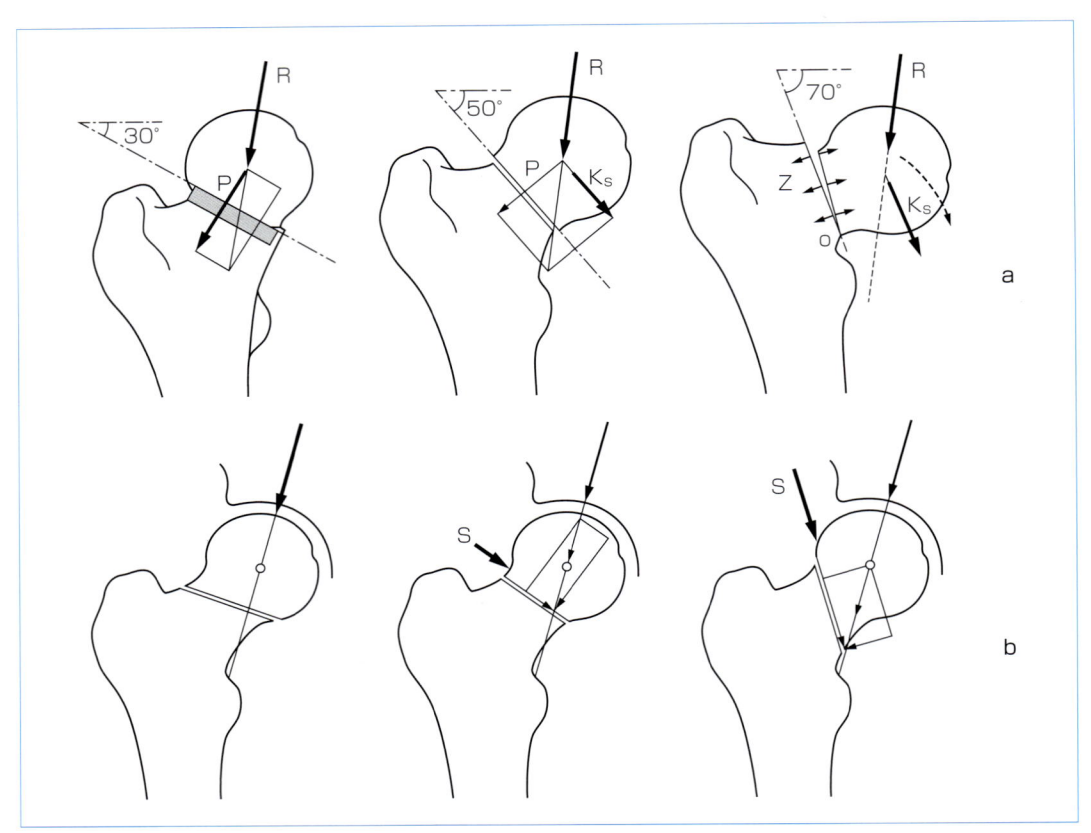

図2 Pauwels 分類

　a：Pauwels 1935 年論文内の図．骨折部に生ずる "ずり応力" (shearing force) と
　　　骨折部を引き離す力 (free torque) の存在により分類．水平軸に対する骨折線の
　　　角度が 30°，50°，70°で grade Ⅰ，Ⅱ，Ⅲを分類
　b：Pauwels 1973 年論文内の図．1935 年の論文とは軸圧の角度が異なり，引用
　　　する研究者により 20°前後の差があることが報告されている．

　R：軸圧，P：圧拍力，S：転位，Z：張力，Ks：ずり応力，o：転子部側骨折部下縁

Ⅱ．使用インプラントの選択

　前述の分類に加え，CT で頚部粉砕の有無と骨折線の位置を確認し，Garden 分類と Pauwels 分類を組み合わせ，以下のように使用インプラントを選択している．

- Cannulated cancellous screw (CCS)，ハンソンピン：Garden 分類非転位型 & Pauwels 分類

grade Ⅰ，Ⅱ（回旋安定・ずり応力安定）
- ハンソンピンロック：Garden 分類転位型 & Pauwels 分類 grade Ⅰ，Ⅱ（回旋不安定・ずり応力安定）
- Twins, Targon FN, TresLock：Garden 分類転位型 & Pauwels 分類 grade Ⅲ（回旋不安定・ずり応力不安定）

1. Cannulated cancellous screw（CCS），ハンソンピン（図3）

　手技は簡便であるが，角度安定性，回旋抵抗性は期待できない．不安定性の高い頚基部付近での骨折に適応した場合，髄腔内でインプラントが捻れる"chop stick現象"を生じることになる（図4）．

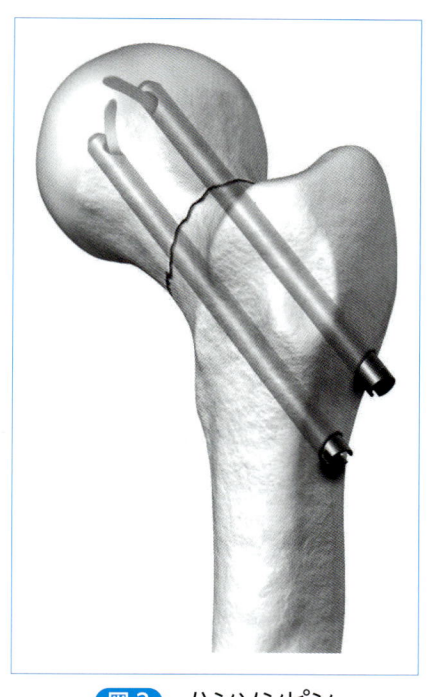

図3　ハンソンピン

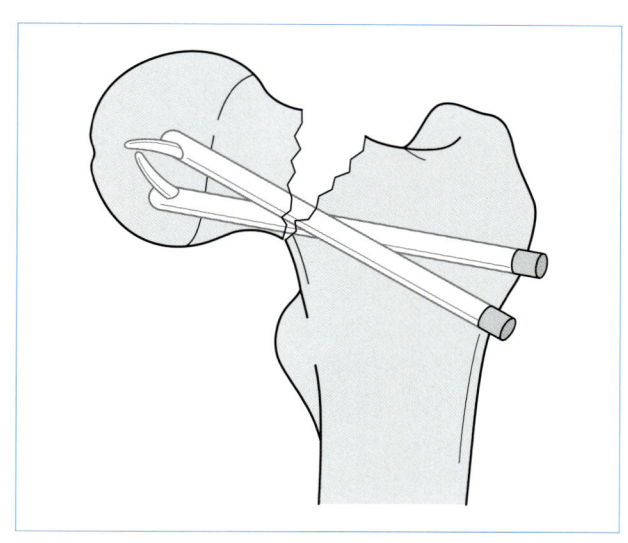

図4　Chop stick 現象模式図

2. ハンソンピンロック（図5）

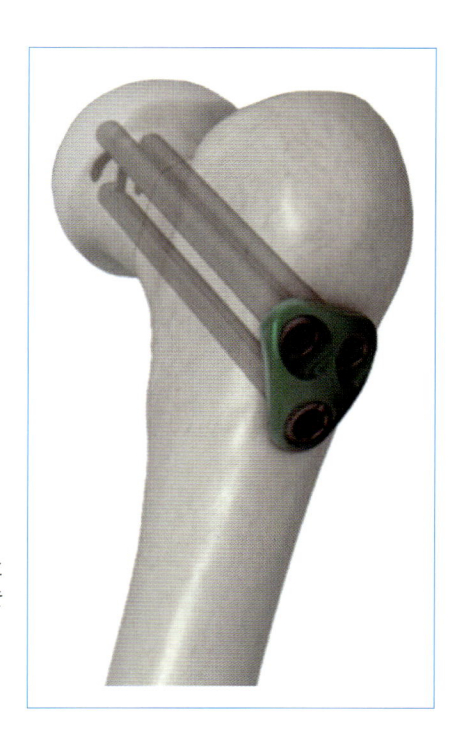

ハンソンピンロック

強い骨頭把持力による回旋抵抗性が期待できる．骨幹部とプレートは固定されておらず，強い角度安定性は期待できない．

　　　（ストライカー社ハンソンピンロックカタログより）

3. 複数のラグスクリューを持つ Compression hip screw (CHS) system "Twins", "Targon FN", "TresLock" など（図6）

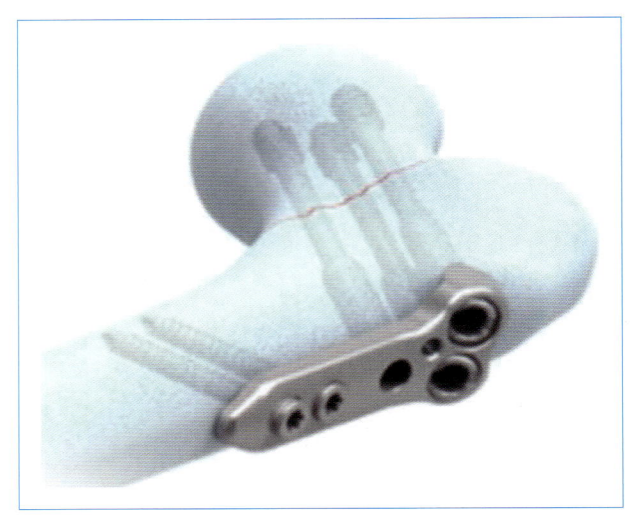

図6

複数のラグスクリューを持つ Compression hip screw (CHS) system "TresLock（キスコ社）"

骨幹部のプレートによる角度安定性と複数のラグスクリューによる回旋抵抗性が期待できる．挿入手技はやや煩雑．頚部の粉砕や Pauwels 分類 grade Ⅲ など，高度不安定型の骨折が適応．

Ⅲ．手術器械一式（例：ハンソンピン）

- 整形外科小切開セット：①尖刃（No11），円刃（No10），②ペアン，コッヘル（直・曲），③消毒鉗子，④鑷子（11 cm：有鉤・無鉤，マッカンドー：有鉤・無鉤），⑤筋鉤（短・中），⑥持針器（ヘガール），⑦剪刀（クーパ直・曲）など
- エアドリルドライバー
- ハンソンピン借用器械一式
- CHS 用ドレープ（3M™ステリ・ドレープ 牽引手術台用）
- X 線透視装置
- トラクションテーブル

Ⅳ．体位・セッティング（図7）

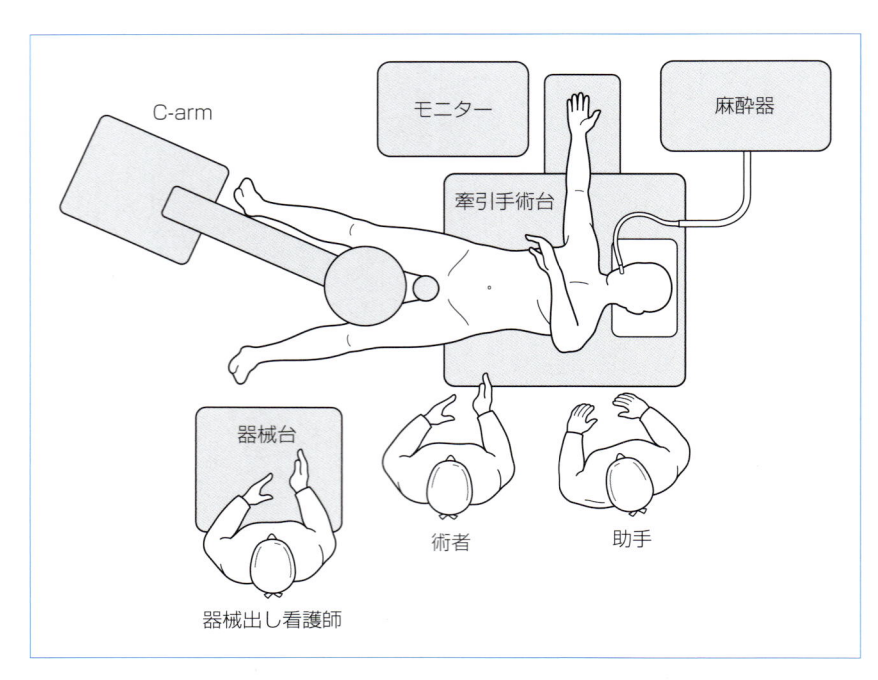

図7

手術室配置模式図

牽引手術台を使用．患肢を牽引し，健側は屈曲外転外旋位で保持する．

透視装置（C-arm）は患肢内側より挿入し，モニターは健側頭側もしくは患側足側に置く．

Ⅴ．手術手技の実際（例：ハンソンピン）

1. 整復目標と手技

　正面・側面2方向で整復を確認する．整復が得られていれば全方向で骨頭から頚部にかけて"S"，もしくは"逆S"字の骨辺縁像が確認できる（図8-a）．"S"字カーブがいびつであれば，転位が残存してい

ると考える（図8-b）．

　患肢股関節中間位で正面像を見ながら緩徐に牽引し頚体角を整復後，側面像を見ながら患肢を内旋し頚部前捻を整復する（図9）．

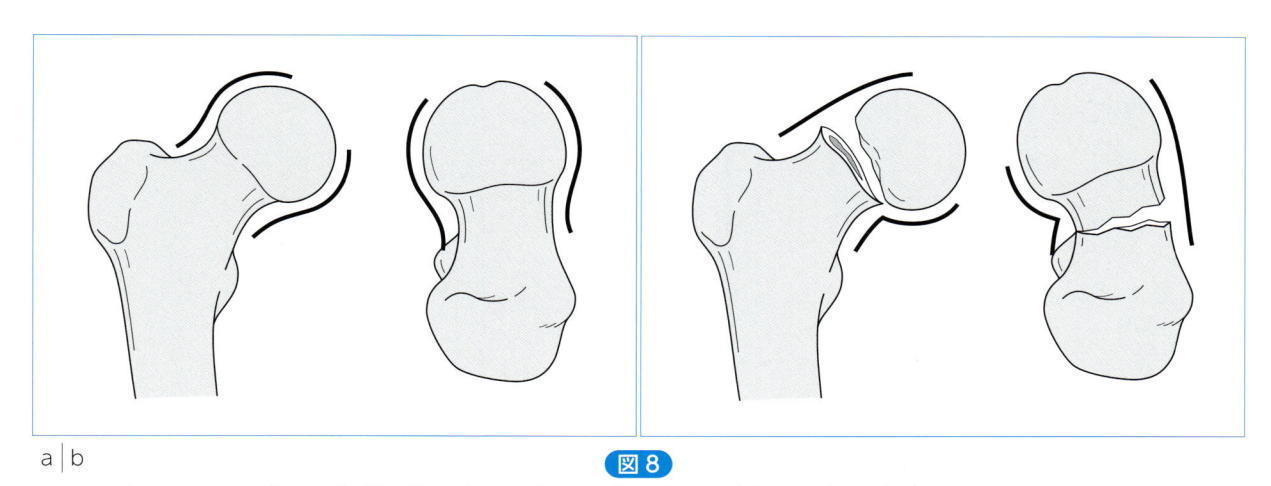

a｜b

図8

(Lowell JD：Results and complications of femoral neck fractures.
Clin Orthop Relat Res. 152：162-172, 1980.より改変)

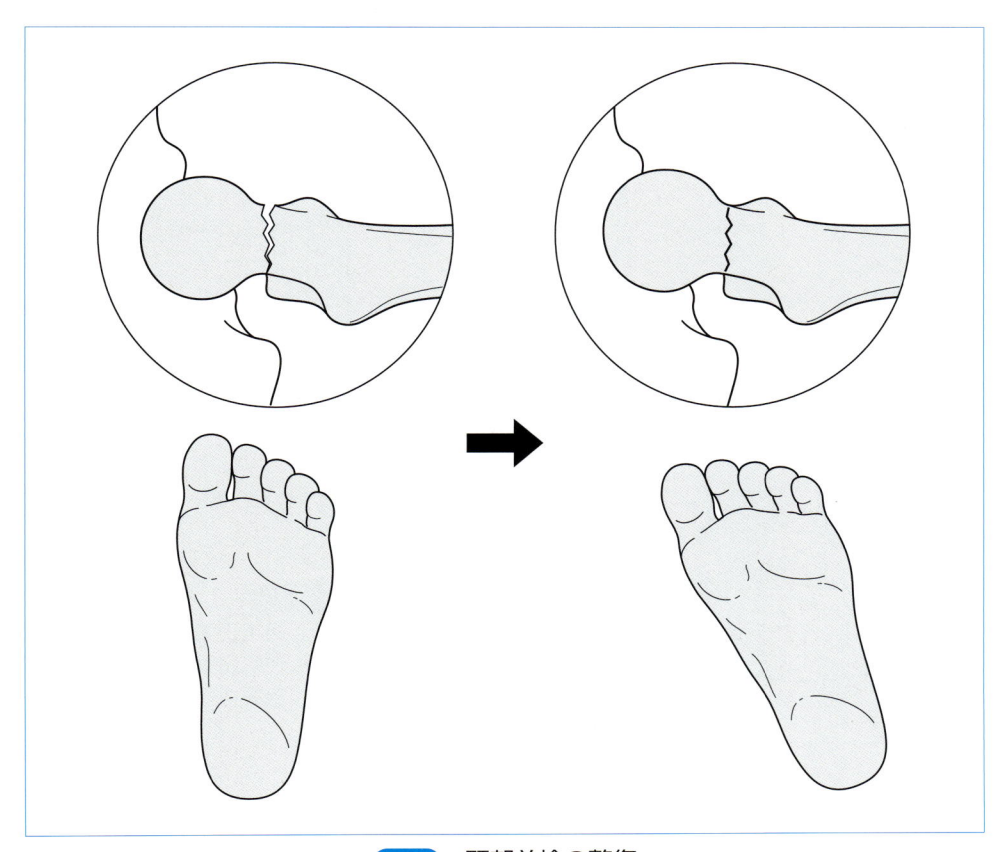

図9　頚部前捻の整復

閉鎖性整復が困難な場合は，暴力的な整復操作は決して行わず，前方別皮切での
観血的整復も考慮する．

2. 至適設置位置とマーキング

1）正　面

　透視正面像で，ガイドワイヤーを皮膚上に置き，1本目のガイドピン刺入位置をマーキングする．骨頭中央やや下方から頚部内側骨皮質に沿って大腿骨外側骨皮質小転子高位に達する直線を皮膚上に描く（図10-a：①）．この直線と大腿外側皮膚の交点から大腿骨骨幹部を横切する線を描く（図10-a：②）．

2）側　面

　次に側面像にて骨頭と頚部の位置関係を確認する．骨頭，頚部，骨幹部が一直線となるいわゆる"true lateral view"を得るC-armの位置が，頚部前捻角を反映している．下肢内旋位で牽引されている場合，"true lateral view"が下肢を内旋した角度だけ"horizontal view"に近づいている．

　"true lateral view"でガイドピンを転子部外側で上下し，骨幹部やや前方から頚部中央，骨頭中心を結ぶ直線を皮膚上にマーキング（図10-b：③）し，透視正面像でマーキングした②と③の交点が1本目のガイドワイヤー刺入皮膚切開部位となる（図10-c：④）．

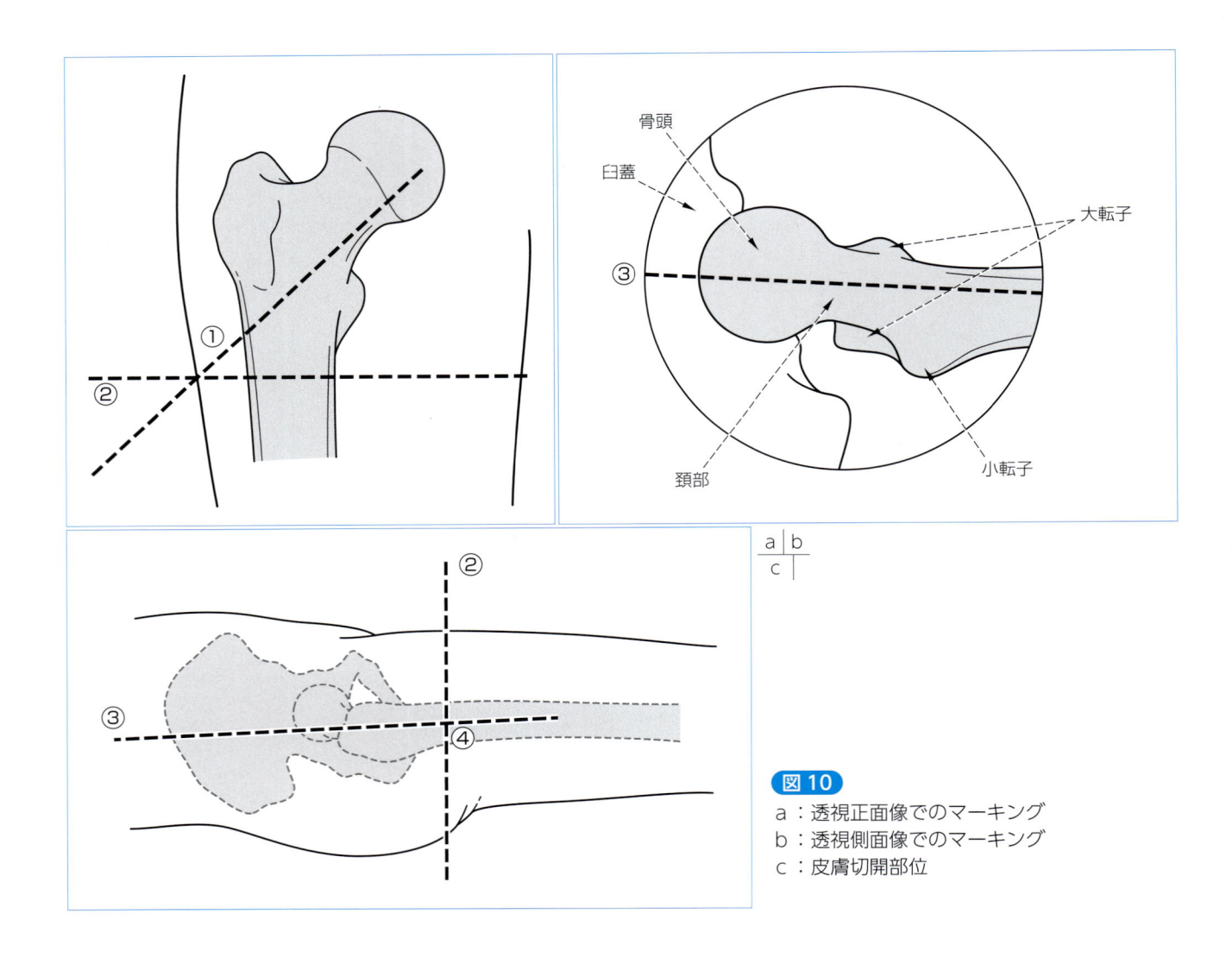

図10

a：透視正面像でのマーキング
b：透視側面像でのマーキング
c：皮膚切開部位

<＜至適挿入位置について（図11）＞

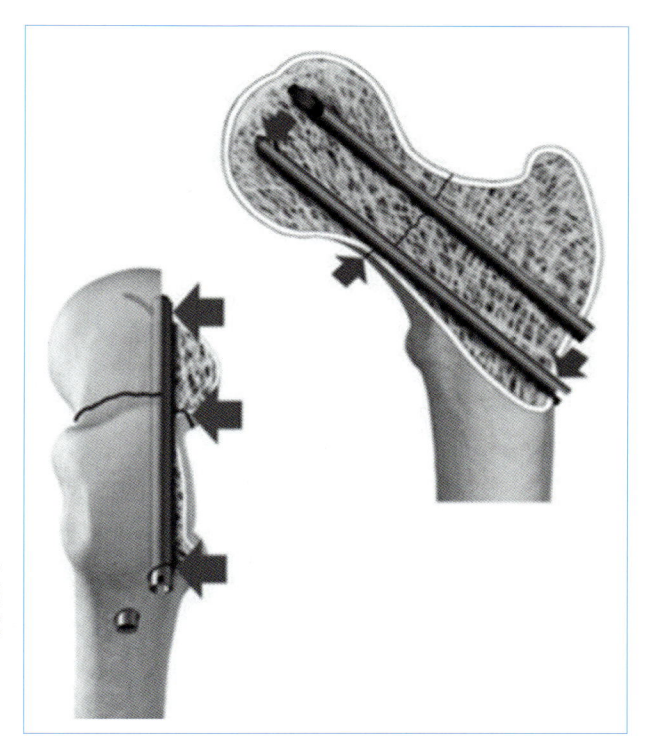

図11

ハンソンピン挿入至適位置
1本目の遠位側ガイドピンは，頚体角に近い角度で骨頭から頚部内側骨皮質に沿わせて挿入することで，骨頭の内反抑制を意図している．2本目の近位側ガイドピンは頚部後方骨皮質に沿わせて刺入することで，骨頭の後屈抑制を意図している．
（ストライカー社ハンソンピン手術手技書より）

3．手技の実際

1）遠位ガイドピン挿入・ドリリング

皮膚切開を1本目のガイドワイヤー刺入点から近位に3〜4cm加え，皮膚切開部よりガイドワイヤーブッシュ（ガイドワイヤーのガイド）を挿入し，ガイドワイヤーを軟骨下骨まで刺入する（1cm程度の小切開での経皮的刺入も可能である）（図12-a）．挿入時正面像にて，ガイドワイヤーがイメージ下に小転子高位で大腿骨外側骨皮質に達することを確認する．頚部内側骨皮質に沿うように骨頭中央やや下方にガイドピンを刺入する（図12-b）．至適位置に刺入できない場合，ガイドピンを外側骨皮質付近まで

戻し，"逆回転"させながらゆっくりガイドワイヤーを進めることで，髄腔内での刺入位置調整が可能となる．外側骨皮質へのガイドワイヤー刺入孔は少ないことが望ましい．多数刺入孔は転子下骨折のリスク因子となる可能性があり，初回刺入前のガイドワイヤー位置の確認が重要である．

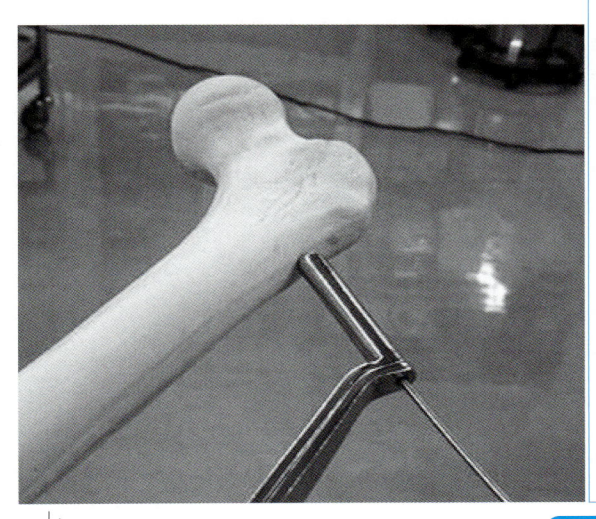
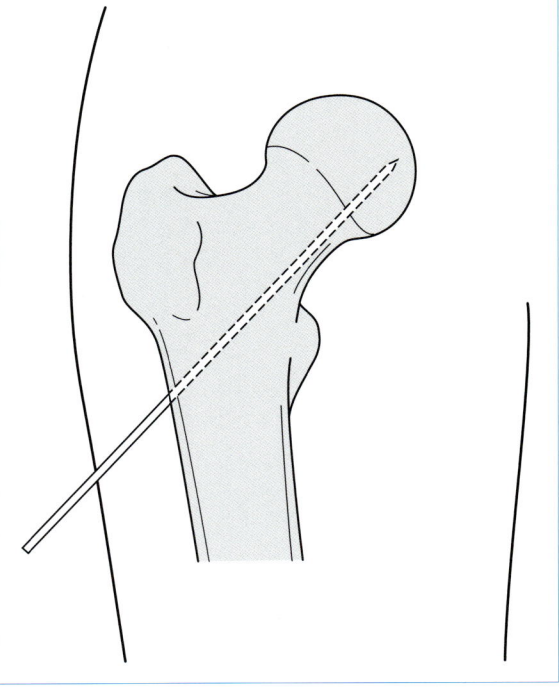

a｜b

図12
a：ガイドワイヤーブッシュを用いた遠位ガイドワイヤー刺入
b：遠位ガイドワイヤー刺入透視像模式図

2) 遠位ドリリング（図 13）

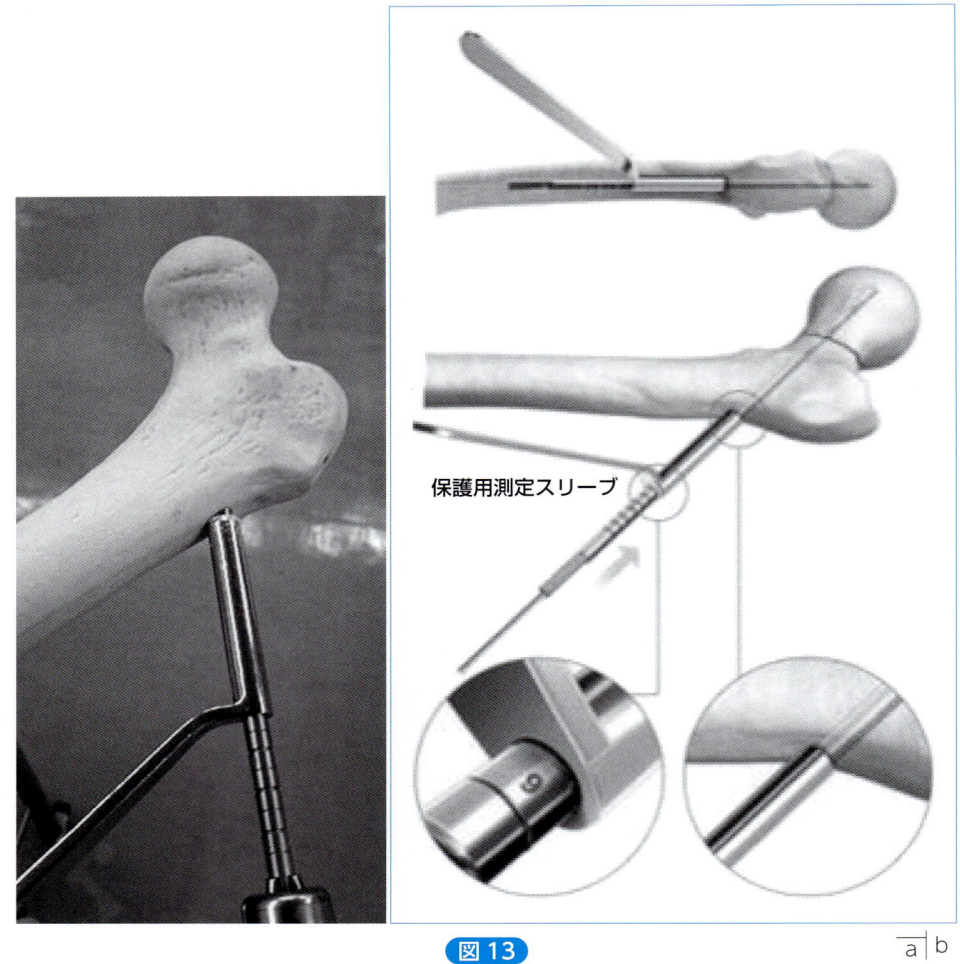

保護用測定スリーブ

図 13

a | b

ガイドワイヤー越しに至適ハンソンピン長を計測後，ドリリングを行う．
ドリリング深度は，骨頭先端に近いことが望ましいが，偏心性にガイドワイ
ヤーが挿入されていると，ハンソンピンやフックの関節内逸脱の可能性が
ある．筆者は透視画像で軟骨下骨の 3〜5 mm 程度手前までのドリリング
としている．

　　　　a：遠位ドリリング
　　　　b：遠位ドリリングとハンソンピン長の計測
　　　　（ストライカー社ハンソンピン手術手技書より）

3）近位ドリリング（図14）

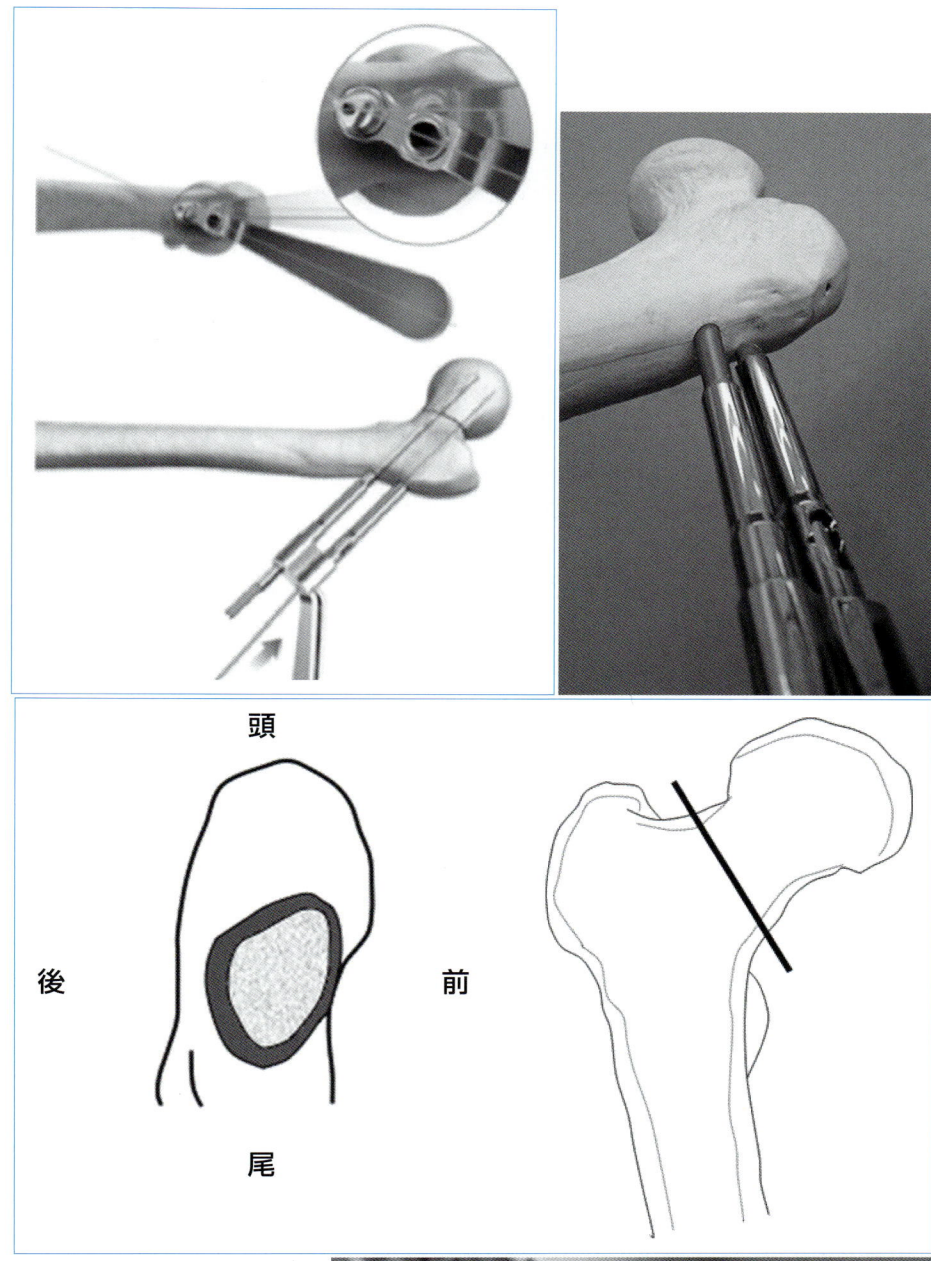

図14

近位ドリリング

適切なドリルガイドを選択し，遠位ドリリングを行ったドリルに近位ガイドワイヤー用のドリルガイドを装着し，ガイドワイヤー挿入後，近位ドリリングを行う（a, b）．近位ガイドワイヤーは遠位ドリル孔より後方で，前述のように頚部後方骨皮質に接することが望ましいが，頚部断面は実際には複雑な形態であり，過度の後方穿刺は頚部でのドリル逸脱リスクがあることを念頭に置き，適切なドリルガイドを選択する必要がある．特に頭側後方への逸脱はイメージでの確認は困難である（c, d）．

　a：近位ドリリング用ガイドの選択とガイドワイヤー挿入（ストライカー社ハンソンピン手術手技書より）

　b：近位ドリリング

　c：関節側からみた頚部断面イメージ

　d：頚部後方へのドリル逸脱

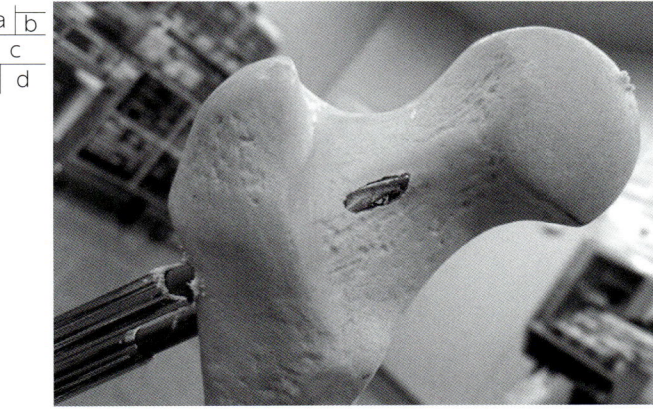

4) インプラント挿入（図15）

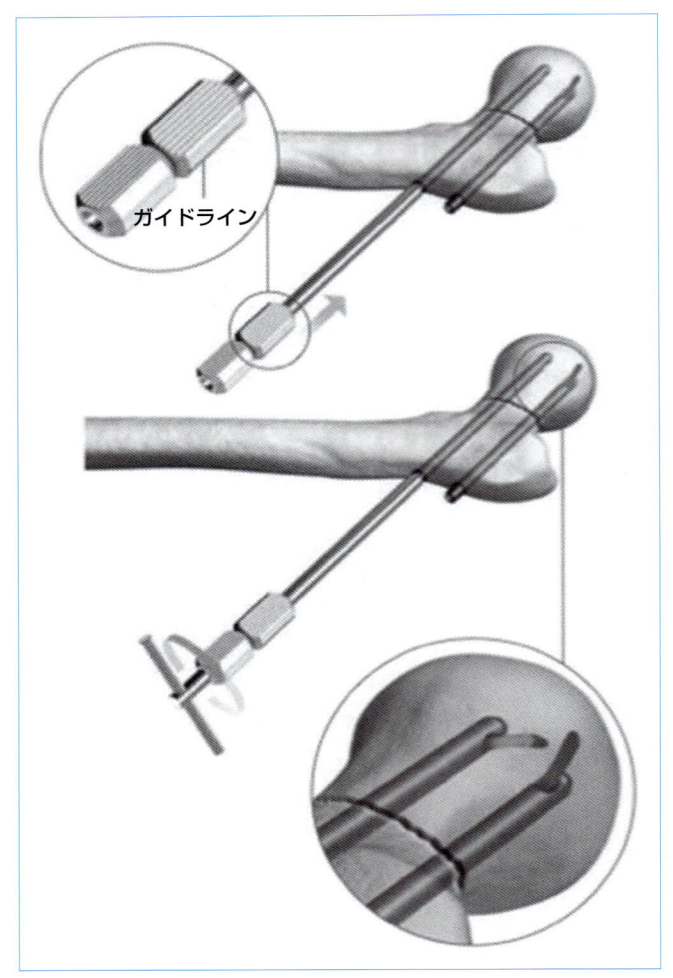

図15

インプラント挿入とフック位置

計測した長さのインプラントをまず近位，次に遠位に挿入する．ピン挿入時にそれぞれのフックが骨頭中央に向かうよう，近位は前方，遠位は上方にフックを向けて挿入する．
（ストライカー社ハンソンピン手術手技書より）

Ⅵ．後療法

- **非転位型**：術翌日〜全荷重
- **転位型**：術翌日〜toe touch．4週〜全荷重

（上杉雅文）

参考文献 ··

1) 日本整形外科学会診療ガイドライン委員会ほか編：大腿骨頚部/転子部骨折診療ガイドライン改訂第2版．南江堂，2011．
2) Nowakowski AM, et al.：Classification of femoral neck fractures according to pauwels：interpretation and confusion—Reinterpretation：a simplified classification based on mechanical considerations. J Biomed Sci Eng. 3：638-643, 2010.

サマリー　大腿骨頚部骨折Pauwels分類の解釈再整理．原著に立ち返り，骨頭にかかる外力に着目．

患者ID：　　　　　　患者氏名：

年齢：98　　性別：女性

手術日：　　　／　　／

診断：右大腿骨頚部骨折（Garden 分類 stage Ⅲ，Pauwels 分類 grade Ⅱ）（**図 16-a**）

術式：ORIF（ハンソンピン）

術者：　　　　，　　　，

麻酔：全身麻酔　　麻酔医：　　　　　　受傷前 ADL：ほぼ寝たきり

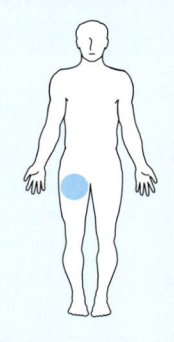

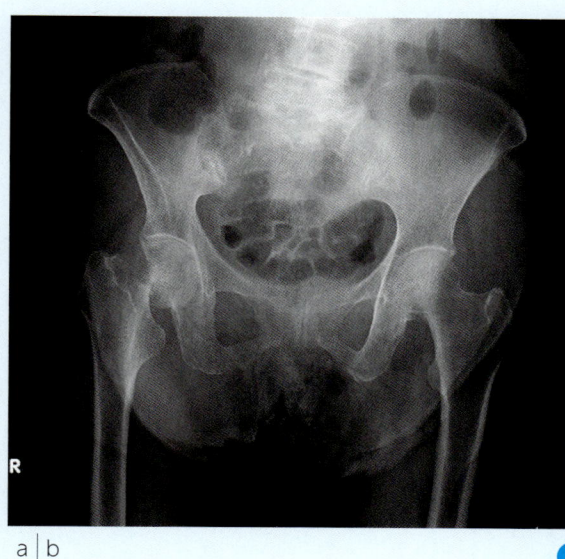
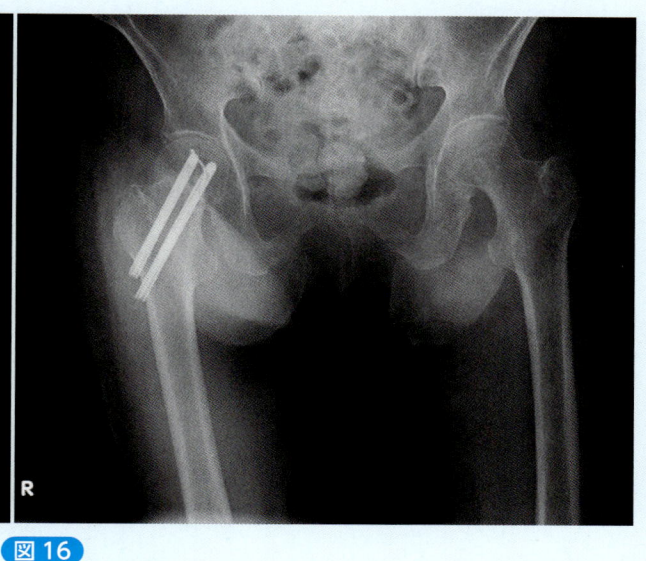

a | b

図 16

a：術前 X 線正面像
b：術後 X 線正面像

- 全身麻酔下，トラクションテーブル使用
- 患肢中間位にて透視正面像を確認しつつ緩徐に牽引．2～3 mm の過牽引としたところで透視側面像を確認．骨頭は後屈しており，患肢を 30°程度内旋し骨折部での骨頭後屈を整復
- 再度透視正面像を確認．骨折部は解剖学的位置より 2 mm 程度の過牽引，頚体角は中間位からわずかに外反に整復された
- 正面～側面像で頚部骨辺縁像の乱れがないことを確認．マーキング後，大腿外側，大転子遠位に約 4 cm の皮膚切開を加えた
- 筋鉤にて皮下組織を展開．大腿外側の筋膜に尖刃にて切開を加え，腸脛靱帯・外側広筋を分け大腿骨に達す
- 透視下にガイドワイヤーを大腿骨外側中央小転子高位から頚部内側に沿って骨頭中央やや遠位

に挿入．透視正面・側面像でガイドワイヤーが至適位置にあることを確認
- 透視正面像を見ながらガイドワイヤーをガイドにドリリング．骨頭先端から 5 mm 手前までドリリングを行い，ドリル長を計測（95 mm）
- 先のドリルに 8 mm 間隔の近位用ドリルガイドを装着．ガイドワイヤー挿入とドリリングを遠位同様に行い，ドリル長を計測（85 mm）
- 近位に 85 mm，遠位に 95 mm のハンソンピンを挿入し，それぞれのフックを骨頭海綿骨内に刺入し，透視下にフックの骨頭穿破がないことを確認した
- 創部を生理食塩水 500 ml で洗浄し，筋膜を 0 号，皮下組織を 2-0 号，真皮を 4-0 号吸収糸で縫合し手術を終了

12 大腿骨転子部骨折

Ⅰ. 代表的分類法(その手術適応)(図1〜3)

　全身状態が手術に耐えられない状況にない限り，全例手術適応である．単純 X 線で骨折がはっきりしない場合でも，股関節の回旋時痛が強いときは骨折を疑い MRI を撮影する．MRI で骨折が診断された場合も手術適応がある．

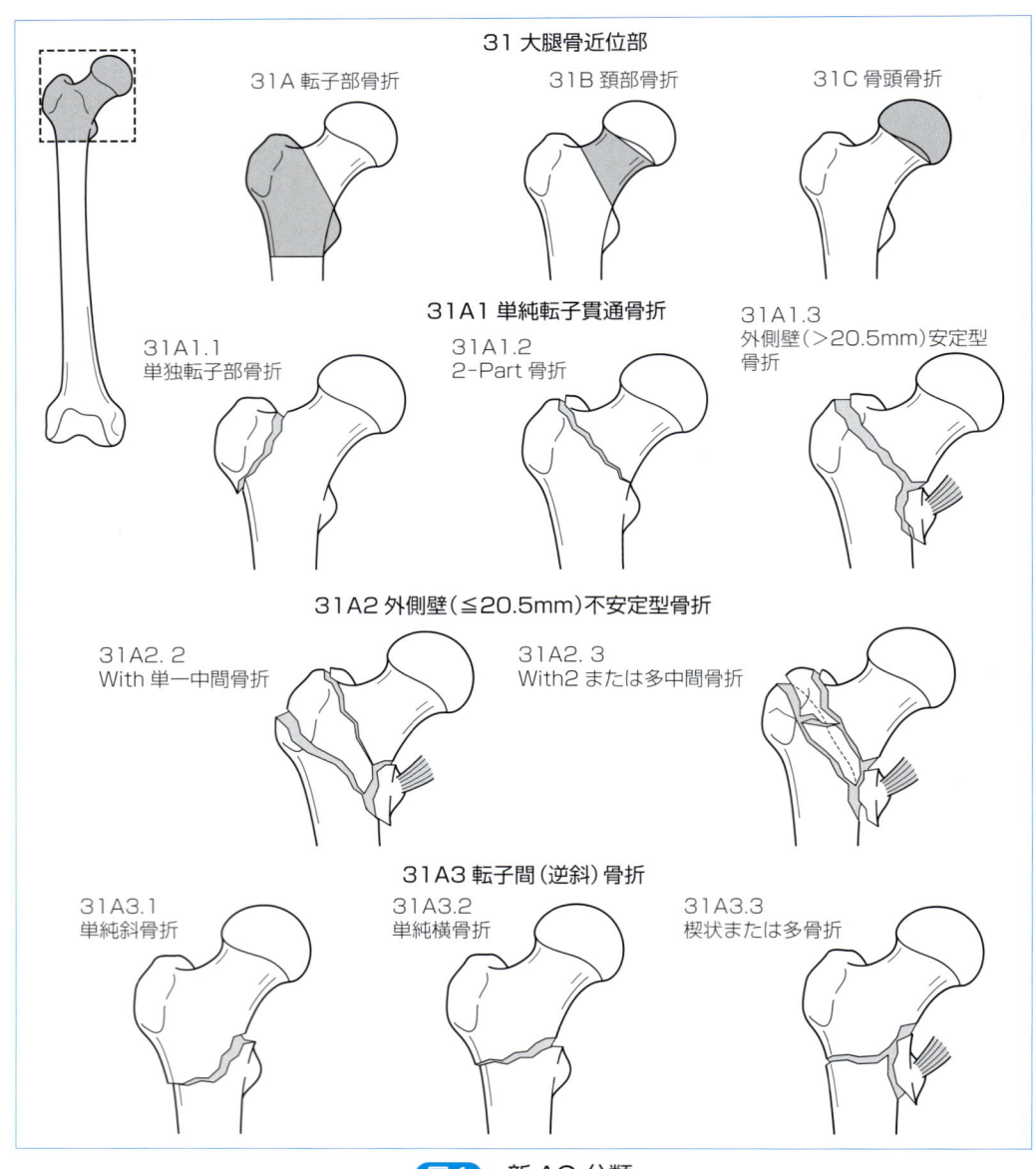

図1　新 AO 分類

a：代表的分類法であるが，単純 X 線では詳細な骨折形態の判別が困難なことも多い．

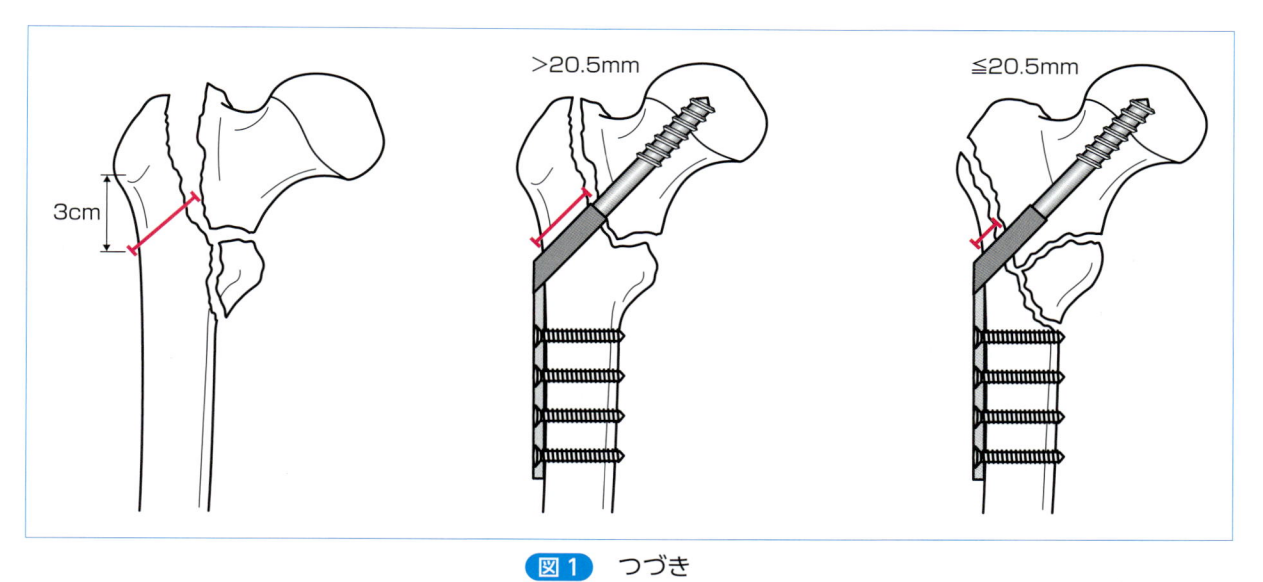

>20.5mm　　　　≦20.5mm

3cm

図1 つづき
b：31A1.3 と 31A2 における外側壁のシェーマ
（文献 3 より一部参考）

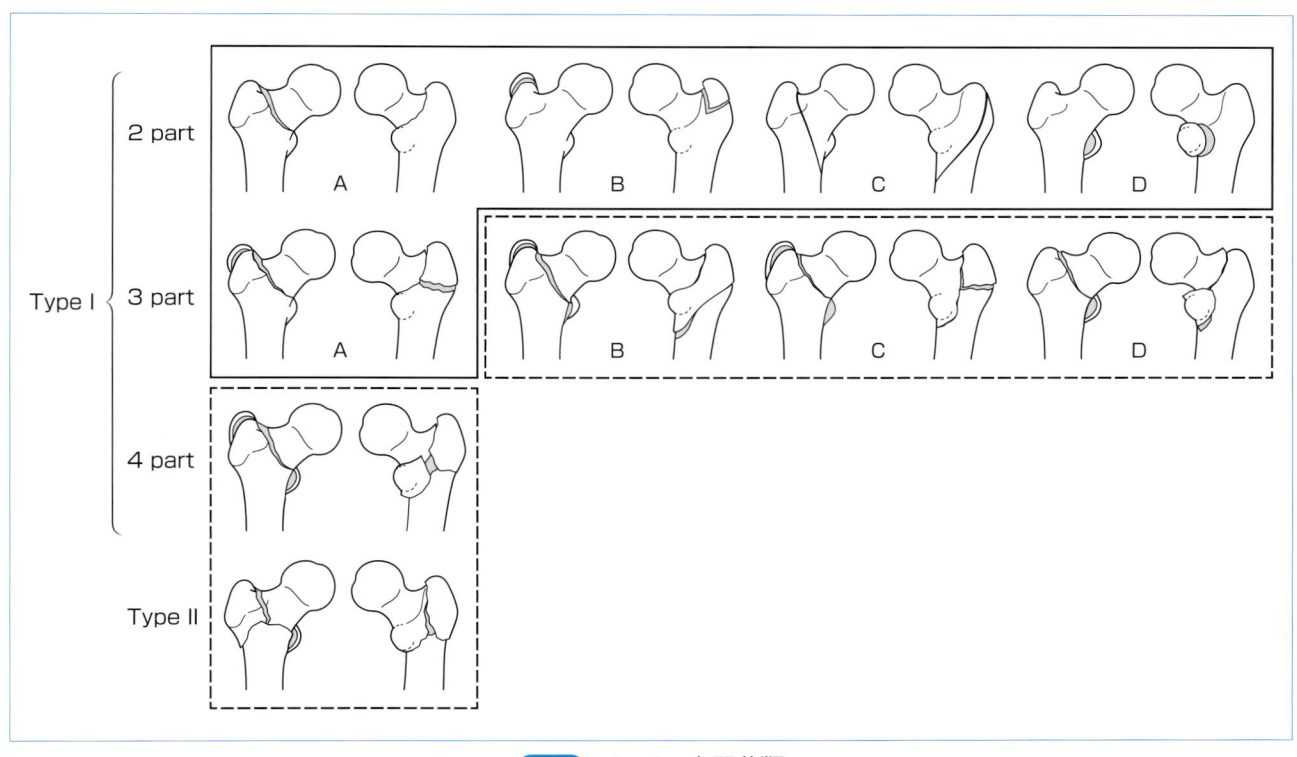

Type I
- 2 part
  - A　B　C　D
- 3 part
  - A　B　C　D
- 4 part

Type II

図2 3DCT 中野分類
本邦ではより詳細な評価として中野分類が多く使用されている．
Type I の 2-part A～D，3-part A を安定型，type I の 3-part B～D，
4-part と，type II を不安定型骨折として扱う．

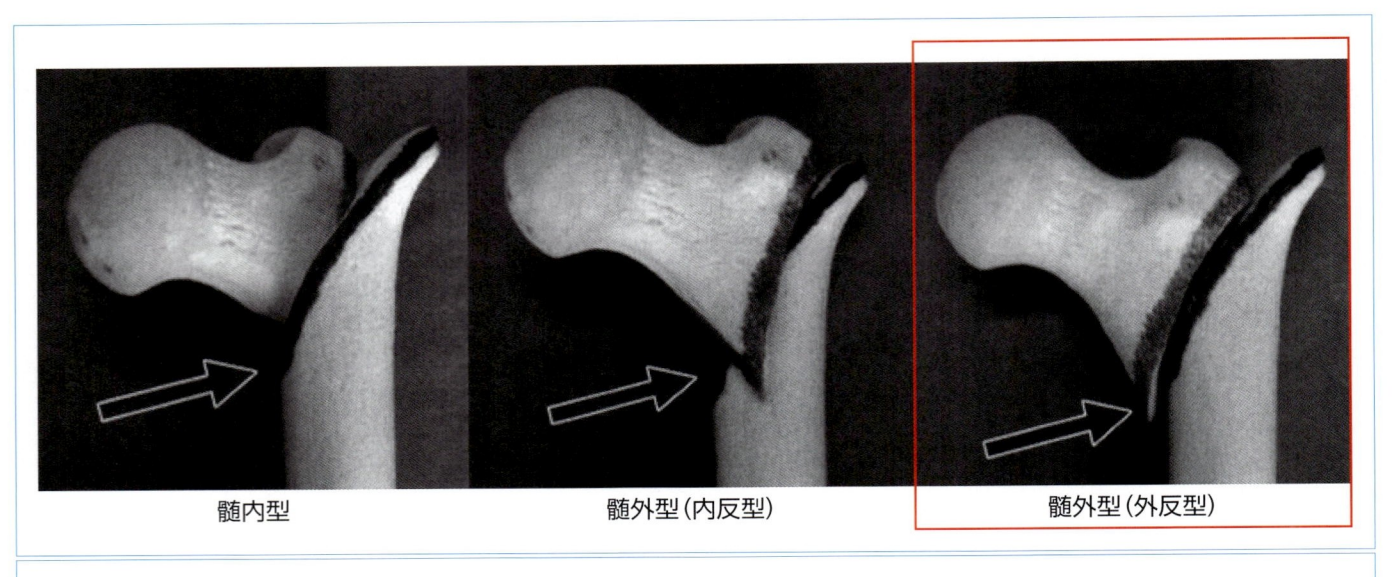

| 髄内型 | 髄外型(内反型) | 髄外型(外反型) |

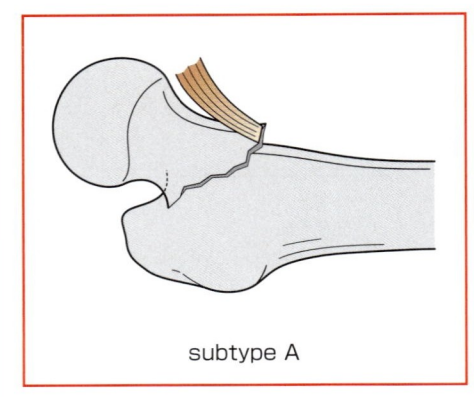
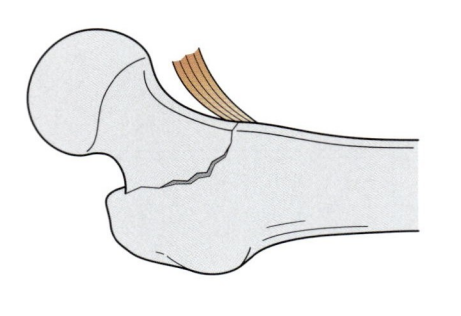
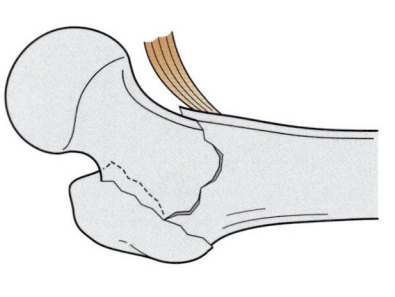

| subtype A | subtype N | subtype P |

図3

a
b

整復位については X 線正面像で評価する宇都宮の分類(a)と X 線側面像で評価する生田の分類(b)が広く使われている．不安定型骨折では宇都宮分類で髄外型(外反型)，生田分類 subtype A を整復目標とする．

a：髄外型(外反型)が安定性が高い．

b：カラーで示した大腿腸骨靱帯と骨折線の位置関係が転位の仕方に大きな影響を与える．
　大腿腸骨靱帯付着部より遠位に骨折線があればその牽引力により subtype A の形になり，近位に骨折線があれば subtype P の形となる．大腿腸骨靱帯付着部をまたぐ位置に骨折線があれば subtype N の形となる．

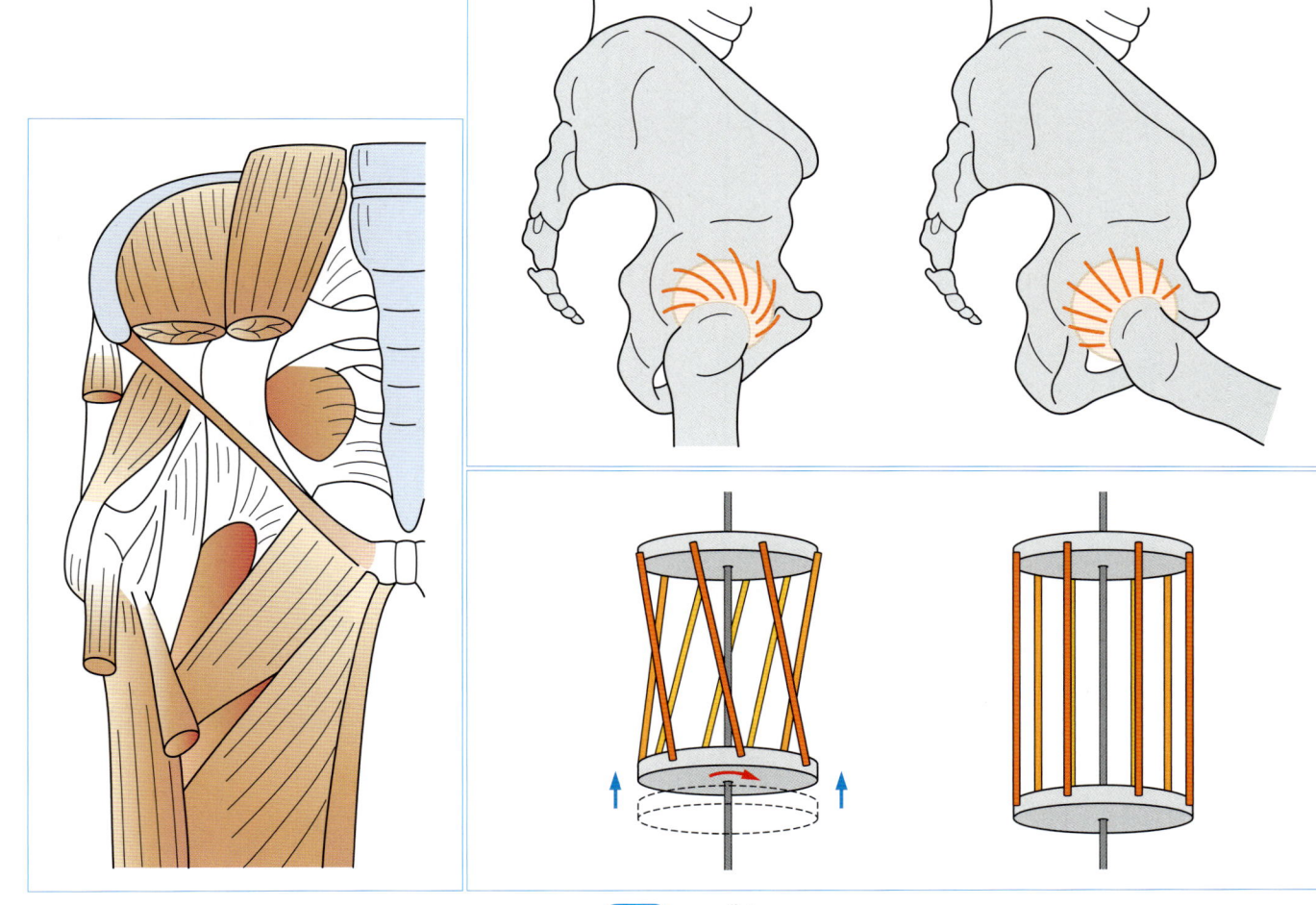

図3 つづき

c ： 腸骨大腿靱帯は股関節伸展位で捻じれる形となり，立位で骨頭の求心性を
増し股関節を安定化させる作用を持つ．
この捻じれが取れる方向に力が作用するので，図 3–a，b のような転位を
起こす力源となる．

（プロメテウス解剖学アトラス．より改変）

手術方法は sliding hip screw（以下，SHS）（図4）もしくは short femoral nail（以下，SFN）（図5）を用いることが一般的である．

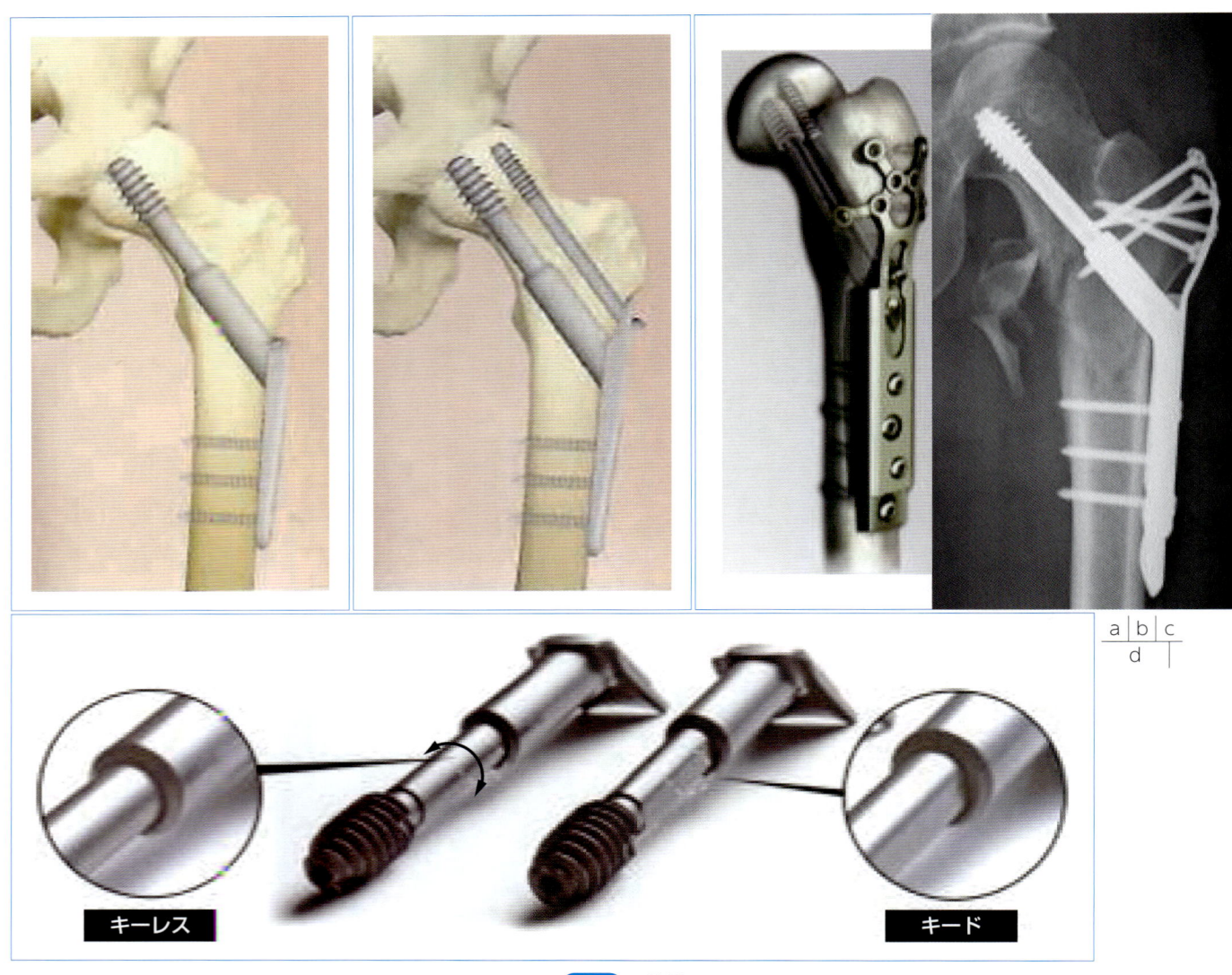

a	b	c
d		

図4 SHS

a，b：日本エム・ディ・エム社．APOLLON．つばなし（a）とつば付き（b）．Lag Screw
1本タイプ．安定性によってつば付きを使用して cannulated cancellous
screw（CCS）を追加する．

c：Synthes．SHS＋Locking Trochanter stabilizing plate．大転子を抱え込むように
自由度が高くベンディングが可能．Locking screw が多方向性に挿入できる．不安
定型骨折に SHS を使用する際には trochanteric stabilizing plate を使用して安定
性を高めることが推奨されるが，患者に対する侵襲は大きくなる．

d：SHS のキードタイプとキーレスタイプ．キードタイプはラグスクリューとプレート
に回旋防止機構を有するものである．一方，キーレスタイプは回旋防止機構はない
ので骨折部の回旋は骨折部の摩擦力に依存することとなる．手術手技としてはキー
ドタイプのほうが皮切は大きくなり，やや煩雑になる．

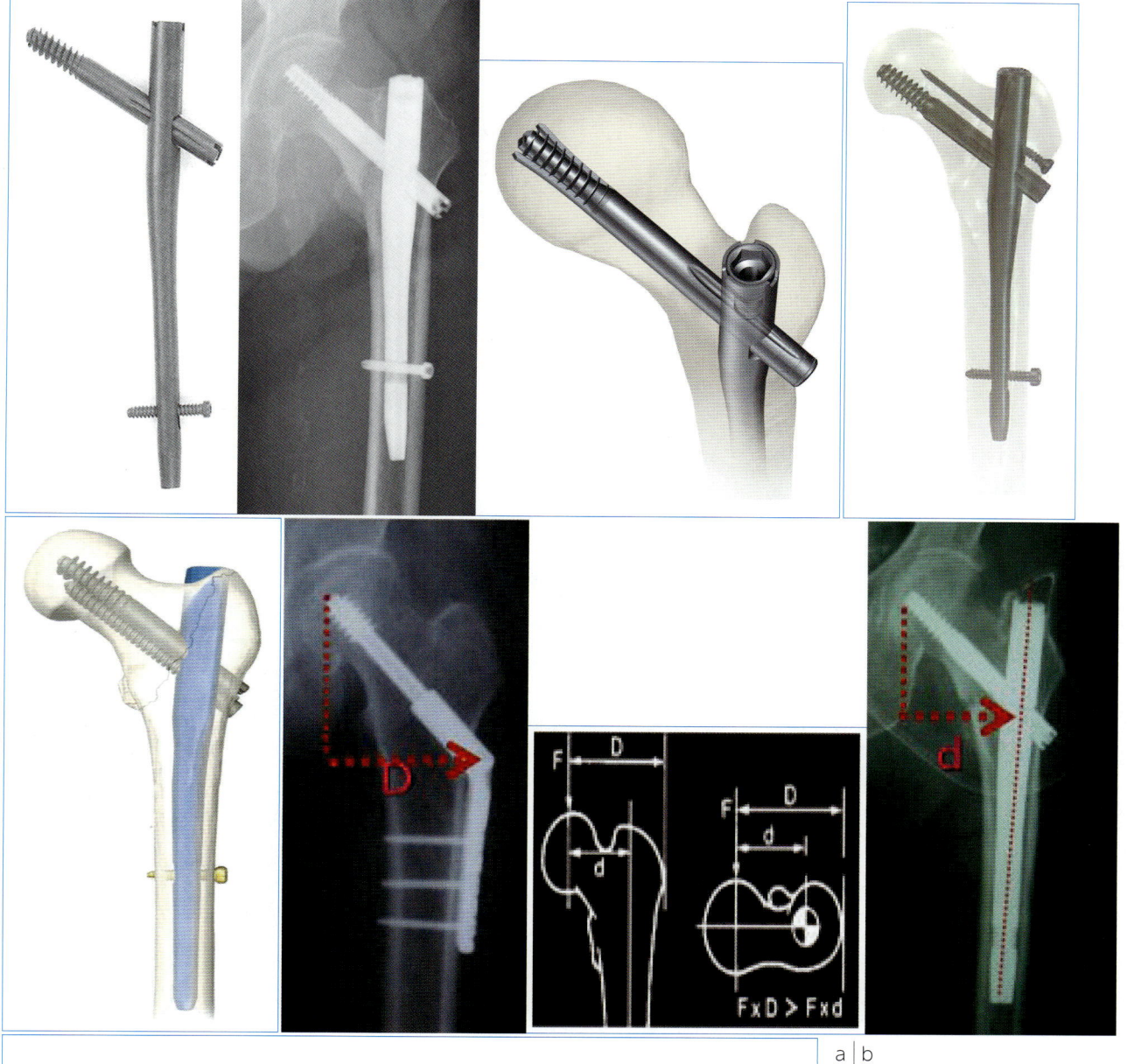

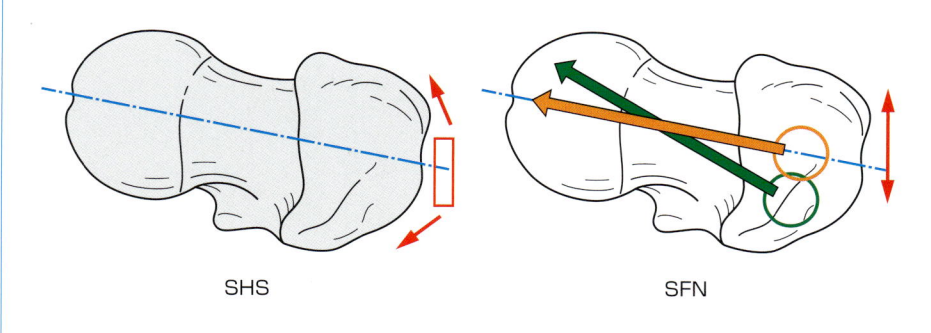

SHS　　　　　SFN

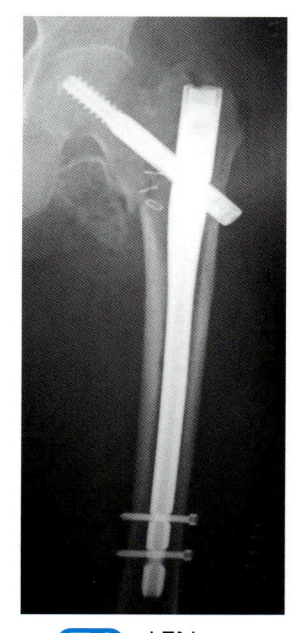

a	b
c	d
e	

図5　SFN

a：Stryker 社．Gamma3．ラグスクリューで骨頭骨片（近位骨片）を把持し，遠位は髄腔で安定性を得る．回旋固定性を上げるためにオプションでU-ブレードの追加が可能である．

b：日本エム・ディ・エム社．OM Femoral Nail System．回旋防止機能としてオプションとして AR ピンの挿入が可能なシステム

c：Smith & Nephew 社．TRIGEN INTERTAN．回旋防止機能として screw 2 本での固定ができる．

d：SHS と比較した SFN の荷重分散の優位性．SHS に比べると荷重支点が近くなるので曲げモーメントが大きくなり，不安定型に使用したときは有利であるともいわれている．そこで安定型には SHS，不安定型には SFN という使い分けをしている報告も多い．

e：ラグスクリューの挿入方向の自由度．SHS はラグスクリューの挿入方向の自由度が高い（赤）．一方，SFN では緑の位置にネイルが入るとラグスクリューは後方からやや前よりに挿入されることになり（オレンジが至適位置），自由度が低い．

図6　LFN

Stryker 社．Gamma3 Long．新 AO 分類 A1 と A2 の一部は SFN，A2 の一部と A3 は安定性を高めるために LFN を選択するという意見が多い．

- 使用インプラントに追加して，整復操作にエレバトリウムを用いる

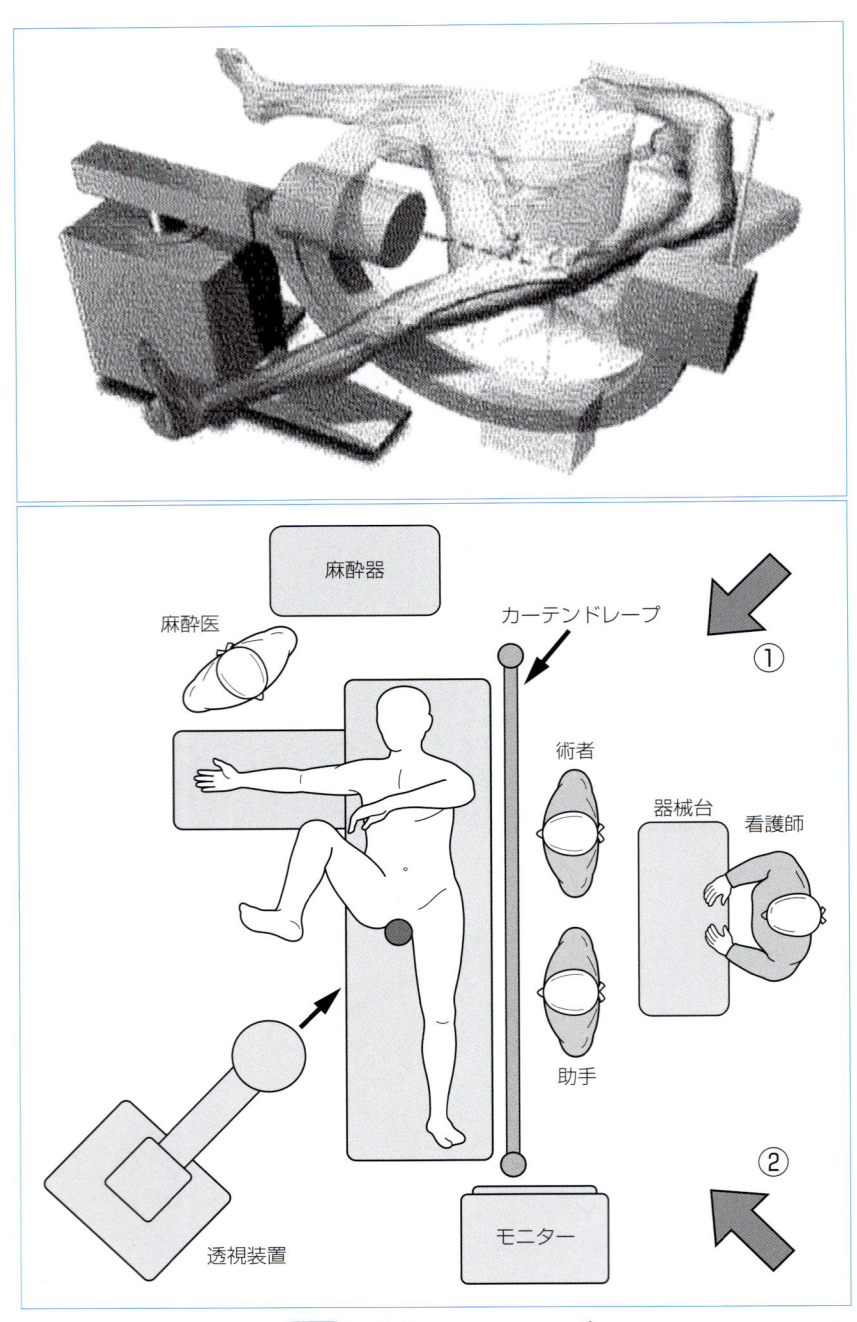

図7 体位・セッティング

$\frac{a}{b}$

a：仰臥位で牽引台に乗せる．2方向から透視装置を入れるため健側は可能な限り屈曲・外転位とする．

b：手術室の実際．麻酔科は患者頭側に立つ．カーテンドレープを用いて清潔野を確保し手術に臨む．

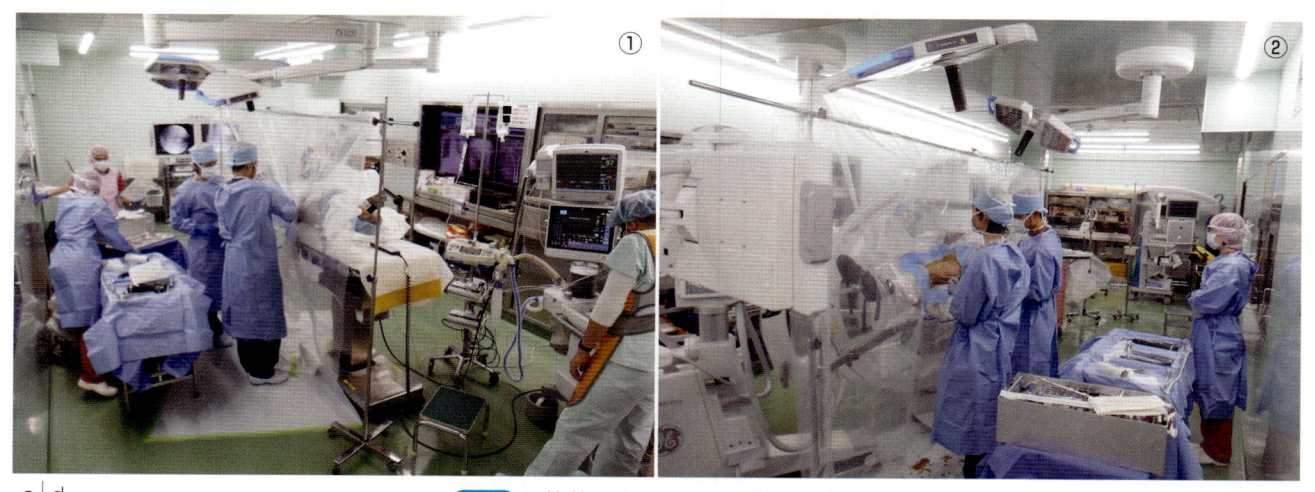

c | d

図7 体位・セッティング　つづき
c：b図矢印①からの風景
d：b図矢印②からの風景

V. 手術手技

1. アプローチ・切開（図8）

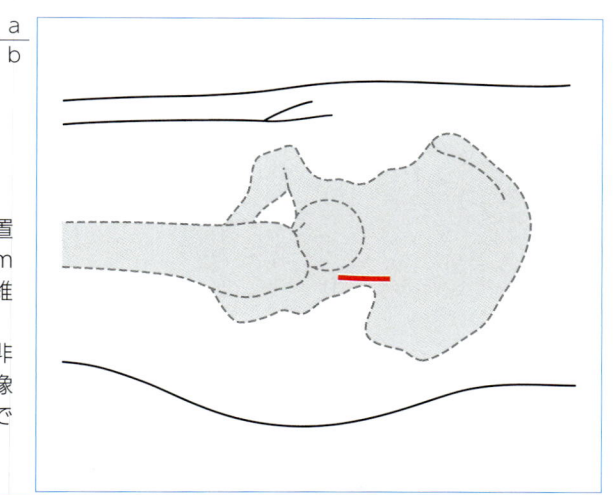

a / b

図8

アプローチ・切開

a：大転子を触診し頂部からエントリーできる位置に皮切する．触知した大転子頂部から約 3 cm 近位を 2〜3 cm 縦切する．大腿筋膜張筋も線維方向に切開し，大転子頂部を触知する．

b：髄内釘手術においてネイルの挿入点の決定は非常に重要である．SFN における挿入点は正面像で大転子頂部，側面像で前方 1/3，後方 2/3 の点である．

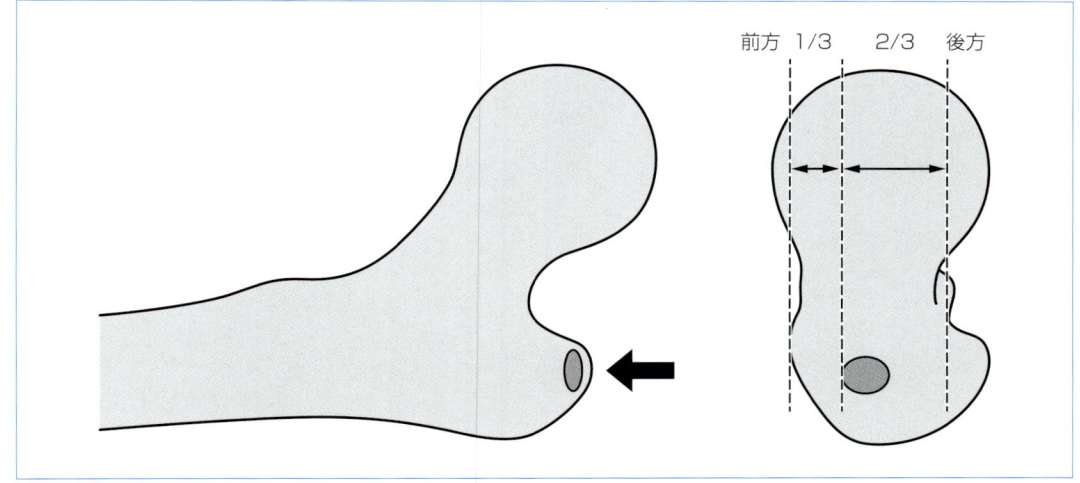

前方　1/3　2/3　後方

2. 手技の実際

1）一般的な徒手整復手技（図9）

　その後は側面像の状態に応じて観血的整復の手技が変わってくる．

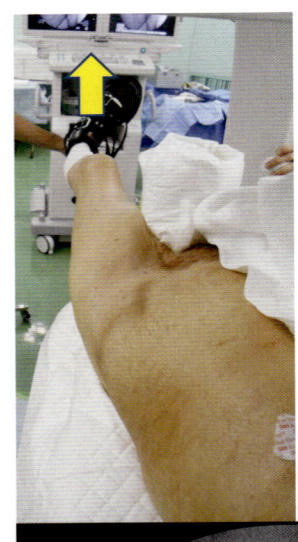
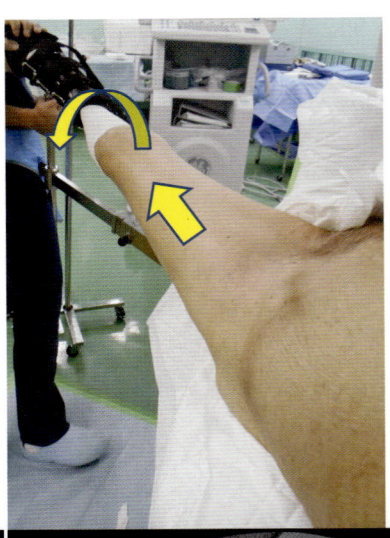
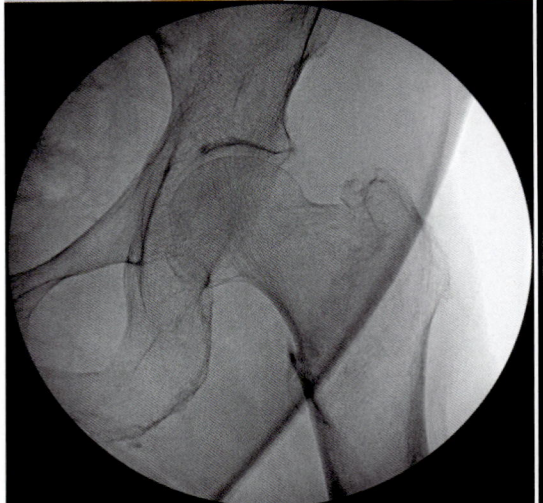
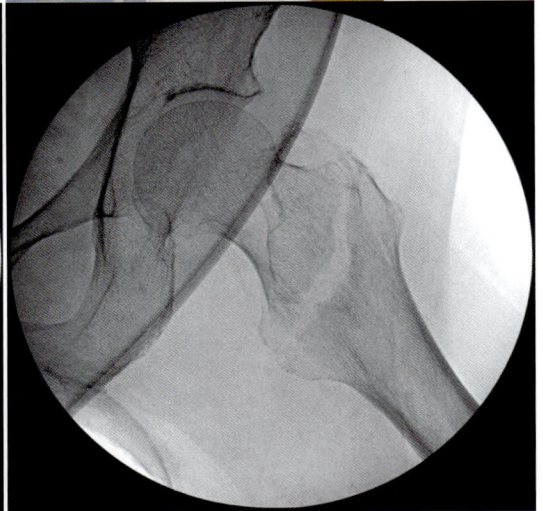
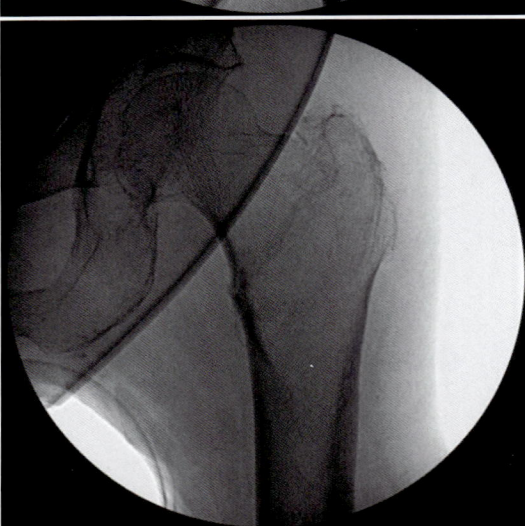

a	b
c	

図9

非観血的整復

- a：患肢内外旋中間位，内外転中間位で牽引して整復を試みる．正面像でやや髄内型
- b：骨片の引っ掛かりで整復されない場合は外転外旋で噛み込みを外してから中間位に戻す方法もとるが，この際は必ず牽引を緩めて行う必要がある．強く牽引したままこの外転外旋による整復操作を行うと外側壁の骨折を起こすことがあるので注意する．
- c：正面髄内型は，ほぼ解剖学的位置まで整復されている．

2）観血的整復手技（図10）

　非観血的整復の後に前述したエントリーポイントへオウルまたはガイドピン，開口リーマーで皮質を開口する．ガイドロッドを挿入し，ネイルを挿入．ラグスクリューのガイドピンを挿入しスクリューを挿入する．ラグスクリューは正面側面でそれぞれセンター/センターを目標に挿入し，より深く挿入することで固定性が増す．またラグスクリューの最終締めの時点で近位骨片が回旋することがある（図11）ので注意が必要である．最終調整をしてセットスクリューを締め機種に適した分だけ緩める．横止めスクリューを挿入しエンドキャップを挿入する．

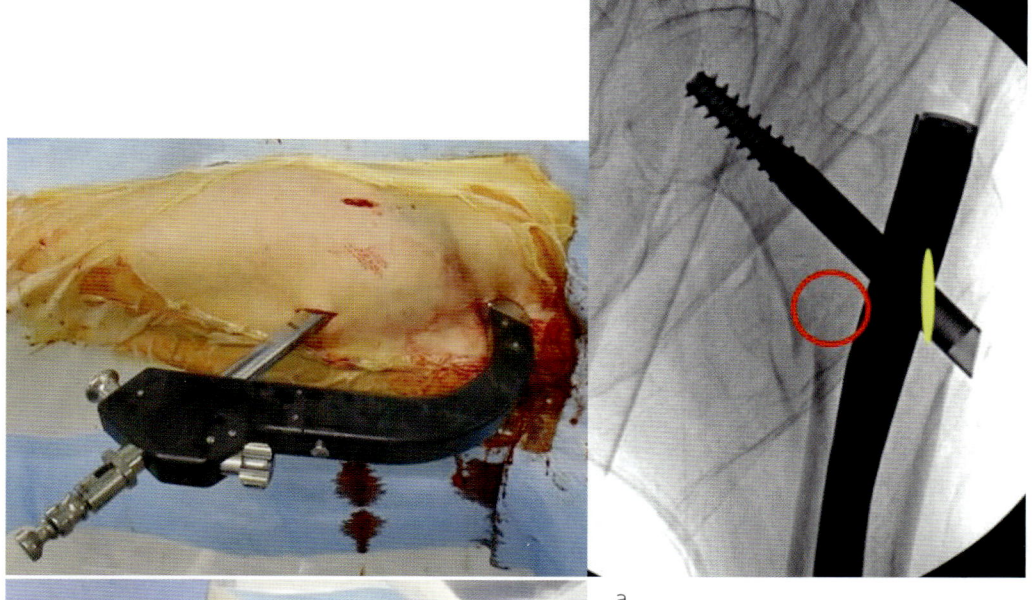

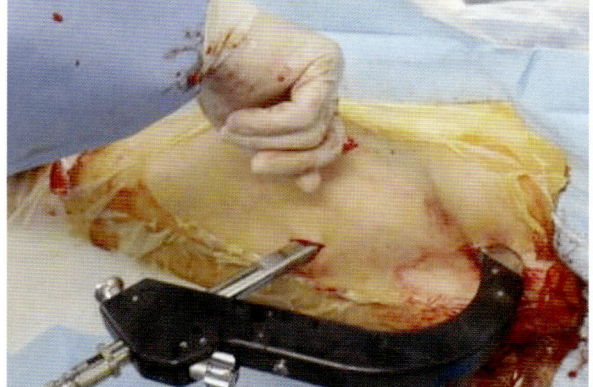

a

b

図10
観血的整復手技

　a：大腿前外側皮切．体格にもよるがおおよそネイルのラグスクリュー挿入孔外側縁に約2～3 cmの切開を筋膜まで置く（黄線）．

　b：用指圧迫整復．そこから斜めに指を挿入し鈍的に骨折部前内側まで進入する（a：赤丸）．骨折部の転位の状態を触診で確認して，圧迫整復する．

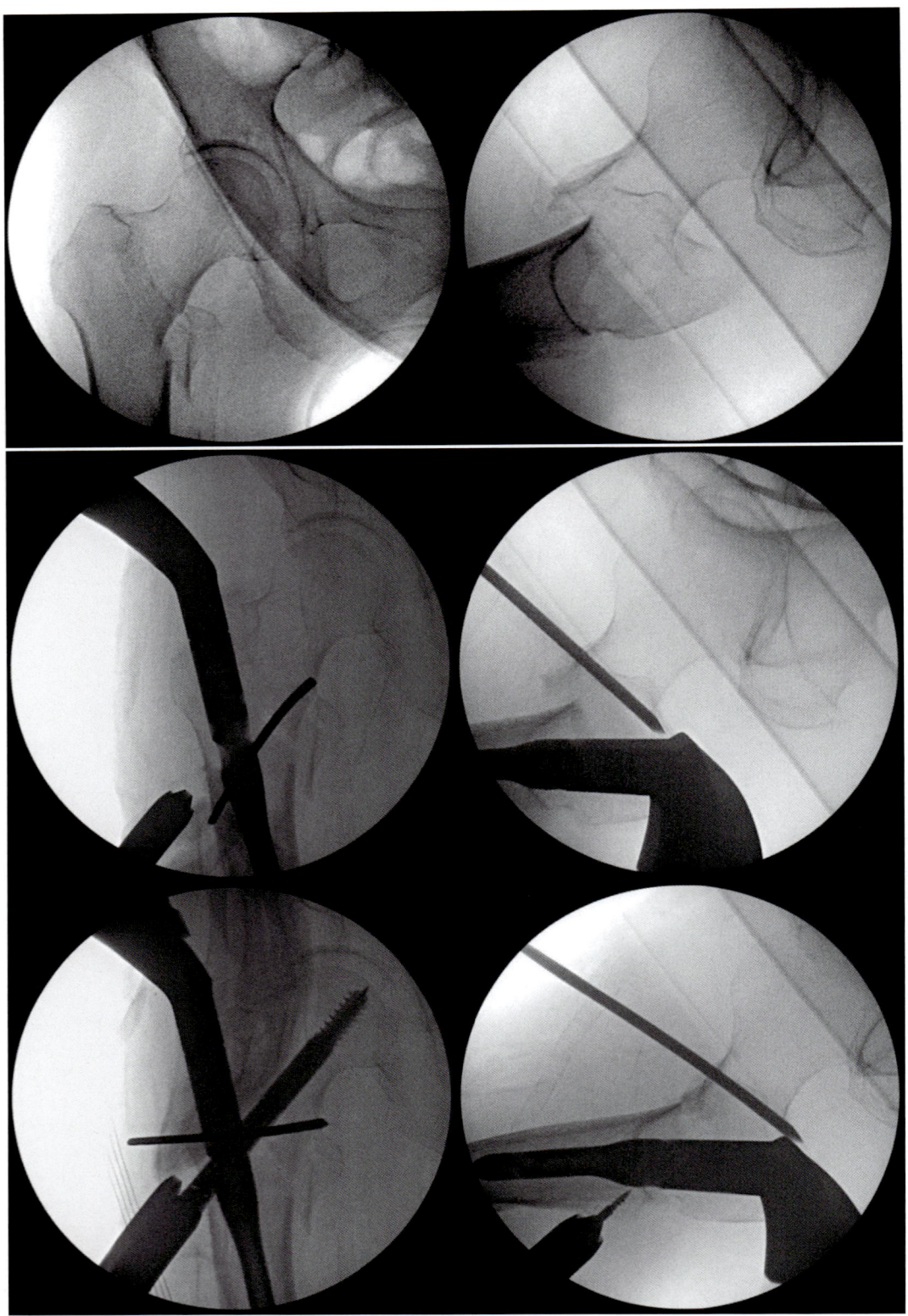

図10 観血的整復手技　つづき

$\frac{c}{d}$

c：85歳，女性．新 AO31-A1.3．中野 type I 3-part B．近位
　　骨片の屈曲回旋を認める．
d：前外側小皮切をして指で触れて確認後，前方から 4.0 mm
　　K-wire を刺入して屈伸方向と回旋転位を整復

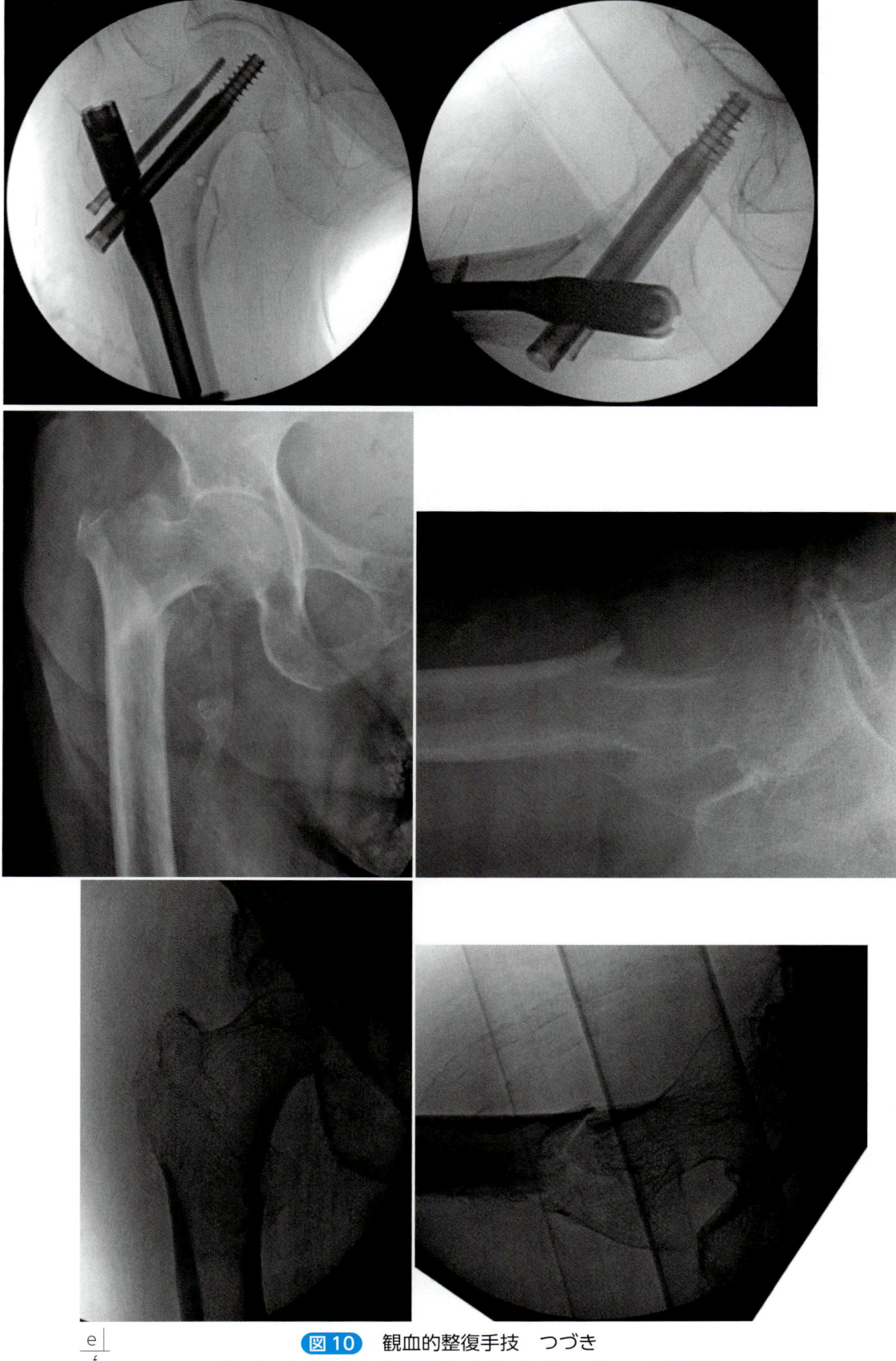

$$\frac{e}{\frac{f}{g}}$$

図10 観血的整復手技　つづき

e：K-wire を刺入した穴が見られるが，ラグスクリューの挿入経
路の邪魔にはならない．

f：86 歳，女性．不安定型転子部骨折．新 AO 分類 31-A2.2.
中野 typeⅠ 4-part

g：術中透視．牽引下で側面像でやや髄内型である．

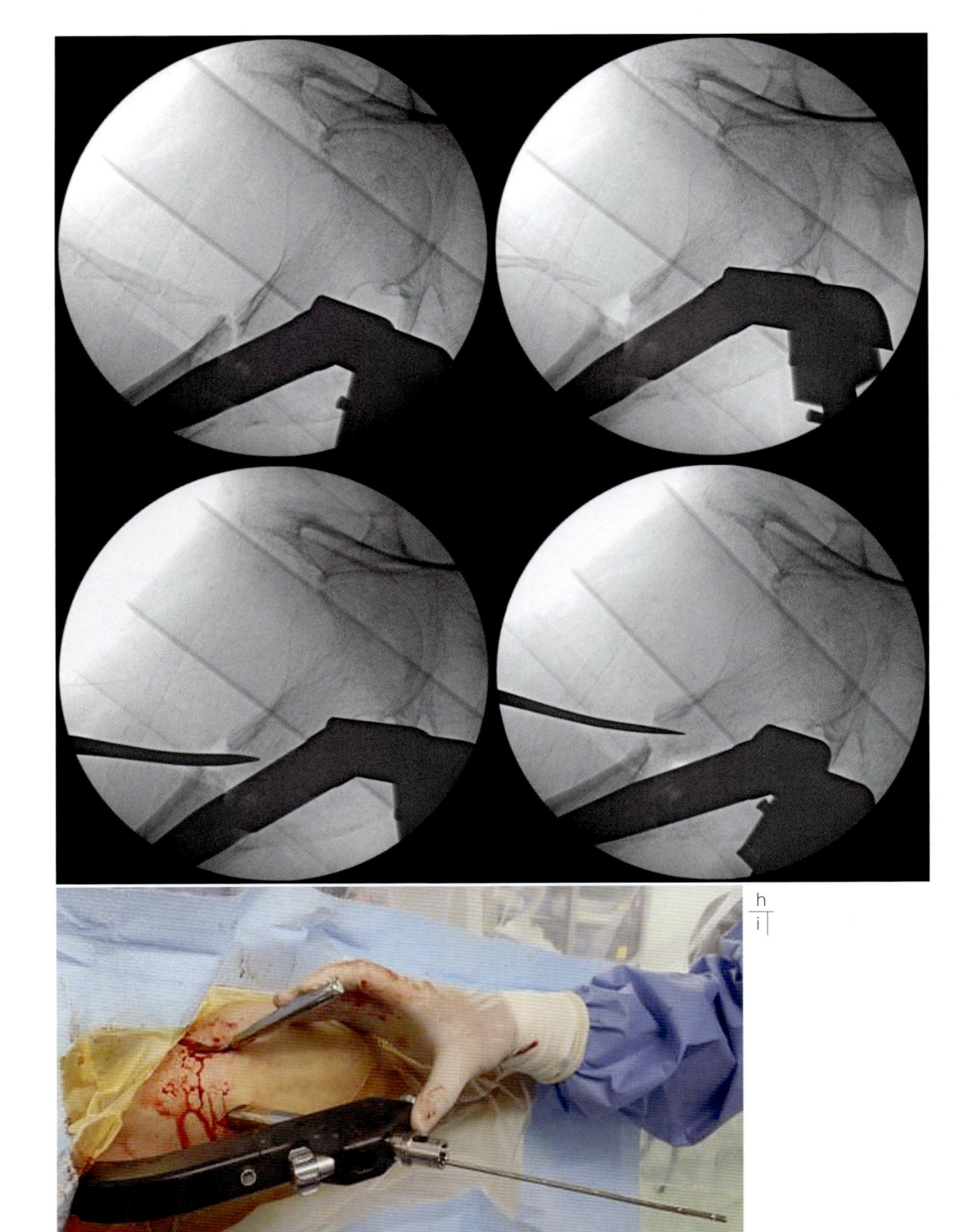

図10 観血的整復手技　つづき

h： 前外側皮切から触診．エレバトリウムが入るスペースがない．遠位を
　　 ゆっくり外旋することで骨折部が開く．エレバトリウムを挿入．軽く
　　 前方に引き出しながら内旋して噛み合わせる．
i： 整復操作の実際．エレバトリウムは軽く支えるだけ．

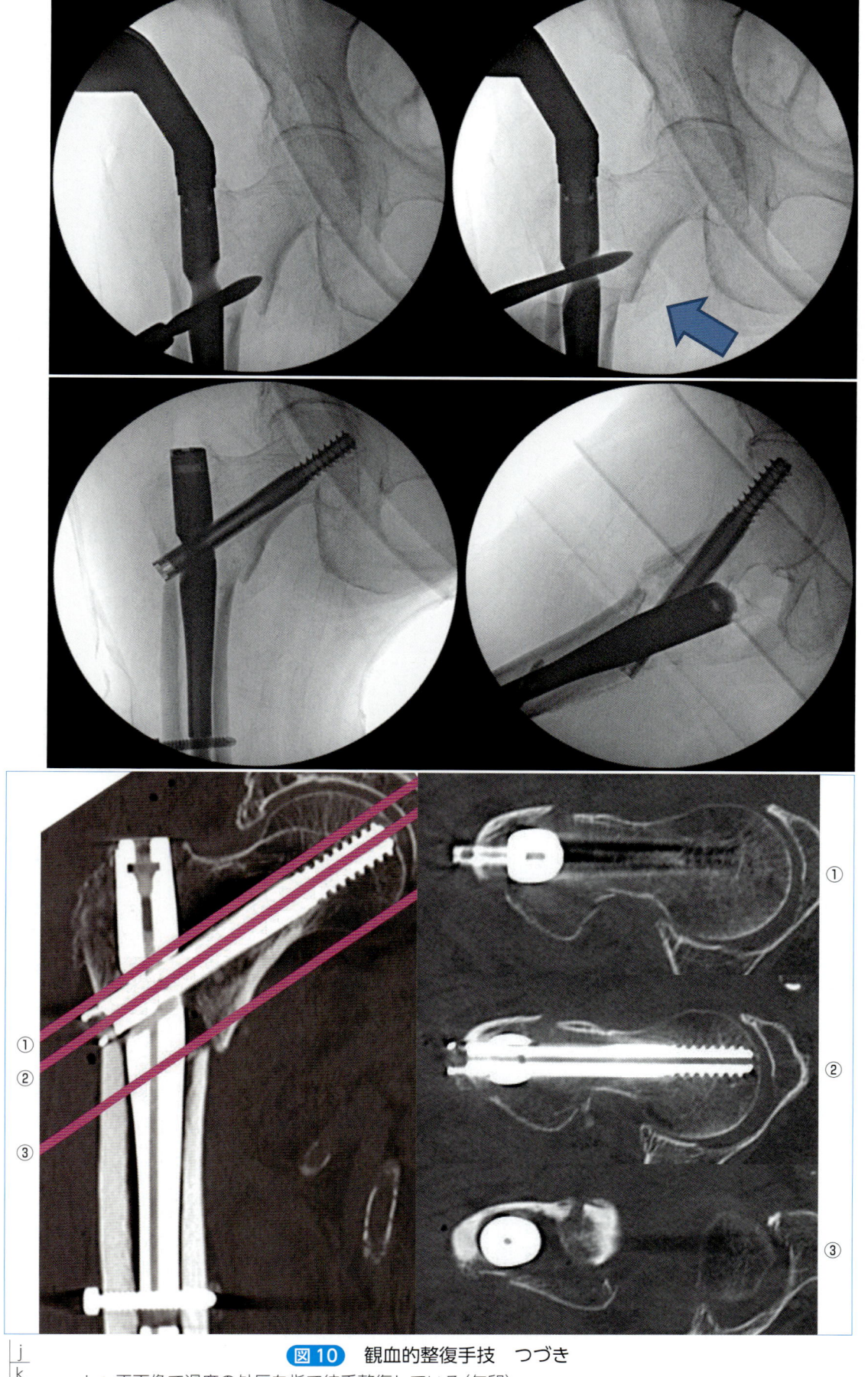

図10　観血的整復手技　つづき

j：正面像で過度の外反を指で徒手整復している（矢印）．

k：術後．正面髄外外反，側面髄外型．安定した固定がなされている．

l：術後CT．ラグスクリュー近位のスライス（①）と，ラグスクリューの中央スライス（②）
　で前方の皮質は薄い．この部位では皮質1枚分髄内型である．遠位のスライス（③）で
　は皮質はかなり厚い．皮質の0.5〜1枚分の髄外型になっている．

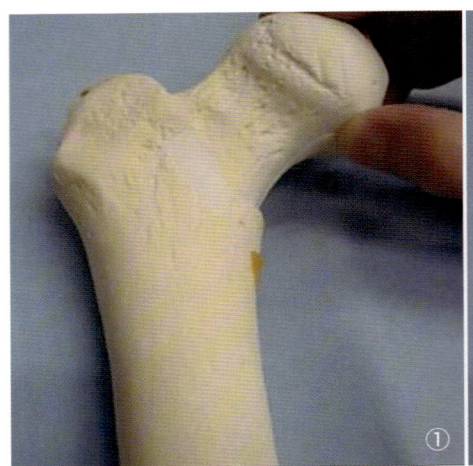
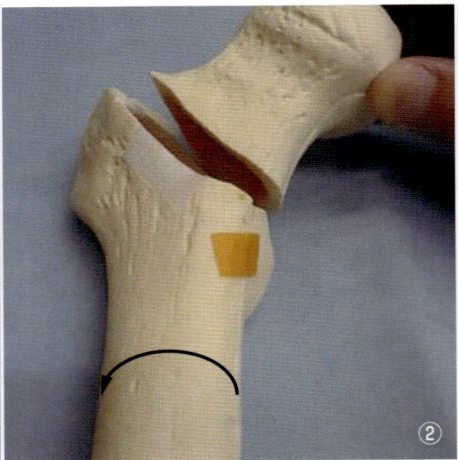
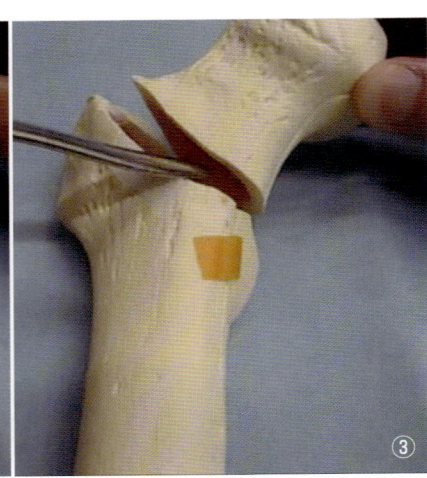
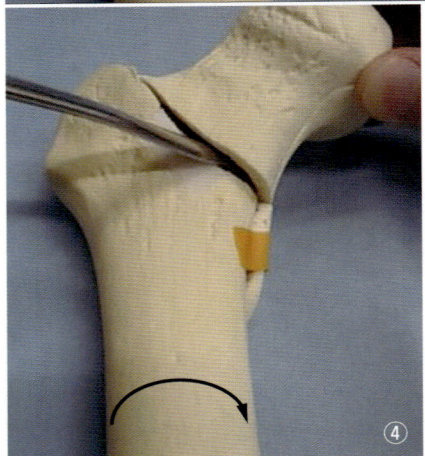

図10

観血的整復手技　つづき

　m：模型を用いた整復のイメージ

　　　①：この状態ではエレバトリウムの挿入はできない．

　　　②：遠位を外旋させると骨折部前方が開く．

　　　③：開かせてからエレバトリウムを挿入する．

　　　④：再度内旋して整復位とする．

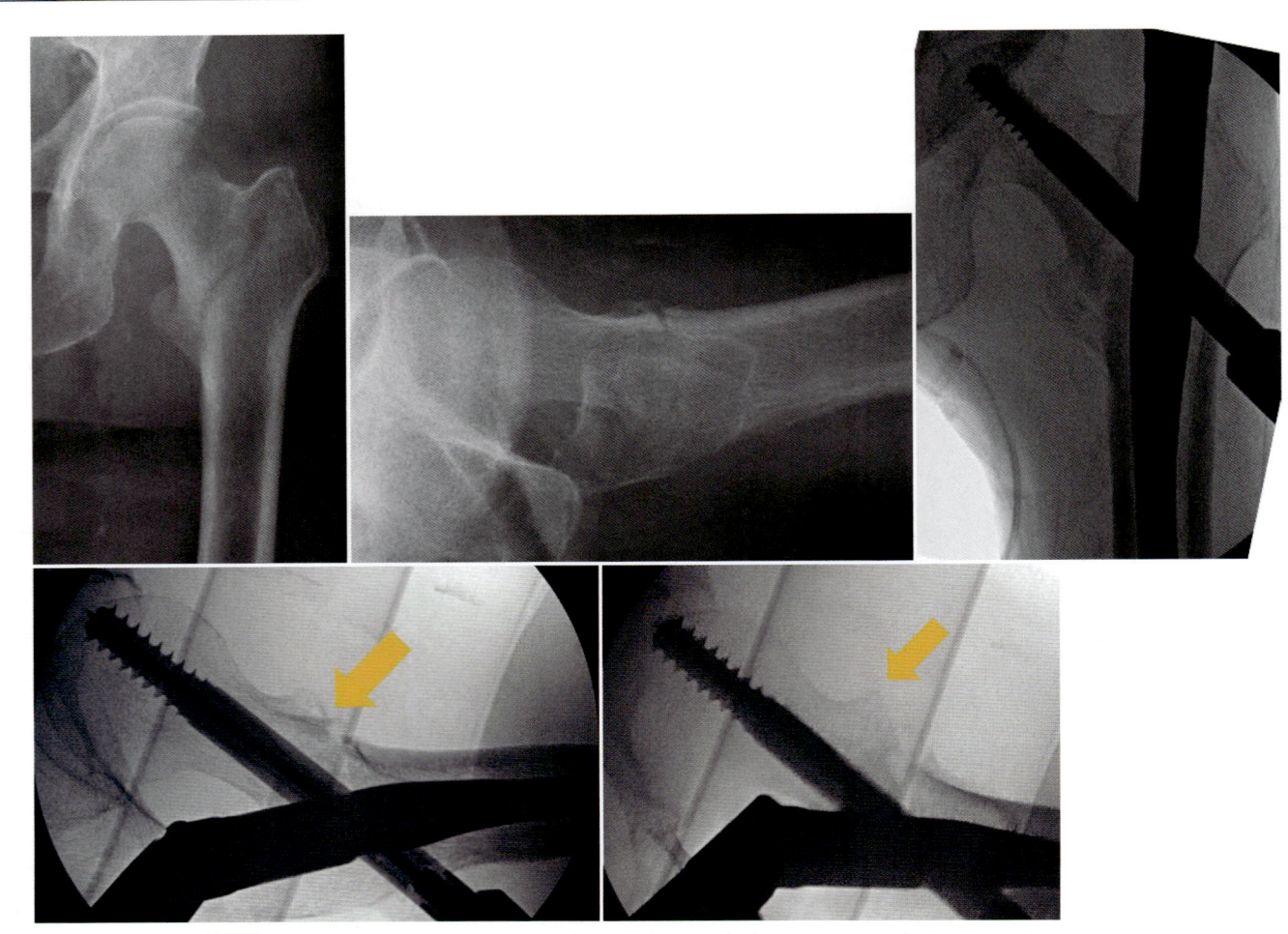

図11　86歳，女性．安定型転子部骨折．新AO分類31-A1.2.中野 type I 2-part A

ラグスリューの最終締めの段階で近位骨片の回旋がみられる．多めに進めて戻す，
もしくは多めに戻してから少し進めることで最終調整をする．

3）Subtype 別整復法

a）Subtype A（図3-b）：腸骨大腿靱帯の作用でこの形に大きく転位する.

　前外側皮切（図10-a）を用いて展開し，そこからボールスパイクのようなプッシャーや指で押し込んで整復する（図10-b）か，シャンツピンやK-wireを打ってjoystickテクニックで整復する（図10-c〜e）.

b）Subtype P（図3-b）：髄内型はこのままでは大きなテレスコープを生じ，結果カットアウトのリスクが高いことがわかっているので髄外型への整復が必須である．整復には前外側皮切からエレバトリウムを用いる（図10-f〜m）.

c）Subtype N（図3-b）：時々起こる問題が，術中は解剖型だと思っていたのに術後経過中に髄内型に入ってくるようなものである．安定型の骨折つまり後方要素が安定しているものは骨の接触が良いので髄内型になってもそのまま骨癒合に至る（図12，13-a〜c）．しかし不安定型の場合は後方要素との骨癒合は期待できないため，一度髄内型になると過度のテレスコープとなりうる．よって不安定型の骨折型の際には解剖型に見えても髄内型同様に髄外型に組み替える作業を行う必要がある（図13-d〜f）.

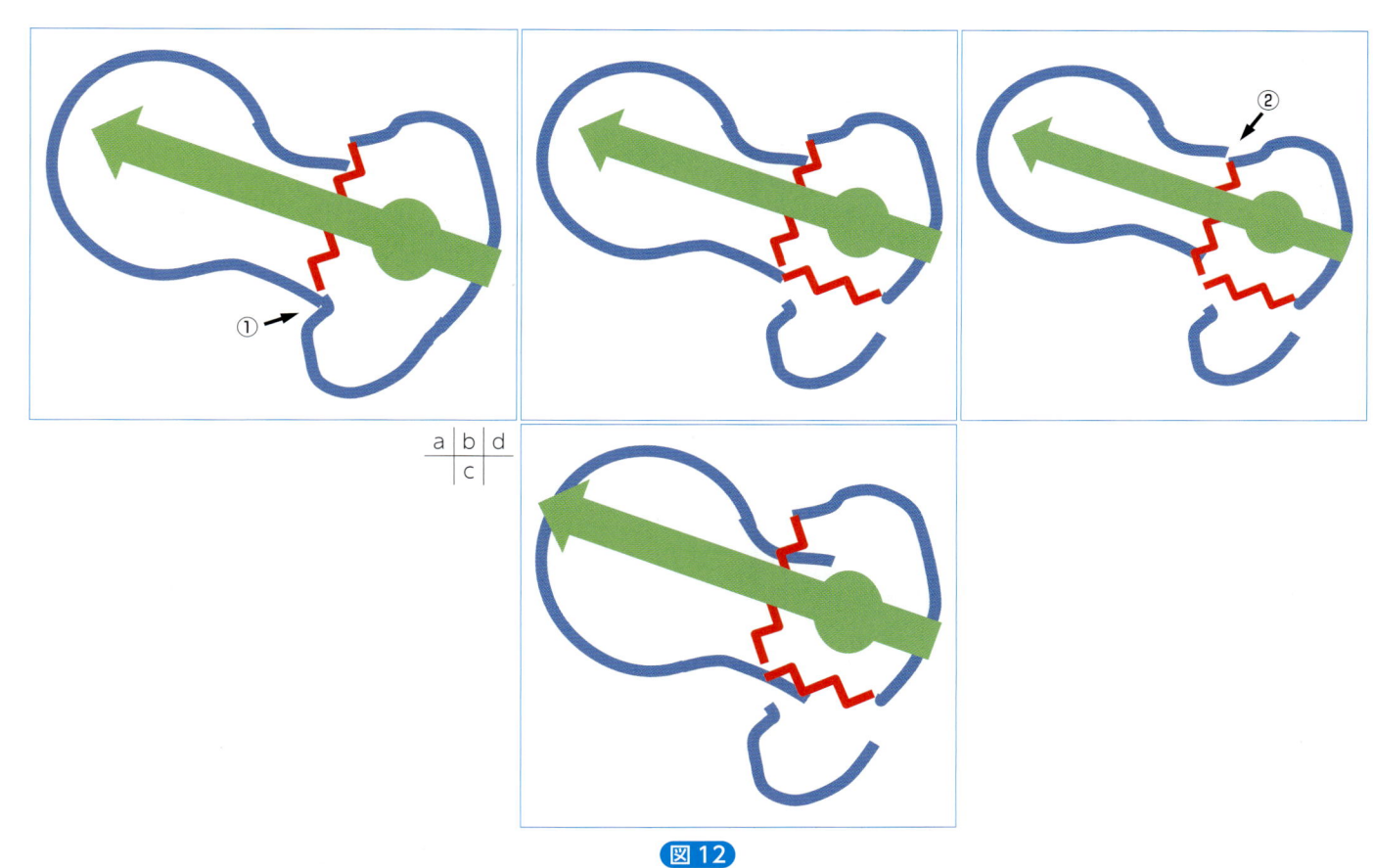

図12

a：安定型骨折の場合．後内側支柱が安定している安定型骨折では側面髄内型になっていても骨性コンタクトが得られるために骨癒合する（①）.

b：不安定型骨折．後内側支柱が骨折している不安定型骨折で側面髄内型のままにすると，

c：安定した骨性コンタクトは得られず過度のテレスコープとなりカットアウトのリスクが高まる.

d：後内側支柱が骨折している不安定型骨折では側面髄外型に整復することが必要となる（②）.

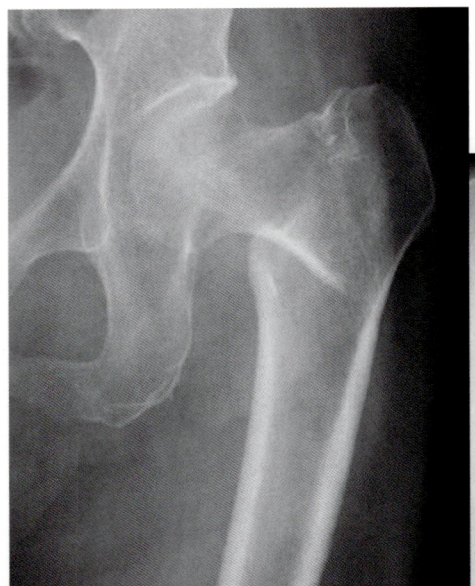
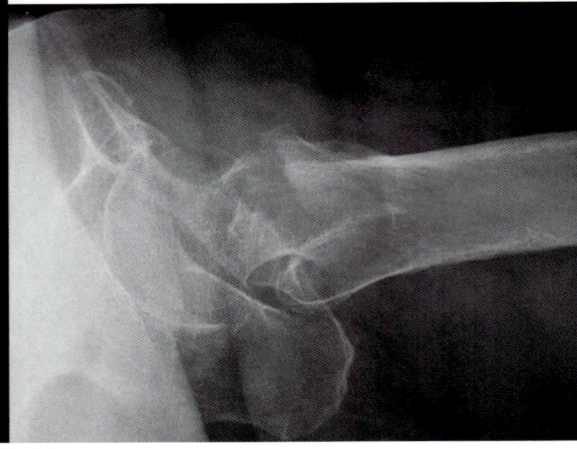

図 13

a：安定型転子部骨折.
87 歳, 女性. 新 AO 分類
31-A1.2. 中野 type I
2-part A

b：術後Ｘ線像は正面解剖型,
側面解剖型

c：CTは, ラグスクリュー近
位のスライス(①)と, ラ
グスクリューの中央スラ
イス(②)では解剖型であ
るが, 遠位のスライス(③)
では髄内型になってい
る. しかし安定型の骨折
では後内側のサポートが
しっかりしているので(矢
印), この形でも安定し骨
癒合に至る.

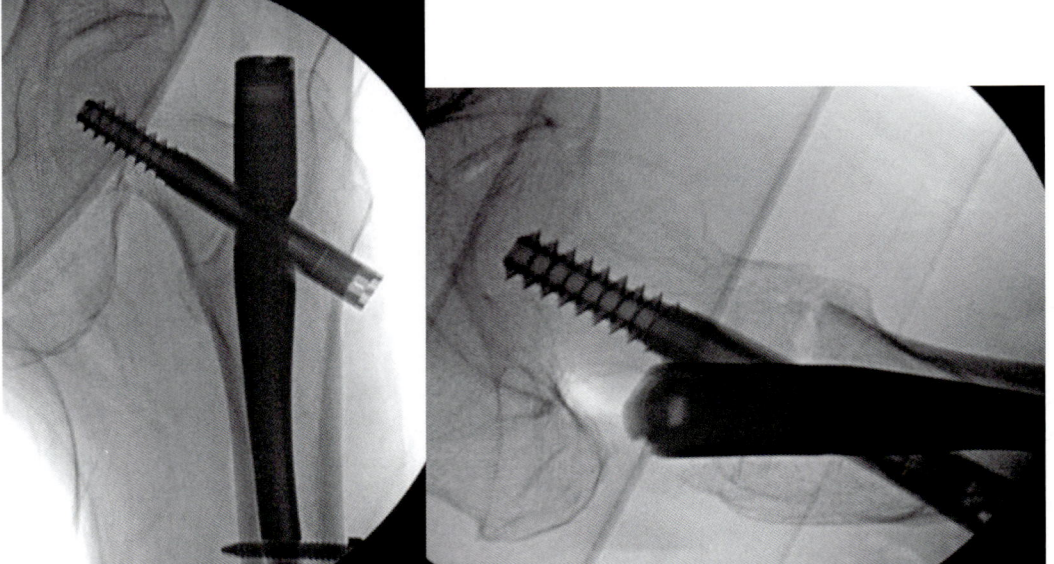
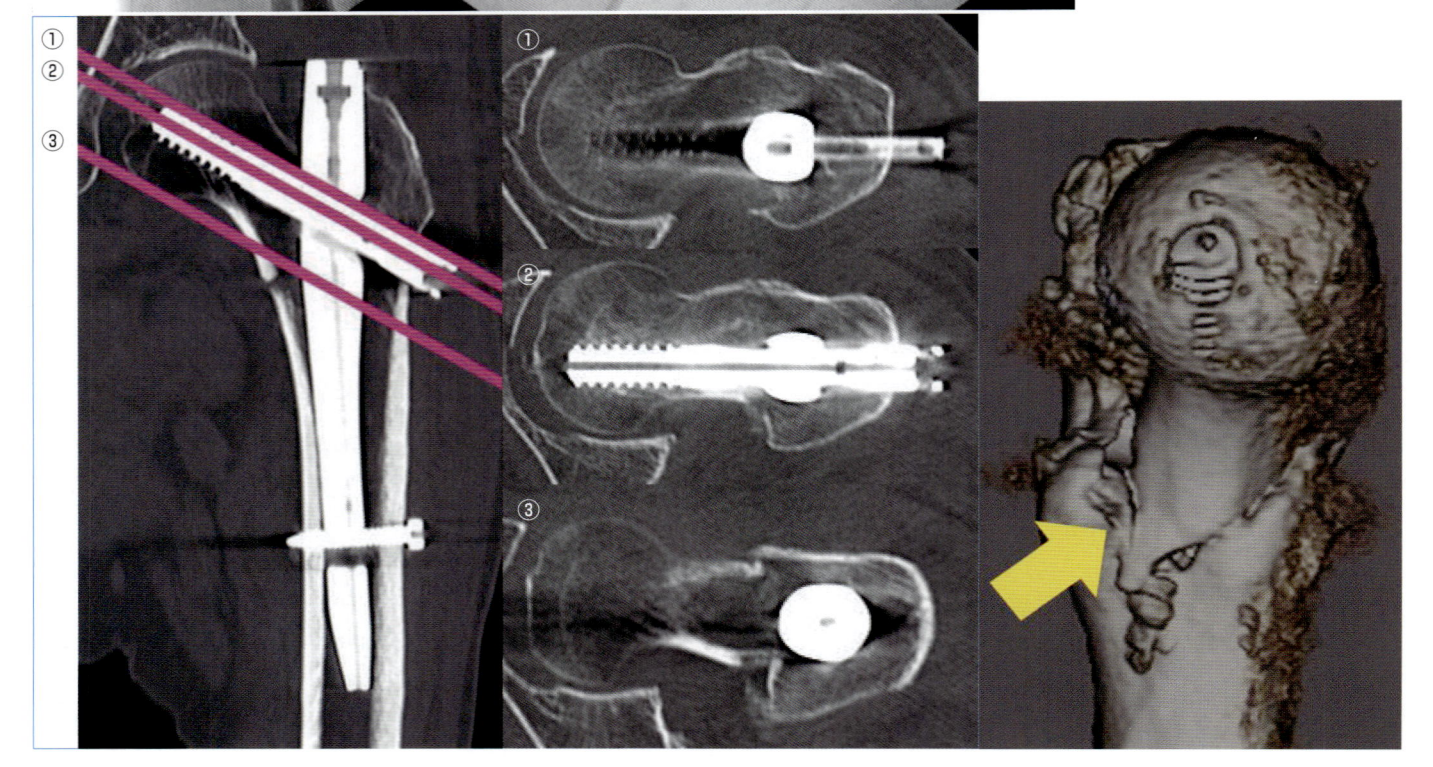

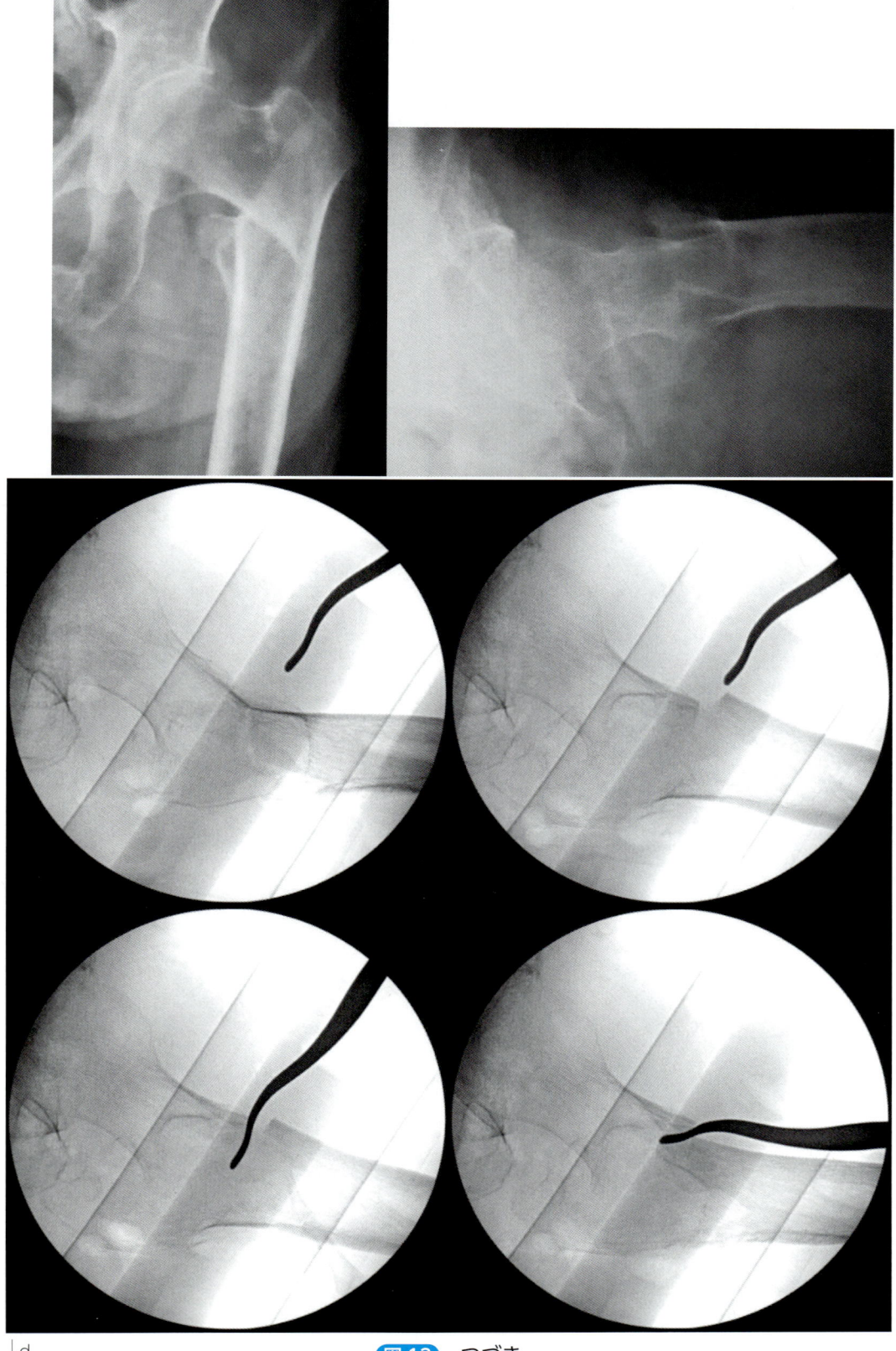

$\dfrac{\text{d}}{\text{e}}$

図13 つづき

d：不安定型転子部骨折．95歳，女性．新 AO31-A2.2．中野 typeⅠ
4-part

e：解剖型のようであるが不安定型骨折なので，このままで固定してはい
けない．遠位を外旋させ骨折部を開きエレバトリウムを挿入．遠位
を内旋させて整復する．

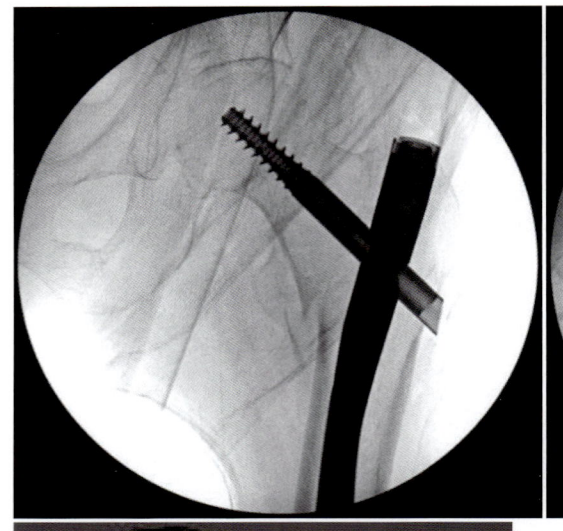
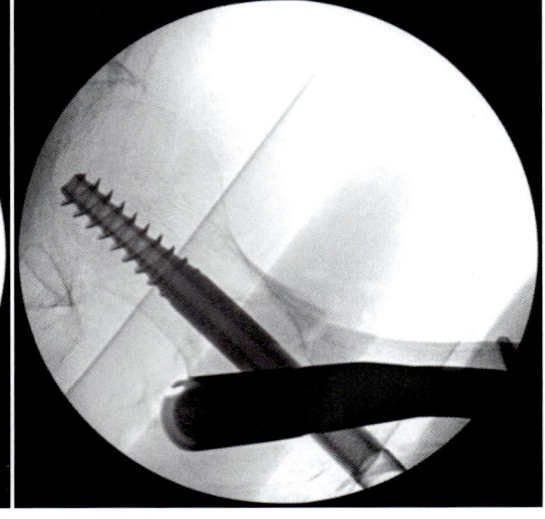
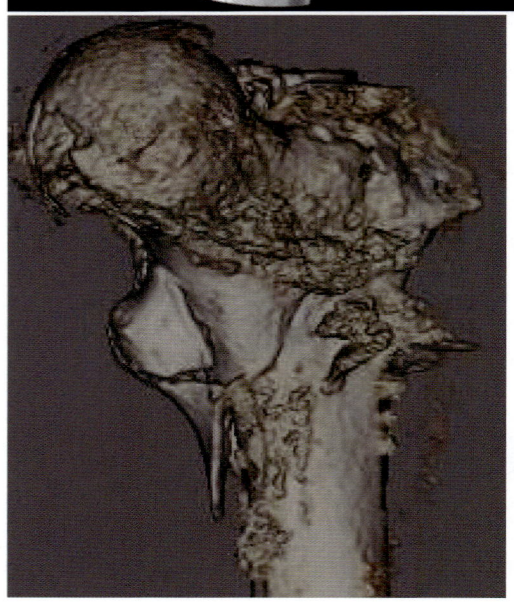

図13

つづき

　f： 正面髄外外反，側面髄外型．安定した
　　　固定がなされている．

VI. 後療法

　術後からよほどの不安定型骨折でない限り車椅子
乗車（早期離床目的），ならびに痛みに応じた全荷重
を許可する．

（山口正哉）

参考文献 ··

1）宇都宮　啓ほか：大腿骨転子部骨折の分類法−近位
　　骨片と遠位骨片の回旋転位に注目して−. 整・災外.
　　48：1561-1568, 2005.

2）生田拓也：大腿骨転子部骨折における骨折型分類に
　　ついて. 骨折. 24：158-162, 2002.

3）Hsu CE, et al.：Lateral femoral wall thickness. A
　　reliable predictor of post-operative lateral wall
　　fracture in intertrochanteric fractures. Bone Joint
　　J. 95：1134-1138, 2013.

サマリー　AO31-A1, A2 の転子部骨折に対し CHS 固
　　定を行った 203 例の解析から，スクリュー
　　刺入部から骨折部までの外側壁の厚みが，
　　術後外側壁骨折リスク因子だった．

患者ID：　　　　　　　患者氏名：

年齢：86　　性別：女性

手術日：　　　／　　／

診断：右大腿骨転子部骨折　新 AO31-A2.2

術式：骨折観血的手術　中野 type I 4-part

術者：　　　　　，　　　　，

麻酔：　　　　　麻酔医：

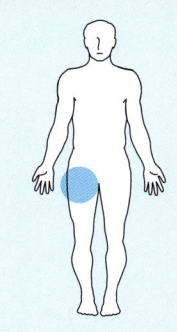

- 腰椎麻酔下に牽引台に乗せる．健側を外転屈曲．患肢はまっすぐに牽引．術前髄内/髄内．牽引で髄内から解剖/髄内から解剖
- 大転子メルクマールにその近位に2cm皮切．大腿筋膜張筋も縦切．大転子を触れる
- イメージ下にオウルをあてる．正面，正軸位で位置を確認して掘削
- ガイドロッドを挿入しネイルを挿入
- 前外側皮切を2cm置く．筋膜まで切開し，後は指で鈍的に進み骨に達する
- 指で骨折部を確認し遠位をゆっくり外旋．骨折部の開きを確認しエレバトリウムを挿入．その後ゆっくり遠位を内旋する
- イメージ確認．髄外外反/髄外型に整復確認
- 正面像の外反が少し強かったので指で内側皮質を徒手整復
- さらに前方から少し押して前捻を形成

- ラグスクリュー挿入部に3cm皮切
- 大腿筋膜張筋も縦切してガイドを骨にあてる
- 正面/正軸位でセンター/センターを目標にラグガイドピンを刺入．ドリリングし，ラグスクリューを挿入した
- 最終締め込みで近位骨片の回旋を認めたので少し進めてから戻して整復
- イメージと指で触って整復を確認した
- セットスクリューを完全に締めてから1/4回転戻した
- 牽引を緩めて横止めスクリュー挿入部に2cm皮切
- 大腿筋膜張筋も縦切してスリーブを骨にあててドリリング
- スクリュー挿入した
- イメージ確認し追層縫合．手術終了

13　大腿骨転子下骨折

はじめに

- 骨折の定義を示す（図 1）
- 転位の大きい骨折であることが多く，特別な理由がなければ手術適応となる骨折である．骨折部は特徴的な転位様式を呈す（図 2）
- 骨幹部は骨幹端より骨癒合が遅く，変形治癒や術後転位の多い理由となるので，特に内側には骨片間のコンタクトが必要である
- 動脈損傷を伴うこともあるので，疑った場合は造影 CT を撮影する
- 手術は可及的早期に行い，不可能な場合は直達牽引を行う
- 術前から輸血を用意しておいたほうが良い

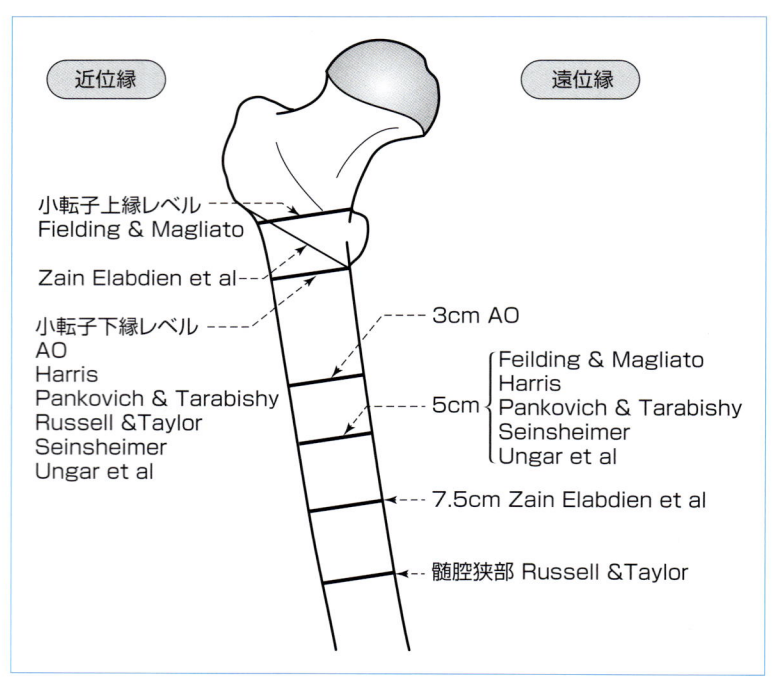

図1　骨折の定義

"小転子の下縁レベルから遠位 5 cm までの範囲の骨折"が主流であるが，
骨折のバリエーションが多様なため定義が複数存在する．
英語表記は分類作成者名．数字は小転子下縁レベルからの距離．

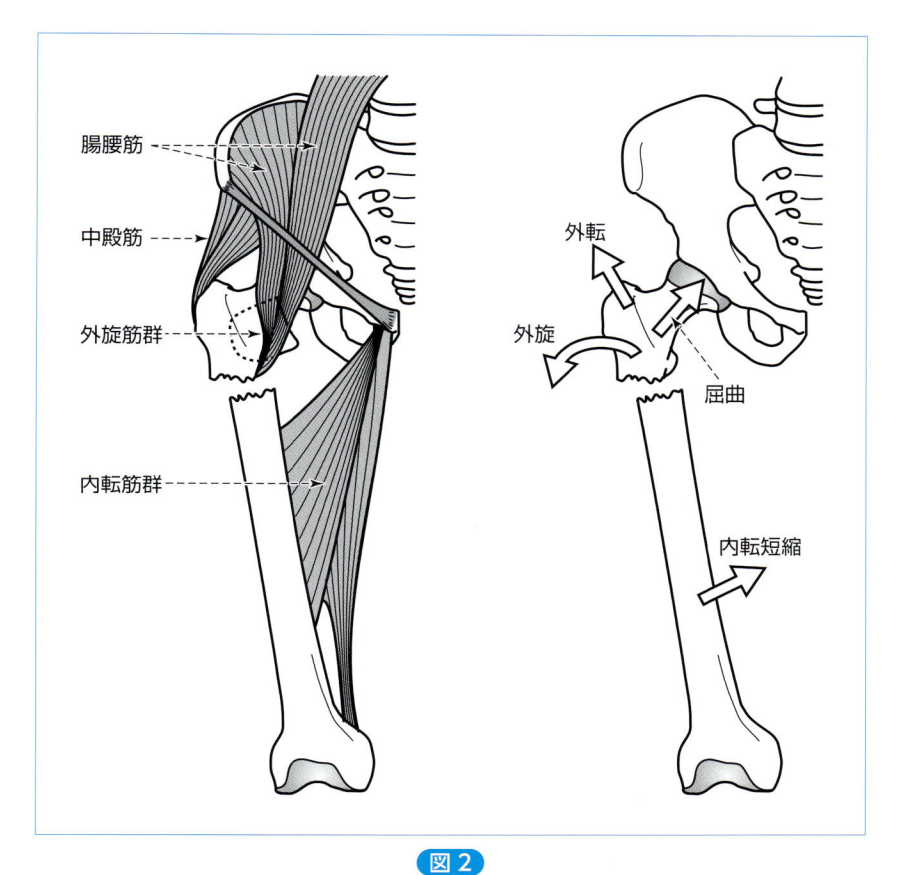

図2

筋の牽引力が骨片に働くことによりアライメントの変化に影響する.
近位骨片は腸腰筋により屈曲転位, 大殿筋・小殿筋と外転外旋筋群により
外転・外旋転位する.
遠位骨片は内転筋群により内転・短縮する.

Seinsheimer 分類（図3），Russell-Taylor 分類（図4）が有名である．

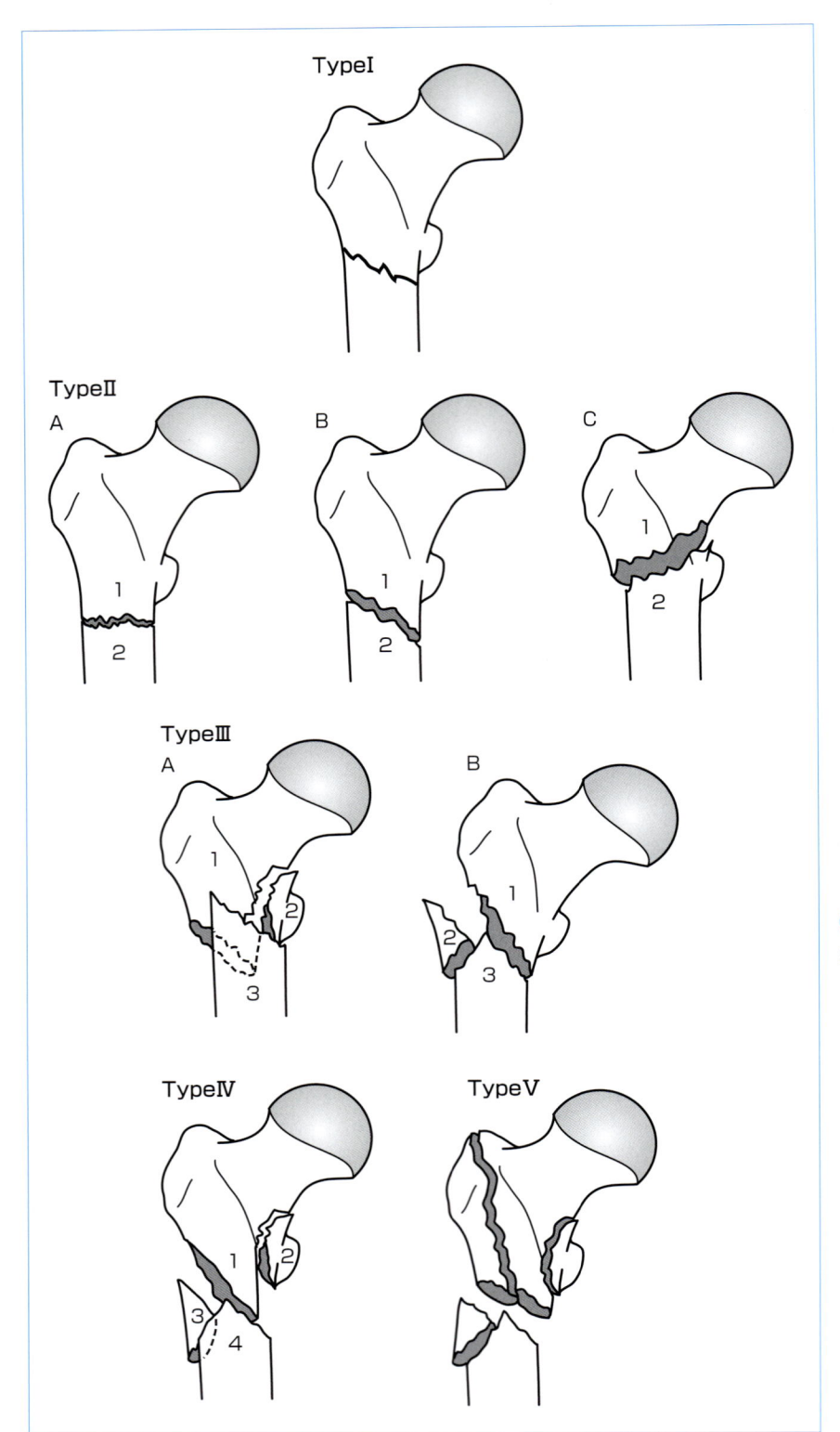

図3

Seinsheimer 分類

　Type Ⅰ：骨折型によらず転移が 2 mm 以内の 1-part 骨折

　Type Ⅱ：単純な 2-part 骨折
　　A：横骨折
　　B：小転子が近位骨片に含まれる螺旋骨折
　　C：小転子が遠位骨片に含まれる螺旋骨折

　Type Ⅲ：3-part 骨折
　　A：小転子が第 3 骨片となって遊離した螺旋骨折
　　B：蝶型の第 3 骨片は認められるが，小転子は近位骨片に含まれる骨折

　Type Ⅳ：4-part 以上に粉砕した骨折（※ただし大転子部に骨折は及ばない）

　Type Ⅴ：大転子部に骨折が及んでいる転子下骨折（※小転子部の骨折は問わない）

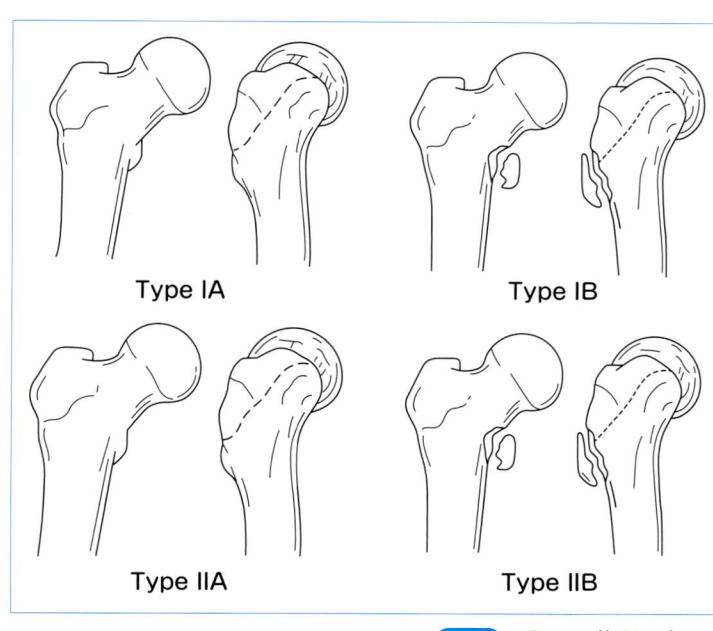

Type IA　　　　Type IB

Type IIA　　　　Type IIB

・小転子，大転子，梨状窩の骨折の有無で分類
・小転子より遠位の粉砕の程度は無関係

Type IA：小転子より遠位
Type IB：小転子を含むが大転子，梨状窩は含まず
Type IIA：梨状窩の破綻，小転子は含まず
Type IIB：小転子，梨状窩の破綻

図4 Russell-Taylor 分類
Type Ⅰ：梨状窩に骨折線が及んでいない転子下骨折
Type Ⅱ：梨状窩に骨折線が及んでいる骨折
（佐藤　徹：大腿骨転子下骨折の治療戦略. MB Orthop. 20(1)：17-24, 2007. より改変）

Ⅱ. 使用インプラント

　ファーストチョイスはレバーアームが短く力学的に有利なガンマタイプのロングネイルとしている．ただし骨折型によっては他のインプラントも使い分けている（図5, 6）．

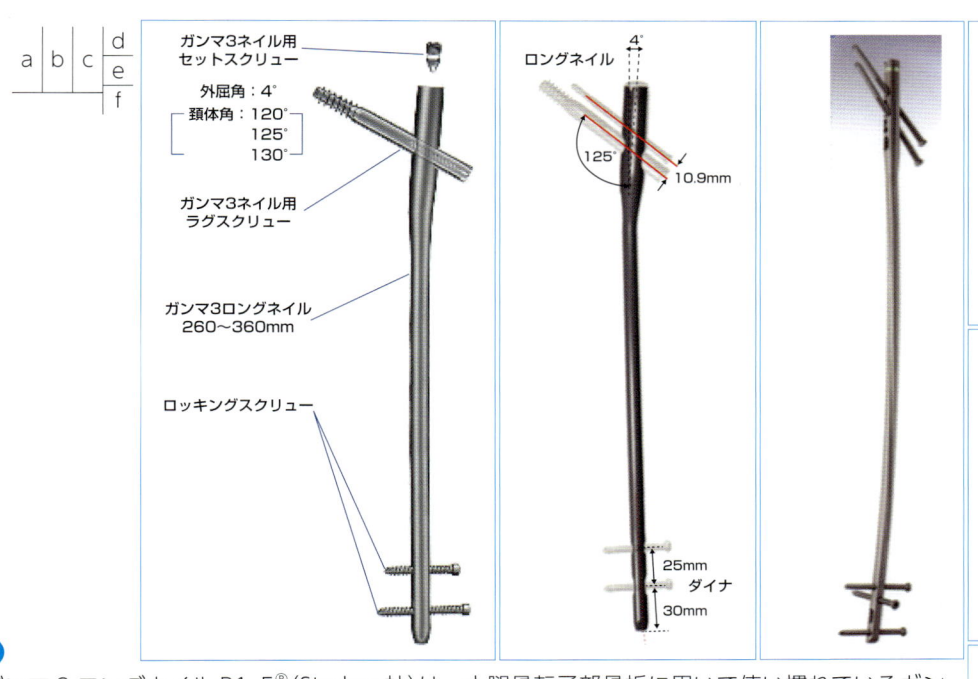

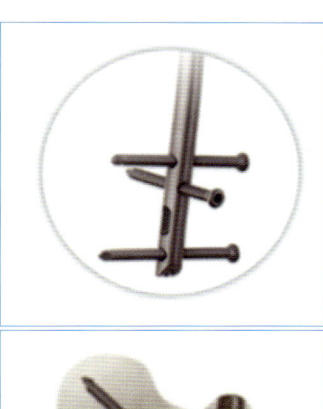

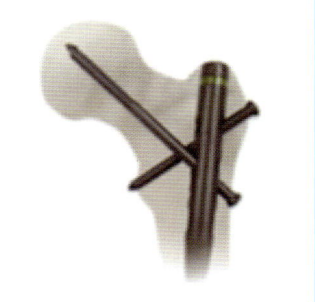

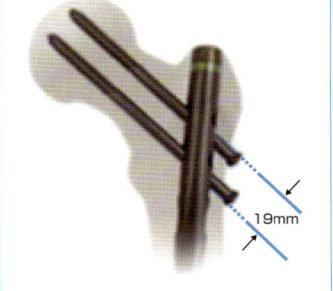

図5

a：ガンマ3ロングネイルR1.5®（Stryker 社）は，大腿骨転子部骨折に用いて使い慣れているガンマ3トロキャンテリックネイル®とほぼ同じ手術器械で行えること，また遠位横止め用のデバイスがあることが利点である．

b：骨折がより不安定な症例の場合は，ラグスクリューが2本挿入できるアフィクサスJPロングネイル125°®（Zimmer Biomet 社）を用いている．

c～f：大腿骨の前弯が強い症例や，分節状骨折などで遠位の固定力が必要な症例は，ネイルのRが強く遠位の横止めスクリューが前方から挿入できる（d），Natural nail™ GTフェモラルネイル®（Zimmer Biomet 社）を用いている．ネイル径のバリエーションもガンマタイプより多い．近位のスクリューの挿入方法を選択できるが，主骨折線が小転子より遠位の場合，固定力の強いcross locking（e），小転子が粉砕している場合はretrograde（f）に2本挿入している．

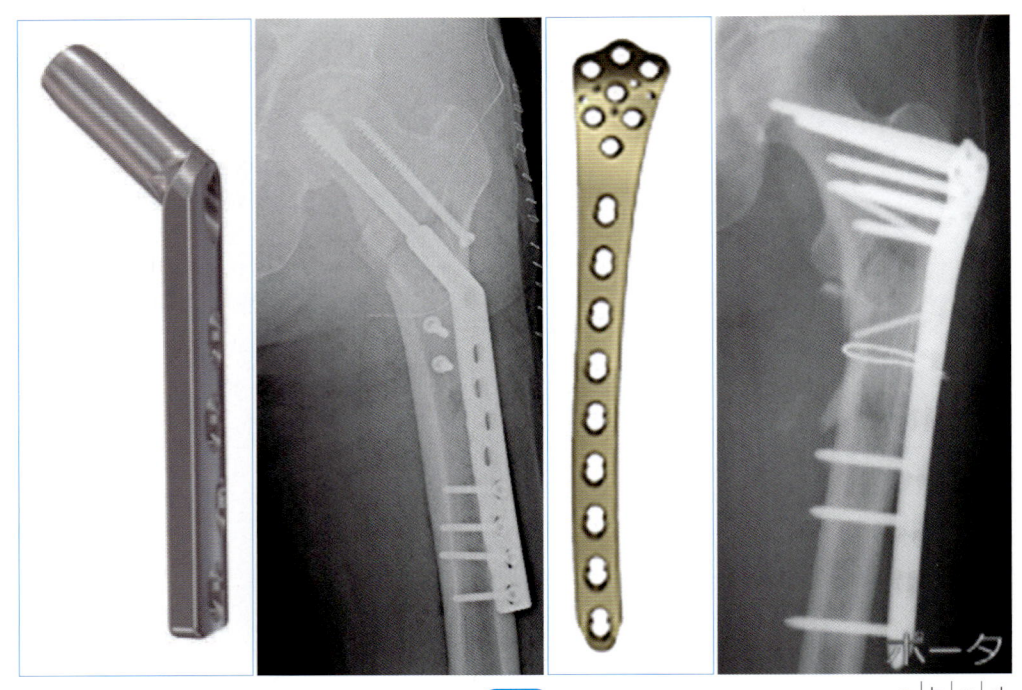

図6

a｜b｜c｜d

a：ネイルの挿入部に骨折が及んだり，髄腔が狭くネイル挿入が困難
　な場合はDHSプレート®（DePuy Synthes）を用いることもある．
　プレート固定の場合はスクリューのトップ（力点）から，プレート
　（支点）まで距離が大きいためネイルよりもレバーアームが大きい．
　よってインプラントにかかる負荷が大きく，より解剖学的な整
　復を目指す必要がある．
b：DHSプレートを使用した実際のX線像
c：ラグスクリューの外側骨皮質が粉砕しているような症例の場合な
　どは，患側と逆のLCPディスタルフェモラルプレート®（DePuy
　Synthes）を，頭尾側を反対にして用いることもできる．現在日
　本では，大腿骨近位部用ロッキングプレートは販売されていない．
d：LCPディスタルフェモラルプレートを使用した実際のX線像

Ⅲ. 手術器械一式

- 術中透視
- トラクションテーブル
- 各種整復鉗子，ワイヤリングパッサー（図7）

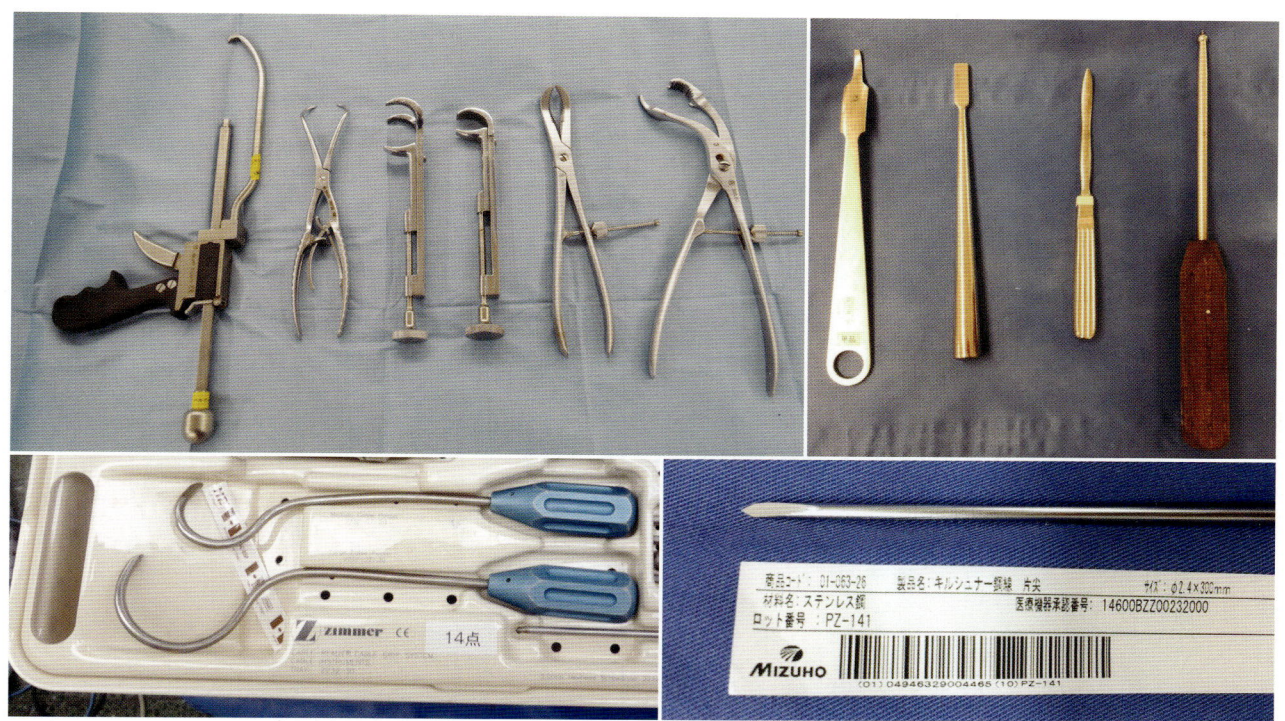

a	b
c	d

図7　転子下整復に必要な鉗子・器械類

a：左から，スライディングリダクションフォーセプス，ワンポイント，二爪式
　　ローマン，一爪式ローマン，整復鉗子，プレート保持骨鉗子
b：左からホーマン鉤，打ち込み棒，エレバトリウム，ボールポイントプッシャー
c：Zimmer cable-Ready® のワイヤーパッサー．ワイヤリング用の器械は常備
　　しておいたほうが良い．
d：近位骨片のコントロールや維持，整復用のブロッキングワイヤーに使用する
　　2.4 mm K-wire

Ⅳ. 体位・セッティング

1. 体　位

　トラクションテーブルを用いて仰臥位，もしくは側臥位で行われる（図8）.

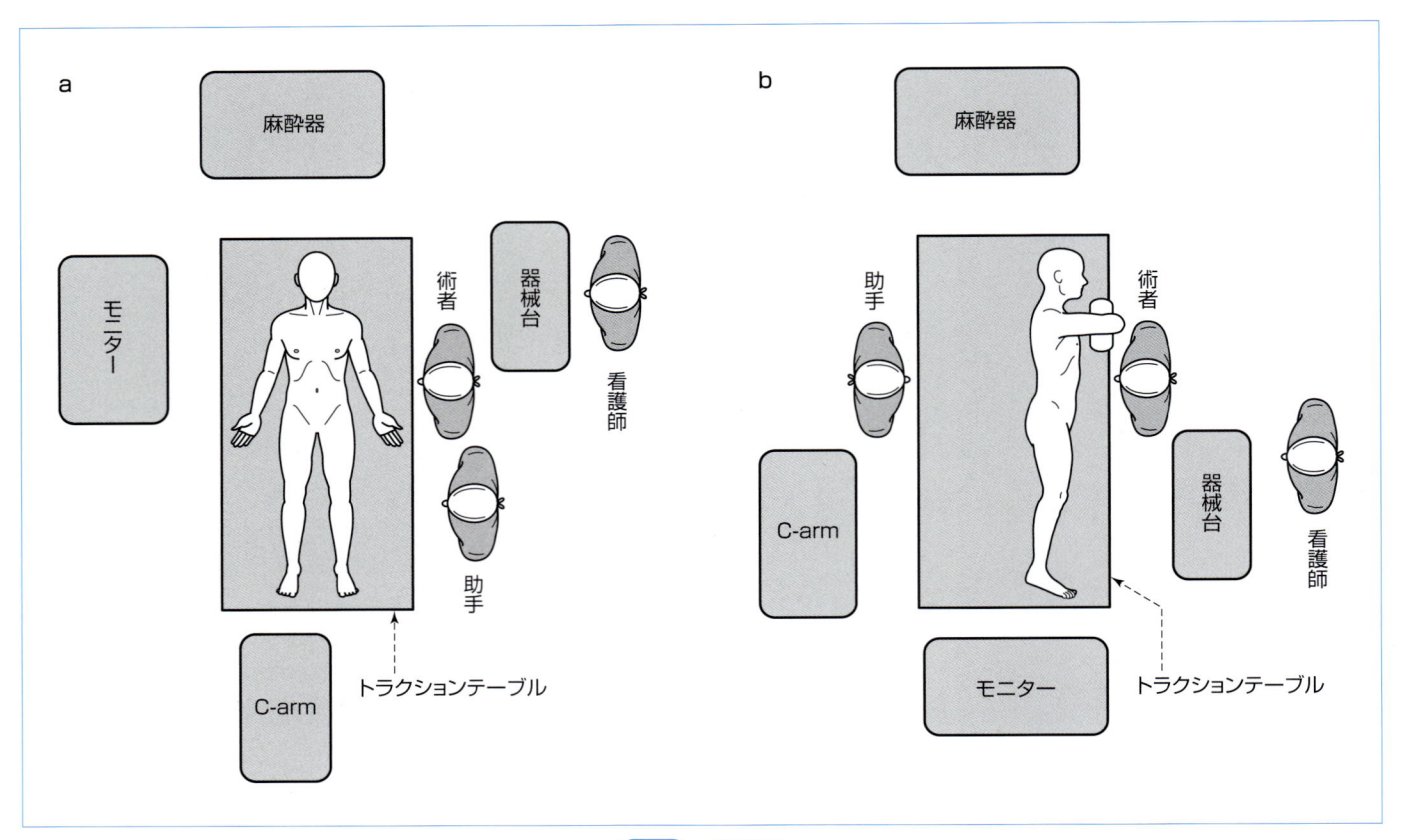

図8　配置図

トラクションテーブルを用いて仰臥位（a），もしくは側臥位（b）で行われる．側臥位は股関節屈曲位や外旋位などにできるため筋のテンションが小さくなり，オープンでの整復が容易になるというメリットはあるが，透視でAP（antero-posterior）像がやや見にくい点や徒手的牽引に人数が必要なので，通常はトラクションテーブルを用いて仰臥位で手術を行っている.

2. セッティング

- C-arm で正面像，側面像，真側面像が容易に得られるかを確認する
- 健側の X 線画像が撮られていなければ，比較のために透視で健側の股関節正面像を膝関節正面の位置で記録しておく
- 術前マーキングを行う（図9）
- 大腿骨近位部に広くアクセスできるように術野を確保する（図10）

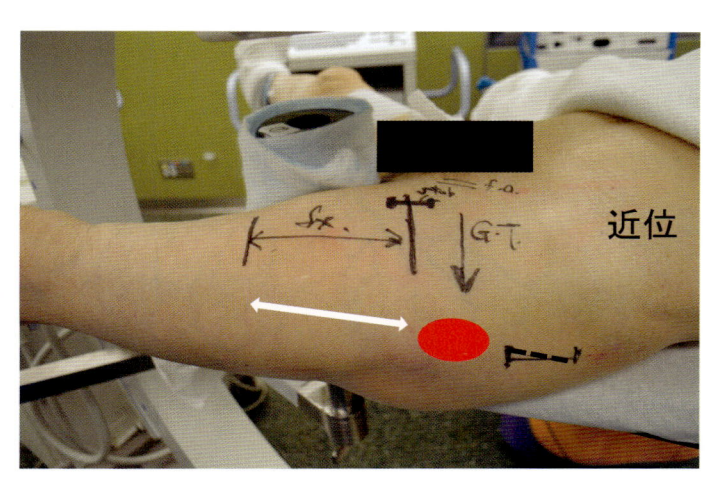

図9

術前のマーキング状態

大転子の位置，主骨折線の範囲をマーキングし，前方から整復が必要になった場合を考えて，大腿動脈と前方皮切の位置も確認する．ネイル挿入部の皮切は大転子より 2，3 横指から近位に，骨幹部と平行に 5 cm 程度としている．健側の X 線像が撮られていなければ，比較のために透視で健側の股関節正面像を膝関節正面の位置で記録しておく．

赤丸：大転子
破線：ネイル挿入部の皮切
白矢印：主骨折線の範囲

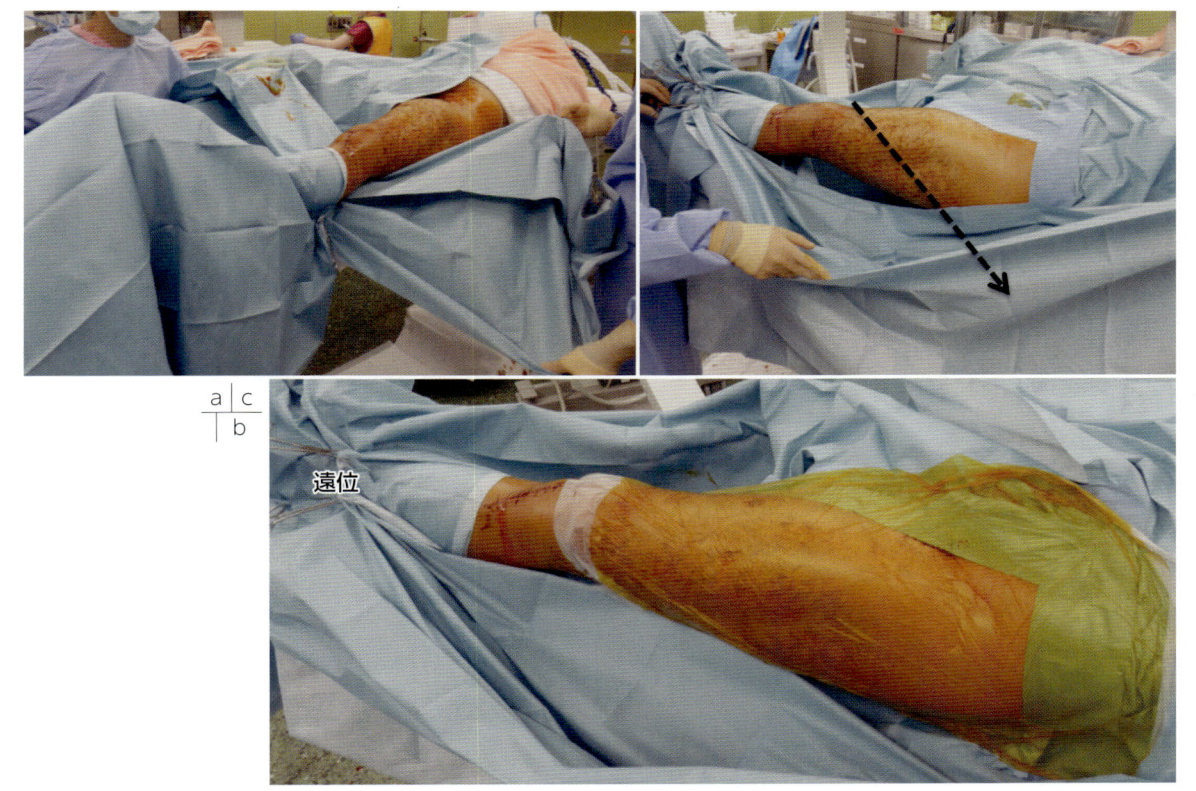

図10

a，b：大転子近位から膝周囲まで自由にアクセスできるように広く手術野を確保する．
c：側面像を見る際に術野が不潔にならないように，管球をカバーするための大きい覆布をたたんで大腿近位外側にキープしておく（破線は C-arm の進入方向）．

1．アプローチ・切開（図 11）

　基本的には整復とラグスクリュー挿入のための皮切を加え整復した後に，髄内釘を挿入する皮切を加える．

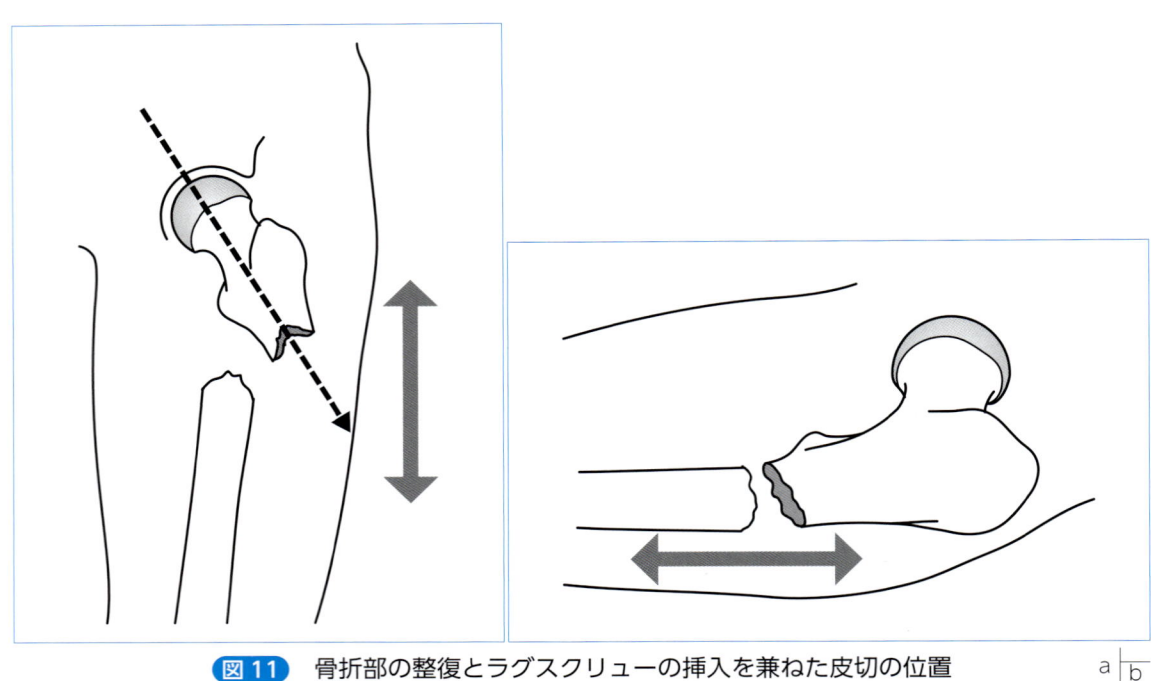

図 11　骨折部の整復とラグスクリューの挿入を兼ねた皮切の位置

a，b の位置で骨折部の整復に必要な長さの皮切を加える（両矢印）．
　　　a：正面像で近位骨片の頚部軸の延長線上
　　　b：側面像で骨折部のやや下方

2. 手術の実際

1) 整復操作の実際

　ガイドワイヤー挿入前の整復手技が転子下骨折の治療の最も大事なプロセスであり，整復のクオリティが手術の成否を決める．

a) 骨片の転位方向を考え，各々の力の方向に対して適切な整復を行う（図 12〜14）．

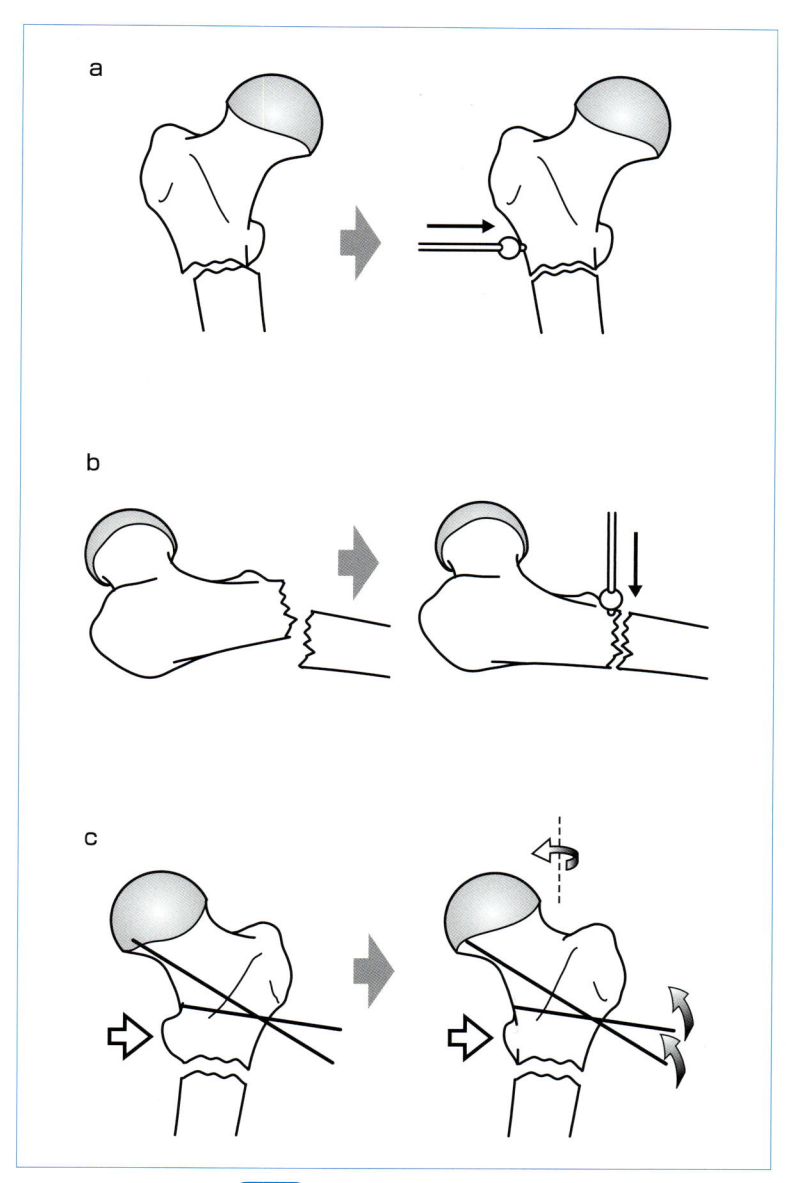

図12 近位骨片の整復方法

a：正面像．近位骨片の外側転位をボールポイントプッシャーで整復
b：側面像．近位骨片の屈曲転位を前方からボールポイントプッシャーで整復
c：正面像．近位骨片の外旋転位の整復例．2.4 mm 程度の K-wire を外側から calcar 付近を目標かつラグスクリューとネイルに干渉しない位置に挿入．K-wire を持ち上げて整復する．整復されると小転子の見え方が小さくなり，頚体角が小さくなる．

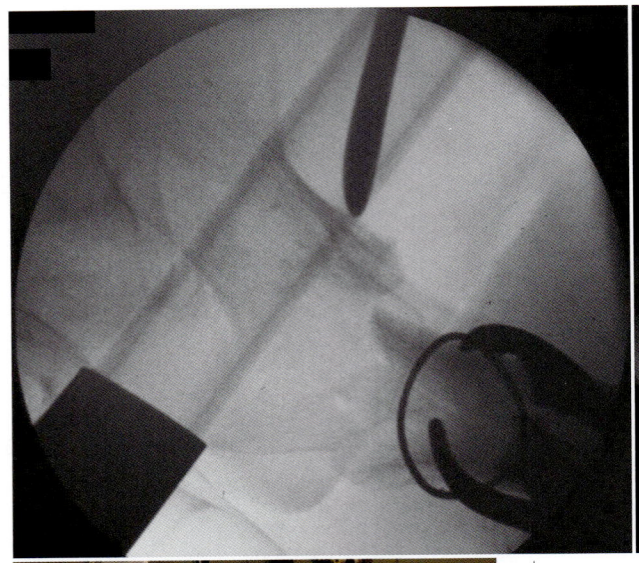
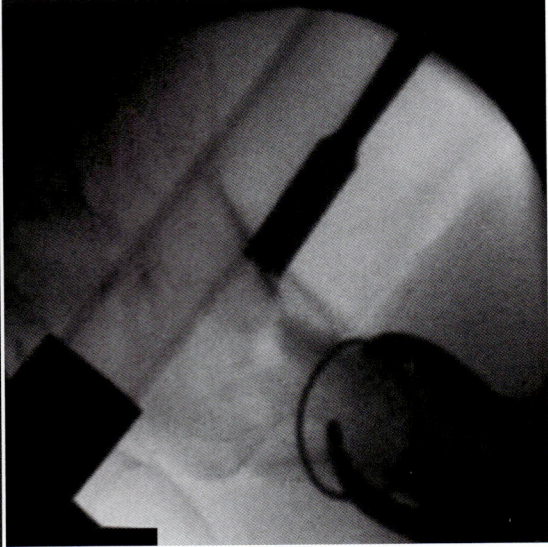
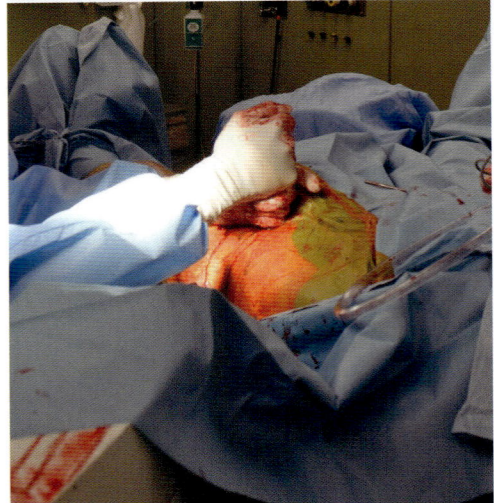

a | b
c

図13

透視側面像

a：屈曲転位した骨頭骨片を前方皮切から整復
b：エレバトリウムから打ち込み棒にかえて整復
c：ネイル挿入まで整復位をキープする.

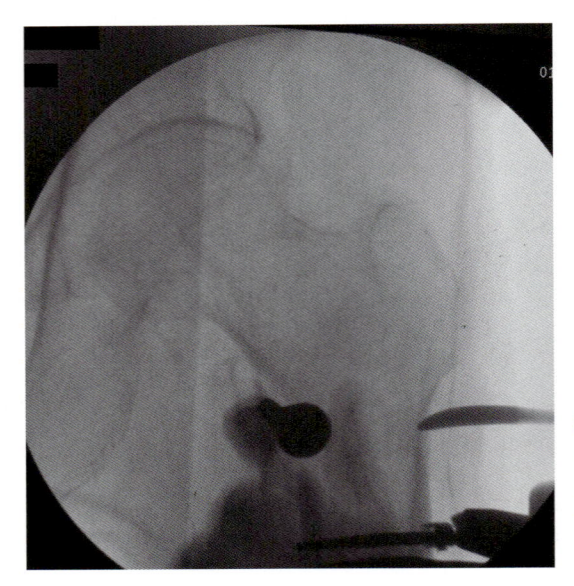

図14

前方から小転子付近を打ち込み棒で抑えて屈曲外旋転位を整復し，外転転位を外側からエレバトリウムで押して整復している.

b) 内側皮質のコンタクトを得ることを一番の目標にしており，骨折部を直接展開して鉗子による整復を行う場合がほとんどである（図 15〜17）.

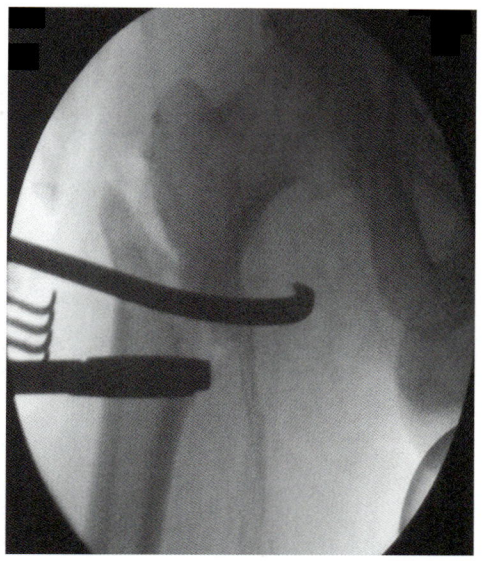

図 15
スライディングリダクションフォーセプスは矢状断の方向に近い骨折型の整復，整復保持に有用である. ポイントがついてる先端を対側に挿入できれば強力な整復が可能なので侵襲が少なく有用である.
この症例は近位骨片をスライディングリダクションフォーセプス，遠位骨片を大きい整復鉗子でコントロールしている.

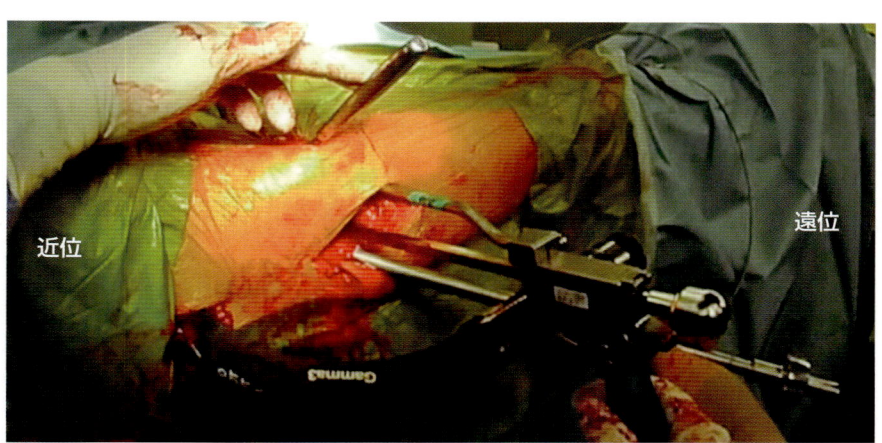

図 16
近位骨片の外旋を前方からエレバトリウムで大転子を持ち上げることで整復し，さらに遠位骨片をスライディングリダクションフォーセプスで整復しながらネイルを挿入している.

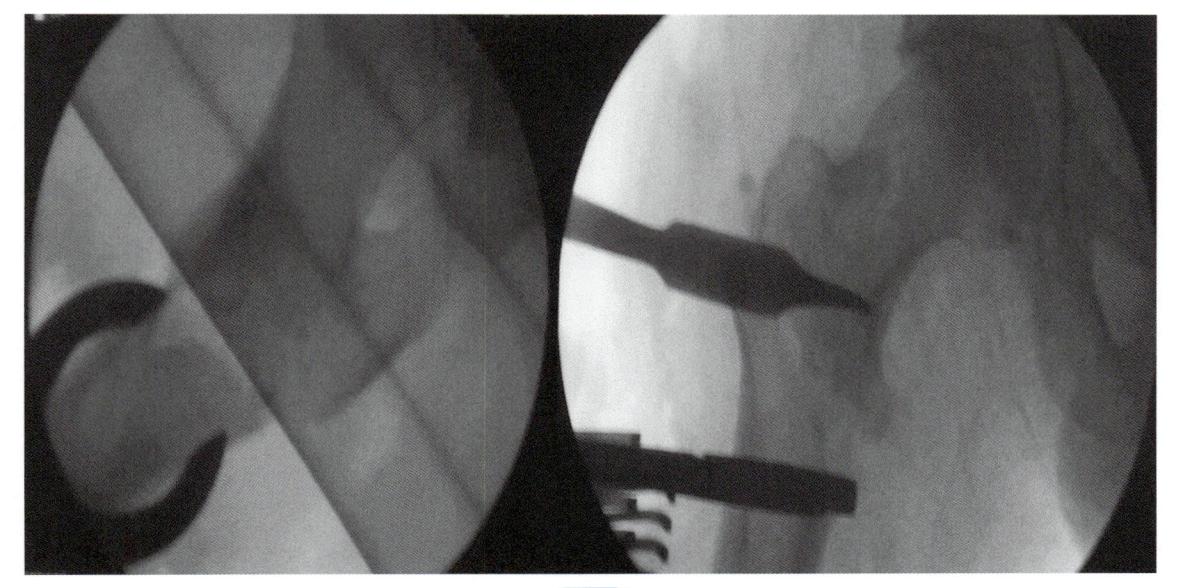

図 17
近位骨片の外旋をホーマン鉤で後方から持ち上げて整復，遠位骨片を整復鉗子でコントロールしている.

2) ワイヤリングの追加

髄内釘を使用する場合，骨片間ラグスクリューは使えないので整復保持や遠位骨片の内固定ツールとしてワイヤリングが有用である（図18〜21）．骨膜血流を妨げないように，ワイヤリングはインプラント挿入後に除去する術者もいるが，2本までは骨癒合を妨げないという論文もあり，筆者は固定性を重視して残すことが多い．

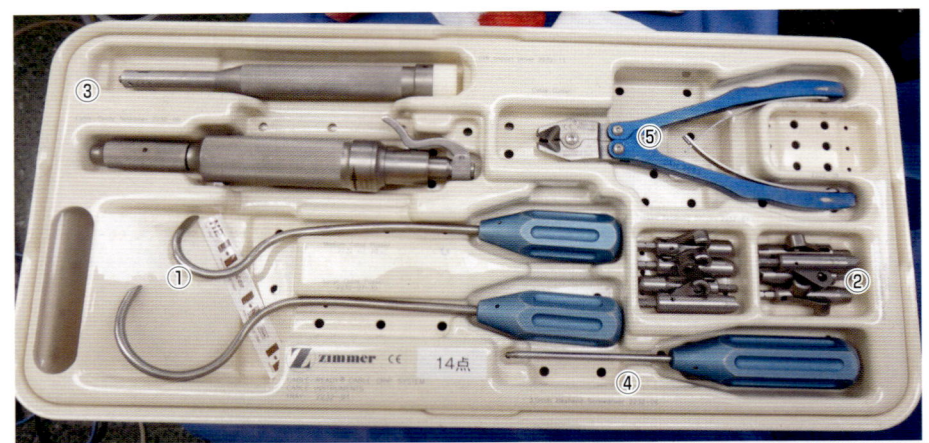
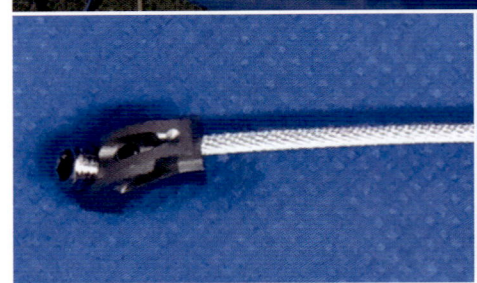
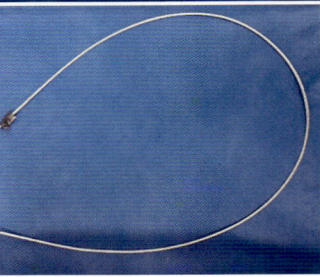
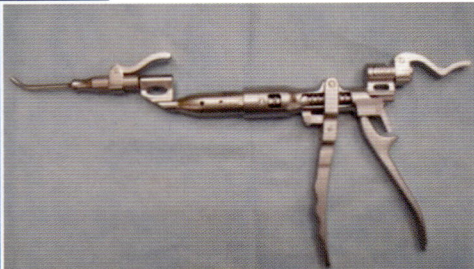

図18 ワイヤリングの道具

a：①ケーブルパッサーミディアム・ラージ．骨周囲を通してケーブルを中に導入できる．
　②アタッチメントビット．テンショナーの先に装着してテンションを保持する．
　③1.8 mm ケーブル用テンショナー．通したケーブルを締め上げてテンションをかける．
　④スクリュードライバー 3.0 mm．コネクターを最終的に締結する．
　⑤ケーブルカッター
b，c：コネクター付きケーブル
d：ハンドルタイプのニューテンショナー

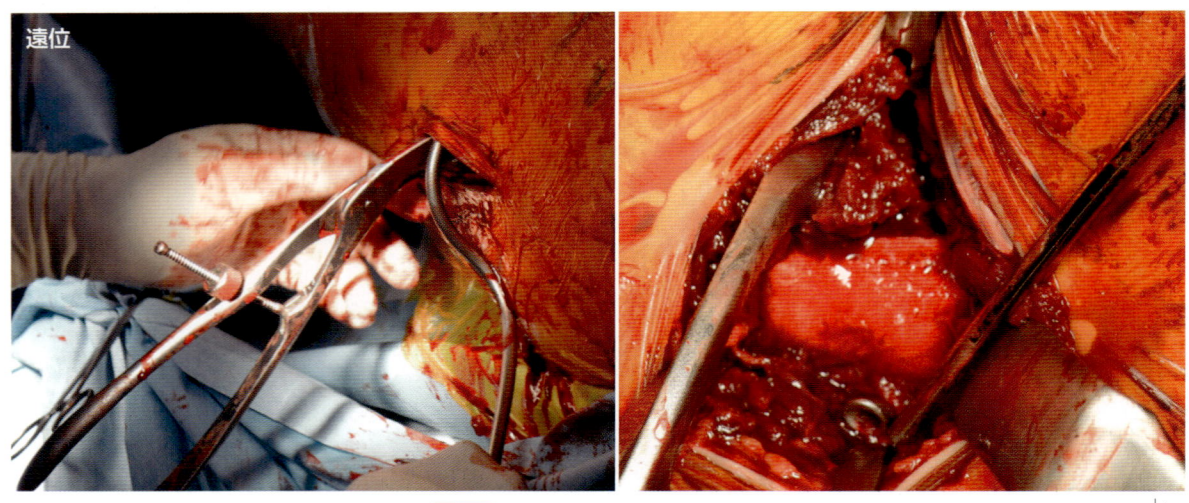

図19 実際のワイヤリング手技①

a：骨把持で転子下骨折のメイン骨片を整復し，ワイヤリングのパッサーを同一皮切の大腿骨前面から骨に添わせるようにして斜めに滑り込ませる．ラージパッサーを使うことが多い．
b：骨膜上を誘導し後面から先端を出す．後面の大腿骨粗面には深大腿動脈の分枝があり，内側〜後方を通す際は特に慎重に行う．

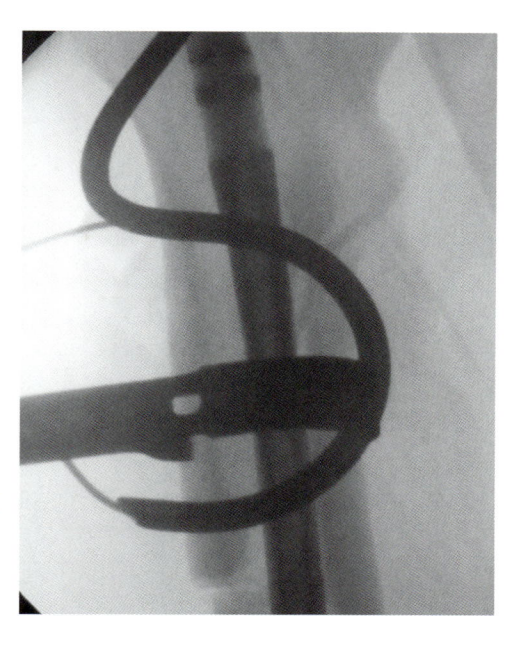

図20 実際のワイヤリング手技②

一爪式ローマンを用いて第3骨片を整復，パッサーを回し，コネクター付きのケーブルをパッサー先端から基部に向かって通している．

ローマンはプレート保持骨鉗子やワンポイントより整復保持が安定している．

（※通常，ネイルは後から挿入する）

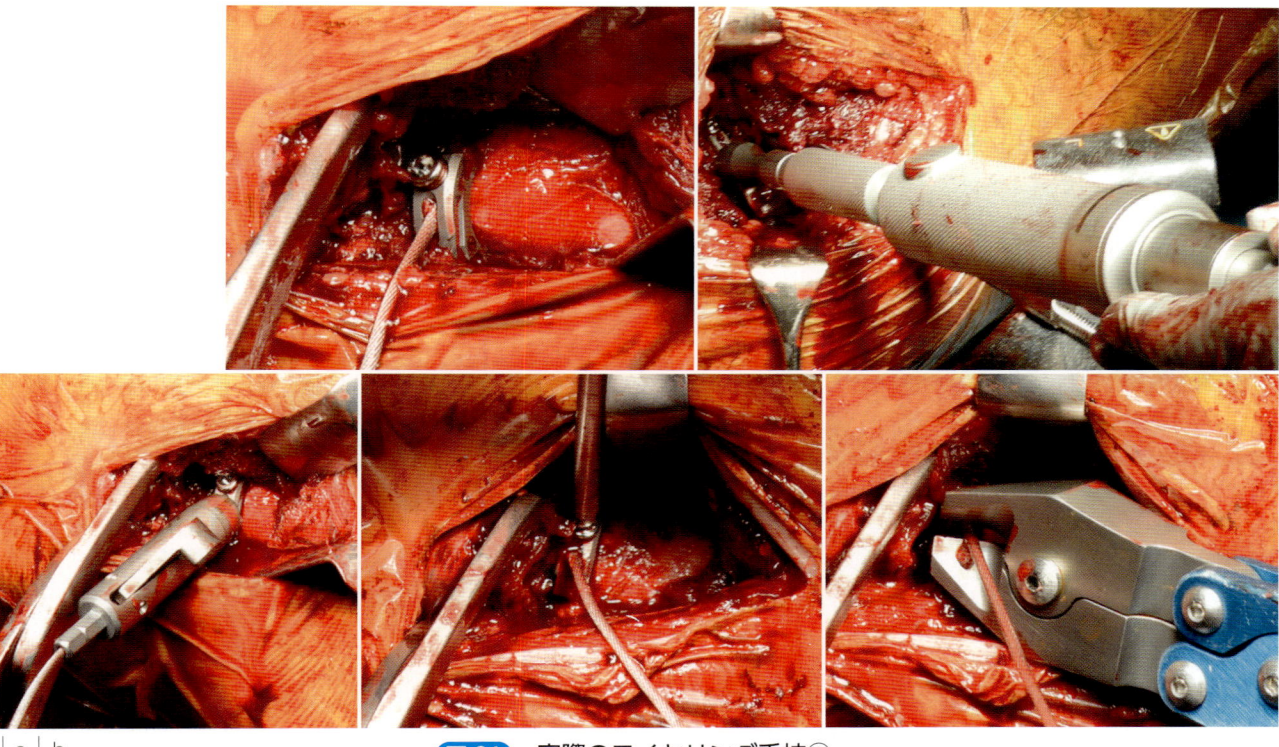

a	b
c	d	e

図21 実際のワイヤリング手技③

a，b：ネイル挿入前にワイヤーテンショナーで50N程度で仮締結する．

c：アタッチメントビットを残しておいて整復位を維持し，ネイル挿入後に80～100N程度で最終締結する．

d，e：コネクターをドライバーで締結しワイヤーを最終固定した後，ワイヤーカッターでカットする．

3) ネイルの挿入

至適刺入部にガイドワイヤーを挿入する(**図22**).
ネイルの挿入は整復位を保持した状態で行う. ネイル挿入で整復が崩れる場合は, リーミングを追加したりブロッキングワイヤーを用いることもある(**図23, 24**).

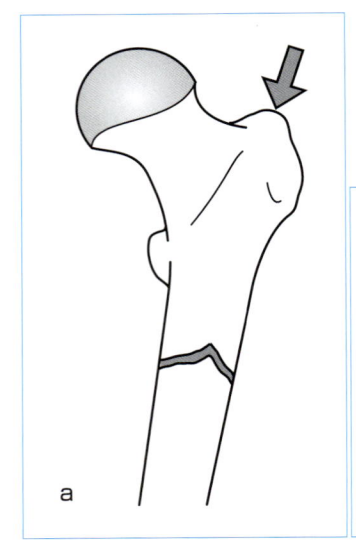
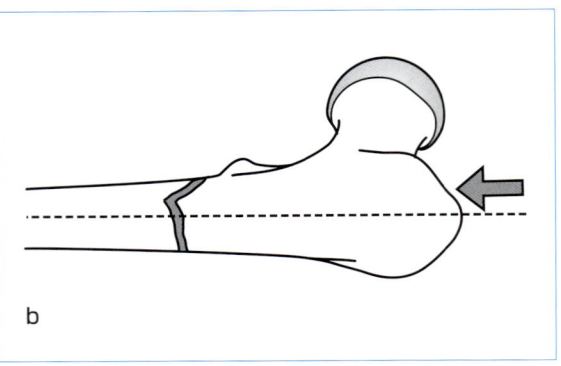

図22
目標とする刺入点は使用するインプラントにもよるが, 筆者はAP像での大転子の頂点(a), ML(medial-lateral)像で中央よりやや前方(b)を目標にしている. 大腿骨の前弯が強い症例の場合, 刺入部が後方すぎるとロングネイルの先端が前方骨皮質に接触する可能性があるためである.

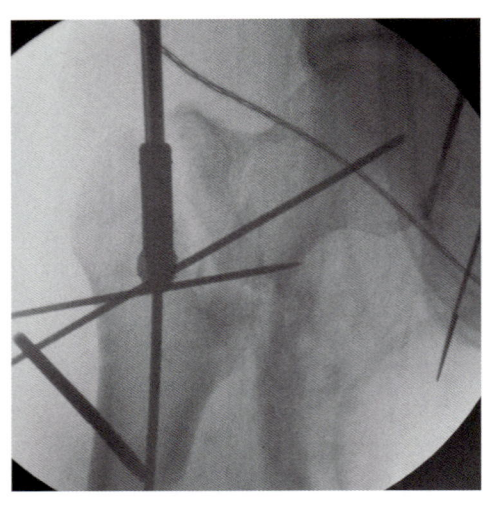

図23
K-wireや鉗子などで整復位を保持してリーミングを行う.
ネイル挿入と骨頭へのスクリュー刺入を妨げない位置で, 鉗子やK-wireを配置することが重要である.
Russell-Taylor分類typeIIの症例など大転子や梨状窩に骨折線が及んでいる症例は, ネイル挿入による遠位骨片の外方化が危惧されるためクラウンリーマーの使用も考慮する.

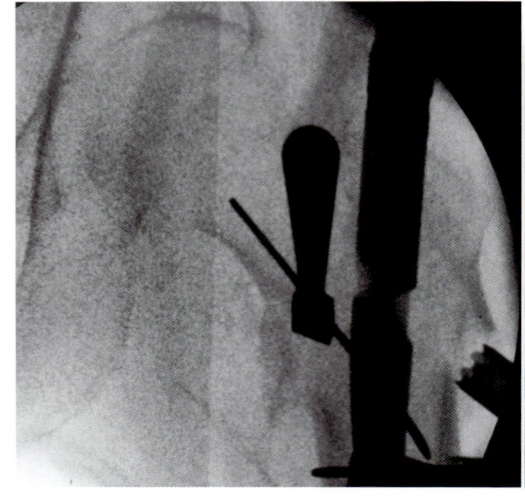
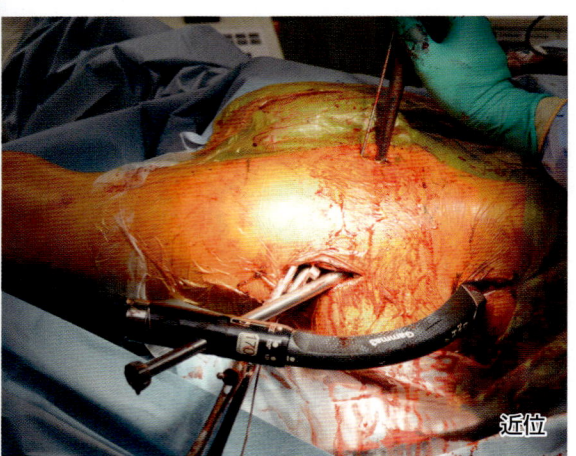

近位

a | b

図24
a：打ち込み棒で前方から近位骨片の屈曲外旋を整復し, ネイルを内側に挿入するためにブロッキングワイヤーとしてK-wireを前方から挿入, 整復位置を保ったままネイルを挿入している.
b：整復保持のデバイスがネイルとラグスクリューを妨げないように配置されている.

4) 横止めスクリュー挿入前に回旋変形がないか を確認する（図 25）

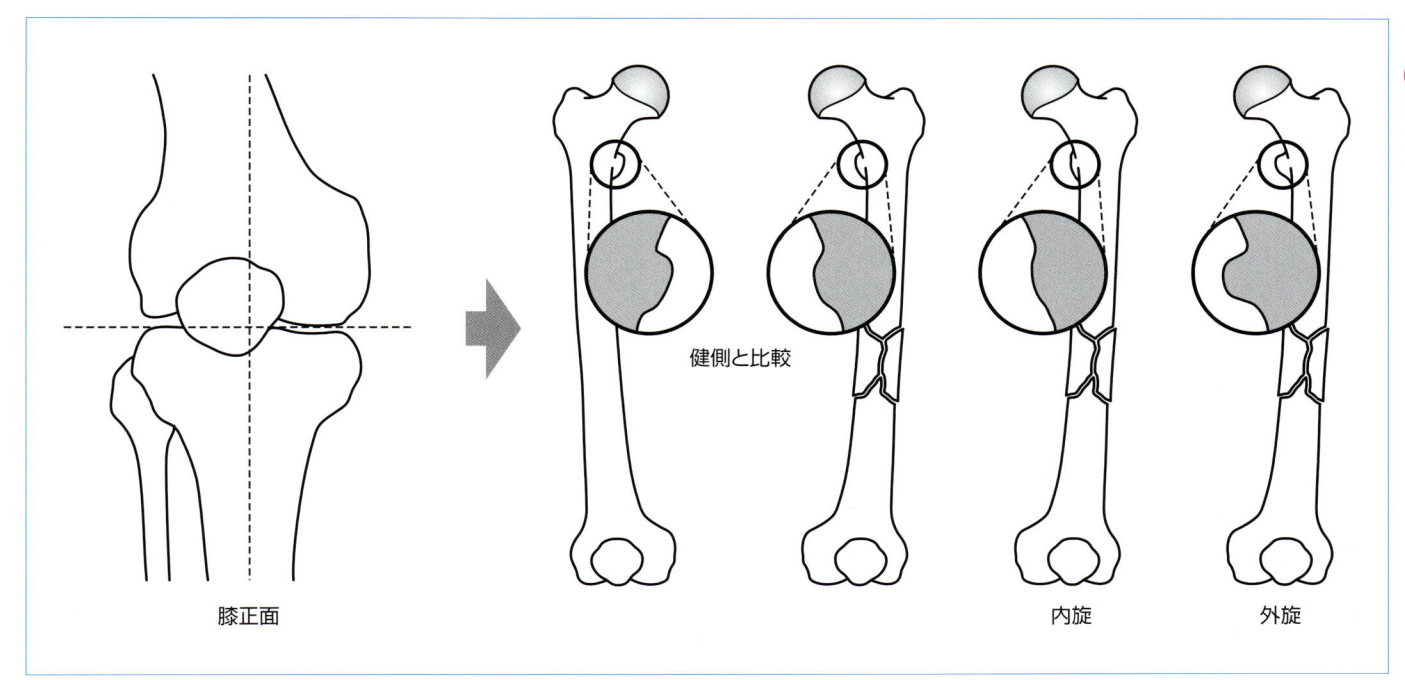

健側と比較　　内旋　　外旋

膝正面

図25

遠位の横止めスクリューを挿入する前に必ず患肢の回旋が正しく整復されているかを確認する。
健側の膝正面像が得られる肢位での小転子の大きさと比較する．患側の小転子が小さい場合
は近位骨片が内旋，大きい場合は近位骨片の外旋を意味する．

<整復が困難な症例>

　症例によっては外側広筋の大転子付着部を切離し，整復固定が必要となる場合もある（図 26）．骨頭を含めた近位骨片と遠位骨幹部のアライメントのみ整復して MIS（minimally invasive surgery）で

ロッキングプレート固定を行う方法も散見されるが，インプラントのカットアウトや折損，骨折部の転位のリスクが高いという報告もあり，筆者は行っていない．

　最後に手術の重要なポイントを表 1 に示す．

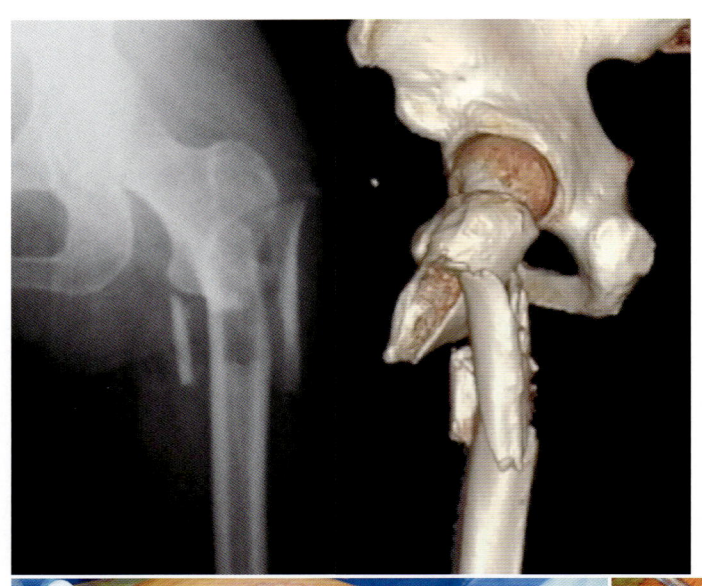

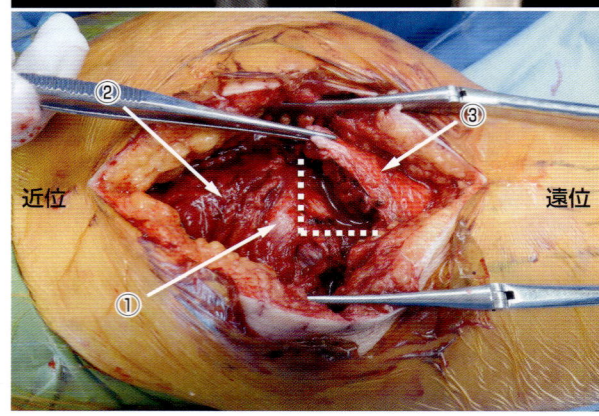

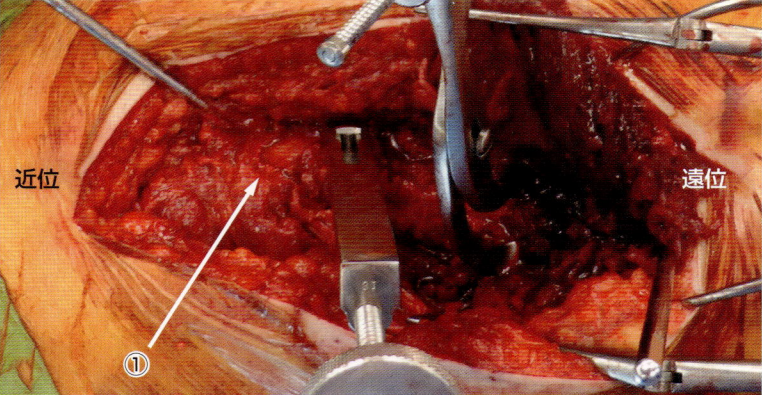

図 26　整復困難症例

a：この症例は calcar 直下の内側皮質の整復が必要であり，ラグスクリュー挿入部の外側皮質の骨折を認めているため骨折部を展開しプレート固定を行った．

b：大転子直下での整復操作が必要な場合は，外側広筋の付着部を大転子のやや遠位と骨幹部後方で L 字に切開（白破線）し，外側広筋を前方にフリップして骨折部を展開して整復を行う．
　①：大転子，②：中殿筋，③：外側広筋

c：この症例は側臥位で手術を行った．外側広筋を L 字で切開してオープンで整復を試みている．より複雑な骨折型の場合はプレート保持骨把鉗子やローマンを駆使して整復する．近位骨片はスタイマンピンを用いて近位骨片をコントロールしている．
　①：大転子

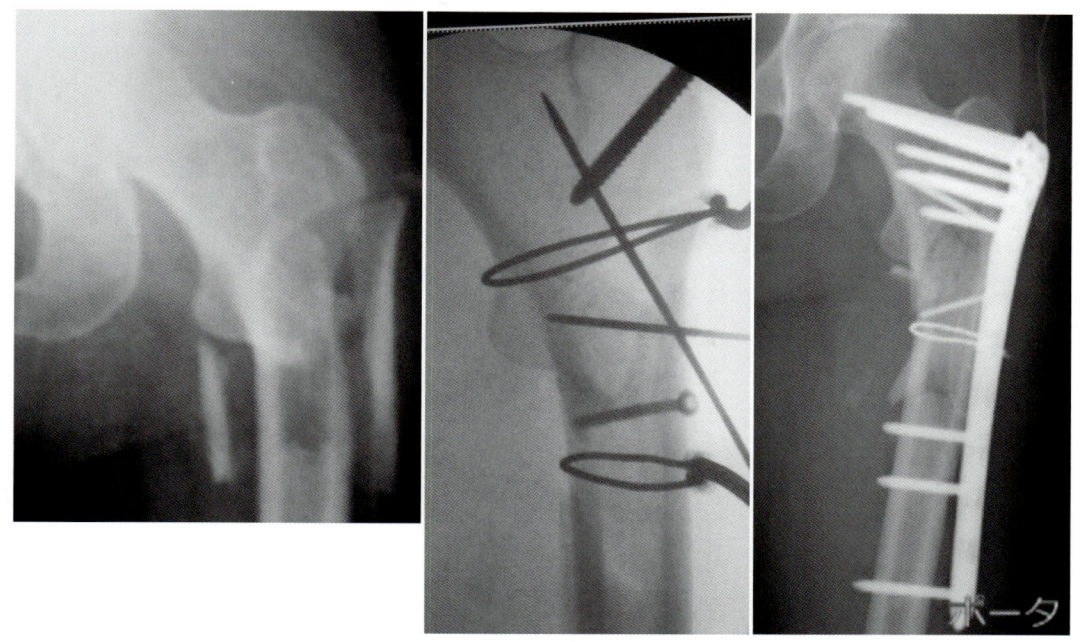

図26 整復困難症例　つづき

d：この後，主骨片にラグスクリューを挿入し，ワイヤリングで整復を保持した後に大腿骨遠位部用ロッキングプレートで固定した.

表1　手術のポイント

① Open をためらわずに骨折部を整復 　（可及的に内側皮質のコンタクトを獲得する）
② ネイルの挿入と骨頭へ向かうスクリュー挿入を妨げない整復位の保持
③ 整復位を保持したまま至適刺入部からのネイル挿入
④ 横止めスクリューの挿入前に回旋の整復チェック

Ⅵ. 後療法

通常，骨折部の仮骨形成を待って，術後6〜8週程度の免荷期間を設けている.

股関節，膝関節の可動域訓練は早期に開始する.

（森井北斗）

参考文献 ···

1）William MR, et al. editors：Orthopaedics Knowledge Update：Trauma 5, AAOS, 2016.

2）Robinson CM, et al.：Trochanteric-entry long cephalomedullary nailing of subtrochanteric fractures caused by low-energy trauma. J Bone Joint Surg Am. 87（10）：2217-2226, 2005.
　サマリー　転子下骨折ロングネイル302例の1年成績，良好.

3）Apivatthakakul T, et al.：Percutaneous cerclage wiring, does it disrupt femoral blood supply? A cadaveric injection study. Injury. 44：168-174, 2013.
　サマリー　大腿骨ワイヤリングのカダバー検証. 小侵襲デバイスを用いると，浅大腿動脈・深大腿動脈の穿通枝の部分的損傷はあったが，血行は保たれていた.

手 術 記 録

- 体位：仰臥位，トラクションテーブル使用
- 左下肢を牽引し，徒手的に整復を試みたが整復位は得られず，膝正面の位置で回旋を固定，内転位，短縮のみ牽引で矯正し清潔野とした
- まず大転子近位の皮切から筋膜を切開し大転子頂部を触知した後，ラグスクリュー挿入予定部位に 6〜7 cm 程度の縦皮切を置いて腸脛靱帯を切開し骨折部を展開
- 第 3 骨片を用指的に合わせて一爪式ローマンで整復
- ローマンの近位にワイヤリングを行い，テンションをかけて仮固定した
- 整復位を維持した状態で，髄内釘のガイドワイヤーを大転子頂部から挿入しネイル挿入部の開窓ドリリングを行った
- 遠位の髄腔をリーミング後，頚体角 125°，ネイル長 340 mm，ネイル径 10 mm の髄内釘を挿入し，正面像，真側面像で骨頭のセンターにラグスクリューを挿入した
- 髄内釘遠位の横止めスクリューを正円法で挿入後，ケーブルを 80 N で最終締結した
- 創部を洗浄し筋膜，皮下，皮膚を縫合して終了した

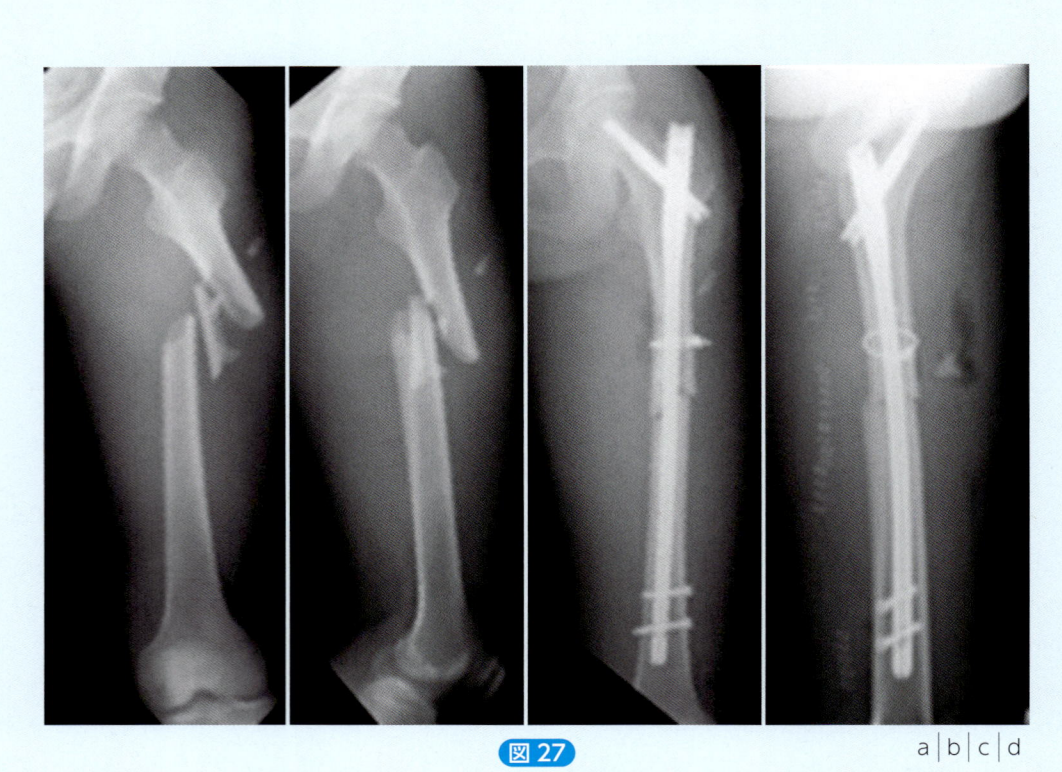

図 27　　a｜b｜c｜d

a，b：術前 X 線像
c，d：術後 X 線像

プロジェクトⅧ　押さえておくべき基本 骨折治療テクニックの実際

14　大腿骨骨幹部骨折

Ⅰ. 代表的分類法（その手術適応）（図1）

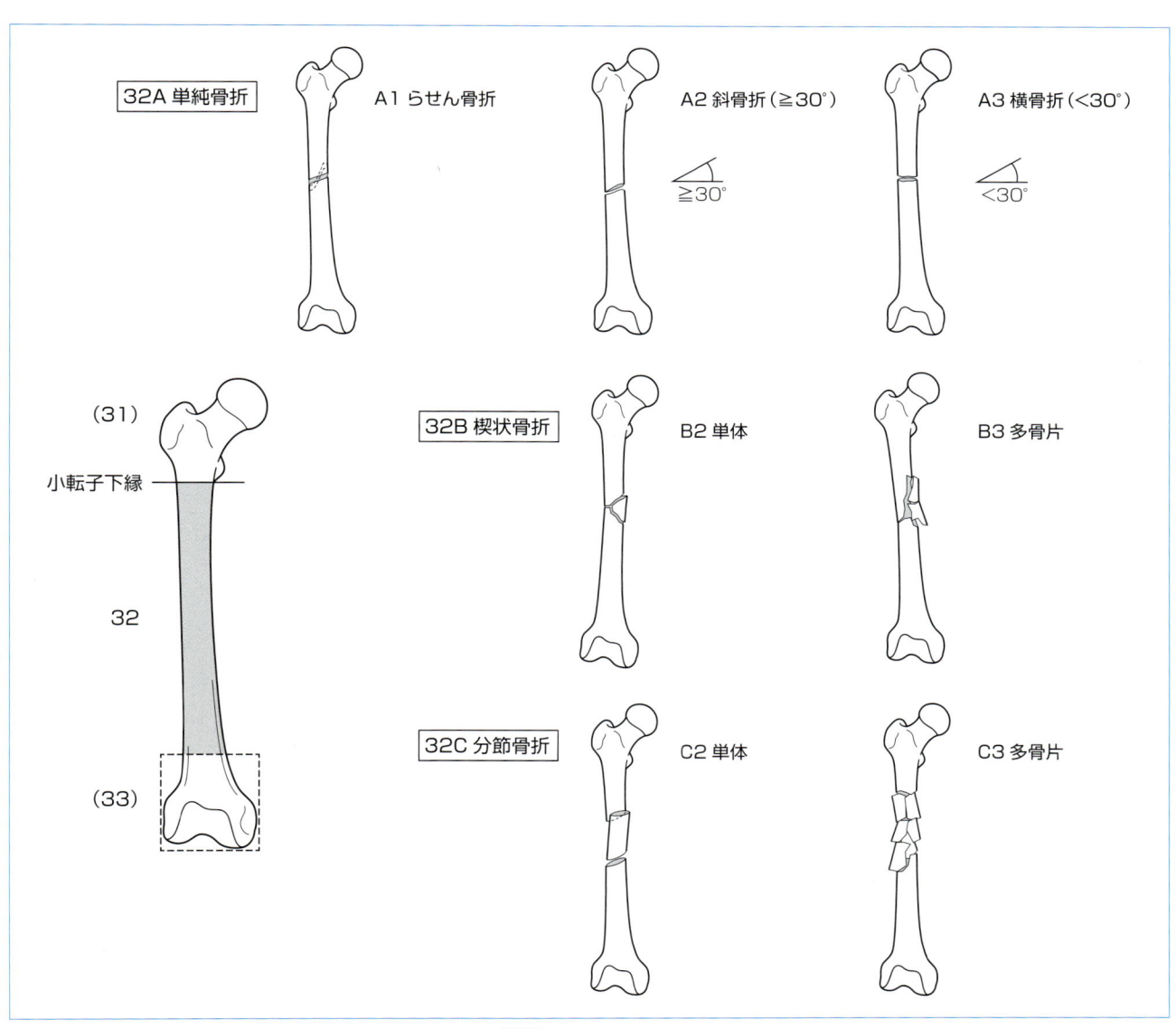

図1　新 AO 分類

全例手術適応である．手術方法は髄内釘が標準治療であり，できる限り早期に内固定を行う．

Ⅱ．使用インプラント（図2）

　順行性髄内釘を原則とするが，特殊症例では逆行性髄内釘を選択する（後述）．

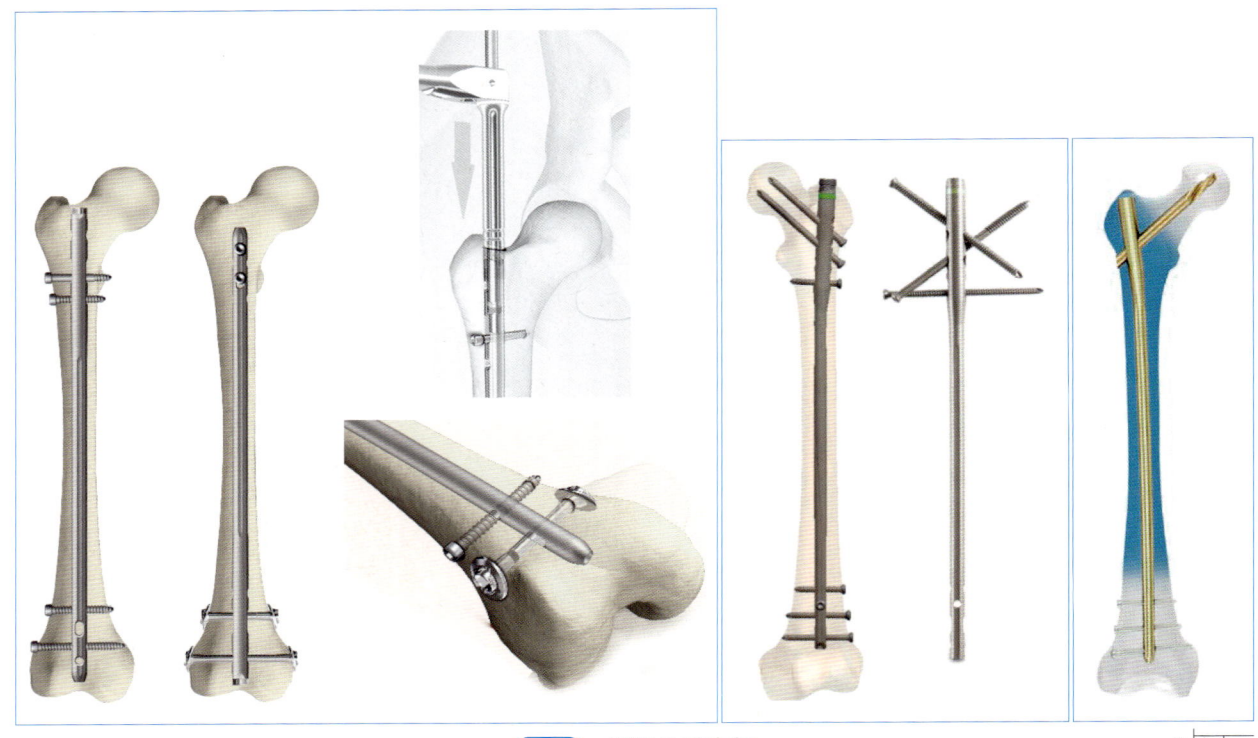

図2　順行性髄内釘

a：T2 Femoral Nailing System（日本ストライカー社）．梨状筋窩から挿入するタイプである．近位は3本のスクリュー固定が可能であり，遠位は4本（LM 2本，AP 2本）の横止めスクリュー固定が可能（※LM方向は頸部スクリューの使用も可能）である．骨折部をcompressionスクリューで圧迫する機構がある（逆行性髄内釘としても使用可能である）．
b：Natural Nail GT Femoral Nail（ジンマーバイオメット社）．大転子頂部から挿入するタイプ．近位スクリューのパターンが豊富．遠位4本（LM 3本，AP 1本）まで挿入可能．
c：TFN-ADVANCED ロング（DePuy Synthes）．ガンマネイルタイプの髄内釘で，大腿骨骨幹部に転子部・転子下領域が組み合わさった骨折，骨幹部に及ぶ転子部領域の骨折への適応に優れる．

a｜b｜c

Ⅲ．手術器械一式

- 各種整復鉗子
- K-wire（径1.5〜2.0 mm）：仮固定やブロッカーピンとして使用（**図17-b**）
- 創外固定用5 mmハーフピン：整復時に使用（**図8-c**）

IV．体位・セッティング（図3）

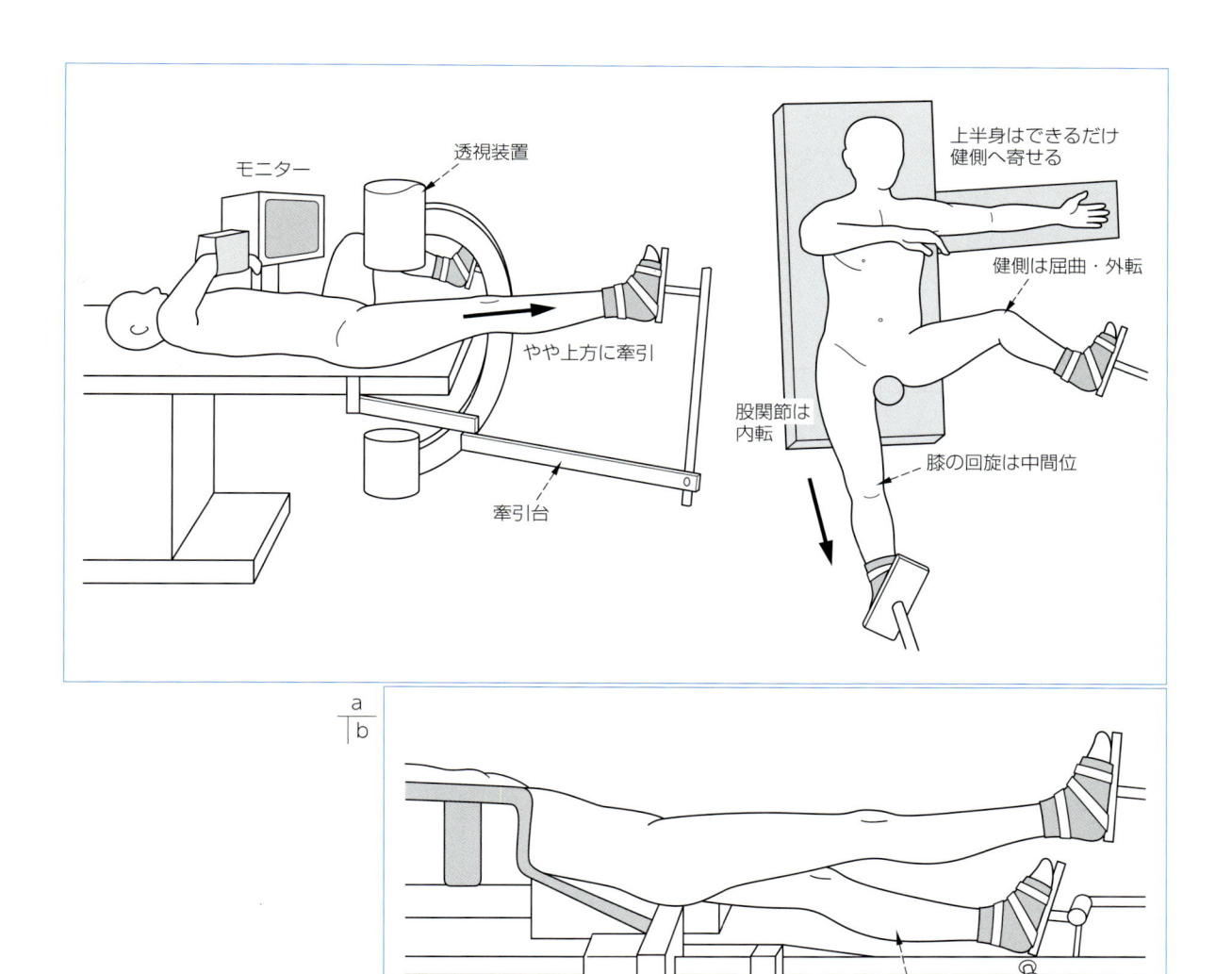

モニター
透視装置
上半身はできるだけ
健側へ寄せる
健側は屈曲・外転
やや上方に牽引
股関節は
内転
膝の回旋は中間位
牽引台

a
b

健側は伸展位

図3 体位・セッティング

透視で正面像と側面像が正しく撮像できることを確認する．牽引を調整して骨折部の短縮を整復する．
徒手整復が可能かどうかを確認しておく．

　　a：健側開排位ポジション．反対側の下肢を軽度屈曲し，透視側面像で重ならないようにする．
　　　大腿骨頭方向に近位横止めスクリューを挿入する場合は見やすくなる．

　　b：健側伸展位ポジション（scissors position）．反対側股関節の屈曲が困難な場合は，伸展位と
　　　する．近位（骨頭側）の透視像は健側と重なるため見にくくなるが，遠位は健側が邪魔になら
　　　ず透視の確認が行いやすい．

V. 手術手技

＜術前準備：順行性髄内釘による基本的な整復固定術＞（図4，5）

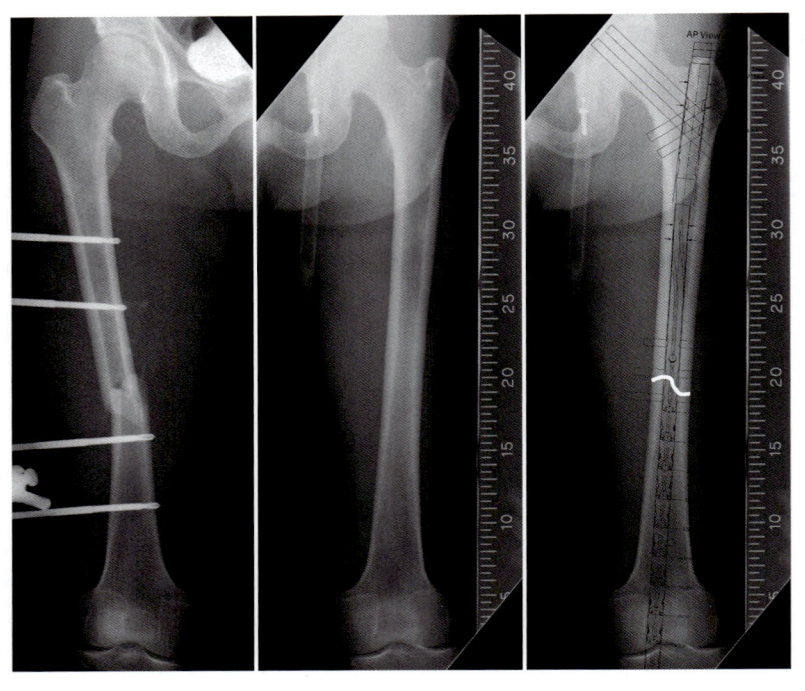

a | b | c

図4

術前X線画像準備

インプラントの選択，術中に比較して整復を確認するために健側のメジャー入り単純X線も撮像しておく．

- a：患側X線画像
- b：健側X線画像．大腿骨長と髄腔径を計測するメジャーをあてる．回旋整復の評価のために，膝関節を正しく正面像とした大腿骨全長を撮像する．
- c：健側にテンプレートをあてたX線画像．確認ポイントは，①長さ，②髄腔径，③弯曲：使用予定髄内釘の曲率を考慮しテンプレートを用いて挿入可否を判断，④骨折の位置，⑤必要なスクリューの位置

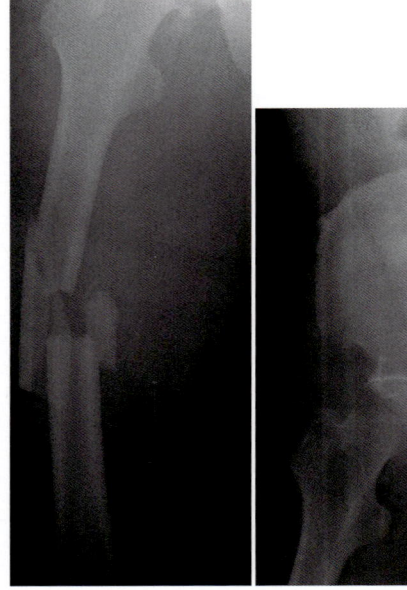
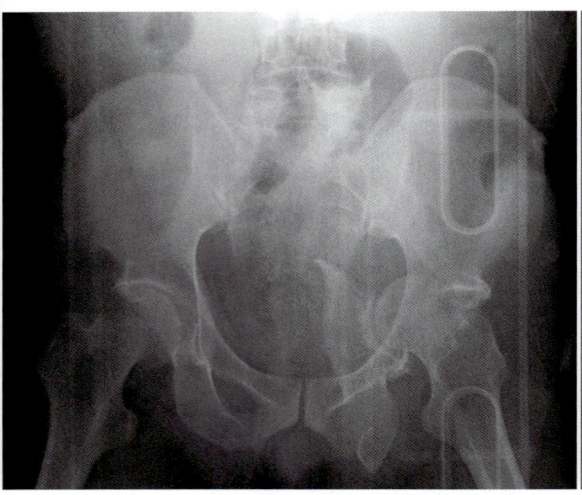
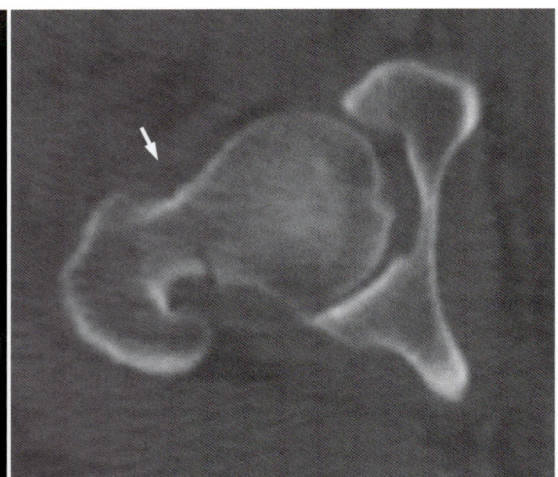

図5　大腿骨頚部骨折合併例

高エネルギー外傷の1～9％に合併することがある．単純X線では見逃されやすい．
股関節を含めたX線撮像を行うか，疑わしい場合はCT検査も追加する．

1. アプローチ・切開（図6）

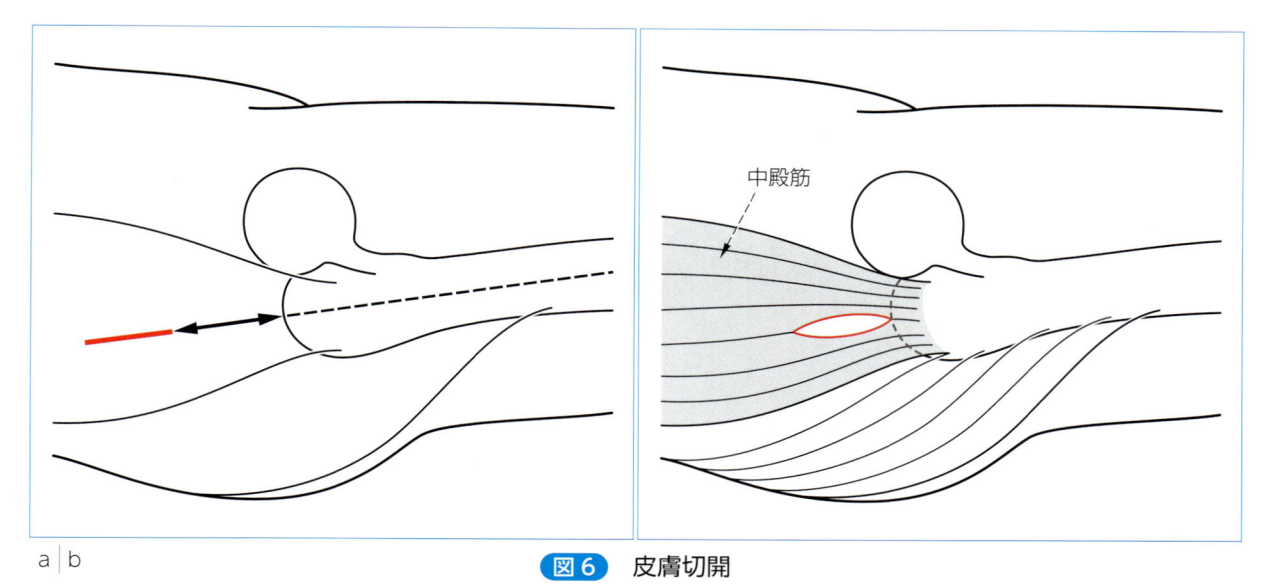

中殿筋

a | b

図6 皮膚切開

a：大転子頂部から約3cm近位を2〜3cm縦切する．大腿筋膜張筋も線維方向に切開．
　　赤線：2〜3cmの皮膚切開
　　両矢印：3cm
b：中殿筋を大転子頂部に向かって分け，大転子頂部を指で触知する．

1) エントリーポイントの作成（図7）

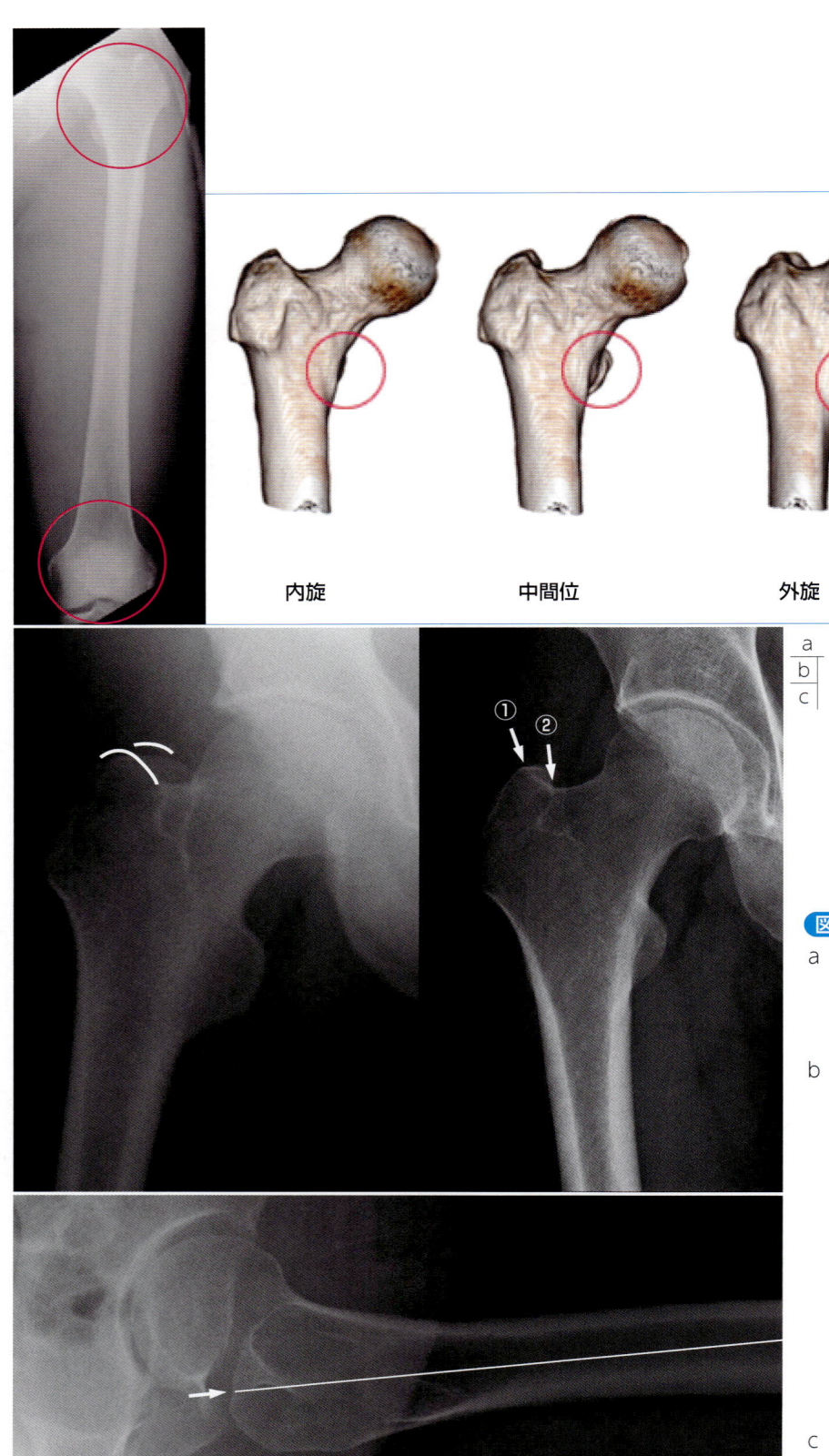

内旋　　　中間位　　　外旋

a
b
c

図7

a：回旋による近位骨片の見え方の違い．整復の際に回旋の整復の適否を評価するためには健側を参照する．膝関節を正面にしたときの小転子の見え方が目安となる．

b：至適エントリーポイント．外旋転位のため大転子頂部が二重に見える（白線）．そのため，至適エントリーポイントが認識しづらい．透視を操作し，近位の中間位の像を描出する．髄内釘の種類に応じて，大転子頂部内側の梨状筋窩（piriformis fossa）または大転子頂部にガイドロッドを挿入するための挿入口を作成する．オウルを使用して骨皮質を開窓するか，またはガイドワイヤーを挿入し，これに沿わせてエントリーリーマーを使用して挿入口を作成する．

①：大転子頂部からのエントリー

②：梨状筋窩からのエントリー

c：側面像．髄腔中心の延長上からエントリー

2）整復ならびにガイドロッドの挿入（図8）

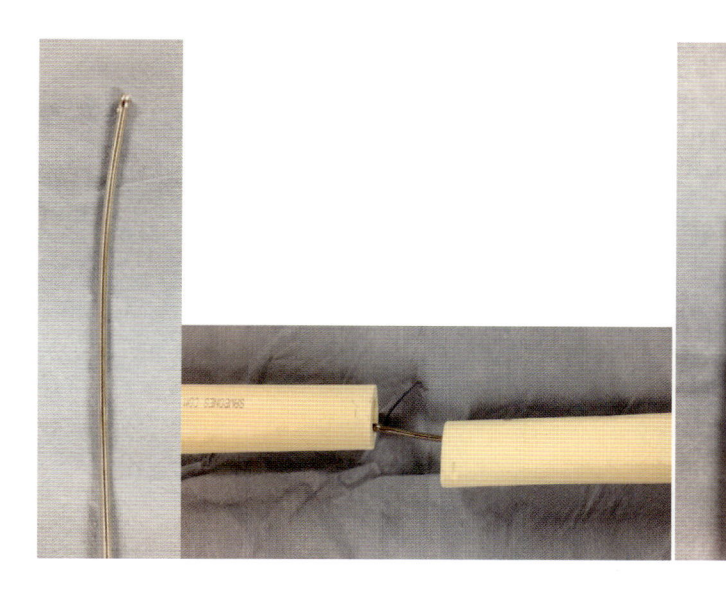
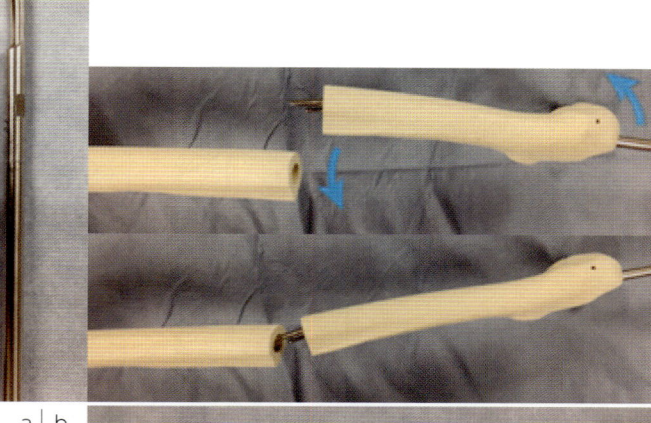
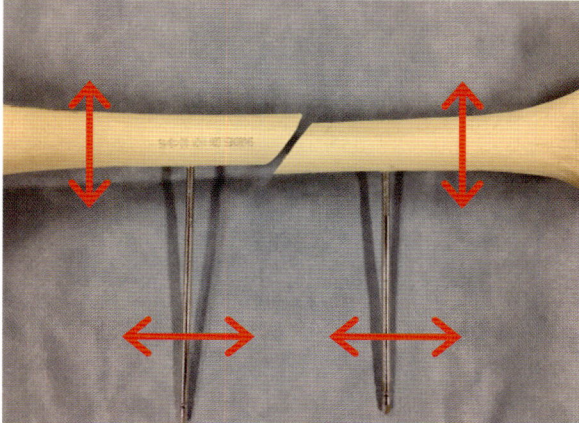

a	b
	c

図8

整復ならびにガイドロッドの挿入

徒手的に骨折部を整復し，ガイドロッドを顆部の中央を狙いできる
だけ遠位まで挿入する．徒手整復が困難でも，ガイドロッドを遠位骨
片に通すために様々な方法がある．

　a：ガイドロッドの先端をわずかに曲げる．
　b：整復用スプーンを用いる．ロッドを手元で操作し，近位骨片
　　　を整復する（矢印）．
　c：経皮的にスクリューやピンを刺入し整復する（両矢印）．

3) 髄腔リーミングならびに髄内釘サイズの決定
（図9）

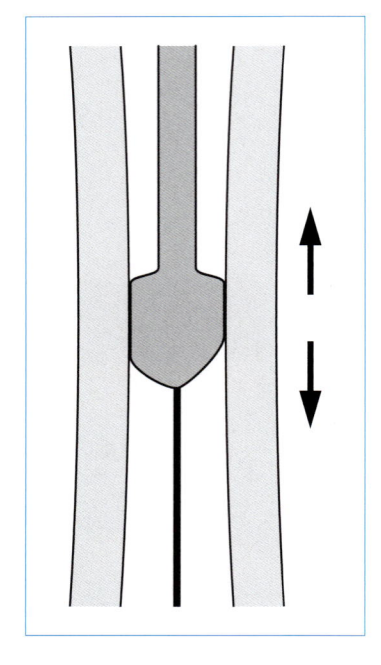

図9
髄腔リーミングならびに髄内釘サイズの決定
予定の髄内釘径の1mm太いサイズまで0.5mmずつサイズを大きくしながら髄腔リーミングを行う．骨折部では整復位を保ちながら慎重に行う．最狭部のリーミングで皮質骨を削る手応えを感じたサイズでリーミングを終了する．
実際に選択する髄内釘径は最終リーミングの1mm小さいサイズである．狭部では，回転を止めないようにする．抵抗が強いと感じたら無理に押し進めずに，回転を止めずに少しずつ出し入れしながら進める．

4) 髄内釘挿入（図10）

まずは用手的に挿入し，抵抗が強くなってきたらハンマーで軽く叩きながら少しずつ挿入する．狭部，骨折部を通過するときは慎重に透視で確認しながら進める．

横止めスクリューを挿入する前に，骨片間の回旋転位（図7-a），ギャップの有無，粉砕骨折の場合は長さを確認し，必要があれば再度整復する．

単純骨折の場合は骨片間のギャップはなくす．特に横骨折や短斜骨折の場合は，さらに骨片間に圧迫を加え，より強固に固定し安定化させる必要がある．この場合は，髄内釘をやや深めに挿入しておく．まず，近位のダイナミックホールに横止めスクリューを1本挿入し，遠位横止めスクリューを2本以上挿入する．その後，back stroke法またはcompression固定法により骨片間を圧着させる．最後に近位横止めスクリューを追加する（図11）．近位横止めスクリューのドリリングはターゲットデバイスを使用し，遠位横止めスクリューのドリリングはフリーハンドで行う（図12）．

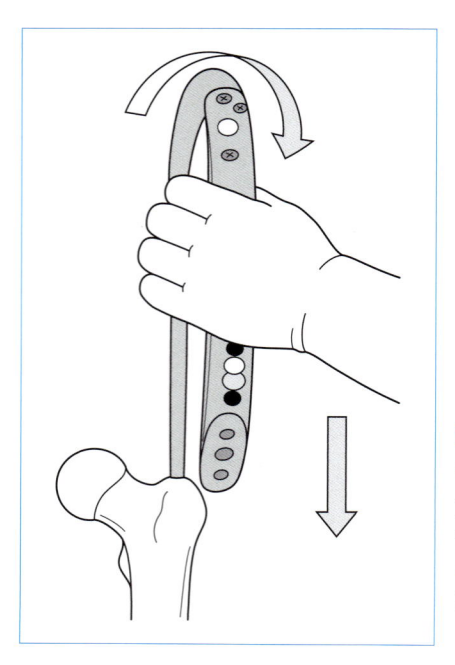

図10
髄内釘挿入
大転子頂部からエントリーするタイプの場合は，ハンドルが前方の位置から挿入し始め，徐々に前方から外側に90°回旋させながら挿入していく．

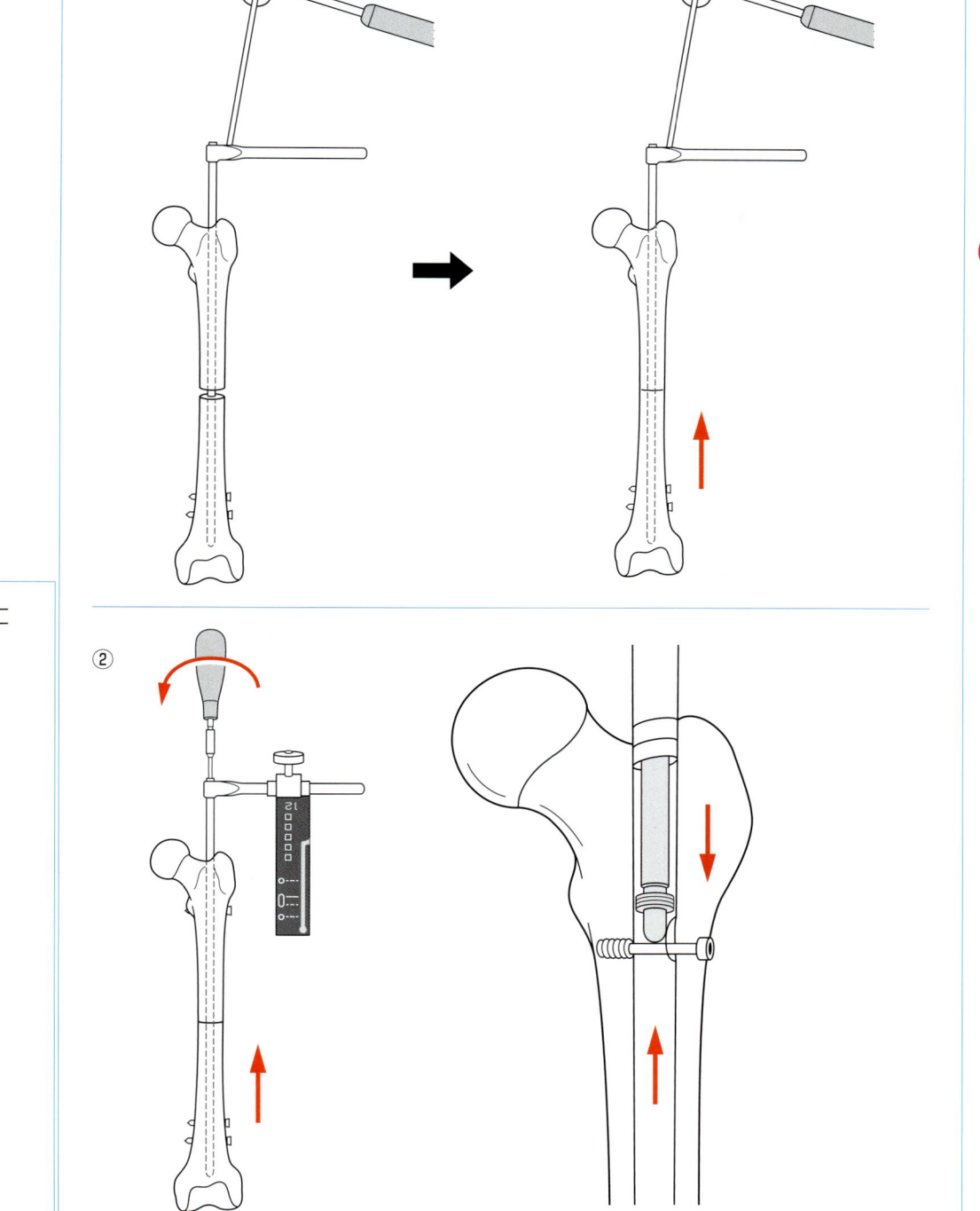

図11 骨片間圧迫

a：近位のダイナミックホールに1本スクリューを挿入し，回旋転位を整復した後に遠位スクリューを2本挿入する．

b：①：Back stroke 法．ハンマーを用いて髄内釘を引き戻し，遠位骨片を近位に寄せ，圧迫を加える．

②：Compression 固定法．遠位スクリューを2本挿入する．コンプレッションスクリューを挿入し，締めていくことで髄内釘に固定された遠位骨片が近位へ引き寄せられ圧迫される．

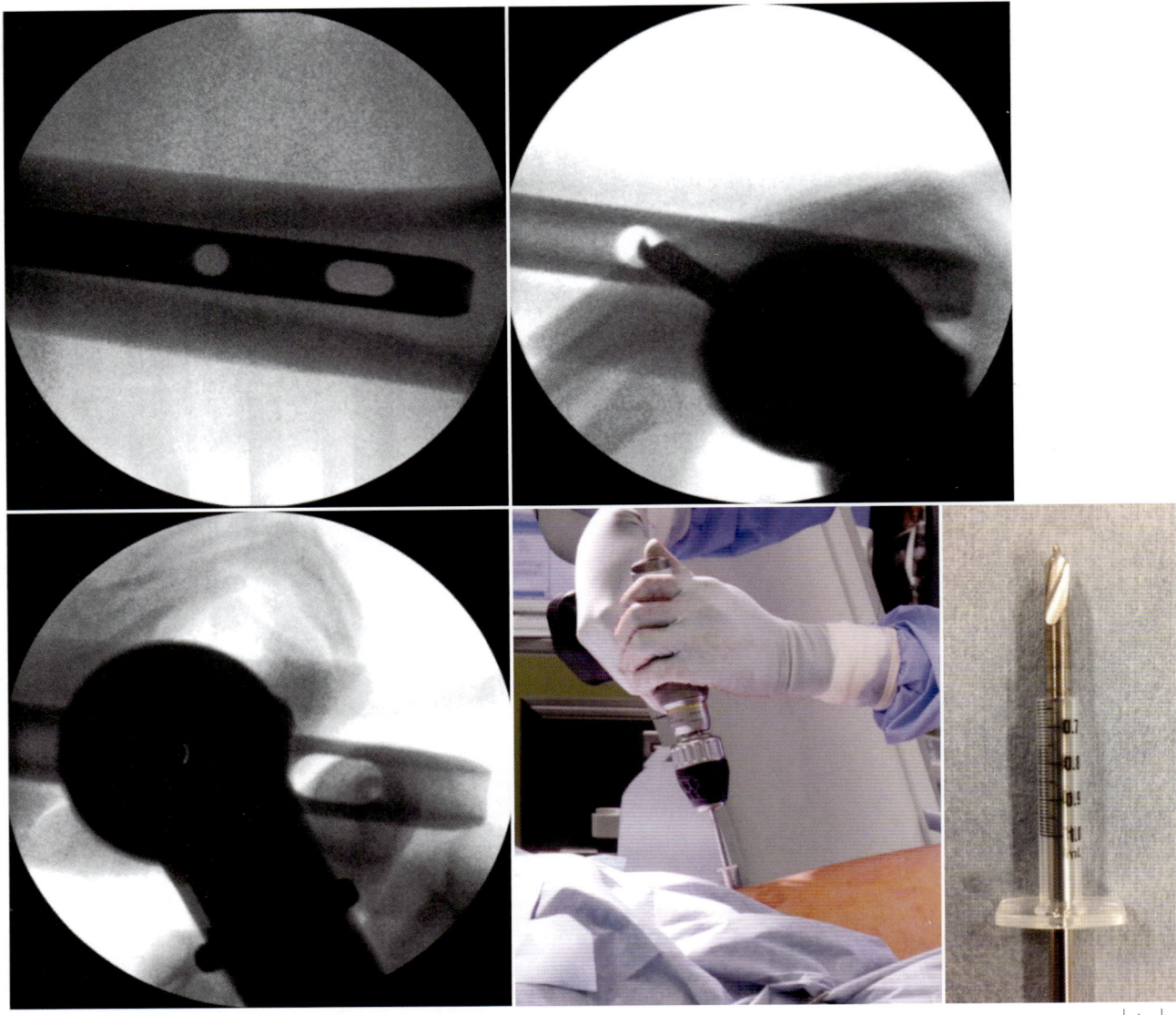

図12 遠位スクリューホールの作成

a：髄内釘のスクリューホールが透視像の中央に，正円になるように調整

b：ドリル先が円の中心に合ったらドリルを回転し始める．

c：ドリルの傾きを調整し，スクリューホールとドリルを一直線にして進める．

d：ドリルの傾きを決めたら，ぶれないように両手で持ち，ドリリング中のイメージ照射はできる限り少なくする．

e：1 ml 注射シリンジの先を切り，スリーブとして用いる．

a	b
c	d	e

5）近位回旋チェック，近位横止め

6）遠位回旋チェック，遠位横止め

7）骨折部圧迫

8）エンドキャップ挿入，閉創

　骨に埋まらないように，エントリー部の皮質骨ラインを十分カバーできる長さのエンドキャップを選択する．

＜附：注意が必要な骨折型に対する髄内釘固定術＞

1）Infra-isthmal 骨折（図13）

骨折部が狭部より遠位の髄腔拡大部に位置するため，髄内釘での固定力が不足し，特に単純骨折では偽関節のリスクが高い．以下の条件を十分に満たす固定が必要である．

- ギャップのない確実な整復
- できるだけ太い髄内釘
- できるだけ長い髄内釘
- できるだけ多くの，多方向への遠位横止めスクリュー

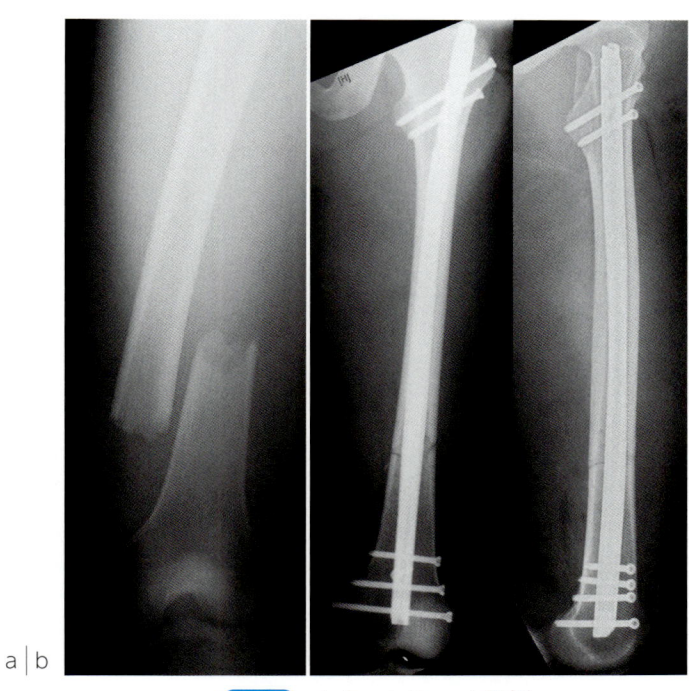

a｜b

図13 Infra-isthmal 骨折

骨折線が最狭部より近位（supra-isthmal），もしくは遠位（infra-isthmal）に位置するタイプの骨折では，固定が不十分となり，癒合が遷延する場合があるので注意を要する．このような骨折では遠位のスクリューパターンを吟味し，骨片にできるだけたくさんの横止めスクリューを多方向に挿入可能な機種を選択する．
　a：髄腔狭部より遠位の髄腔拡大部での骨折
　b：術後．骨片間のギャップを残さず確実に整復し，使用可能な最大本数である4本の遠位横止めスクリューで固定した．1本は他の3本と直交する方向に挿入している．

2）粉砕骨折（図14）

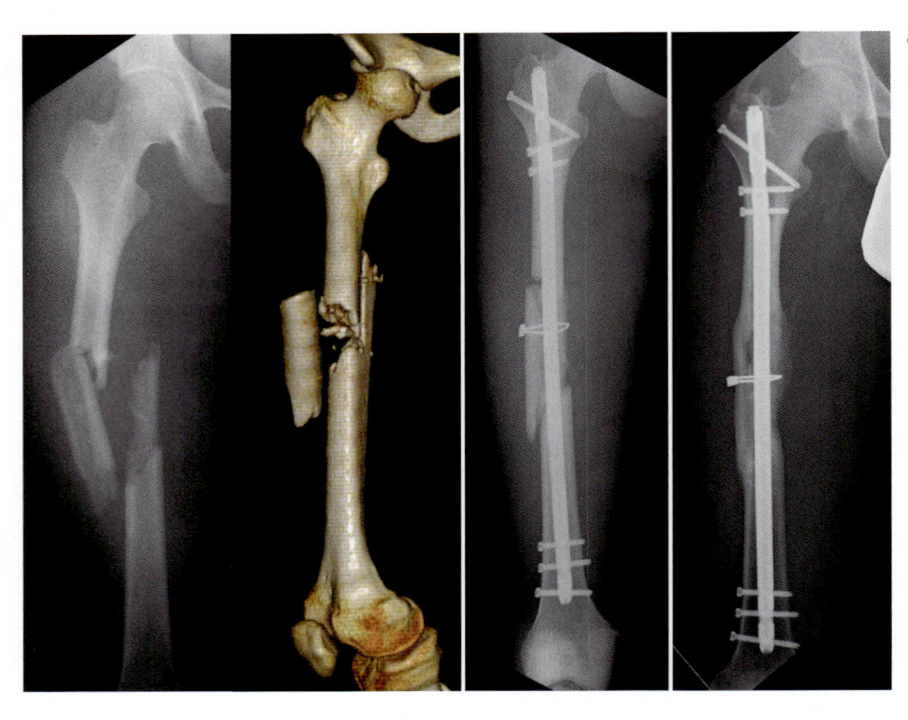

a｜b｜c

図14
粉砕骨折症例

a：術前．重要なのは全体のアライメント，回旋，長さを正確に整復することである．多くの第3骨片は牽引により転位が小さくなるため，整復する必要がなく骨癒合が期待できる．観血的整復を必要とするのは，大きな骨片で，骨片が反転している場合，筋を貫通して立っている場合などである．

第3骨片の外側に小切開を加え，必要に応じてエレバトリウムや鉗子などを用いながら用手的に整復する．骨片に付着している軟部組織の剥離は最小限にする．骨片は不安定なことが多く，最低限の安定性を得るためにワイヤー締結（※できれば1本，多くても2本）を行っても良い．

b：術直後
c：術後1年

3）分節骨折（図15）

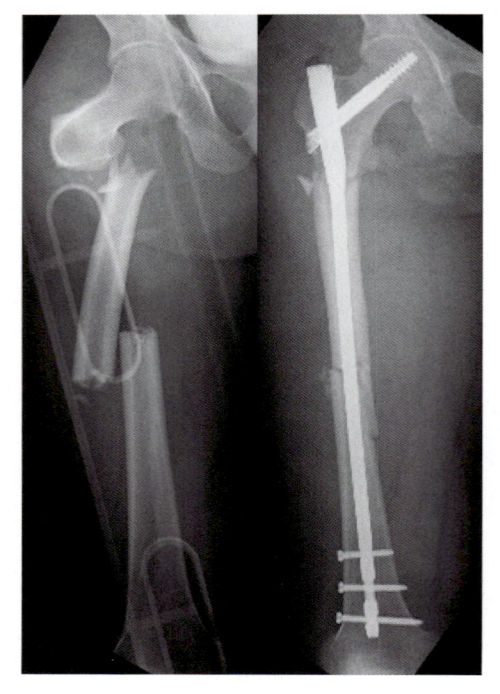

図15
分節骨折症例

近位のラグスクリューを挿入後，助手が膝部を押さえ対抗し，順行性に髄内釘を叩き，骨片間にコンプレッションを加えた．近位または遠位骨折部のどちらかが偽関節になる可能性が高い．骨片間に圧迫をかけることが重要である．

4）逆行性髄内釘を選択したほうが有利な骨折
（図 16，17）

①順行性髄内釘の挿入が難しい場合

②牽引台の使用を避けたい場合（図 16-a）

③下肢の複数箇所の骨折手術を行いたい場合
　（図 16-b）

④大腿骨の弯曲が大きい症例（図 16-c）

⑤骨折線が髄腔狭部より遠位にある骨折（infra-isth-
　mal 骨折）（図 16-d）

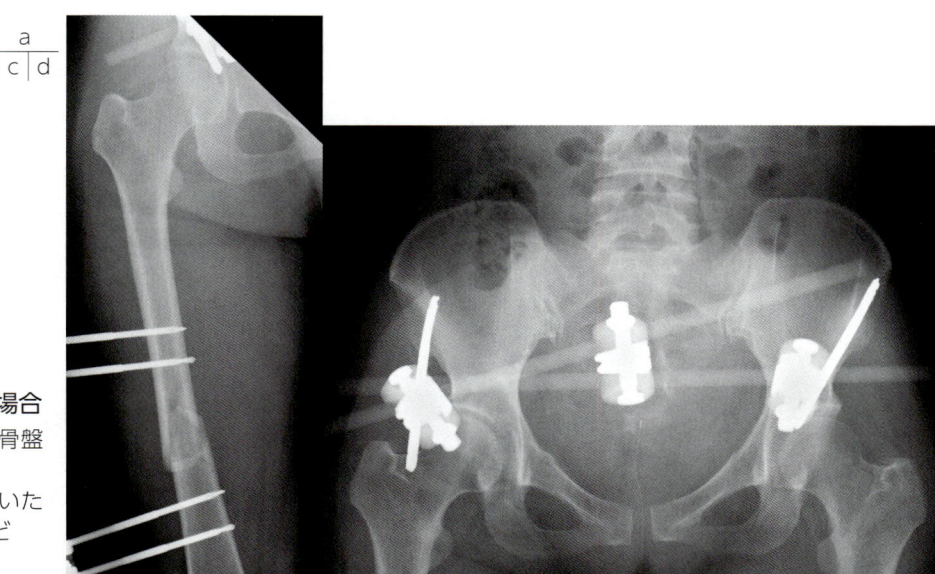

図 16

逆行性髄内釘を選択したほうが有利な場合

- a ： 牽引台の使用を避けたい場合．骨盤
  骨折合併など
- b ： 下肢の複数箇所の骨折手術を行いた
  い場合．同側の下腿骨折合併など
- c ： 大腿骨の弯曲が大きい症例
- d ： 骨折線が髄腔狭部より遠位にある骨
  折（infra-isthmal 骨折）

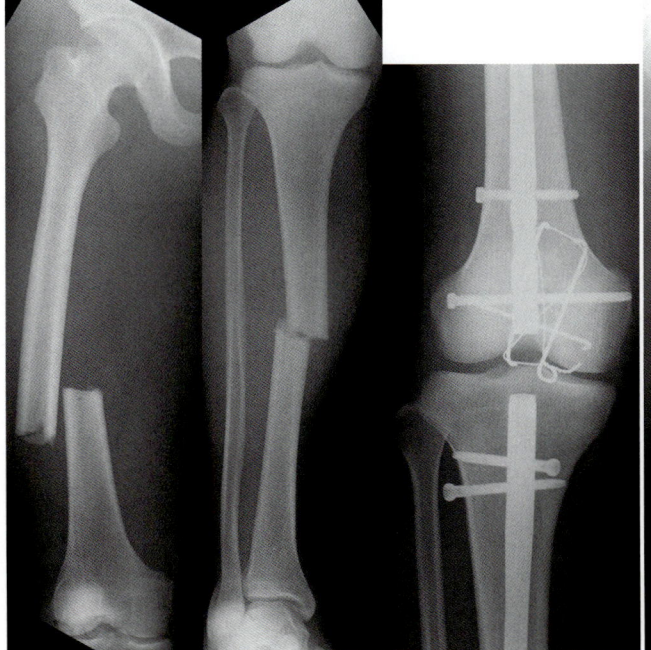

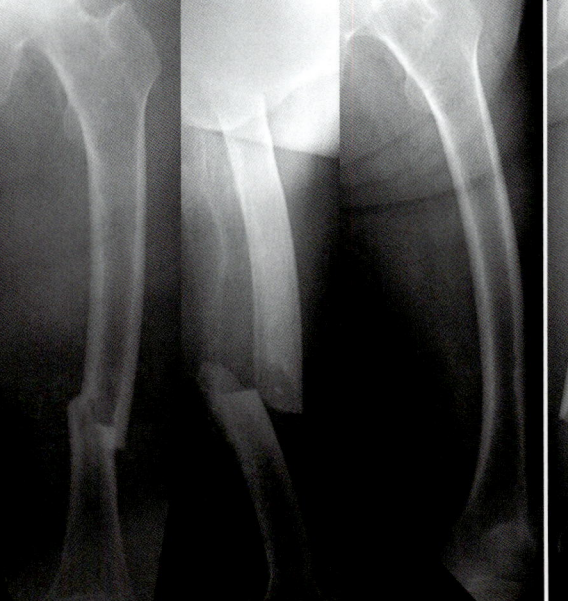

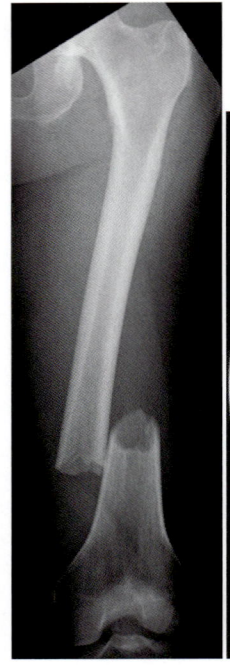

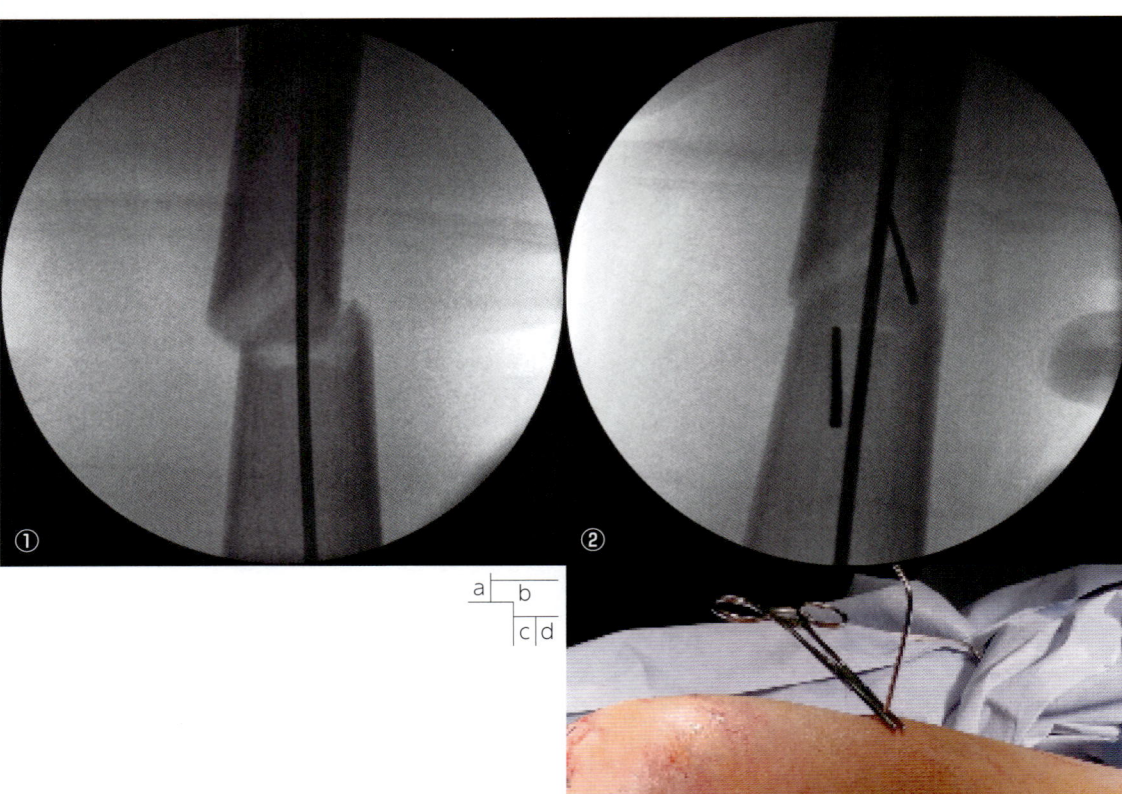

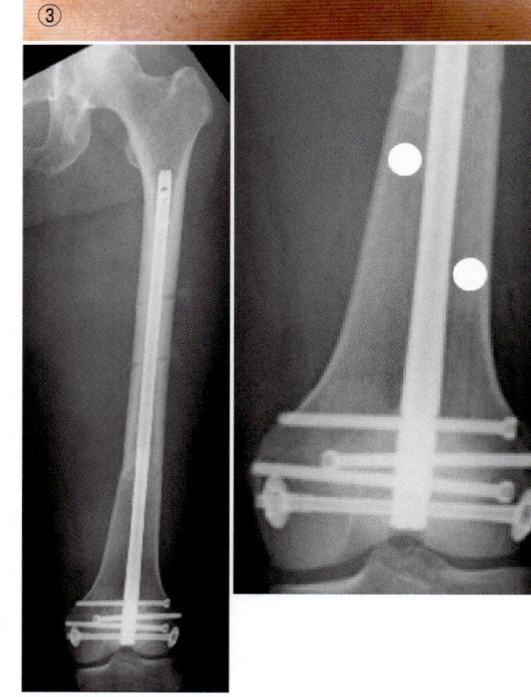

図17

Infra-isthmal 骨折に対する逆行性髄内釘固定症例

逆行性髄内釘の選択や，blocking screw の使用によりさらに固定力を向上することができる．

- a： 術前 X 線
- b： ブロッカーピンを用いた整復法
    - ①： ガイドロッドは偏心性に挿入されやすいため，ブロッカーピンが必要となることがある．
    - ②： 2.0〜2.4 mm K-wire を使用
    - ③： リーマーの回転が K-wire を巻き込むことによってワイヤーが抜けたり深く迷入しないように，鉗子で保持しておく．
- c： 術後 X 線画像．Stryker 社　T2 SCN　Supra Condylar Nailing System 径 11 mm．骨片間に圧迫力を加える．多方向に多くのスクリューが挿入できる逆行性髄内釘を選択．さらに顆部スクリューと，ロック機構を持つエンドギャップにより固定力が向上
- d： Transmedullary support screw（TMS）．髄内釘に寄り添うように 1〜2 本追加（丸印）すれば，固定力をより高めることができる．

VI. 後療法

- **手術直後〜**：弾性包帯による圧迫とクーリングを行い，炎症を軽減するように努める．
- **手術翌日〜**：股関節，膝関節の可動域訓練を開始し，車椅子への移乗を許可する．

<荷重>
- **AO type A，type C2**：骨折部が十分接触していれば痛みに応じて早期から全荷重まで許可する．

- **AO type B**：主骨片同士の接触が50%程度あれば早期から全荷重まで許可する．
- **AO type C1，C2 または接触面積が小さい骨折型**：10 kg 程度の部分荷重から開始し，術後6週以降に全荷重を許可する．

（菅谷岳広）

参考文献

1) 白濱正博ほか：長管骨骨幹部骨折に対する軸圧負荷機能をもつ髄内釘による治療. 整形外科. 55：1410-1413，2004.

2) 野田知之：大腿骨骨折に対する髄内釘固定-Infra-isthmal fracture に対する髄内釘固定. 渡部欣忍ほか編. p.73-79，髄内釘による骨接合術―全テクニック公開，初心者からエキスパートまで―，全日本病院出版会，2017.

3) Shahulhameed A, et al.：Technique for precise placement of poller screws with intramedullary nailing of metaphyseal fractures of the femur and the tibia. Injury. 42：136-139, 2011.

  サマリー　ブロッキングスクリューの位置を最適化するテクニック解説. 髄内釘の整復および安定性向上には，スクリュー使用前にスタインマンピンを推奨.

患者ID：　　　　　　　患者氏名：
年齢：50 歳代　　性別：男性

手術日：　　　　／　／

診断：交通外傷(肺損傷合併)(新 AO 分類 32B3)(図 18)
術式：順行性髄内釘法
術者：　　　　　，　　　，

麻酔：　　　　　　麻酔医：

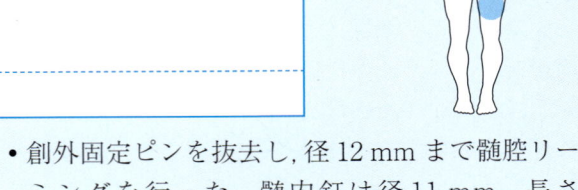

- 牽引台に乗せ，右下肢は開排，左下肢は股関節内転，膝関節の回旋を中間位とした
- 創外固定は，ピンを残してバーは除去し，長さを保つ状態に牽引を加えた．消毒は創外固定ピンを含めて膝下まで行った
- 大腿骨側面で骨軸延長上に，大転子頂部から 2 横指近位に約 2 横指の縦皮切を行い，大腿筋膜を切開，指で大転子頂部を触れた
- 創外固定ピンを操作することで近位骨片の外旋転位を中間位に整復し，透視で大転子頂点を確認，そこからガイドワイヤーを刺入し，エントリーリーマーで開窓した
- 創外固定ピンを操作して整復し，ガイドロッドを顆部中央へ向け挿入，髄内釘長を計測した

- 創外固定ピンを抜去し，径 12 mm まで髄腔リーミングを行った．髄内釘は径 11 mm，長さ 360 mm に決定した
- 髄内釘を挿入し，ターゲットデバイスを用いて近位のダイナミックホールに横止めスクリューを 1 本挿入し，回旋転位がないことを透視下に確認した後，遠位横止めスクリューを 3 本挿入した(骨折部が最狭部より遠位であるため 3 本とした)
- Back stroke を加え，主骨片間を圧着させた
- 近位横止めスクリューをさらに 1 本挿入し，5 mm エンドキャップを挿入した
- 創内を生理食塩水で洗浄し，層々縫合し閉創した

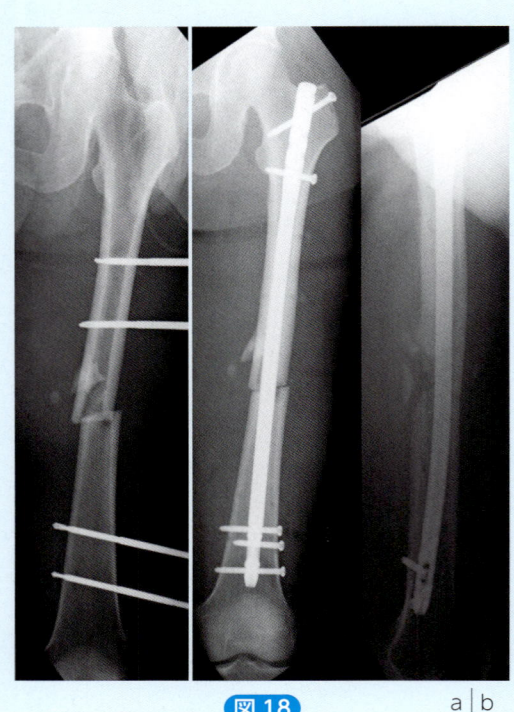

図18　　　　a | b

a：術前
b：術後

押さえておくべき基本 骨折治療テクニックの実際

15 大腿骨遠位部骨折　1）ロッキングプレート

はじめに

＜ロッキングプレートと髄内釘の使い分け＞

- **ロッキングプレートの適応**：遠位骨片が小さい，脆弱である，関節内多骨片である（C3），インプラント周囲骨折
- **髄内釘の適応**：骨幹部の要素が主である骨折，骨幹部との分節骨折

　上記以外はどちらのインプラントでも良いが，大腿骨近位にインプラントが設置されている症例での髄内釘固定は，インプラント間での骨折を生じるリスクが高く推奨できない．

I．代表的分類法（その手術適応）（図1）

　新 AO/OTA 分類．B type（部分関節内骨折）に応用することも可能であるが，剪断方向への支えとなるバットレスプレートが良く，特に Hoffa 骨折（33-B3）への外側ロッキングプレートの適応は極めて限定的である．

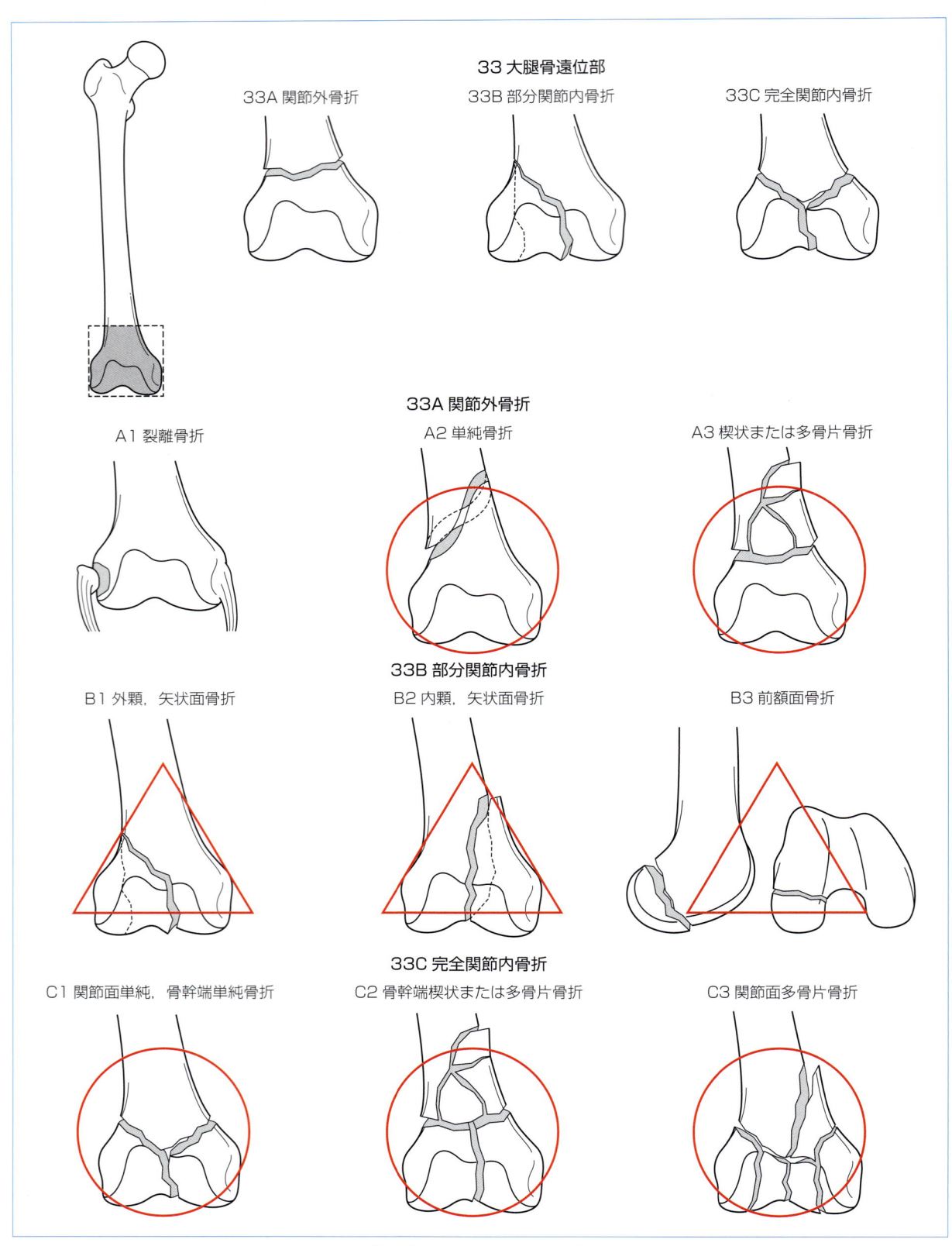

33 大腿骨遠位部

33A 関節外骨折 　33B 部分関節内骨折 　33C 完全関節内骨折

33A 関節外骨折

A1 裂離骨折 　A2 単純骨折 　A3 楔状または多骨片骨折

33B 部分関節内骨折

B1 外顆，矢状面骨折 　B2 内顆，矢状面骨折 　B3 前額面骨折

33C 完全関節内骨折

C1 関節面単純，骨幹端単純骨折 　C2 骨幹端楔状または多骨片骨折 　C3 関節面多骨片骨折

図1 　新 AO/OTA 分類

33-type A，C が外側ロッキングプレートの良い適応である．
○：絶対的適応（外側ロッキングプレート，時に内側も加えたダブルプレート固定）
△：相対的適応（特殊なプレートを使用）

Ⅱ．使用インプラント（図2）

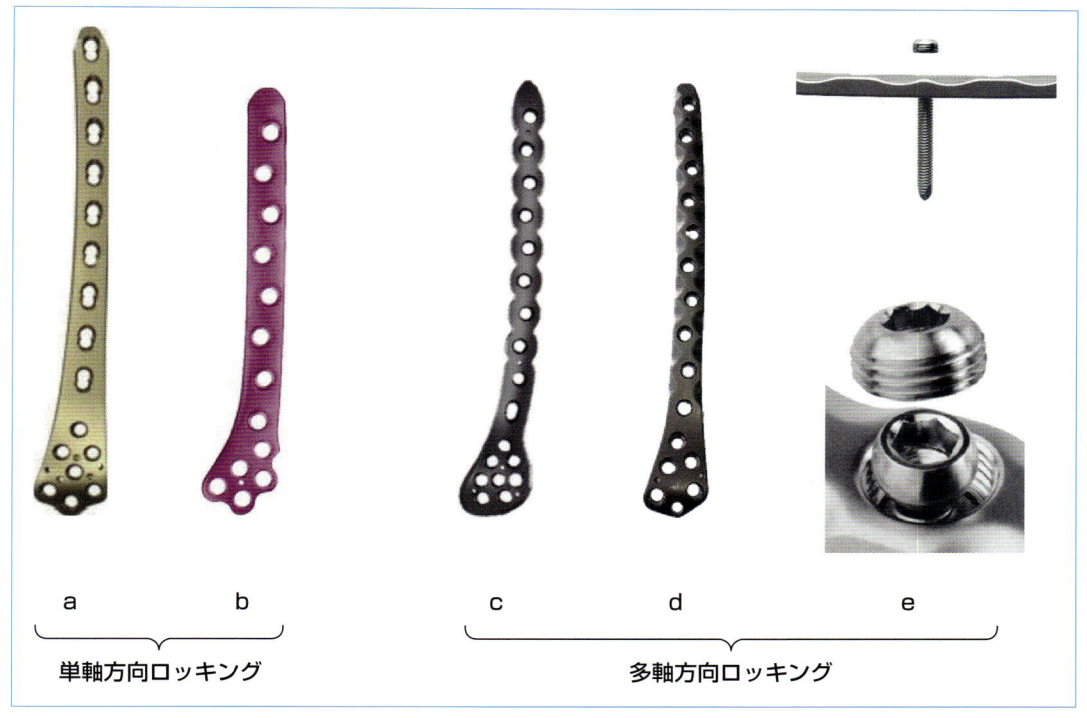

図2 代表的大腿骨遠位用外側ロッキングプレート（すべて右用）
a：DePuy Synthes LCP-DF
b：Smith & Nephew 社 PERI-LOC DF
c：Stryker 社 AxSOS-DF
d：ZIMMER BIOMET 社 NCB-DF
e：NCB-DF は多軸方向（ポリアクシャル）でのスクリュー固定が可能である．
　　ただし，ノンロッキングスクリューを挿入後にロッキングナットで固定する
　　構造になっており，スクリューを締め込むとプレートが引き寄せられるとい
　　う点で従来のロッキングプレートと異なる．

Ⅲ．手術器械一式

- シーツ（大腿パック，下腿パック）
- ストッキネット
- 電気メス
- 皮膚ペン
- メス刃
- 吸引チューブ
- イソジンドレープ
- イメージ（イメージカバー）
- 筋鉤（各種）
- 駆血帯（使用しても良い）
- ハンドピース

- ペンチ
- ラジオペンチ
- ピンカッター
- K-wire（2.0 mm，2.4 mm，3.0 mm）
- 骨ノミ
- リウエル
- 骨片打ち込み器
- クワガタ鉗子
- ペリアーティキュラー整復鉗子
- 人工骨
　　など

Ⅳ．体位・セッティング（図3）

　仰臥位で行う．透視のモニターは足下に置くと観察しやすい．術中に正面および側面のX線透視ができることを確認しておく．腓腹筋の緊張を取り，整復位を取りやすくするために膝下に枕を入れて30°程度屈曲位とする．牽引手術台での手術は，腓腹筋の緊張と下肢の重みで過伸展になりやすいため，単純な骨折や転位が少ない症例でも勧めない．

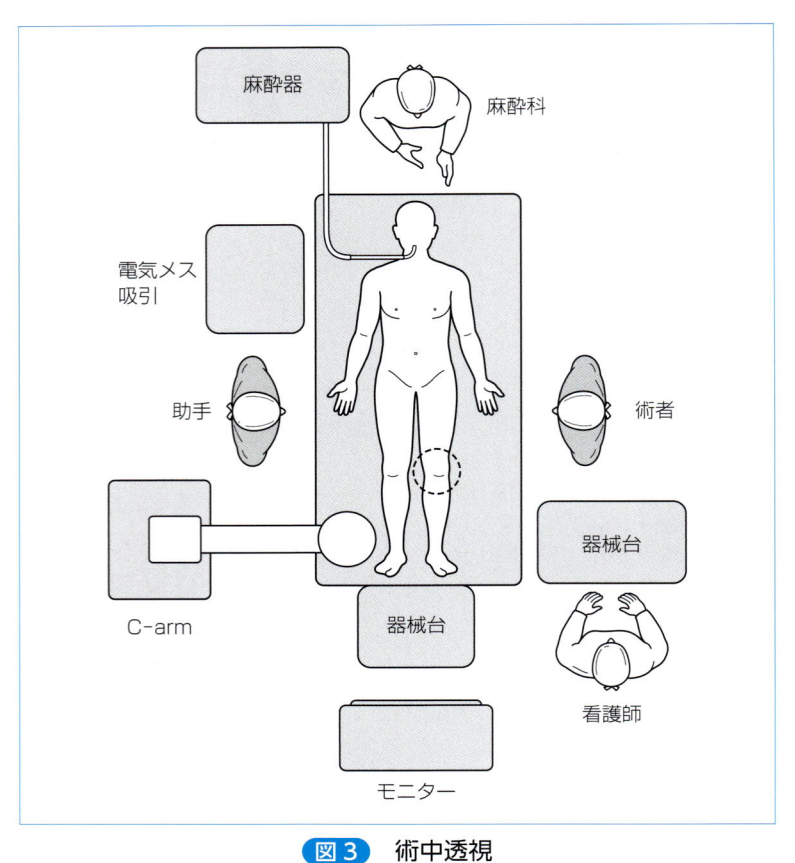

図3　術中透視
a：オペ室内の配置図

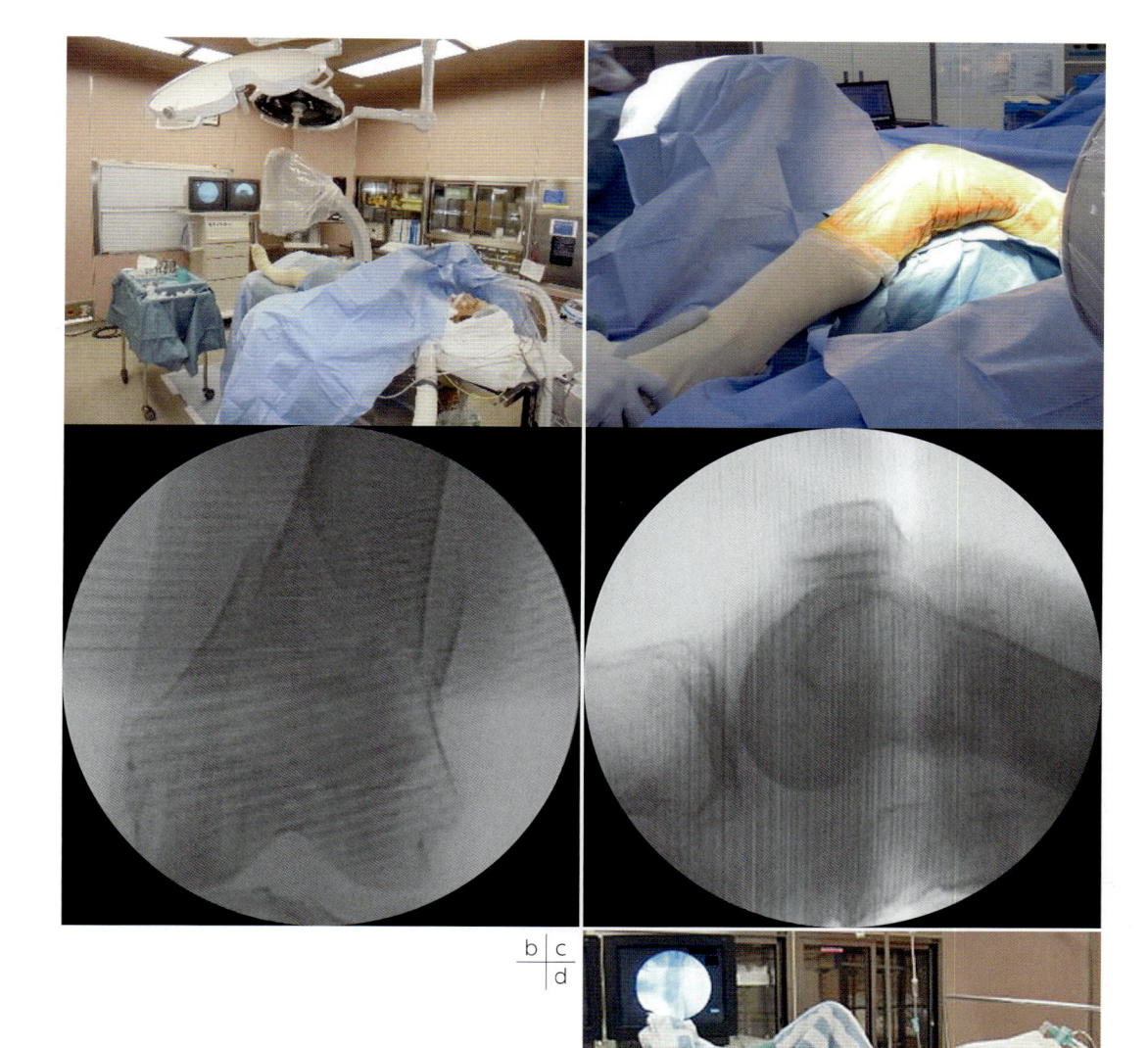

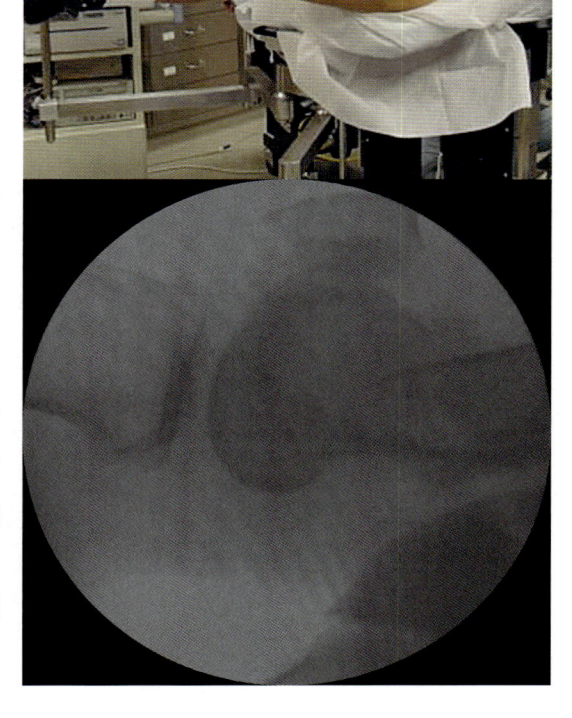

図3

術中透視 つづき

b〜d：

上：術中イメージの見方．正面と側面像を確認する．側面像では，膝屈曲位にすると整復されやすい．

下：術中イメージ画像．膝下に枕を敷き，軽度屈曲位にして整復する．牽引手術台での手術は，腓腹筋の緊張と下肢の重みで過伸展になりやすいため，単純な骨折や転位が少ない症例でも勧めない．

1. アプローチ

1) 外側アプローチ（図4）

関節外骨折（Aタイプ）および関節面の整復を要しない関節内骨折（C1，C2）で用いる．

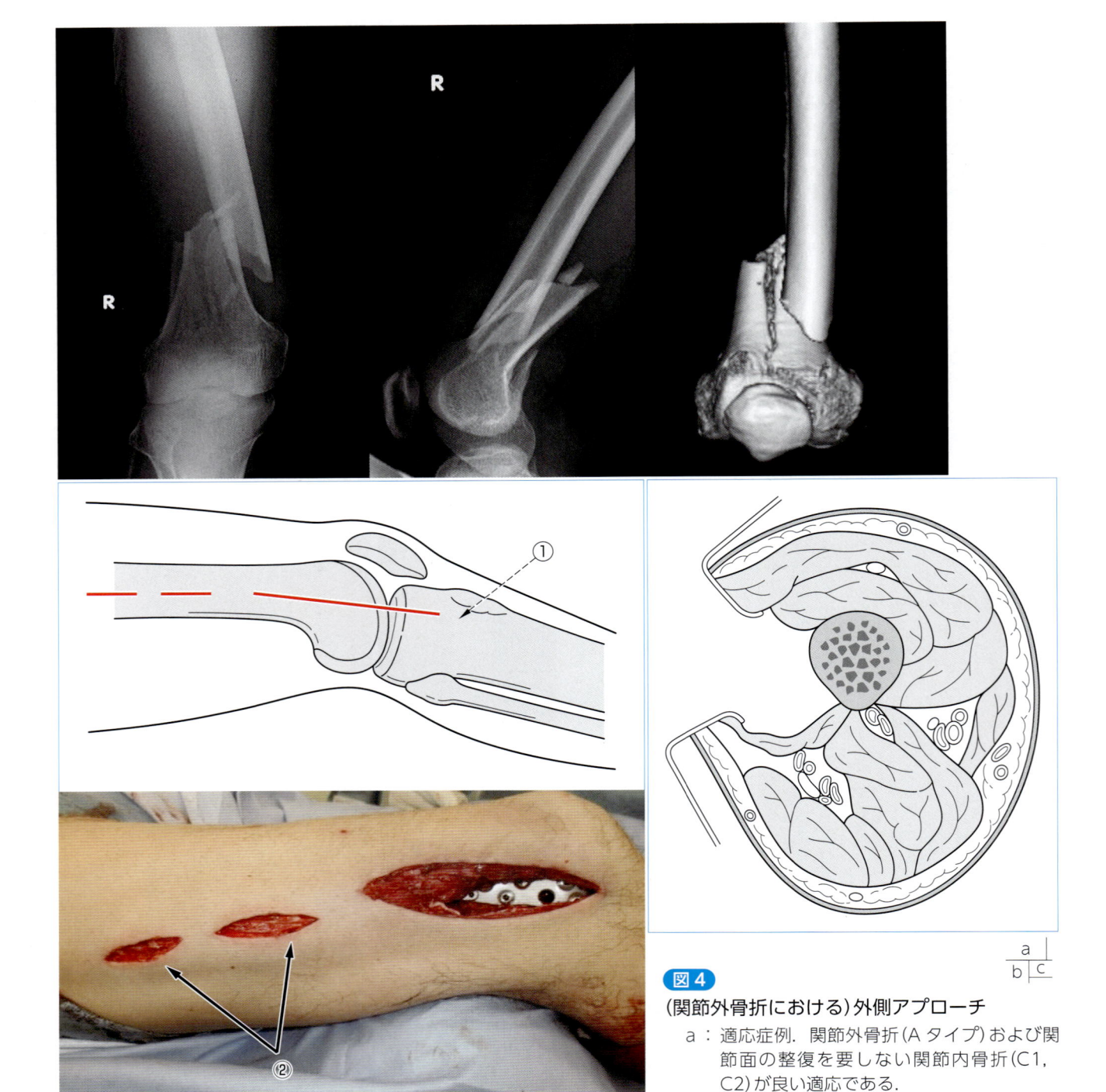

図4

（関節外骨折における）外側アプローチ

a：適応症例．関節外骨折（Aタイプ）および関節面の整復を要しない関節内骨折（C1，C2）が良い適応である．

b：皮切．Gerdy結節（①）を目安にやや前方気味に皮切を加え，腸脛靱帯を縦割し骨に到る．骨折線が骨幹端から骨幹部に及ぶケースでは長めのプレートを用いる．MIPO法の要領でstab incisionあるいはstep incision（②）を加え近位ロッキングスクリュー固定を行う．粉砕を伴う骨片では骨片に付着する軟部組織を剥がさないように注意する．

c：近位の進入路．外側広筋と筋間中隔の間で骨膜上にトンネルを作成する．

（Rockwood and Green's Fractures in Adults eight editionより引用改変）

2）傍膝蓋アプローチ（図5）

関節面の整復を要する関節内骨折（C1，C2，C3）
で用いる．

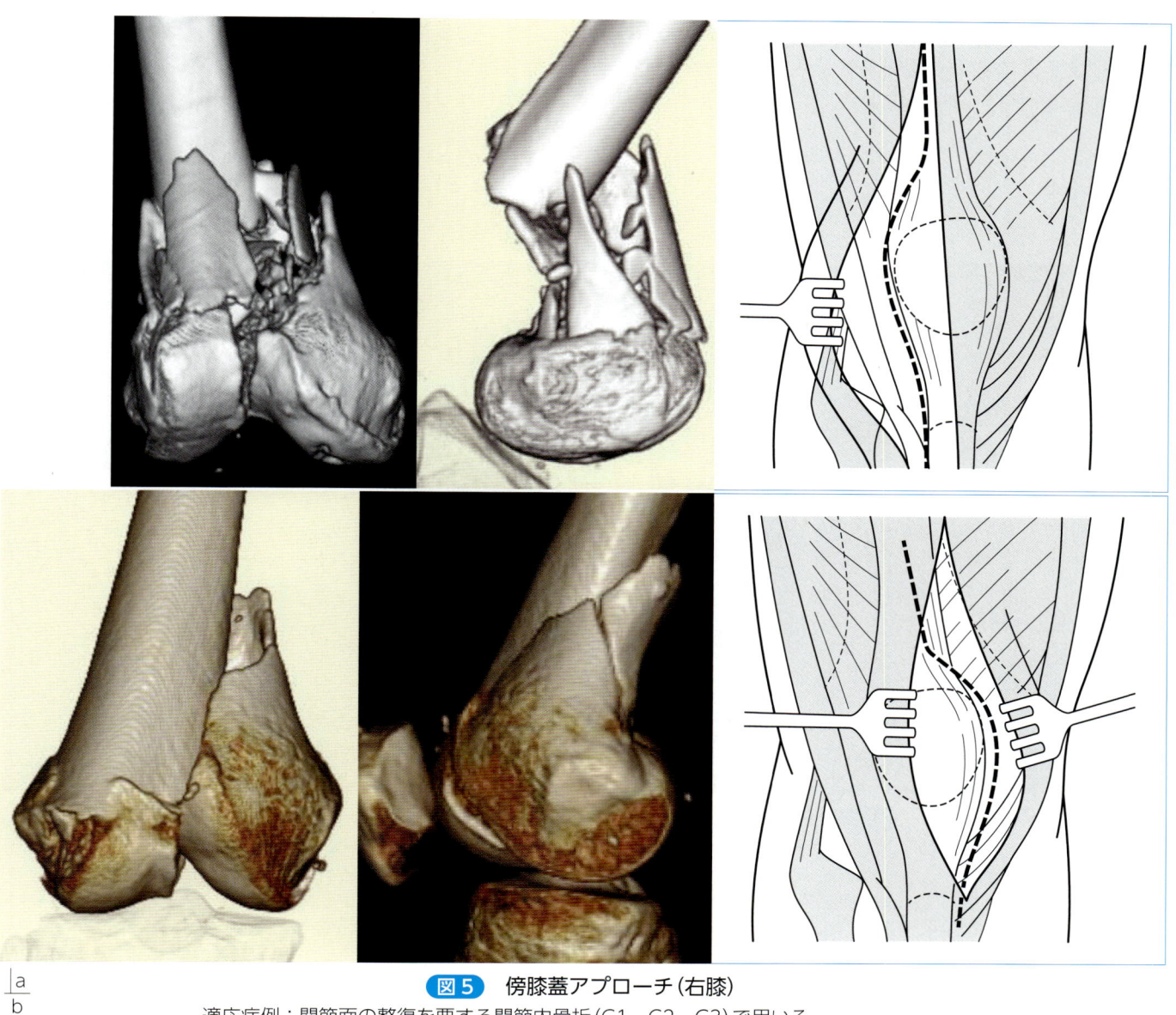

図5 傍膝蓋アプローチ（右膝）

適応症例：関節面の整復を要する関節内骨折（C1，C2，C3）で用いる．
a：外側傍膝蓋アプローチ．通常はこのアプローチで関節内を展開する．関節面骨折の
　　解剖学的整復固定を行った後，骨幹端を整復し外側プレートをあて，近位に step
　　incision を加えスクリュー固定を行う．
b：内側傍膝蓋アプローチ．内側関節内骨片の整復がより重要な場合や，内側に長いプ
　　レートをあてる必要がある場合は，外側からの展開にこだわらず内側傍膝蓋アプ
　　ローチで入り，外側 MIPO を併用しても良い．

2. 手技の実際（図6）

　膝関節屈曲位とし，反張位にならないよう注意しつつ牽引し整復する．2.4 mm あるいは3.0 mm K-wire で仮固定する．あらかじめ撮影した健側のX線写真を参考にして，正面像での femoral angle（80〜84°）および側面像での Lindahl's angle（34±1°）で整復位を確認する．回旋アライメントは小転子および膝蓋骨両方の透視画像を参考に判断する．冠状面あるいは矢状面での骨折がある場合は，cannulated cancellous screw（CCS）やヘッドレススクリューを用いて固定する．大腿骨は骨幹部ではほぼ円筒状だが，遠位端では横断面で台形状となる．前方顆部は外側が高いことを念頭に10°程度後方に向けてスクリューを挿入する必要がある．プレートが遠位設置であったり，後方への傾きが強くなると遠位後方スクリューが顆間部に挿入されることに注意する．

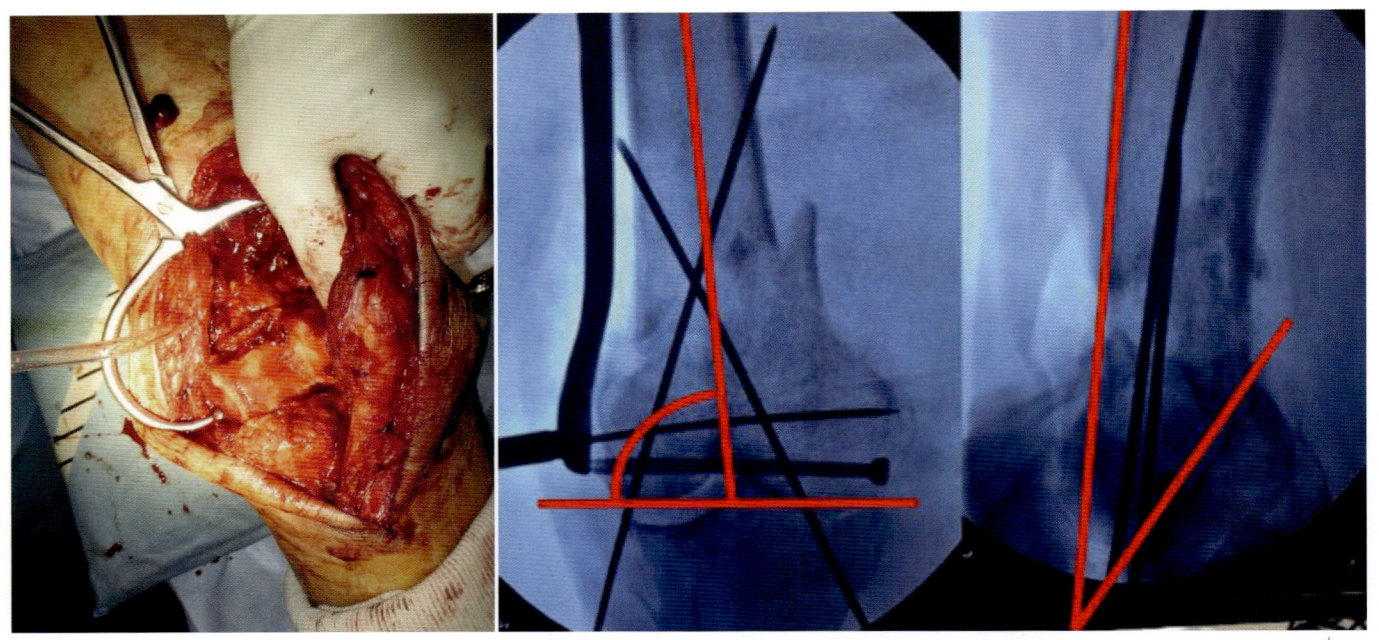

図6　整復〜仮固定〜プレート設置（外側傍膝蓋アプローチの例）　　a｜b

a：関節面の整復．関節内骨折がある場合は，直視下に関節面を整復し CCS やヘッドレススクリューで顆部を固定する．

b：骨幹端の整復およびアライメント確認．骨折部を整復後K-wireで仮固定し，femoral angle および Lindahl's angle を参考に正面像および側面像で確認する．

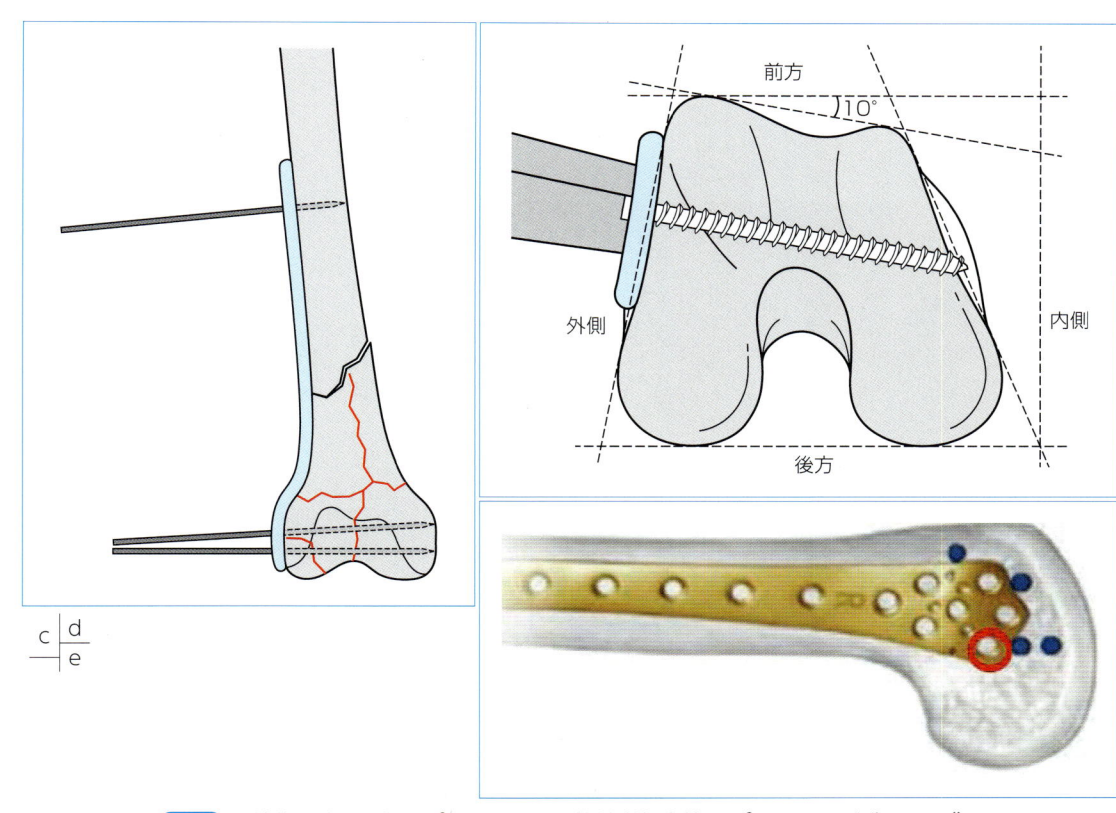

c	d
	e

図6　整復〜仮固定〜プレート設置（外側傍膝蓋アプローチの例）　つづき

c：仮固定のシェーマ．K-wire を最遠位の仮固定用ホールに刺入し仮固定する．その際 K-wire が顆間部に入らないようにする．

d：プレート設置の注意点①．大腿骨遠位は横断面で台形であり，プレートは地面の垂線より 10°程度後方に傾ける．

e：プレート設置の注意点②．関節内骨折がある場合，CCS やヘッドレススクリューを青丸部分に挿入した後にプレーティングを行う．関節包を切開し，プレートの設置位置を確認するために大腿骨関節軟骨の辺縁を肉眼的に確認する．
　設置位置はプレートの前縁が関節軟骨の辺縁の 3 mm 程度後方で，遠位端が関節軟骨辺縁より 5〜10 mm 程度近位への設置を目安とする．体格が小さい患者では遠位後方のロッキングスクリュー（赤丸）が最も顆間部に入りやすく，やむを得ず遠位に設置する必要がある場合は外顆のみの固定にとどめておくことも考慮する．

3. ダブルプレートについて（図7）

　多少の短縮は許容し，骨折部をコンタクトさせる機能的整復位での固定を目指す．粉砕を伴い内側の欠損を有する症例では，機能的な整復および初期固定性を獲得しがたく，術中に安定性を確認する必要がある．外側プレート設置後に，肉眼的およびイメージ下に術中ストレステストを行い，内側ギャップが5 mm程度（約10°）変化する場合は内側プレートを追加する．高齢者の粗鬆骨で粉砕を伴うC2, C3タイプやTKA周辺骨折では，より積極的にダブルプレートを行う方針としている．通常，スモール規格のロッキングリコンストラクションプレートを用いることが多い．

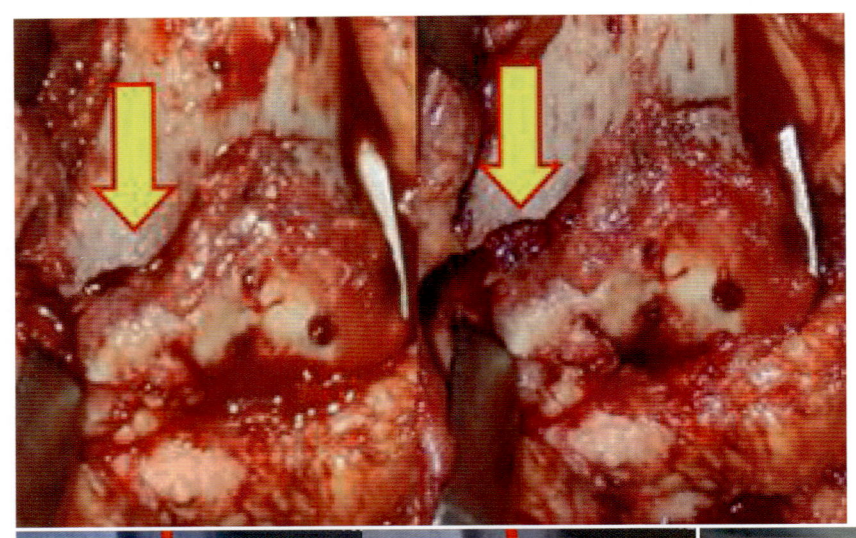

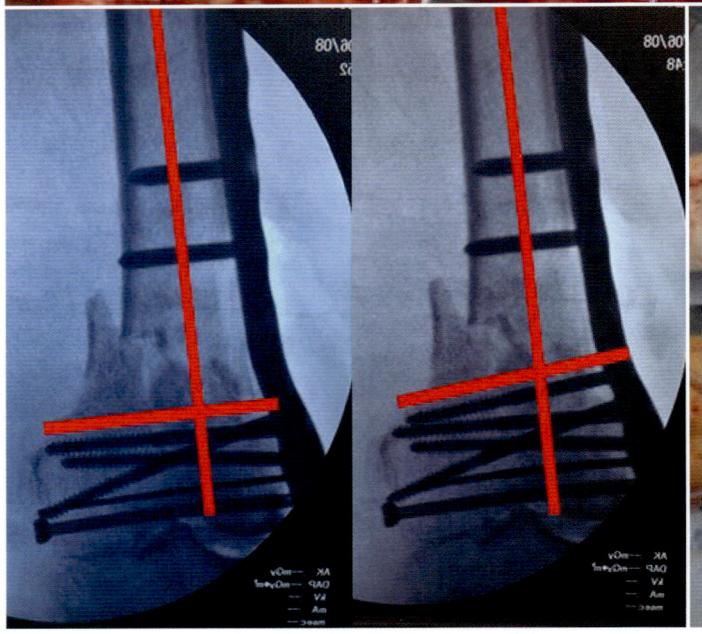
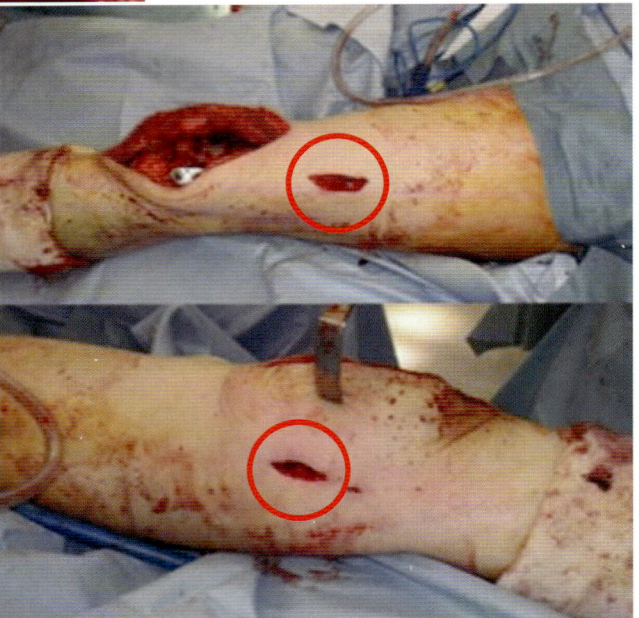

図7　術中ストレステスト（プレート設置後のダブルプレート追加の判断）

a：肉眼的所見．左膝内反ストレス時（左）に比べて，膝外反ストレス時（右）では内側のギャップが開大している．肉眼的に5 mm以上の開大が見られる場合，ダブルプレートを行う．

b：イメージ画像所見．左膝内反ストレス時（左）に比べて膝外反ストレス時（右）で，内側骨片と骨幹部骨皮質との距離および遠位骨片と大腿骨軸のなす角度が異なる．5 mm以上（10°以上）の動揺性がある場合にもダブルプレートを考慮する．

c：スクリュー挿入時の皮切．上図は左膝を外側から見た肉眼写真．外側傍膝蓋アプローチに外側のstab incision（赤丸）を加えて近位ロッキングスクリューを挿入する．下図は左膝を内側から見た肉眼写真．内側（ダブル）プレートのロッキングスクリューは傍膝蓋アプローチの展開部より挿入可能であることが多いが，必要に応じてstab incision（赤丸）を加える．

VI. 後療法

- 外固定は行わず疼痛範囲内で膝関節可動域訓練を開始する
- 歩行および荷重は，骨折型や固定状態および仮骨形成の進行を考慮しながら決定する
- 通常4週より荷重開始し，8〜12週での全荷重を目安としている

- ギャップが残り仮骨形成に乏しい場合には，偽関節およびそれに伴うインプラント折損のリスクを考慮し，3か月前後で骨移植やプレートの追加を検討する

（安樂喜久）

【附】部分関節内骨折に対するラグスクリュー・バットレスプレート固定

大腿骨遠位部の部分関節内骨折は比較的稀な骨折で，大きくは「矢状面」の骨折と「冠状面」の骨折に分かれる（図8）．治療方針はその他の関節内骨折と変わらず，解剖学的整復および強固な内固定を行い早期の可動域訓練を行うことで良好な予後につながる．本項では標準的な治療法としてラグスクリューとバットレスプレート固定について記す．

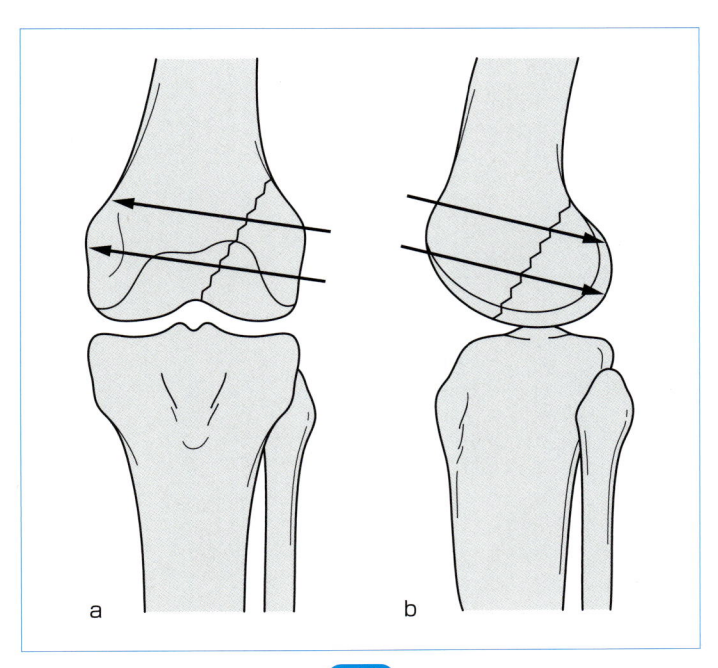

図8

矢状面骨折に対しては側方から，冠状面骨折に対しては前方の関節面からのスクリュー固定（矢印）となる．
a：矢状面骨折
b：冠状面骨折

a）**ラグスクリュー**：観血的に関節面を含む骨片を整復した後に骨片間に圧迫をかける最も簡便な方法がラグスクリュー法である．本邦では，「4.5 mm」径の皮質骨螺子や「6.5 mm」の cannulated cancellous screw が好んで用いられるが，骨端および骨幹端に挿入されたスクリューの引き抜き強度は 3.5 mm 径のものと 4.5 mm および 6.5 mm 径とでは差がないとの Westmoreland らの報告があり，筆者はプレート設置の際に障害になりにくい「3.5 mm」径を使用している．

また，整復後に骨把持で固定した状態でロッキングプレートを設置し，ロッキングスクリューのみで関節面を固定した場合，当初骨把持でかけた骨片間圧迫力は 73％ も失われるが，皮質骨スクリューをポジションスクリューとして用いるだけで，骨把持でかけた固定力は 10％ の減少で止まるとの Au らの報告があることから，筆者は整復把持後に 3.5 mm 径の皮質骨螺子をラグスクリューもしくは皮質骨が薄ければポジションスクリューとして用いている．

b）**バットレスプレート固定**：より強固な固定を求めるにはバットレスプレートは部分関節内骨折には必須と考える．筆者はスクリューサイズと同様にスモールサイズのプレートを主に用いている．固定の目的はあくまでも早期の可動域訓練であって，荷重歩行ではないためである．さらに大きなプレートは骨折部に完全に圧着させることは難しく，バットレス効果が得られるかどうかが不明な点も理由の 1 つである．プレートの設置位置は，骨片にビークがあればそのビークを押さえる位置にプレートを設置（図 9-a）するが，なければ 3D-CT などで骨折を確認し，どこを押せば骨折が整復できるかを考え，押す位置にプレートを設置（図 9-b）することが最も簡便な判断方法である．

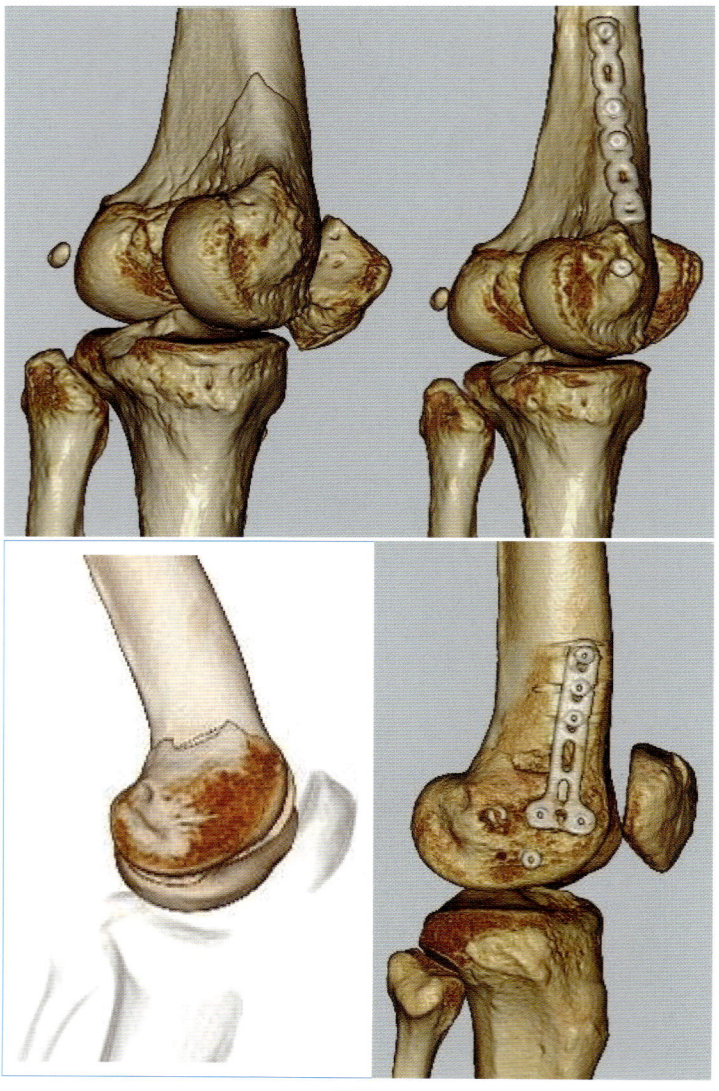

336　　　　　図 9　　　　　$\dfrac{a}{b}$

症　例：43歳，男性．転落受傷

受傷時単純 X 線および 3D-CT 像を示す（**図 10-a，b**）．大腿骨遠位の部分関節内骨折を認める．

外側傍膝蓋アプローチで進入し，骨折部を直視下に確認し骨把持にて整復（**図 10-c**）．3.5 mm 皮質骨螺子をラグスクリューとして骨片間に圧迫を加え（**図 10-d**），最後に small T-plate をバットレスプレートとして追加した（**図 10-e**）．解剖学的整復ならびに強固な内固定が得られている．

（宮本俊之）

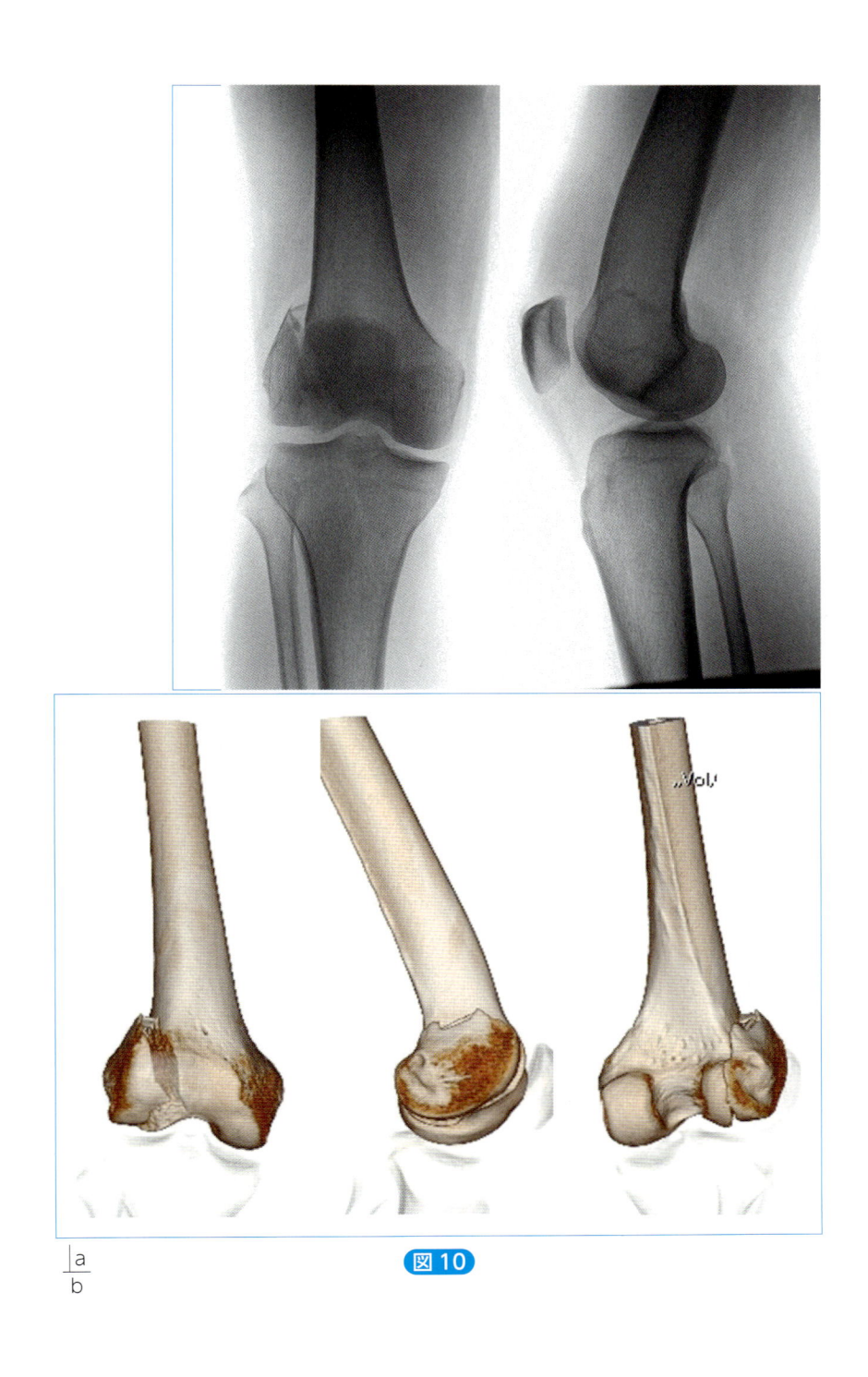

a
b

図 10

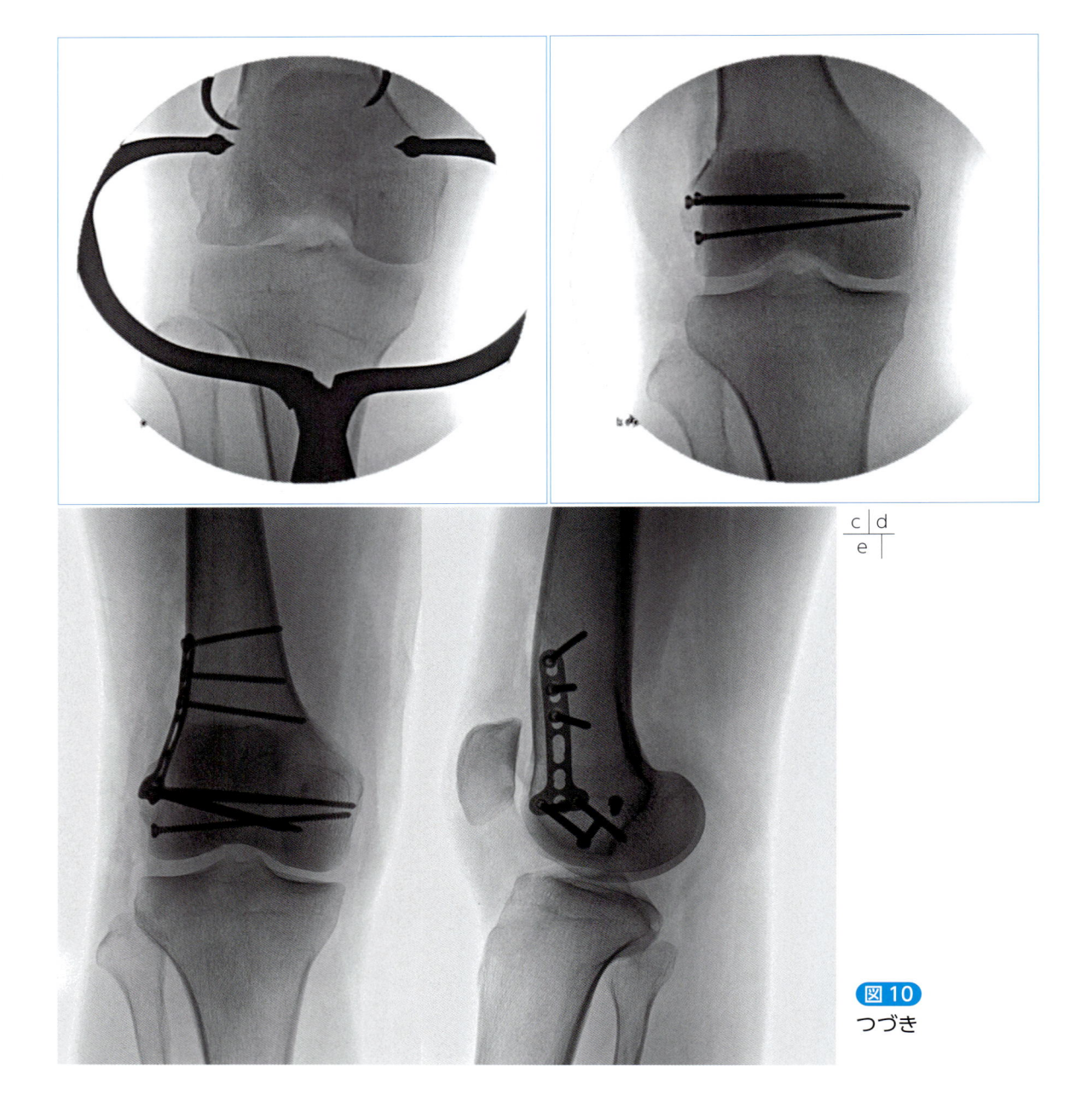

c d
e

図10
つづき

参考文献

1) 野田知之ほか：大腿骨遠位部骨折—ロッキングプレートの適応と問題点—. 関節外科. 29(4)：49-57, 2010.

2) 澤口　毅：ロッキングプレートを用いた大腿骨骨幹部〜遠位端骨折の治療. J MIOS. 46：46-54, 2008.

3) Westmoreland BL, et al.：Screw pullout strength：A biomechanical comparison of large-fragment and small-fragment fixation in the tibial plateau. J Orthop Trauma. 16(3)：395-399, 2002.

サマリー　脛骨近位端を用いた実験で骨端および骨幹端に挿入されたスクリューの引き抜き強度は 3.5 mm 径のものと 4.5 mm および 6.5 mm 径とでは差がなかった.

4) Au B, et al.：Comparison of 3 methods for maintaining inter-fragmentary compression after fracture reduction and fixation. J Orthop Trauma. 31(4)：210-213, 2017.

サマリー　整復後に骨把持鉗子のみで固定した状態でロッキングプレートを設置し, ロッキングスクリューのみで関節面を固定すると当初骨把持鉗子でかけた圧迫力は 73% 失われ, 骨片間圧迫は失われた.

患者ID：　　　　　　　　　患者氏名：

年齢：81　　性別：女性

手術日：　　　／　　／

診断：左大腿骨遠位部骨折（新 AO 分類 33-C2.2）（図 11-a）

術式：骨折観血的手術（大腿）

術者：　　　　　，　　　　　，

麻酔：腰椎麻酔　　麻酔医：

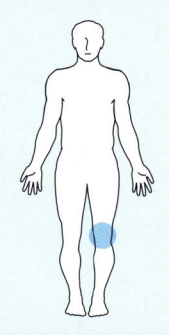

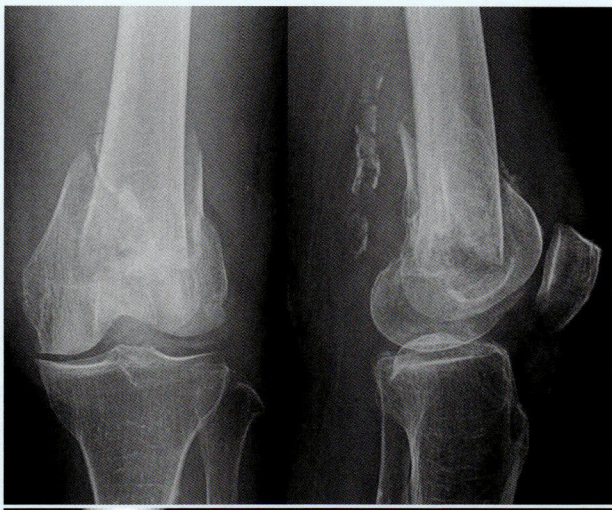

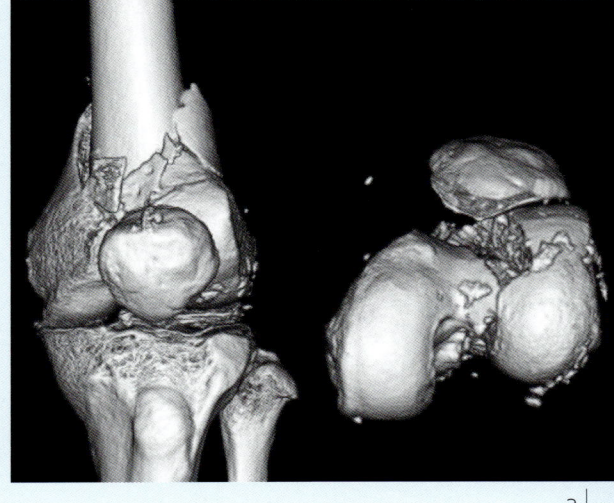

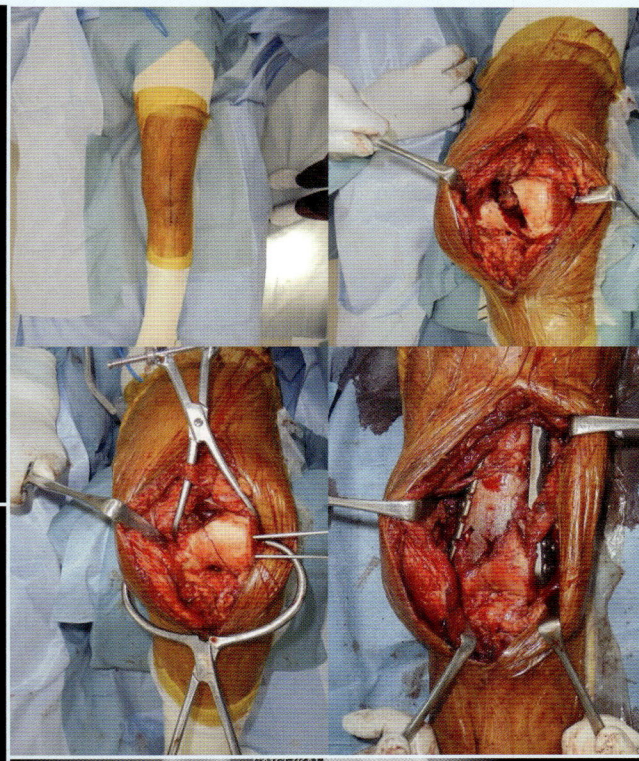

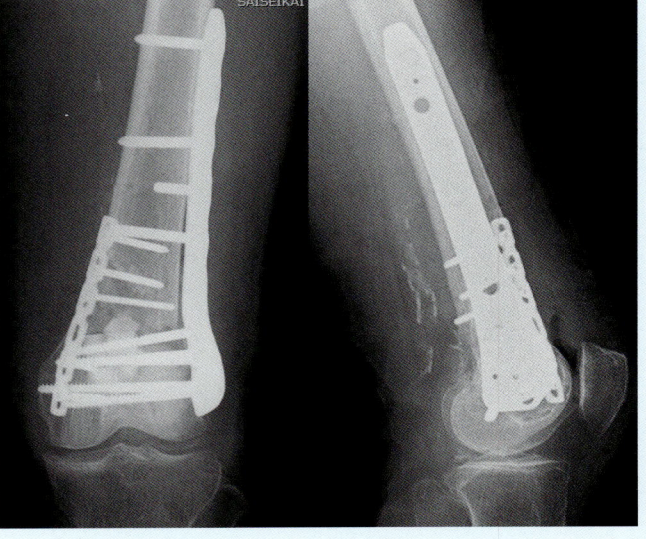

a	c
b	d

図 11

左大腿骨遠位端骨折．新 AO：33-C2.2

外側傍膝蓋アプローチで展開，関節内骨折を整復しクワガタ鉗子やペリアーティキュラー整復鉗子を用いて挟み込む．2.4 mm K-wire で仮固定した後，外側プレートを施行した．内側骨皮質の粉砕があり，外反ストレステストで内側の不安定性を認めたため，ダブルプレートを施行した．骨欠損部には人工骨を充填した．術後 4 か月時点で骨癒合が得られ，独歩可能．膝関節屈曲は 110°である．

　　a：術前単純 X 線写真（正面像および側面像）
　　b：術前 3D-CT（正面像および脛骨を外して遠位より見た図）
　　c：術中肉眼所見．皮切（左上），関節面の転位（右上），
　　　　仮固定時（左下），ダブルプレート後（右下）
　　d：術後単純 X 線写真（正面像および側面像）

- 体位：仰臥位，膝下枕使用，駆血帯非使用
- 皮切：膝関節正面の正中縦切開（脛骨結節より近位に 20 cm）を加えた（図 11-c-左上）
- 展開：外側傍膝蓋アプローチで関節切開し骨折部を露見（図 11-c-右上）
- 顆部の整復：直視下に整復し，顆部をクワガタ鉗子とペリアーティキュラークランプで圧着し，2.4 mm K-wire 2 本で顆部の骨折を仮固定した（図 11-c-左下）
- 骨幹端の整復～プレート仮固定：膝屈曲位で骨幹端の整復を行い遠位より内外側から 3.0 mm K-wire でクロスするように仮固定し，アライメントを確認した．プレートを 2.0 mm K-wire で固定し設置位置を確認した

- プレート固定：骨折部のアライメントおよびプレートの設置位置を確認後，近位骨片をスクリューで引き寄せ，遠位キャンセラススクリュー 5 本，近位にコーティカルスクリュー 2 本，モノコーティカルスクリュー 1 本を追加した．すべてのスクリューホールにロッキングナットを装着した
- 術中ストレステスト：内側骨折部が 3 mm 程度開大したため，内側プレートを追加する方針とした．LCP-small recon plate 6 穴を顆部に合わせベンディングし，ロッキングスクリュー 5 本で固定した（図 11-c-右下）
- 洗浄後，PDS で関節包，皮下を縫合し終了

プロジェクトVIII 押さえておくべき基本 骨折治療テクニックの実際

15 大腿骨遠位部骨折 2) 髄内釘

I. 逆行性髄内釘の適応（新 AO 分類＋α）（図1，表1）

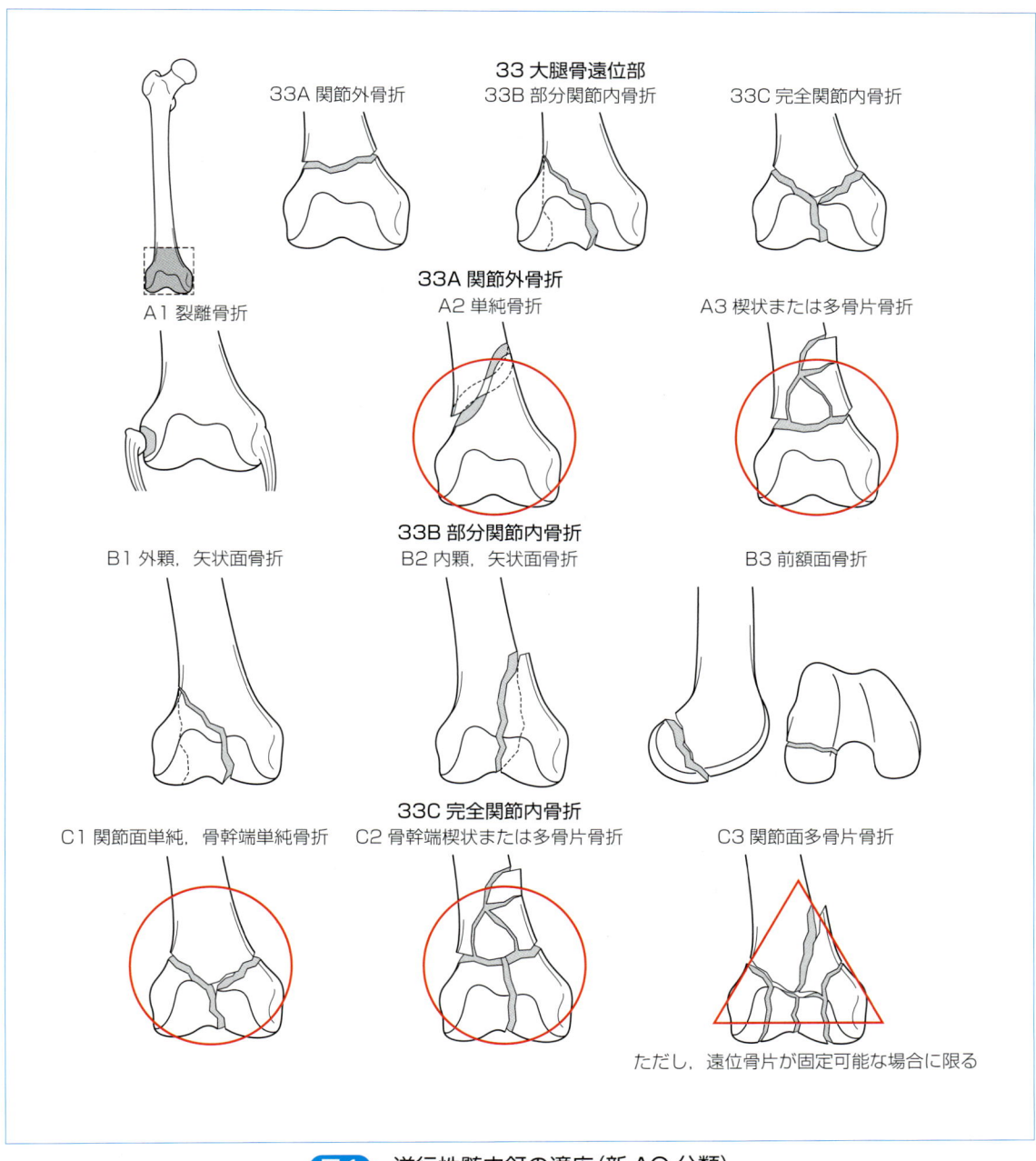

図1 逆行性髄内釘の適応（新 AO 分類）

表1 逆行性髄内釘の適応

1)	新 AO 分類 32 遠位部，新 AO 分類 33-A or 新 AO 分類 33-C のうち小侵襲で関節面整復可能なもの（図1）
2)	遠位骨片を固定できる （顆部スクリューなど固定性高める工夫）
3)	軟骨損傷の影響が少ない （よって若年者は避ける）

Ⅱ．使用インプラント（遠位骨片固定可能か，long の適応）（図2）

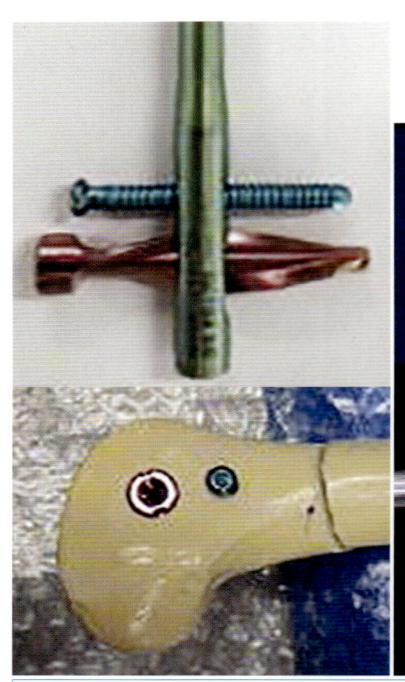
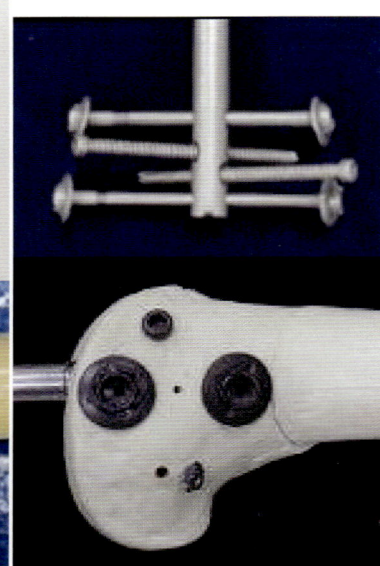
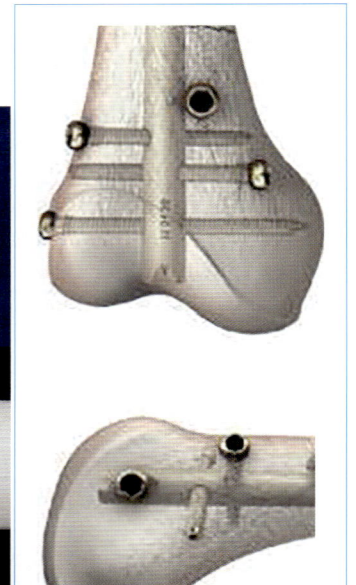
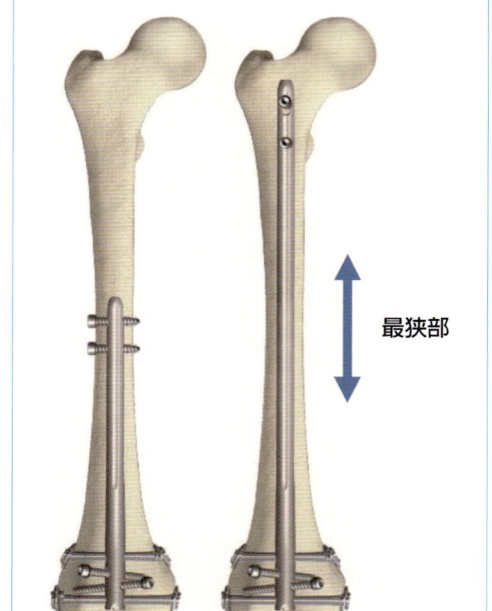

a	b	c
d		

図2

代表的逆行性髄内釘

逆行性髄内釘には，ブレード，顆部スクリュー，斜めに複数本のスクリューなど，遠位骨片の固定力を高める工夫を求める．粗鬆骨にも対応できる．

- a：DePuy Synthes. Expert Retrograde Femoral Nail：ブレード
- b：Stryker. T2 Supracondylar nail：顆部スクリュー
- c：Smith & Nephew. TRIGEN META-NAIL. Retrograde Femoral Nail：オールロッキング
- d：高度骨粗鬆，骨折部粉砕例など，近位の固定性に不安がある場合は，short ではなく long を選択する．Long を使用する場合，手術時間が長く出血が増えるが，最狭部を越える長さの髄内釘により近位骨片の固定性向上が期待できる（Stryker T2 supracondylar nail での short or long 比較）．

最狭部

Ⅲ．手術器械一式

- 透視可能な膝三角枕（ないし特殊架台）
- 顆部整復鉗子
- 2.0 mm 以上の太い K–wire
- 骨折 large 基本器械
- 逆行性髄内釘一式

Ⅳ．体位・セッティング（図3）

　単純な関節外骨折の場合，麻酔下で，膝枕を挿入し膝軽度屈曲位で徒手整復を試みる．膝枕を置く位置を変える，膝屈曲角度を変える，直達牽引や創外固定がある場合は骨片の牽引を行うなど，整復位を確認する．

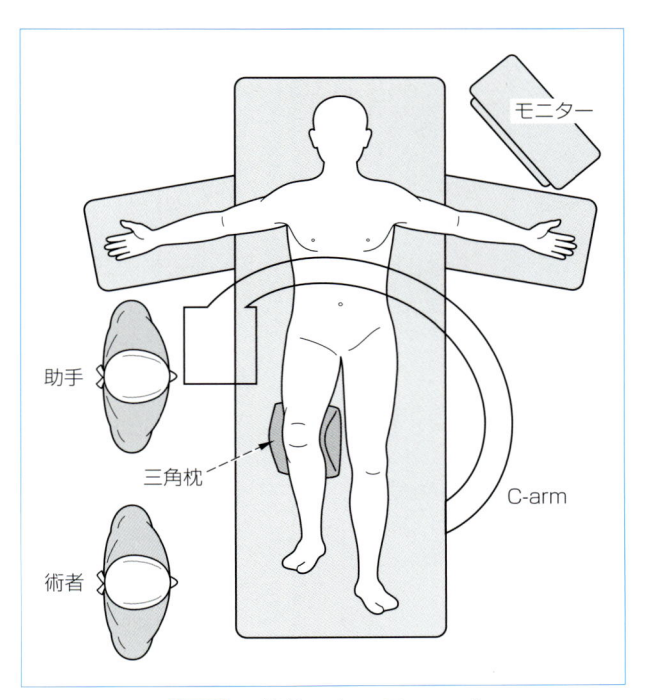

図3　体位・セッティング

透視は正しい側面像が見られるかを確認．仰臥位，膝枕を用い膝軽度屈曲位で行う．透視は健側から入れ，モニターは健側頭側寄りに置く．正確な2方向X線イメージコントロールは，前項「15. 大腿骨遠位部骨折 1) ロッキングプレート：p.328，329」に準ずる．

V. 手術手技

1. アプローチ・切開（図4）

Type A の場合，関節外骨折を整復する．整復位がある程度とれてはじめて，髄内釘挿入手技に移行する．

簡単な type C の場合，まず関節内骨折を整復し，type A 骨折に戻すことを目標にする．顆部整復鉗子で内外側より骨片を圧迫する．大鉗子の準備を忘れない．遠位スクリューと干渉しないように，前後にずらして鉗子をかける．後述する遠位骨片スクリュー挿入部位（側面図）を術前にイメージしておく．Type A 骨折にまとめたうえで，関節外骨折整復に移る．

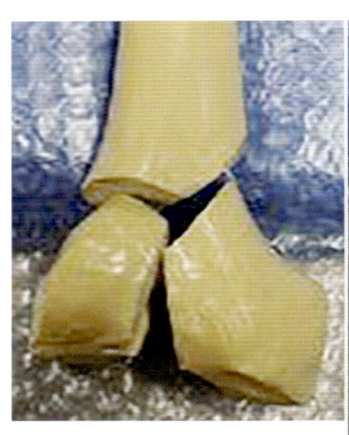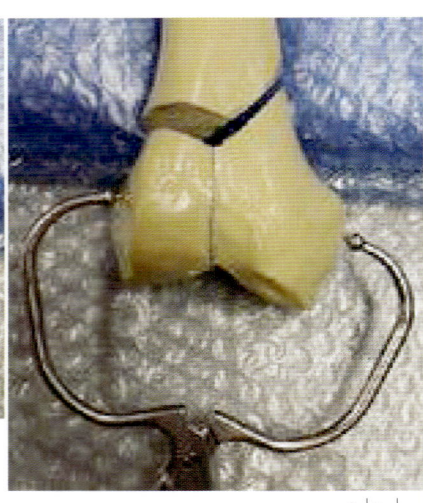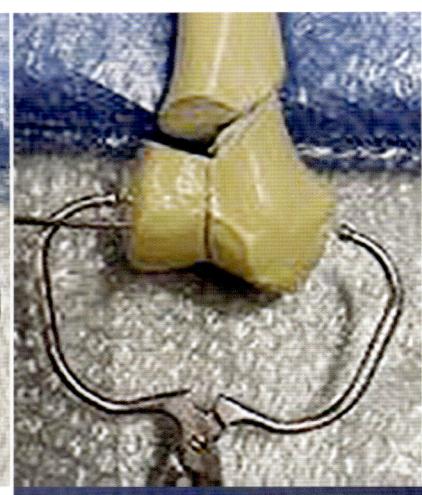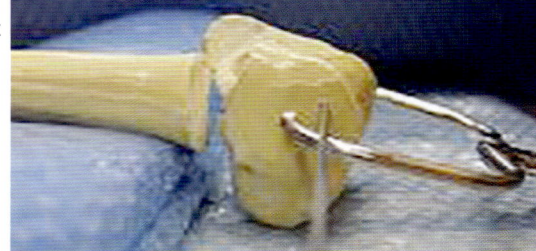

a	b	
		c

図4

Type C における骨折の整復

a：髄内釘挿入の前に，関節内骨折の整復が必要である．
b：顆部を大鉗子で内外側より骨片を圧迫する．
c：K-wire による仮固定は，髄内釘の進入路に干渉しない位置で行う．

2. 手技の実際

1）髄内釘 entry point 作成（図5）

　膝蓋腱直上に縦皮切を置き，膝蓋腱をスプリットし，関節内に入る．Entry point を適切に作成するこ

とで，髄内釘挿入によるセンタリング効果からある程度の整復位が得られる．よって，entry point 作成は時間をかけて入念に行う．

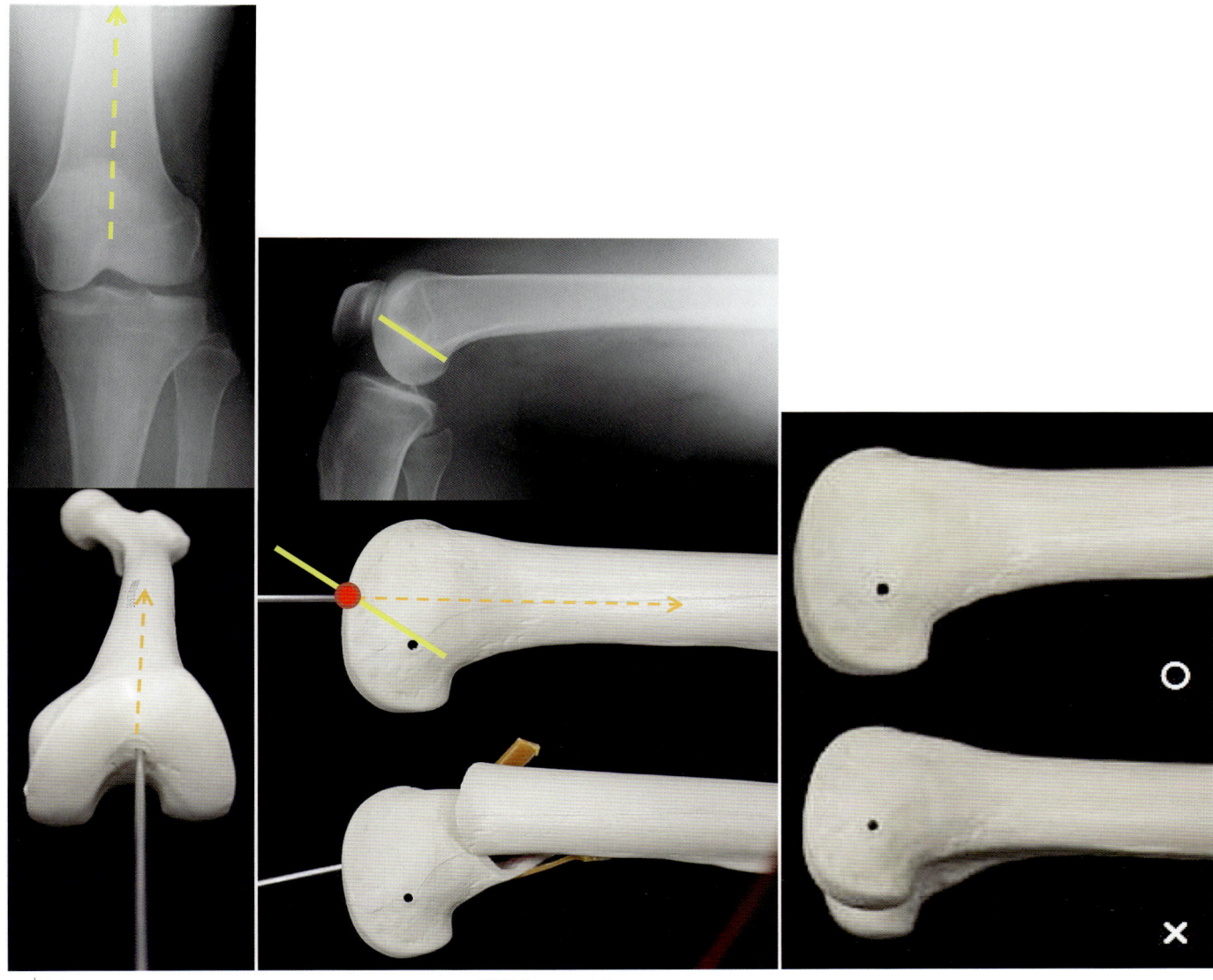

a b c

図5　髄内釘 entry point

刺入点：a：正面像．顆部正中
　　　　b：側面像．Blumensaat's line（黄実線）と関節面の交点（赤丸）
方向：遠位骨片の骨軸に沿わせる．
　　　　c：透視で正しい側面像が得られているか，顆部の陰影で確認する.

2) Blocking technique を利用した髄内釘挿入時の整復効果（図6）

斜骨折で髄内釘挿入により転位が生じる可能性が高い場合は，blocking technique を考慮する．2.0 mm 以上の太めの K-wire を，遠位骨片で髄内釘が容易に通る側に挿入し，髄内釘挿入時の矯正損失を予防する．挿入予定部は，術前の作図に必ず含める．術中に考えて誤ると悲惨である．

ブロッキングピンが髄内釘に接し，追加固定力を期待する場合は，髄内釘挿入後スクリューへの入れ替えを考慮する．

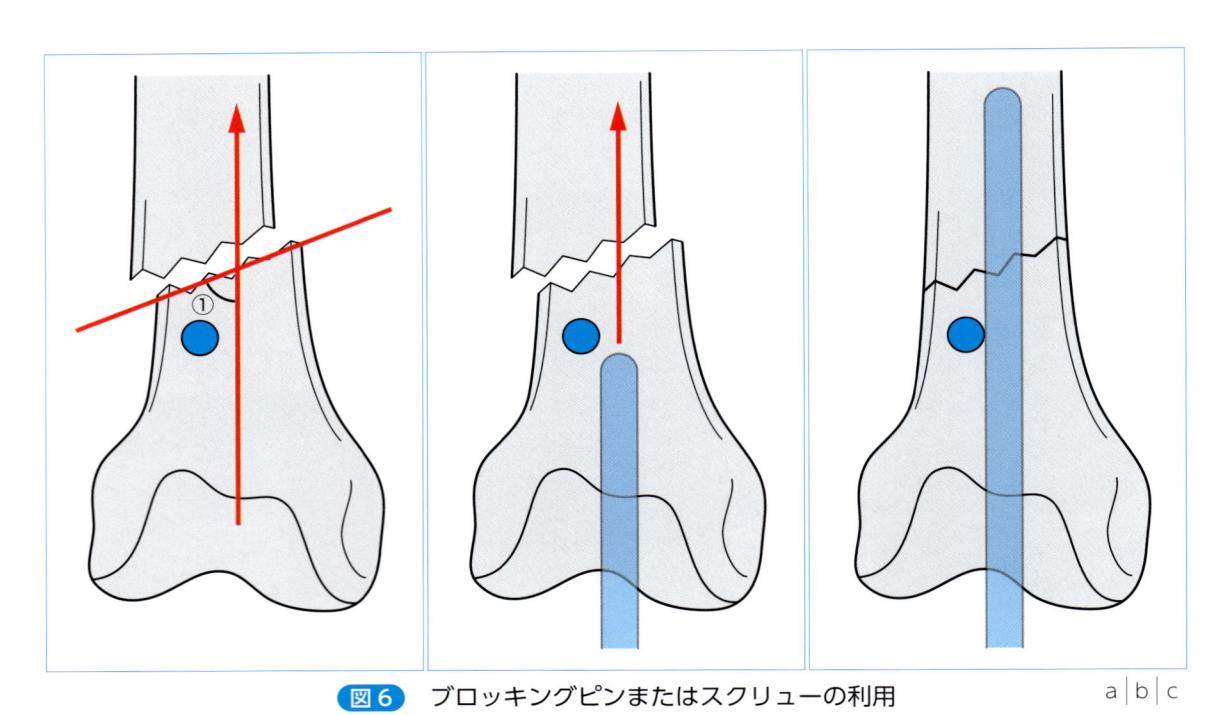

図6 ブロッキングピンまたはスクリューの利用　　　a│b│c

斜骨折に対し髄内釘挿入時の矯正損失予防が期待できる．青丸はブロッキングピンまたはスクリュー
a：K-wire 刺入位置の決定．遠位骨片の骨軸と骨折線のなす角が狭いほう（①）に入れる．
b：ネイル挿入時
c：ネイル挿入後

3) 遠位骨片のスクリュー固定（図7, 8）

顆部は骨皮質が薄く，斜めのスクリューは透視もあてにならず，盲目的にスクリューを挿入すると手前の皮質が壊れ固定力が得られない場合もある．慎重に挿入する．スクリュー突出は，術後患者が抜釘を希望する大きな理由であり，かなり繊細な作業である．

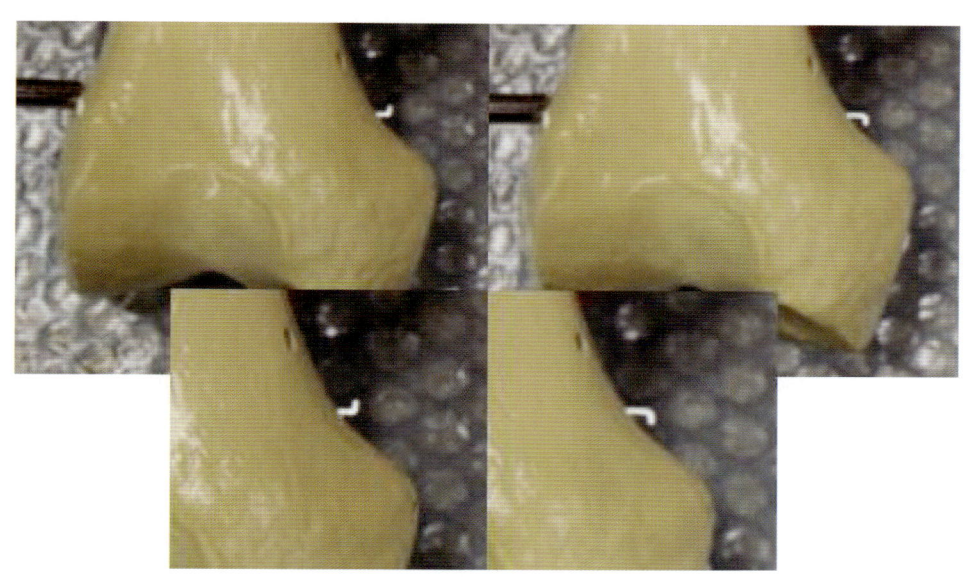

図7 顆部は入念にデプスゲージで計る
顆部が末広がりになる部位のスクリューは，長さ決定に難渋する．デプスゲージ先端を頭側，横，尾側と何方向にも振り，平均値で長さを計る．
下段：デプスゲージ先端拡大（最大5 mmの測定誤差が出る）

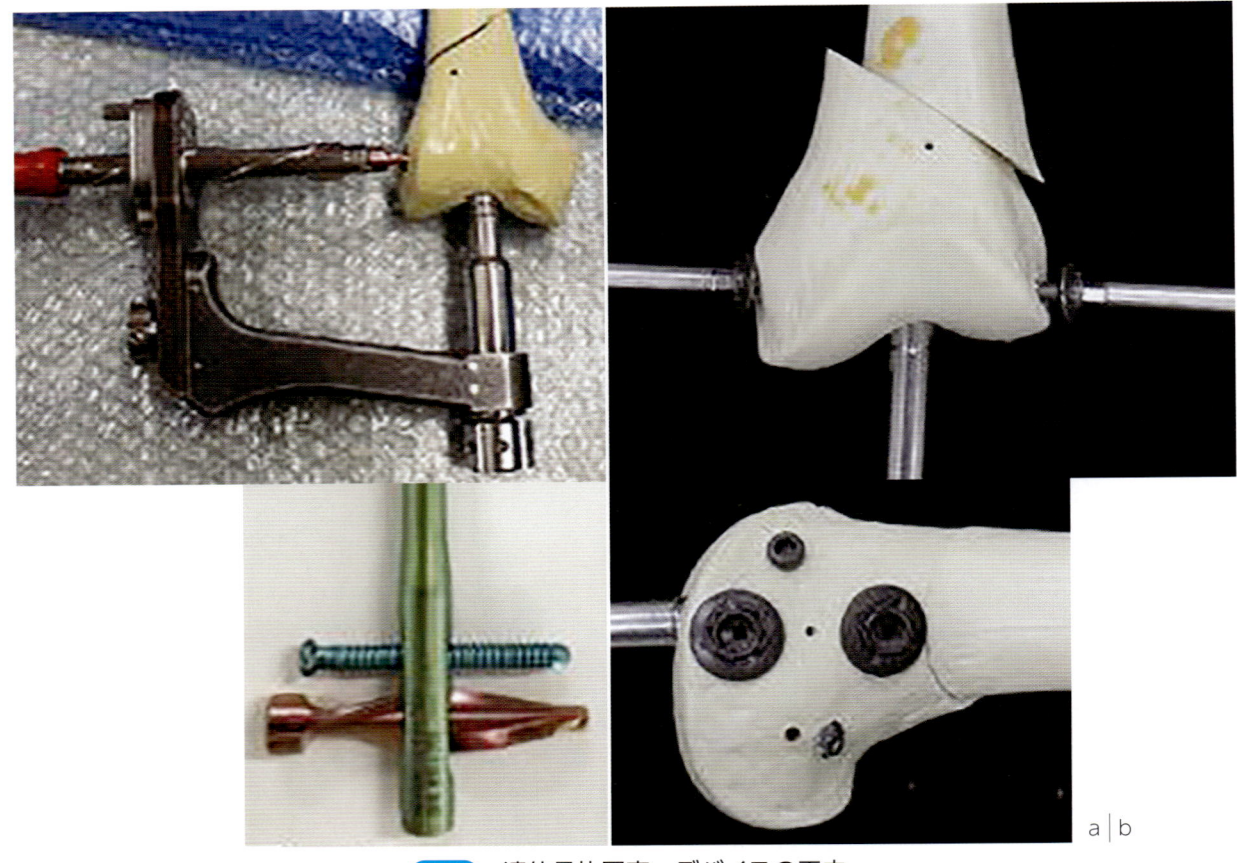

a | b

図8 遠位骨片固定．デバイスの工夫

a：DePuy Synthes．Expert retrograde femoral nail．ブレイド．ガイドの K-wire
越しに，特殊デバイスを挿入する．ブレイドは海綿骨に噛み込む面積を広くし固定力
を高める工夫で，転子部 short nail で馴染みが深いものである．

b：Stryker．T2 supracondylar nail．顆部スクリュー．大きなワッシャーにより両側
から圧迫固定するため，高度粗鬆骨にも対応可能な有効なデバイスである．ヘッド
の irritation が術後問題になる場合があり，直上の軟部組織の修復を必ず行う．皮切
を広げて視野を確保するのが有効である．顆部スクリューは，至適長を厳密に決定
する必要がある．短いと噛まず，長いと突出する．ガイドワイヤー越しに，スク
リューとナットを対側より協調して締め上げ連結する．スクリューヘッド突出は，
術後痛の原因となる．皮切をスクリューヘッドより大きくし，かつ場合によって近
位皮切とつなげ展開を良くする，皮下軟部組織一層でスクリューヘッドを覆うよう
に修復するなど，ヘッド被覆の工夫をする．

4）近位横止めスクリュー挿入，筋軟部組織の巻き込み注意（図9, 10）

Short 髄内釘は target device 越しにストレスが少ない．Long 髄内釘で前後にスクリュー挿入する場合は，骨までの展開が深いため慎重を要する．後方には大腿動脈など重要組織が多く，ドリルの誤挿入を防がなければならない．

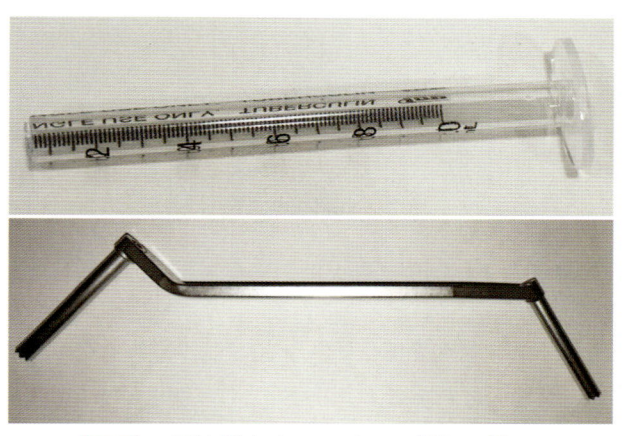

$\frac{a}{b}$ **図9** 近位横止めスクリュー挿入の際に有用なデバイス

手前の筋軟部組織の巻き込みを防ぐために有用である．
a：注射シリンジ先端をカットして自作したスリーブ
b：骨折器械ラージ規格のスリーブ

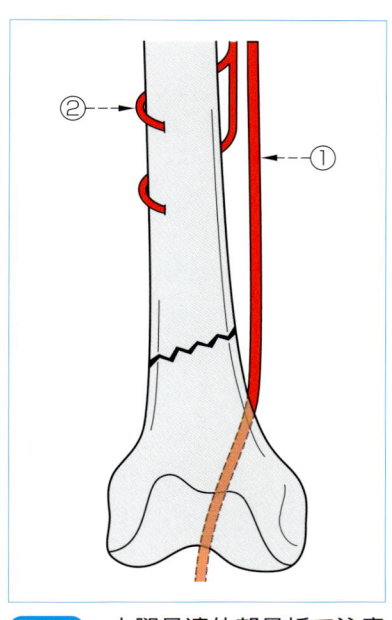

図10 大腿骨遠位部骨折で注意すべき動脈

①：大腿動脈．大腿骨遠位部で大腿骨内側から大腿骨後方に回り込むように走行
②：貫通動脈．大腿深動脈より分岐し大腿骨内側から後方に回り込む動脈

5）術後創・下肢処置（図11）

術後も出血持続が予測される場合，ドレーンを深部に挿入し閉創する．下肢全体を Robert Jones 包帯固定とし軟部腫脹軽減に努めるとともに，クーリングは強化する．TKA のように疼痛カクテル局注は困難であり，術後除痛，せん妄予防など，高齢者は特に気を遣う．

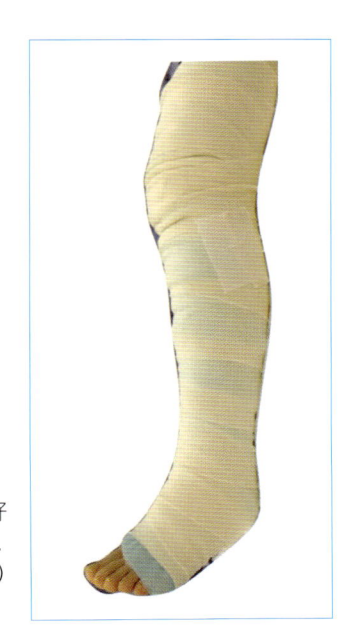

図11

Robert Jones 包帯

多層の圧迫包帯固定．術後腫脹の予防に有用であり，筆者らは好んで用いている．写真は綿包帯の上に弾性包帯を巻き付けたもの．
（写真提供：帝京大学整形外科 乾 貴博先生）

VI. 後療法

　可及的速やかに膝関節可動域（ROM）訓練を開始する．骨片間の接触，得られた固定力に応じて，荷重開始時期を決定する．不安定性が残る場合は，X線写真の仮骨形成を指標にする．

（岡田寛之）

参考文献 ······························

1) Wähnert D, et al.：Internal fixation of type-C distal femoral fractures in osteoporotic bone. J Bone Joint Surg Am. 92（6）：1442-1452, 2010.

　サマリー　大腿遠位逆行性髄内釘手術ビジュアル決定版．Step by step.

2) Krupp RJ, et al.：Optimal entry point for retrograde femoral nailing. J Orthop Trauma. 17（2）：100-105, 2003.

　サマリー　大腿遠位逆行性髄内釘の肝は，適切なエントリーポイント作成．透視の解剖ランドマークを意識したい．

3) Hannah A, et al.：A novel technique for accurate Poller（blocking）screw placement. Injury. 45（6）：1011-1014, 2014.

　サマリー　ブロッキングスクリュー挿入側の簡易決定法．焦ったときにこそ役立つ知識．

手術記録

患者ID：	患者氏名：

年齢：70　　性別：女性　糖尿病あり

手術日：　　　／　　／

概要：自宅内歩行中に転倒し受傷．6年前に反対側に同じ骨折手術歴，ビスフォスフォネート製剤で骨粗鬆治療中

診断：右大腿骨骨幹部遠位部骨折（新 AO 分類 32-A2）（図12）

術式：大腿骨 ORIF（逆行性髄内釘）

術者：　　　　　　，　　　　，

体位：仰臥位　膝三角枕

器械：逆行性髄内釘インプラント一式，透視可能な三角枕，特大鉗子，骨折 large 器械一式

麻酔：全身麻酔　　麻酔医：

- 麻酔下，三角枕を挿入し，膝軽度屈曲非観血的に牽引し徒手整復
- ある程度に整復されることを確認してから，ブラッシング開始
- 膝蓋腱スプリットで進入
- 開窓用ガイドワイヤー刺入
- 刺入点が関節窩部中央，側面像で Blumensaat's line の延長線上にあることを確認
- リーミング，玉突きガイドワイヤーに入れ替え，骨折部を貫通させる
- 整復位がある程度とれていることを確認したため，そのまま髄内釘挿入

- 遠位骨片を顆部スクリュー，斜め方向スクリュー2本で固定
- エンドキャップ挿入
- 骨折部前方皮質のギャップが少なく良好な整復位が保持できていることを確認したうえで，近位横止めスクリュー2本で固定
- 洗浄，各層縫合修復した
- Robert Jones 包帯を大腿近位以遠に装着
- 後療法：術後速やかに膝関節可動域（ROM）訓練開始．術後3週のX線写真で外仮骨形成を確認し，4週以降荷重許可

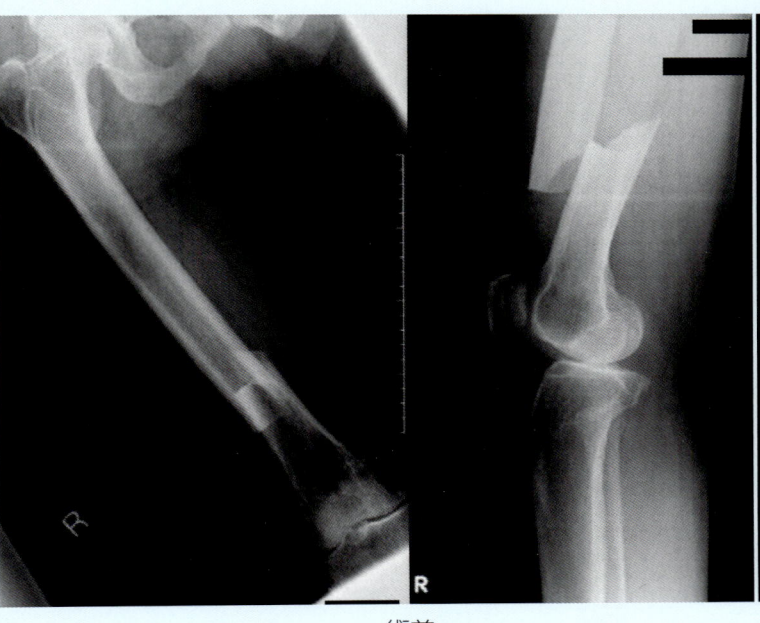
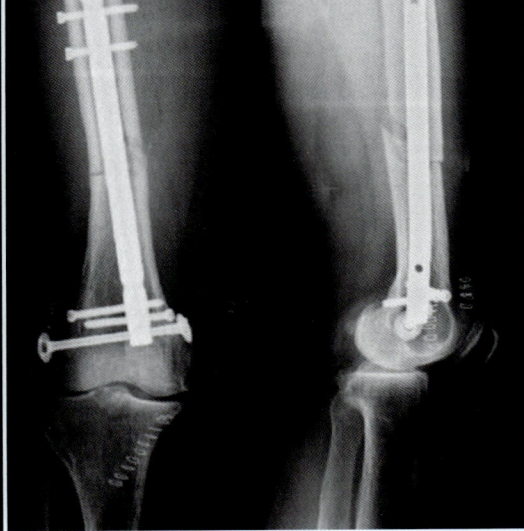

術前　　　　　　　　　　　　　術後

図12 症例

プロジェクトⅧ　押さえておくべき基本 骨折治療テクニックの実際

16　膝蓋骨骨折

はじめに

　膝蓋骨の重要な2つの役割は，①膝伸展機構と，②膝蓋大腿関節面形成である．膝蓋骨骨折でこれらが破綻した場合は手術による再建を要する．Tension band wiring（以下，TBW）による鋼線での固定が基本となるため，膝蓋骨の解剖学的特徴（図1）と膝屈伸での膝蓋骨と腱の位置関係（図2）に留意した鋼線刺入が重要となる．

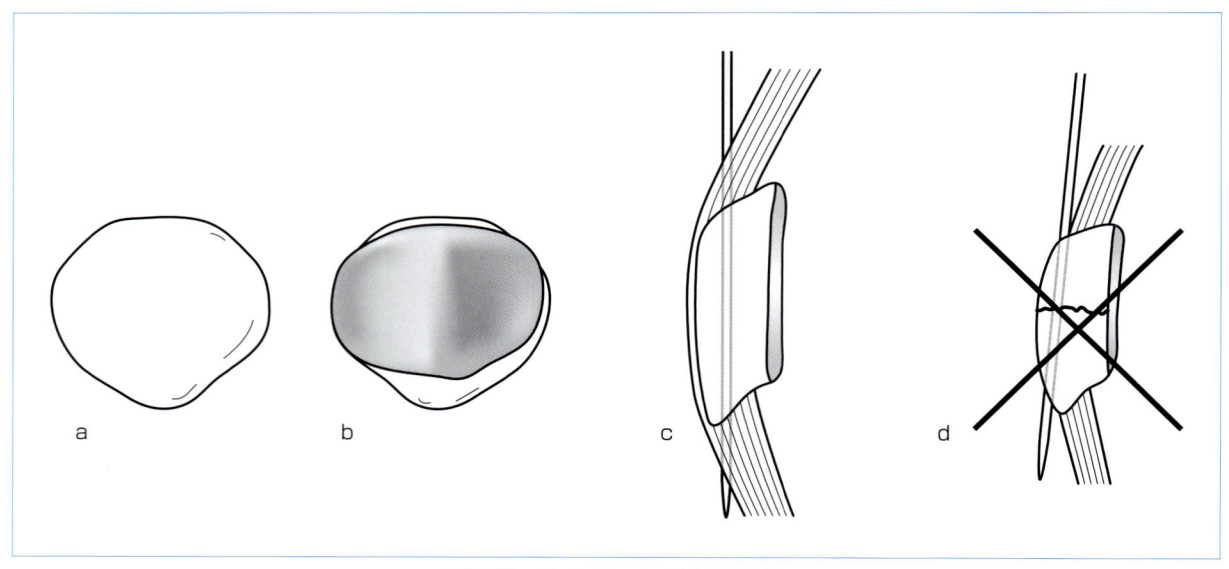

図1　膝蓋骨の解剖学的特徴

a：前方像．前方から見ると「栗」のような形状をしている．
b：関節面．関節面下極には関節軟骨（グラデーション部）がなく横径はかなり狭い．
c：側面像．側面像では「平行四辺形」のような形状をしている．膝蓋骨の前方は
　　平らで，四頭筋腱と膝蓋腱は膝蓋骨上下端の前縁まで付着しているので，
　　TBWのK-wireは必ず両腱を貫通する．
d：誤まった側面像ならびにK-wireの刺入．手術書によっては膝蓋骨の側面像が
　　前方凸で，TBWのK-wireが骨から入り骨から出ている図が描かれているが，
　　こんなことはあり得ない．

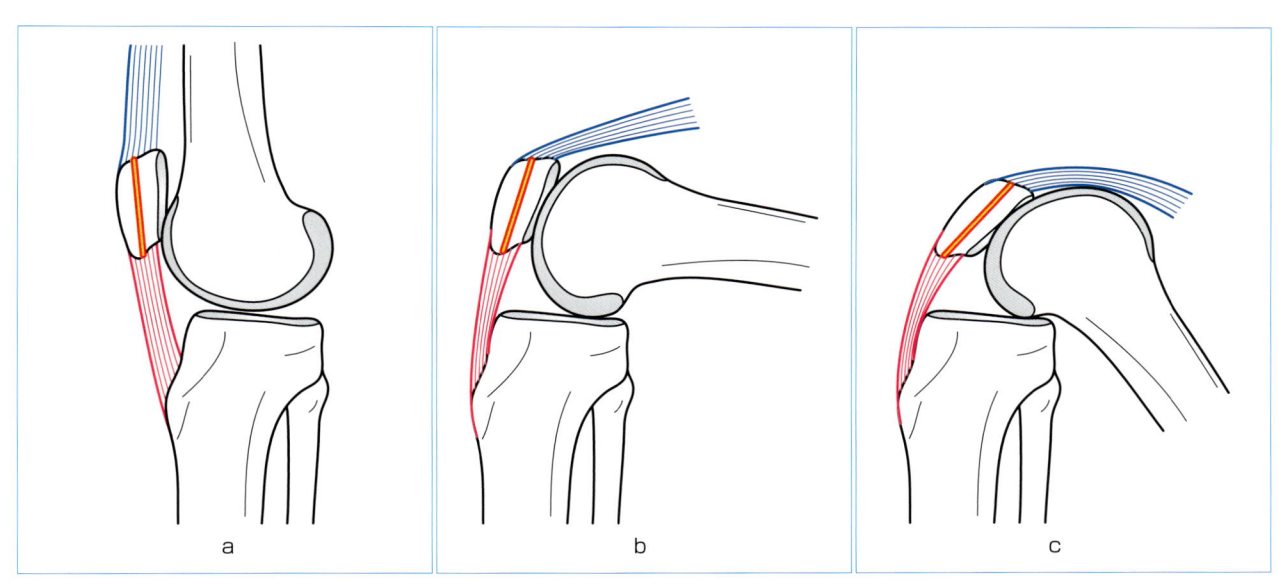

図2 膝の屈伸での膝蓋骨と腱の位置関係

膝を屈曲すると膝蓋骨と膝蓋腱(ピンク)の角度はあまり変わらないが,四頭筋腱(青)
との角度は変化する.したがって,膝蓋骨遠位でのインプラント(赤)の突出はあまり
痛くないが,膝蓋骨近位での突出は痛みの原因になる.

a:膝伸展位
b:膝90°屈曲位
c:膝深屈曲位

Ⅰ．代表的分類法（その手術適応）

骨折分類は新 AO 分類がよく用いられる（図3）．前額面骨折は新 AO 分類には反映されないが，治療が困難なため注意を要する（図4）．

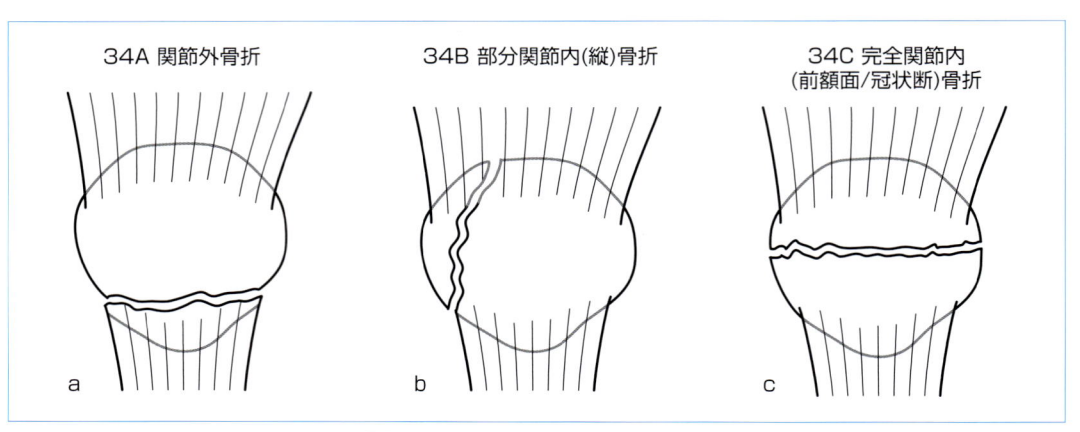

図3 膝蓋骨骨折の新 AO 分類

a：Type A（関節外骨折）．関節外骨折のため治療は容易と考えがちだが，伸展機構の強い牽引力が下極の小骨片に集中するため骨接合が難しい．

b：Type B（部分関節内骨折）．縦割れのことで，伸展機構は破綻していない．X 線軸射像で関節面を含めて転位がわずかであれば保存療法が可能である．膝蓋大腿靱帯に牽引されて骨片に離開や角状変形があれば整復内固定を要する．

c：Type C（完全関節内骨折）．伸展機構と関節面の両者が破綻している可能性がある．折れ方により分類はさらに細分化される．単純な 2-part 横骨折で，膝蓋骨前方の軟部組織が損傷されずに骨片間の離開が小さい場合は保存療法が可能である．遠位骨片が小さい場合は type A と同様に治療が難しい．関節面の再建が重要であり，関節面に粉砕がある場合は治療が難しい．

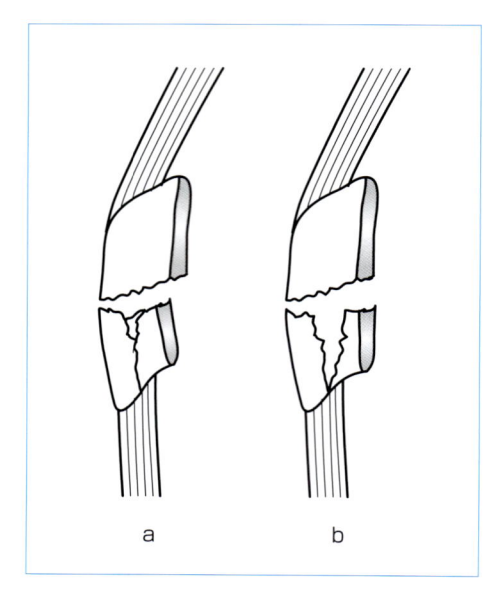

図4

前額面骨折

前額面の骨折は遠位骨片群に発生するのがほとんどである．関節面と前方骨皮質の分離だが，圧迫骨折のように両骨片が食い込むこともある（a）．それに気づかずに前方骨皮質を指標に整復すると関節面に step が生じる．食い込んだ両骨片を引き剥がすと膝蓋骨内に空洞が発生するし，薄い関節面骨片の安定した内固定は困難である（b）．

前額面骨折は高度粉砕骨折に合併することが多く，治療は極めて難しい．

Ⅱ．使用インプラント（図5）

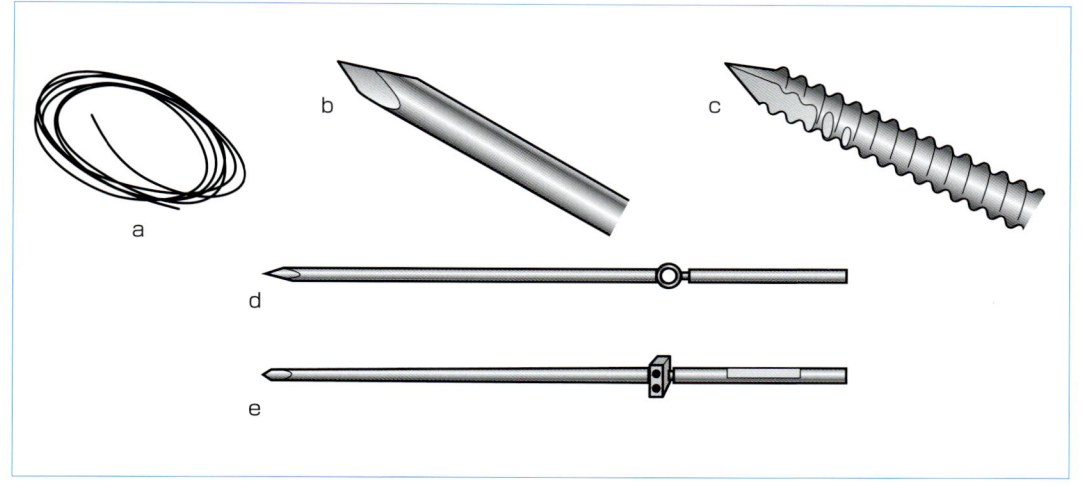

図5　使用するインプラント

a：軟鋼線．伸展機構再建のための TBW に用いる軟鋼線は直径 1.0 mm 前後を用いる．小さい剥離骨片の縫着には，骨片のサイズに応じて直径 0.5〜0.7 mm を用いる．

b：K-wire．TBW の K-wire の役割は関節面の段差（step）防止と軟鋼線のアンカーリングなので高度の曲げ剛性は不要である．J 型に曲げるには直径 1.5 mm 程度がちょうど良い．

c：ねじ付き K-wire®（ジンマー・バイオメット合同会社）．粉砕した小骨片を 1 つずつ内固定するのに用いる．全長にネジが切ってあり，両端が鋭である．回転させないと刺入できないし，抜けてもこない．骨外に出たねじ付き K-wire は抜釘を考慮して 2〜3 mm 突出させて切断する．突出部を曲げる必要はないし曲げると折れる．直径 1.6 mm を多用し，プレドリリングを要する場合は 1.2 mm K-wire を用いる．骨片が微小なら直径 1.2 mm のねじ付き K-wire を用いることもある．
ねじ付き K-wire は骨片が滑らないので TBW の K-wire として用いてはいけない．

d：リングピン．術後に抜けてこないのが利点．しかし本項で解説する軟部組織を極力介在させない TBW では K-wire は滅多に抜けてこないので，筆者は不要と考えている．

e：ピンスリーブ．多数のピンスリーブをケーブルで連結すると粉砕骨折を強固に内固定できると報告されている．しかし粉砕した関節面は，ねじ付き K-wire で 1 つずつ再建するのが確実であり，本項で解説する TBW 法で固定性は十分なので，筆者は不要と考えている．

Ⅲ．手術器械一式

- 開創器
- 鋭匙
- 骨整復鉗子（ポイント付き）
- パワードライブ
- ペンチ

- ラジオペンチ
- ワイヤカッター
- 打ち込み器
- 覆布（膝下枕用）

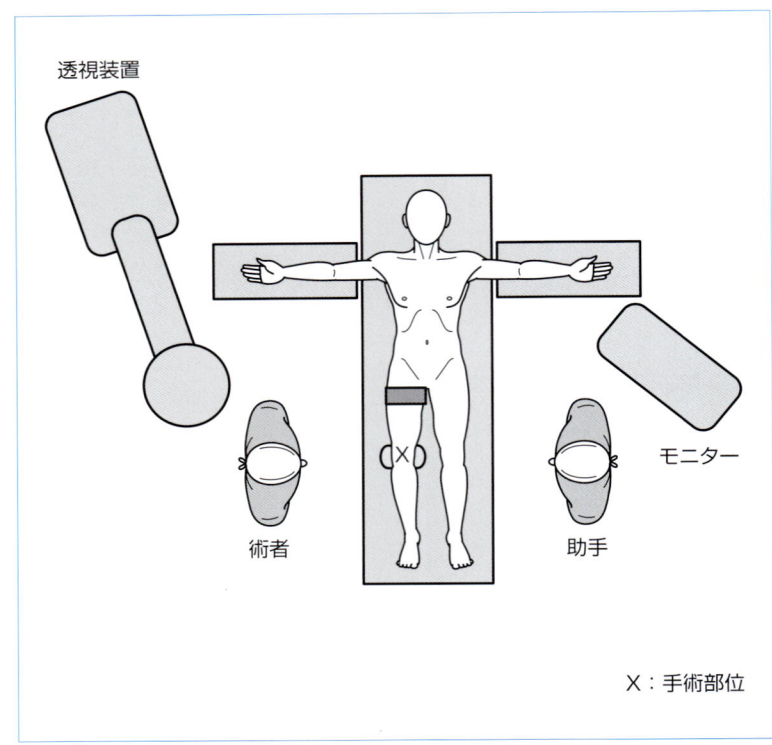
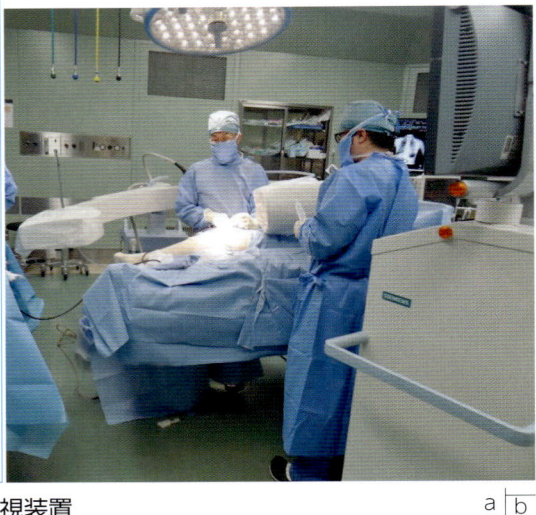

X：手術部位

図6　手術テーブルと透視装置

a | b

a：配置図．体位は仰臥位である．ターニケットを装着する．手術中に膝を屈曲位に
　保持する場合に備えて，覆布を多めに用意しておく．単純な骨折では術中透視は
　必ずしも必要ない．正面像しか透視しないなら透視装置は健側の設置で良いが，
　側面像や軸射像も透視するなら患側に設置する．モニターは健側に設置する．
b：術中軸射像の透視．膝を軽度屈曲し透視装置を水平方向にすると軸射像が透視で
　きる．Type B（縦割れ）や粉砕骨折に有用である．

V．手術手技

1．アプローチ・切開（図 7）

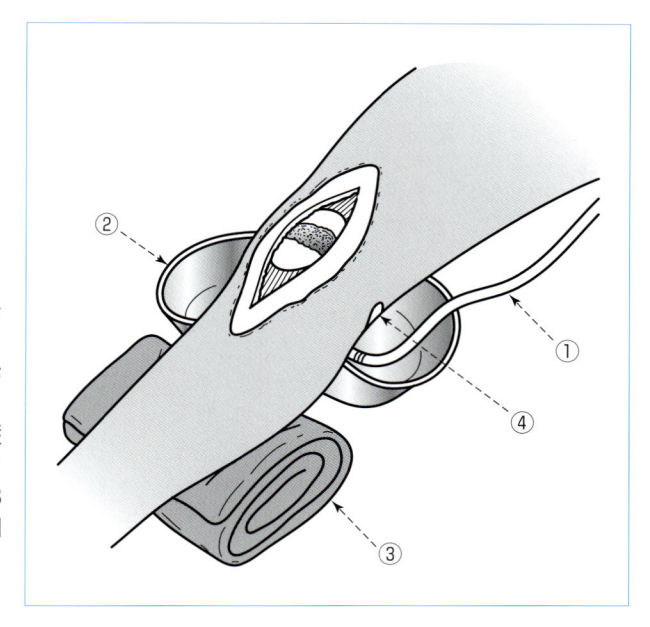

図7

アプローチ・切開

骨折部の展開で大量の血液が流出することがあるので，吸引管（①）を持って待ち構えるとともに，膝窩に大きい膿盆（②）を置いて備える．この際，たたんだ覆布（③）で下腿を支持し，ストッキネットの膝窩部を切っておく（④）．

皮切は横切開のほうが手術瘢痕が目立ちにくいが，縦切開のほうが TBW の K-wire が入れやすく様々なトラブルに対応しやすいので縦切開をすすめる．Type B（縦割れ）は透視下に小切開からの経皮的スクリュー刺入で済むことがある．

2．手技の実際

1）通常の TBW の場合

a）骨折部の清掃と観察（図 8）

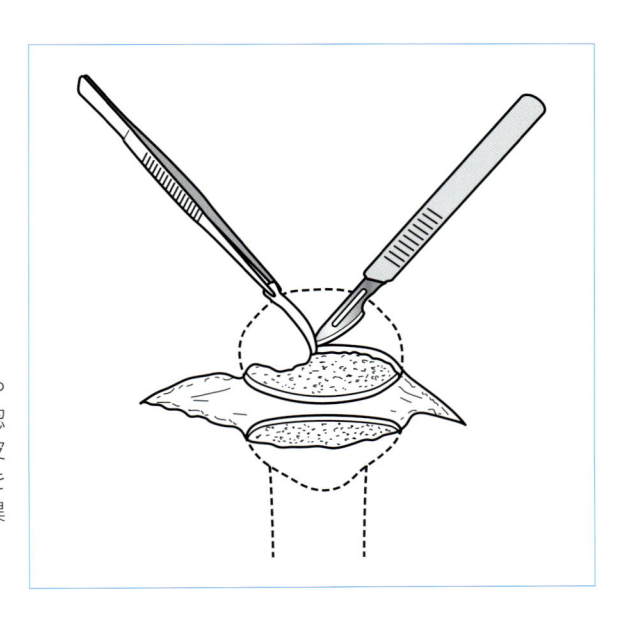

図8

骨折部の清掃と観察

骨折部に到達したら，骨折面に付着した血腫を鋭匙や流水ですべて取り除く．骨折線近くの骨膜は整復確認の邪魔なので，骨折線から 1～2 mm 幅で切除して骨皮質の辺縁を明瞭にする．そして前額面骨折がないかを観察する．骨折面の前後径が近位骨片と遠位骨片で異なる場合は，圧縮した前額面骨折が疑われる．

b) 整復仮固定と K-wire 刺入（図9）

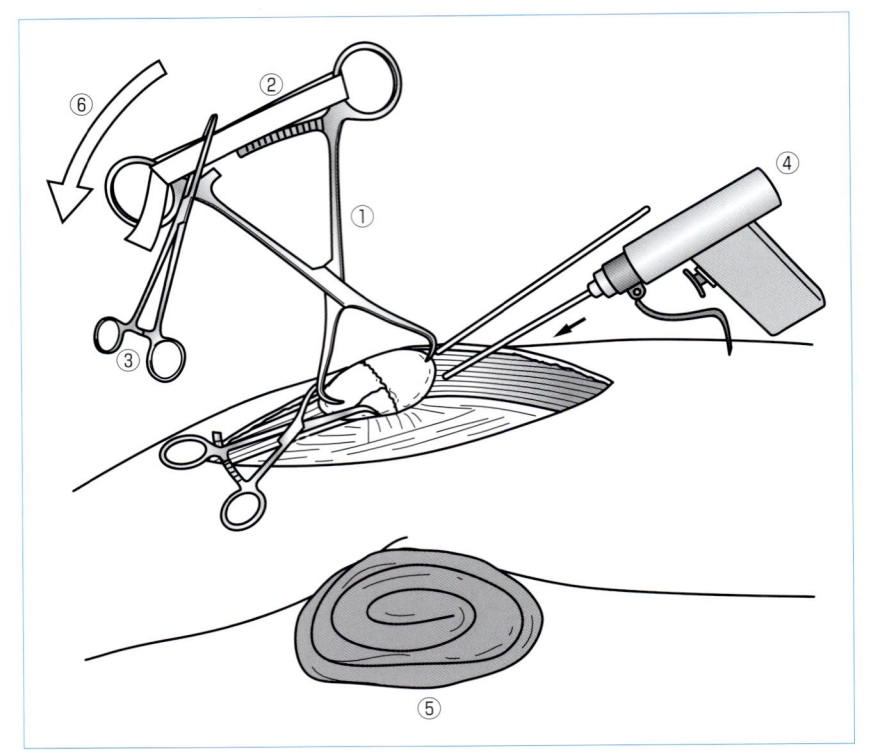

図9

整復仮固定と K-wire 刺入

骨把持鉗子（骨整復鉗子，①）を用いて，前方骨皮質の辺縁同士がピッタリと合うまで整復し仮固定する．骨把持鉗子を2個以上使うこともある．骨把持鉗子のラチェットが届かない場合は，ガーゼ（②）を取り回してコッヘル鉗子（③）で留める．

TBW の K-wire を近位から2本を平行に刺入する（④）．膝窩に丸めた覆布（⑤）を置いて膝を軽度屈曲位としたり，骨把持鉗子を傾けて（⑥）膝蓋骨を屈曲させると刺入しやすい．K-wire の先端が膝蓋骨遠位を貫通する手応えを感じたら刺入を止める．透視で確認しても良い．

c) K-wire の処理（図10）

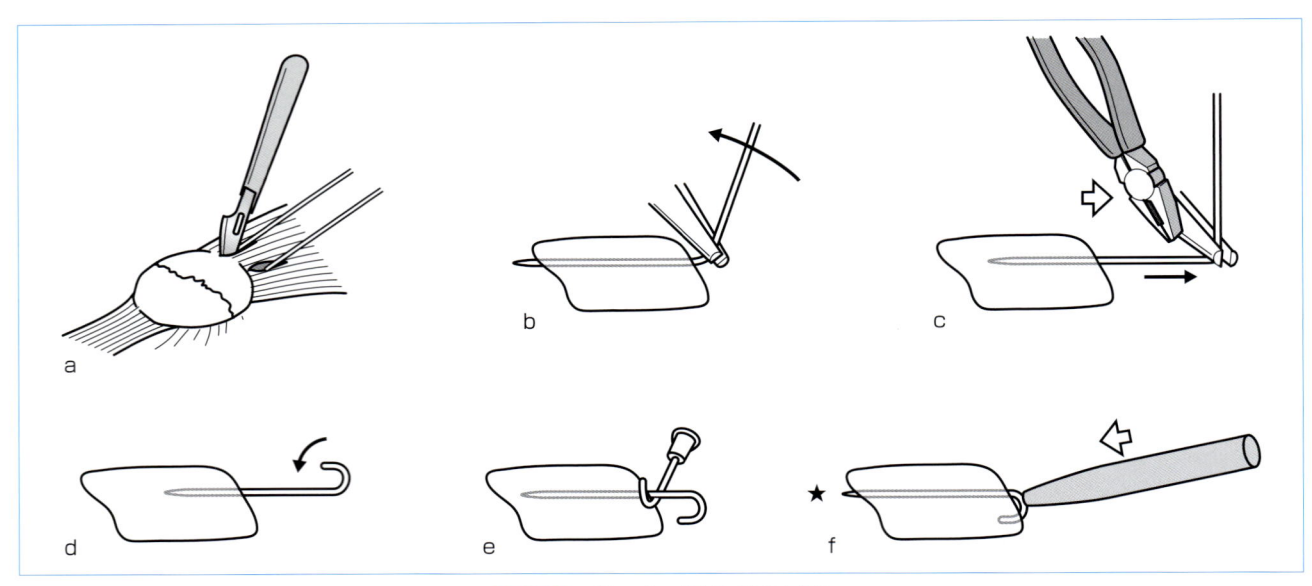

図10 K-wire 近位部の処理

a：K-wire に沿って四頭筋腱に矢状面にメスを入れ，膝蓋骨上極まで切る．

b：膝蓋骨上極に接して K-wire を曲げる．これで K-wire の長さが決まる．

c：K-wire を把持したラジオペンチをペンチなどで叩いて少し引き出す．手で引っ張ると抜けてしまうことがある．

d：K-wire 近位部を J 型に曲げる．

e：K-wire を半回転し，遠位へ少し押し込んでから，曲げた 14G の長い注射針を膝蓋骨と K-wire に接するように刺入する．これをガイドにして軟鋼線を四頭筋腱に通す．

f：K-wire を打ち込み棒で膝蓋骨に叩き込むと，K-wire 先端（★）は膝蓋骨遠位から少し突出する．

d）軟鋼線の挿入，取り回し（図11）

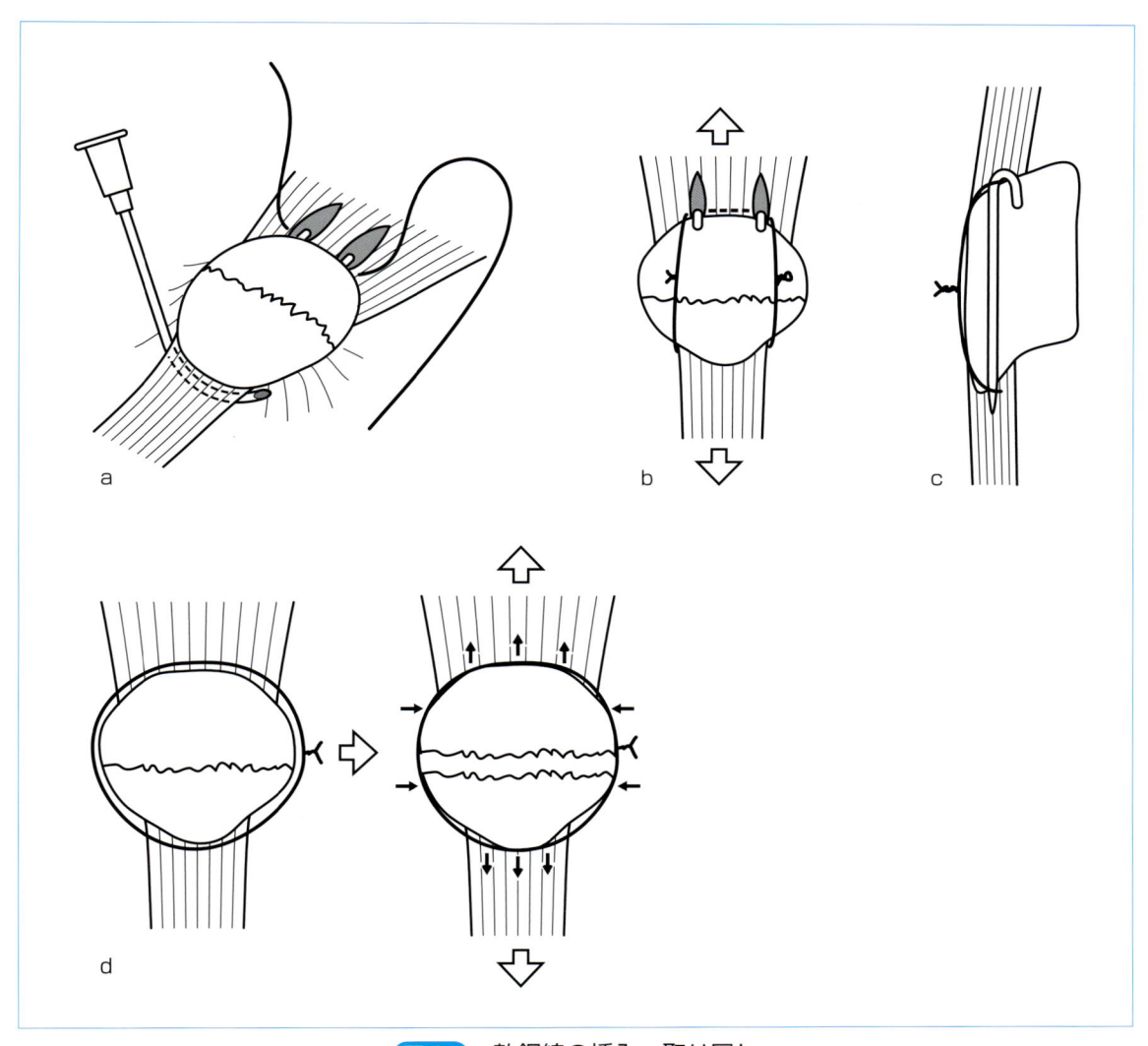

図11 軟鋼線の挿入，取り回し

a：膝蓋腱においても同様に，曲げた14Gの長い注射針を膝蓋骨に接して刺入し，これをガイドにして軟鋼線を引き込む．ここでは軟鋼線が膝蓋腱を十分把持していれば，K-wireに直接かからなくても良い．

b：軟鋼線は長軸方向に最短距離を通るほうが良く，弧を描いたり蛇行するのは良くない．膝蓋骨前面は平らなので，下極骨折を除いて8の字にする必要はない．

c：インプラント同士やインプラントと骨の間の軟部組織の介在，ならびにインプラントの骨からの突出を最小限にする．軟鋼線の遠位はK-wireにかかったほうが良いが，かからなくても良い．

d：Circumferential wiring単独では伸展機構の牽引力によって楕円に変形し，骨折部が離開する恐れがある．

e）軟鋼線の締め上げ（図12）
f）インプラントの最終調整

g）創閉鎖
　内外側の膝蓋支帯が裂けていれば縫合する．関節内外の出血を吸引できるようにドレーンを留置し，創を閉じる．膝をある程度曲げると縫いやすい．

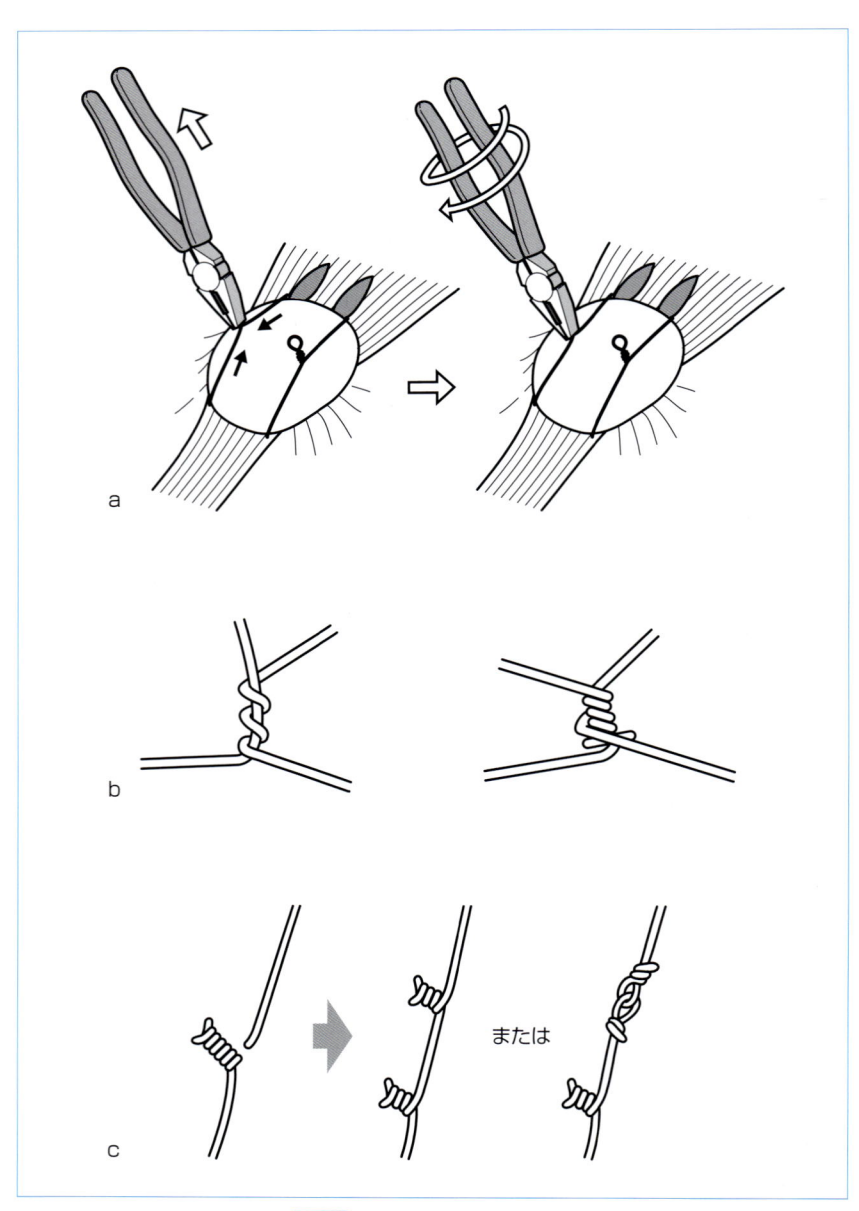

図12　軟鋼線の締め上げ

a：2か所の軟鋼線の捻り部分を交互に締め上げて緊張を調節する．軟鋼線を無理に捻りあげると捻り部で切れるリスクが高くなる．捻り部を引っ張り上げて軟鋼線の緊張を高めてから，軟鋼線を捻りつつ捻り部を骨に接触させる．
b：捻り部が非対称となったり二重になると緩みやすい．
c：軟鋼線が切れた場合は，短い軟鋼線を足して橋渡ししても良い．

2）下極骨折の場合（図 13）

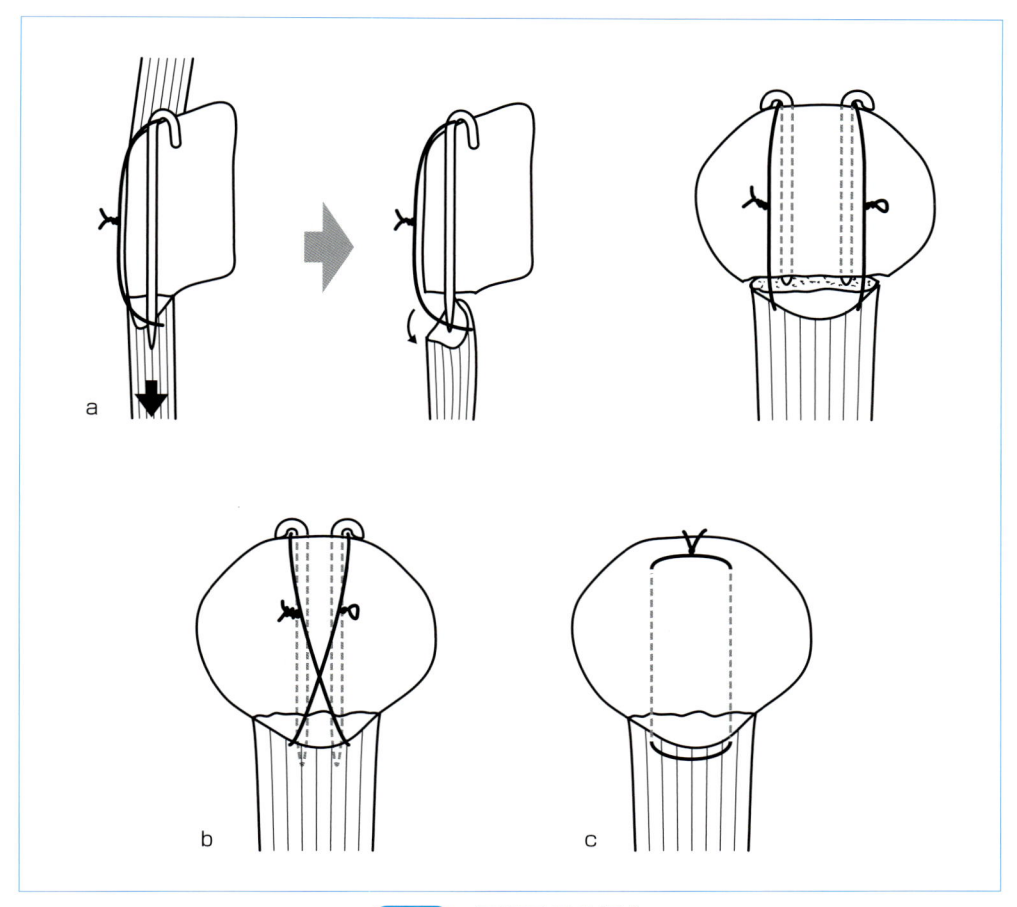

図 13 下極骨折の場合

a：下極骨折は横径が小さいため，通常の TBW では 2 本の軟鋼線の間
　から下極骨片が前方へ転位して固定性が失われることがある．

b：これを防ぐには軟鋼線が前方から下極骨片を押さえる必要がある．
　そのため軟鋼線は 8 の字に取り回し，2 本の K-wire の間隔も狭く
　する．下極先端から lag screw を挿入する方法は下極骨片を割る恐
　れがあるので推奨しない．

c：骨片があまりに小さい場合は，高強度縫合糸を用いた縫着法を行う
　こともある．

3）粉砕骨折の場合（図14）

　粉砕骨折は関節面を合わせることを優先し，骨片を1つずつ整復内固定していく．そうして近位と遠位の2つの骨片群にまとめ，最後に両骨片群を前述したTBW法で強固に連結する．周辺部の骨片の固定性に不安があれば，circumferential wiringを追加する．

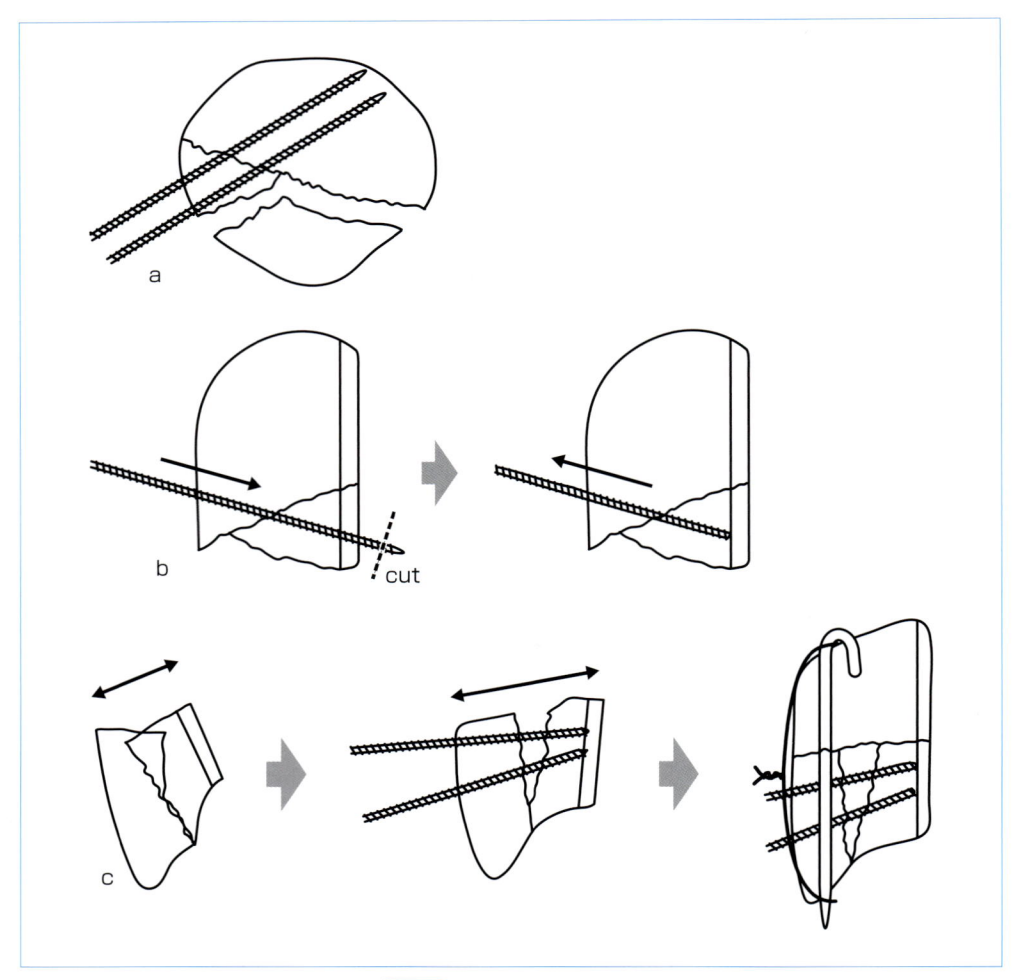

図14　粉砕骨折の場合

a：小骨片は大骨片に密着させ，ねじ付きK-wireをできれば2本刺入して内固定する．

b：遊離している関節面骨片を確実に支持するには，ねじ付きK-wireを関節面を貫通してから，突出した先端を切断して先端鋭ではない状態にし，慎重に引き抜いて先端を軟骨下骨で止める．

c：前額面骨折で前後径が短縮した場合は引き剥がし，本来の前後径に戻す．前方骨皮質より関節面へ向けてねじ付きK-wire 2本を非平行に刺入する．軟骨下骨を貫通するときは1.2 mm K-wireでpre-drillingし，同じ経路で1.6 mm ねじ付きK-wireを刺入する．空洞に人工骨を充填しても良い．
　最後に反対側主骨片（多くは近位骨片であり，前額面骨折はまずない）に密着させてTBWで圧迫固定する．

VI. 後療法

- 翌日より膝伸展位装具装着下に全荷重
- ドレーンを抜去したら continuous passive motion（CPM）を開始する．CPM の角度設定と拡大，装具除去は骨折型による
- 単純な 2-part 骨折で術後 2 週の X 線像が問題なしならば 2 週で膝装具を除去し膝屈曲位での荷重

を許可する
- 粉砕骨折では CPM の角度設定と拡大を慎重に設定するが，膝装具の除去と膝屈曲位での荷重許可は 4〜6 週後とする

（高畑智嗣）

参考文献

1）Hak DJ, et al.：テンションバンドの原理．糸満盛憲編．p.184-188，AO 法骨折治療法 第 2 版，医学書院，2010.
2）Finkermeier CG, et al.：膝蓋骨．糸満盛憲編．p.582-591，AO 法骨折治療法 第 2 版，医学書院，2010.
3）高畑智嗣：どうすれば，ワイヤーが抜けないか？：tension band wiring 時の工夫．松下　隆編．p.158，骨折治療の要点と盲点，文光堂，2009.

患者ID：	患者氏名：

年齢：58　　性別：男性

手術日：　　　／　　／

診断：左膝蓋骨粉砕骨折（**図15**）
術式：tension band wiring
術者：　　　　　，　　　　，
手術時間：2時間22分

麻酔：全身麻酔　　麻酔医：

＜術前3D-CT（図15）＞
- 膝蓋骨は高度に粉砕していた
- ターニケット加圧後，膝蓋骨前方に縦切開
- 骨折面の血腫を完全に除去し，邪魔な骨膜は切除した

＜近位骨片群（図16）＞
- 近位骨片は内外側2つ（①，②）に割れていた

（図16-a）
- 両者を密着させ1.6 mmねじ付きK-wire 2本で内固定した（**図16-b**）．この際，内側骨片（①）の前方から外側骨片（②）の関節面に貫通し，先端を切ってから逆回転で軟骨下骨直下まで引き抜いた（**図16-c**）

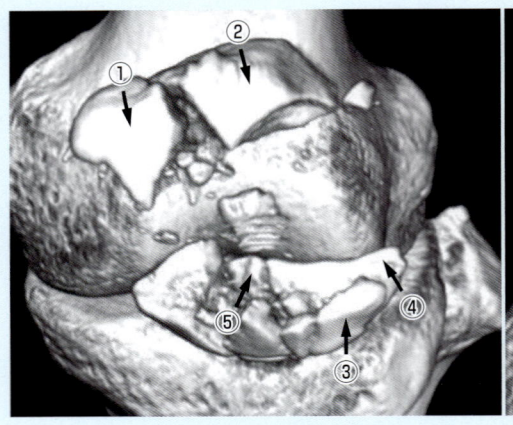
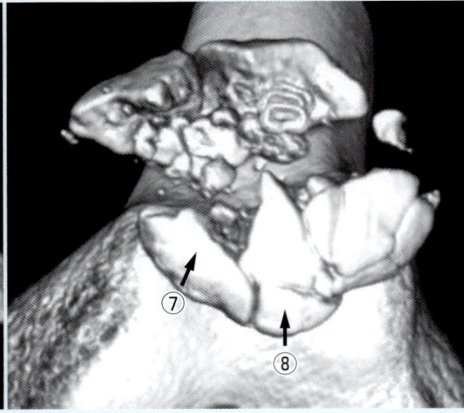

図15
症例：術前3D-CT
数字は処置する骨片

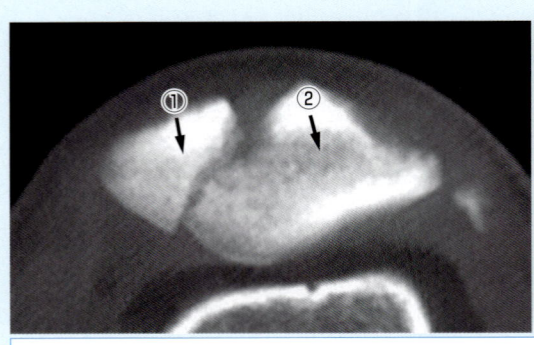
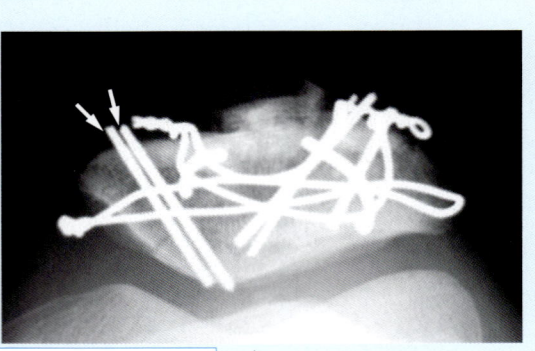

a	b
c	

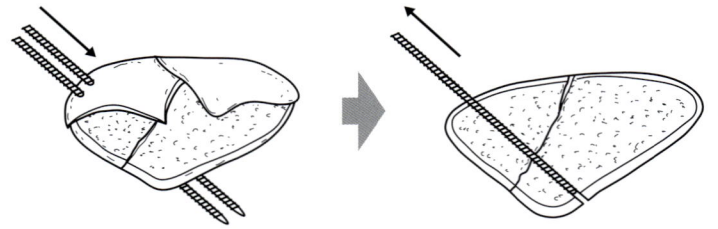

図16
症例：近位骨片群

＜遠位骨片群（図 17）＞

- 遠位骨片は細かく粉砕していた（図 17-a）
- 外側の大きい骨軟骨片には前額面骨折があり，前方（③）と関節面（④）に分離していた
- そこで両者を骨把持鉗子でつかんだうえで，1.6 mm ねじ付き K-wire を前方から関節面に貫通し，先端を切ってから逆回転で軟骨下骨直下まで引き抜いた
- 次に中央の小骨軟骨片（⑤）を外側の骨軟骨片に密着させて指で保持し，骨片（⑤）の関節面から 1.2 mm K-wire で pre-drilling してから，1.6 mm ねじ付き K-wire を刺入した（図 17-b）
- これも前方へ引き抜いて軟骨下骨直下で保持した
- 骨片（⑤）の遠位のさらに小さく薄い骨軟骨片（⑥）を整復したが，1.6 mm ねじ付き K-wire では割れると思われたので，前方から 1.2 mm K-wire で pre-drilling してから 1.2 mm ねじ付き K-wire（★）を刺入した（図 17-c, d）

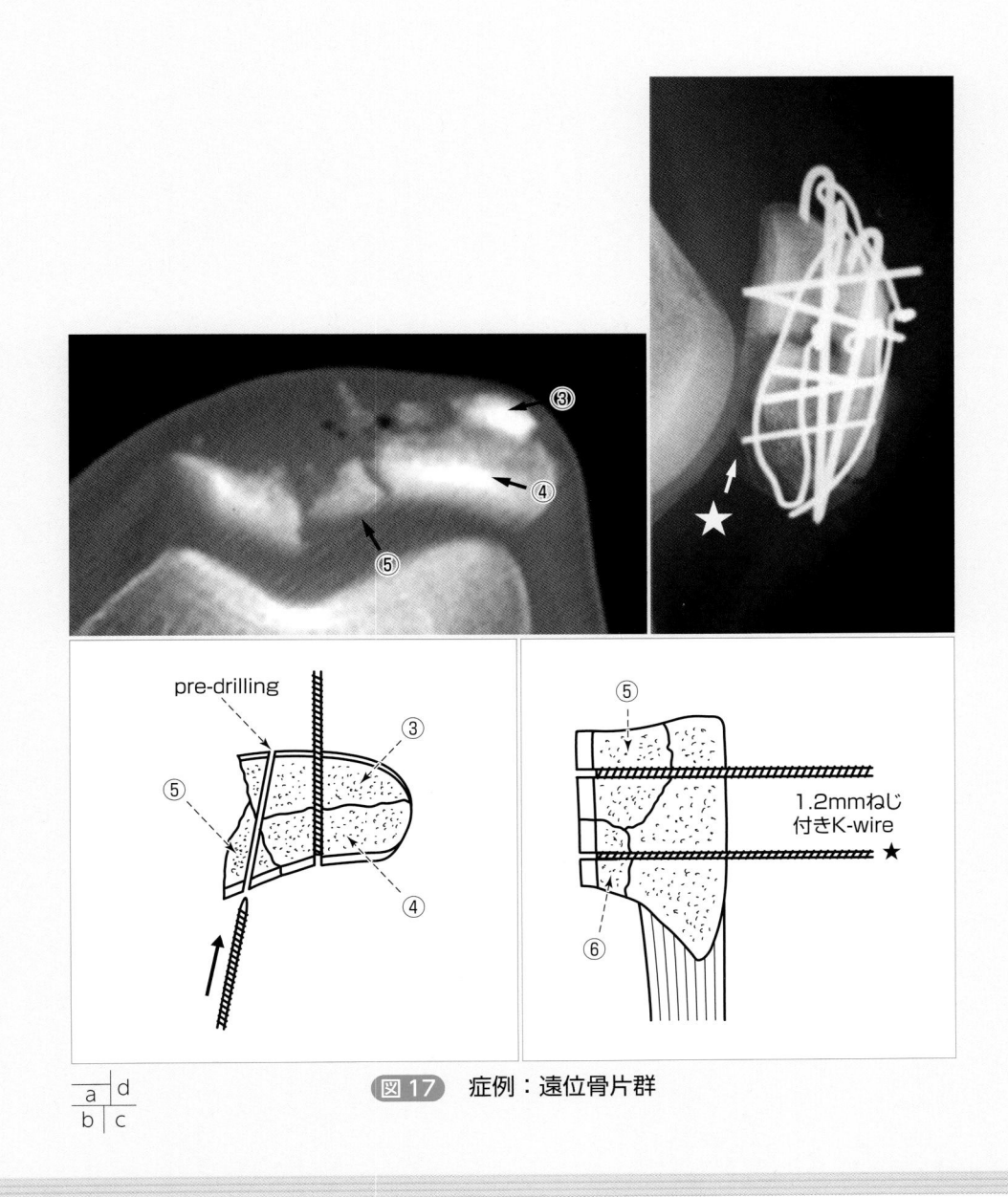

図 17 症例：遠位骨片群

＜近位骨片群と遠位骨片群の連結（図18）＞

- 近位骨片群と遠位骨片群の関節面を合わせるため，あらかじめ1.2 mm K-wireを骨折面の軟骨下骨直下にわずかに出しておき（図18-a），前方から覗き込んで関節軟骨が合わせてから1.2 mm K-wireを少し進めて関節面の再転位を防止した（図18-b）

- そして骨把持鉗子で近位骨片群（赤）と遠位骨片群（青）を圧迫仮固定すると，前方の凹凸が噛み合って安定した（図18-c）

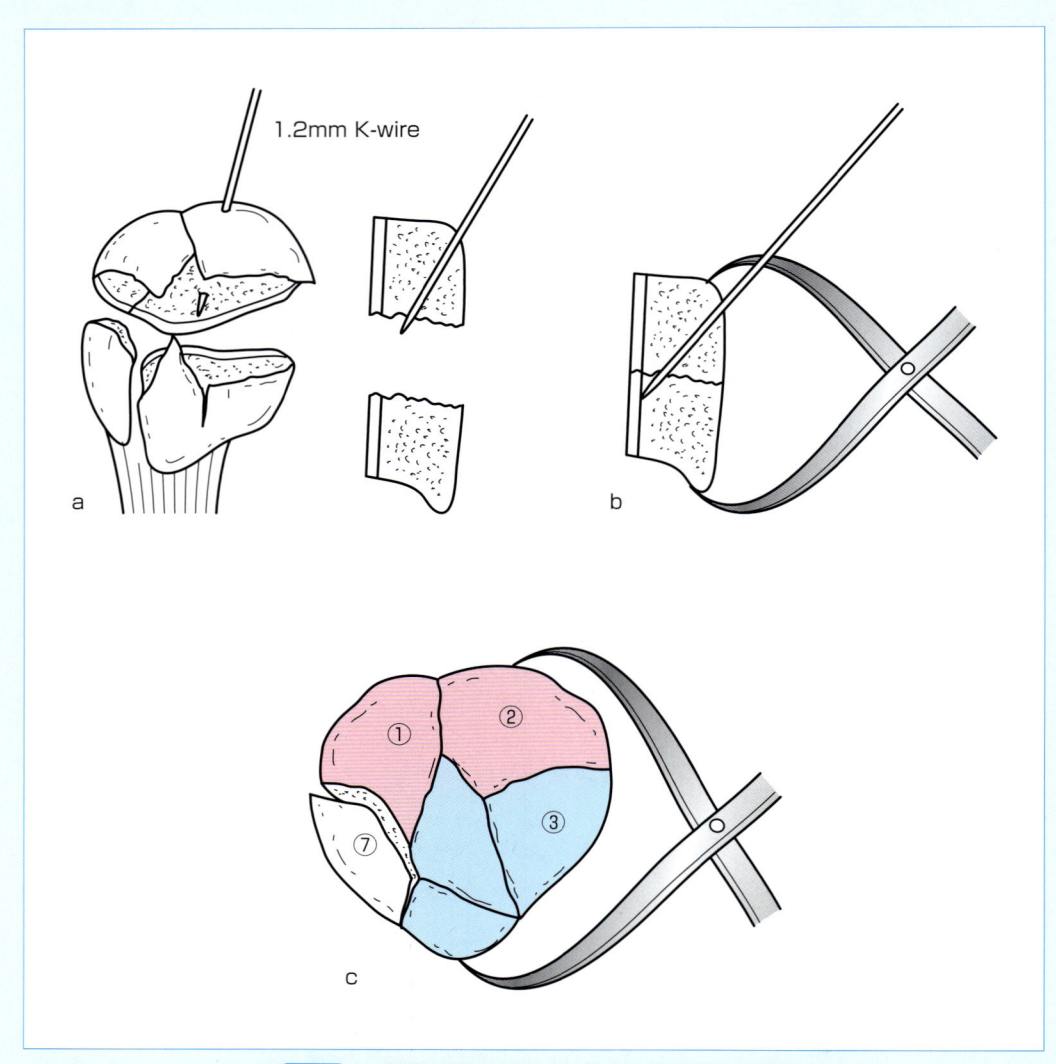

図18 症例：近位骨片群と遠位骨片群の連結

＜内固定の完成（図 19）＞

- 最後に遠位内側の骨軟骨片（⑦）を，同様の方法で関節面を合わせたうえで，2個目の骨把持鉗子で圧迫仮固定した（図 19-a）
- 粉砕した多骨片を全体として引き寄せる目的で，まず 1.0 mm 軟鋼線を膝蓋骨周囲に取り回し（circumferential wiring），十分に締め上げた
- 次いで 1.5 mm K-wire 2 本を近位骨片から遠位骨片最遠位の下極骨片（⑧）に刺入した（図 19-a）．四頭筋腱をメスで縦切し，1.0 mm 軟鋼線を膝蓋骨と K-wire に接して四頭筋腱内を通してから，J 型に曲げた K-wire を打ち込み棒で打ち込んだ
- 軟鋼線を膝蓋骨に接して K-wire の後方で膝蓋腱に通し，2 か所を捻って締め上げた．膝関節を屈伸し膝蓋骨の安定性を確認した

- 仮固定に用いた 1.2 mm K-wire は抜去し，突出したねじ付き K-wire を切断した
- 関節内外に吸引ドレーンを留置．横方向に裂けた支帯を縫合し閉創した
- 圧迫包帯，ターニケット解除，術後 X 線写真撮影（図 19-b）
- 膝伸展位装具を装着
- 手術翌日より膝伸展位装具装着下に 1/2 荷重を許可する．1 週で CPM 開始，2 週で全荷重，3〜4 週で膝装具を除去するが，膝屈曲位での全荷重は 6 週まで制限する

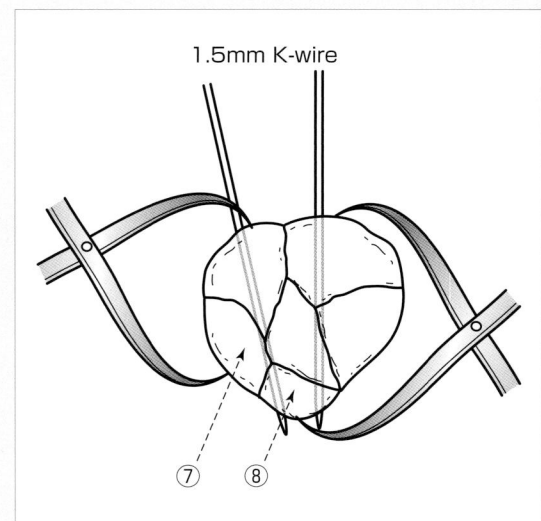
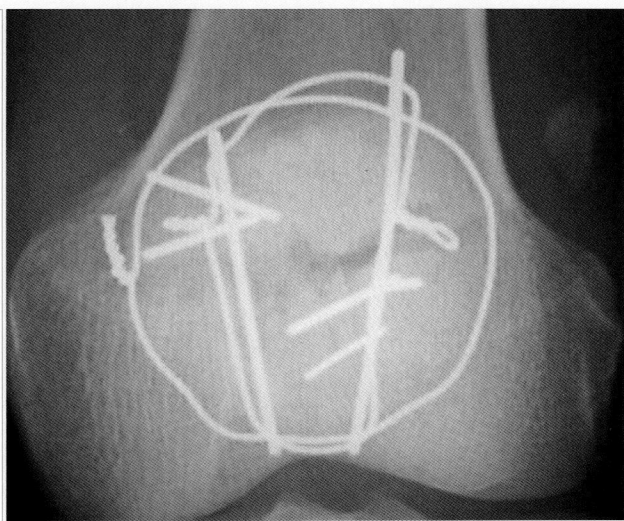

a | b 　図 19 　症例：内固定の完成

17　脛骨プラトー骨折

Ⅰ．代表的分類法（その手術適応）（図 1〜3）

主に新 AO 分類（図 1），Schatzker 分類（図 2），Three-column 分類（図 3）が用いられる．骨折が関節に及ぶか否か（関節外や関節内），骨折部位（内側か外側，両方か，また後方はどうか），骨折形態（split（剪断）骨折や depression（陥没）骨折，multi frag-mentary（多骨片）など）で表現される．

41A 関節外骨折
A1 裂離骨折

A1.1 関節包付着部

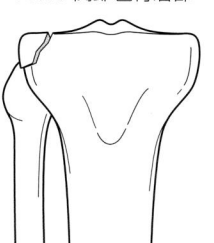

A1.2 脛骨結節

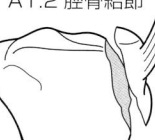

A1.3 顆間隆起

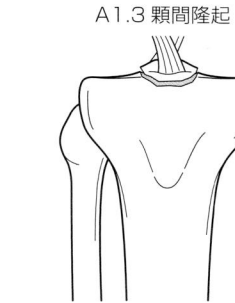

A2 骨幹端単純

A3 骨幹端楔状あるいは多骨折

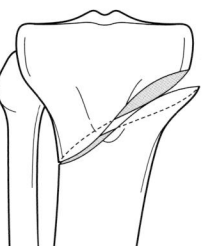

41B 部分関節内骨折
B1 分割骨折

B1.1 外側プラトー

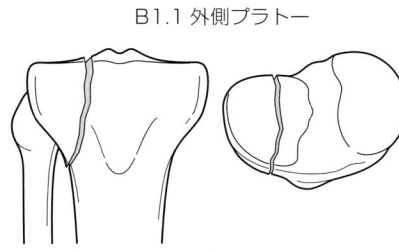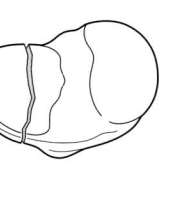

B1.2 内側プラトー

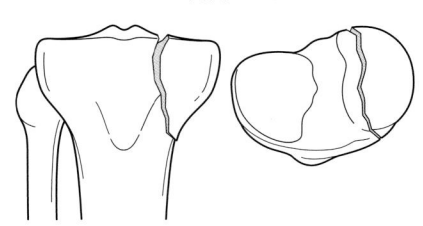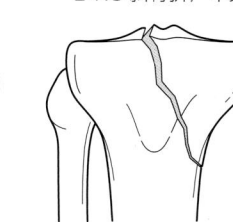

B1.3 斜骨折，中央近傍

B2 陥没骨折

B2.1 外側プラトー

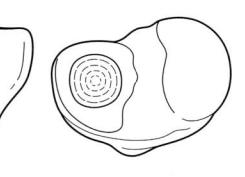

B2.2 内側プラトー

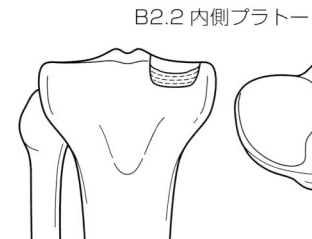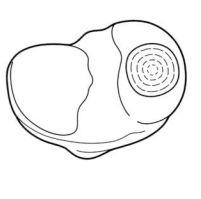

B3 分割・陥没骨折

B3.1 外側プラトー

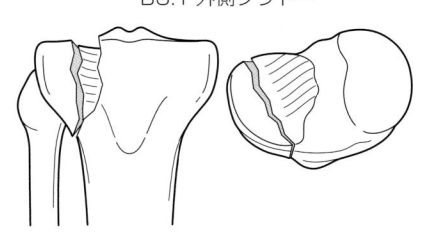

B3.2 内側プラトー

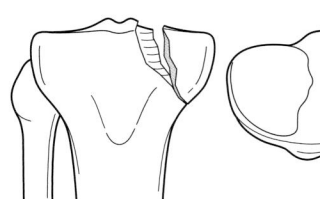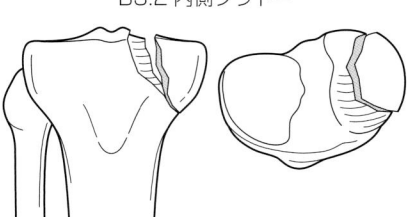

B3.3 斜骨折，中央近傍

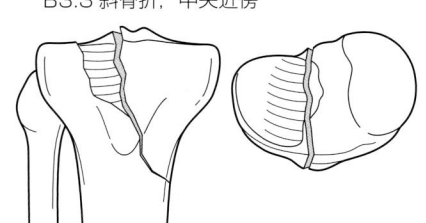

41C 完全関節内骨折

C1 関節面単純・骨幹端単純

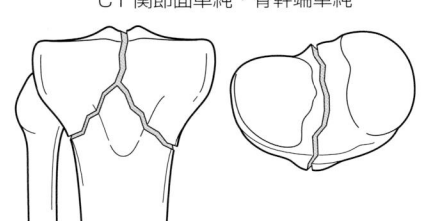

C2 骨幹端楔状あるいは多骨片

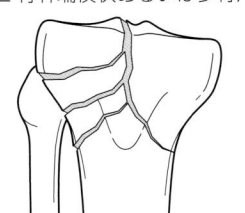

C3 関節面多骨片

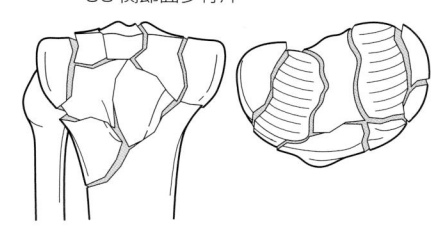

図 1 新 AO 分類

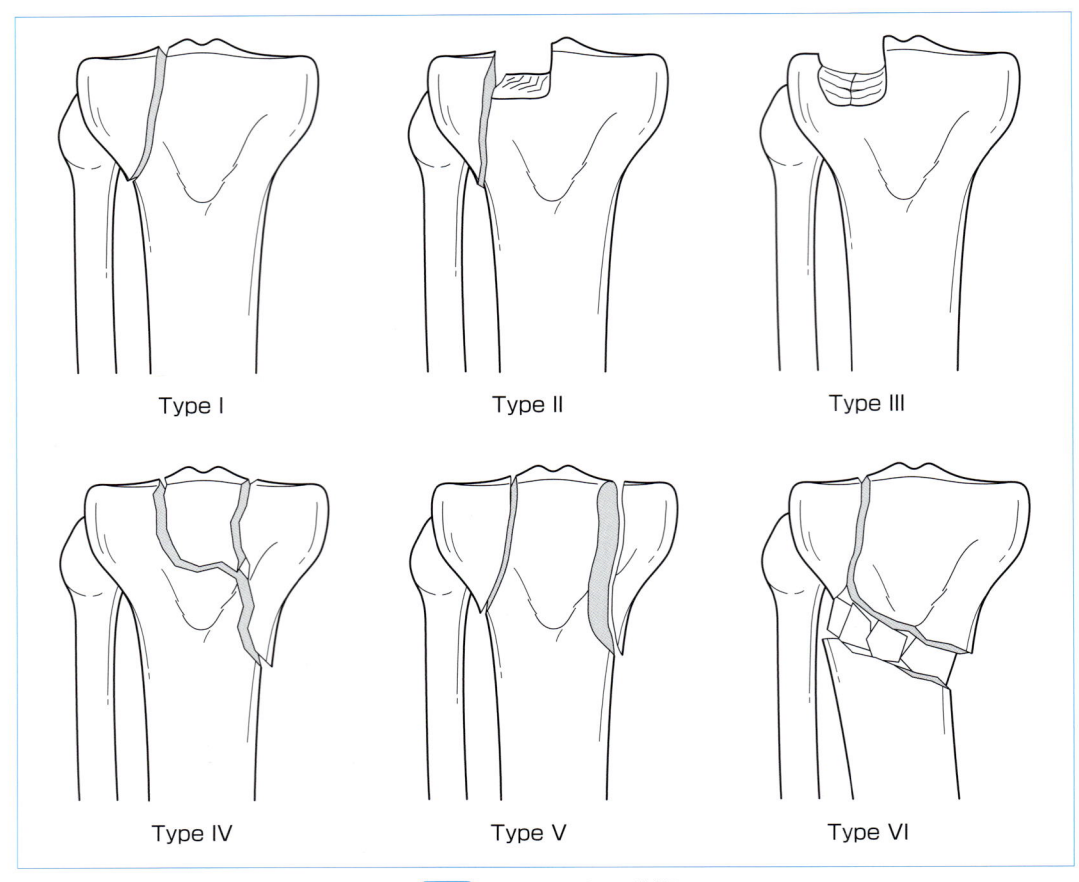

図2 Schatzker 分類

Type Ⅰ：脛骨プラトー外側の楔状もしくは分離状の骨折
Type Ⅱ：脛骨プラトー外側の分離・陥没状で，関節面の損傷を伴う骨折
Type Ⅲ：脛骨プラトー外側の陥没のみで，関節面の損傷を伴う骨折
Type Ⅳ：脛骨プラトー内側の分離・陥没状の骨折で，しばしば十字靱帯付着部の顆間隆起を含み，
　　　　関節面の損傷を伴う．
Type Ⅴ：脛骨プラトー両側の骨折で，逆 Y 字骨折として知られ，関節面の損傷を伴うことが多い．
Type Ⅵ：脛骨近位骨幹端・骨端境界部の骨折

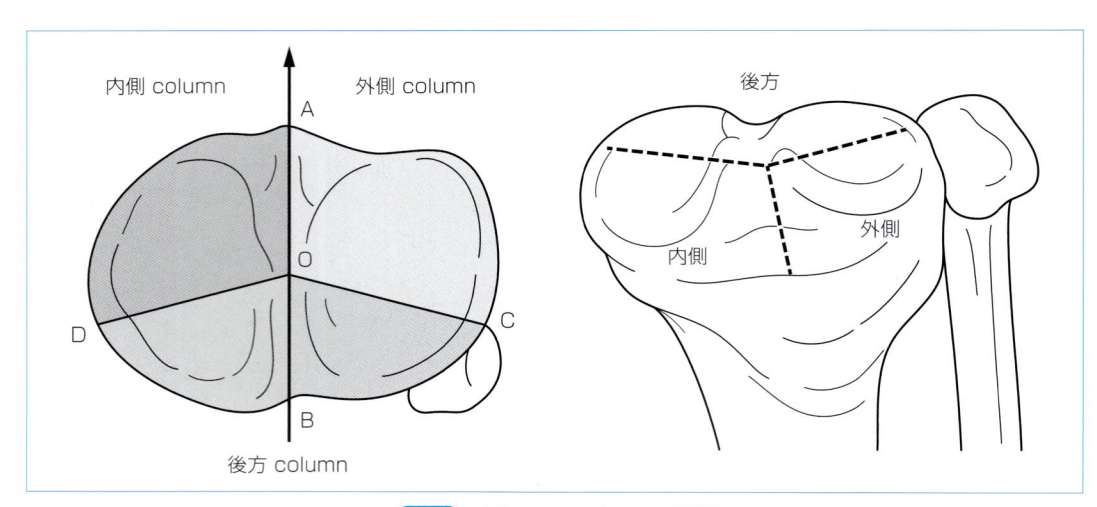

図3 Three-column 分類

脛骨関節面を内側，外側，後方に分けて評価する．
近年の画像診断の進歩，治療の多様化に伴い単純 X 線写真だけではなく，CT 検査が必須となってきた．
CT による three-column theory は脛骨プラトー関節面を内側，外側，後方に分けて考える方法で，特に X 線では評価できない後方を評価するという意味で重要である．手術のアプローチを考えるうえでも three-column theory で考えるとイメージしやすい．

O：The center of the knee (midpoint of two tibial spines)
A：The anterior tibial tuberosity
B：The posterior sulcus of the tibial plateau
C：The most anterior point of the fibular head
D：The posteromedial ridge of proximal tibia

Ⅱ. 使用インプラント

1. 創外固定（図4，5）

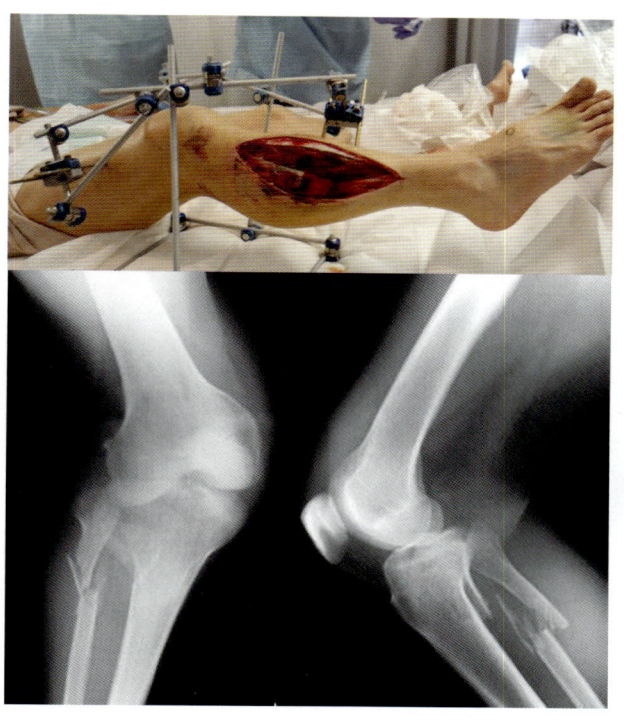
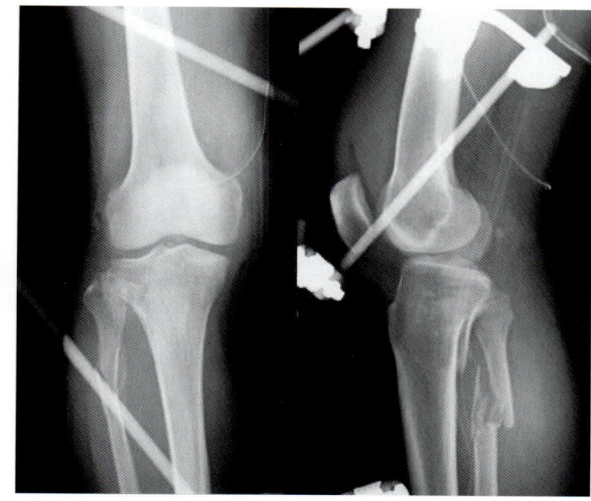

図4 創外固定

大腿骨骨幹部および脛骨骨幹部にφ5〜6 mm ハーフピンを 2 本ずつ挿入する.
コンパートメント症候群を認め，下腿減張切開を加えた.
脛骨プラトー骨折では度々軟部組織のダメージが大きく，primary には創外固定を行い，軟部の状態が落ち着いてから二期的に内固定を行う場合がある. 通常はφ5〜6 mm のハーフピンを用いて trans-articular に固定する.

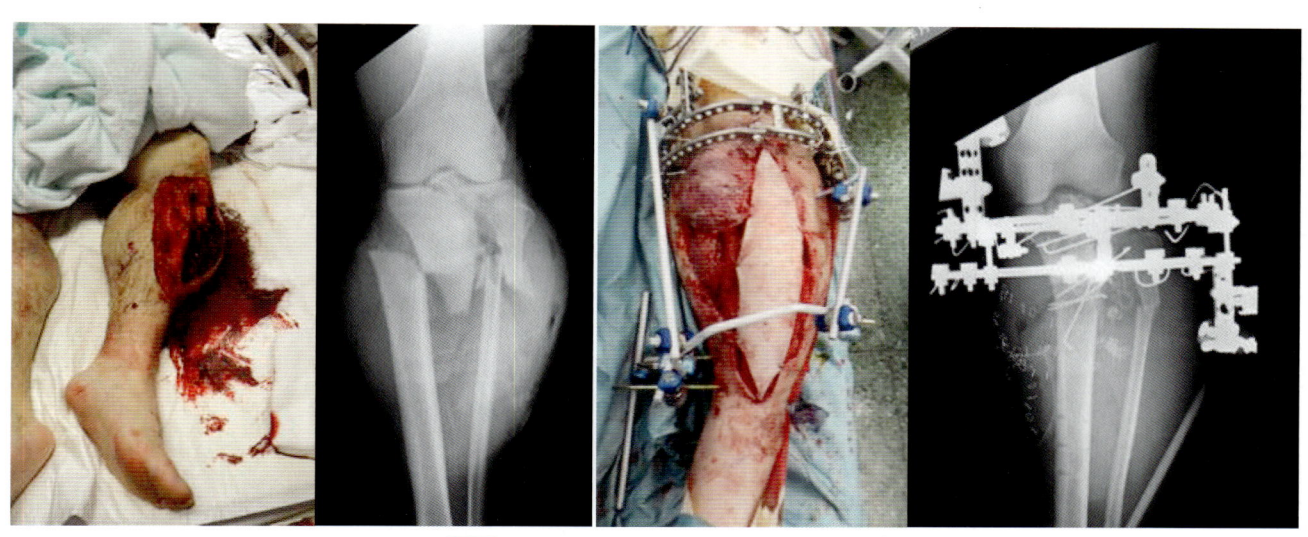

図5 イリザロフ（ハイブリッド）症例

40 歳，男性. 交通事故により受傷. 高度軟部組織損傷を伴っており内固定が困難な状態であったため，創外固定＋皮弁にて加療を行った.
内固定が困難な高度粉砕例や重度の軟部組織損傷の症例では，definitive な固定としてイリザロフやハイブリッド創外固定器が使用されることもある.

2. 内固定（図6〜10）

　脛骨プラトー骨折は関節内骨折であるため、absolute stability を得るためにロッキングプレート固定を行うのが一般的であるが、稀にスクリュー固定のみで対応できることもある。プレートは大きく分けるとスクリュー径が φ3.5 mm のスモール規格と φ4.5 mm のラージ規格があり、状況により使い分ける。

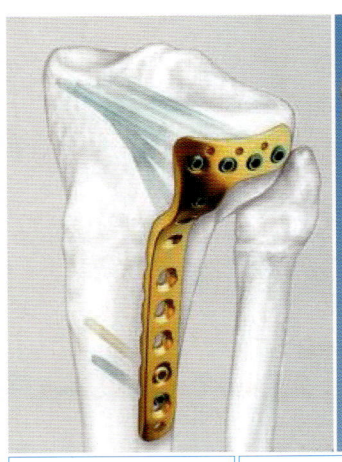
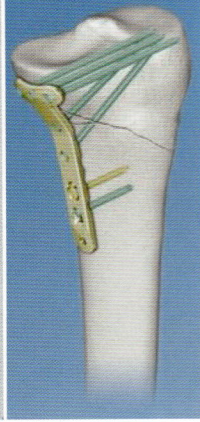
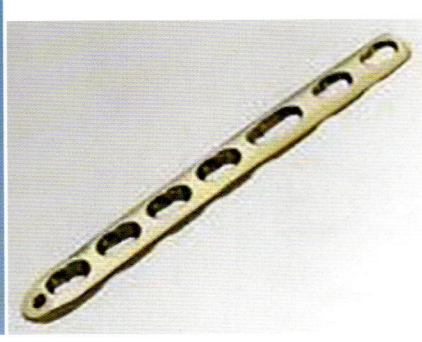
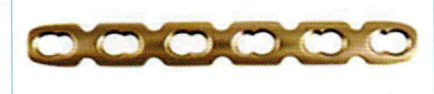
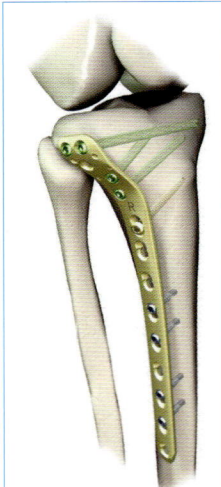
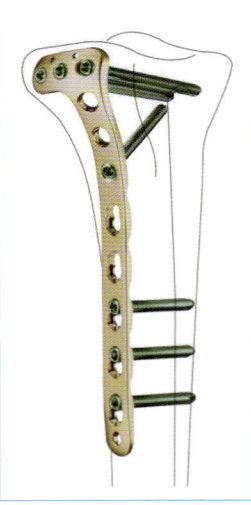

図6

a〜d：スモール規格プレート（スクリュー径：φ3.5 mm）
LCP™ locking compression plate (DePuy Synthes)
　a：LCP プロキシマルティビアプレート 3.5. 外側用
　b：LCP メディアールプロキシマルティビアプレート 3.5. 内側用
　c：LCP メタフィジアルプレート 3.5. 補助的に使用（主には内側の Buttress プレートとして利用）
　d：LCP リコンストラクションプレート 3.5. 補助的に使用（c よりもベンディングしやすい）
e, f：ラージ規格プレート（スクリュー径：φ4.5 mm）
LCP™ locking compression plate (DePuy Synthes)
　e：プロキシマルラテラルティビア. 外側用
　f：プロキシマルティビアプレート. 外側用（rafting の要素を含んだラージ規格のプレート）

図7

スモール規格プレートによるrafting プレート（関節面を下支えするプレート）症例

関節面のみの骨折であればφ3.5 mm のスモール規格が適している．Split-depression に対してスモール規格のプレートを用いて関節面を rafting した．

本症例のように関節面を下支えする rafting プレートが選択されることが多い．

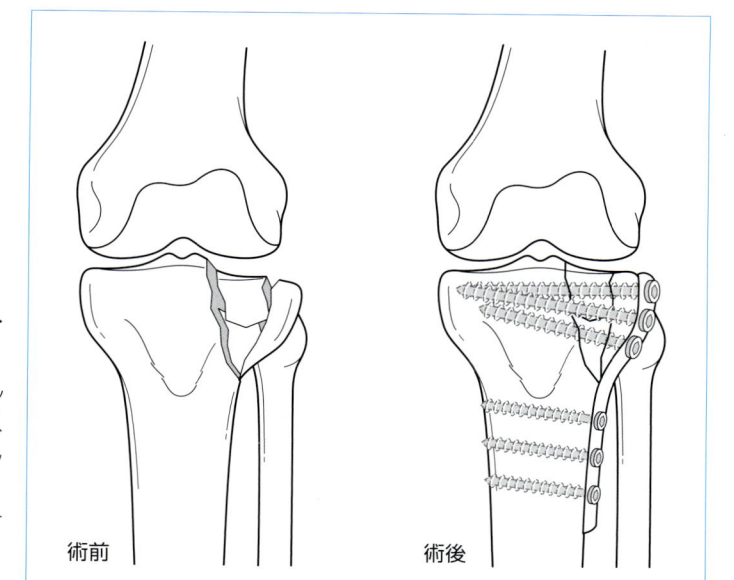

術前　　　　術後

図8

ラージ規格プレート固定症例

骨折が骨幹部に及ぶものは骨幹部の骨折に対応できるラージ規格を用いることが好ましい．また，両顆骨折でも強度を重視し，ラージ規格のプレートが選ばれる．

脛骨内側の解剖学的修復と支えのためにスモール規格プレート（①）を使用し，関節面を支えるために関節面直下にスクリュー（②）を追加した．

このように関節面の rafting が不十分なときにはスクリューを追加挿入することもある．

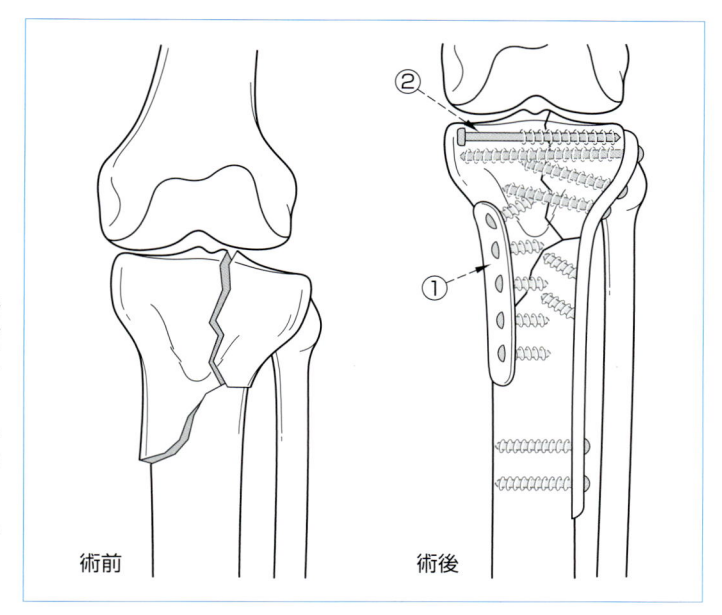

術前　　　　術後

図9

スクリュー単独固定症例

転位のない split 骨折に対してφ6.5 mm のキャニュレイテッドキャンセラススクリュー（パーシャルスレッドスクリュー）2 本で固定

条件としては転位がわずかで，骨折部の接触面積が大きく，骨質が良い場合であろう．この場合のスクリューはなるべく大きなサイズを選択するべきである．その固定性は骨折面の接触のみに頼ることになるので骨折部の圧着が重要であり，パーシャルスレッドスクリューもしくはラグスクリューテクニックでしっかりと骨折部に圧迫力をかける必要がある．

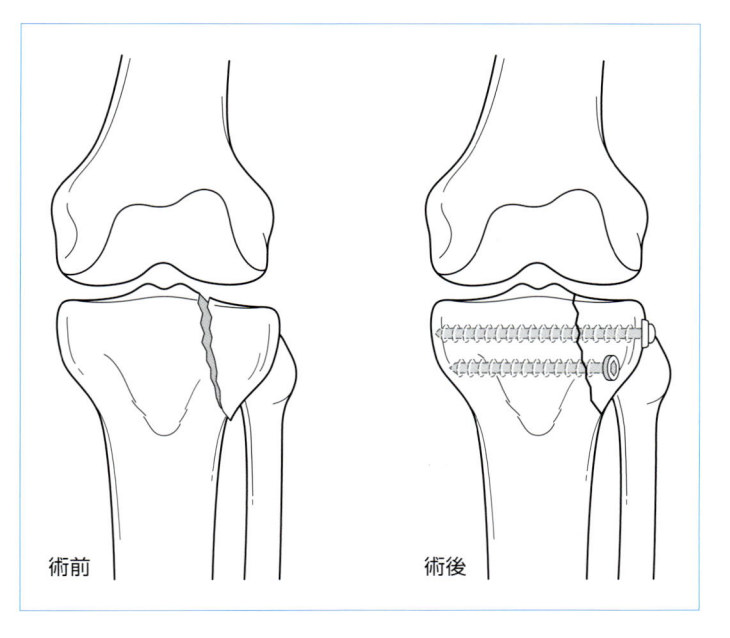

術前　　　　術後

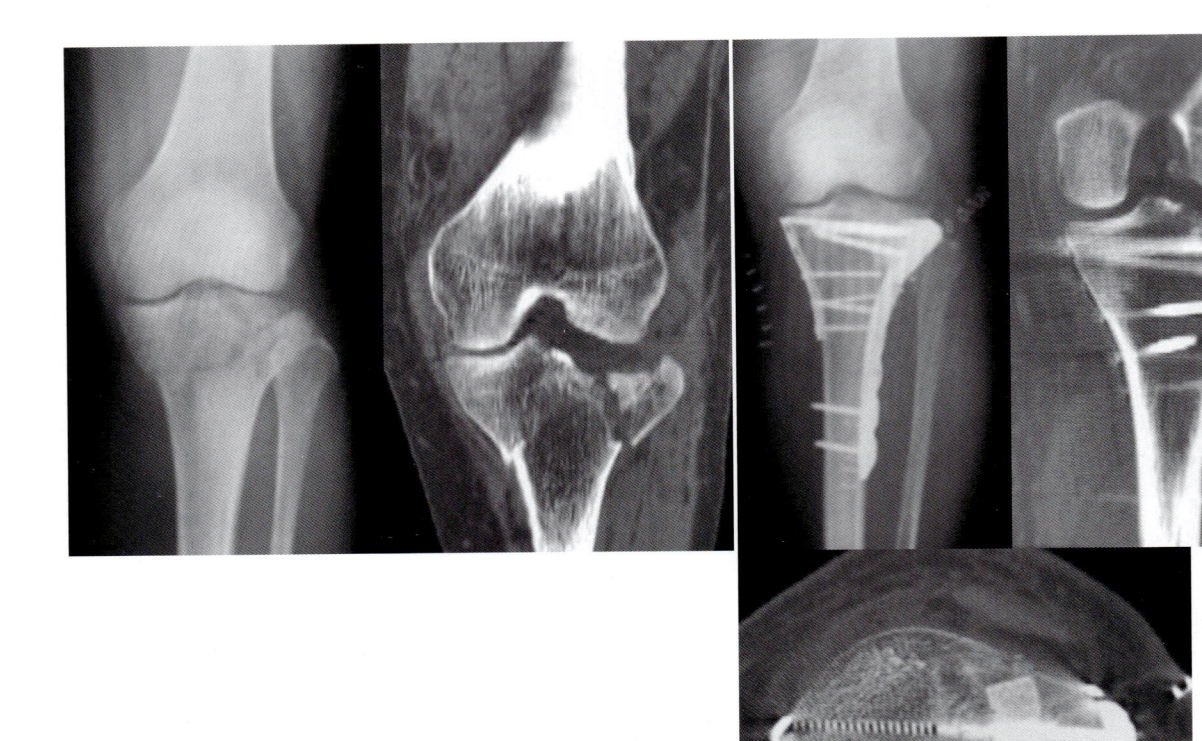

図 10

Polyaxial 症例

骨片の大きさや骨折線の部位によってはより的確に
骨片をとらえるために polyaxial のロッキングプ
レートの使用を考慮する．図は NCB プロキシマル
ティビアプレート：Zimmer.

Ⅲ. 手術器械一式（図11〜13）

- 通常の骨折治療に用いる基本セット
- 骨把持鉗子（重要）
- 関節鏡：プラトー骨折の関節内の評価に有用な場合がある．通常，光学視管はφ4 mmの30°斜視鏡が適している．陥没した関節面の評価や整復時の補助的なツールとして有用であるが，関節面全体のアライメントは認識できないため注意が必要である．また，外側は半月板が大きいため，骨折

部が見えにくい場合がある（図13）．骨折部の転位の確認のほか，半月板や靱帯，軟骨といった関節内構造物の損傷に対する評価，治療にも有用である．関節鏡を行う際の注意点としては，骨折部から灌流液が漏れて軟部の腫れを助長するため，灌流圧や排液を調整する必要があり，なるべく短時間で終わらせるよう心がける．

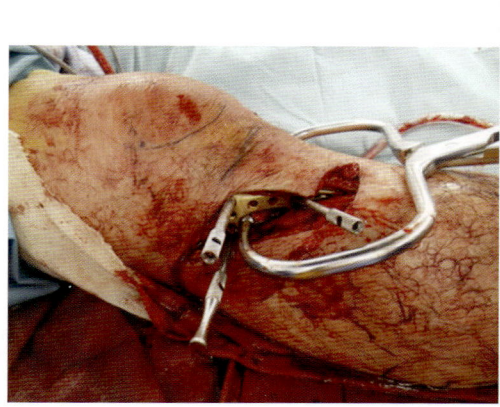
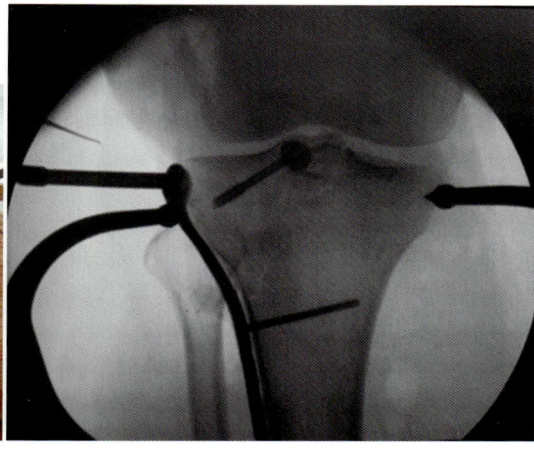
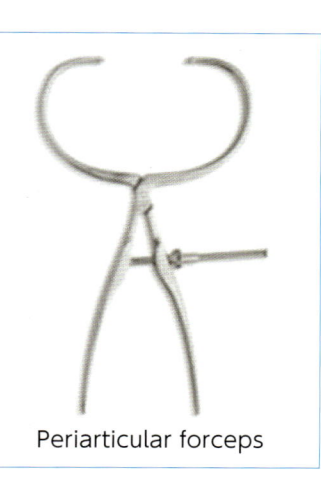

Periarticular forceps

図11 骨把持鉗子（periarticular forceps：DePuy Synthes）
特にperiarticular forcepsはwideningを起こした顆部を圧迫して整復する際に有用である．把持部分が大きいため，軟部に干渉することがなく骨を直接挟み込むことができる．

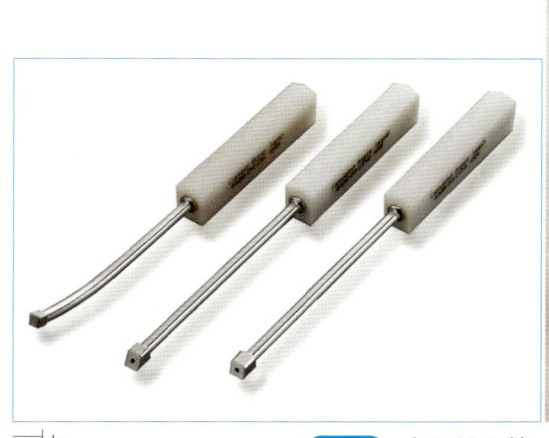
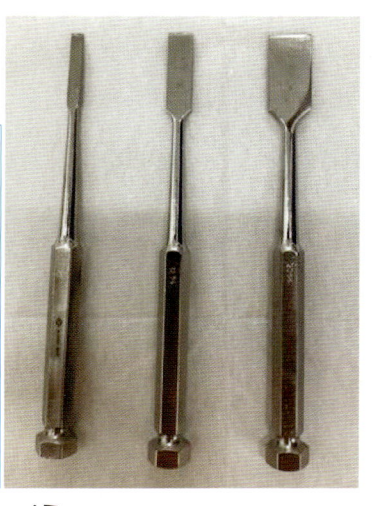

a | b

図12 打ち込み棒，ノミ
a：打ち込み棒（メイラ，ボーンタンプ）．陥没した関節面を打ち上げる際に使用する．
b：骨ノミ．打ち上げ棒を挿入するために開窓する際に使用する．

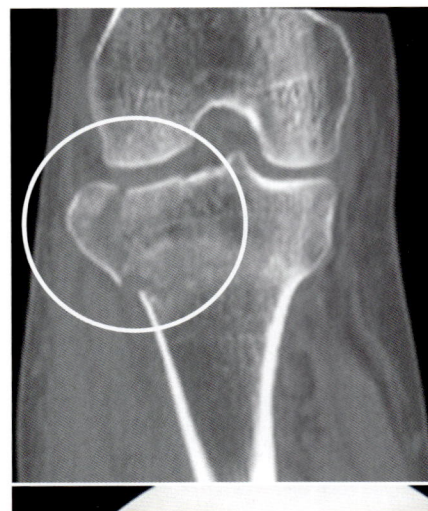

図13

関節鏡（外側プラトー骨折症例に使用）
外側半月板をプローベで引っ張り上げる（左下）
ことでようやく骨折部が確認できた（右下）．

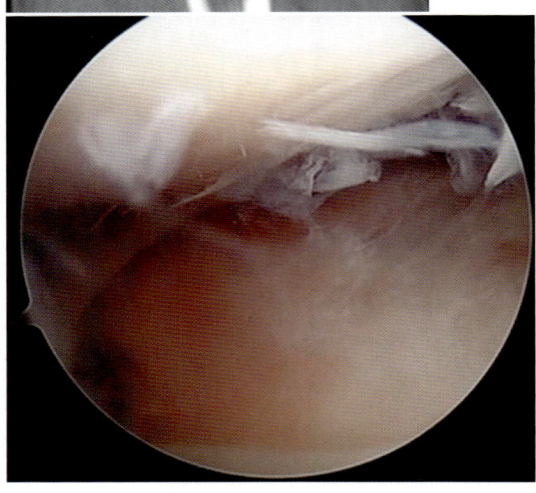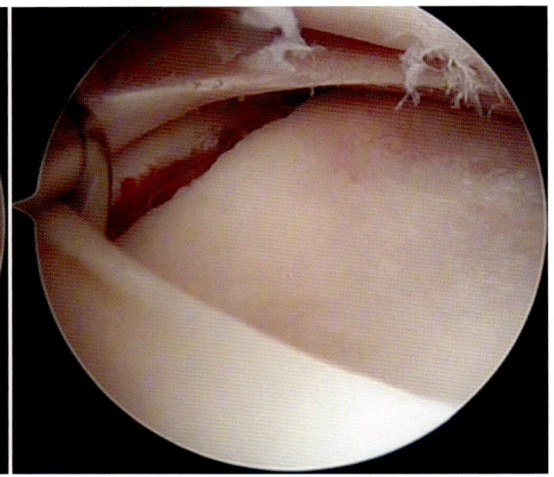

Ⅳ．体位・セッティング（図14）

　後述する Burks アプローチでは，外科用の開脚できるベッドを用いると手術がしやすい．

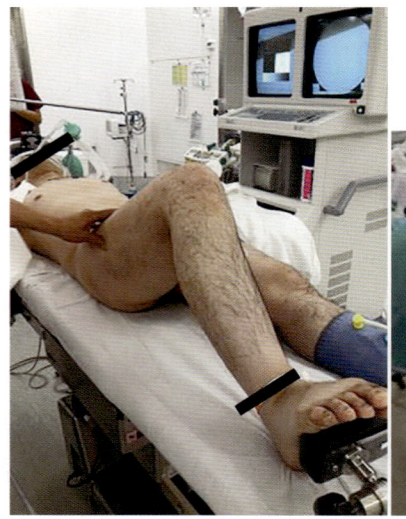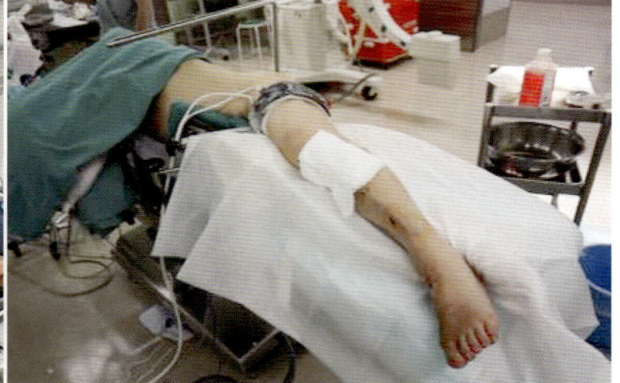

図14　体位・セッティング

体位はアプローチにより異なるが，基本的には「仰臥位」で行う．外側のアプローチが必要な場合は患側の殿部に枕を挿入することで術中の操作がしやすい．また，後外側アプローチが必要な場合は「側臥位」で行うのが有用である．

V. 手術手技

1. アプローチ

　骨折の状況により各アプローチを取り混ぜる．その際には皮切間の距離に留意する（概ね7 cm以上離す）．

1）前外側アプローチ（図15）

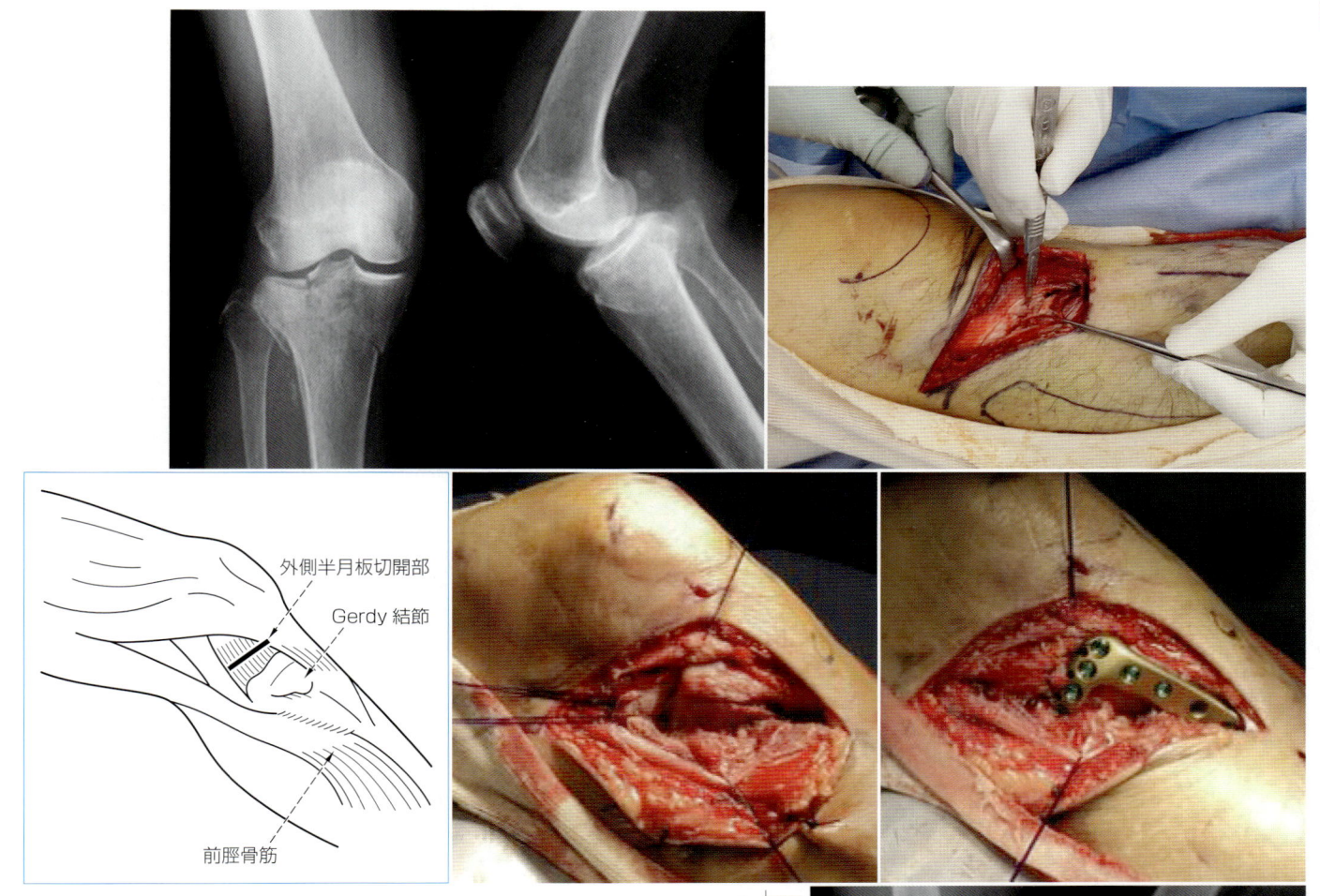

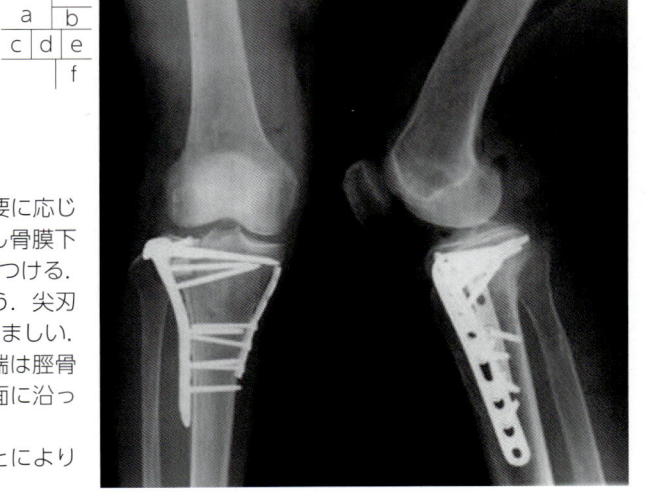

図15

a	b
c	d	e
		f

前外側アプローチ

筆者は電気メスもなるべく使用しないようにしている．
焼灼することで骨膜の血流を阻害し，骨癒合に不利に働くからである．

- a：脛骨外側プラトーの陥没骨折を認める．
- b：展開は脛骨粗面外側からGerdy結節に向かい斜めに切開する．必要に応じて骨幹部や関節に沿って延長する．前脛骨筋を脛骨付着から剥離し骨膜下に展開していくが，骨膜剥離子にて乱暴な操作を行わないよう気をつける．脛骨近位の皮質は薄く脆いため，剥離操作で容易に破壊してしまう．尖刃メスを用いて少しずつ骨膜を骨から切り離すように剥離するのが望ましい．
- c：外側半月板挙上のためのmeniscotibialでの切開位置：半月板下端は脛骨とmeniscotibial靱帯で結合しており，これを半月板下端の関節面に沿って切開することで関節内に進入できる．
- d：外側半月板挙上．外側半月板基部に1号糸をかけ，持ち上げることにより関節内の観察が可能となる．
- e：半月板にかけた糸はプレート固定後にプレートもしくは関節包に縫着する．
- f：術後単純X線像

2）内側アプローチ（後内側アプローチ）（図 16）

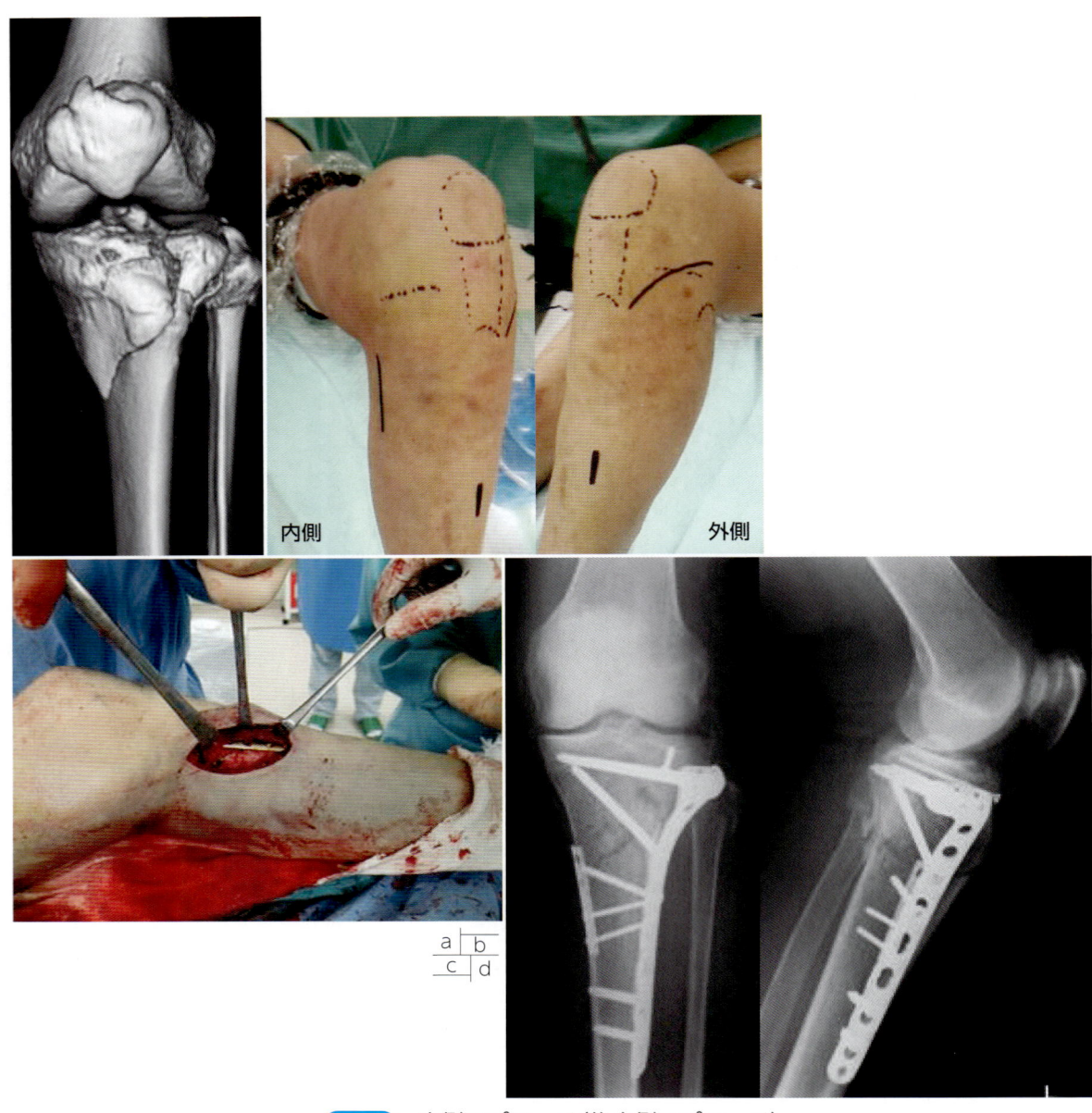

図16 内側アプローチ（後内側アプローチ）

a：術前 CT 像

b：皮切位置．前外側アプローチと併用する際には，脛骨骨幹部後縁を目安に
　なるべく後方に皮切を置く．

c：展開，内側プレート固定

d：術後 X 線像

3）後方アプローチ（Burks アプローチ）（図17）

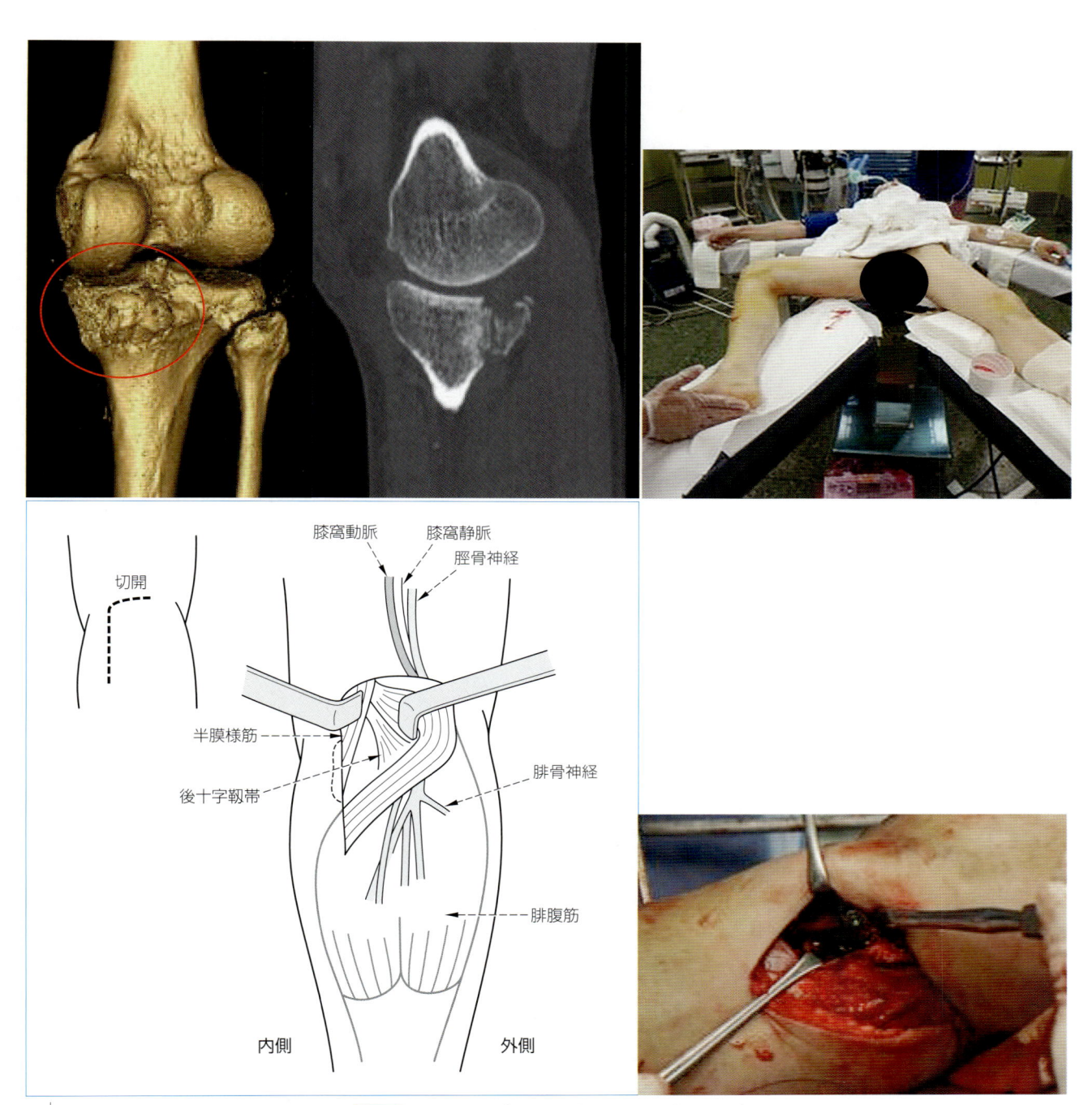

図17の図内ラベル：
膝窩動脈　膝窩静脈　脛骨神経
切開
半膜様筋
後十字靭帯
腓骨神経
腓腹筋
内側　外側

a | b
――
c

図17　後方アプローチ（Burks アプローチ）

a：術前 CT 像．PCL 付着部および後外側関節面の陥没を認める．
b：体位．外科用の開脚できるベッドを用いることで術者が脚の間に入れる．
　　ただし，この体位では膝関節に内反力が加わるため注意が必要であり，
　　症例によっては伏臥位を選択する．
c：皮切・展開

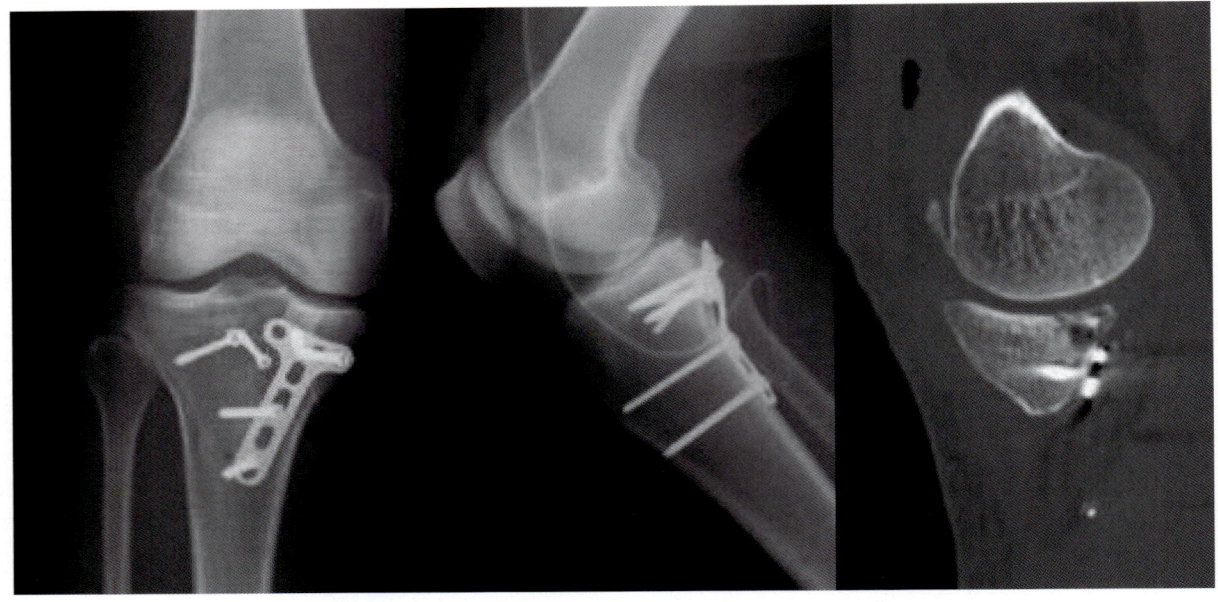

図17 後方アプローチ（Burks アプローチ）　つづき
d：術後単純 X 線，CT 像

4）後外側アプローチ（Frosch アプローチ）（図 18）

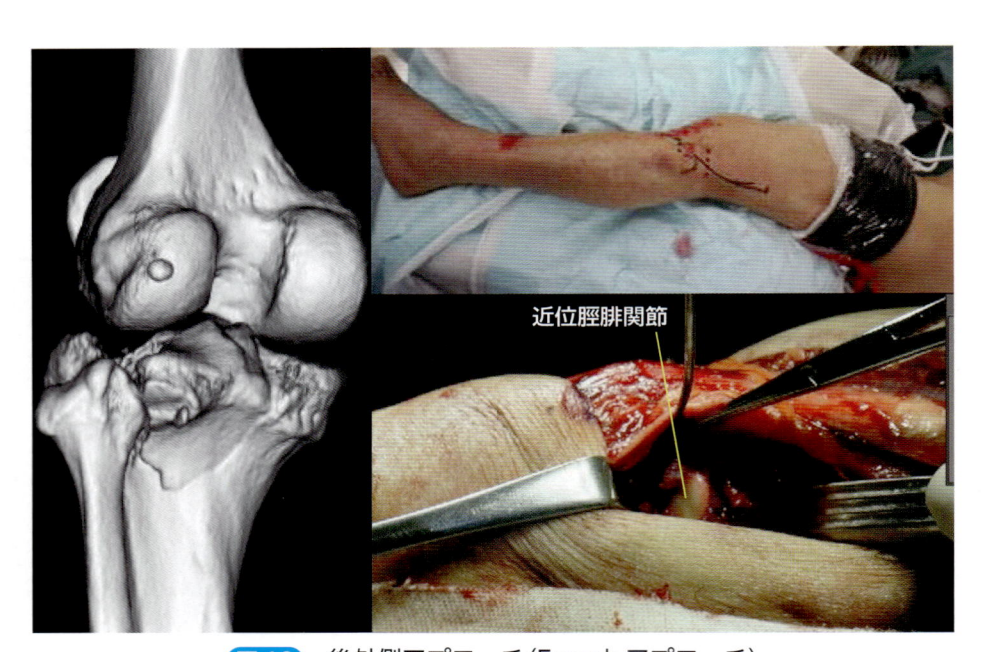

近位脛腓関節

図18　後外側アプローチ（Frosch アプローチ）
腓骨神経を前方に，腓腹筋を後方に，膝窩筋，剥離したヒラメ筋を下方に
retract して後外側に進入する．
　後外側アプローチはその適応，方法に未だ議論のあるところである．後外側
は術後成績にそれほど影響しないとする報告もあれば，解剖学的整復が必要
という意見もある．転位が大きい場合，または荷重で影響が出る大きさの骨
片であれば整復，内固定が必要と考えている．アプローチは Solomon や
Frosch のアプローチが有名である．

2. 手技の実際（図 19）

1）関節面の整復
2）人工骨

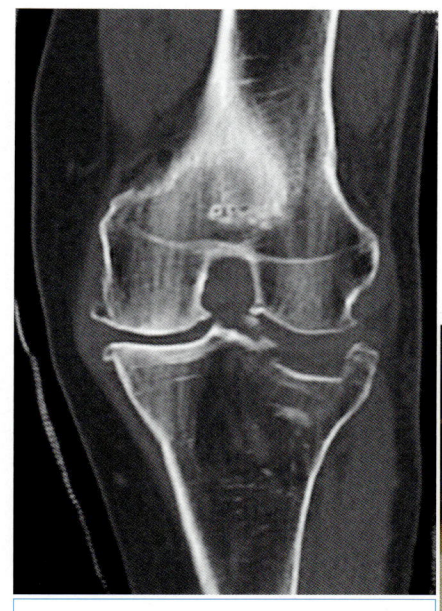

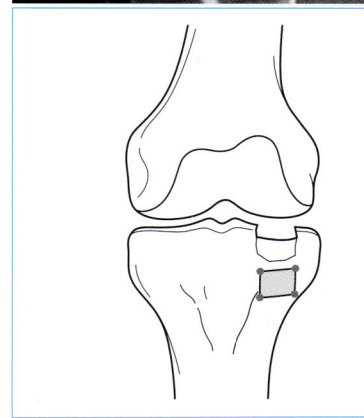

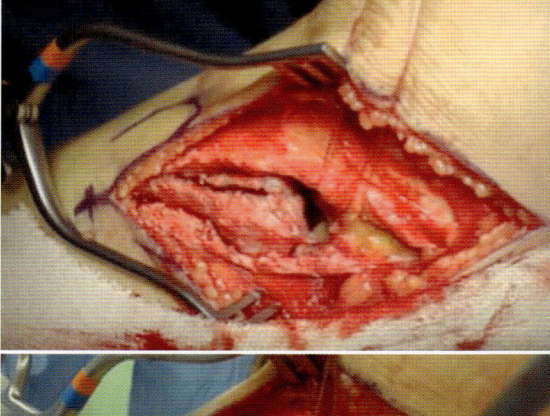

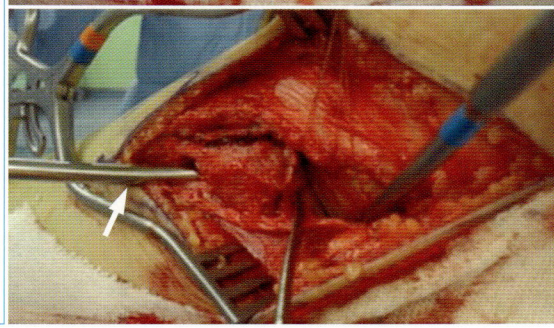

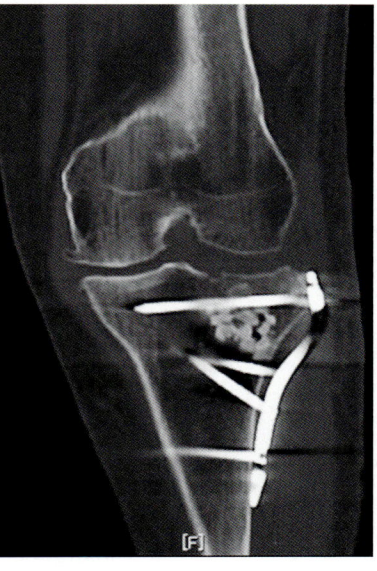

a		
	b	
c		e
	d	

図 19 関節面の整復・プレート固定・人工骨移植（新 AO 分類 B3.1，Schatzker 分類 type Ⅱ の外顆 depression 症例）

〈関節面の整復〉
Split depression type の骨折で，皮質が大きく転位しているような症例では骨折部からの整復を試みる．すなわち，骨折部を観音開きにし，関節面を直視して整復する．Depression type の骨折では開窓による関節面の整復を試みる．図は新 AO 分類 B3.1，Schatzker 分類 type Ⅱ の外顆 depression 症例に対して開窓を行って関節面の整復を行った症例である．

〈人工骨の挿入について〉
打ち上げた関節面直下は骨欠損となるため骨移植が必要となる．筆者は健常部の侵襲を避けるため自家骨ではなく人工骨を使用することが多い．陥没した骨折部周囲の海綿骨を関節面直下に押し上げるように集め圧縮し，その結果できた defect に人工骨を使用する．骨折部をインプラントでしっかりと支えられる場合には人工骨はより置換効率の良いもの（例：β-TCP）を選択するが，人工骨による支えも必要な場合にはより硬度の高いもの（例：HA あるいは高硬度 β-TCP）を選択する．

   a：術前 CT 像
   b：関節面確認
   c：打ち込み棒挿入部開窓．K-wire で四隅に穴を開け，約 15 mm 四方の開窓を行う．
   d：関節面打ち上げ．打ち込み棒（矢印）を開窓部に挿入し，海綿骨ごと関節面をたたき上げる．直視と X 線透視で整復を確認する．
   e：術後 CT 像．骨欠損部には人工骨が挿入されている．

VI. 後療法

　術直後は腫脹に注意し，挙上，クーリングを行う．術後のリハビリテーションに関しては骨折の形態や転位，粉砕の程度によって異なるため症例に応じて十分に検討を行う必要があるが，基本的に関節可動域（ROM）訓練は関節の拘縮を防ぐためになるべく早期に行う．荷重に関しては多くの場合は6〜8週の免荷の後，仮骨形成を確認してから部分荷重を開始する．

（大饗和憲）

参考文献

1) Luo CF：Three-column fixation for complex tibial plateau fractures. J Orthop Trauma. 24(11)：683-692, 2010.

> サマリー　脛骨プラトー治療におけるThree-column concept 提唱. 後方成分再建の重要性を強調.

2) Burks RT, et al.：A simplified approach to the tibial attachment of the posterior cruciate ligament. Clin Orthop Relat Res. 254：216-219, 1990.

> サマリー　PCL 剥離骨折, 腓腹筋内側頭と半膜様筋間から進入するBurks のアプローチ.

3) Frosch KH, et al.：A new posterolateral approach without fibula osteotomy for the treatment of tibial plateau fractures. J Orthop Trauma. 24(8)：515-520, 2010.

> サマリー　プラトー後外側部, 腓骨頭切除が不要な Frosch のアプローチ.

手 術 記 録

患者 ID：　　　　　　患者氏名：

年齢：　　　性別：女性

手術日：　　／　　／

診断：脛骨プラトー骨折（新 AO 分類 C3　Schatzker 分類 type V）
　　　（内側 split 骨折，外側 split-depression 骨折の両顆骨折）（図 20〜22）

術式：観血的骨接合術

体位：仰臥位

術者：

麻酔：全身麻酔　　麻酔医：

- ターニケット使用（280 mmHg）
- 後内側に約 4 cm の皮切を加え，内顆骨折部遠位端にアプローチ
- 1/3 円プレート 5 穴®（DePuy Synthes）を設置
- 外側アプローチ：脛骨粗面外側から Gerdy 結節に向かい，さらに関節面に沿って後方に向かう約 10 cm の皮切
- 脛骨粗面外側縁から Gerdy 結節が露出するように尖刃メスで骨膜を剥離
- 関節面は半月板下縁で関節に沿って切開し関節を露出
- 外側半月板に 1 号糸をかけ，半月板を上方に持ち上げた

- 半月板下に depression した関節面を直視しながら骨折部より鉗子，ボーンタンプを用いて骨片を整復し，周囲の海綿骨を骨片下に誘導し圧迫
- 欠損部に人工骨 β-TCP（オスフェリオン 60®，オリンパス）ブロックを挿入
- K-wire で仮固定を行い透視で確認
- 4.5 mm LCP-Proximal tibia 5 穴を設置
- ロッキングスクリュー固定
- 外側の関節面の支えを補強するために前方から関節面直下に ϕ 3.5 mm CCS®（メイラ）を挿入
- 半月板にかけた 1 号糸をプレートに縫着
- 洗浄閉創し，手術を終了した

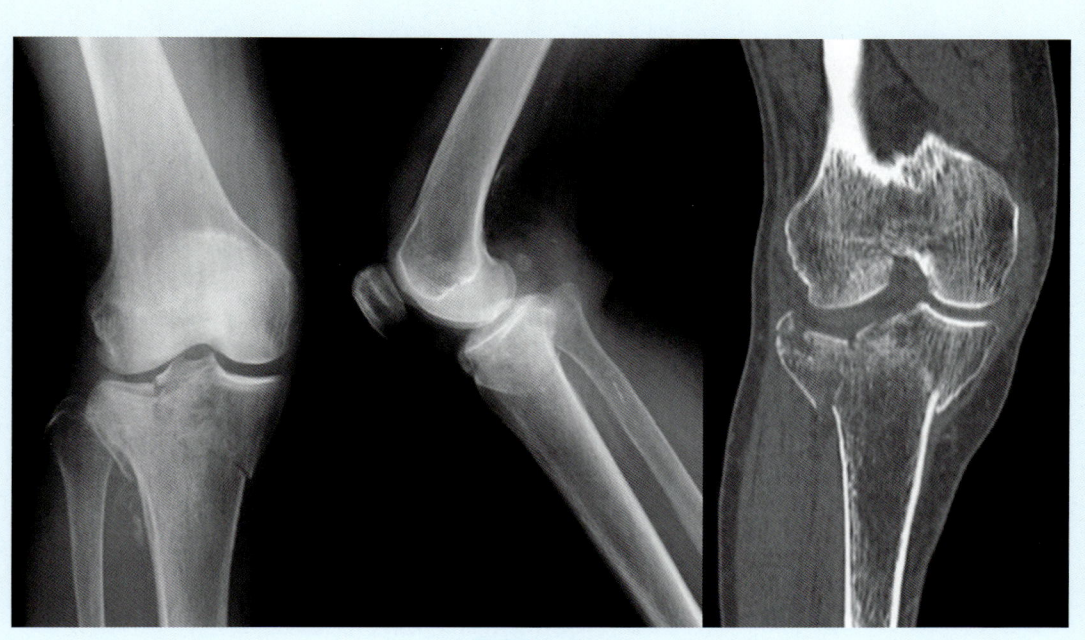

図 20　術前
単純 X 線・CT 像

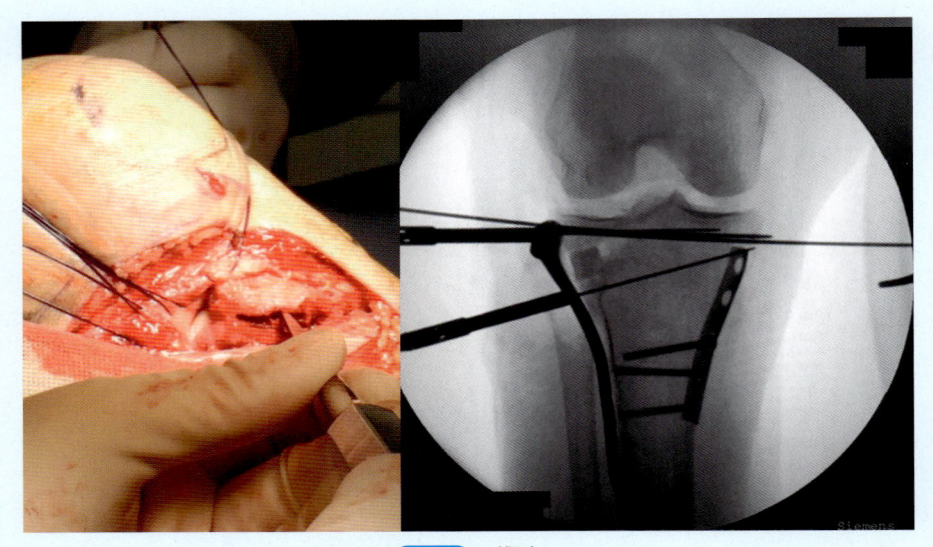

図 21 術中

半月板を持ち上げ，関節面を直視しながら外側関節面の整復，仮固定を行う．

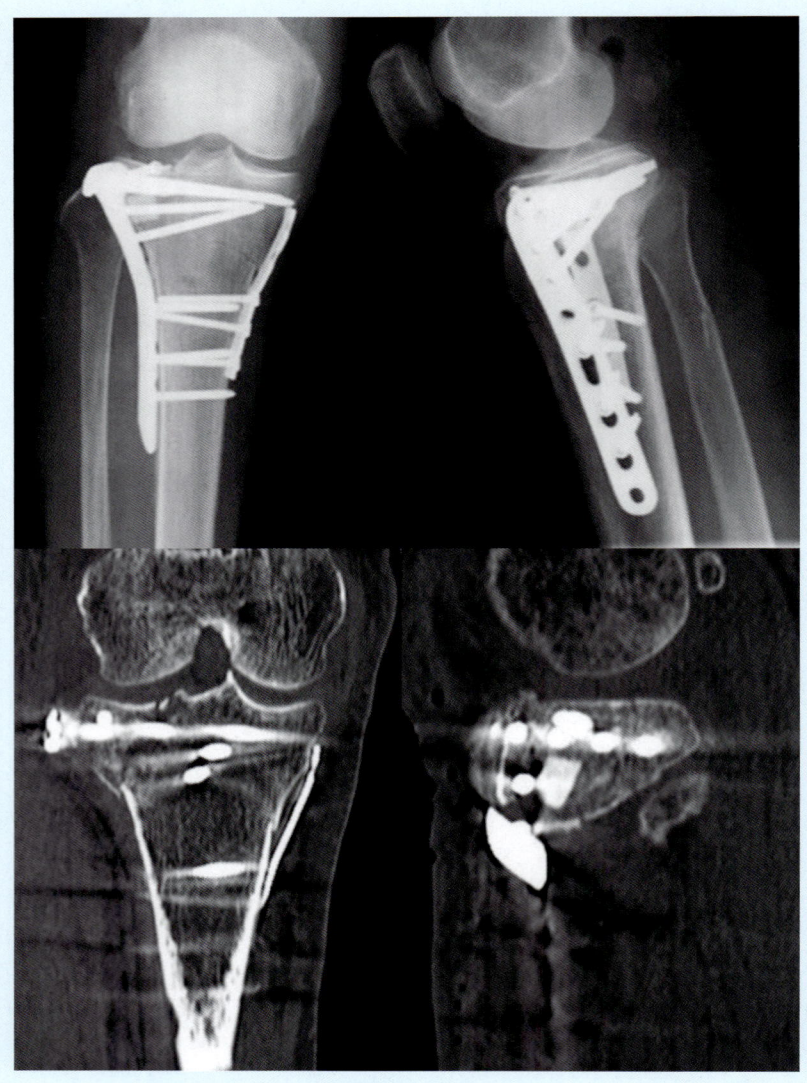

図 22 術後

単純 X 線・CT 像

プロジェクト Ⅷ　押さえておくべき基本 骨折治療テクニックの実際

18　脛骨骨幹部骨折

Ⅰ．代表的分類法（その手術適応）

新 AO 分類を用いる（図1）．

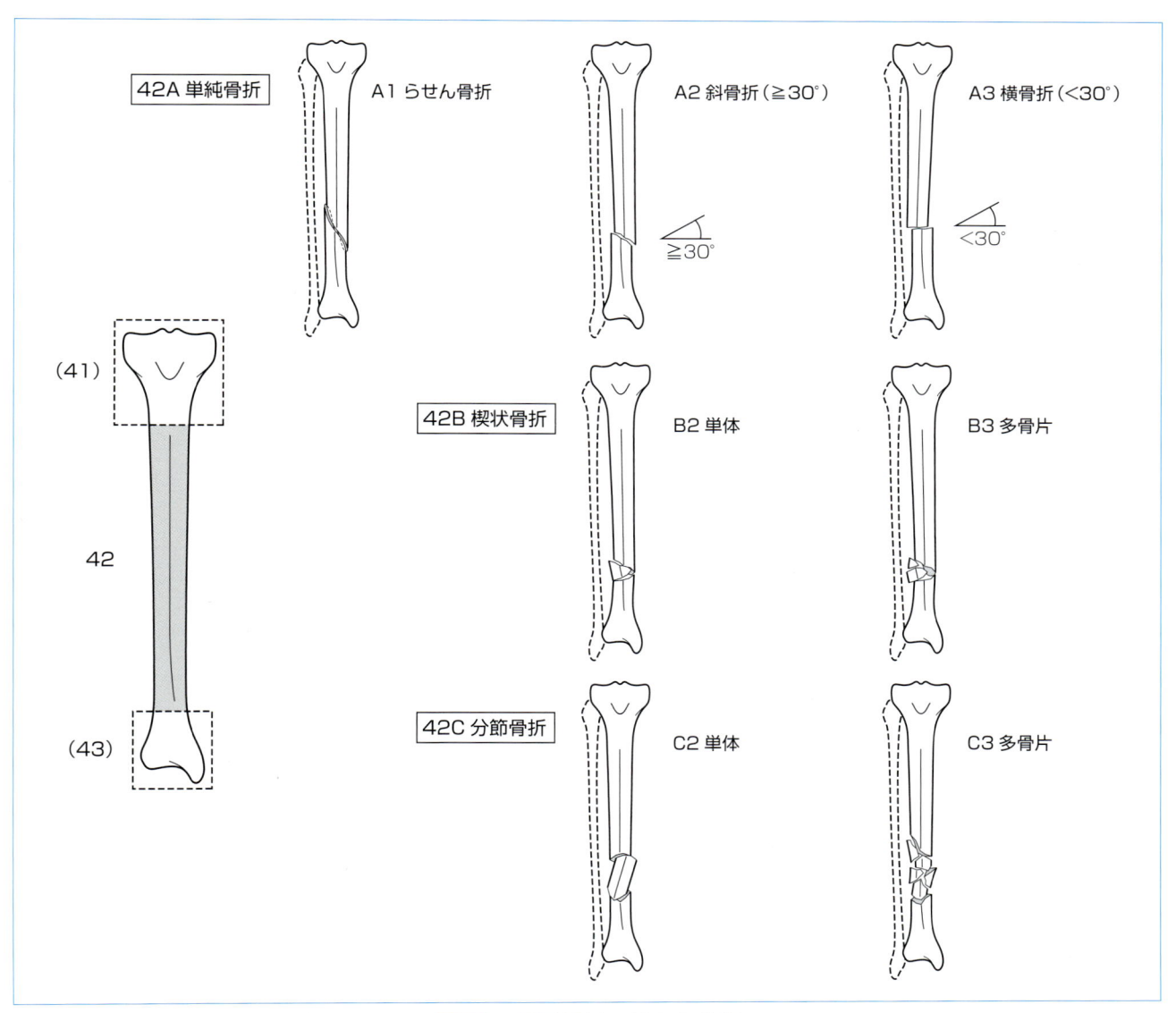

42A 単純骨折　　A1 らせん骨折　　A2 斜骨折（≧30°）　　A3 横骨折（＜30°）

≧30°　　＜30°

（41）

42

（43）

42B 楔状骨折　　B2 単体　　B3 多骨片

42C 分節骨折　　C2 単体　　C3 多骨片

図1　脛骨骨折の新 AO 分類

脛骨骨幹部骨折にあたる 42-A，B，C はすべて髄内釘の適応となる．加えて，脛骨近位部骨折のなかの関節外骨折である 41-A2，A3 および単純関節内骨折である 41-C1，C2，脛骨遠位部骨折のなかの関節外骨折の 43-A，単純関節内骨折の 43-C1，C2 も相対的適応となる．もちろん近位・遠位部骨折ではプレート固定との使い分けが重要である．

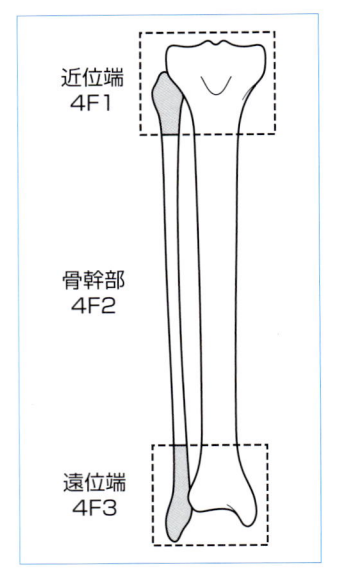

図2 **腓骨骨折の新 AO 分類**
骨折が単純ならば A タイプ．楔状または
多骨片ならば B タイプとなる．

Ⅱ．使用インプラント

　脛骨骨幹部骨折に対する手術治療のゴールドスタンダードは髄内釘である．近年 interlocking nail の改良・開発や手術手技の進歩により，骨幹端や骨端骨折，さらには単純な関節内骨折にまで髄内釘の適応が広がってきた．脛骨近位部や遠位部の骨折を髄内釘で治療するには，近位骨片あるいは遠位骨片に多方向からなるべくたくさんの横止めスクリューが挿入可能で，スクリューホールには何らかのロッキング機構を有している髄内釘を選択することが望ましい（図3）．

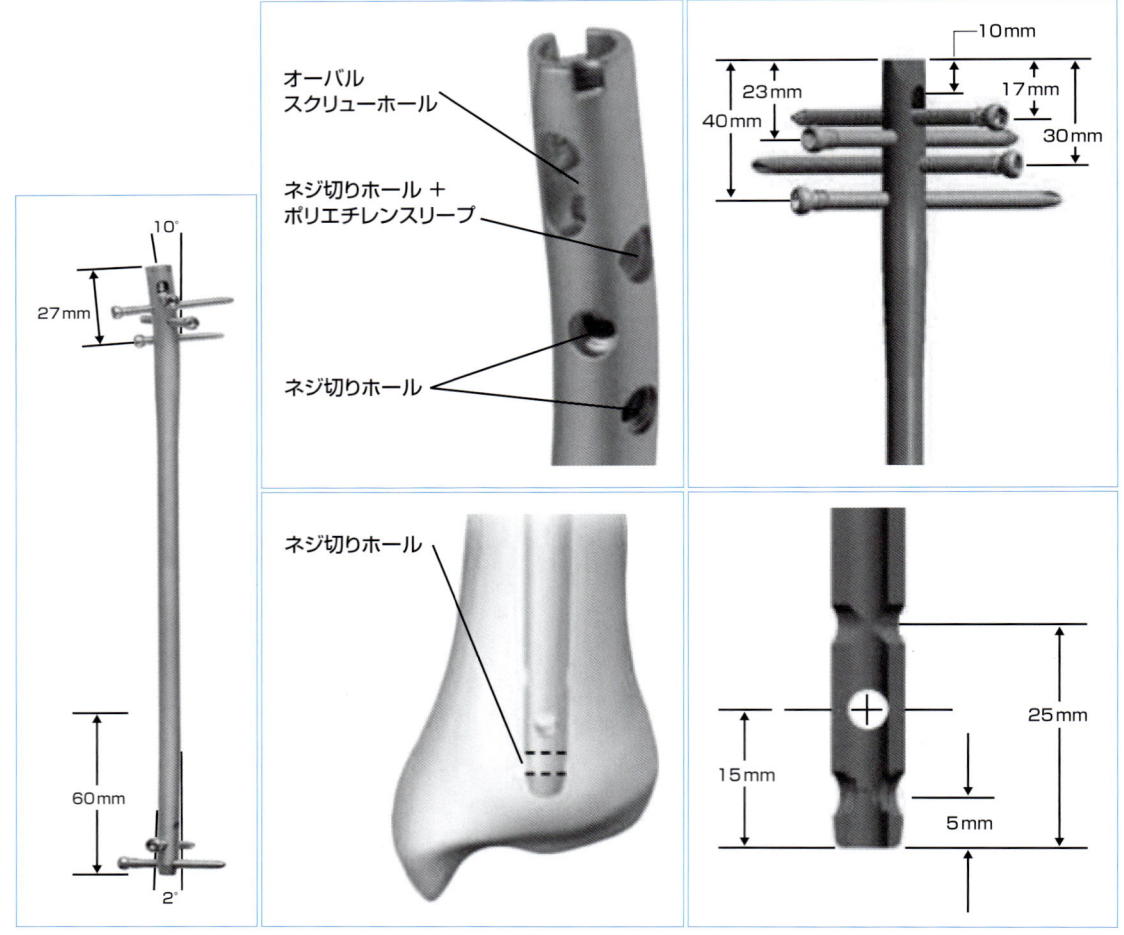

オーバル
スクリューホール

ネジ切りホール ＋
ポリエチレンスリーブ

ネジ切りホール

ネジ切りホール

図3 **脛骨近位部・遠位部骨折に適した髄内釘：TRIGEN META-NAIL®（Smith & Nephew 社）**
ネイル近位端4か所，遠位端3か所にロッキングスクリューホールを有しており，近位・遠位ともに
ネジ切り加工が施されているため，骨幹端骨折においても強固な固定が可能である．

Ⅲ．手術器械一式

- 各種整復鉗子
- K-wire：関節内骨折の仮固定やブロッカーピンとして使用
- X線透過性膝屈曲用枕：専用の器具あるいは四角布で代用（図4）

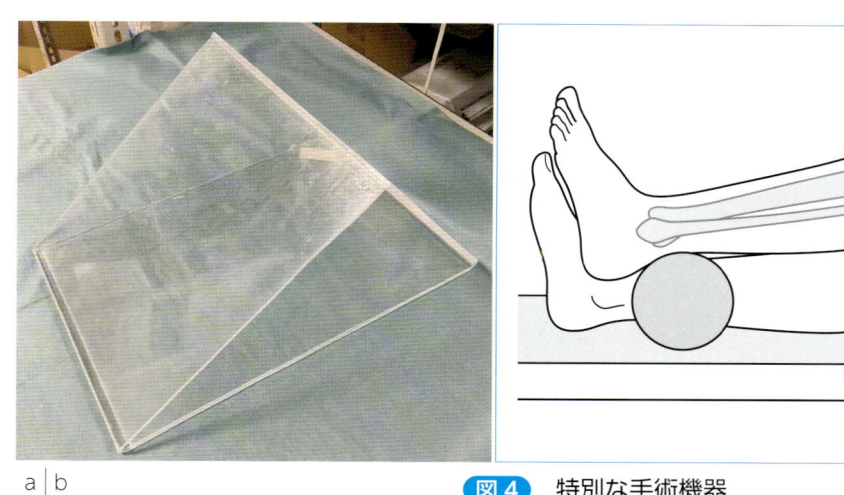

a | b

図4 特別な手術機器

a：X線透過性膝屈曲枕．アクリル板を用いて作製されており，磁場の影響も受けない．
b：四角布を丸めて膝下に置く．

Ⅳ．体位・セッティング

体位は仰臥位で行う（図5）．

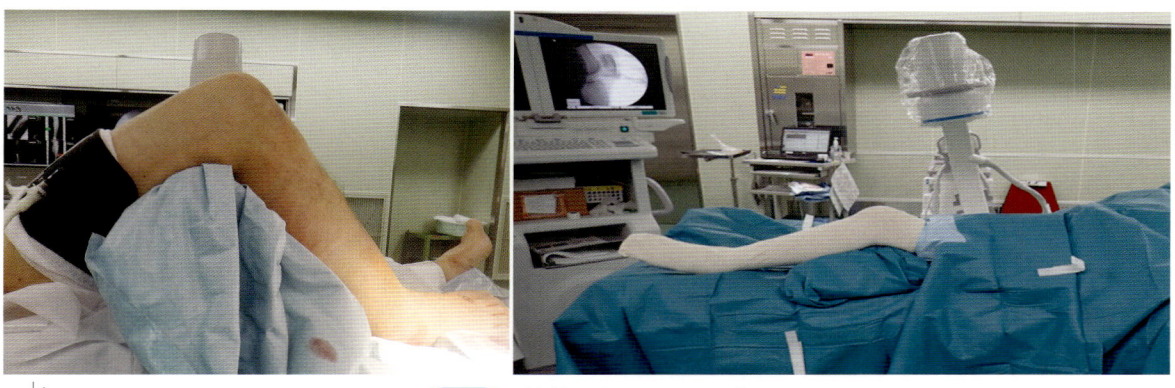

a | b

図5 体位・セッティング

通常の「膝蓋骨下（膝蓋腱縦切）アプローチ」では膝を深屈曲させる必要があるため，硬い三角形の枕などを用いる．しかし実際はたびたびイメージコントロールを要するため，助手が下腿を把持し，整復位を保持しながら膝を屈曲・伸展させるなど，助手への負担が大きい（a）．この点，膝蓋骨の上方からアプローチする「膝蓋骨上（スプラパテラ）アプローチ」は整復位の保持が容易であり，術中一貫して膝軽度屈曲位で手術可能であるため，助手に優しいアプローチといえる（b）．

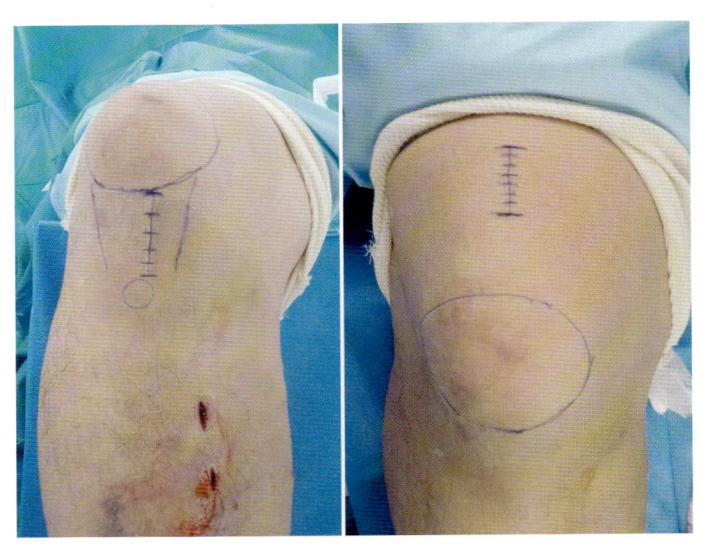

a | b

Ⅴ．手術手技

1．アプローチ・切開（図6）

図6

アプローチ・切開

a：膝蓋骨下（膝蓋腱縦切）アプローチ．膝蓋腱を縦切するか
　膝蓋腱内側縁に沿って切開を加える．

b：膝蓋骨上（スプラパテラ）アプローチ．膝蓋骨上極の2横
　指近位で脛骨骨軸の延長上に3cmの切開を加える．

2．手技の実際

1）脛骨遠位端骨折に対する髄内釘手術の実際と注意点（図7）

a）軟部組織の状態が不良である場合，プレートよりも髄内釘が有利であるが，マルアライメントをきたしやすい．

b）腓骨骨折の正確な整復とプレート固定により，後の脛骨骨折の整復が容易となる．

c）遠位骨片に多数のインターロッキングスクリューが挿入可能な髄内釘を選択する．

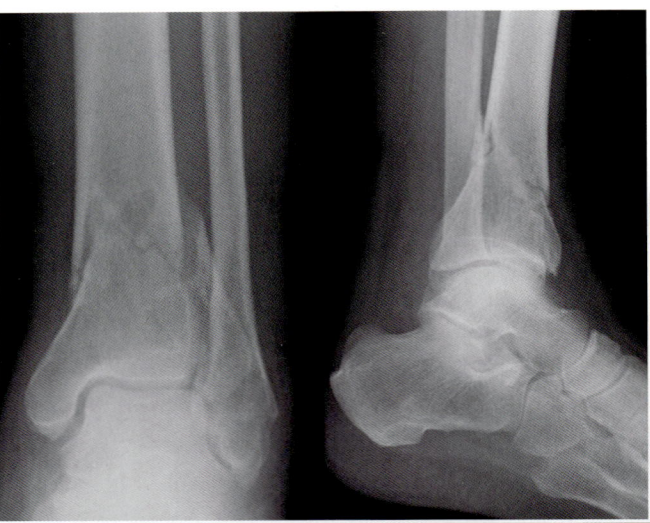
a | b
c

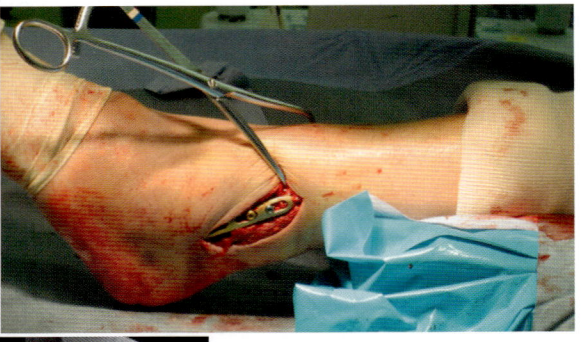

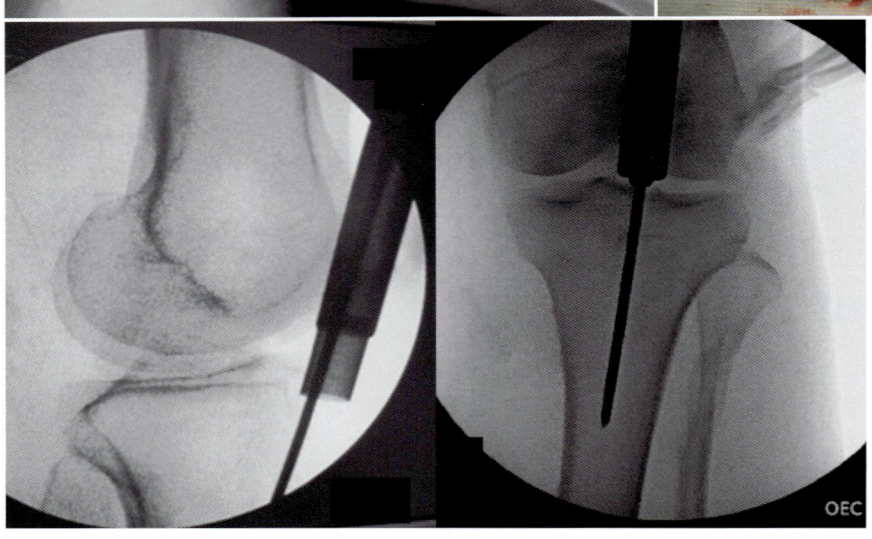

図7

TRIGEN META-NAIL®（Smith & Nephew
社）を用いた脛骨遠位端骨折に対する髄内釘法

a：術前X線所見．遠位前方から近位後方へ
　走る斜骨折であり，遠位骨片に3本の横
　止めスクリューが挿入可能と判断

b：腓骨の先行プレート固定と脛骨整復位
　保持．腓骨をプレート固定した後，脛骨
　骨折部を整復しクランプで保持

c：スプラパテラアプローチによるガイド
　ピン刺入の実際（術中X線像）

d）電磁場位置計測テクノロジーを応用したSURE-SHOT®によるディスタルスクリューインターロッキングは，腓骨プレートに干渉せず，肢位の変更による整復位損失も回避可能である．また，放射線被曝の低減，C-arm操作が不要であることから手術時間の短縮が期待できる．

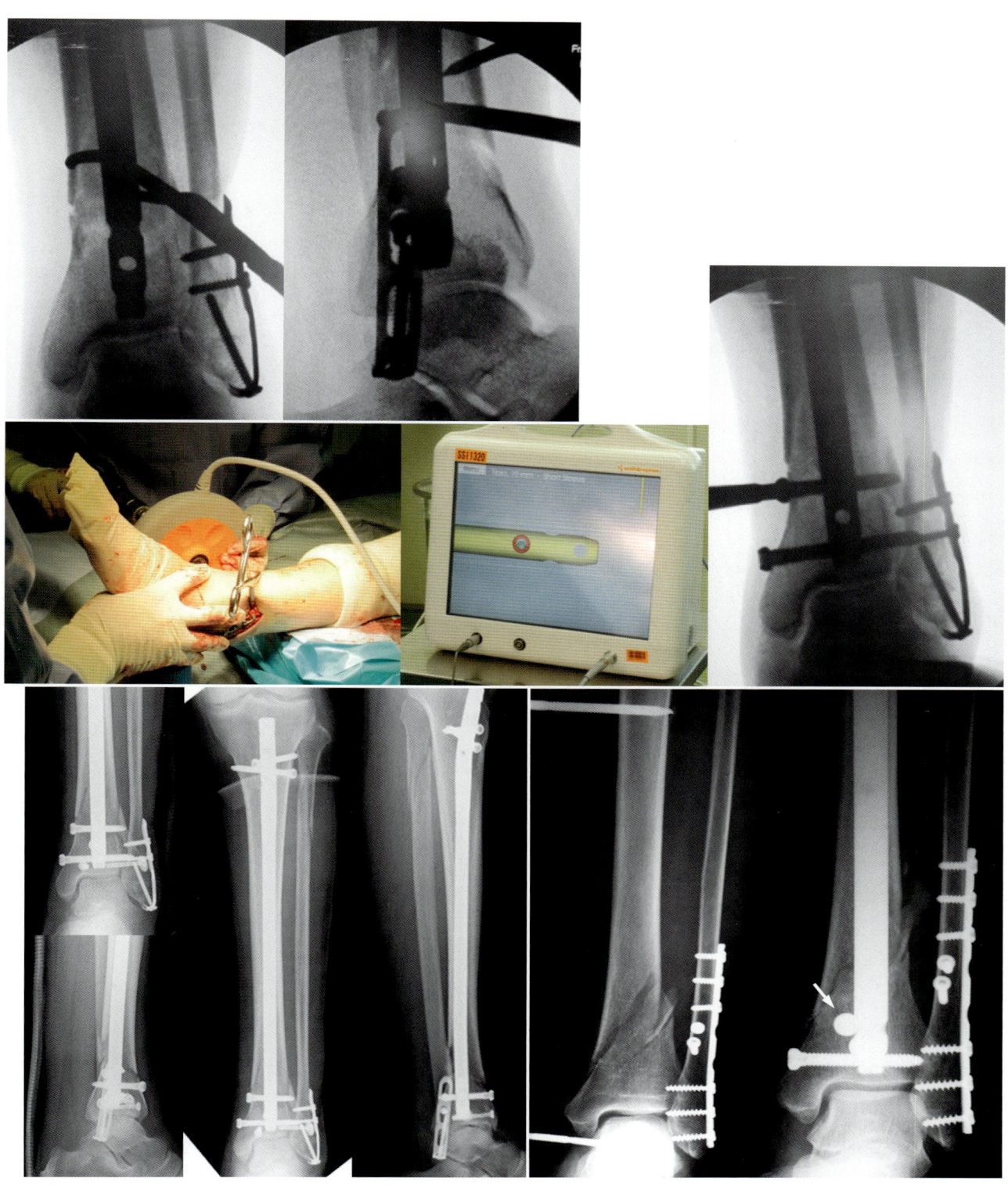

図7　TRIGEN META-NAIL®（Smith & Nephew社）を用いた脛骨遠位端骨折に対する髄内釘法　つづき

d：髄内釘挿入．髄内釘を可能な限り遠位まで挿入する．遠位の横止めスクリューのためのラジオルーセントドリルによるドリリングは，プレートが干渉するため困難なことがある．

e：SURESHOT®を用いたディスタルスクリューインターロッキング．X線透視像を用いないため有効である．

f：術後X線所見．良好なアライメントが獲得された．

g：ブロッキングスクリュー（矢印）併用症例．髄内釘挿入時の整復位の獲得と維持に有用である．

2）脛骨近位端骨折に対する髄内釘手術の実際と注意点（図8）

a）近位骨片転位様式と至適ガイドピン刺入点：

解剖学的構造により典型的転位をきたしやすい（図8-a）．前方凸変形防止のためには，関節面の前方ぎりぎりから刺入し，脛骨前方骨皮質とできるだけ平行に進める．外反変形を避けるためには，冠状面ではやや外側寄りとする（図8-b）．

b）骨折部整復補助：

髄内釘挿入前の整復鉗子による経皮的整復（図8-c）やモノコーチカルスモールプレートによる補助的固定（図8-m），あるいは髄内釘挿入時のブロッキングスクリュー（図8-l）やブロッカーピン（「手術記録：p.394～395」参照）による自動整復も有用である．

c）近位骨片に多数のインターロッキングスクリューが挿入可能な髄内釘を選択する．

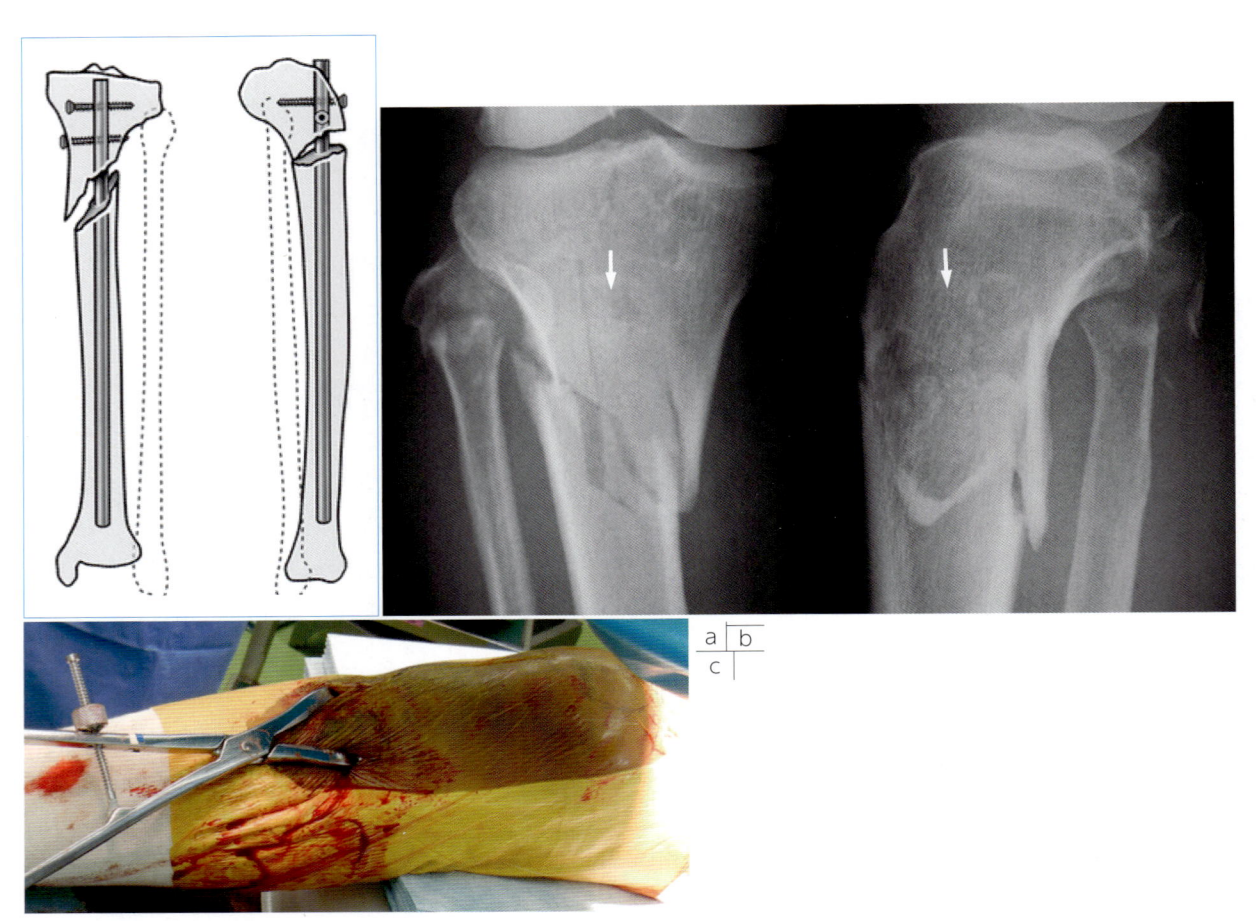

a	b
c	

図8 TRIGEN META-NAIL® （Smith & Nephew 社）を用いた脛骨近位端骨折に対する髄内釘法

a：特徴的転位様式．正面像では外反変形を，側面像では前方凸変形をきたしやすい．

b：至適ガイドワイヤー刺入点．正面像では通常よりやや外側寄り，側面像ではなるべく近位よりできるだけ前方骨皮質と平行に刺入

c：整復位保持．転位が残存していれば，まず経皮的に骨折部を鉗子でクランプしておく．

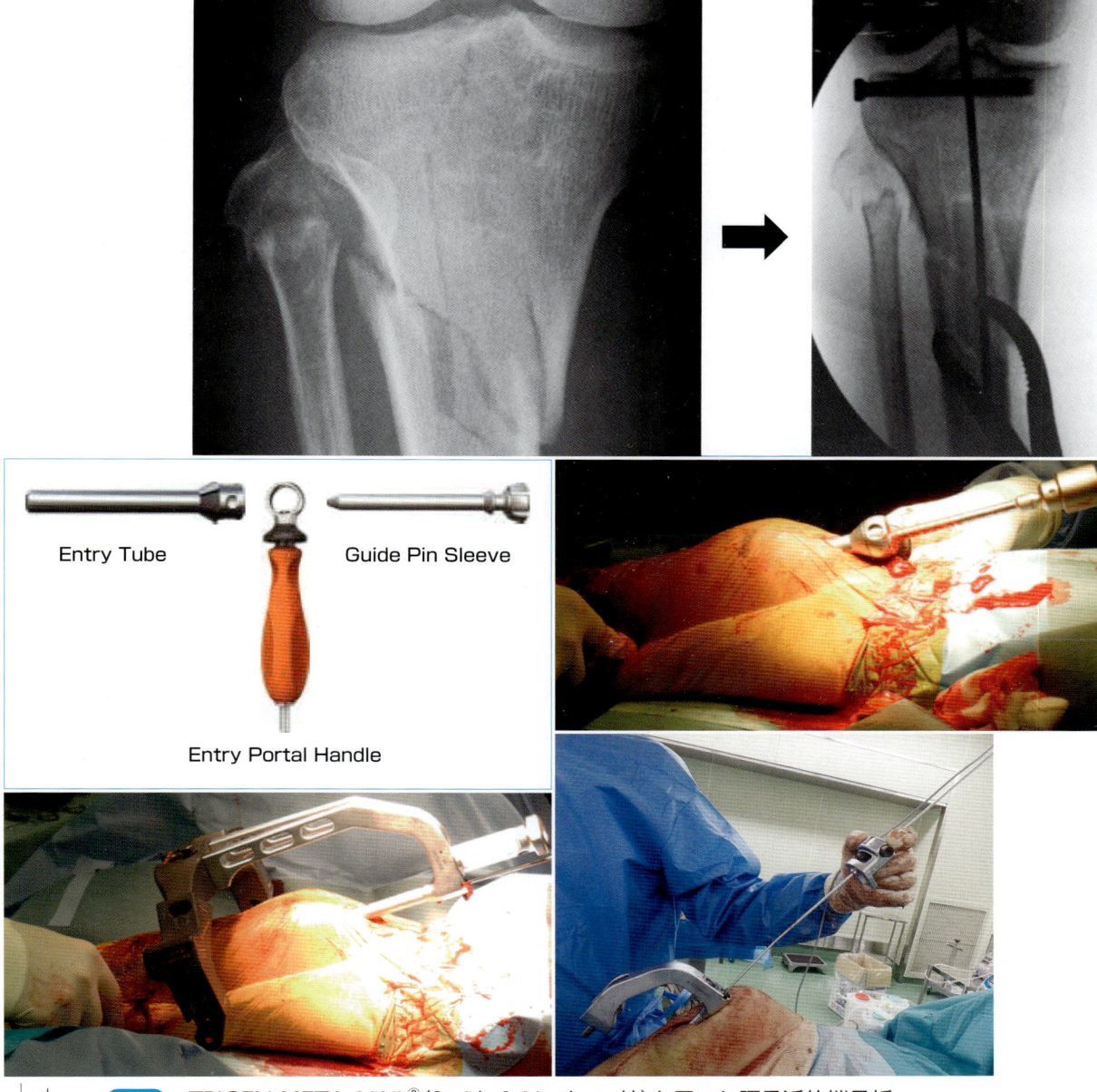

Entry Tube　　　Guide Pin Sleeve

Entry Portal Handle

d	
e	f
g	h

図8　TRIGEN META-NAIL®（Smith & Nephew社）を用いた脊骨近位端骨折
に対する髄内釘法　つづき

d：関節内骨折固定．関節面に骨折線を認めるときは，あらかじめスクリューにて
　　固定しておく．

e：スプラパテラアプローチ用保護スリーブ．膝蓋大腿関節の軟骨を損傷しないよ
　　う専用の保護スリーブを用いる．

f：髄腔リーミング．保護スリーブ越しに髄腔リーミングを行う．

g：髄内釘挿入．保護スリーブをはずし，軽度屈曲位のまま髄内釘を挿入する．

h：プローブ（センサー）設置．髄内釘を遠位まで打ち込んだ後，プローブ（センサー）
　　を髄内釘内に挿入する．

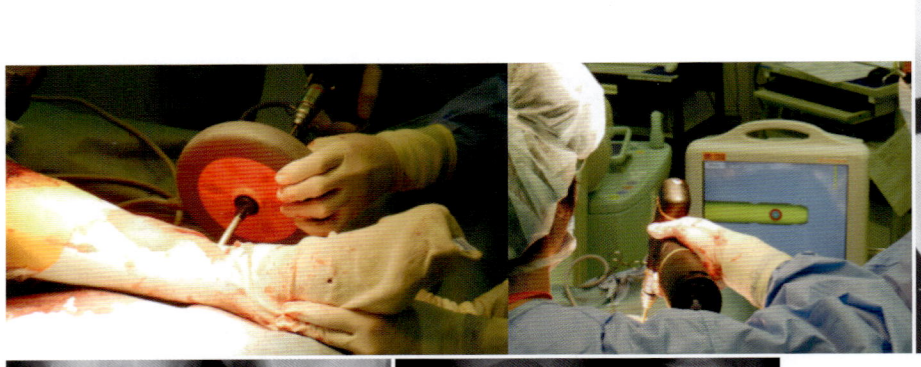
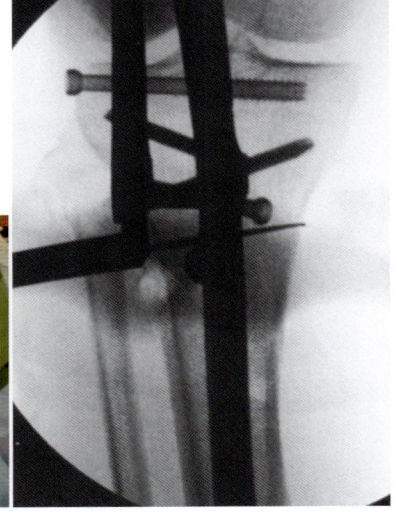
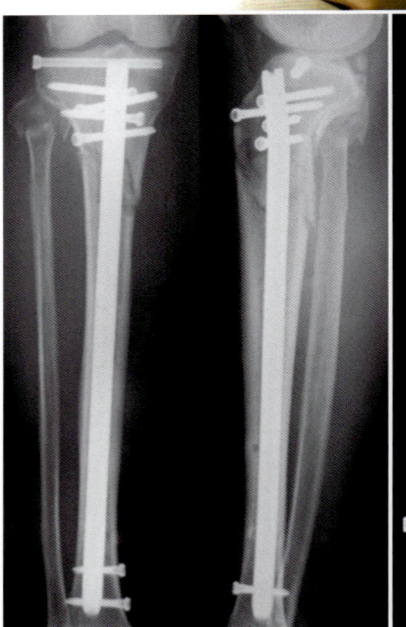
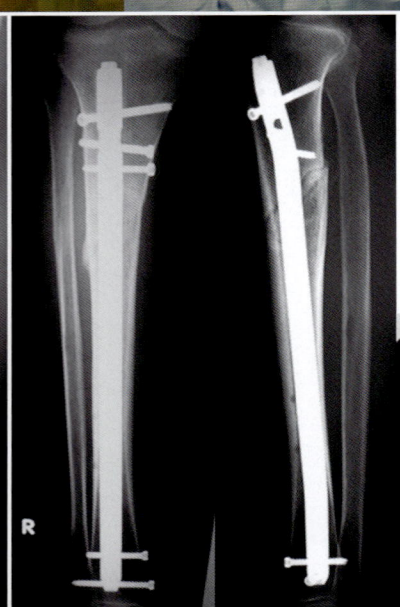
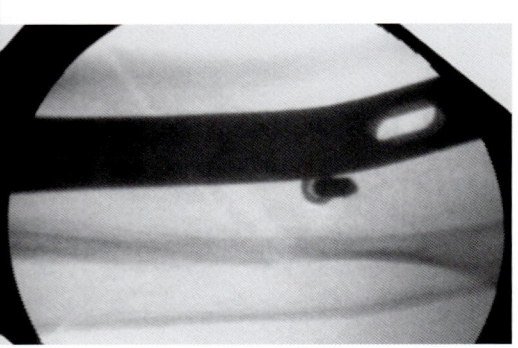
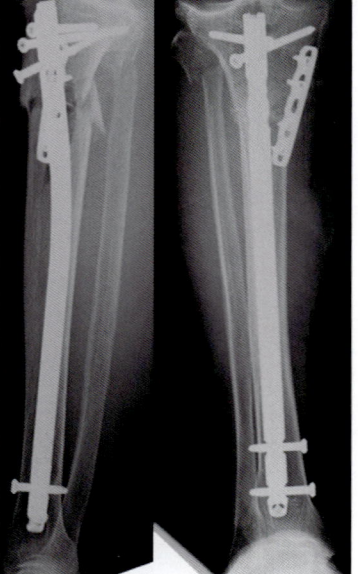

i j
k l
m

図8

TRIGEN META-NAIL®（Smith ＆ Nephew 社）を用いた脛骨近位端骨折に対する
髄内釘法　つづき

　　i ： SURESHOT® を用いたディスタルスクリューインターロッキング．X線透視下で
　　　　はなく，専用コンピュータ制御のモニターを見ながら行うことができる．

　　j ： ターゲットジグ越しに行うプロキシマルスクリューインターロッキング．遠位の
　　　　後に近位のインターロッキングを行う．術中を通してすべての手技が同一肢位で
　　　　可能である．

　　k ： 術後X線所見．良好なアライメントが獲得され，近位骨片には髄内釘を介して4本
　　　　のロッキングスクリューが挿入されている．

　　l ： スプラパテラアプローチを用いない場合のブロッキングスクリューテクニック．
　　　　近位骨片後方にブロッキングスクリューを置くことにより前方凸変形を防ぐ．

　　m： プレート補助固定．モノコーチカルプレーティングにすることで髄内釘の挿入を
　　　　妨げない．

VI. 後療法

　術後は早期から膝関節および足関節の可動域訓練を行う．単純骨折の場合は術直後から全荷重歩行が可能であるが，粉砕骨折の場合は仮骨形成を待って荷重を開始する．

（川上幸雄）

参考文献

1) Moreschini O, et al.：Insertion of distal locking screws of tibial intramedullary nails：A comparison between the free-hand technique and the SURESHOTTM distal targeting system. Injury. 45：405-407, 2014.

　サマリー　テクノロジーの進化により，遠位横止めスクリュー挿入にかかる時間，被曝量が減少．

2) Liporace FA, et al.：Problems, tricks, and pearls in intramedullary nailing of proximal third tibial fractures. J Orthop Trauma. 27：56-62, 2013.

　サマリー　脛骨骨幹部近位 1/3 骨折の髄内釘治療．膝蓋上アプローチ詳説に加え，ブロッカーピン，追加プレートなど，合併症低減の tips 満載．

3) Ibrahimi AE, et al.：Intramedullary nailing in the management of distal tibial fractures. Current Orthopaedic Practice. 20：300-303, 2009.

　サマリー　下腿髄内釘は，より遠位に適応拡大中．

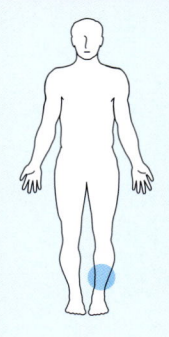

患者 ID：	患者氏名：
年齢：69　　性別：女性	
手術日：　　　　/　　/	
診断：左脛骨骨幹部骨折（新 AO 分類 42A1）（図 9-a）	
術式：ORIF	
術者：　　　　　，　　　　，	
麻酔：全身麻酔　　麻酔医：	

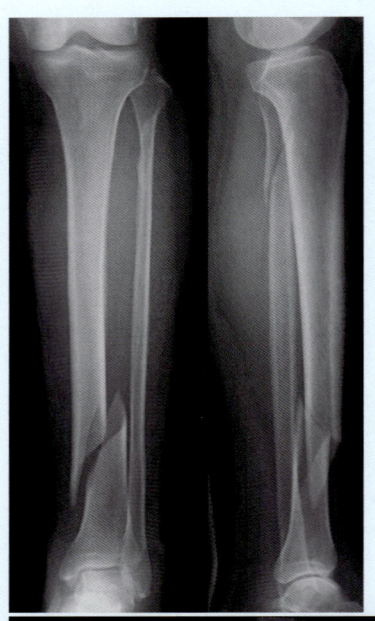

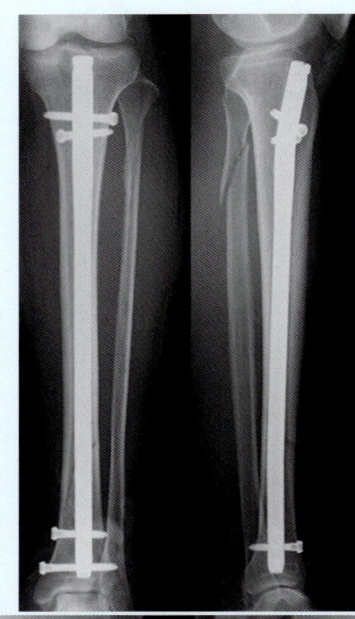

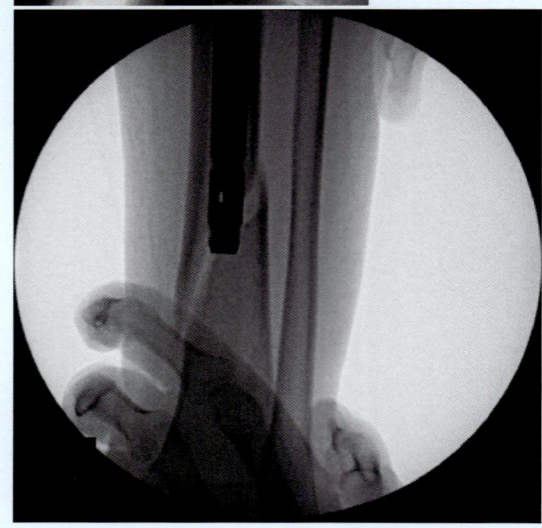

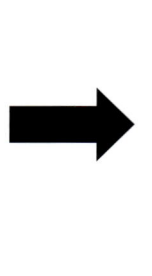

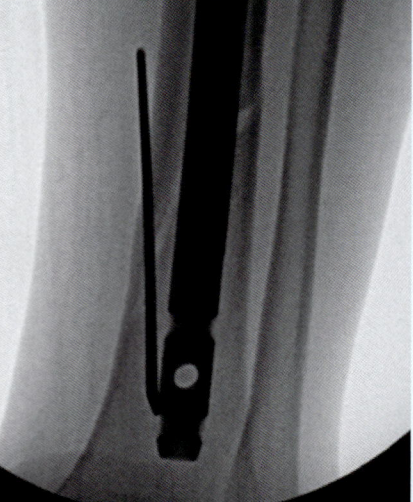

図9 手術記録提示症例

a || c
--
b

a ： 術前 X 線所見
b ： 術中 X 線所見．ブロッカーピンで髄内釘刺入方向をコントロールし，
　　かつ骨折部の整復位を得る．
c ： 術後 X 線所見

- 仰臥位，膝下枕使用，空気止血帯非使用
- 膝蓋骨上極の2横指近位で脛骨骨軸の延長線上に3 cmの皮切を加えた
- 大腿四頭筋腱をしっかりとスプリットし，PF関節にガイドスリーブを挿入した
- X線透視下に正面で脛骨骨軸上，側面で関節面前縁からガイドピンを刺入した
- 近位リーマーで開窓した後，ガイドロッドに入れ替え，長さを計測し300 mmとした
- 順次髄腔のリーミングを行い，無理なく11 mmまで可能であった
- 径10 mm，300 mm長の髄内釘を選択し，徒手

- 的に挿入した
- 閉鎖的に整復位を保ちながら髄内釘を挿入したが，遠位骨片の外方偏位が残存したため，一旦骨折部まで髄内釘を引き抜き，遠位骨片の前方から2.4 mm K-wireを刺入し，ブロッカーピンとして髄内釘を再挿入した(図9-b)
- SURESHOT® を用いて遠位に3本のインターロッキングスクリューを挿入
- 近位にはデバイス越しに2本のスクリューを挿入した
- エンドキャップは5 mmを選択し，洗浄した後，創を閉鎖し手術終了とした(図9-c)

プロジェクト Ⅷ　押さえておくべき基本 骨折治療テクニックの実際

19　足関節骨折

Ⅰ．代表的分類法（その手術適応）

　足関節果部骨折の診断および治療方針決定のために，新 AO/OTA 分類と Lauge-Hansen 分類が最も多く用いられている（図 1）．
　一般的に転位のある足関節骨折の多くは手術の適応である．新 AO/OTA 分類 type B のなかで，外果単独骨折では，保存治療可能な症例もあるが，その場合にも，ストレス撮影（gravity stress）を行い動的な不安定性を評価する必要がある．

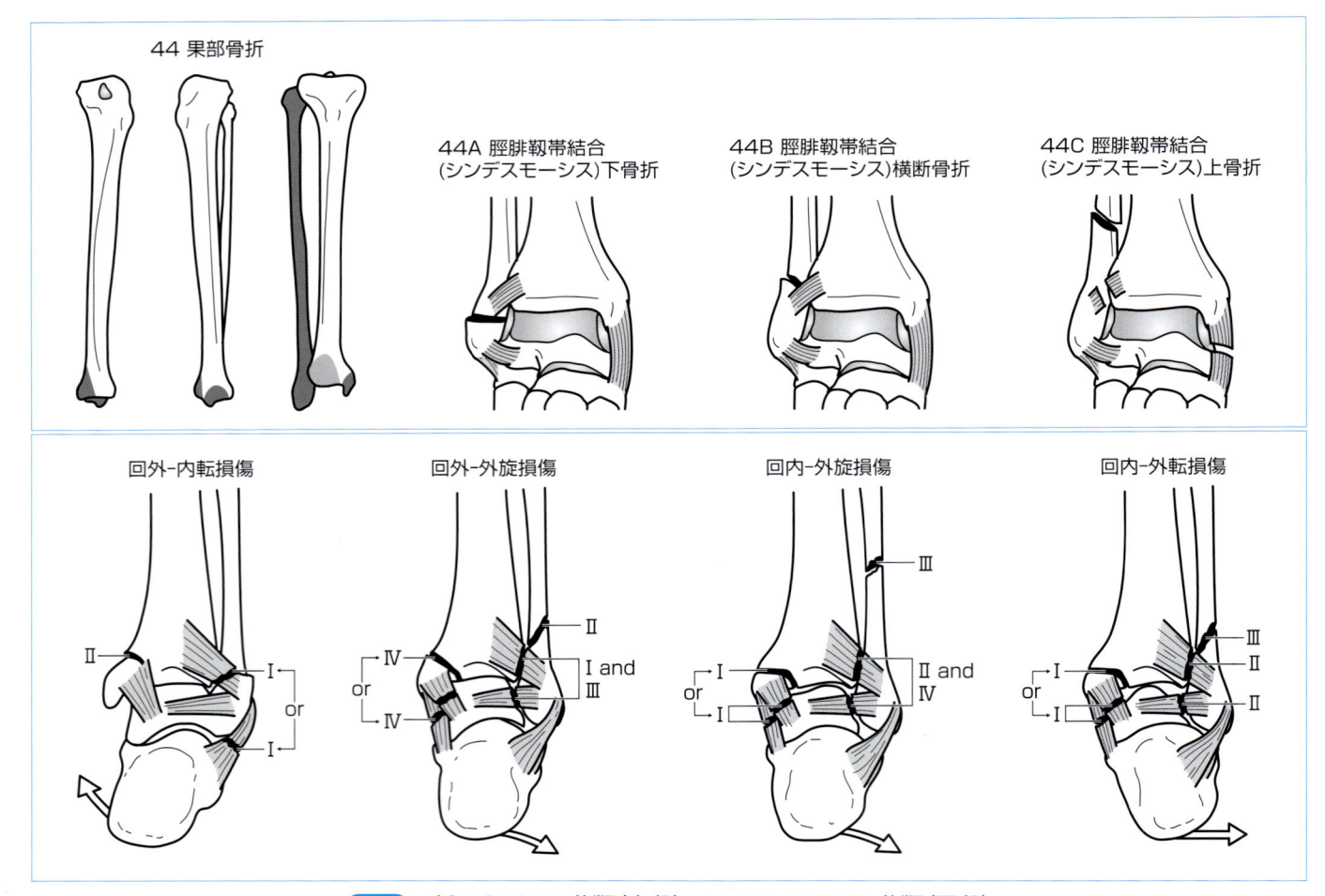

44 果部骨折

44A 脛腓靱帯結合（シンデスモーシス）下骨折

44B 脛腓靱帯結合（シンデスモーシス）横断骨折

44C 脛腓靱帯結合（シンデスモーシス）上骨折

回外-内転損傷　　回外-外旋損傷　　回内-外旋損傷　　回内-外転損傷

図1　新 AO/OTA 分類（上段）・Lauge-Hansen 分類（下段）
新 AO/OTA 分類は，骨折の形態に基づいた分類である．外果骨折の位置により，A〜C に分類される．一方，Lauge-Hansen 分類は，骨折時の足の肢位と外力の方向から導かれる受傷機転に基づいた分類である．
（Operative Techniques in Orthopaedic Trauma Surgery より引用改変）

II. 使用インプラント

- 外果骨折：1/3円プレート，ストレートロッキングプレート（3.5 mm），アナトミカルロッキングプレート（外側/後外側用）
- 内果骨折：4.0 mm部分ねじ切り海綿骨スクリュー，4.0 mmキャニュレーテッドスクリュー，K-wire（φ1.6～2.0 mm），ステンレススクリュー，ソフトワイヤー（φ0.8 mm/1.0 mm）：テンションバンド用
- シンデスモーシス：3.5 mm皮質骨スクリュー（50～60 mm），スーチャーボタン

III. 手術器械一式

- ターニケット（必要に応じて）
- 開創器（ゲルピー，ウェイトラナー，ホーマン鉤など）
- 小骨片用整復骨鉗子（ポイント状骨鉗子，鋸歯状骨鉗子など）
- ディストラクター
- K-wire
- スクリュー挿入器械（ドリル先，タップ，デプスゲージ，スクリュードライバー）
- K-wireベンダー，プライヤー，ワイヤー鉗子
- ペリアーティキュラー（Queen tongue）骨鉗子

IV. 体位・セッティング

体位は骨折の型によって変更する．

1. 仰臥位（患側の殿部に枕を挿入）（図2）

外果骨折および内果骨折に対して用いる．

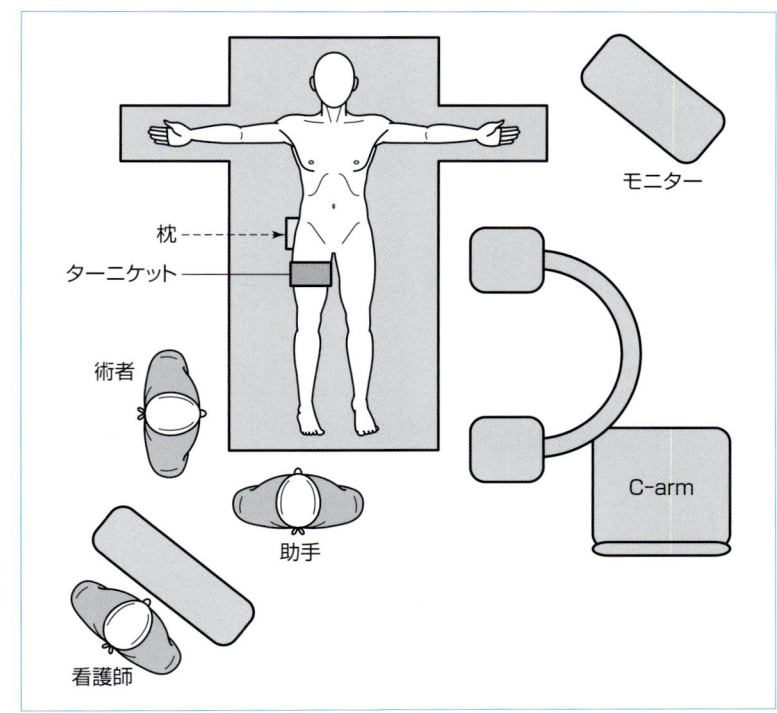

図2

仰臥位

患側殿部に枕を挿入する（矢印）ことで下肢が内旋しやすく，外果へのアプローチが容易となる．透視装置は健側から，ベッドに対して直角に進入する．モニターは頭側に設置する．

2. 側臥位（図3）

　外果骨折，特に後果骨折を合併した症例に対して用いられる．

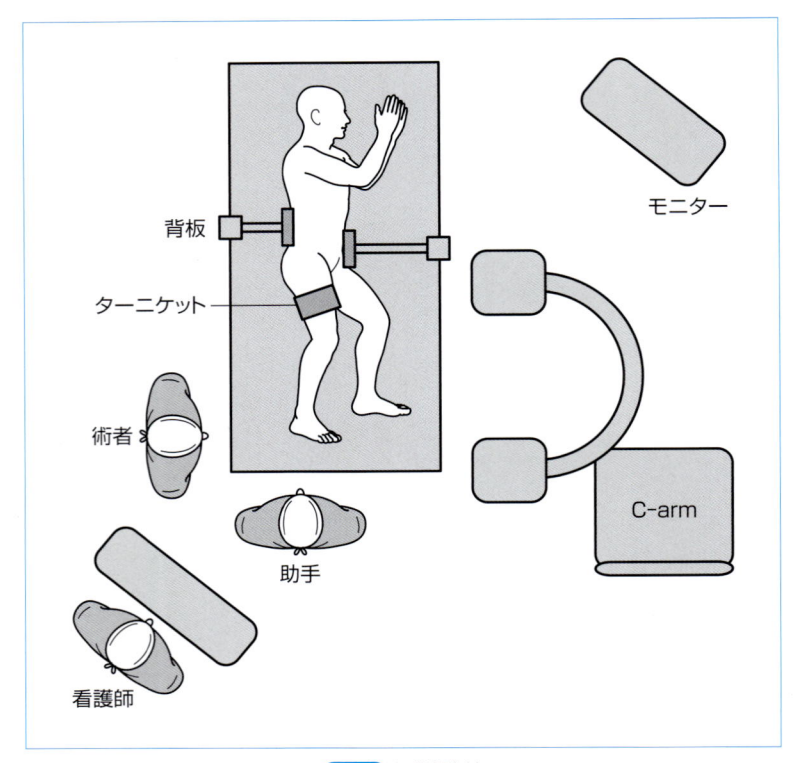

図3 側臥位

外果へのアプローチが容易であり，特にアンチグライドプレート固定を行う際には有利である．後外側アプローチによる後果の処置も可能である．透視装置は，患者腹側から挿入し，モニターはその頭側に設置する．

V. 手術手技

1. アプローチ・切開

1）外側アプローチ（図4, 5）

外果骨折の内固定に用いる.

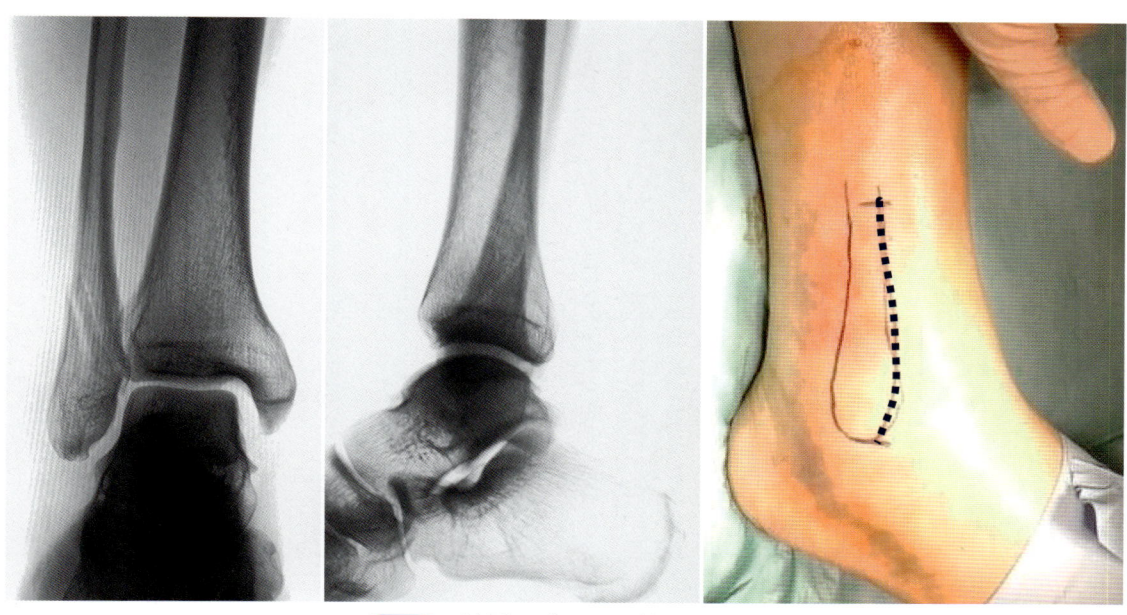

図4 外側アプローチ（右足関節）

皮膚切開は，軽度前方もしくは後方に弯曲させることで皮膚切開がインプラントの直上にならないように注意する. 高位の腓骨骨折では，近位に延長することが可能である. その際には，腓骨筋の前縁に沿って切開し，腓骨筋を後方に牽引することで骨を露出する.

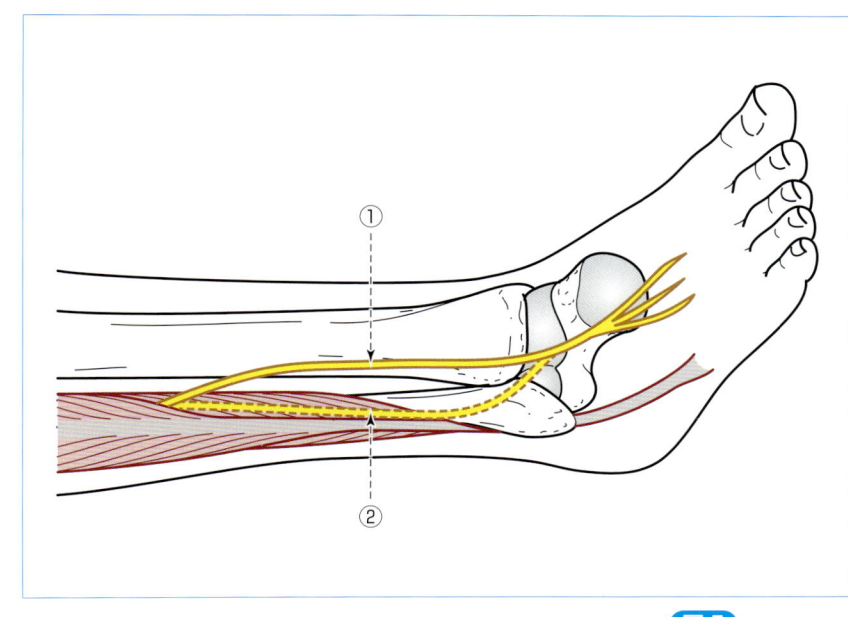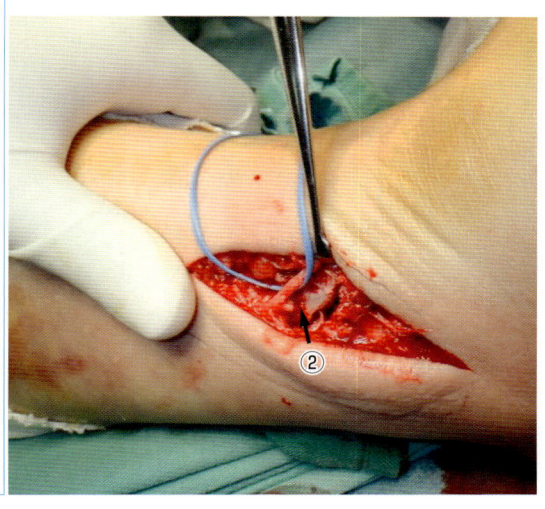

図5

多くの場合，浅腓骨神経は腓骨前方を走行しているが（①），腓骨遠位端から近位4, 5 cmの部位で腓骨上を横走している症例（②）もあり（全症例の16％），損傷しないように注意が必要である.

2) 内側アプローチ（図6）

内果骨折の内固定に用いる.

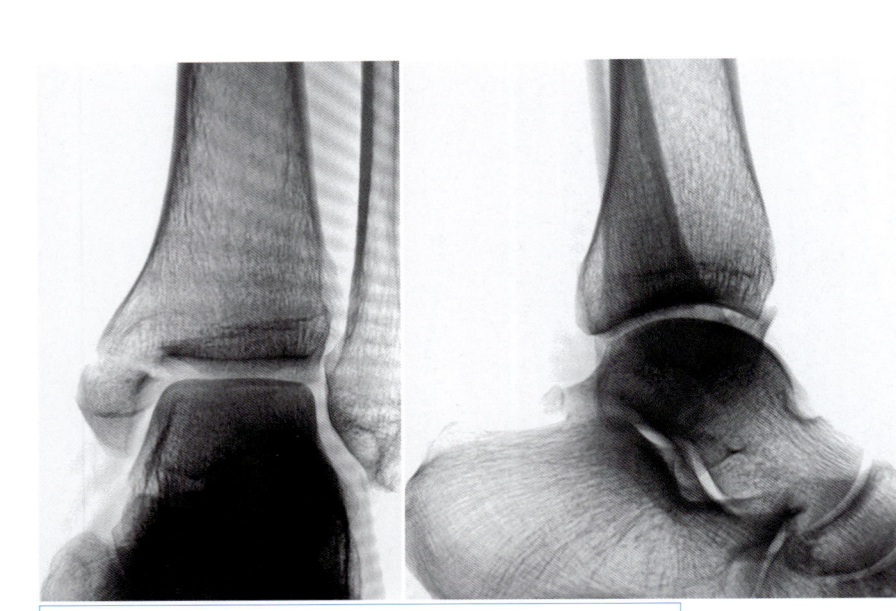
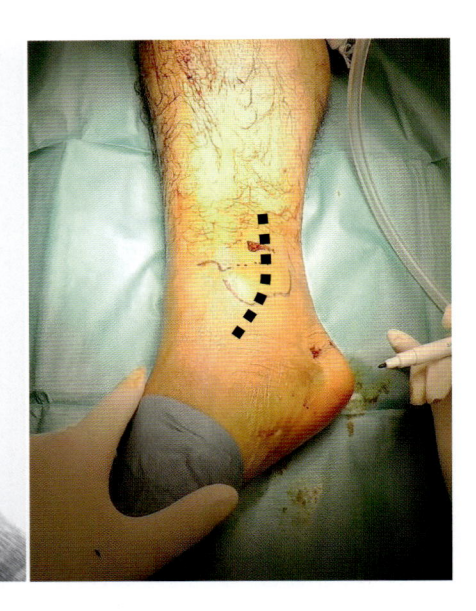

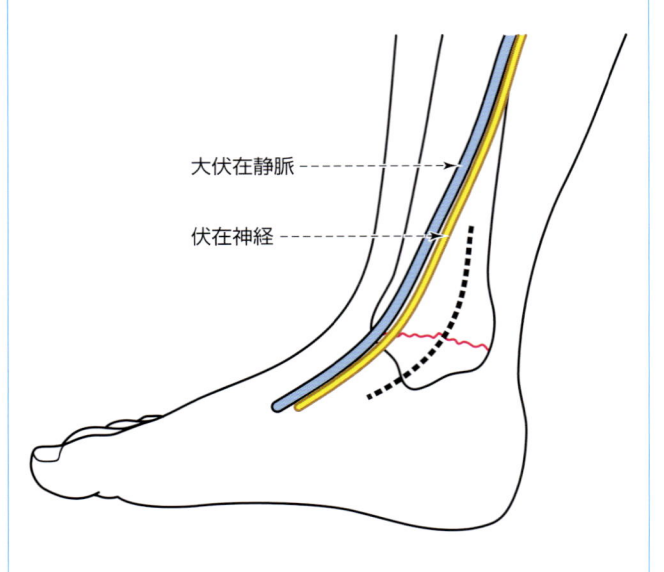

大伏在静脈 ----->

伏在神経 ----->

図6

内側アプローチ（右足関節）

皮膚切開は内果の中央から前方へとカーブさせてデザインする（黒破線）. 皮膚切開の直下に大伏在静脈および伏在神経が現れるために損傷しないように注意する. 内果骨折の整復において重要となるのは，関節面を直視して解剖学的に整復することである.

3) 後外側アプローチ（図7, 8）

後果骨折を合併した外果骨折に対して有用である.

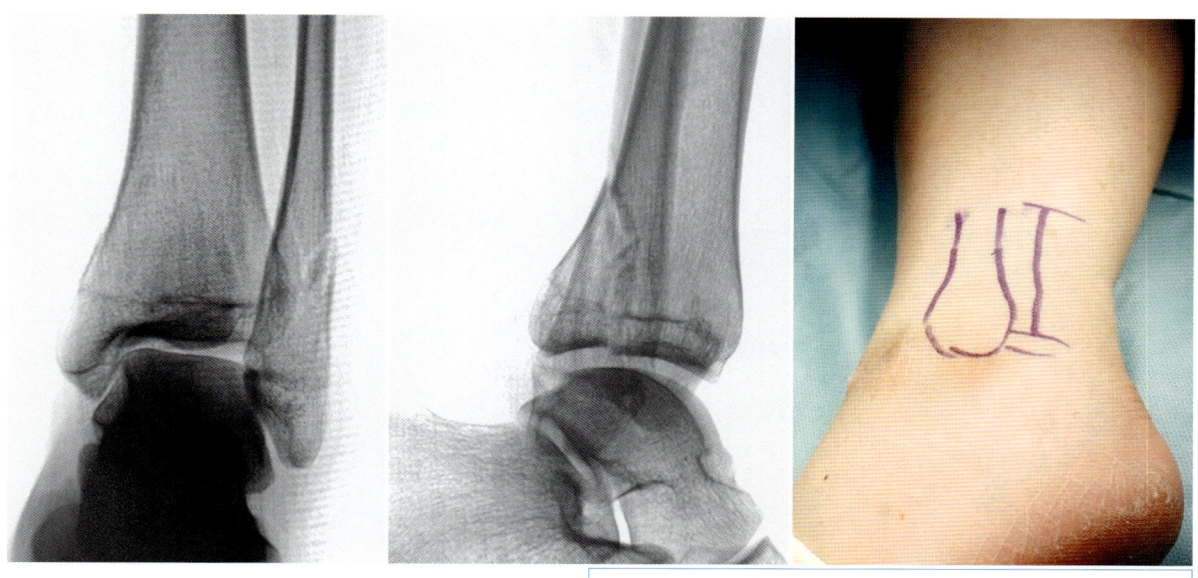

腓骨筋 ---→

皮膚切開 ----

アキレス腱 ----

図7

後外側アプローチ（左足関節）

皮膚切開は，腓骨筋腱とアキレス腱の間にデザインする.

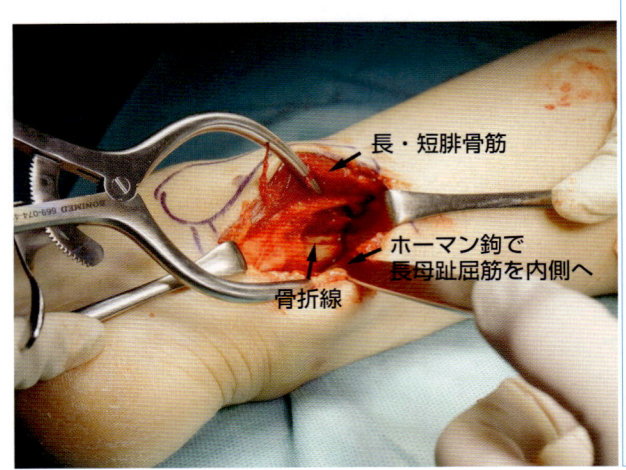
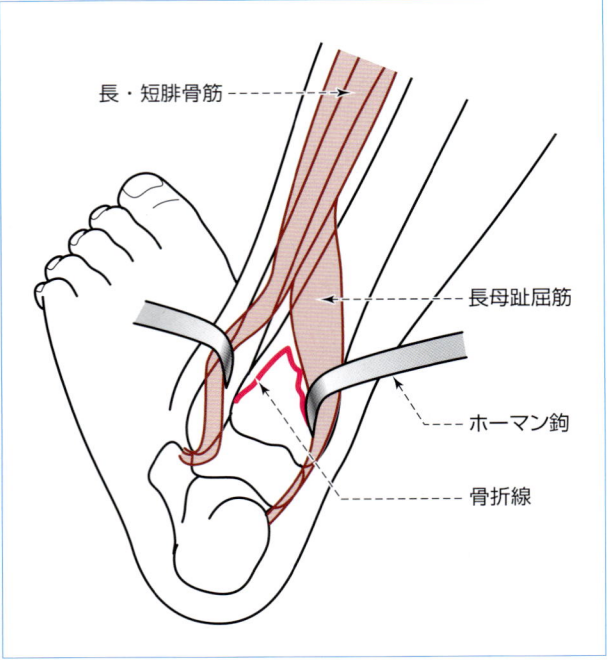

長・短腓骨筋

ホーマン鉤で
長母趾屈筋を内側へ

骨折線

長・短腓骨筋

長母趾屈筋

ホーマン鉤

骨折線

図8 後外側アプローチ（深層の展開）

長・短腓骨筋を外側へ，長母趾屈筋を内側へと牽引し，後果骨折部を露出する．
この部位は骨膜が厚いために骨膜が破れていないことがあり，その場合には骨
膜を切開すると初めて骨折部の確認が可能となる．

4) 後内側アプローチ（図9〜11）

後果骨折線が内果まで伸展した症例に有用である.

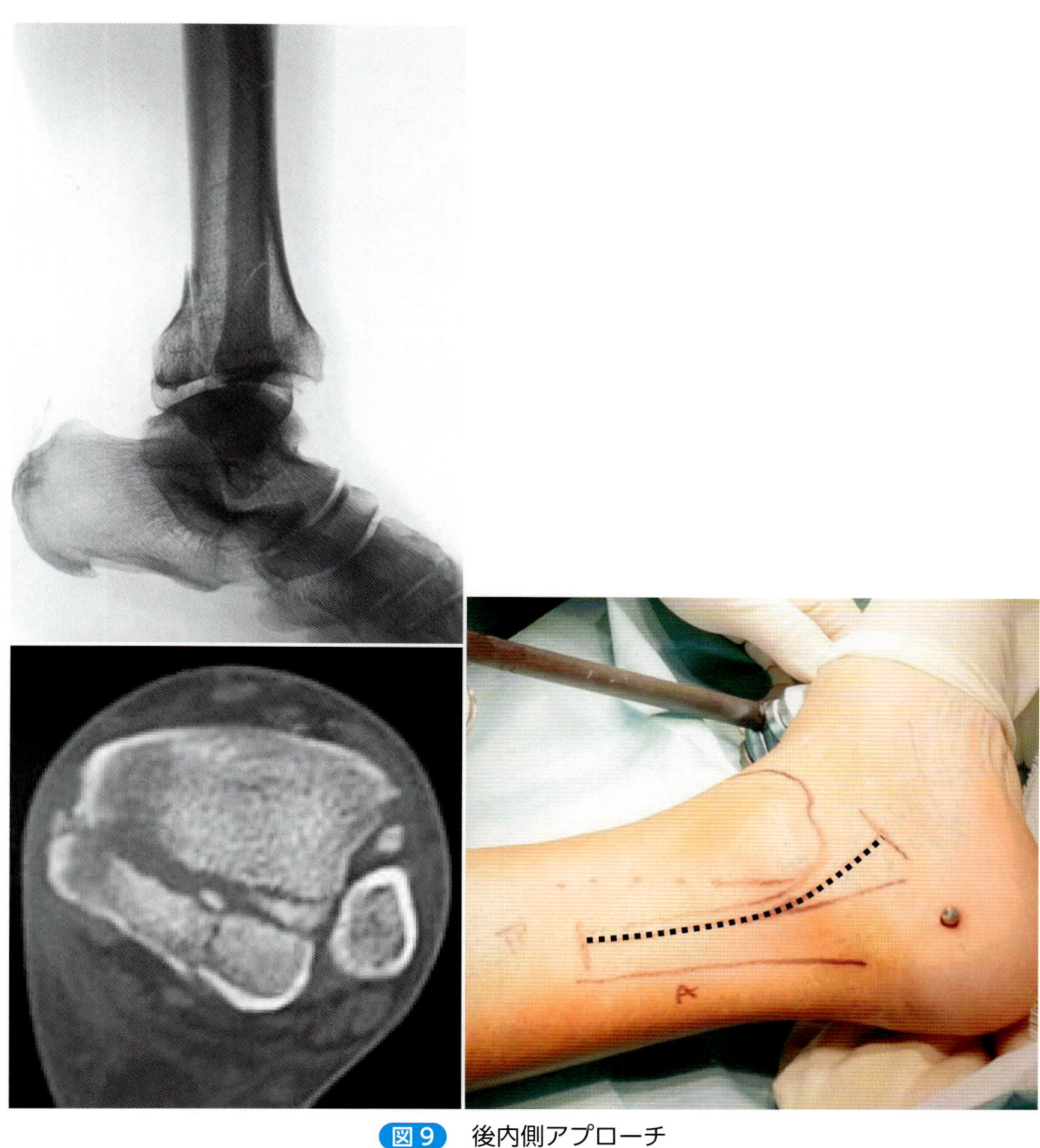

図9 後内側アプローチ

皮膚切開は，内果の後縁で後脛骨筋の走行に沿ってデザインする（黒破線）.

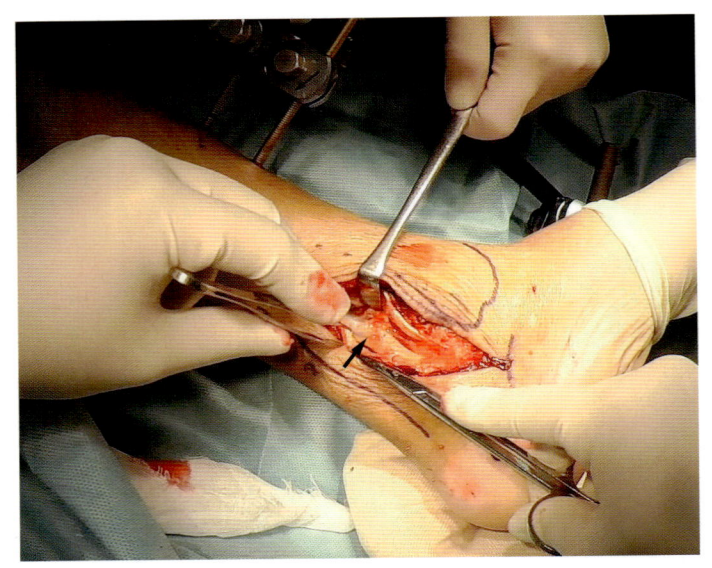

図10 後内側アプローチ（深層の展開）①
後脛骨神経血管束（矢印）を同定保護した後に後方に牽引し展開する.

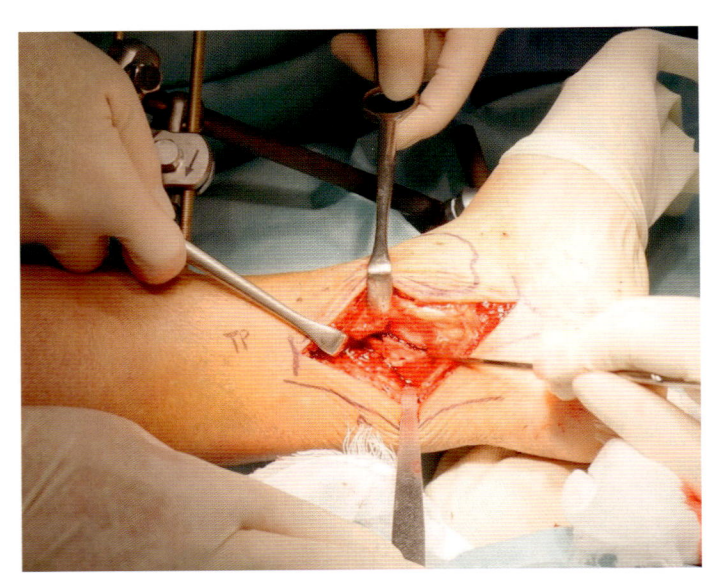

図11 後内側アプローチ（深層の展開）②
神経血管束を後方へ，後脛骨筋，長趾屈筋を前方に牽引すると後果骨折線が確認できる.

2. 手技の実際（整復および固定法）

1）外果骨折（図12〜17）

腓骨の長さと回旋を解剖学的に整復することを目標とする．骨折部を直に骨鉗子で把持して整復する「直接的整復法」と，設置したプレートにスクリューを挿入することで整復を行う「間接的整復法」がある．

C type の高位腓骨骨折の場合は後にも述べるように，脛腓間結合が破綻しているものがほとんどであり，特に注意して腓骨の整復を評価する必要がある（図17）．

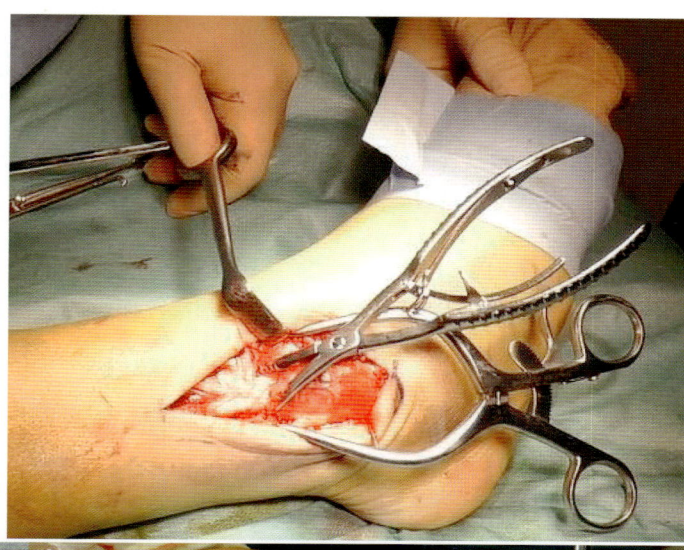

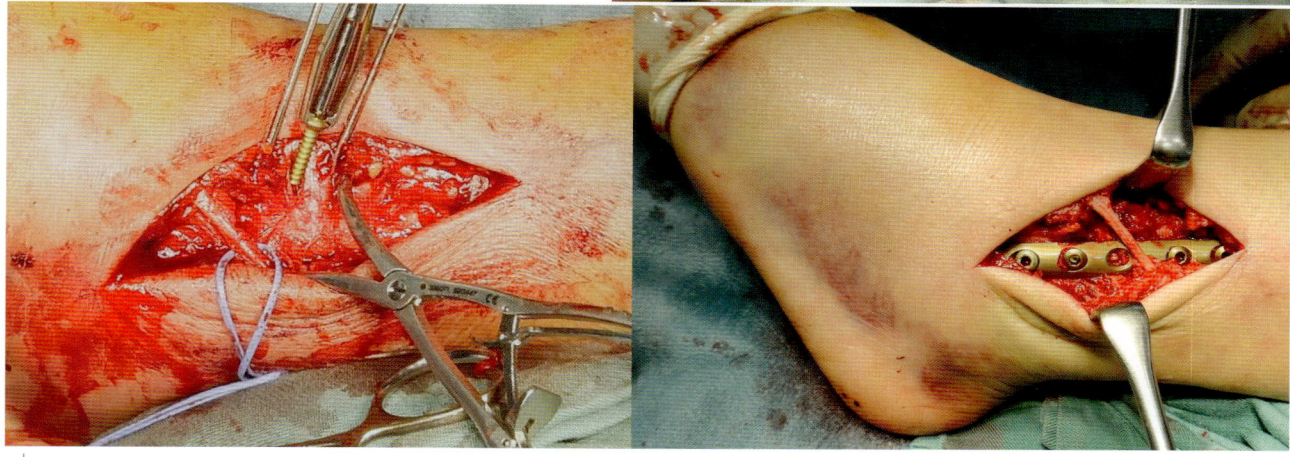

a
b

図12　直接的整復法①

a：B type の多くは骨鉗子による直接的整復が可能である．鋸歯状骨鉗子を用いて骨折の短縮を整復しつつ，骨片間に圧迫をかける．整復後に骨折部に隙間があるということは，回旋や短縮の整復が十分でない可能性がある．必ず，骨折線は"ヘアーライン"になるまで整復を行う．

b：解剖学的整復が得られた場合には，ラグスクリューにより骨片間に圧迫をかけて固定し外側に保護プレートを用いる（1/3 円プレート®：DePuy Synthes）．骨粗鬆の強い症例では，アンチグライドプレートもしくはロッキングプレートの使用を考慮する．

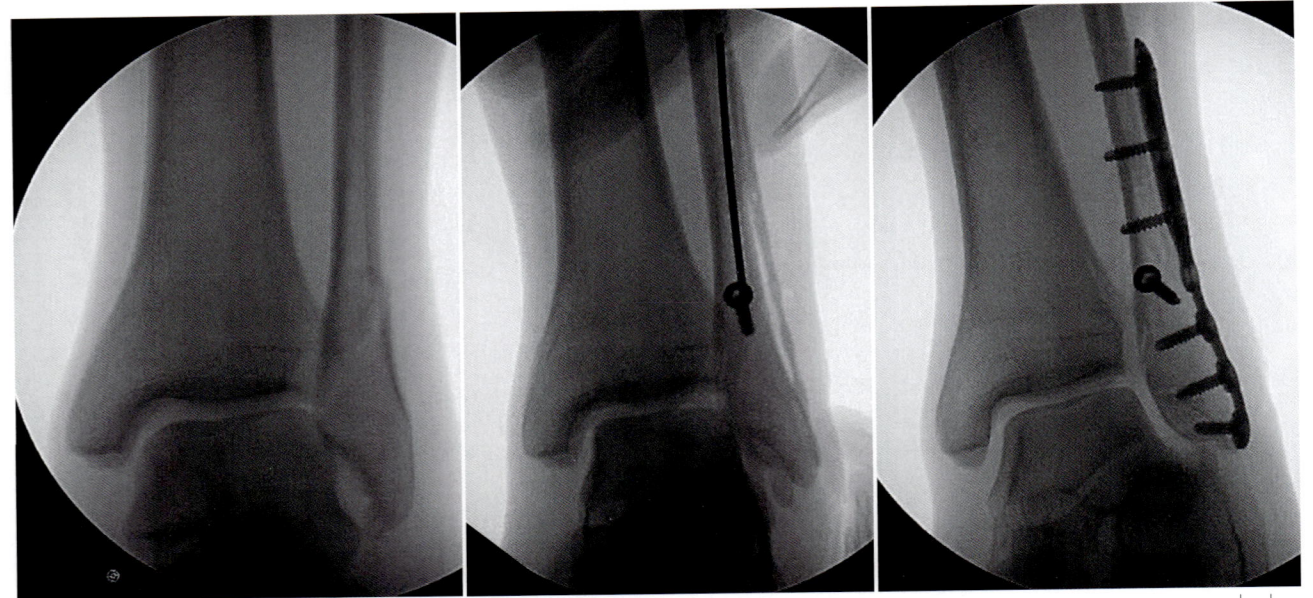

図13 直接的整復法②

外果単独骨折（a）に対し，整復の後ラグスクリュー固定を行う（b）．その後，外側に保護プレート固定を行う（c）．本症例は骨粗鬆が強かったためにロッキングプレート（ALPS composite plate® : Zimmer Biomet）を用いた.

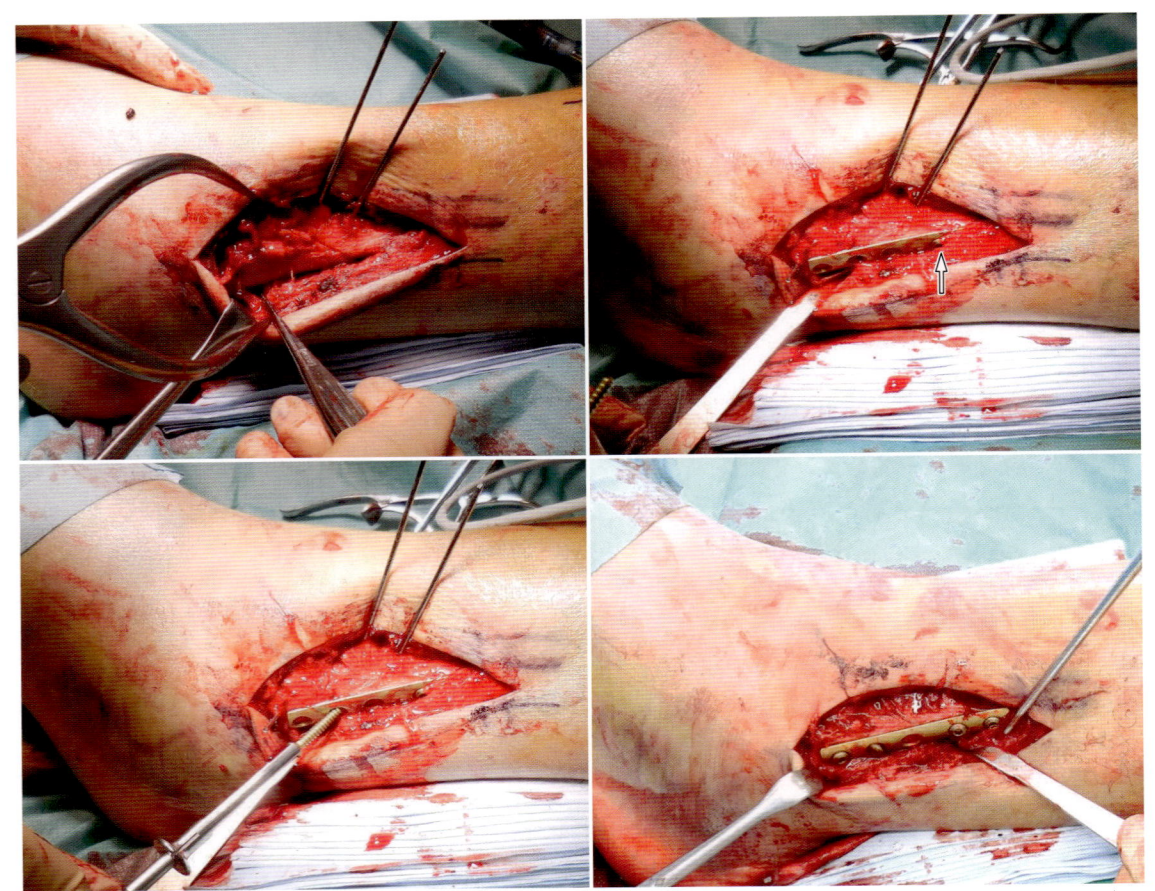

図14 間接的整復法①

骨粗鬆症のために，骨鉗子による整復が困難な症例（a）ではアンチグライドプレート固定を行う．1/3円などのストレートプレートを後外側に設置し，骨折部近傍に皮質骨スクリューを挿入する（b：矢印）ことで，プレートの骨への圧着力を利用して骨折部を整復する（b）．さらにプレートを介したラグスクリューにより骨片間に圧迫をかける（c）．最後に近位遠位にスクリューを追加して固定を終了する（d）.

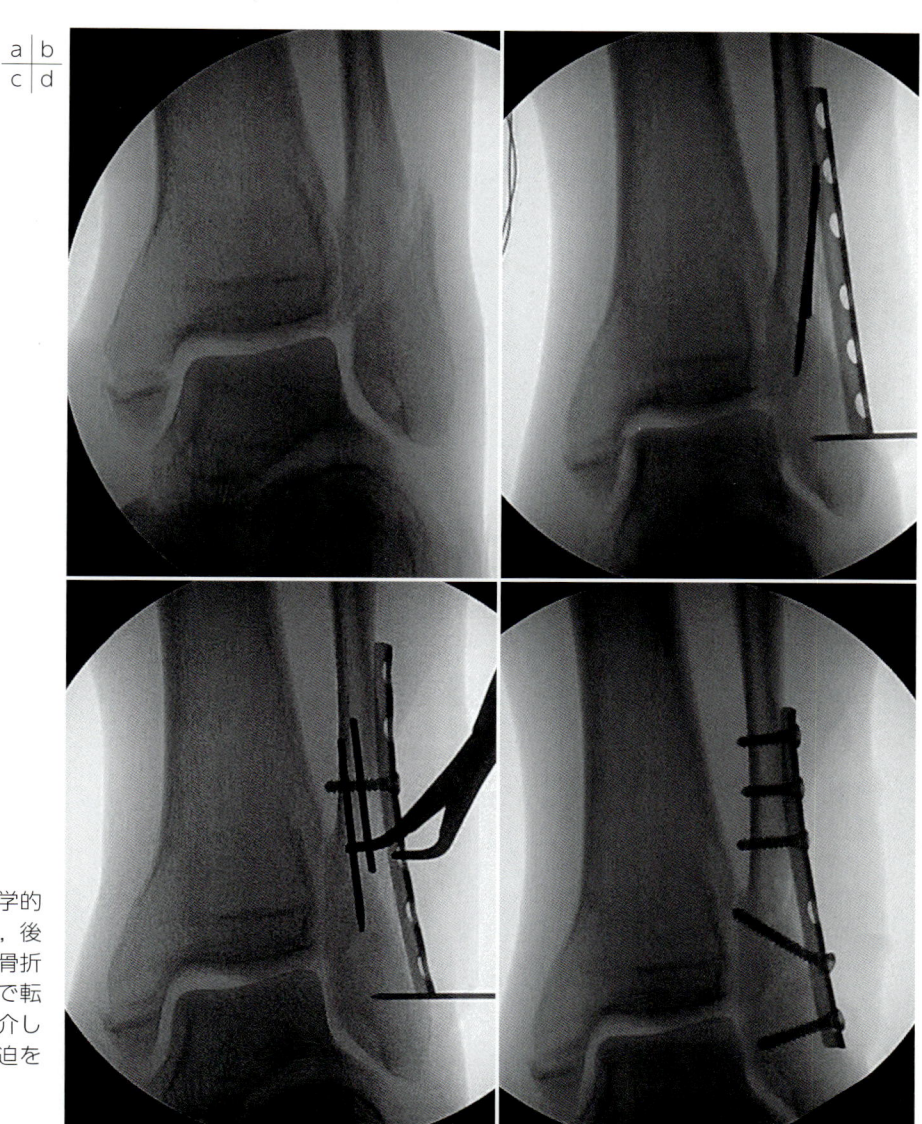

a b c d

図15

間接的整復法②

骨粗鬆症のために骨鉗子による解剖学的
整復が困難な外果骨折（a）に対しては，後
外側に1/3円プレートを設置し（b），骨折
部近位にスクリューを挿入することで転
位を整復する（c）．さらにプレートを介し
たラグスクリューにより骨片間に圧迫を
かける（d）．

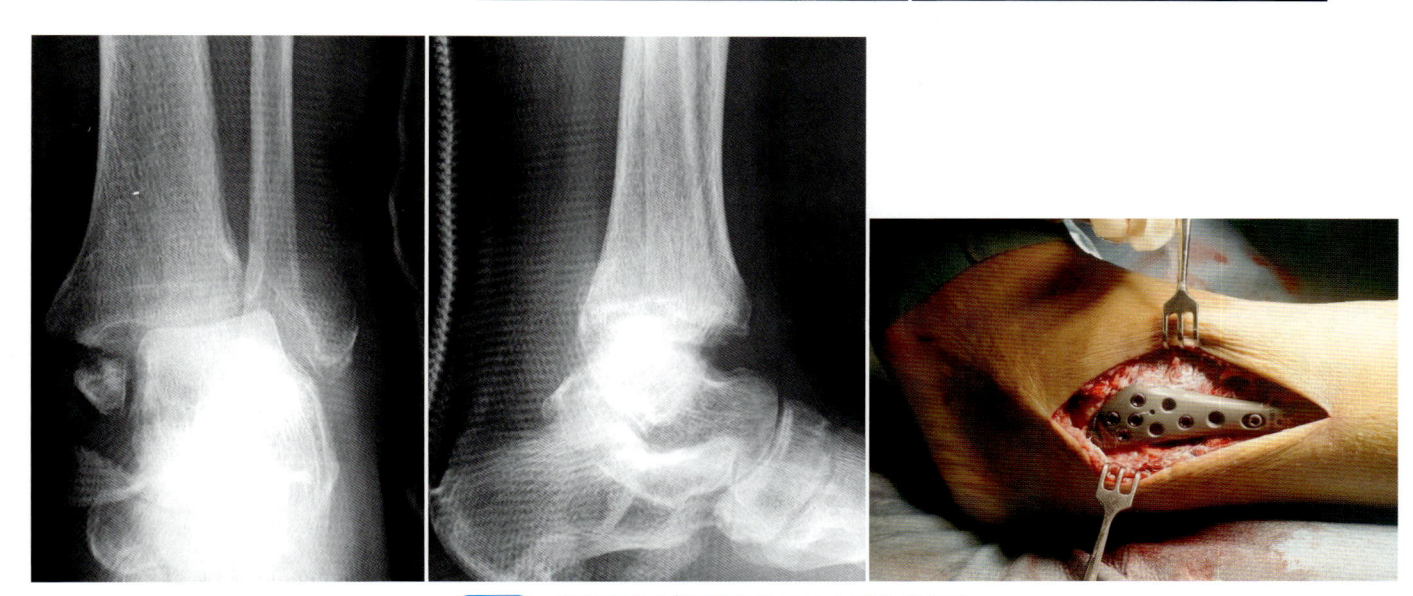

図16　**遠位骨片が粉砕あるいは小骨片の場合**

アナトミカルロッキングプレートを用いるが，このプレートはバルキー
となるため，軟部組織の状態に十分に注意して使用する必要がある．

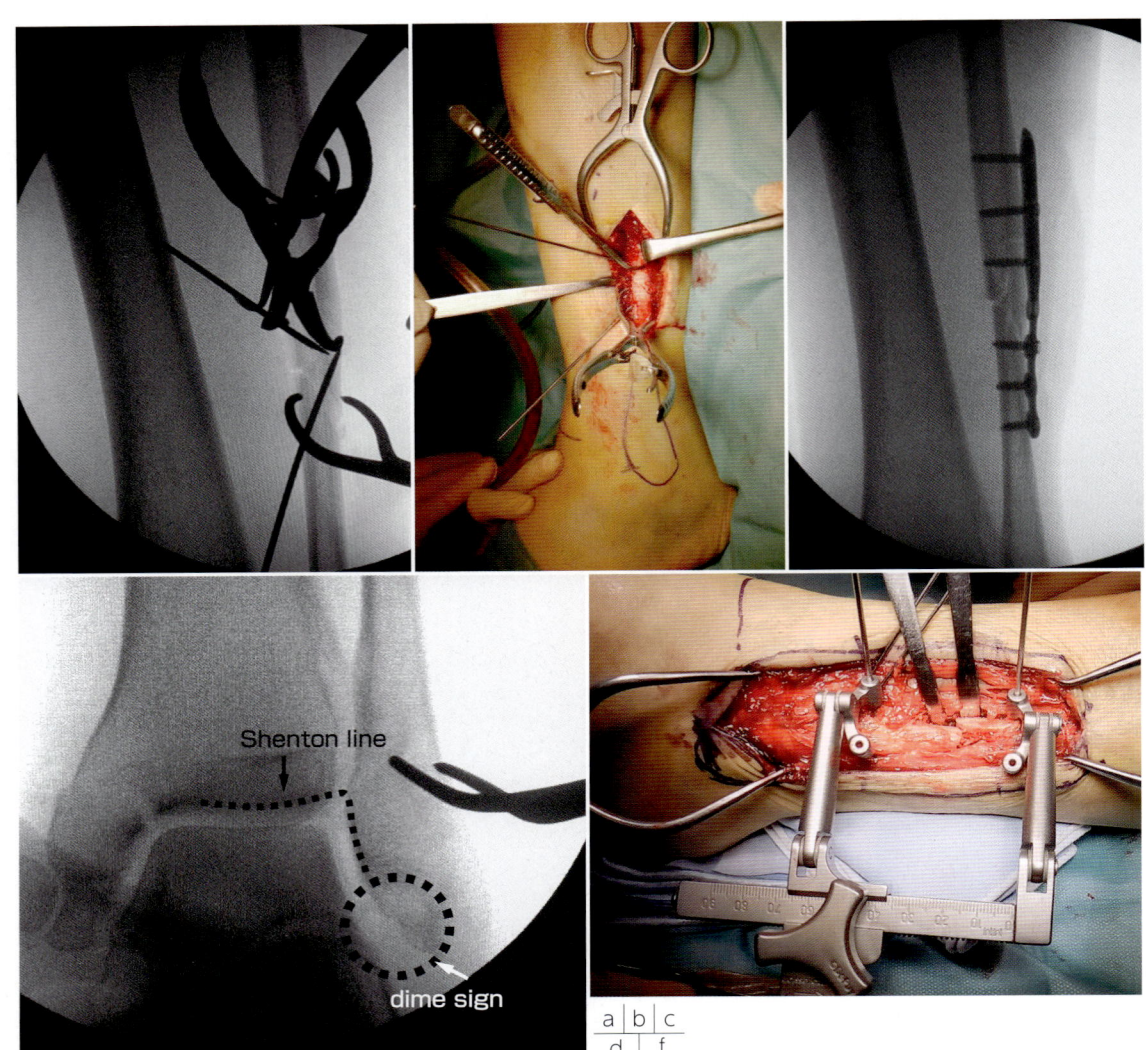

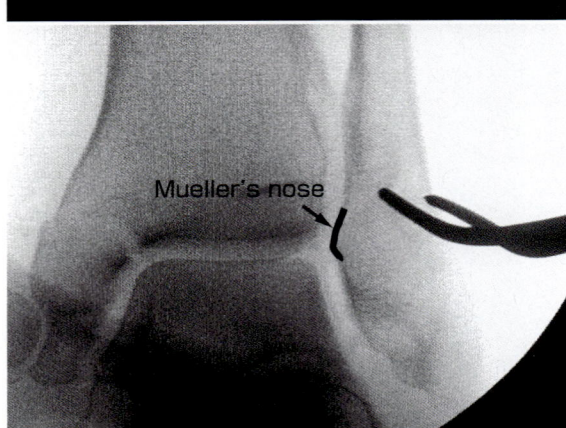

a	b	c
d		f
e		

図17

a～c：C type（高位腓骨骨折）の場合．可能であれば，観血的に腓骨の長さおよび回旋の整復を正確に行う．整復が不確実な場合には，シンデスモーシスのアラインメント不良の原因となる．

d～f：短縮の整復．腓骨骨折の整復は，足関節 Mortise 撮影像における，"dime sign"，"Shenton line"，"Mueller's（Weber's）nose の高さ"（d，e）を指標とし，健側と比較して確認する．短縮の整復は難渋することも多く，その際にはディストラクターなどを整復の補助として用いると良い（f）．（External compression/distraction device®：Zimmer Biomet）

2）内果骨折（図18〜20）

　前方関節面（内果のコーナーの部位）を解剖学的に整復することが最も重要なポイントであり，必ず関節内を直視しつつ整復を行う．

a｜b

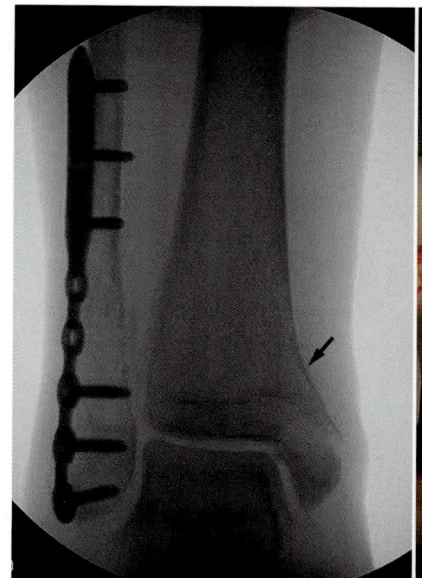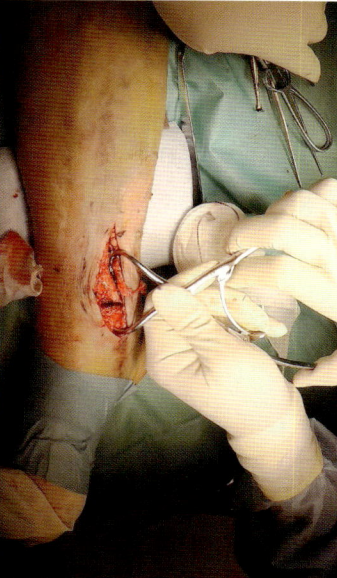

図18
内果の整復法①

a：骨鉗子は骨片間を圧迫させるように把持して整復を行う．
φ2.0 mm K-wire などで骨孔を作成する（矢印）と骨鉗子がかかりやすくなる．

b：直視下に関節面の良好な整復を確認した後に固定を行う．

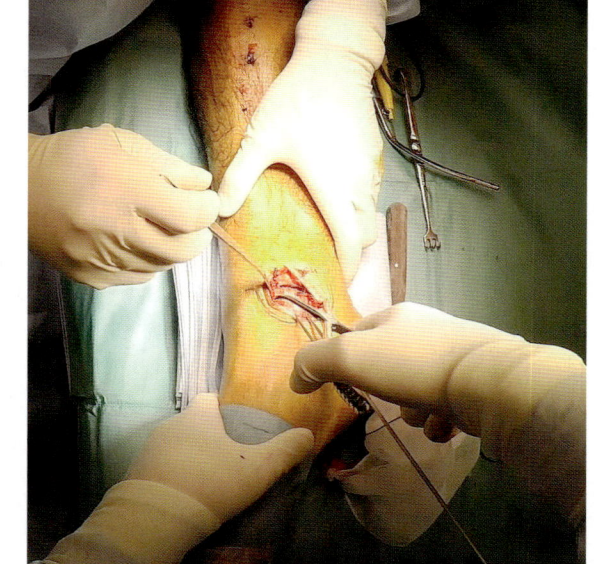

図19
内果の整復法②

他にも骨鉗子で直接遠位骨片を把持し，コントロールすることで整復ができる．

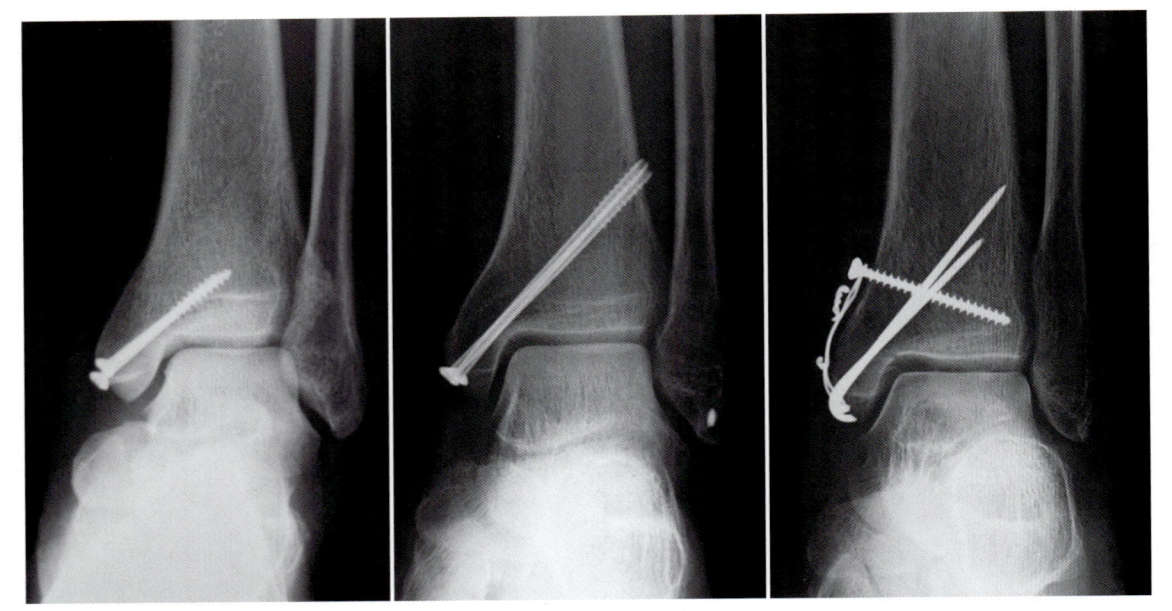

図20　内果の固定

一般的に部分ねじ切り海綿骨スクリューを2本使用することが多い．スクリュー長は35～40 mm程度のもので脛骨遠位のepiphyseal scurをとらえるように挿入するが，対側皮質までとらえるとさらに固定力を強くすることができる．骨片の粉砕や骨片が小さい場合，そして骨質が不良な場合にはtension band wire固定を行う．φ1.6～2.0 mm K-wireとφ0.8～1.0 mmスーチャーワイヤーを使用し，近位にはステンレススクリューをアンカーとして挿入する．

3）後果骨折（図21～23）

　果部骨折に合併する後果骨折の治療は，正常な足関節前方関節面に対して後果関節面を圧迫固定することであり，ラグスクリュー固定とバットレスプレート固定の両方が選択可能である．

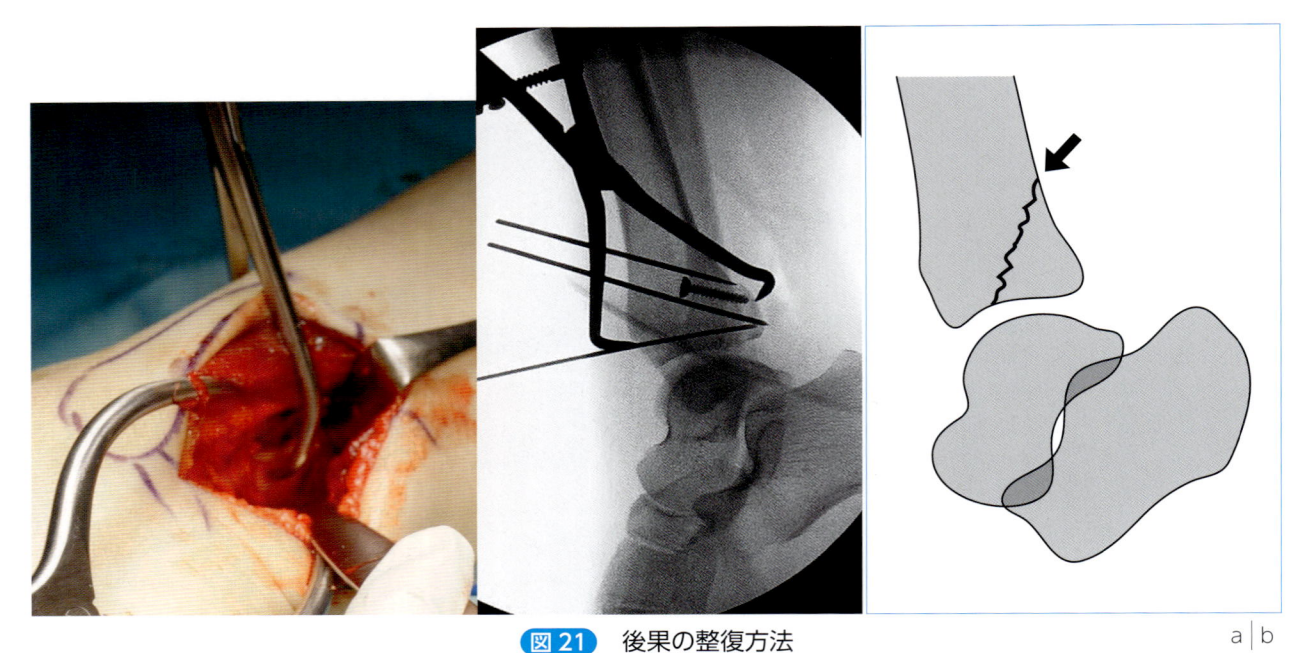

図21　後果の整復方法

a：ラージポイント状骨鉗子などを使用して前後方向に圧迫をかけて整復を行う．
b：後外側からのアプローチでは，関節面の直視は不可能であり，近位の骨折線を正確に合わせることで整復の指標とする．

a｜b

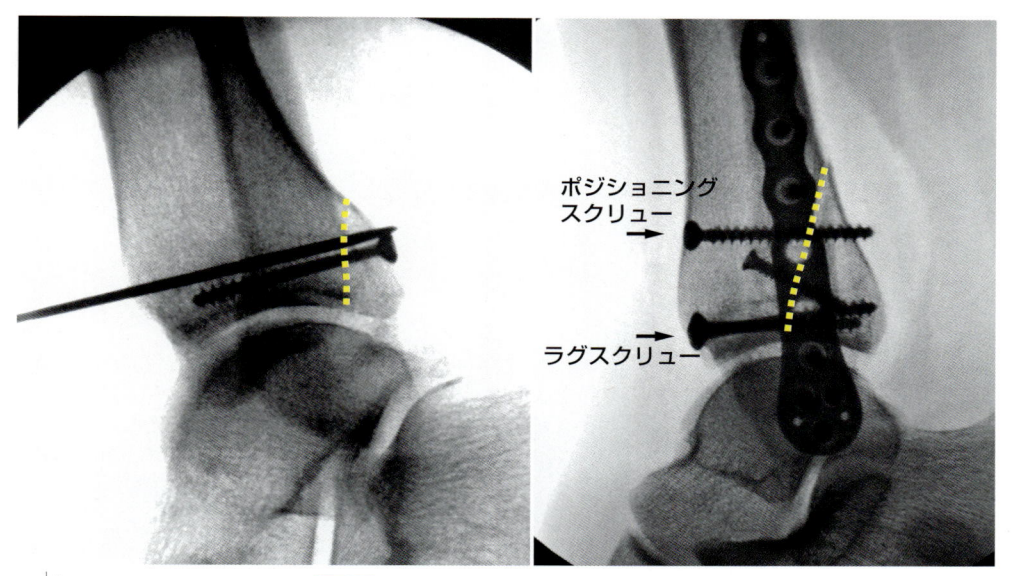

a | b

ポジショニング
スクリュー →

ラグスクリュー →

図22 後果のラグスクリュー固定

後果が小さい場合には，スレッドが骨折線にかかってしまうため後方から（a），骨片が大きくスレッド幅より大きい場合には，前方から部分ねじ切りスクリューで圧迫をかけることが可能である（b）．

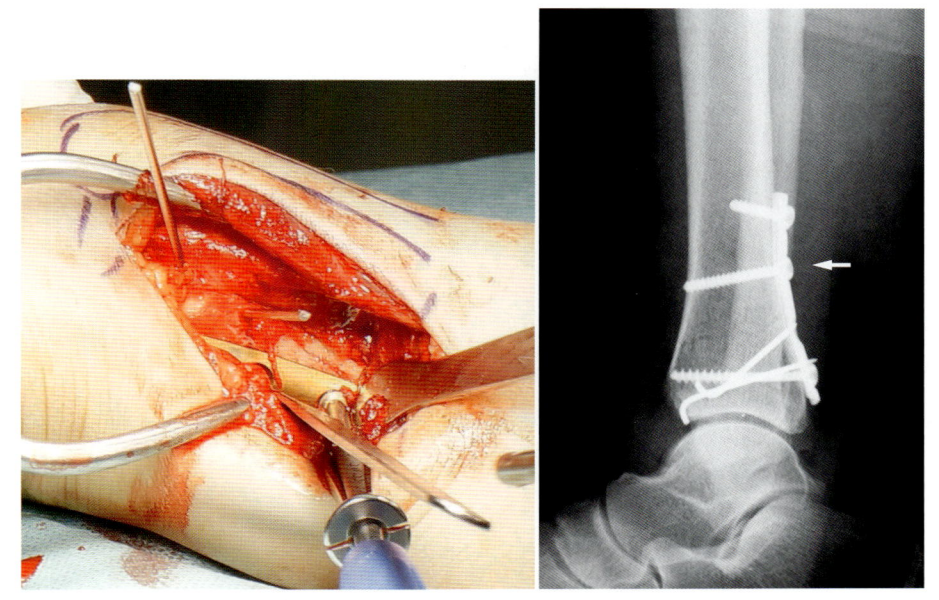

図23 後果のバットレスプレート内固定

1/3円プレートなどのストレートプレートを設置し，骨折のすぐ近位で皮質骨スクリューにより圧迫をかける（矢印）．

4）シンデスモーシス（脛腓間結合）不安定性

a）不安定性の評価（図24）：骨折の内固定の後，ストレステストにより不安定性を評価する．

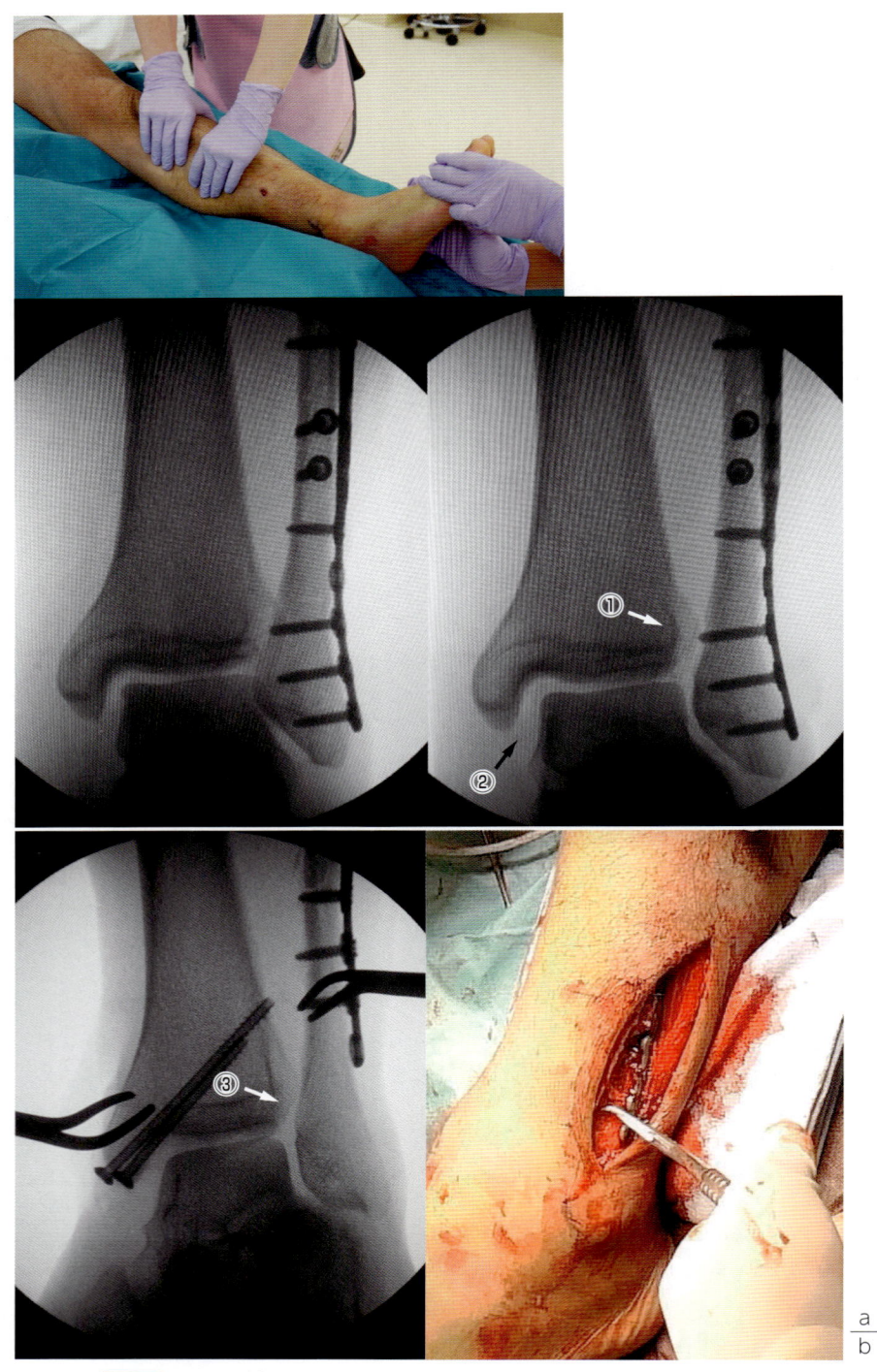

図24 シンデスモーシスの不安定性評価法（ストレステスト）

a：外旋テスト．助手が下腿を把持し，術者は足部を外旋させる．Tibio-fibular clear space（①）の開大が確認されればシンデスモーシス不安定性の診断となる．同時に，medial clear space も開大している（②）．

b：フックテスト．脛骨を固定した状態で，腓骨を外側に引き出すことで，tibio-fibular clear space の開大が見られたら（③），シンデスモーシスの不安定性と診断する．

b) **整復および固定**（**図 25〜27**）：整復の確認は，
直視と透視の両方を用いて評価する．透視像は
健側と比較する必要がある．

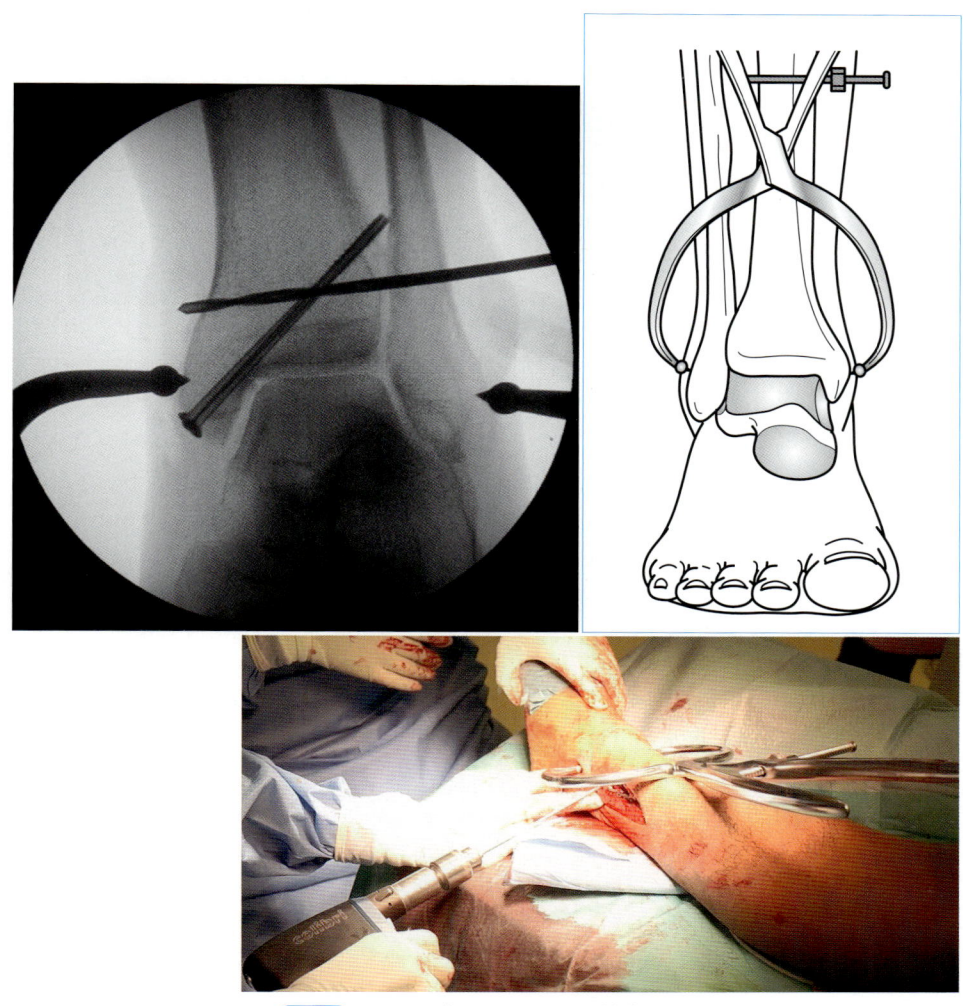

図25 **シンデスモーシスの整復方法**
足関節中間位で内果および外果の先端部に鉗子（ペリアーティ
キュラークランプ）を用いて圧迫をかける．整復から固定まで足
関節は中間位を保持し過圧迫を予防する．スーチャーボタン
あるいはスクリューは，前方に 30°ほど傾斜させて挿入する．

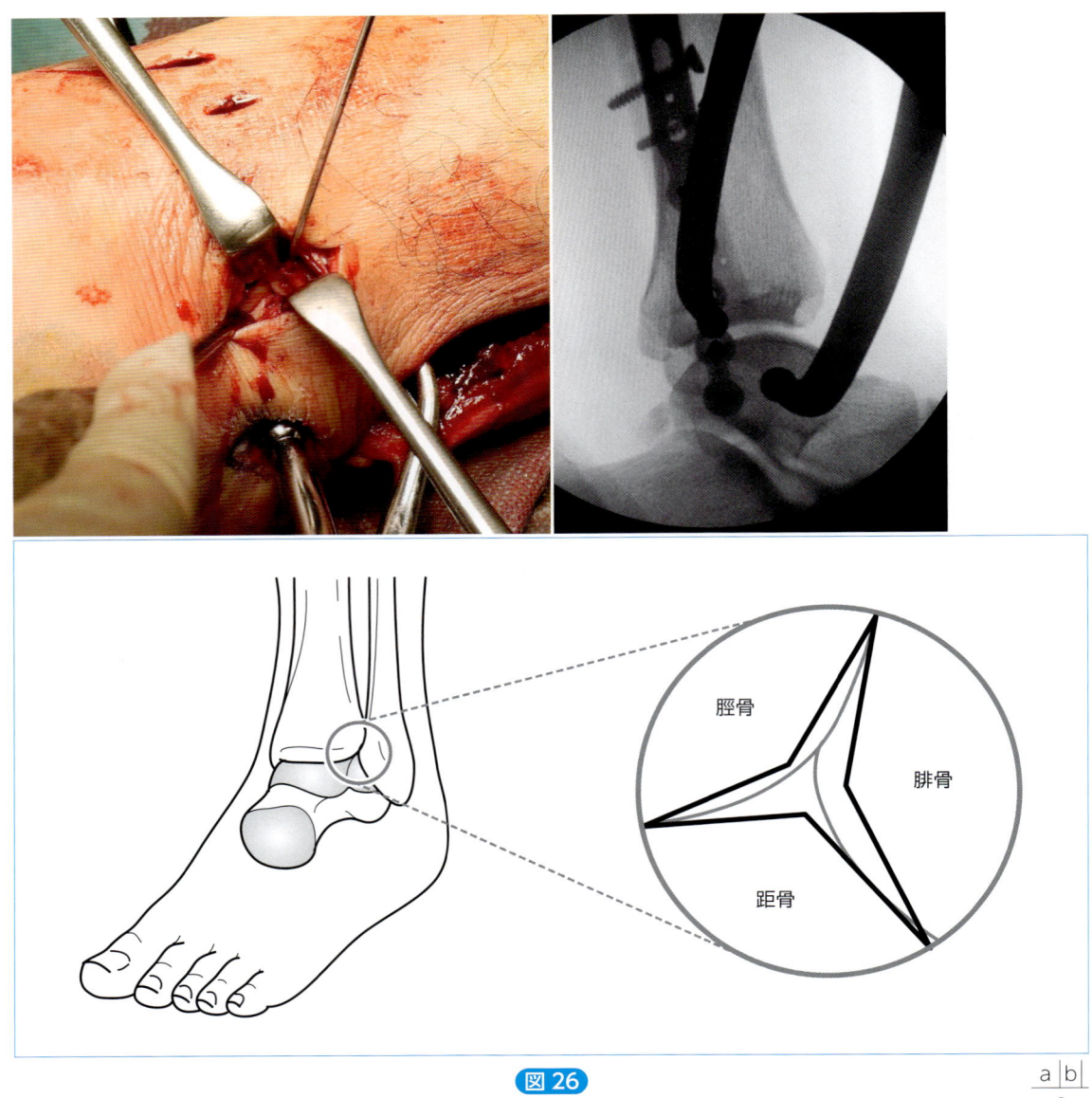

図 26

a | b
c

シンデスモーシス不安定性の治療において，高率に起こる malalignment をいか
に低減するかが問題となる．

　a：直視下確認．直視下に整復を確認することにより，整復不良の危険性を
　　　低減することが可能と考えられており，直視下に遠位脛腓間の適合性
　　　（Mercedes Benz sign）を確認することも有用である．
　b：透視下確認．側面像（talar dome lateral view）での腓骨の位置を評価
　　　する方法は信頼性が高いが画像の描出にややテクニックが必要であり，
　　　正確な像でなければ診断力は低い．
　c：Mercedes Benz sign のシェーマ

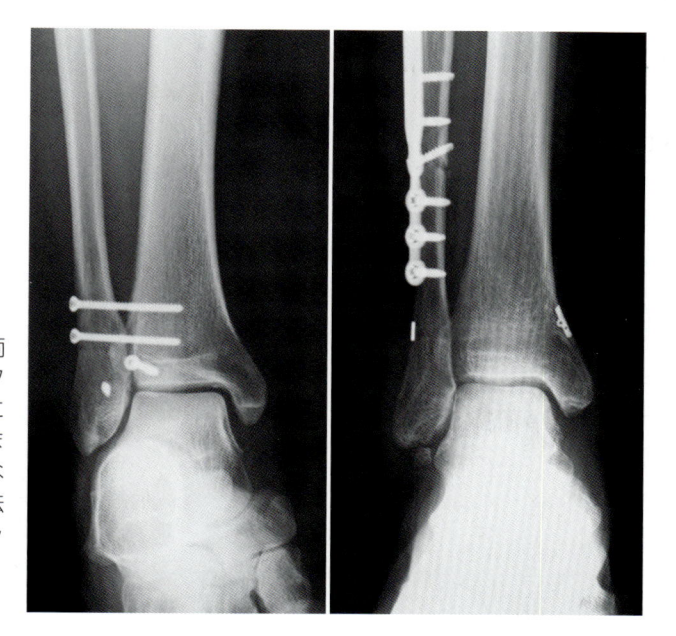

図27

現在，スクリューとスーチャーボタンの両方を固定に用いることができる．スクリューのサイズや本数の違いは，固定力に有意な影響を及ぼさないとされている．また，スーチャーボタンについても長期的な成績ははっきりしておらず，どの固定方法が優れているかは，未だコントロバーシャルである．

Ⅵ. 後療法

　大きな関節面を含む後果骨折，シンデスモーシス損傷の合併以外では，原則として，早期の全荷重を許可している．術後早期にはギプスシャーレを用いて荷重歩行訓練を許可し，創部が落ち着けばアンクルサポーターに変更する．関節面を25%以上含む後果骨片に関しては，荷重による骨片の転位が危惧されるために，15 kgの部分荷重のみ許可，6週で全荷重としている．同様にシンデスモーシス損傷に対し

ても15 kgの部分荷重は早期より許可するが，全荷重は6週以降としている．一方，Maisonneuve 損傷においては，シンデスモーシスの固定をスーチャーボタンに加えてスクリューを併用しているため，荷重開始は6週でスクリューのみ抜去した後から15 kgの部分荷重とし，10週で全荷重としている．

（依光正則）

参考文献 ·······························

1）Assal M, et al.：How to get to the distal posterior tibial malleolus? A cadaveric anatomic study defining the access corridors through 3 different approaches. J Orthop Trauma. 31：e127-e129, 2017.

　サマリー　足関節後方アプローチのカダバー検証．後外側，後内側，修正後内側の3つの後方系アプローチは，可視範囲が異なる．

2）Miller AN, et al.：Iatrogenic syndesmosis malreduction via clamp and screw placement. J Orthop Trauma. 27（2）：100-106, 2013.

　サマリー　鉗子のかけ方，スクリュー挿入角度により，シンデスモーシス整復不良が起こることをCTで検証．

3）Laflamme M, et al.：A prospective randomized multicenter trial comparing clinical outcomes of patients treated surgically with a static or dynamic implant for acute ankle syndesmosis rupture. J Orthop Trauma. 29（5）：216-223, 2015.

　サマリー　シンデスモーシス固定インプラントの比較試験．ねじはロープに比べ臨床成績に大差ないが，再手術は多い．

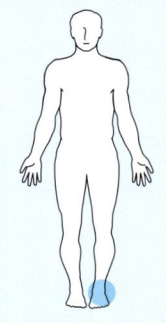

患者 ID：　　　　　　　患者氏名：
年齢：62　　性別：男性

手術日：　　　　／　／

診断：左足関節両果骨折（新 AO 分類 44B2.2, Lauge-Hansen SER stage Ⅳ）（図 28）
術式：骨折観血的手術（K046-2）
　　　外果：ALPS composite plate 7
　　　内果：4.0 mm CCS 2 本
術者：　　　　　　，　　　　，
手術時間：1 時間 34 分　　出血量：30 mℓ

麻酔：全身麻酔　　麻酔医：

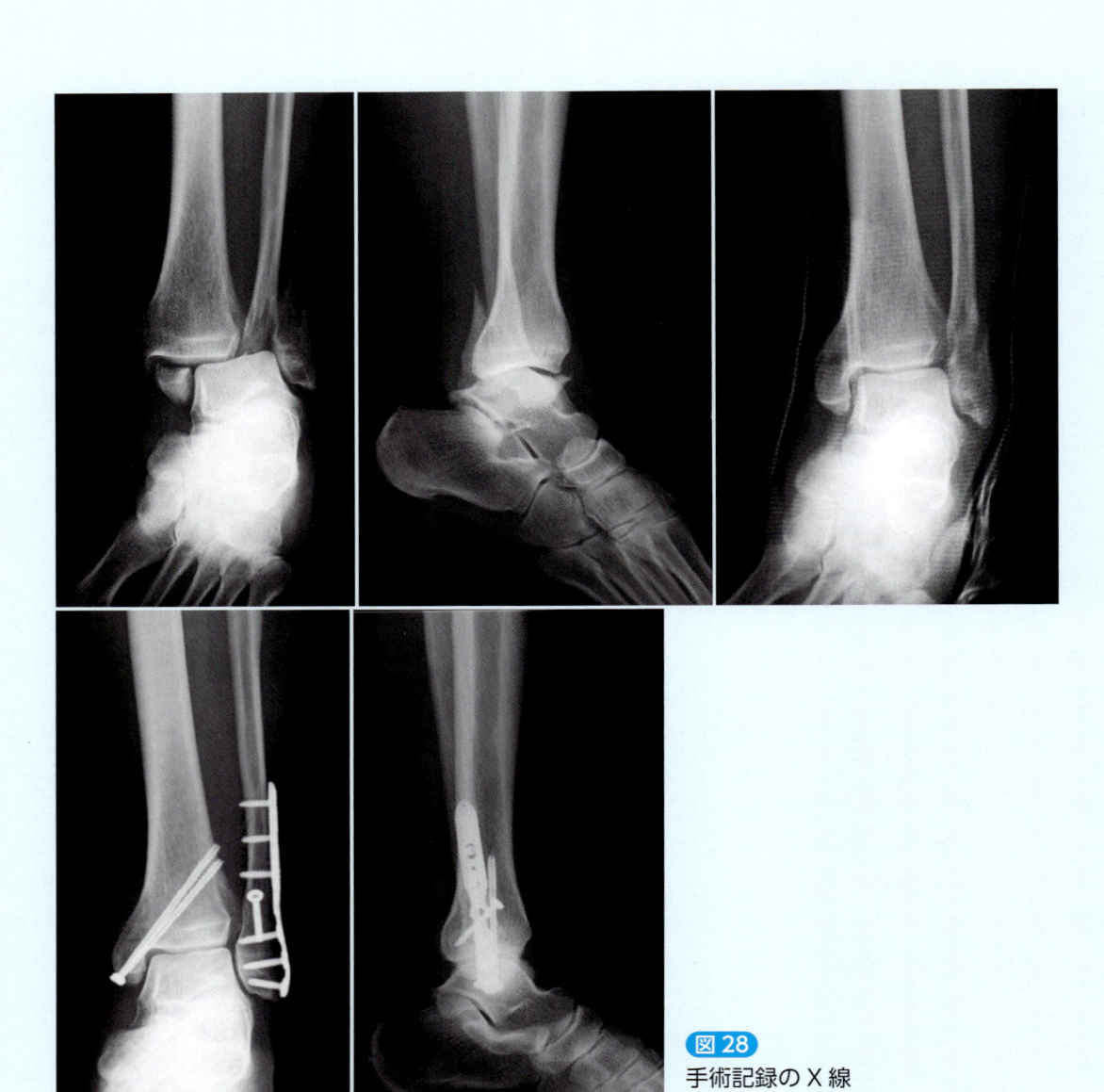

図 28
手術記録の X 線

①仰臥位，X線透過性手術台．患側殿部に枕を挿入し，下肢を内旋．イメージは健側から進入し，モニターはその頭側に設置

②Air tourniquet 加圧．外果より手術開始．皮膚切開はやや前方にカーブさせてデザイン．浅腓骨神経は確認せず．骨折部を展開し，骨膜の剥離は最小限に．下腿を保持固定して，足部外旋し，骨折部を離開させた．骨折部の debris，血餅を除去，洗浄を行った

③鋸歯状骨鉗子にて骨折部を整復行い，φ1.8 mm K-wire で仮固定．イメージ確認し，3.5 mm cortical screw でラグスクリュー固定．7穴 composite plate を保護プレートとして選択し設置．軽度ベンディング．近位1本のみノンロッキング

④スクリューで引き寄せ．In situ bend にて修復しつつ，ロッキングスクリューを挿入した

⑤殿部の枕を除去し，下肢外旋．内果にアプローチ．骨折部周囲の骨膜を最小限剥離し，骨折部に介在する血餅除去．遠位骨片を把持し，前内側のコーナーの部位を直視しながら整復．関節面の整復位が良いことを確認し，ラージポイント骨鉗子で骨片間を圧迫するように整復．φ1.8 mm K-wire を2本挿入．透視にて整復位確認．整復位は良好であり，2本の先ねじ4.0 mm CCS により対側皮質をとらえて，圧迫スクリュー固定した

⑤整復位，安定性良好．シンデスモーシス不安定性なし．洗浄の後，皮下皮膚を縫合して手術終了

20　踵骨骨折

I．代表的分類法（その手術適応）（図1〜5）

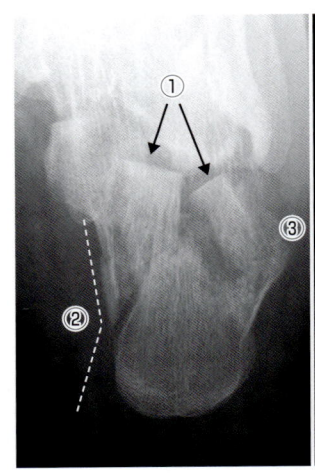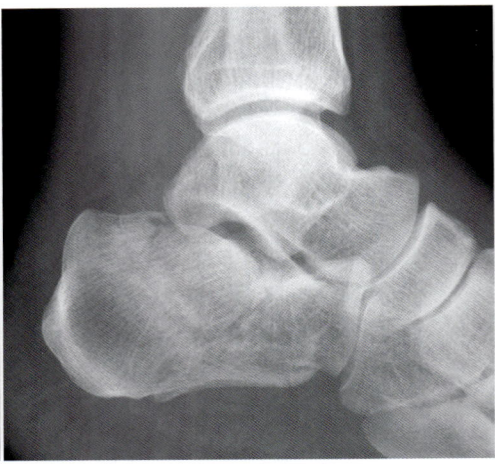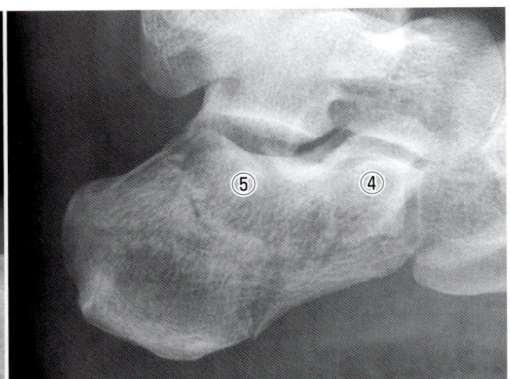

a | b | c

図1　踵骨骨折の単純 X 線像

踵骨骨折の単純 X 線検査では通常，踵骨軸射像（正面像），側面像，Anthonsen 像が撮影される．軸射像では後距踵関節面の転位（①），踵骨の内外反変形（②），内外側壁の膨隆（③）の有無を評価し，Anthonsen 像では前・中距踵関節面（④）と後距踵関節面（⑤）の転位を評価する．

　　　　　　a：軸射像（正面像）
　　　　　　b：側面像
　　　　　　c：Anthonsen 像

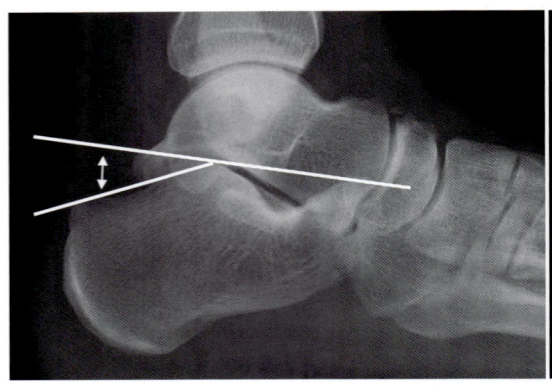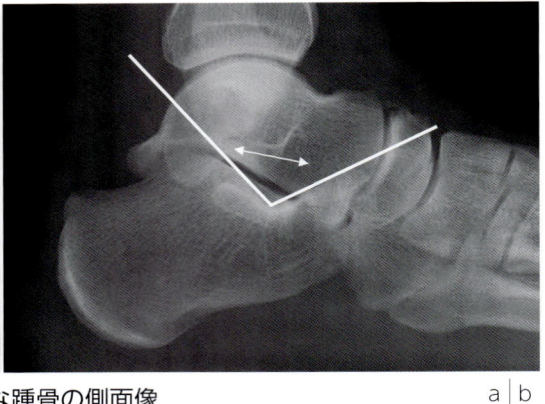

a | b

図2　正常な踵骨の側面像

側面像では後距踵関節上縁と前距踵関節上縁とを結ぶ線と踵骨隆起上縁と後距踵関節上縁とを結ぶ線のなす角である Böhler 角，前中距踵関節と後距踵関節とのなす角である crucial 角をみて骨折の転位の程度や長軸方向の短縮の有無について評価する．

　　　　　　a：Böhler 角．正常値（20〜40°）
　　　　　　b：Crucial 角．正常値（95〜105°）

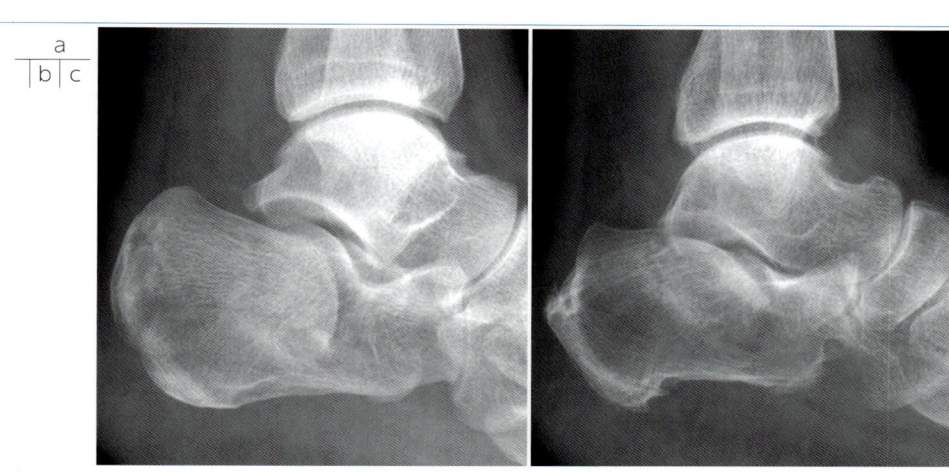

図3 Essex-Lopresti 分類（単純 X 線像における分類）

a：Essex-Lopresti の分類図
　1．関節外骨折
　　　1）踵骨隆起骨折：①鴨嘴骨折，②踵骨隆起内側突起骨折
　　　2）踵立方関節に骨折線が及ぶもの
　2．関節内骨折
　　　1）転位のないもの
　　　2）舌状型（tongue type）
　　　3）陥没型（joint depression type）
　　　4）載距突起単独骨折
　　　5）粉砕型
　　　　　　　　　　（高倉義典，北田　力編：図説 足の臨床 改訂版.
　　　　　　　　　　p.193-204，メジカルビュー社，1998. より）
b：舌状型（tongue type）の X 線画像
c：陥没型（joint depression type）の X 線画像

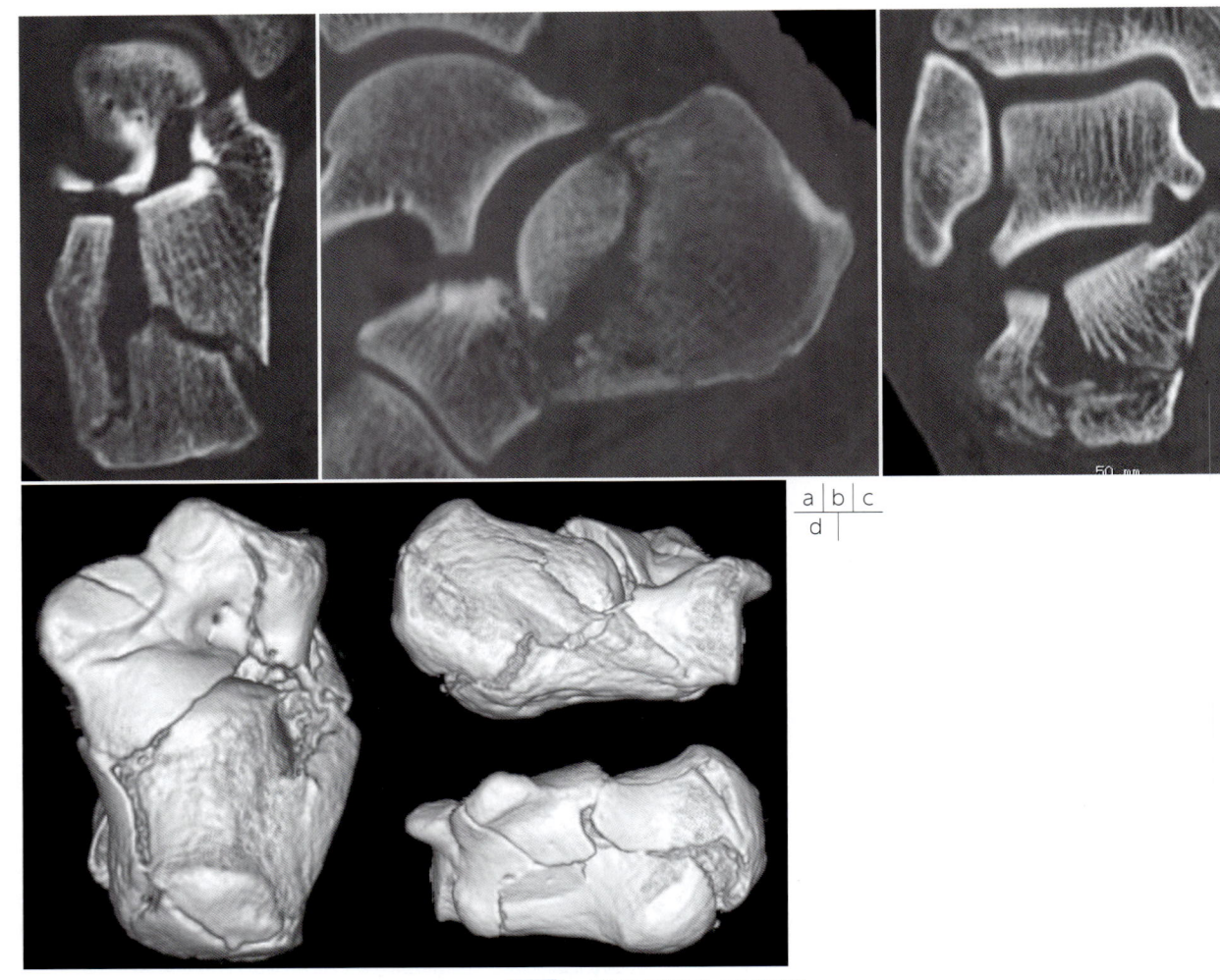

図4 踵骨骨折の CT 画像

CT 検査は複雑な形態をした踵骨において骨折の転位や骨折線の方向など，単純 X 線画像と合わせて評価することで，治療を行う際の有用な情報を提供してくれる．

a：Axial 画像
b：Sagittal 画像
c：Coronal 画像
d：CT-volume rendering 画像

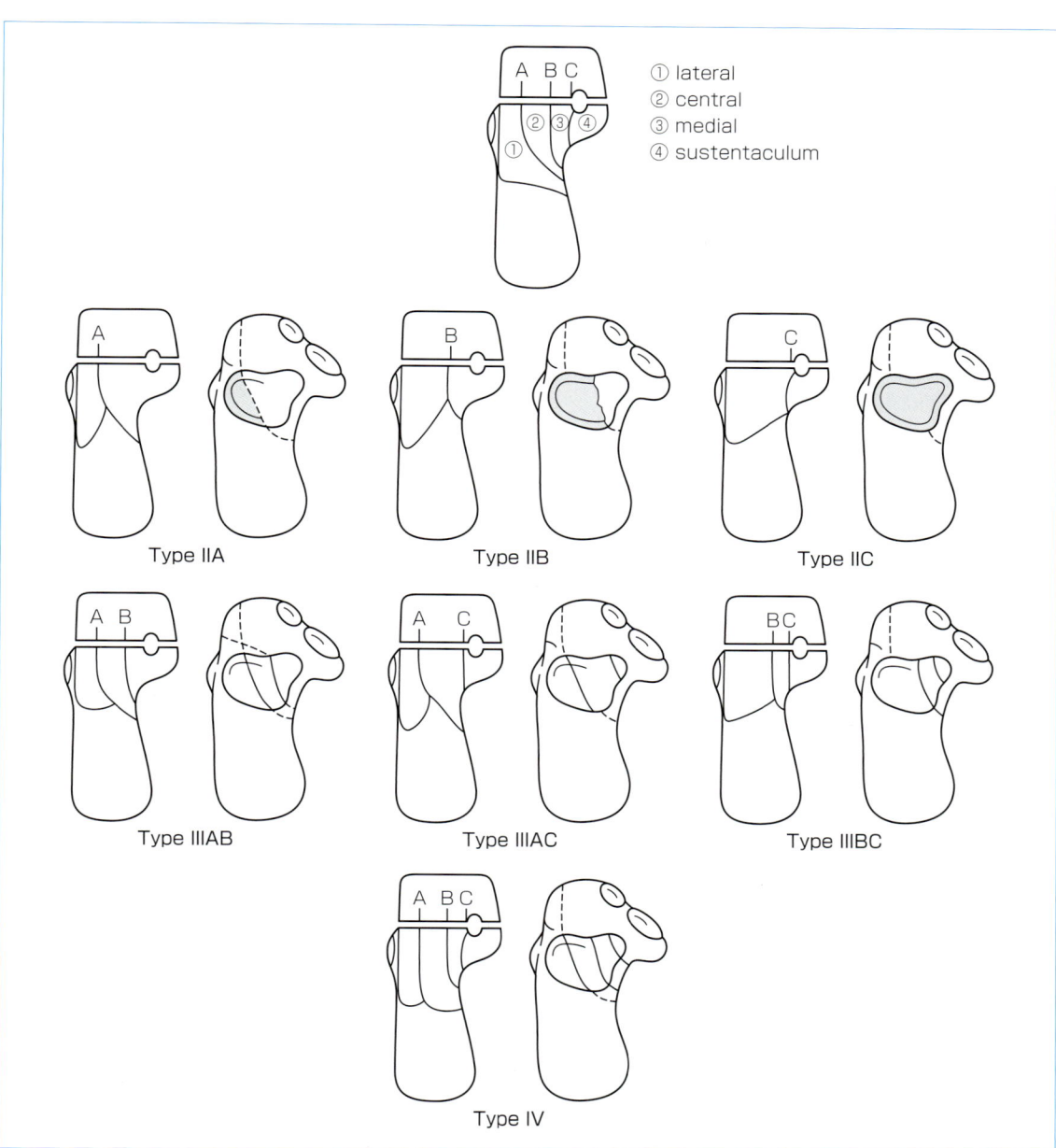

① lateral
② central
③ medial
④ sustentaculum

Type IIA Type IIB Type IIC

Type IIIAB Type IIIAC Type IIIBC

Type IV

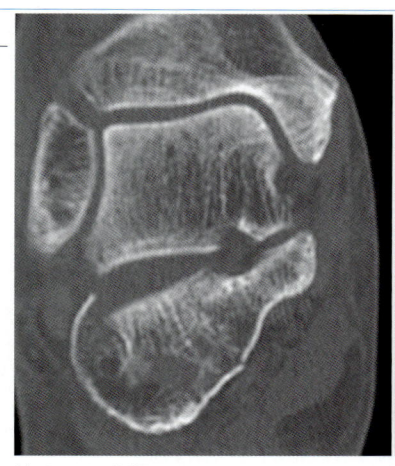
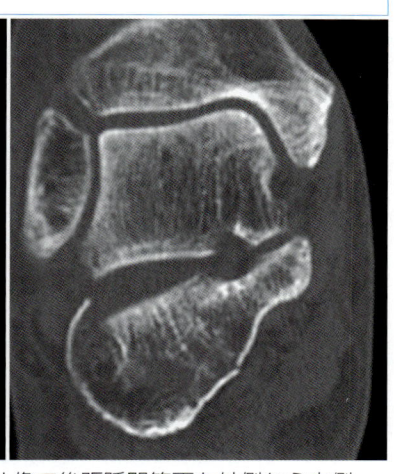

a
b | c

図5

Sanders 分類（CT 分類）

a：後距踵関節の損傷の程度に注目した分類である．CT の coronal 像で後距踵関節面を外側から内側に 3 分割して外側の骨折線を A，中央を B，内側を C とし，骨折線の本数と部位から分類している．
Type I：骨折線の数とは関係なく，骨片転位のないもの，type II：1 本の骨折線，type III：2 本の骨折線，type IV：3 本の骨折線，粉砕骨折となっており，type と予後を関連させている．
　　（Sanders R.：Current concepts review：displaced intra-articular fractures of the cal-caneus. J Bone Joint Surg Am. 82：233, 2000. より）
b：Sanders 分類 type II A の CT 画像
c：Sanders 分類 type II B の CT 画像

Böhler角が0°以上である関節内骨折（tongue type や joint depression type），Sanders分類の type Ⅱ で は低侵襲スクリュー固定を行っている．その場合は できる限り待機期間を設けず，速やかに手術を行っ ている．

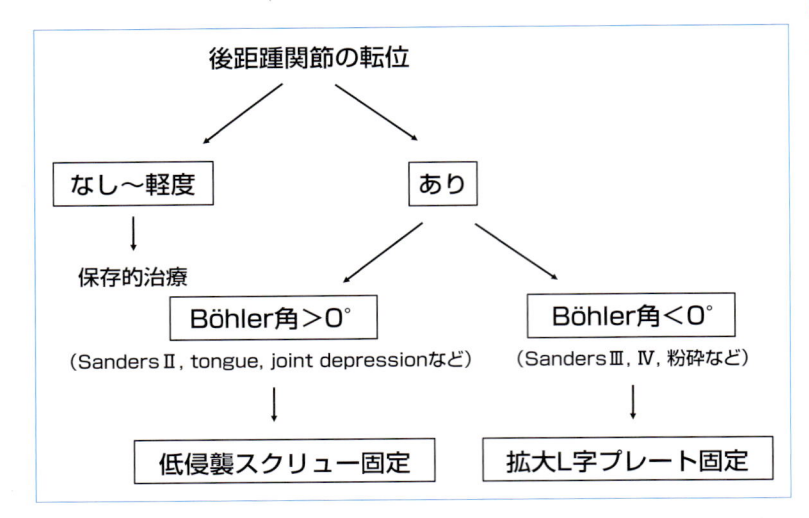

後距踵関節の転位

なし〜軽度 ／ あり

保存的治療

Böhler角＞0°
（SandersⅡ, tongue, joint depressionなど）

Böhler角＜0°
（SandersⅢ, Ⅳ, 粉砕など）

低侵襲スクリュー固定

拡大L字プレート固定

図6

踵骨骨折の手術適応（拡大L字プレート固定症例）

治療方法について，転位のない骨折は保存的治療が選択されるが，後距踵関節転位のある骨折では手術治療を行っている．X線で転位が著しい粉砕骨折，Sanders分類でtypeⅢ，typeⅣの場合が多いが，Böhler角の程度は粉砕の程度とほぼ比例すると考えられ，Böhler角が0°未満の場合は外側広範囲展開（L字切開）によるプレート固定を行っている．このような骨折の場合には骨折による軟部組織へのダメージが大きいことが多く，初診時から腫脹が強く，水疱が形成されることも多く，軟部組織が消退するまで1週間以上手術を待機する必要がある．

手術侵襲が大きいだけでなく，待機中に骨片が転位して下腿三頭筋が収縮したままになっており，手術の際に踵骨隆起を含む骨片の整復に難渋する．さらに待機期間が2週間を超えた場合は，その他の粉砕した骨片も転位して嵌入したまま動かなくなっていることが多く，整復が困難になる．

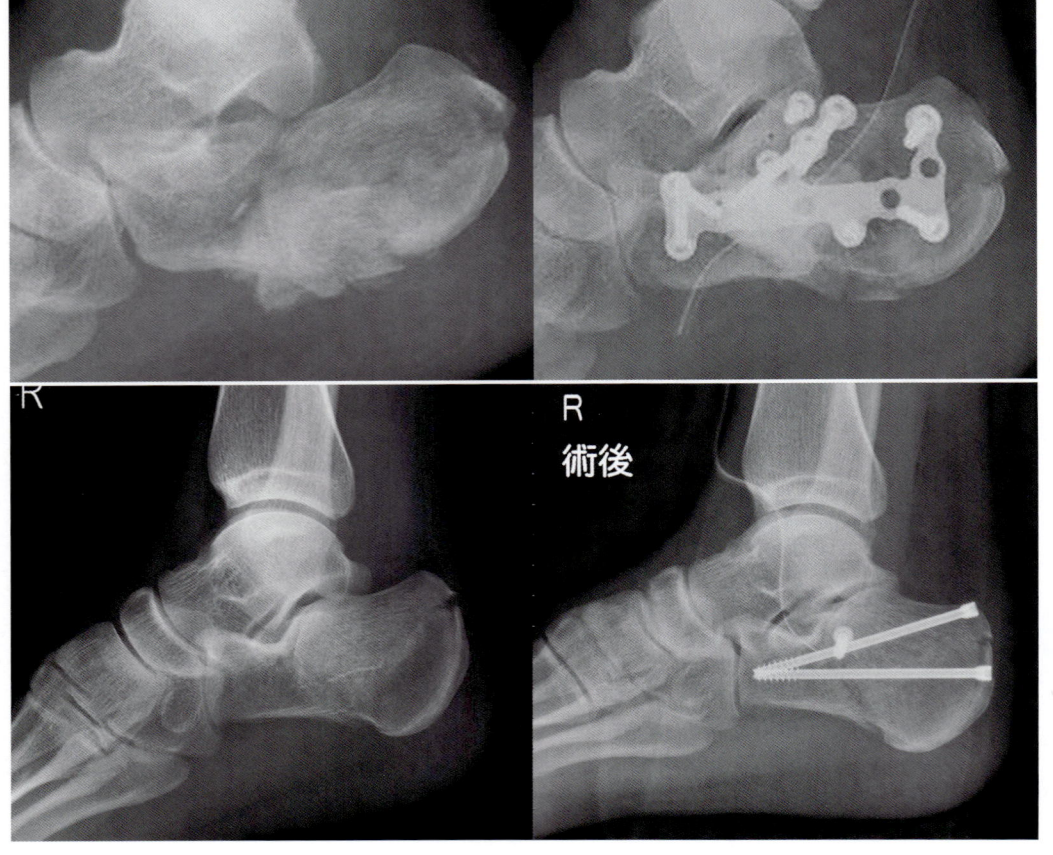

$\frac{a}{b}$

図7

踵骨骨折の手術適応

　a：拡大L字プレート固定
　　症例

　b：低侵襲スクリュー固定
　　症例

Ⅱ．使用インプラント（図8）

　実際の手術症例は低侵襲スクリュー固定のほうが多い．

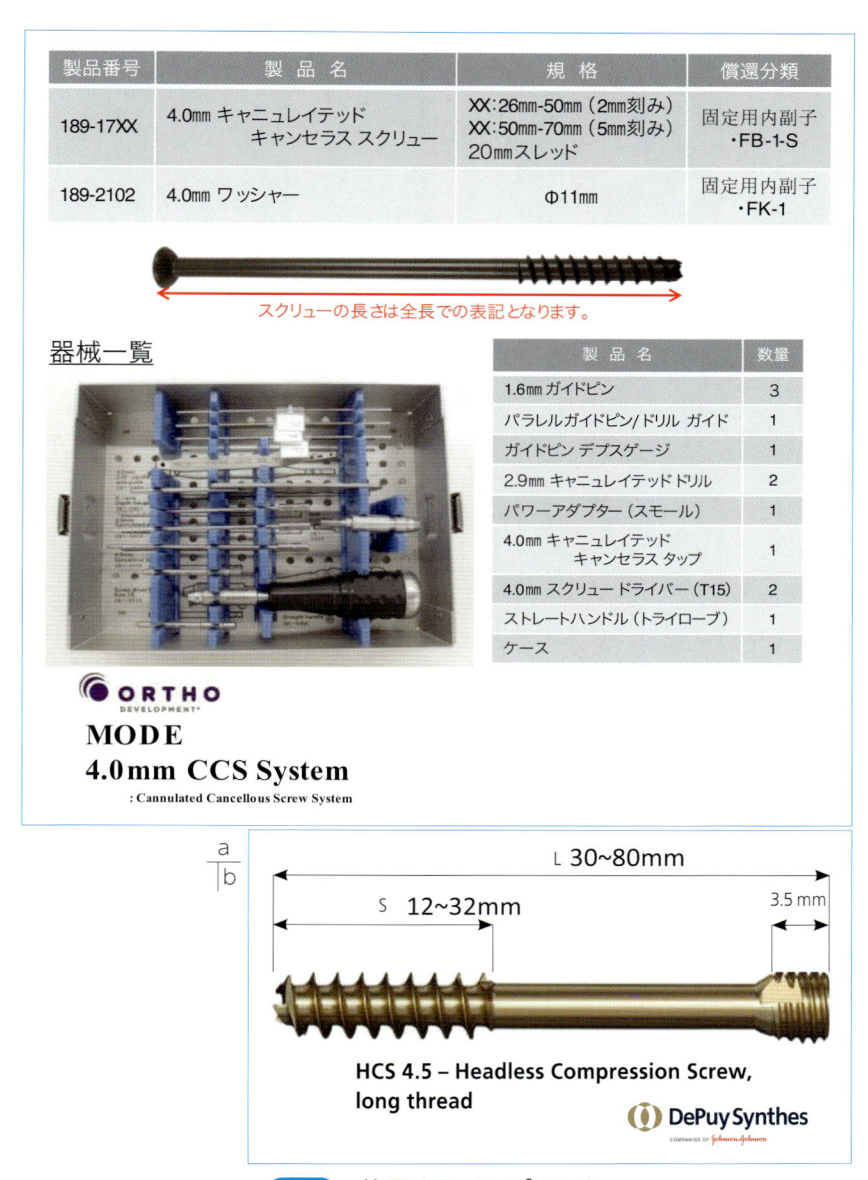

製品番号	製品名	規格	償還分類
189-17XX	4.0mm キャニュレイテッド キャンセラス スクリュー	XX：26mm-50mm（2mm刻み） XX：50mm-70mm（5mm刻み） 20mmスレッド	固定用内副子 ・FB-1-S
189-2102	4.0mm ワッシャー	Φ11mm	固定用内副子 ・FK-1

スクリューの長さは全長での表記となります。

器械一覧

製品名	数量
1.6mm ガイドピン	3
パラレルガイドピン／ドリル ガイド	1
ガイドピン デプスゲージ	1
2.9mm キャニュレイテッド ドリル	2
パワーアダプター（スモール）	1
4.0mm キャニュレイテッド キャンセラス タップ	1
4.0mm スクリュードライバー（T15）	2
ストレートハンドル（トライローブ）	1
ケース	1

ORTHO DEVELOPMENT®

MODE
4.0mm CCS System
: Cannulated Cancellous Screw System

L 30〜80mm
S 12〜32mm
3.5 mm

HCS 4.5 – Headless Compression Screw, long thread

DePuy Synthes COMPANIES OF *Johnson&Johnson*

a / b

図8 使用するインプラント

＜低侵襲スクリュー固定＞

a：4.0 mm キャニュレイテッドキャンセラススクリュー（CCS：cannulated cancellous screw）．外側から刺入．スタードライブの CCS，ガイドピンが 1.6 mm，ドリルが 2.9 mm

b：4.5 mm HCS（Headless Compression Screw）．後方から刺入．以前は 5.0 mm CCS を使用していたが，踵部後方の皮下でスクリューヘッドが刺激になるため，最近ではヘッドレススクリューである DePuy Synthes の 4.5 mm HCS を使用することで術後に後方の皮下でスクリューヘッドが刺激症状をきたすことがなくなった．

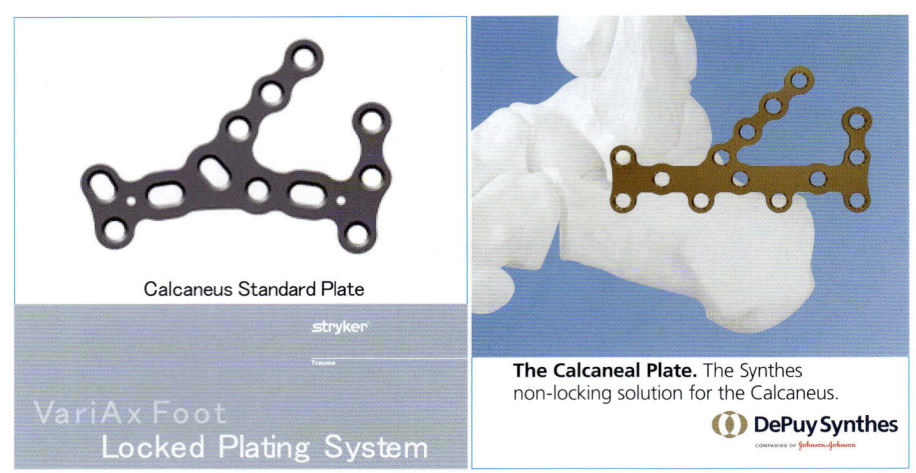

図8 使用するインプラント　つづき　　c｜d

<拡大L字プレート固定>

c：Polyaxial locking plate. ストライカー社の low profile で 3.5 mm の polyaxial locking screw と non-locking screw が使用できるため，内側骨片に対する角度安定性もある程度得られる．プレートから載距突起に向けてスクリュー挿入が可能

d：Non-locking plate. 以前はロッキングプレートがなかったが，low profile であり，外側壁にあわせてベンディング，長さをカットして加工することが容易．プレートから載距突起にスクリュー挿入可能．ロッキングプレートが出現してから使用頻度は激減

Ⅲ．手術器械一式

- 筋鉤各サイズ：外側を展開する際に必要
- ラスパ：外側を剥離する際に有用
- 小エレバトリウム：外側から転位した関節面を含む骨片を持ち上げる際に有用
- 細い板ノミ（直・曲がり）：小エレバトリウムと同様に転位して落ち込んだ骨片を持ち上げる際に有

用になる
- K-wire 各種：骨片の整復，仮固定に使用するが，サイズは径 1.8/2.0/2.4 mm が頻用される
- 足部を支える X 線透過性枕：清潔なガウン 2 個を重ねて枕として使用

Ⅳ. 体位・セッティング（図9）

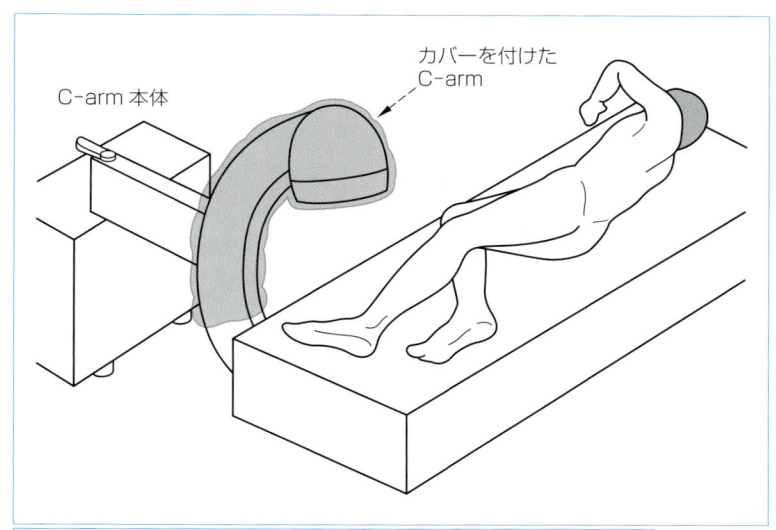

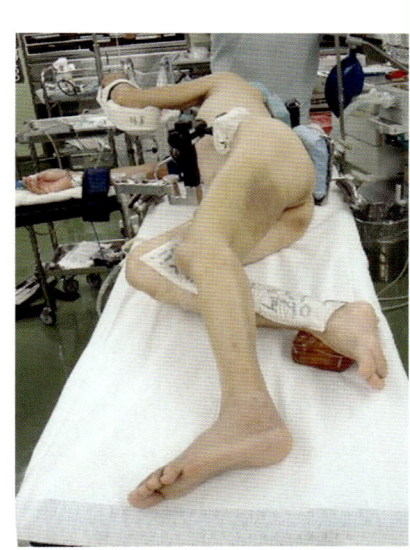

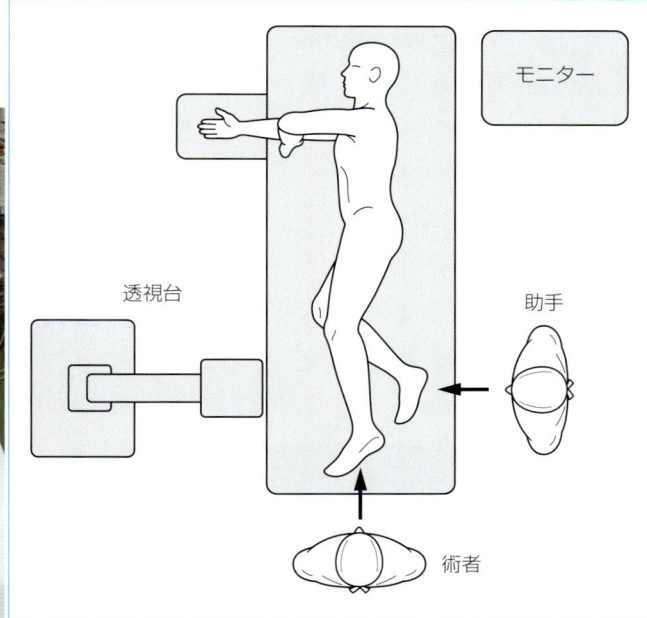

図9 体位・セッティング

体位は患側上の側臥位とし，透視装置を併用するが，C-arm は前足部側から入れたほう
が踵後方からの操作の邪魔になりにくい．透視装置のモニターは C-arm の反対側の頭側に
設置する．

Ⅴ. 手術手技
—低侵襲スクリュー固定術—

1. アプローチ・切開（図10）

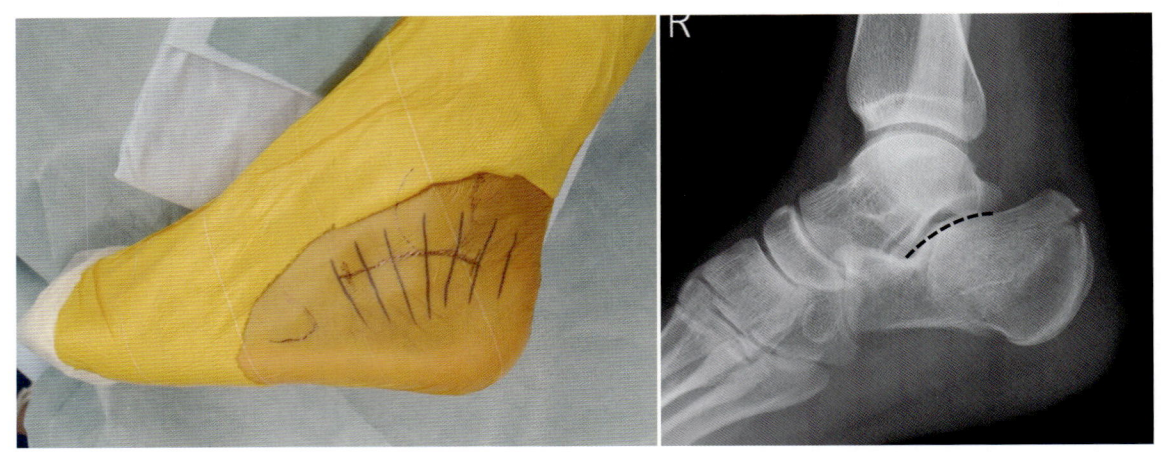

図10 アプローチ・切開

外果の直下を3〜4 cm切開して腓骨筋腱を遠位に避けるように
後距踵関節を直視する.

2. 手技の実際

1）術前画像確認（図11）

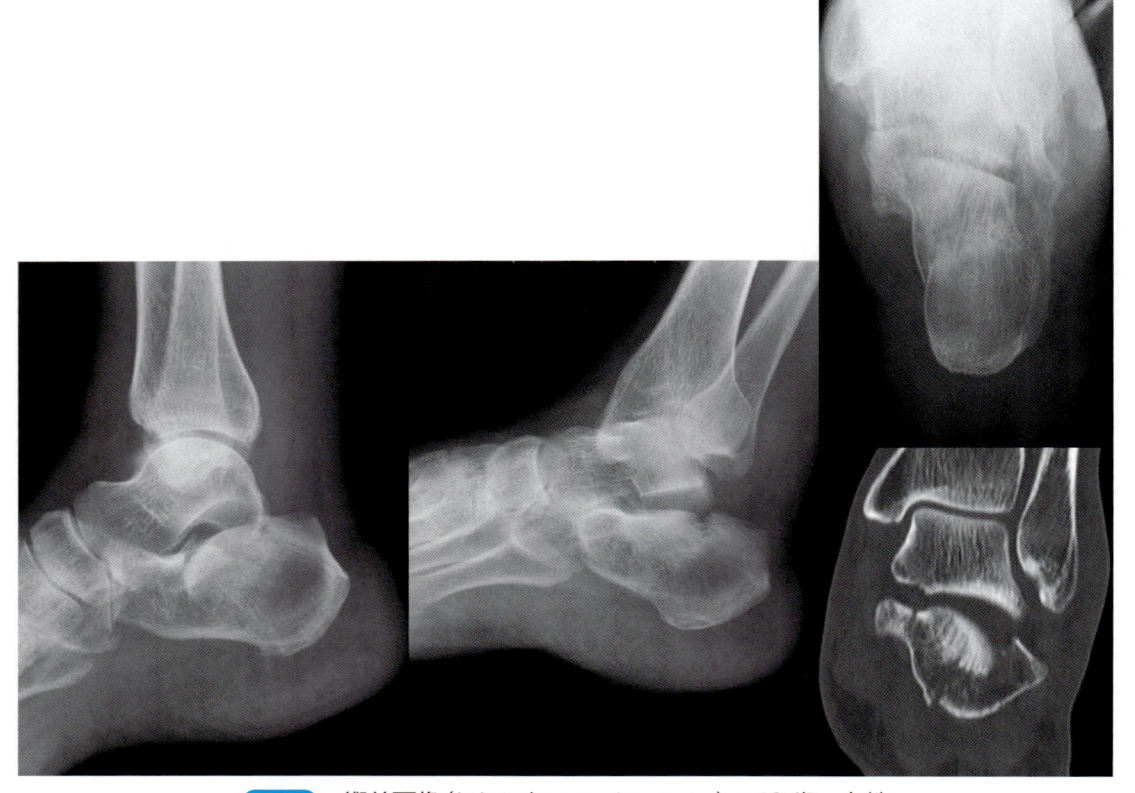

図11 術前画像（joint depression type）：49歳，女性

2) 後距踵関節面の整復・仮固定（図12）

　透視を併用した整復操作は側面像を見て行う場面が多いが，患側上の側臥位での操作のため，踵骨の内反変形が残存しやすい状況にある．そのため，距骨滑車の内外側の陰影が重なる正確な距骨の側面像が見えるようにしておくべきである．術前に健側，患側の足底から手で踵骨が内反しているのか，外反しているのかを確認しておくことも重要であり，整復の際にも同様に足底を手で触知して確認すべきである．また，外側壁の膨隆については術中に落ち込んだ後距踵関節骨片を持ち上げて整復することで，その直下に膨隆した外側壁骨片が整復されるスペースが生じる．それにより膨隆した外側壁を整復して，元の形態に戻すことができる．外側壁の膨隆についても同様に手で触知して確認すべきである．

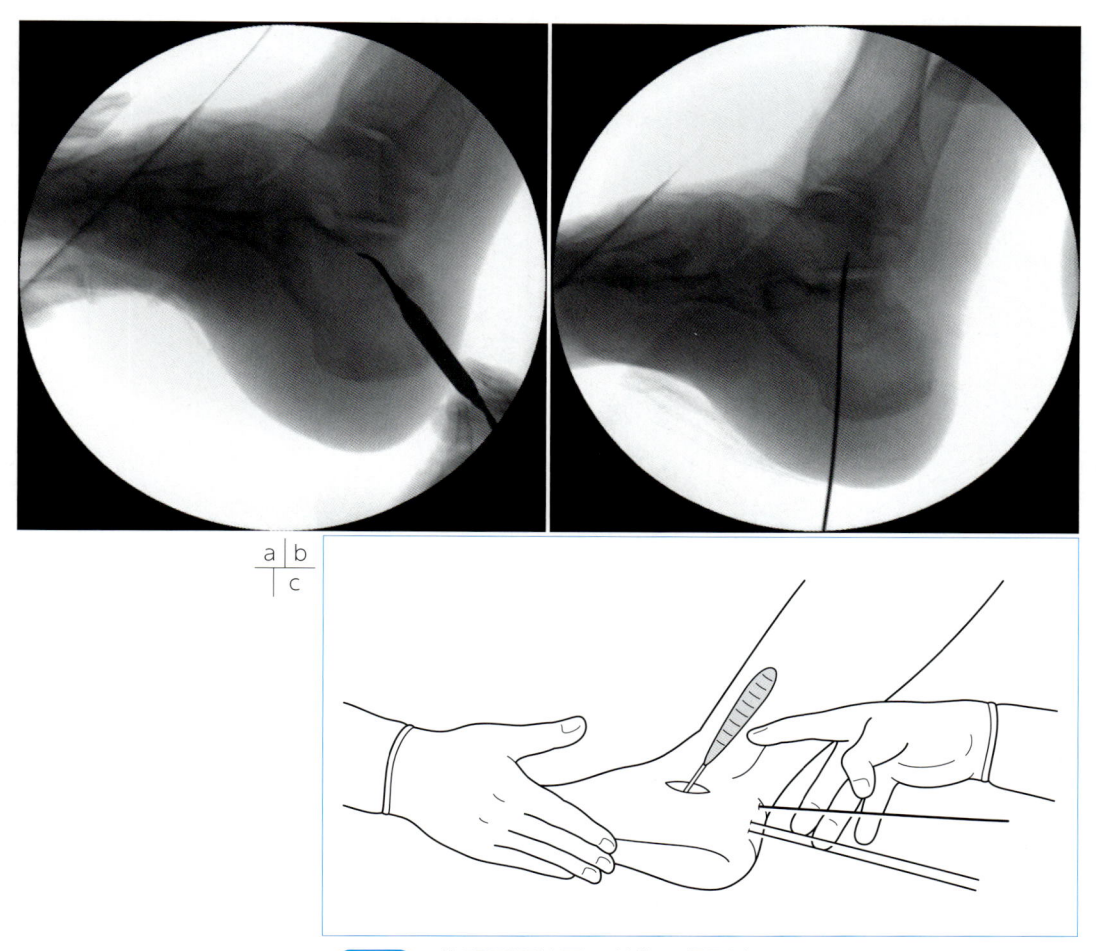

a | b
　　| c

図12　後距踵関節面の整復・仮固定

整復には小エレバトリウムや，先の曲がった細い板ノミを使用して底側に転位した後距踵関節骨片を持ち上げて（a），外側K-wireあるいはスクリュー（CCS）のガイドピンを載距突起に向けて刺入して仮固定し，さらにそれを下から支えるように後方からガイドピンを挿入して固定（b）．
透視で側面像，Anthonsen像を確認，正面像も股関節を外旋させて透視装置のC-armを足底側に傾けることで描出可能である．
　　a：外側小皮切で展開して，後距踵関節を直視下および透視下に
　　　　小エレバトリウムを用いて整復
　　b：K-wireで一時的に距骨下関節を固定
　　c：マクロシェーマ

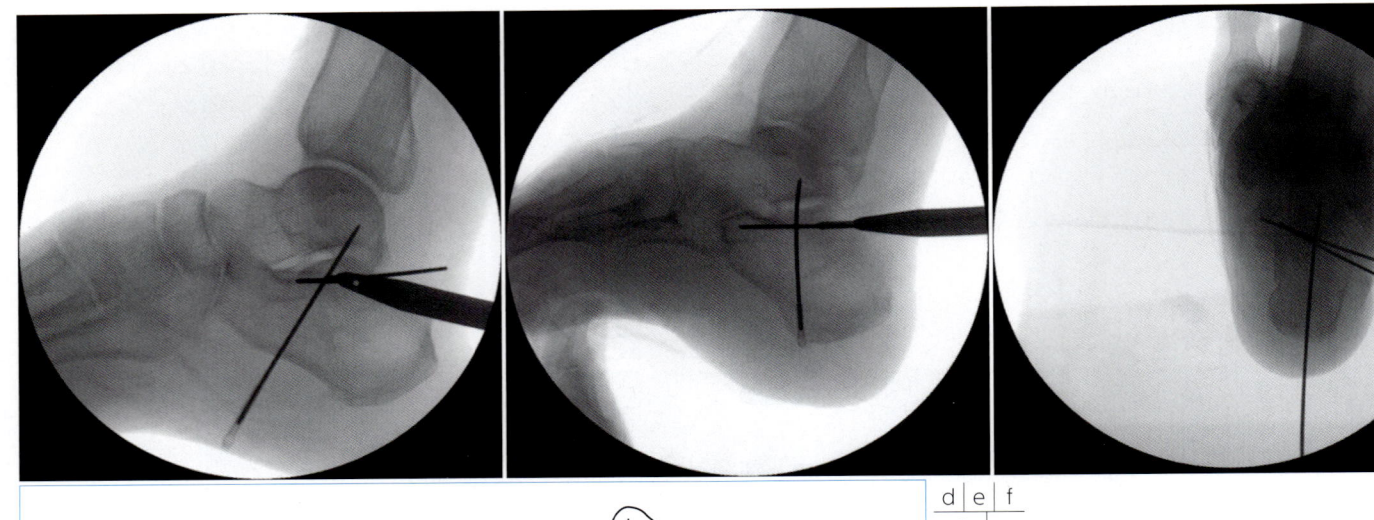

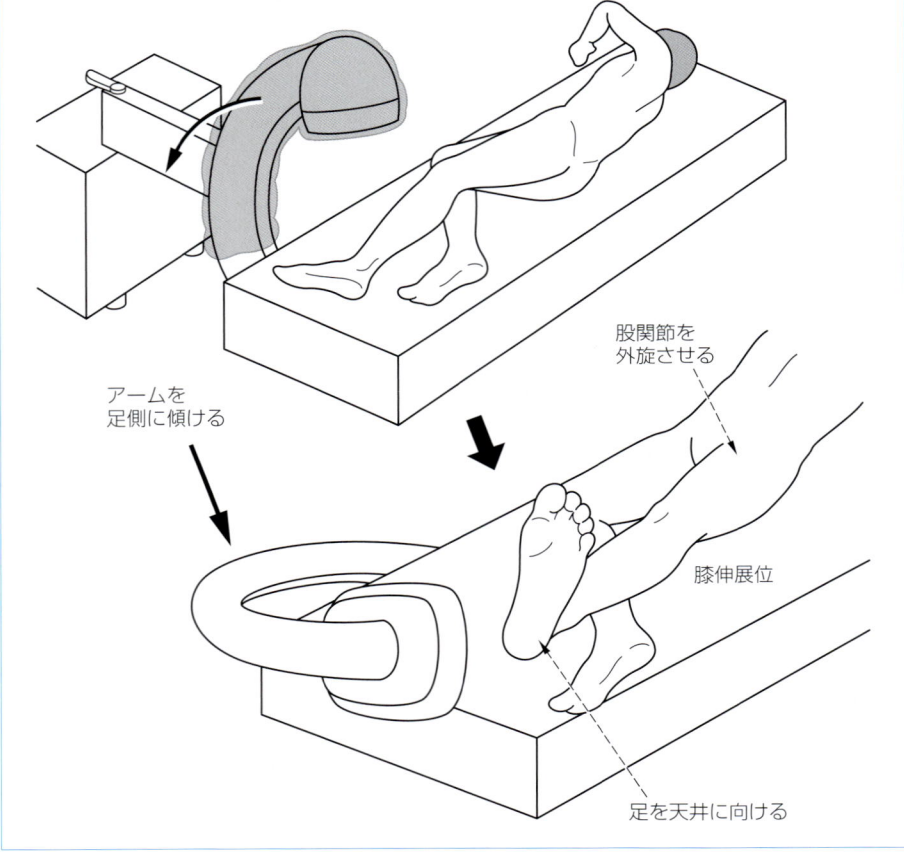

d	e	f
g		

アームを
足側に傾ける

股関節を
外旋させる

膝伸展位

足を天井に向ける

図12

後距踵関節面の整復・仮固定　つづき

d～f ：整復した後距踵関節を固定す
　　　　るCCSのガイドピンを挿入

d ：側面像

e ：Anthonsen 像

f ：軸写像．股関節を外旋して足関節
　　を可及的に背屈位とし，ベッドの
　　側方から入れた透視装置のC-
　　arm を足底方向に傾けると軸射
　　像が確認できる．外側からのガイ
　　ドピンが載距突起の底側に出て
　　いないことを必ず確認してから
　　4.0 mm CCS で固定

g ：軸写像の確認．C-arm を足側に傾
　　けて，患肢は膝伸展位で股関節を外
　　旋させて足趾が天井を向くように
　　して透視画像を描出させる．

3) 外側・後方からのスクリュー固定（図 13）

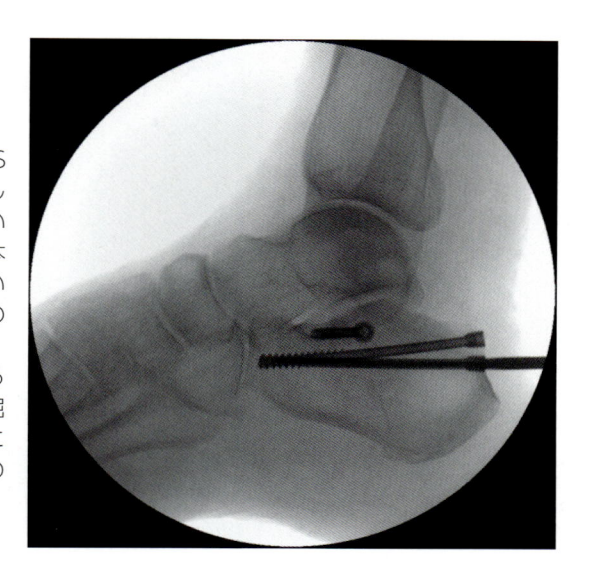

図 13

スクリュー固定

側方から 4.0 mm CCS，後方からは 4.5 mm HCS で固定．透視で整復位，ガイドピンの方向を確認して問題なければ，スクリューを挿入して固定している．外側からのスクリューは 4.0 mm CCS を 1 本ないし 2 本使用．後方からは 5.0 mm CCS あるいはヘッドレススクリューである DePuy Synthes の 4.5 mm HCS を使用している．

外側からの CCS は腓骨筋腱と干渉しないようにすることは当然であるが，載距突起の直下には長母趾屈筋腱が走行しており，CCS の先端は載距突起の下に絶対に出さないようにしなければならない．透視の軸射像で必ず確認する必要がある．

4) 閉　創（図 14）

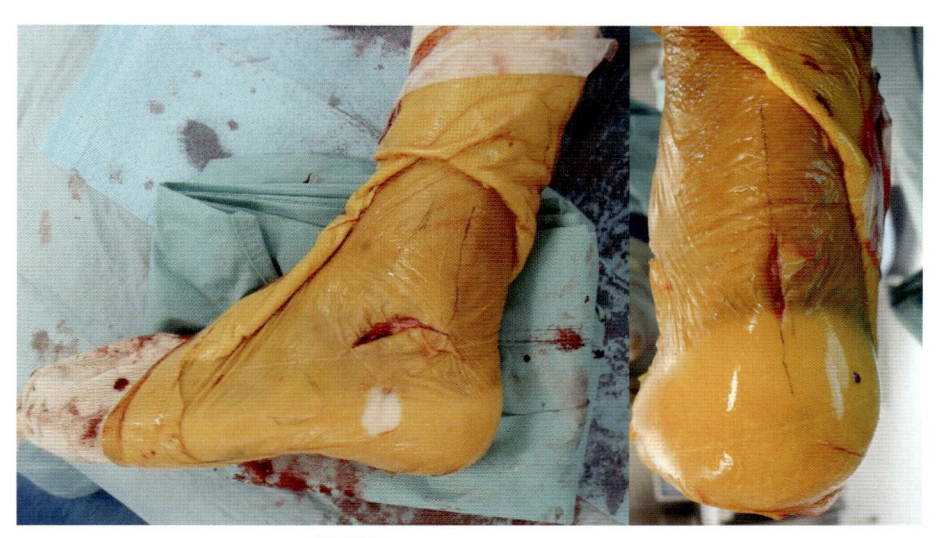

図 14　　**外側，後方の創閉鎖**

前足部から後足部内側には清潔ガウンなどで作った枕を敷いて，整復時に踵骨が内反しないように注意．足底および後足部を術者が手で触ってアライメント，足部の形態を確認すること．

5) 術後画像確認（図15）

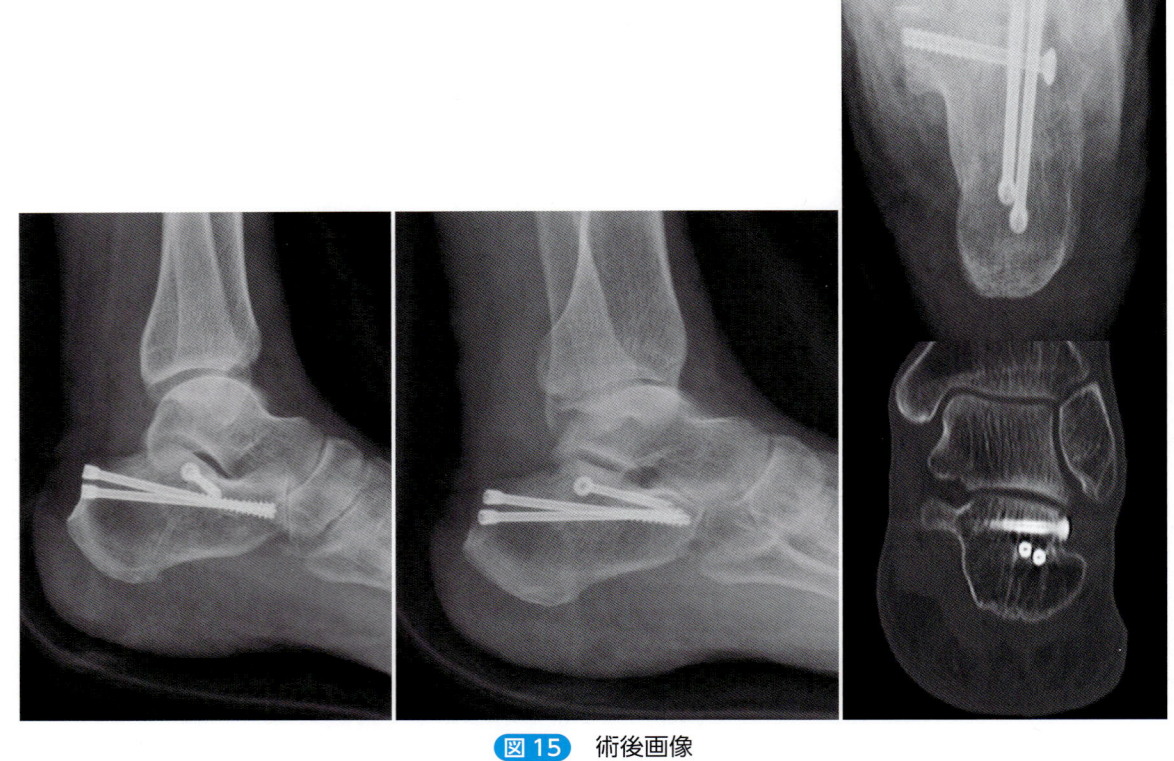

図15 術後画像

【附】徒手整復（大本法）について（図 16）

整復の際に Böhler 角，crucial 角は，通常健側と比較して整復位の指標とするが，踵骨隆起の位置，側面での長軸方向の短縮も整復の指標として重要である．後距踵関節の整復を中心とした距骨下関節の整復が重要であるが，踵骨骨折は関節内骨折の整復だけでなく，関節外の整復も足部のアライメントにおいて重要であることを忘れてはいけない．距骨下

関節の障害以外にも整復不良のために起こり得る障害としては，外側壁膨隆が残存することによる腓骨筋腱の刺激症状，踵骨の内外反変形が残存することによる凹足，扁平足の悪化，または前足部との回旋不良による全足底接地困難，Böhler 角の不足，踵骨隆起の上方転位残存，踵骨長軸の短縮が残存することによる下腿三頭筋不全などがある．

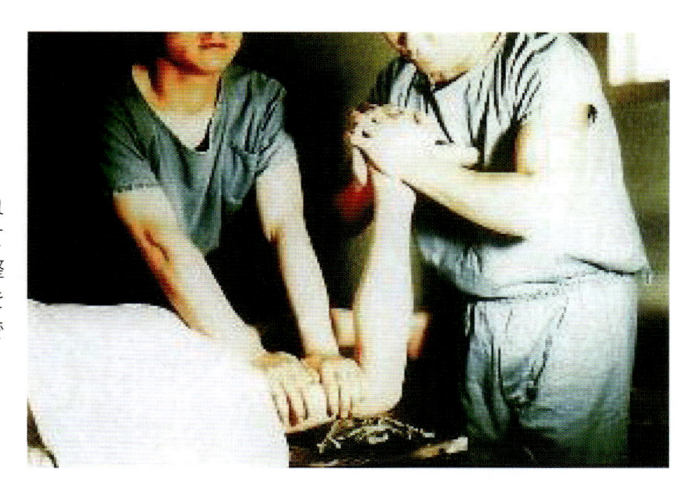

図 16

徒手整復（大本法）

大本法では踵骨の牽引と早い内外反操作で徒手的に整復されると報告されているが，嵌入した後距踵関節骨片が整復して持ち上がる前に外側壁を戻すことは不可能であり，徒手的整復で後距踵関節骨片を持ち上げると同時に膨隆した外側壁を戻すということは神業的な牽引と加速度のある内外反操作でなければ不可能と思われる．
（越智隆弘編：最新整形外科学大系　18　下腿・足関節・足部．中山書店，p.380，2007．より）

VI. 後療法

術後は 1〜2 週程度，ギプスシーネ固定を行い，患肢は非荷重．痛みに応じて足趾の自動底背屈運動を開始してシーネ固定を除去した後，足関節の ROM 訓練を開始．荷重は術後4〜6週で部分荷重を開始して，6〜8 週で全荷重を許可することが多い．荷重を開始してからは足関節だけでなく，距骨下関節を含

めた足部の ROM 訓練も必要であり，towel gather 訓練による足趾の筋力訓練も必要である．後療法でチェックすべき点としては足関節の可動性，距骨下関節の可動性，足趾の拘縮の有無，歩容の確認などが挙げられる．

（西井幸信）

参考文献

1) 高倉義典ほか編：図説 足の臨床 改訂版．p.193-204，メジカルビュー社．1998.
2) 大本秀行：踵骨関節内転位骨折の治療：徒手整復法

を中心に．日整会誌．79：5-12，2005.
3) 衣笠清人ほか：踵骨関節内骨折に対する手術治療戦略．日足外会誌．35：175-179，2014.

患者ID：　　　　　　　患者氏名：
年齢：60　　性別：男性

手術日：　　　／　　／

診断：右踵骨骨折 (Tongue type，Sanders Ⅱ b) (図 17-a)
術式：ORIF
術者：　　　　　，　　　　，

麻酔：腰椎麻酔　　麻酔医：

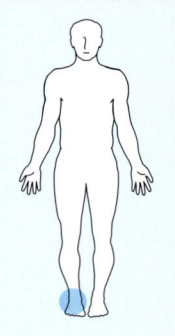

- 左下側臥位，空気止血帯使用
- 外果の遠位で距踵関節が確認できる位置に，約 5 cm の皮切を加えた
- 腓骨筋腱の腱鞘を確認して距踵関節部を切開して関節面を観察
- 外側の関節面が陥没しており，後方にも約 4 cm の皮切を加えて後方から骨折部に小エレバトリウムを挿入して陥没した関節面を持ち上げて整復，後距踵関節面を適合させて外側の足底付近から 1.8 mm K-wire を距骨に向けて挿入して仮固定

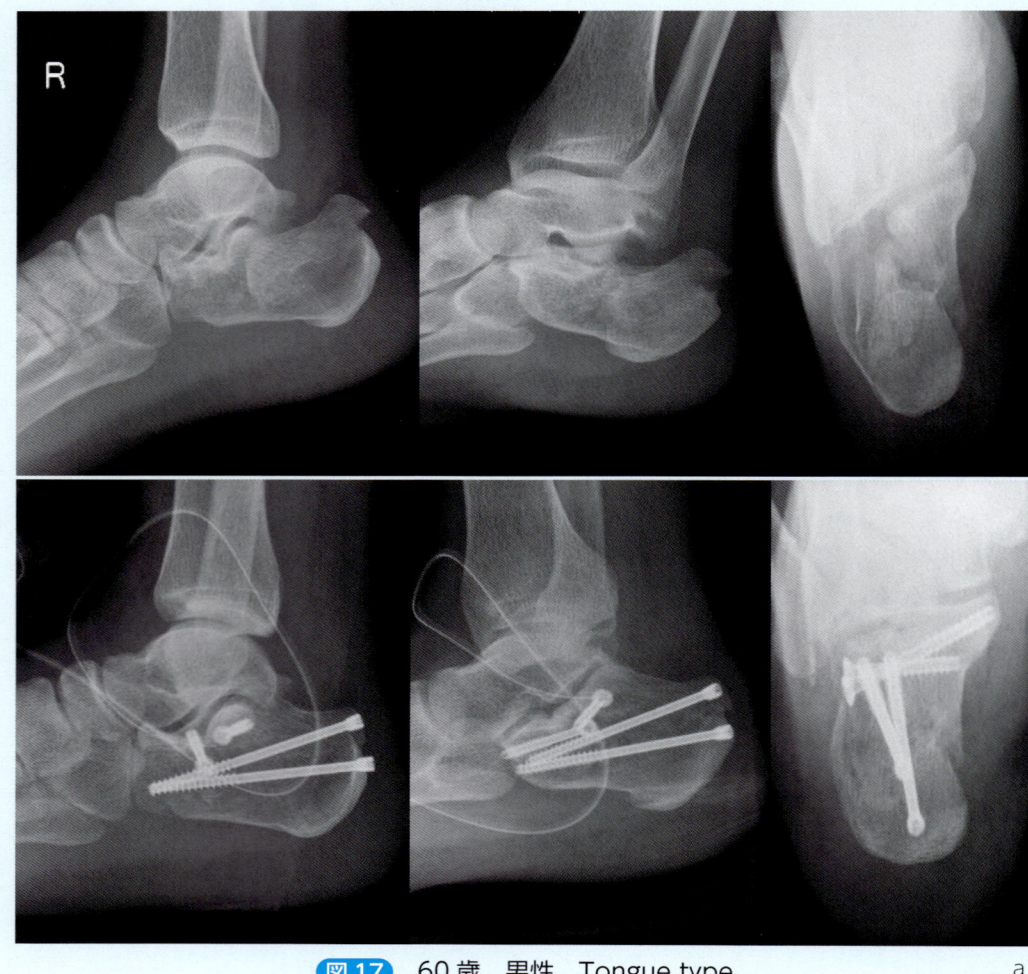

図17 60 歳，男性．Tongue type
a：術前X線画像
b：術後X線画像

$\frac{a}{b}$

- 外側から後距踵関節面を支えるように軟骨下骨直下に挿入，さらにもう1本，載距突起に向けて4.0 mm CCS のガイドピンを挿入した
- 前方の骨片および整復した後距踵関節面の骨片を支えて，前方と後方の骨片をつなぐよう後方から4.5 mm HCSのガイドピンを2本挿入した
- 透視でも整復位を確認した後，ガイドピンの長さを計測して外側のガイドピンからドリリング

- を行い，CCS を挿入して骨折部に圧迫をかけて固定
- 続いて後方からもドリリングした後，HCS を挿入．前後の骨片間が短縮しない位置でヘッドレス部分を骨内に埋没させて固定した
- 創内洗浄，止血を確認して閉創し，手術を終了した（図17-b）

21　リスフラン関節脱臼骨折

はじめに

　リスフラン関節（足根中足関節，tarsometatarsal（以下，TMT）関節）は複数の骨が立体的に複雑な構造を形成している．そのため，TMT 関節脱臼骨折の手術をする場合は，立体構造を理解し，見るべきポイントを理解する必要がある．

I．代表的分類法（その手術適応）（図1～3）

　TMT 関節損傷は，骨折を伴う TMT 関節脱臼骨折と骨折を伴わない TMT 関節脱臼に大別される．TMT 関節脱臼骨折の場合（骨折を伴う場合），骨折部が骨癒合することで，確実な治癒が期待できるため骨折の内固定術が適応となる．

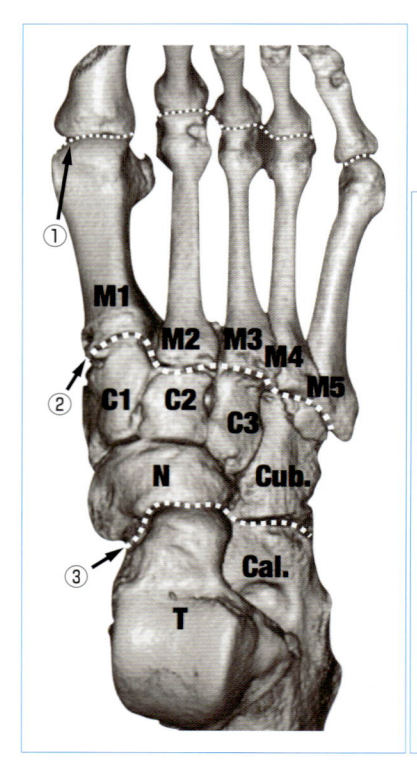
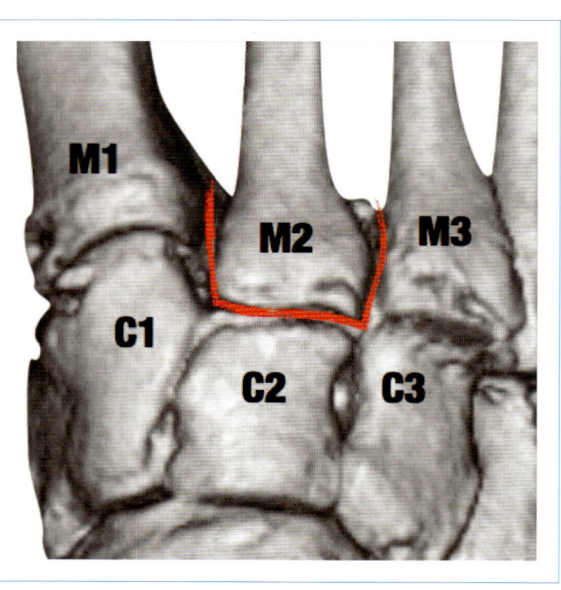

a｜b

図1

中足部は，楔状骨（内側（C1），中間（C2），外側（C3）），立方骨と中足骨（M1～5）がそれぞれ TMT 関節，足根間関節，近位中足骨間関節を形成し，足部の縦アーチと横アーチを作っている．特に，第2中足骨基部は3つの楔状骨に挟まれるように位置し，向かい合う中間楔状骨とともに足部アーチのキーストーン（key stone）として働く．

a：足部 3D-CT 正面像
　　C1：内側楔状骨（cuneiform）
　　C2：中間楔状骨
　　C3：外側楔状骨
　　M1～5：第1～5中足骨
　　　　　　（metatalsal）
　　N：舟状骨（navicular）
　　Cub.：立方骨（cuboid）
　　T：距骨（talus）
　　Cal.：踵骨（calcaneus）
　　①：MTP 関節
　　②：TMT 関節
　　③：ショパール関節
b：第2中足骨基部を，第1中足骨基部/内側楔状骨，中間楔状骨，第3中足骨基部/外側楔状骨に囲まれた key stone（赤線）部．

図2

TMT 関節レベル足部冠状断面

TMT 関節の底側に強靭な靭帯が付着している. 靭帯は
その線維の方向(transverse, oblique, longitudinal)
と場所(dorsal, interosseous, plantar)で呼称される.
例えば, transverse intermetatarsal ligament(底側
中足靭帯)は M2-3, 3-4, 4-5 間にそれぞれ存在する
が, M1-2 間にはない. それに代わるように, C1-M2
間に, dorsal, interosseous, plantar oblique liga-
ment がある. そのなかでも interosseous oblique
ligament が最も強靭な靭帯として知られており, リス
フラン靭帯と呼ばれている.

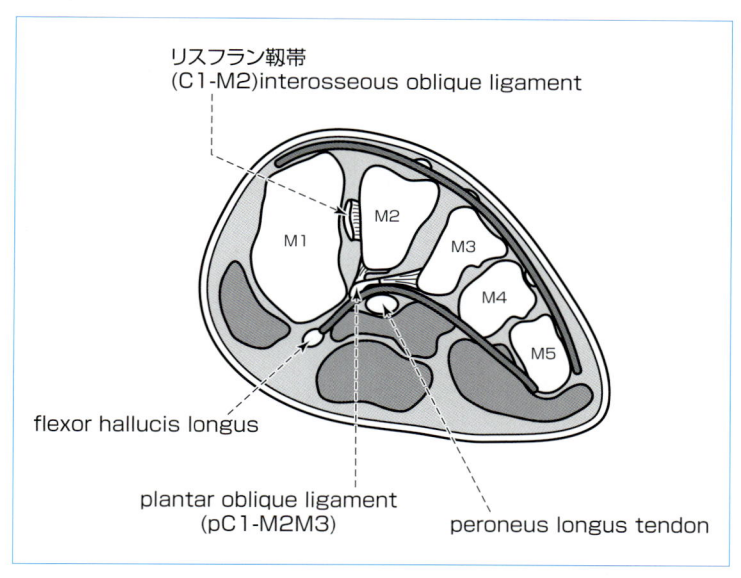

図3

Myerson 分類

分類は Myerson 分類が一般的である. 本分類
を参考に, 不安定性が及ぶ範囲を考えると良
い. それに対し, 靭帯損傷のみの TMT 関節脱
臼の場合(骨折を伴わない場合), 内固定もしく
は一期的関節固定術(状況により第1〜3 TMT
関節)が適応になる.

　Type A: 全型. すべての中足骨が一塊となっ
　　　　　て脱臼する.
　Type B: 1つ以上のTMT 関節が損傷を免れ
　　　　　ている. B1は内側支柱のみの損傷,
　　　　　B2は中間および外側支柱を含む損
　　　　　傷
　Type C: 内外側に分かれて脱臼する. 一部の
　　　　　TMT 関節が損傷を免れればC1,
　　　　　すべての TMT 関節が損傷すれば
　　　　　C2となる.

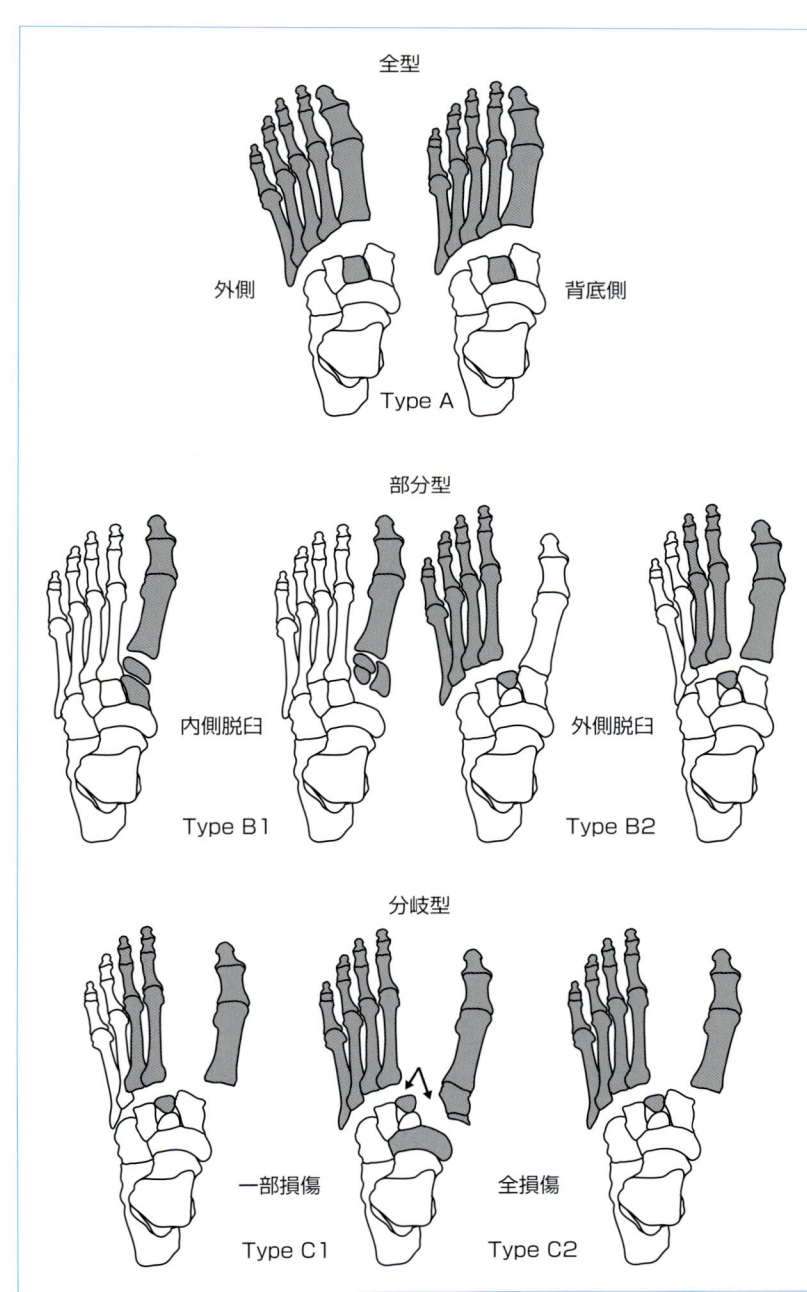

Ⅱ．使用インプラント

- スモール規格スクリュー（中空でも良い）
- 場合によりミニ規格スクリュー
- K-wire

Ⅲ．手術器械一式

- 骨接合用器械セット
- Weber 骨鉗子
- 動力（パワードリル）
- ターニケット
- 三角枕

Ⅳ．体位・セッティング（図4）

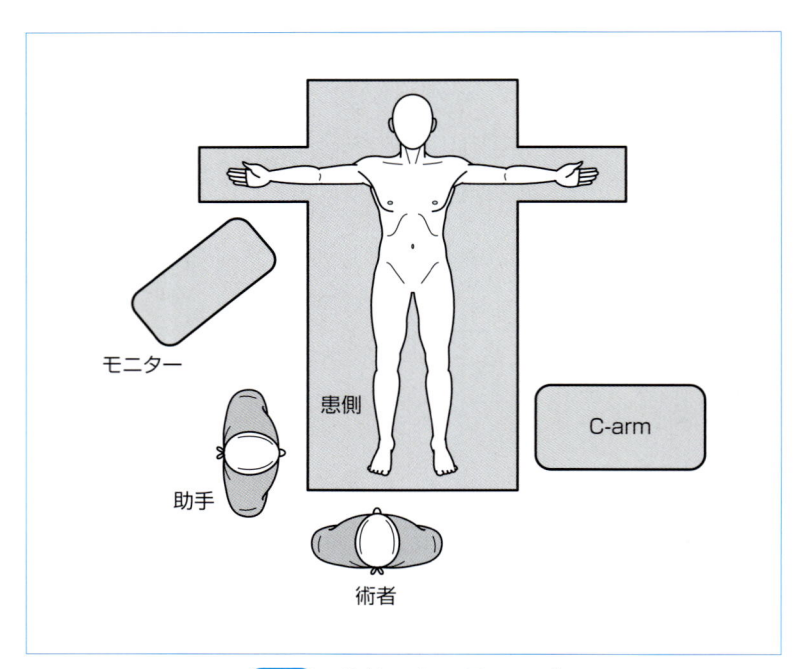

図4 体位・セッティング

仰臥位で行う．もしくは患側上の半側臥位にすることで下肢外旋が
とれるため，特に外側の操作が容易になる．また，枕などで術中に
膝屈曲位を保てると操作が容易になる．また，透視は健側から入れ，
足部正面，斜位，側面像が見えることを確認しておく．

V. 手技の実際

閉鎖性に整復し，経皮的なスクリューや K-wire での内固定も理論的には可能である．しかしながら，「透視」に頼った手術となるため，不安定性の過小評価，整復不良に注意が必要である．正しく評価し，整復するために「直視」の安定性・整復の評価を原則とする．

内固定術を行うためには，「軟部組織の状態が観血的整復を行っても問題がないほどに改善している」こと，「不安定性のある関節がどの部分であるか大まかに診断できていること」が重要である．

1. アプローチ

足部軸に沿った2縦皮切（背内側，背外側）が基本になる．

1）背内側アプローチ（図5）

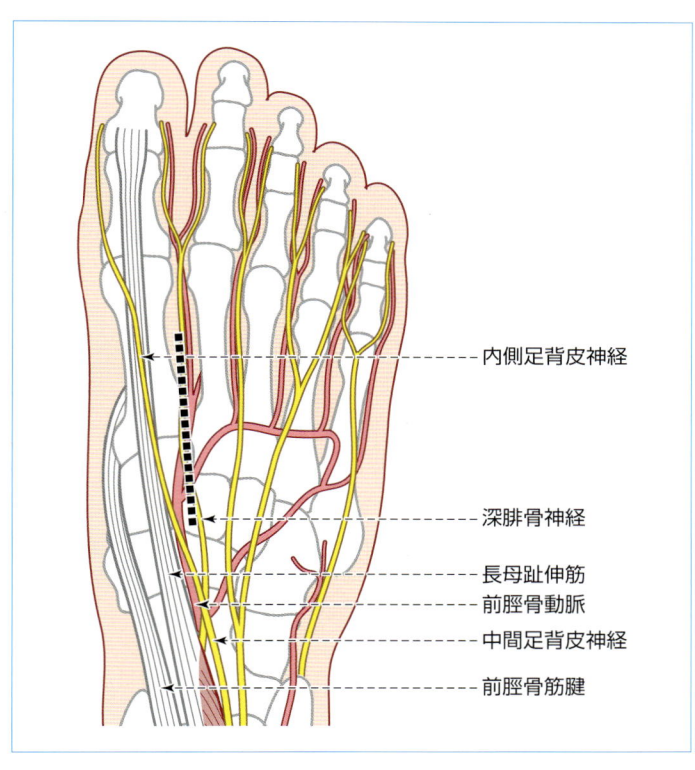

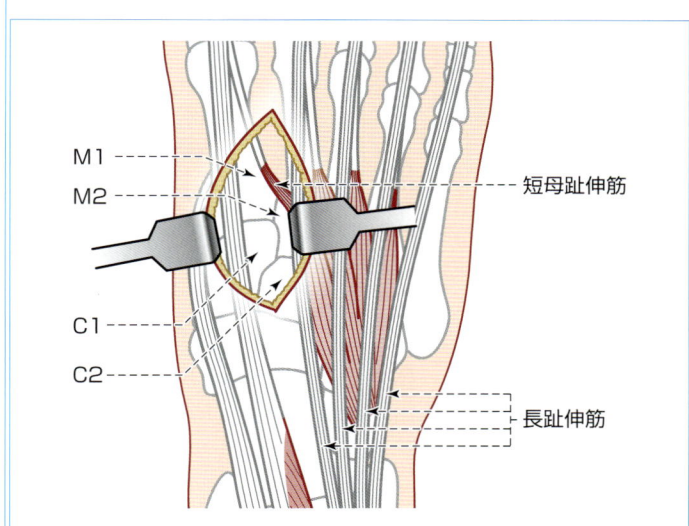

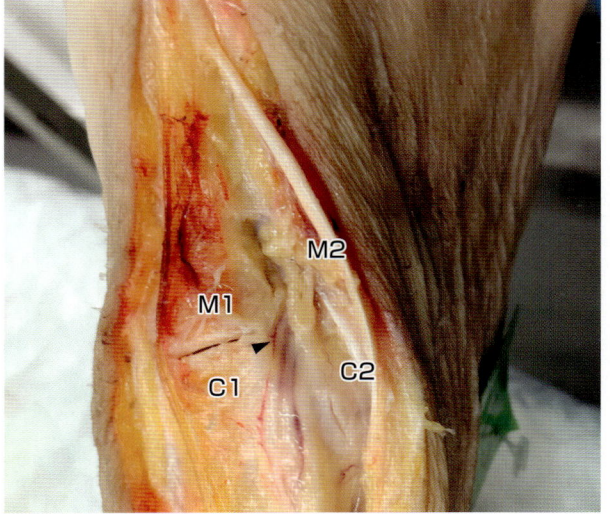

図5

背内側アプローチ概要

第1 TMT 列と第2 TMT 列の間に皮膚切開を置く．皮下は TMT 関節を中心に長母趾伸筋（EHL）と短母趾伸筋（EHB）の間を進入することが基本である．このアプローチでは第1 TMT 関節と第2 TMT 関節内側に達することができる．この展開の近位部分で浅腓骨神経の枝が EHL を横切る場合があること，M1-2 間かつ EHB の外側を足背動脈，深腓骨神経を含む神経血管束が走行するため注意する．

　a：皮切
　b：展開
　c：解剖図．皮膚切開直下に神経血管束（矢頭）がある．

2）背外側アプローチ（図6）

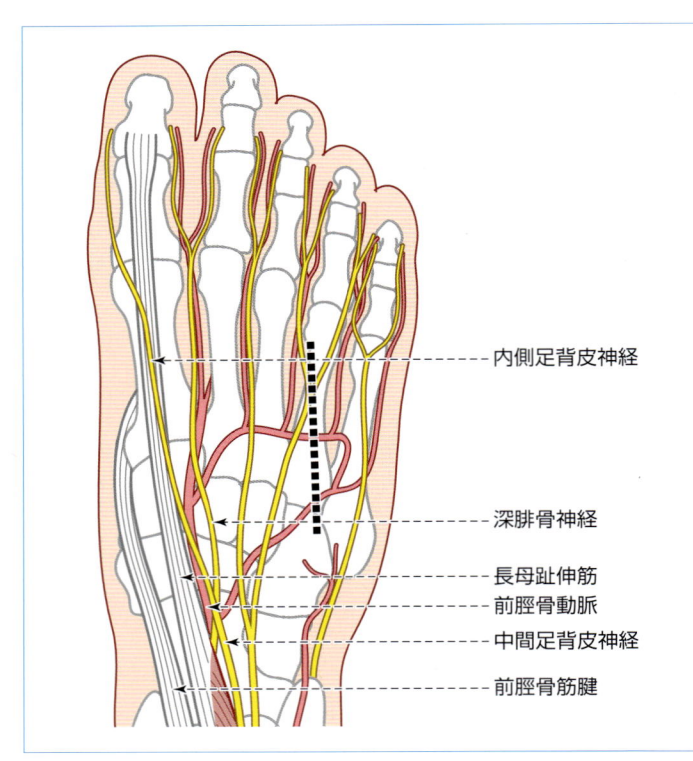
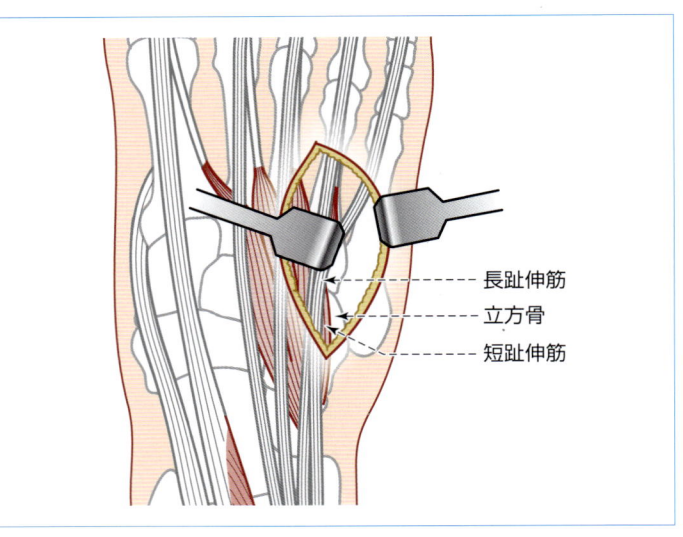

a | b

内側足背皮神経

深腓骨神経

長母趾伸筋
前脛骨動脈
中間足背皮神経
前脛骨筋腱

長趾伸筋
立方骨
短趾伸筋

図6 背外側アプローチ概要

TMT 関節を中心に第4中足骨上に皮膚切開を置く．背内側皮切との距離はできるだけ幅広くとり，皮下の剥離はしない．このアプローチにより第2 TMT 関節外側から第5 TMT 関節まで展開できる．長趾伸筋腱は内側に避ける．短趾伸筋筋腹は，目的とする TMT 関節面直上で線維方向に割く．

a：皮切
b：展開

2. 整復の指標（図7〜10）

a | b

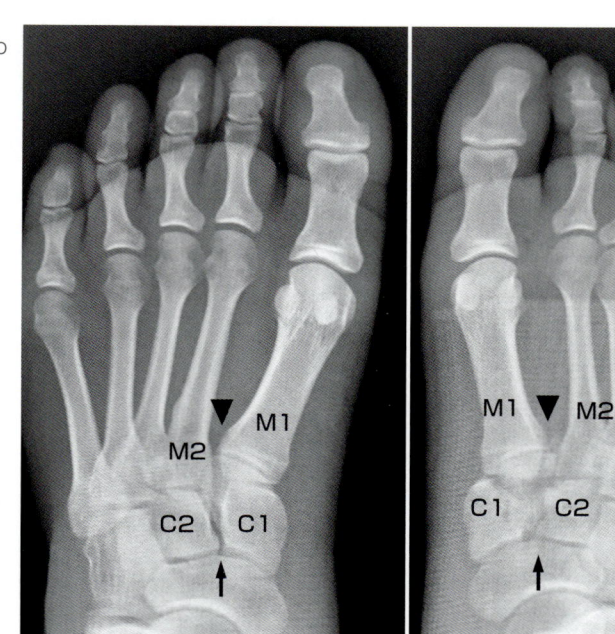

図7

図7

足部正面像（透視は 15°尾側に振る）

（1）第1 TMT 関節の適合性
（2）C2 内側皮質と M2 内側皮質の連続性
（3）C1-M2 間の開大
（1）〜（3）を確認する.
正常であれば C2–M2 の内側皮質が連続した曲線を描く（矢印）.
　a ： 健常足
　b ： TMT 関節脱臼骨折足

a | b

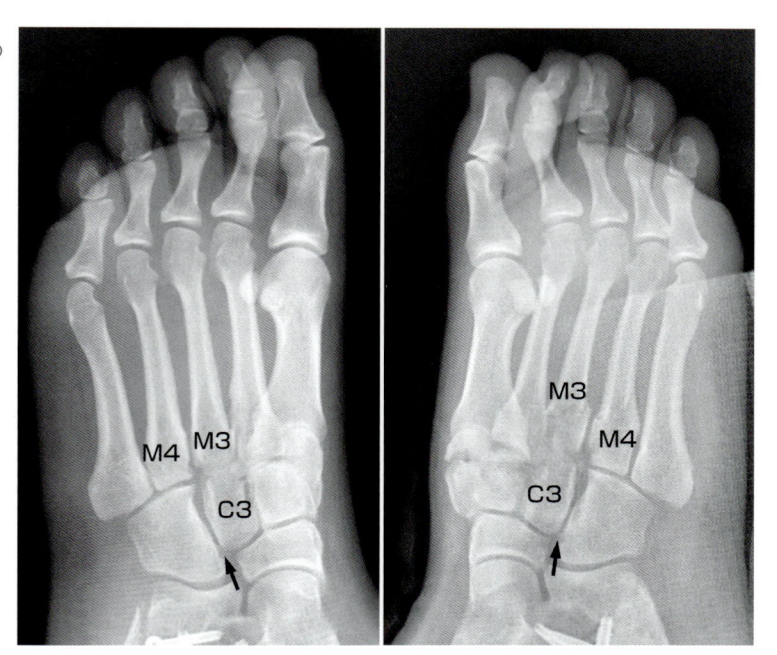

図8

足部斜位像（30°斜位）

M3–C3 の外側皮質および M4-立方骨の内側皮質の連続性を確認する.
正常であれば M3–C3 の外側皮質および M4-立方骨の内側皮質が平行で連続した曲線を描く（矢印）.
　a ： 健常足
　b ： TMT 関節脱臼骨折足

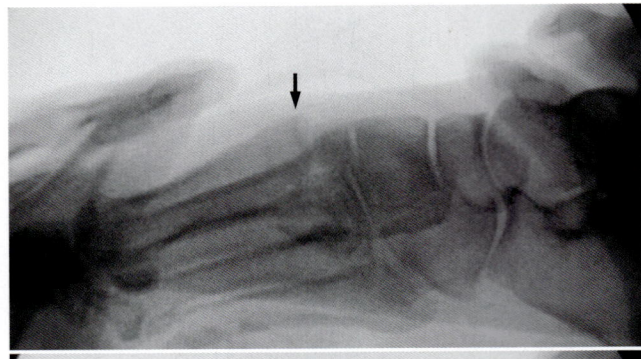

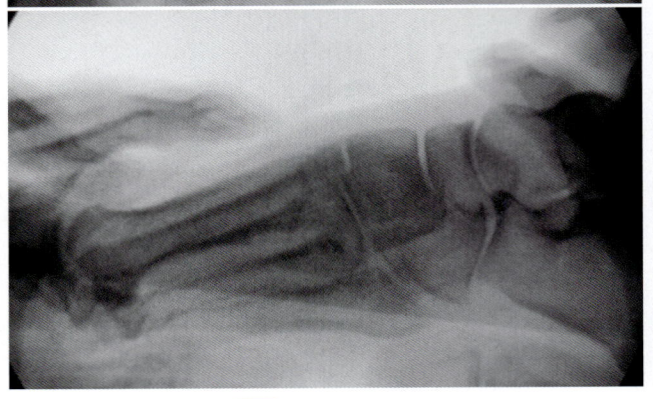

図9 足部側面像

中足骨背側皮質と楔状骨背側皮質の連続性を確認する.

　a：中足骨が背側に転位している（矢印）.
　b：整復することで，中足骨背側皮質と楔状骨背側皮質が正しく連続している.

$\dfrac{a}{b}$

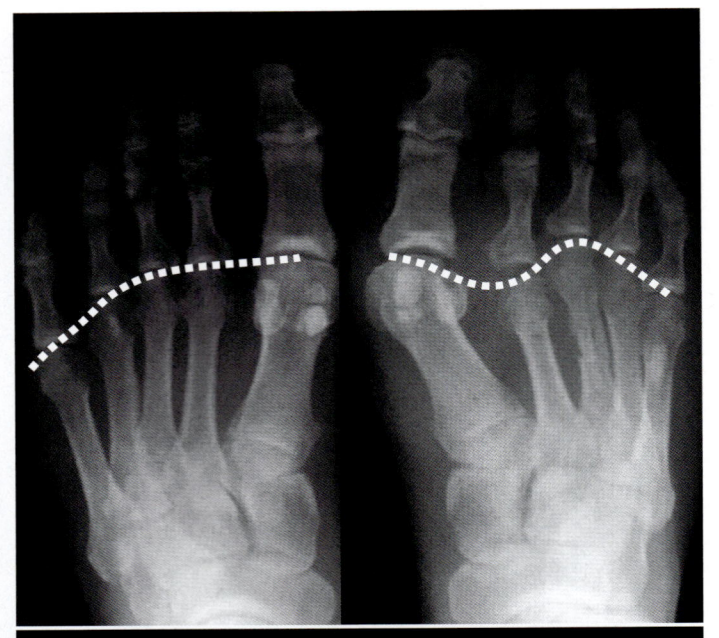

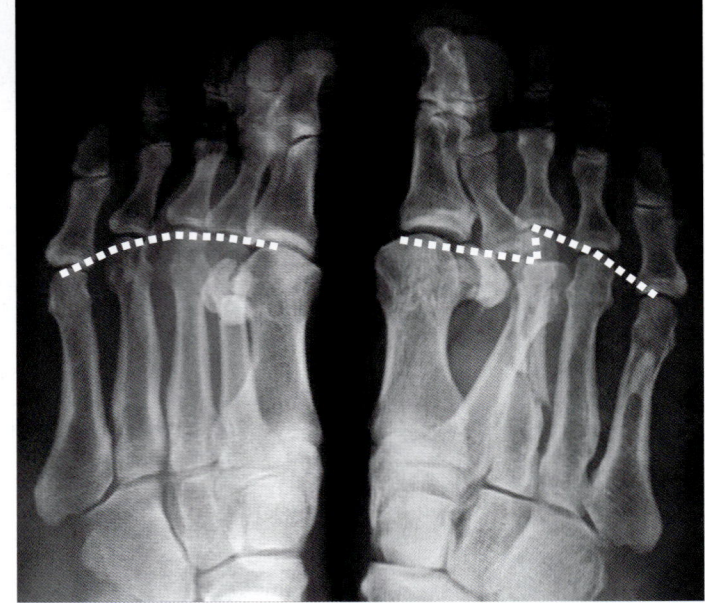

図10

$\dfrac{a}{b}$

中足骨頭のアライメントにも注目する．中足骨頭のアライメントが健側と同等になることにも注意を払う必要がある.
TMT 関節で中足骨が底屈もしくは背屈している場合，中足骨頭アライメントに異常が生じる.
TMT 関節脱臼に伴い，中足骨頭のアライメントに異常があることがわかる（破線）.

　　　　　a：両側足部正面像
　　　　　b：両側足部斜位像
　　　左足：健常足
　　　右足：TMT 関節脱臼足

3. 固定の原則（図11）

1）第1，2 TMT 関節の整復固定

背内側皮膚切開から操作する．楔状骨間，第1 TMT 関節の不安定性の有無が術前に判断できていない場合は，まず術中直視下，透視下に診断する．

直視下に背側靱帯の破綻の有無，底背側への不安定性を評価する．いずれの関節も，整復／内固定する場合には，関節内に挟まり整復の阻害となる血腫や瘢痕などの軟部組織，軟骨片を除去する．

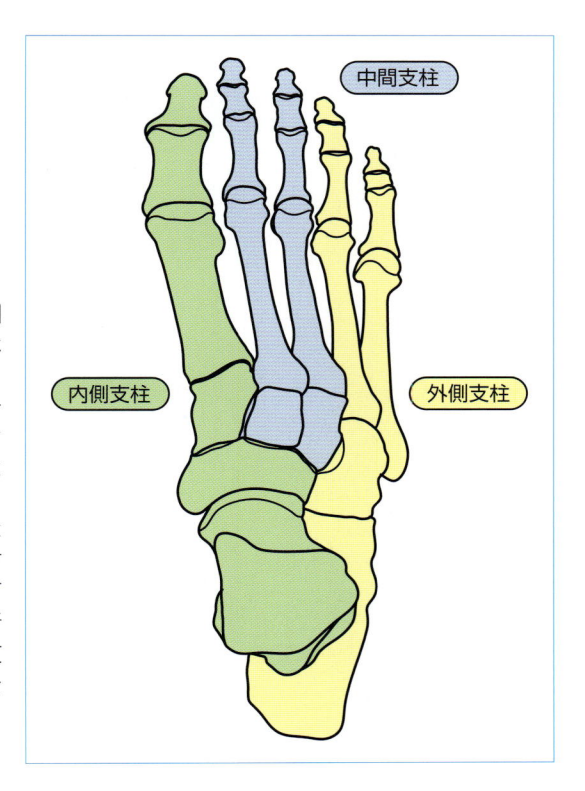

図11

足部の3つの支柱と固定の原則

固定順の原則は，近位内側列から開始し，順次遠位外側列を固定することである．第1中足骨，内側楔状骨列からなる内側支柱および第2中足骨，中間楔状骨，第3中足骨，外側楔状骨からなる中間支柱は元来可動性が小さい．そのため，損傷後の再建では可動性よりも安定性が重視されるためスクリューなどにより強固に固定し，場合により固定術が許容される．

それに対し，第4，5中足骨と立方骨からなる外側支柱は可動性が大きく，凸凹道歩行での足部衝撃吸収機構を有する．そのため，K-wire などで固定することで，その可動性を保つことが優先される．また，TMT 関節脱臼骨折に中足骨，立方骨，楔状骨の粉砕骨折を伴う場合，内側支柱と外側支柱の長さを保つことが，足部の機能的形態を保つために重要となる．

a）内側楔状骨（C1）と中間楔状骨（C2）間の不安定性がある場合（図12）

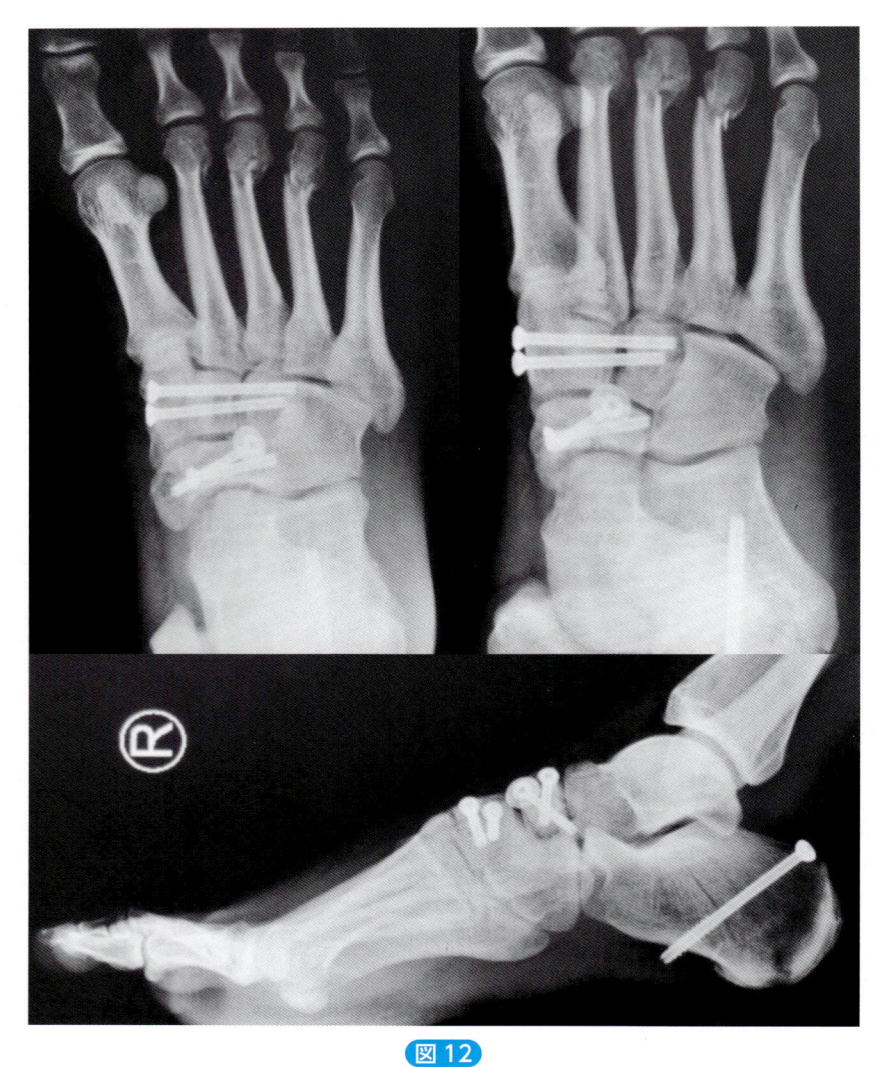

図12

直視下に整復した後にC1からC2に向けてスクリューやワイヤーなどを挿入し固定する.

b) 第1 TMT 関節の不安定性がある場合
（図13，14）

（図13，14）

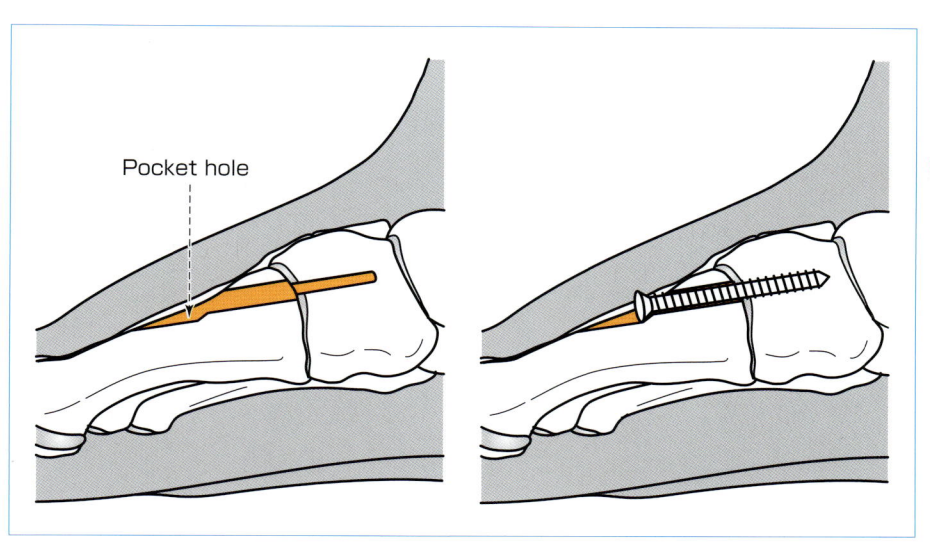

図13

逆行性スクリュー挿入法

第1 TMT 関節の整復固定を行う．第1 TMT 関節に対して垂直にラグスクリューを刺入するために，第1中足骨（M1）から内側楔状骨（C1）に向かう逆行性のスクリュー挿入とする．このとき，スクリューがM1背側皮質に対して鋭角で入るため，カウンターシンクなどを用いて"pocket hole"を作成しスクリューを挿入する．この操作により，スクリューを締めることによる整復損失とスクリューヘッド突出を防ぐことができる．

Pocket hole

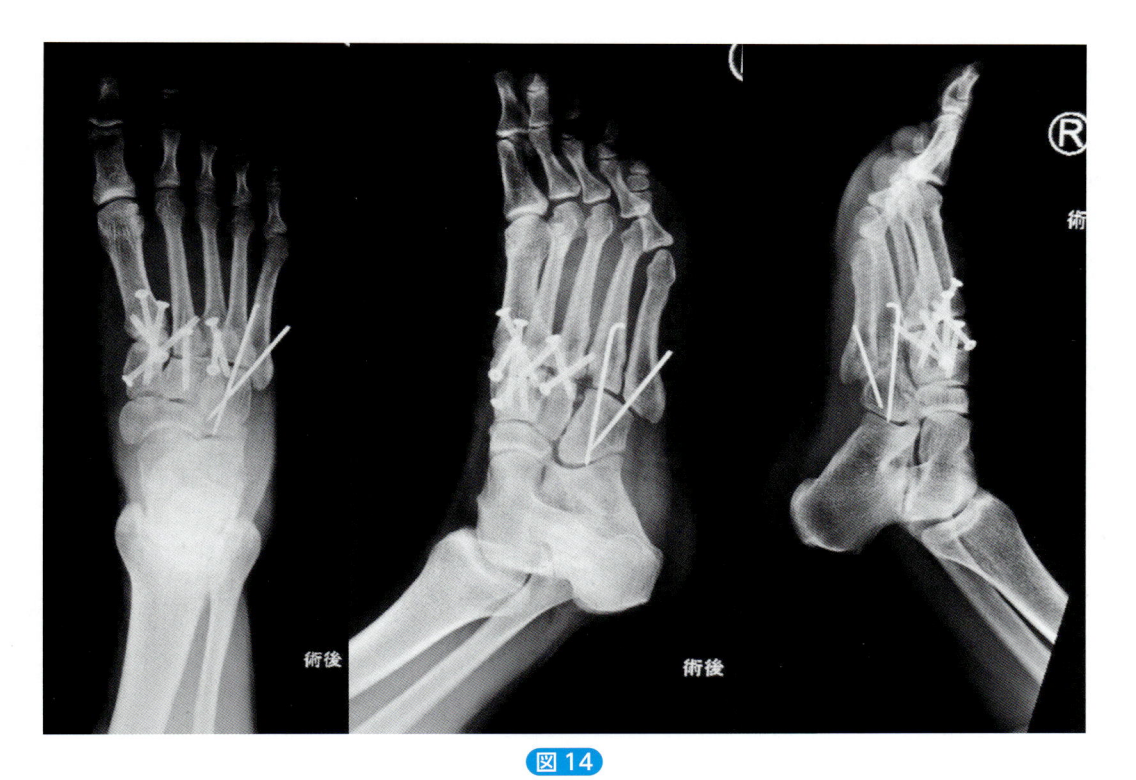

図14

固定性が足りない場合は，C1背内側から第1中足骨底側に向けてスクリューを追加する．

21

リスフラン関節脱臼骨折

c）第 2 TMT 関節に不安定性がある場合（図 15）

　次に第 2 中足骨（M2）基部を直視下に"key stone"（「Ⅰ．代表的分類法（その手術適応）：p.434 図 1-b」）の位置に整復する．

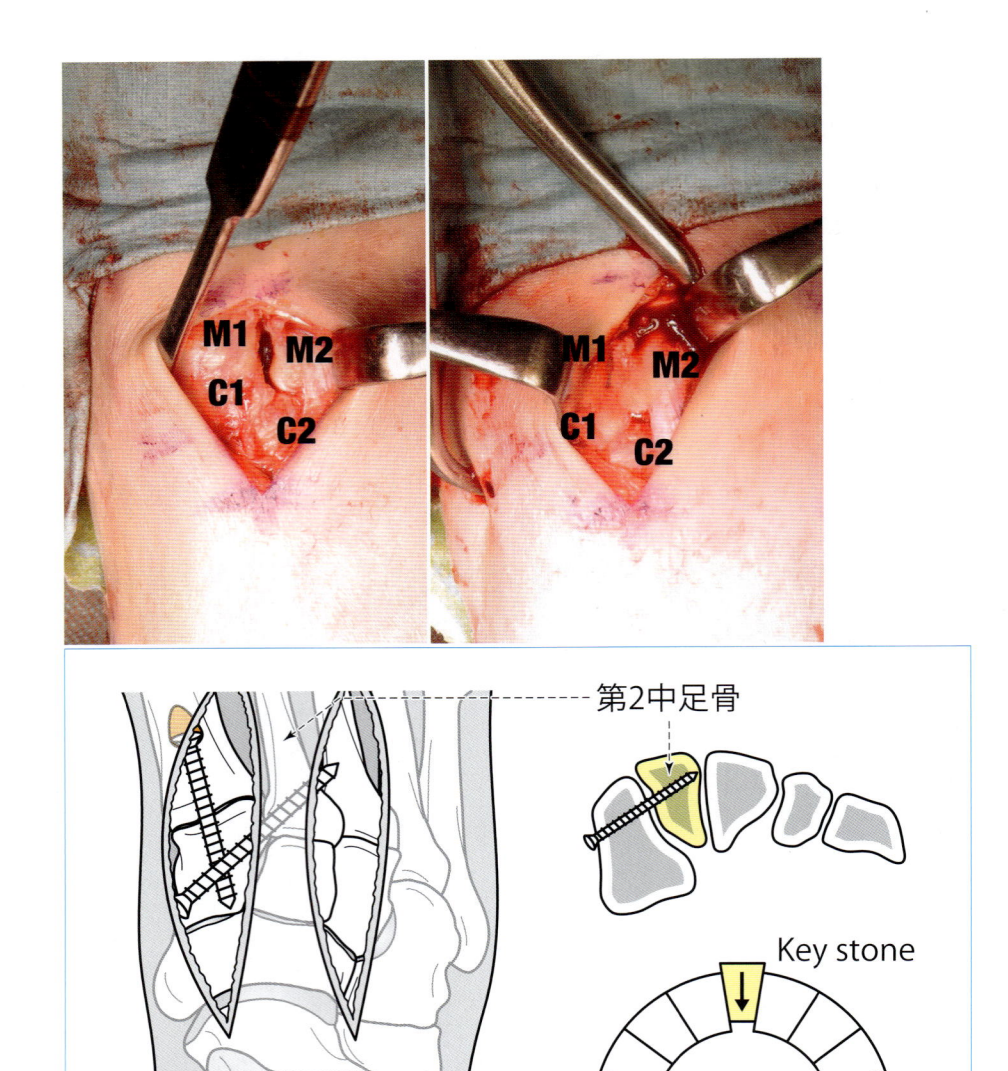

図15　第 2 TMT 関節の安定化

骨鉗子を内側楔状骨（C1）と第 2 中足骨（M2）基部にかけ（a），直視下に解剖学的に整復し（b），C1 から M2 基部に向けたらスクリューで固定する（c）．このとき，アーチ状配列の骨にスクリューを入れることになるため，c のような立体イメージも持つことが重要である．

ミニスクリューによる追加固定は，固定性が弱い場合，第 2 中足骨から内側楔状骨に向けてスクリューを追加する．狭い範囲にスクリューを入れる必要があるため，ミニ規格のスクリューを使用しても良い．

2）第 3 TMT 関節の整復固定（図 16）
3）第 4，5 TMT 関節の整復固定（図 16）

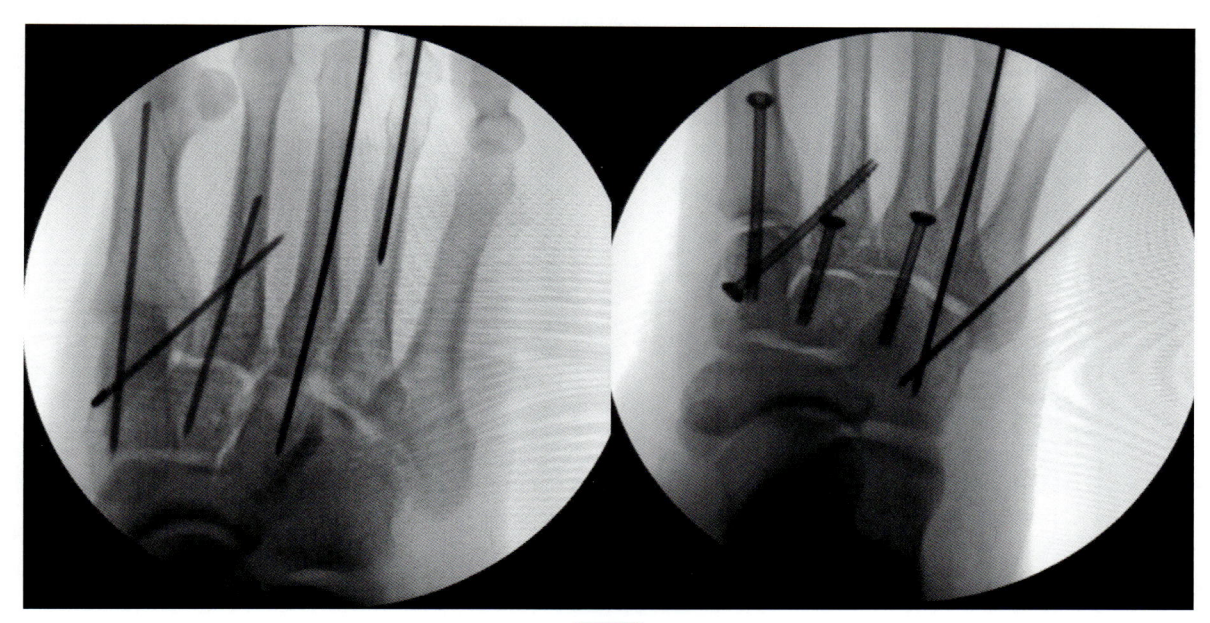

図 16

背外側皮膚切開から操作し，直視下に第 3 TMT 関節を整復する．内側楔状骨と第 3 中足骨基部外側を骨鉗子で把持もしくは K-wire により仮固定し，第 3 中足骨から中間もしくは外側楔状骨に向けてスクリュー固定する．狭い範囲にスクリューを入れる必要があるため，ミニ規格のスクリューを使用しても良い．

第 1～3 TMT 関節の整復内固定の後に，第 4，5 TMT 関節を整復固定する．通常は，内側，中間支柱の整復固定により，第 4，5 TMT 関節は解剖学的位置に整復されている．

整復位が悪い場合は，徒手もしくは骨鉗子を用いて整復する．中足骨から立方骨に向かって K-wire で TMT 関節を固定する．内側，中間支柱と異なり，外側支柱の正常可動性を保つために，K-wire 固定は 6～8 週後に抜去する．何かしらの理由でスクリュー固定した場合も術後 8 週で抜去する．

4．代表症例供覧（図 17，18）

a | b

図 17

代表症例

第 1 TMT 関節の不適合（矢頭）および，第 2 TMT 関節より外側が脱臼位（破線）にある．

 a：正面像
 b：斜位像

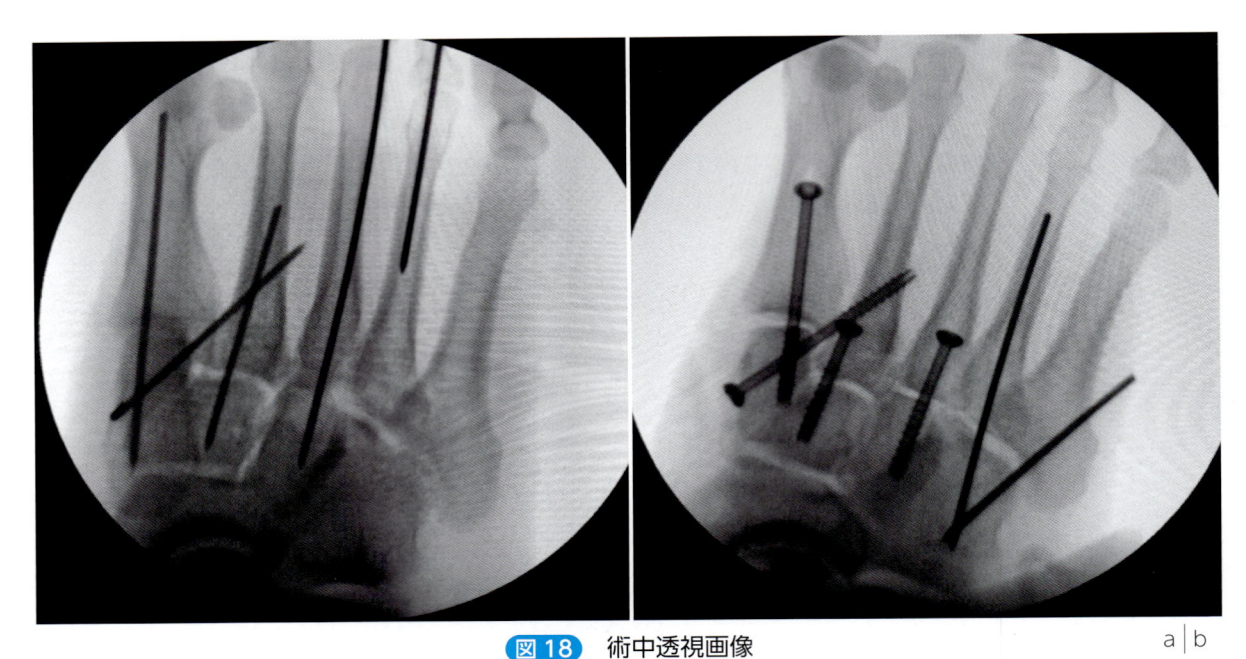

図18 術中透視画像

内側列から整復仮固定を行い(a)，順次スクリューに変更(b)

a | b

Ⅵ. 後療法

ロバート・ジョーンズ包帯固定の後，足関節中間位を保つようなシーネ固定をする．創部の安静を保つことと，術直後の疼痛管理を目的とする．創部の問題がなくなり，術後の強い疼痛が改善するまで使用する．重症度，BMI，患者コンプライアンスを考慮し6～12週間の免荷にする．その後アーチサポートを使用して荷重歩行訓練を開始する．

（松井健太郎）

参考文献

1) Solan MC, et al.：Ligamentous restraints of the second tarsometatarsal joint：A biomechanical evaluation. Foot Ankle Int. 22(8)：637-641, 2001.

　サマリー リスフラン関節周囲の靱帯強度をカダバーで比較．リスフラン靱帯＞底側靱帯＞背側靱帯の順だった．

2) Myerson MS, et al.：Fracture dislocations of the tarsometatarsal joints：end results correlated with pathology and treatment. Foot Ankle. 6(5)：225-242, 1986.

　サマリー リスフラン脱臼骨折76例の成績．51％がfair or poorと成績不良例多し．観血整復の目安は，転位＞2 mm, ＞15°.

3) Ly TV, et al.：Treatment of primarily ligamentous Lisfranc joint injuries：Primary arthrodesis compared with open reduction and internal fixation. A prospective, randomized study. J Bone Joint Surg Am. 88(3)：514-520, 2006.

　サマリー 新鮮リスフラン靱帯損傷に対する内側列関節固定21例 vs ORIF 20例のRCT．内側列関節固定が，患者満足度・機能成績とも上回った．

手 術 記 録

患者 ID：　　　　　　患者氏名：

年齢：32　　性別：

手術日：　　　／　　／

診断：左 TMT 関節脱臼骨折（図 19〜23）

術式：観血的脱臼整復内固定術

術者：　　　　，　　　，

麻酔：　　　　　麻酔医：

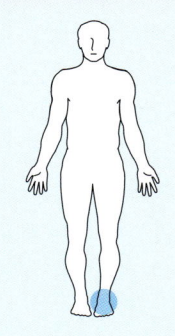

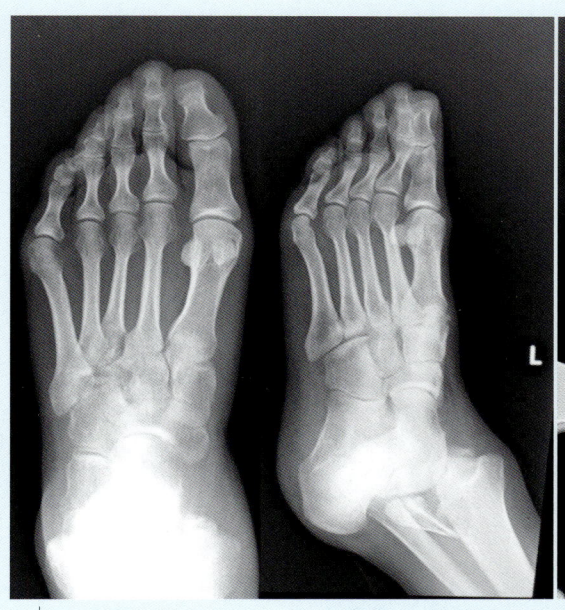
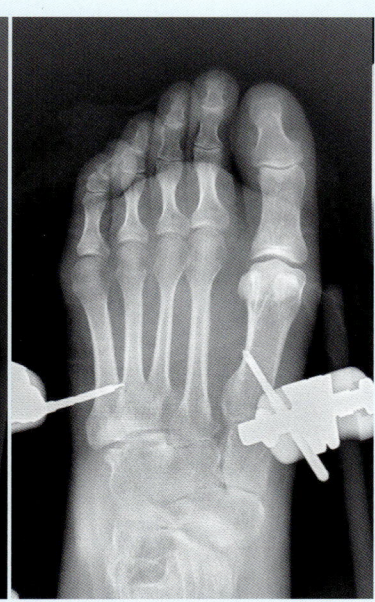

a｜b

図 19　足部単純 X 線像
a：術前．正面像／斜位像
b：術中．正面像

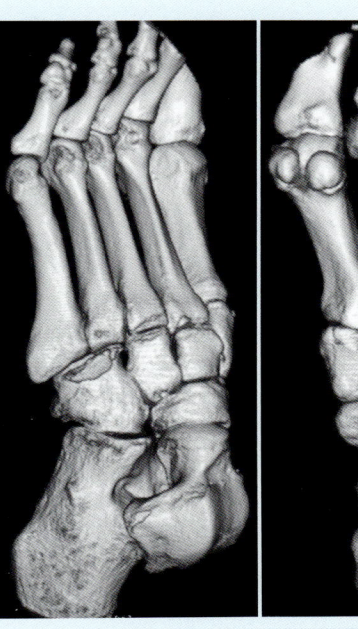
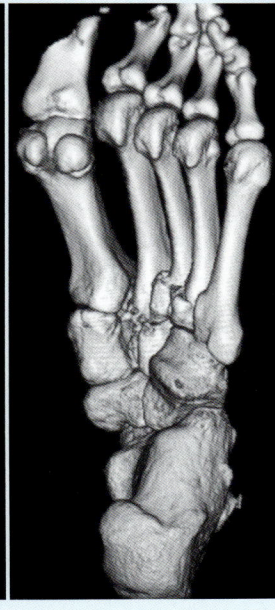
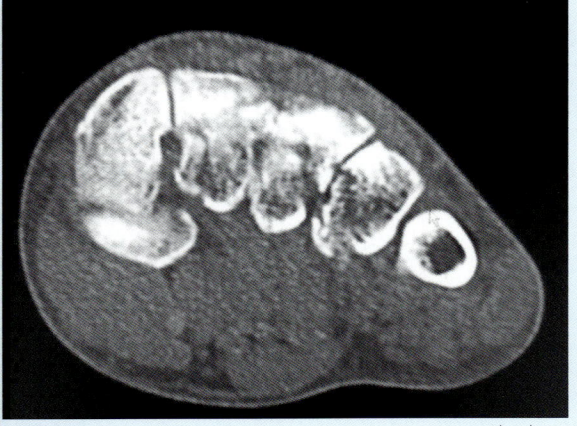

図 20
術前足部 CT 像
　a，b：3D-CT 像
　c：TMT 関節レベル冠状断像

a｜b｜c

- 1 m から墜落して受傷した多発骨折患者．足部腫脹があり，入院時単純 X 線および CT で TMT 関節の骨折があった（図 19，20）
- 同側下腿の開放骨折に対する創外固定手術時の麻酔下ストレス撮影において M1-2 間の開大があり，手術適応と判断した（図 19）
- 術前 CT で M2〜4 底側の骨折があったが，麻酔下徒手ストレステストで各支柱の occult instability は明らかではなかった（図 21）
- 右殿部下に枕をセットし，左半側臥位とした．透視装置は健側から入れ，モニターも健側に配置した
- 大腿部タニケットを装着し，術中に使用した
- 透視下前足部内転，外転ストレスをかけ，各支

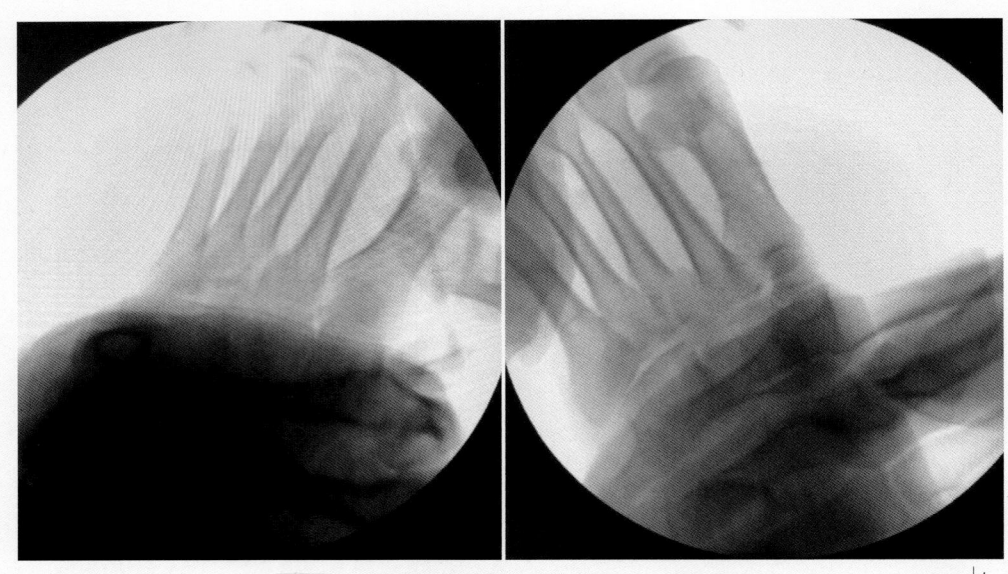

図 21 術中透視画像．麻酔下ストレス撮影

a：前足部内転ストレス
b：前足部外転ストレス

a | b

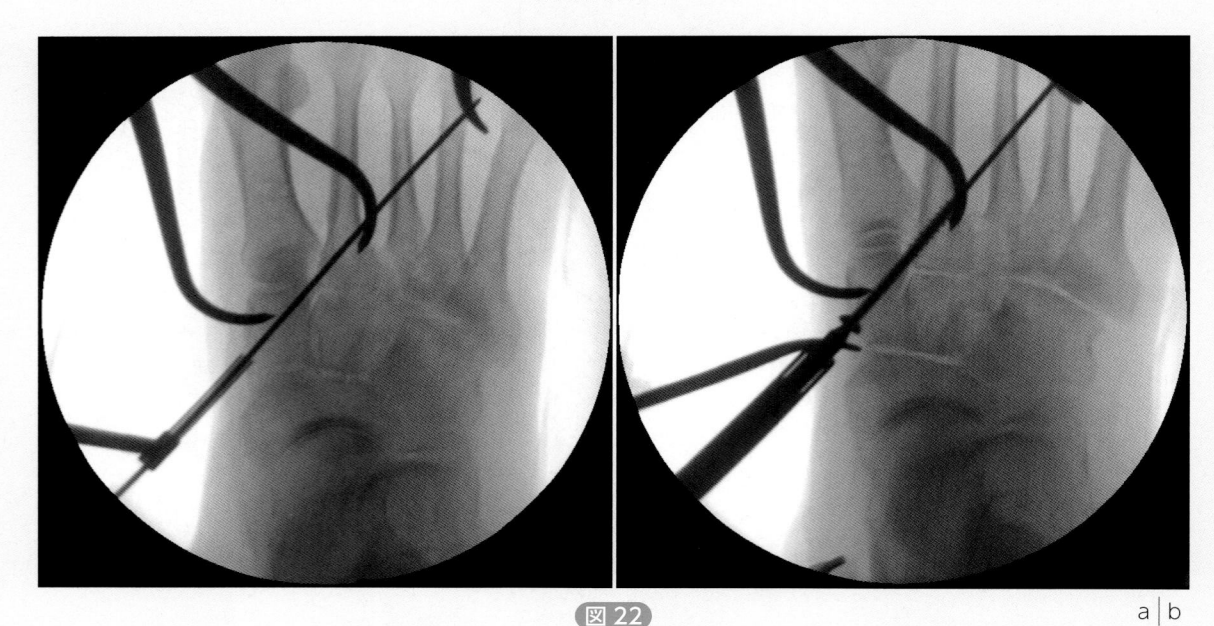

図 22

a：整復を骨鉗子で保持し，中空スクリュー用ガイドワイヤーを挿入
b：適切な長さのラグスクリューを挿入する．

a | b

柱の明らかな脱臼がないことを確認した（図21）

- 皮膚切開は M1-2 間で TMT 関節を中心に 5 cm
- 皮下で浅腓骨神経の枝が皮切近位にあり，保護した．EHL と EHB の間に進入
- 明らかな C1-M2 間の開大が見られた．C1-M1，C2-2，C2-M2 の背側靱帯に損傷はなく，直視下にストレスをかけても同部位の異常可動性はなく，リスフラン靱帯部分のみの不安定性があると判断した
- 神経血管束を外側に避け，リスフラン靱帯部分

を掻爬した後に C1-M2 間を大の Weber 鉗子を用いて整復．鉗子の方向に中空スクリューのガイドワイヤーを順行性に挿入（図22）

- 透視 3 方向で挿入位置，整復の問題のないことを確認し，16 mm スレッドの中空海綿骨スクリューを挿入した
- 透視 3 方向で再度整復およびスクリュー挿入位置に問題がないことを確認した（図23）
- 洗浄の後，筋膜，皮下を 3-0 吸収糸，皮膚を 3-0 ナイロン糸で縫合した

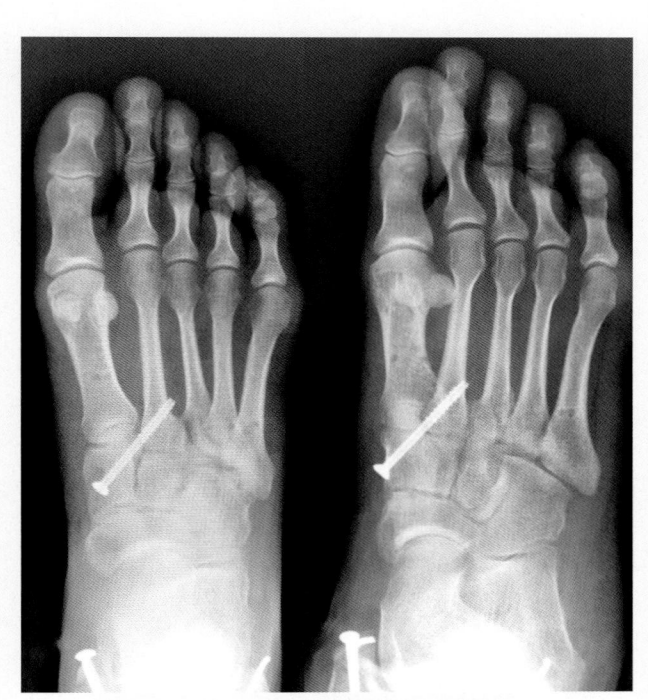

図23 術後足部単純 X 線像
正面像/斜位像

プロジェクト IX

感染のない，きれいなキズアトを目指す

感染のない，きれいなキズアトを目指す

縫合法

1．基本事項

- 電気メスは止血時のみに使用し切開には用いない
- 表皮を鑷子で強く把持しない
- 筋膜は吸収糸で確実に縫合する
- 真皮はデッドスペースが生じないように全層を縫合する
- 創面は真皮縫合で合わせ，表皮は強い張力で縫合しない
- 表皮のマットレス縫合は推奨しない

2．縫合糸の選択

1）表皮縫合：非吸収糸（表1）

ナイロンが一般的である．

2）真皮・筋膜縫合：吸収糸（表1）

WHOにおいて，手術部位感染（surgical site infection：SSI）のリスクを減少するためにトリクロサン・コーティング縫合糸（PDS PLUS®，バイクリルプラス® STRATAFIX Symmetric PDS PLUS®）の使用が推奨されている．

a）モノフィラメント：生体内抗張力は，1か月でも40〜70％保持する．吸収が遅く，組織反応性が低い．

b）マルチフィラメント：生体内抗張力は，1か月で25％まで低下する．結び目がゆるみにくい．

表1　主な縫合糸の種類

	形　状	材　質	品　名	吸収期間
吸収性	モノフィラメント	ポリジオキサノン	PDS® II，PDS PLUS® STRATAFIX Symmetric PDS PLUS® STRATAFIX Spiral PDS PLUS®	182〜238日 210日
	マルチフィラメント	ポリグラクチン	バイクリル® バイクリルプラス®	56〜70日
非吸収性	モノフィラメント	ナイロン	エチロン®	
	マルチフィラメント	ナイロン	サージロン®	

3. 縫合糸以外の選択

1）表皮：皮膚表面接着剤（図1）

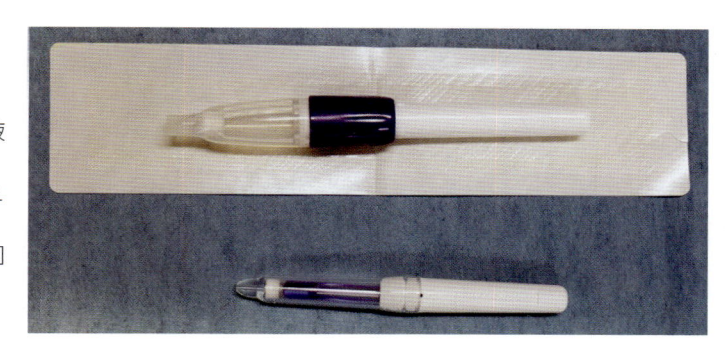

図1

皮膚表面接着剤

ダーマボンド．真皮を縫合した後に使用する．水分や血液を拭き取った後に使用する．

　　上段：ダーマボンド　プリネオ®（ETHICON）：メッシュパッチ上に1回塗布

　　下段：ダーマボンド　アドバンスド®（ETHICON）：1回塗布

2）表皮：ステープラー（図2）

図2

ステープラー

分層植皮に使用することが多い．
皮膚の段差や瘢痕が残りやすい．

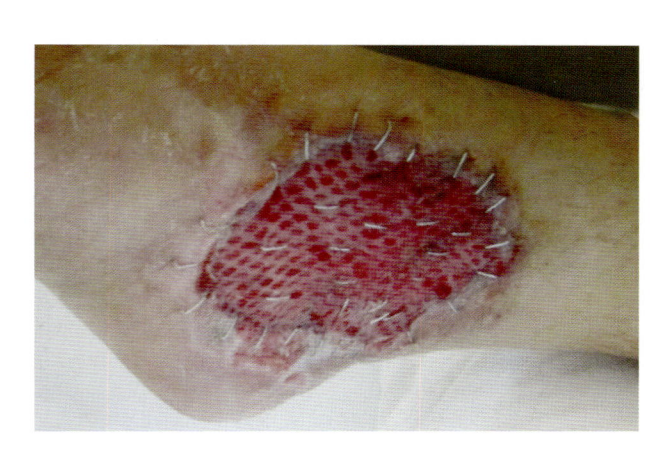

4. 針の選択

1）表皮縫合：弱弯（円の3/8）

2）真皮・筋膜縫合などの深い部位：強弯（円の1/2）

5. 基本手技

1）筋膜縫合（図3）

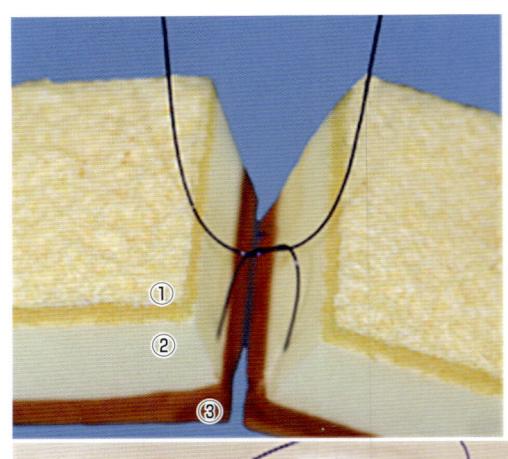
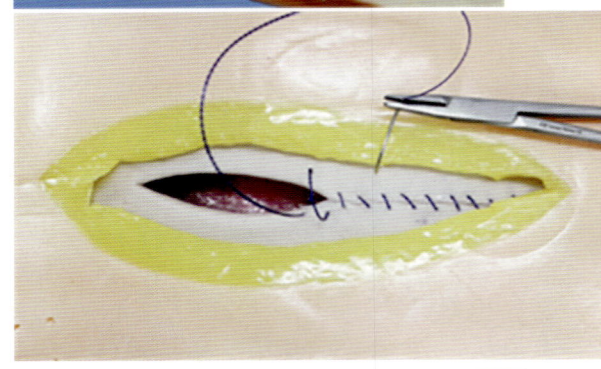
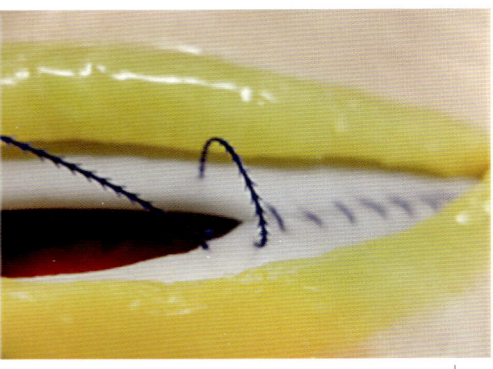

図3　筋膜縫合

吸収糸（0, 2-0, 3-0）で下肢や上腕の筋膜を縫合する．結節縫合，連続縫合のどちらでも良い．

　　a ： 結節縫合（PDS PLUS®）．①：表皮，②：真皮，③：筋膜
　　b ： 連続縫合（STRATAFIX Symmetric PDS PLUS®）は，1針ごと
　　　　適度な緊張をかけながら縫合する．
　　c ： 糸の表面にアンカーがあり，縫合が緩まない．

<table>
<tr><td>a</td><td></td></tr>
<tr><td>b</td><td>c</td></tr>
</table>

2）真皮縫合（図 4）

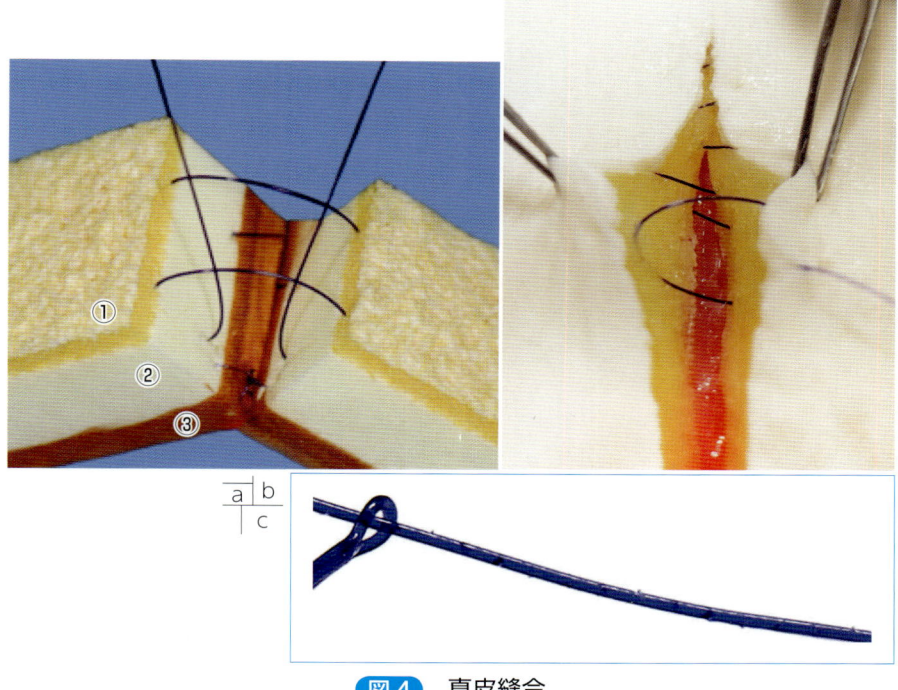

図 4　真皮縫合

吸収糸（3-0, 4-0）で真皮の全層に糸をかける．結節縫合が簡単である．STRATAFIX での連続縫合は，最後に糸の緊張を調節できないため難しい．

a：結節縫合（PDS PLUS®）は真皮全層に糸をかける．
　　①：表皮，②：真皮，③：筋膜
b：連続縫合（STRATAFIX Spiral PDS PLUS®）は，1 針ごと適度な緊張をかけながら縫合する．
c：STRATAFIX は糸の表面にらせん状の小さなアンカーがあり，縫合が緩まない．

3）表皮縫合（図 5）

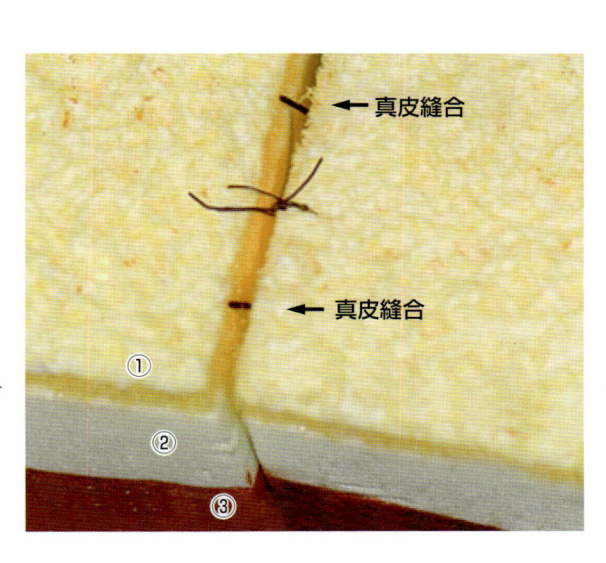

図 5

表皮縫合

ナイロン（3-0, 4-0, 5-0）で真皮を縫合した合間に糸をかける．
真皮縫合と真皮縫合の間を縫合する．
　　①：表皮，②：真皮，③：筋膜

←真皮縫合
←真皮縫合

ドレナージ：体内留置排液用チューブ・カテーテル（図6）

1. 開放式ドレーン

　骨折手術，排液量が多い場合は用いない．創内外が交通しているため，滅菌ガーゼで覆い逆行性感染に注意する．

2. 閉鎖式ドレーン

　トロッカー針で，神経や血管を損傷しないように注意．MRI撮影は不可のため，抜去すること．

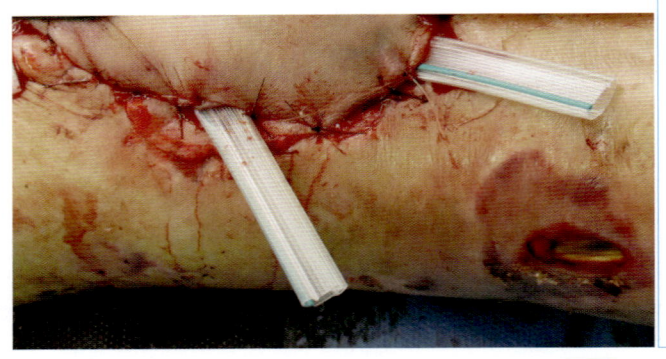
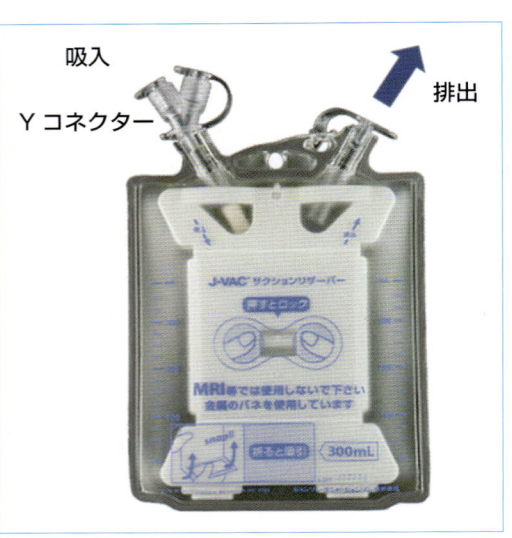

図6

a：ペンローズドレーン（開放式）．自然抜去しないように，表皮とドレーンの一部を縫合する．症例は，皮弁下の血腫ドレナージのために設置している．

b：J-VACドレナージシステム（閉鎖式）．ドレーン先端に滅菌バッグを連結する．

人工真皮（表2, 図7）

- 真皮が欠損している，皮膚全層欠損に対して適応がある
- 腱や神経の露出部は，人工真皮と植皮での治療は癒着が生じるため，適応とならない
- 筋体のみ露出部は，人工真皮と植皮は適応がある
- 十分に止血して使用する
- 滲出液が多いと生着しないため，ドレーン孔タイプを用いると良い
- コラーゲンスポンジ層を創面に向けて貼付する
- 辺縁が剥がれないように縫合する
- 2〜3週間後に外層を剥がし，二期的に分層植皮で創閉鎖する

表2 コラーゲン使用人工真皮

	コラーゲン	基　材	
ペルナック®	スポンジ状	ブタ腱由来	2〜3週間後，外層の光沢のあるシリコンフィルムを除去する．
テルダーミス®	スポンジ状	ウシ真皮由来	
インテグラ®	ゲル状	ウシ腱由来	2〜3週間後，黒色糸が見える外層を除去する．

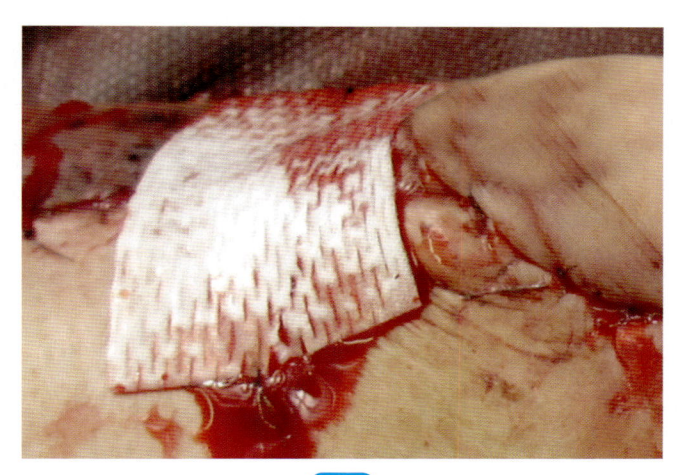

図7

症例は，皮弁血管部をペルナック®で被覆した．
小さい範囲であり，二期的植皮を行わずに上皮化した．

局所陰圧閉鎖療法（negative pressure wound therapy：NPWT）（図8〜10）

1. 基本事項

- NPWT で被覆する前に，確実なデブリドマンを行う必要がある
- 重度開放骨折において，軟部組織再建までの7日間以上の NPWT での創管理は感染率が上昇する
- 重度開放骨折では，NPWT で肉芽が増殖し，植皮などで治癒させることを期待してはいけない．皮弁などの軟部組織再建の代用にはならない

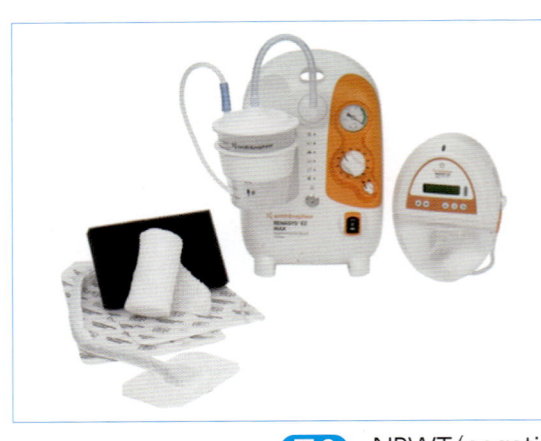
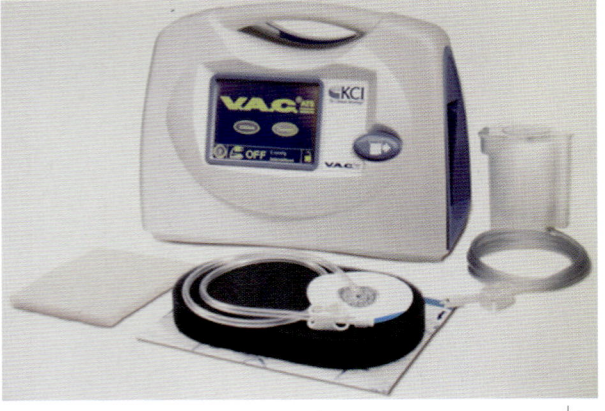

図8 NPWT（negative pressure wound therapy）
a：RENASYS® 創傷治療システム（Smith & Nephew 社製）
b：VAC-ATS® 治療システム（KCI 社製）

a｜b

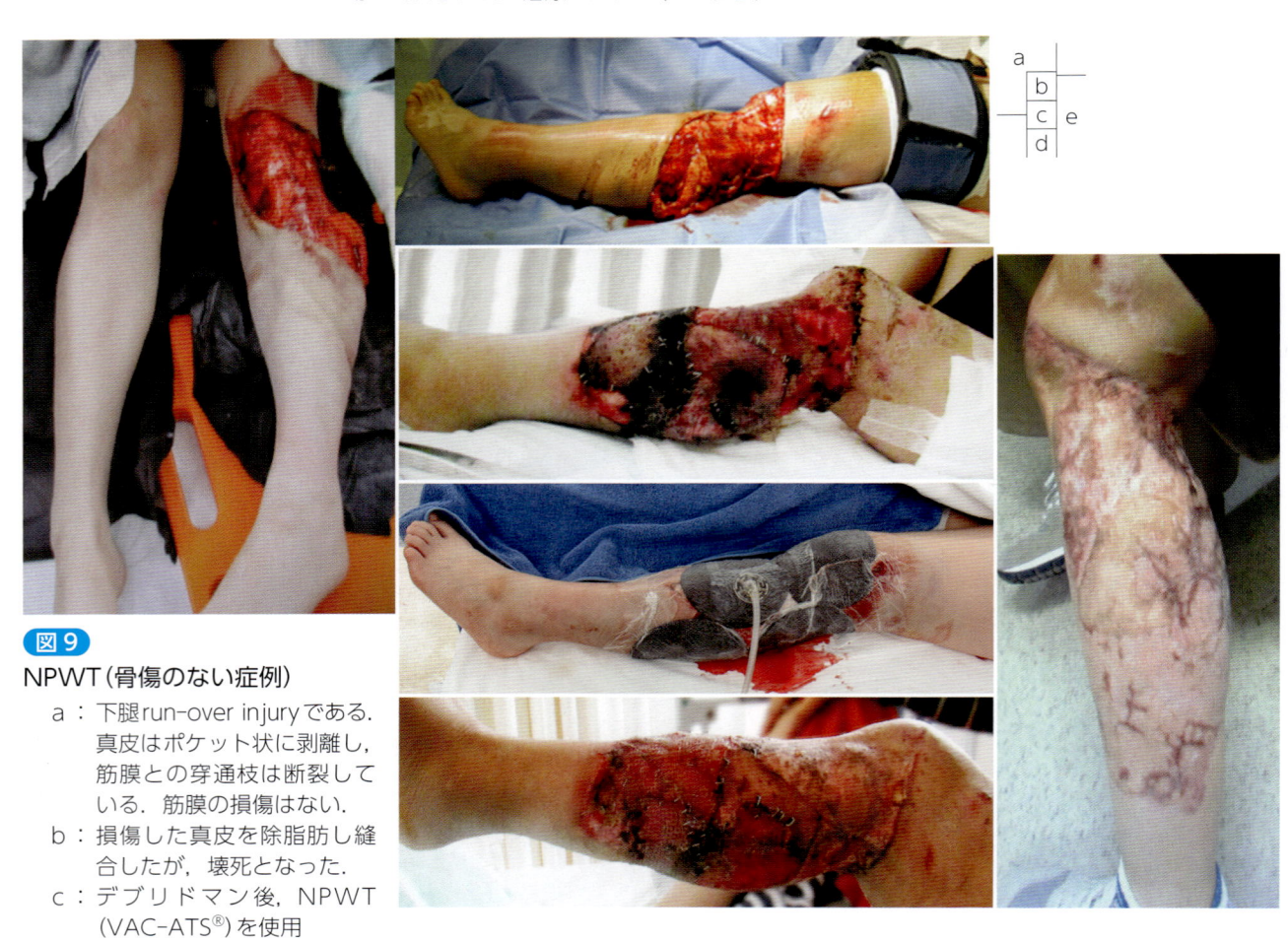

a
b
c e
d

図9
NPWT（骨傷のない症例）
a：下腿 run-over injury である．真皮はポケット状に剥離し，筋膜との穿通枝は断裂している．筋膜の損傷はない．
b：損傷した真皮を除脂肪し縫合したが，壊死となった．
c：デブリドマン後，NPWT（VAC-ATS®）を使用
d：分層植皮術後
e：最終の下腿外観

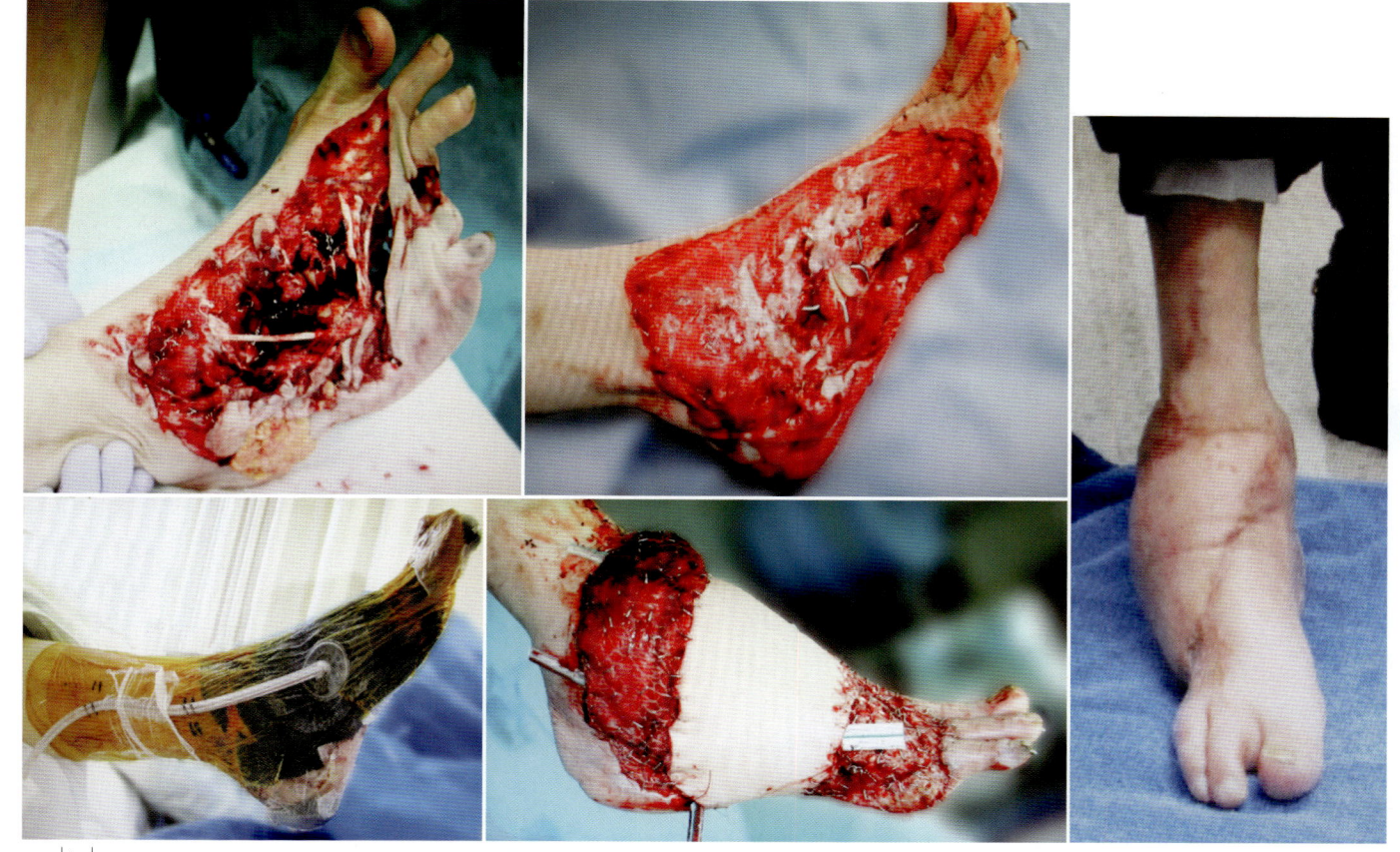

a | b
c | d | e

図10 NPWT（骨折部が露出した症例）

a：足部 run-over injury である．
b：デブリドマン後，足根骨の露出を認めた．骨折は K-wire 固定
c：NPWT（VAC-ATS®）を使用
d：遊離筋皮弁術後．ペンローズでドレナージ
e：最終の足部外観

2. 使用方法（図11）

　Gustilo 分類 type ⅢA 開放骨折では，NPWT による肉芽形成後に植皮での創閉鎖が期待できる．Type ⅢB 開放骨折では，短期間の NPWT 使用後に皮弁による軟部組織再建が必要となる．Type ⅢA と ⅢB の診断に迷う症例は，感染のリスクが高くなるため，皮弁術を選択するべきである．

（小林由香）

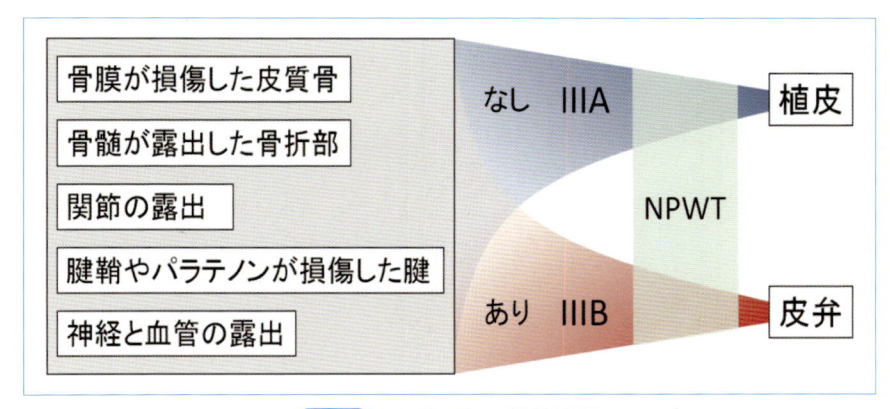

図11 NPWT の使用方法

損傷の状態は，デブリドマン後に Gustilo 分類を用いて評価する．

参考文献 ⋯⋯⋯⋯⋯⋯⋯⋯⋯⋯⋯⋯⋯⋯⋯⋯⋯

1) World Health Organization : Global guidelines for the prevention of surgical site infection. 2016.

サマリー　SSI 予防ガイドライン，WHO 2016.
2) 土田芳彦：陰圧閉鎖療法(NPWT)と軟部組織再建時期のあり方．土田芳彦編．重度四肢外傷の標準的治療—Japan Strategy—．p.48-52，南江堂，2017.
3) Bhattacharyya T, et al. : Routine use of wound vacuum-assisted closure does not allow coverage delay for open tibia fractures. Plast Reconst Surg. 121 : 1263-1266, 2008.

サマリー　脛骨開放骨折 Gustilo ⅢB で 1 年以上フォローした 38 例の結果をもとに，陰圧閉鎖療法は有用だが，感染予防には 7 日以内の軟部組織による被覆を推奨した．

プロジェクト X

診断・治療に困ったときの対処法 Q&A

骨折治療基本手技アトラス
～押さえておきたい 10 のプロジェクト～

プロジェクト X

■ 診断・治療に困ったときの対処法 Q&A ·········· プロジェクトⅧ執筆者

これが私の秘密テク

プロジェクト X　　診断・治療に困ったときの対処法 Q&A

これが私の秘密テク

Q1　ブラッシングの正しい手順とは？

A　術前ブラッシングを行うと手術台まわりが水浸しになるので極簡単に済ませるとか，術前は手術自体にばかり気がいってしまいブラッシングがおろそかになっているということはないだろうか？津下健哉先生は，彼の世界的名著「手の外科の実際」の中で，ブラッシングを掃除に例えて以下のように記している．

　「部屋を清潔にするには，ゴミがいっぱい散らばっているところに薬剤を振りまくのでなくて丁寧に箒ではくことであり，雑巾でふくことである」

　全くその通りの正論である．特に開放骨折などの外傷例においては術前ブラッシングは非常に重要である．「術前」ブラッシングというが，実際はブラッシング開始の時点で手術はすでに始まっていると言っても過言ではない．

　筆者は卒後最初に岡山済生会総合病院に赴任した．この病院の整形外科は津下先生の流れをくんでいる．ここでブラッシングの重要性と実践をたたき込まれたこともあり，ブラッシングには工夫を凝らすようになった．三つ子の魂百までである．ここでは，当院で筆者らが15年以上行っているブラッシング法について紹介する．

1．用意するもの（**図1**）
- 各種サイズの手袋
- 大きなビニール袋（1×1.5 m 程度のサイズ）
- 手洗い用のブラシ（**図2**）
- 洗浄の廃液をためる箱（**図3**）
- クロルヘキシジングルコン酸塩含有石鹸（スクラビイン4％液®）（**図4**）
- 洗浄に使用する水（滅菌水でも水道水でも良い）と水さし
- 洗浄後水分を拭き取るためのタオル（**図5**）
- 洗浄後の患肢を置くときに使用する敷布（90×90 cm）（**図6**）
- 幅広のテープ（布ガムテープや養生テープなど）
- 生理食塩水

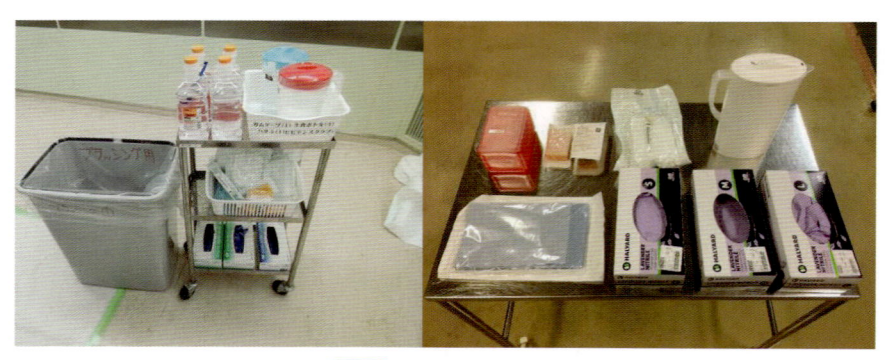

図1　用意するもの

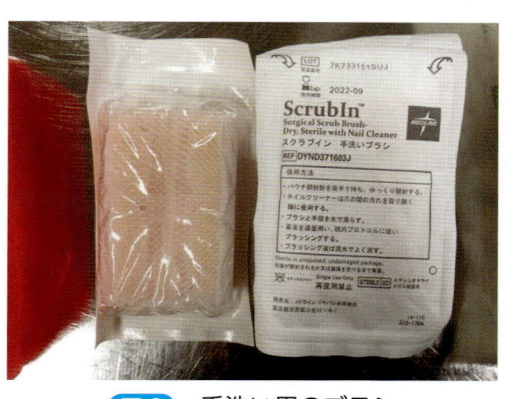

図2 手洗い用のブラシ

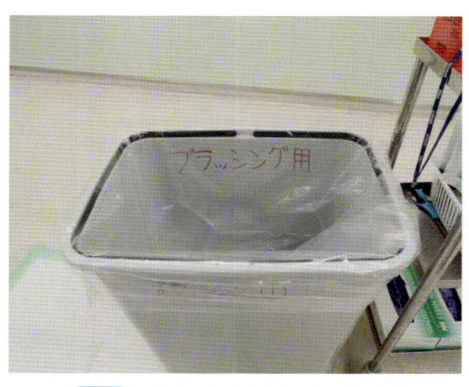

図3 洗浄の廃液をためる箱

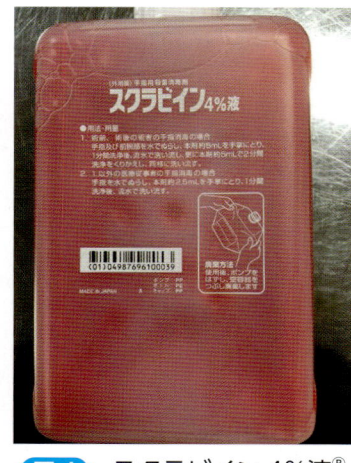

図4 スクラビイン4％液®

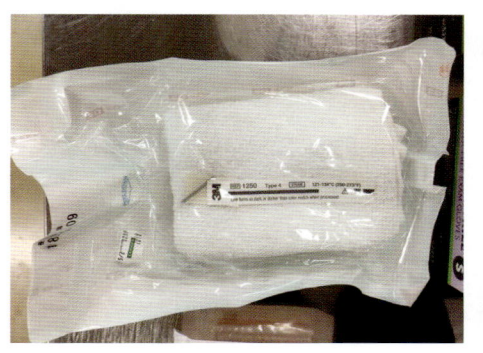

図5 タオル

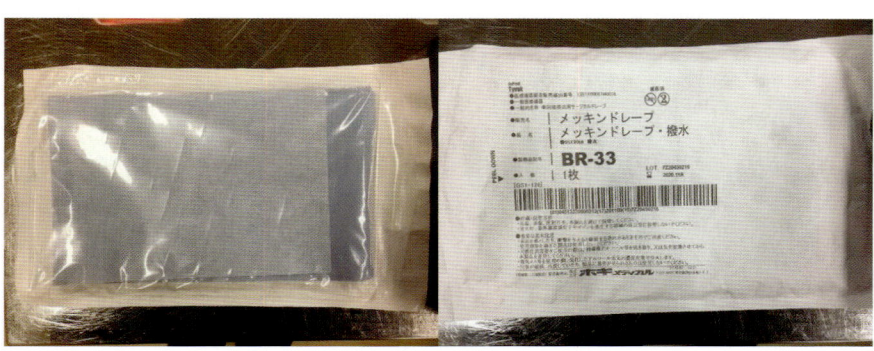

図6 敷布

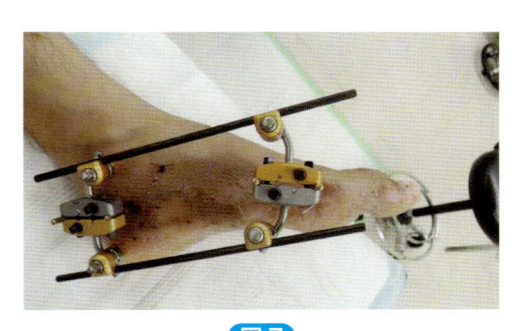

図7

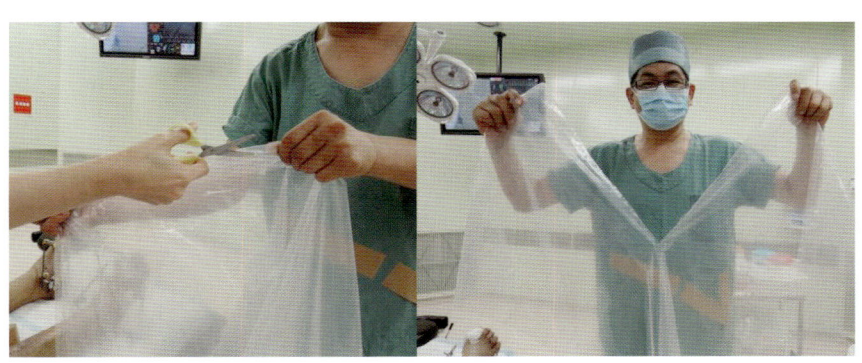

図8

2. 手　順

　症例は足部に創外固定を装着している患者である（**図7**）．

　まず，大きなビニール袋の短辺を中央で縦に約30 cm切り開く（**図8**）．その切り開いた部分を患肢大腿部にかけるようにして（**図9**），ガムテープで固定する（**図10**）．続いて，患肢の外側に洗浄の廃液をためる箱を置いて，患肢の上下にブラッシングする人員を配置し，ビニール袋で固定する（**図11**）．足先部分を支える人員が足りないときには，生理食塩水のボトルを置いて洗浄液がこぼれるのを予防する（**図12**）．

　続いて水をかけて（**図13**），患肢を湿らせてからクロルヘキシジングルコン酸塩含有石鹸をかけ（**図14**），ブラッシングを行い（**図15**），再び水をかけて洗い流す．通常の汚染が強くないときは2回これを繰り返す．汚染が高度なときには3回，4回と繰り返す．ブラッシングで最も重要なのは，しっかりと泡立つようになるまで何回でも洗うということである．泡立てば汚れが取れたと判断できるからである．ブラッシングが終了したらタオルで拭いて，敷いた敷布に患肢を置く．

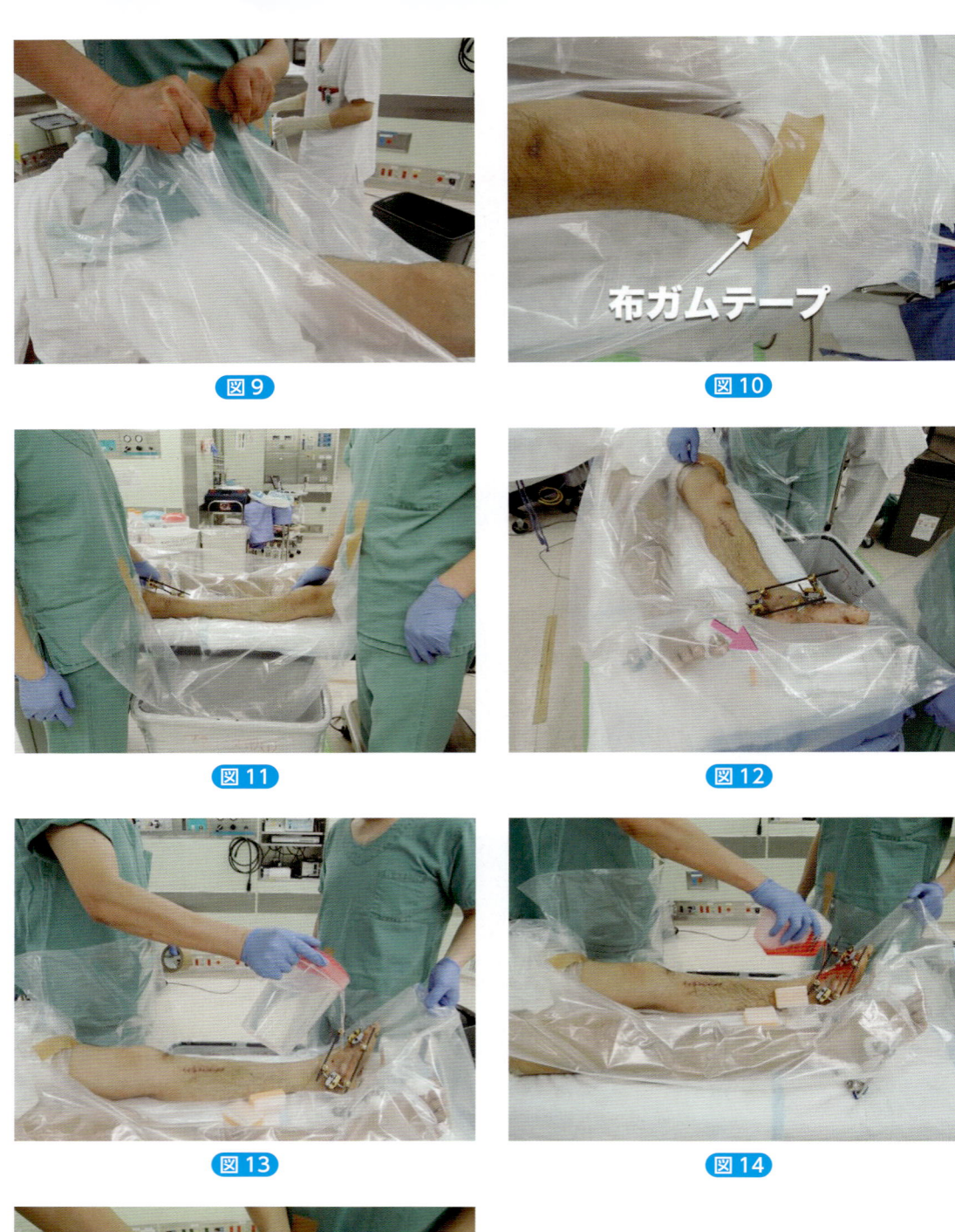

図9

図10

布ガムテープ

図11

図12

図13

図14

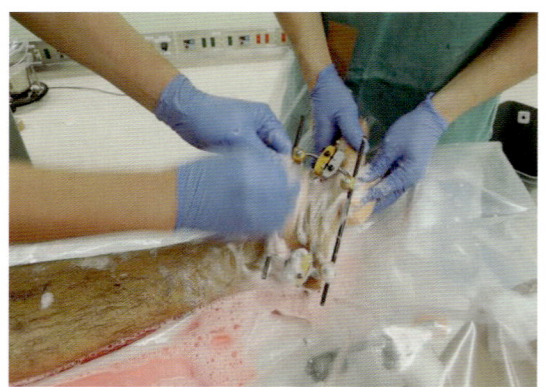

図15

洗浄用の水を用意するのに生理食塩水もなぜ用意するのかというと、ボトルが水避けの堤防の役割をすることと、洗浄水がなくなったらすぐに生理食塩水を開封して使用できるからである。一石二鳥である。

当科では手術室に入室したすべての症例に対して、このブラッシングを行っている。ブラッシングは手術の一部であると考えるからである。

（小川健一）

プロジェクト X

診断・治療に困ったときの対処法 Q&A

 これが私の秘密テク

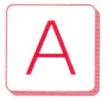 **Q2** **K-wire をうまく挿入する方法を教えてください.**

A　動力の扱いに馴染むことが重要です．焦らずじっくりと，ピン先に感覚を集中させ，ゆっくり進めて皮質に当たるないし抜く感じを掴みます．方向を変える際は，変曲点までゆっくりと引き，ゆっくり回転させながら方向を修正します．

　方向を決める際は，近くだけを見ずに，様々な指標を目標とします．ボウリングで球を投げるときに，ピンを見ずに手前の三角点を目印に投げるのと同じです．小児上腕骨顆上骨折の外側ピンニングでは，上腕骨軸を意識しワイヤー刺入方向を分散させると，末広がりなピン配置となり固定力が高まります（図 1）．

　また，体位はいつもとなるべく同じになるようにセッティングしましょう．手術場の情報を最大限利用します．いつもあそこに向かって打っているとの位置覚は，人工股関節のリーミングなどでよく用いられますね．

　ピンニングは最も単純で奥の深い手技です．諸先輩の秘技を多く取り入れるのも上達の近道です．

（岡田寛之）

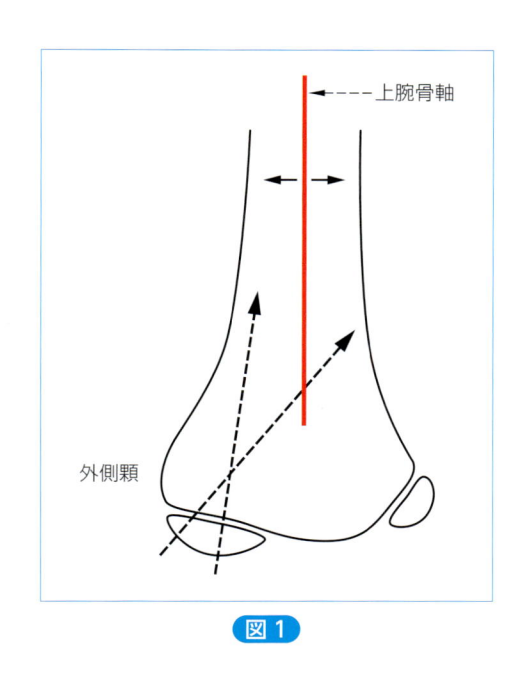

図 1

これが私の秘密テク

ピンニングがうまくできません．どうすれば良いでしょうか？

自分が意識していることは・・・
・可能なら刺入する対側を触る（視覚だけでなく位置覚を活用，ただし針刺し注意）
・頭を大きく動かさない（頭を大きく動かすと必ずパワーも動いてますよ!!　他の人のときに見てみましょう）
・三次元でなく二次元の操作に（まずは正面像だけでも完璧に．側面の正解は入った1本目を通る平面上に存在します）
・失敗したピンはすぐ抜かない（大外れで恥ずかしくても残して2本目に役立てましょう．1本目から20°hand-up，30°外側などと意識したほうが，正確性が増します）
・微妙な調整は刺入部近くを持つ（あと1〜2 mm進めたい，そんなときは皮膚ギリギリに持ち直したほうがイメージを見なくても微調整できます）
・触診をしっかりと（中手骨指節骨は骨頭，基部などを触ると色々わかります，透視だけでなく触診で立体的なイメージを頭に描きましょう）

（森崎　裕）

プロジェクト X　　診断・治療に困ったときの対処法 Q&A

これが私の秘密テク

Q4 感染巣に対する洗浄の実際について教えてください.

A　整形外科手術において，術者の誰もが悩み，そしてできれば関わりたくない手術の1つとして，感染巣に対する洗浄が挙げられると思います．生食を用いて汚染組織をデブリドマンしながら，十分量で洗浄する訳ですが，我々は，そのように治療者側のテンションが落ち気味の際に，視覚・触覚・聴覚を駆使して，今後の「感染」という戦いに負けないように，気持ちを昂らせるための工夫を行っております．方法は，イソジンの原液を創部の面積に応じて散布し，30秒程度浸しておきます．その後，着色された組織を生食にて十分に無色となるまで洗い続けます（図1）．さらに，オキシドール（過酸化水素水）原液を同様に創部に散布し，シュワシュワとした泡立ちを確認します（図2）．この時点で術野の空間には酸素が発生しておりますので，治療者側は何となく元気を取り戻しています．これら泡立ちがすっかりとなくなるまで洗浄されたときには，直介の看護師を含めた我々チームの士気は高まり，感染制圧の第1歩を踏み出せるという訳です（注：あくまでも個人的な意見ということでご了承頂ければと思います）.

（善家雄吉）

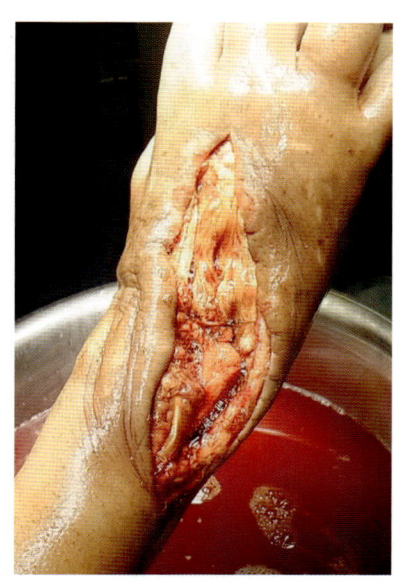

図1　視覚的効果

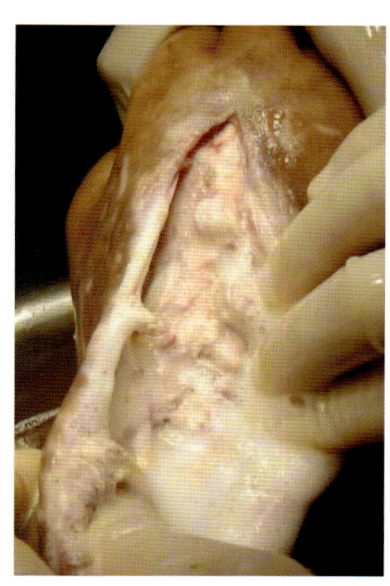

図2　触覚・聴覚での鼓舞

診断・治療に困ったときの対処法 Q&A

プロジェクト X　診断・治療に困ったときの対処法 Q&A

 Q5 術中所見を正確に記録するための工夫は何かありますか？

 A　開放骨折などでは損傷形態を記録に残す際に忘れることがあります．また手術記録を直後に書くようにしても忘れることはあるでしょう．そんなときはすぐに記録を残すようにしています．手術室には皮膚ペンとガーゼや手袋の滅菌された袋，覆布があるはずです．

　手術中にすぐメモを残しておいてそれを持って帰るなどしてゆっくり整理して手術記録を書くようにすると，抜けることなく記録が残せます．

（前川尚宜）

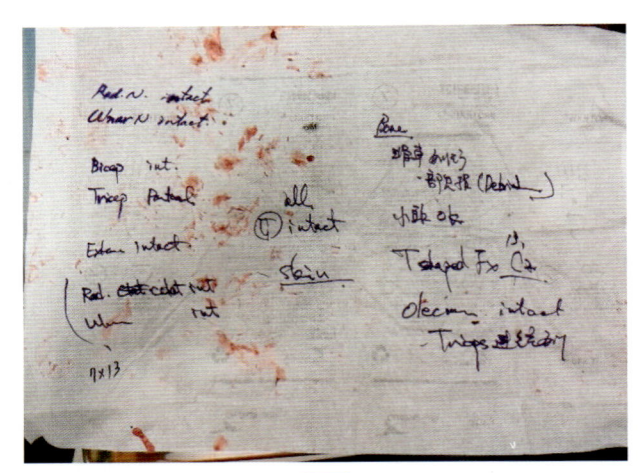

図1
血液が付着していたのでデジタルカメラで撮影して
持ち帰りました．

これが私の秘密テク

Q6 皮弁術後の感染を減らすもうひと工夫はないでしょうか？

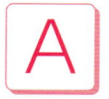
　経験の豊富な上司に教えてもらった方法ですが，もともとの感染例や受傷時の汚染が高度な症例などでは，皮弁術後の「予定洗浄」が有用と考えています．これは皮弁の術後 2〜3 日のうちに，皮弁の下に溜まった血腫を除去，洗浄する方法です．もう一度被覆部位を展開するデメリットもあるかもしれませんが，「もともとの感染症例」，「受傷時の汚染が高度な症例」，「皮下に多量に血腫が貯留していることが予想される症例」などの限られた症例においては，確定的な軟部組織の被覆が達成された後，あえて皮下に溜まった血腫を除去しにいくことで感染を予防し得る症例はあると考えています．

（佐藤和生）

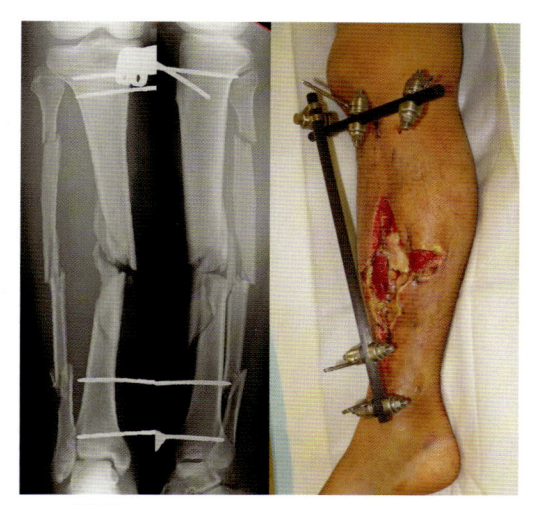

図1 下腿骨幹部開放骨折感染症例

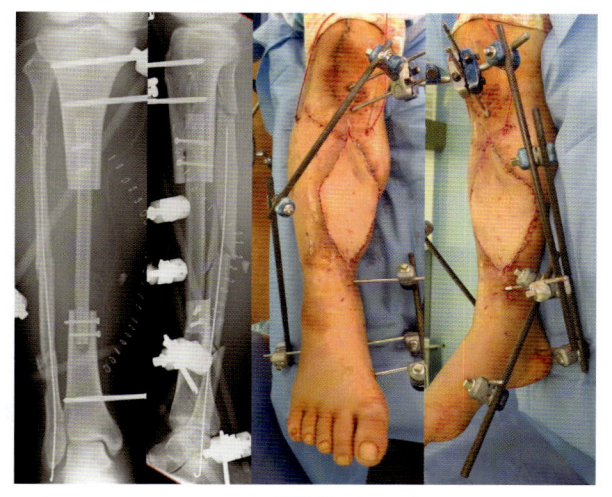

図2
感染沈静化の後，腓骨皮弁を行った．

a | b

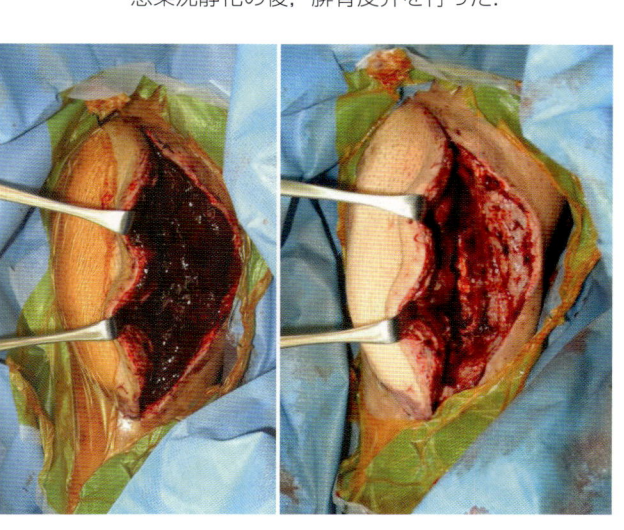

図3
腓骨皮弁術後 3 日後，予定洗浄施行．皮弁をめくって内部を観察すると多量の血腫が充満していたため，これを除去，洗浄した．以降，感染の再燃なく経過した．
　a：洗浄前
　b：洗浄後

プロジェクト X　　診断・治療に困ったときの対処法 Q&A

これが私の秘密テク

Q7　イリザロフや MIPO のための骨折部整復にハーフピンで
一時的創外固定を組んでいますが，他に方法はないでしょうか？

A　　Ender 釘で髄内から整復します．整復したら Ender 釘を避けてイリザロフの wire を刺入したり
手前に mono-cortical screw を挿入します．骨折部がある程度安定したら Ender 釘を抜去して固定
を完了させます．なお Ender 釘は症例に応じて曲げを調節する必要があります．

（高畑智嗣）

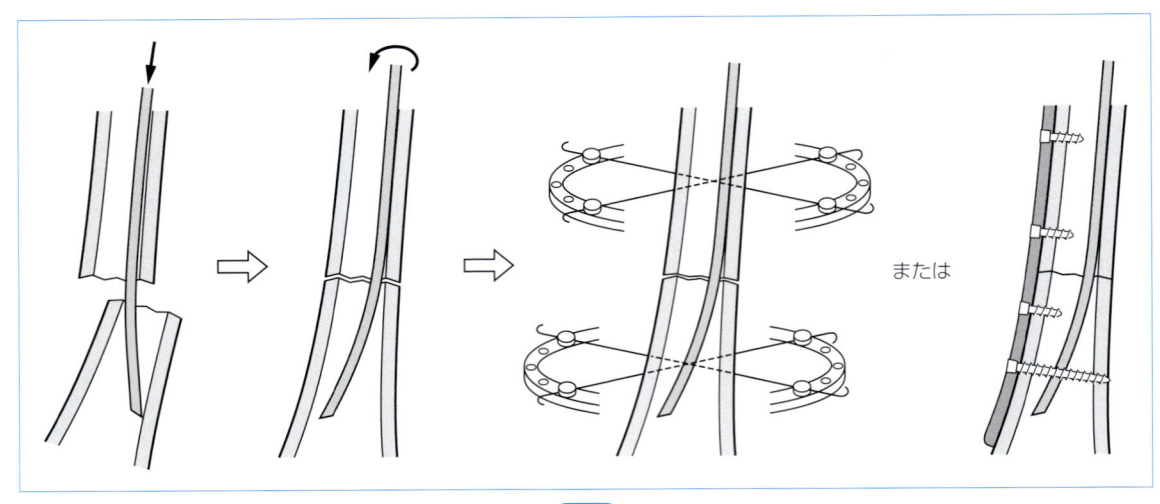

図1

プロジェクト X 　診断・治療に困ったときの対処法 Q&A

これが私の秘密テク

Q8 髄内釘固定後の dynamization の適応と方法について
教えてください.

A 　Dynamization の適応となるのは，皮質の一部が骨癒合しているのに一部がなかなか骨癒合しない場合（**図 1**）と，肥厚性偽関節（**図 2**）です．前者は横止めスクリューを抜去することにより，荷重が皮質骨に加わるようになり骨形成が進行します．後者は axial load による骨癒合促進効果も期待できますが，むしろ骨折部に嵌合を起こさせて剪断力をコントロールするのが主な目的となります．その場合 dynamic にするのは骨折部より遠いほうとし，横止めを dynamic hole に 1 本残して回旋をコントロールします．また筆者はさらに骨折部の嵌合が起きやすいように chipping を追加し，さらに non-isthmal fracture の場合は骨折部に近い骨片に poller screw を追加しています．ただし実際には exchange nailing を行って太い径のネイルを入れるほうが剪断力をコントロールするのに有用であるため，dynamization が適応となる症例はかなり限られていると思います．

（松垣　亨）

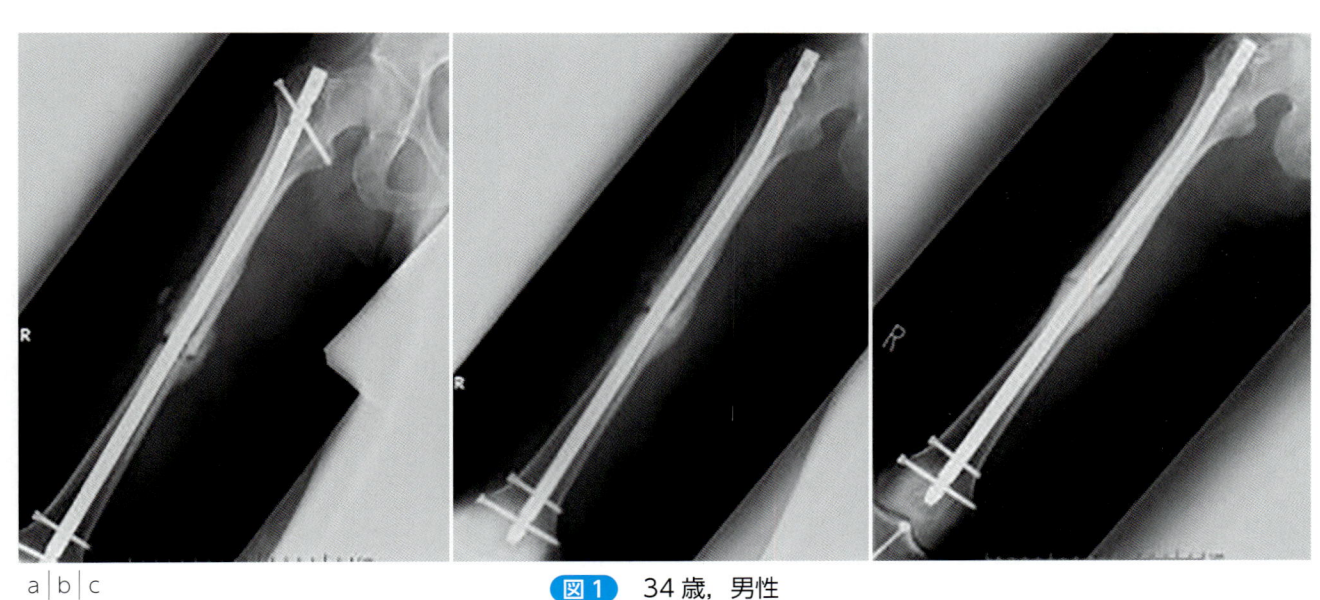

a | b | c

図 1　34 歳，男性
a：術後 3 か月
b：Dynamization 施行
c：Dynamization 施行後 9 か月

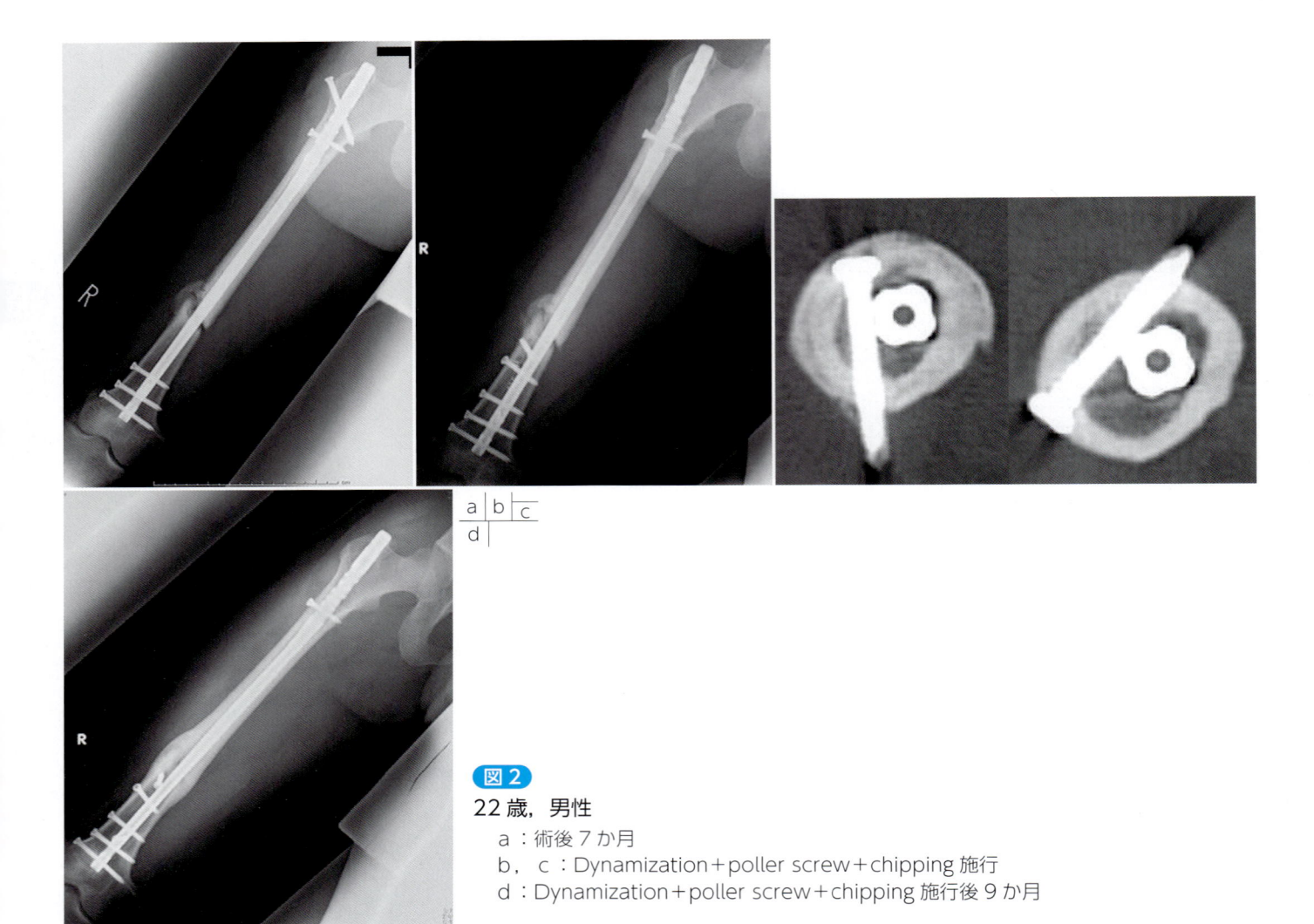

a | b | c
d |

図2

22歳，男性

a：術後7か月

b，c：Dynamization＋poller screw＋chipping 施行

d：Dynamization＋poller screw＋chipping 施行後9か月

プロジェクト X　　診断・治療に困ったときの対処法 Q&A

これが私の秘密テク

Q9 早期競技復帰を希望するバスケットボール選手の骨性マレット指.
骨片の橈側が大きく，尺側が小さい非対称な形態.
治療方針は？（図 1）

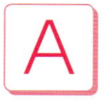

A　　関節面の多くを占める転位のある骨折であり，骨折部の解剖学的整復・固定と早期 ROM が原則である．当科では，骨質が良く，骨片背側の皮質骨長が 2 mm を超える症例には，最小侵襲スクリュー固定法（MISF 法）（今谷ら：日手会誌 2011）を第一選択としている．本法はブロックピンを用いた閉鎖性整復の後，約 2 mm の小皮切から 1.2 mm 径のスクリュー固定を行う（図 2）．特に本症例のような橈尺側で非対称な骨片に対しては，骨折部に圧迫力がかかる方向にスクリューを挿入できるため骨癒合に有利である．皮膚縫合は不要で数日後より手洗いも可能となり，患者背景や理解力に応じて早期自動運動を許可できる．

　　本症例も術後 3 日目より手洗い，術後 1 週より自動可動域訓練を開始し（夜間シーネは術後 3 週間装着），術後 3 週間の時点で罹患指の可動域制限はなかった．術後 4 週より隣接指との buddy taping 固定のうえバスケットボールの練習を再開した（図 3）．

（森谷史朗）

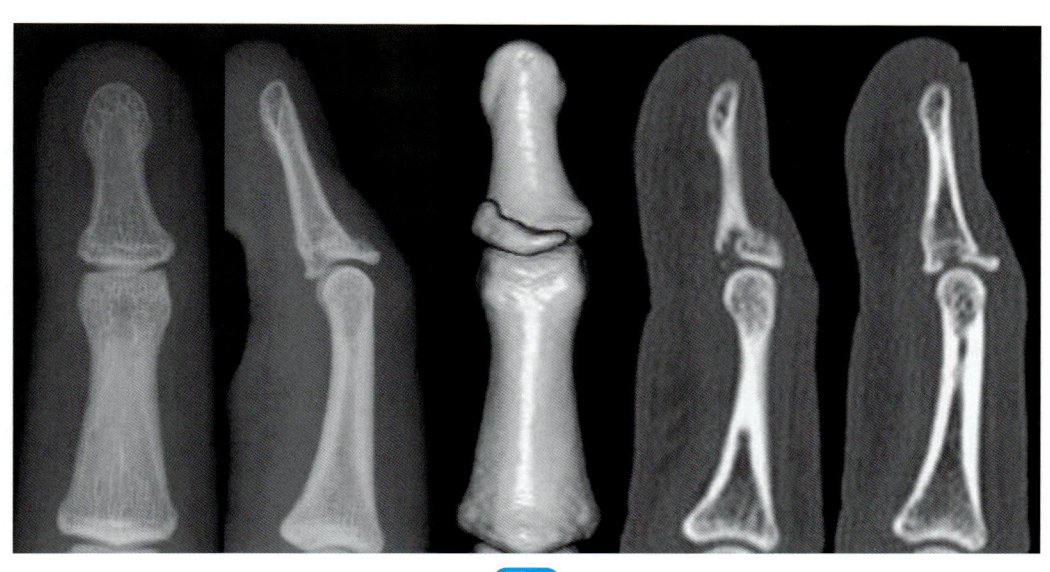

図 1

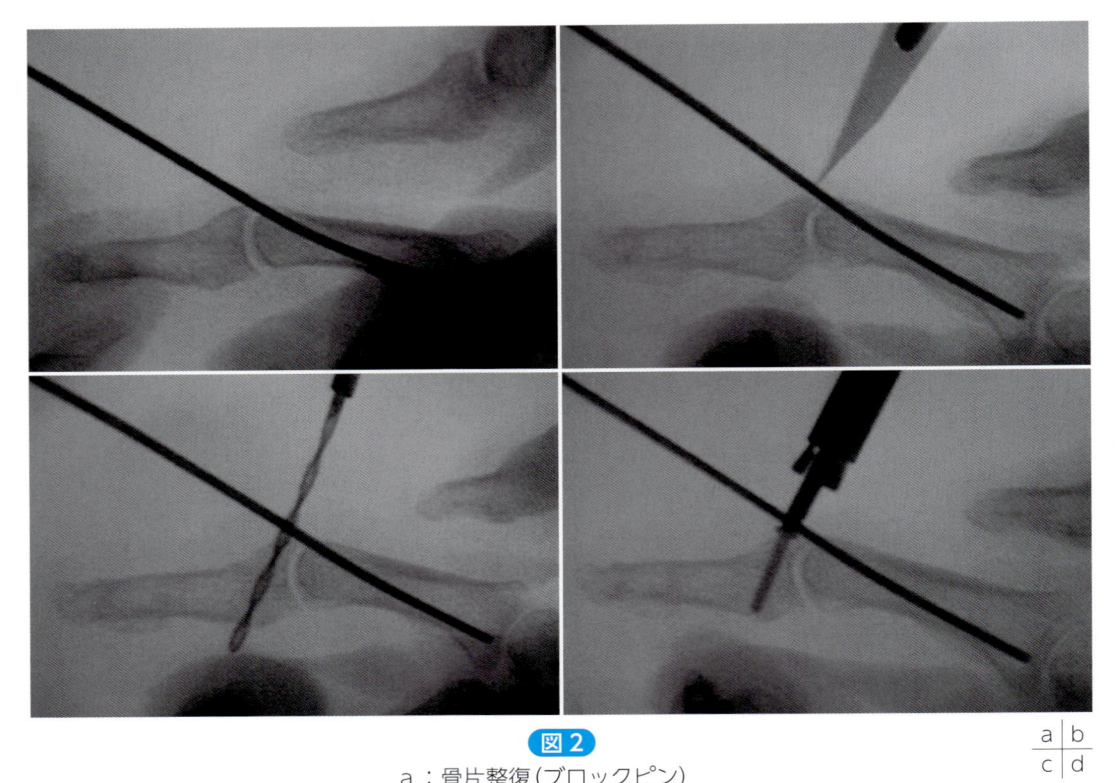

図2

a	b
c	d

a：骨片整復（ブロックピン）
b：小皮切（2 mm）
c：ドリリング（φ1.0 mm）
d：スクリュー（φ1.2 mm）固定

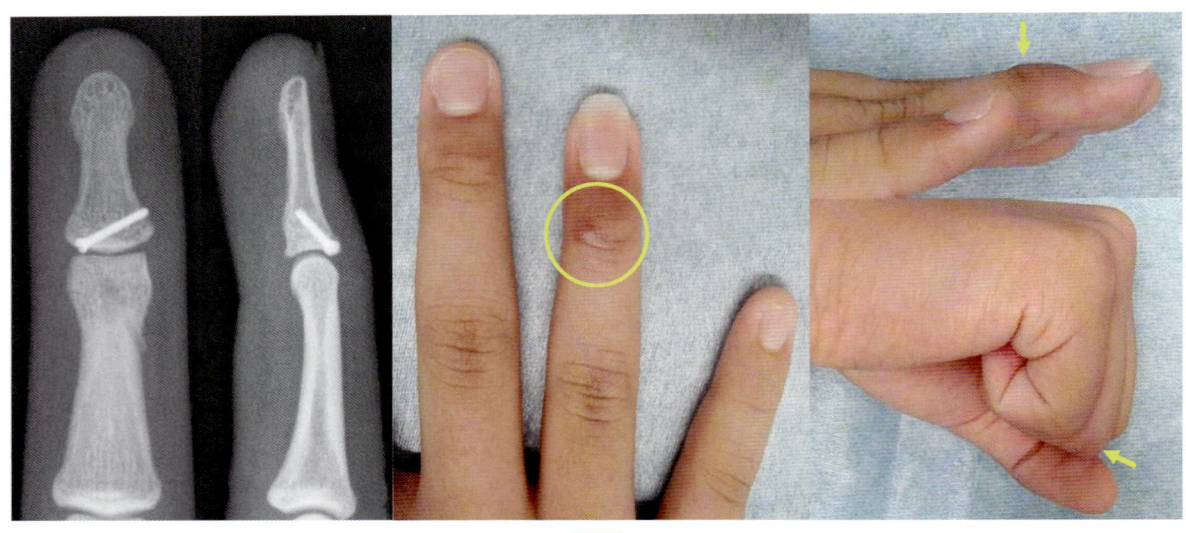

図3

プロジェクト X　　診断・治療に困ったときの対処法 Q&A

これが私の秘密テク

Q10 橈骨遠位端骨折に対する手術治療において，遠位骨片の橈側偏位と radial inclination の整復が不十分となることがあります．
整復のコツを教えてください．

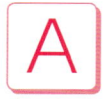

A　　橈骨遠位端骨折に対する掌側ロッキングプレート固定を行う際，K-wire を用いて仮整復を行うことが多いです．遠位骨片の背側転位は背側からの intrafocal pin テクニックを用いた後，condylar stabilizing 法で十分な volar tilt を付けることができます．Radial inclination の整復では橈側からの intrafocal pin テクニックを使用しますが，K-wire の先端を曲げて髄内釘として使用すると，その反張力によって十分な radial inclination が獲得できます（図 1）．

（内藤聖人）

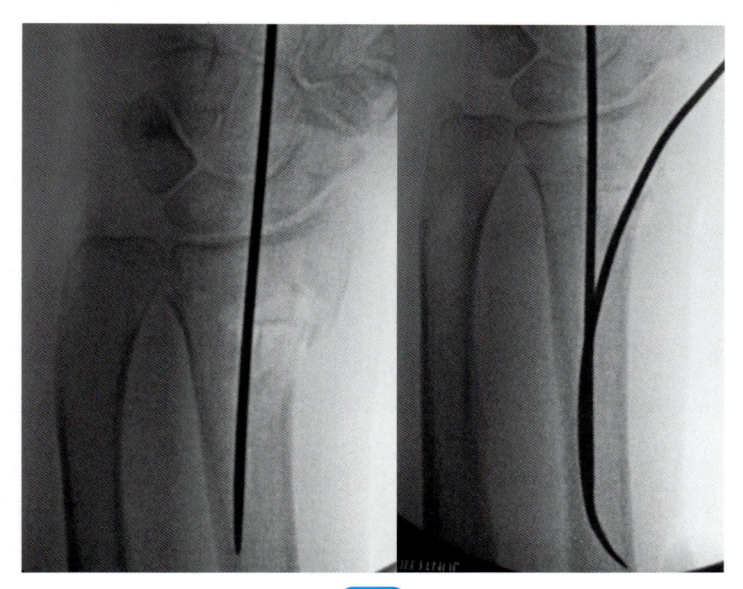

図 1

これが私の秘密テク

Q11 上腕骨近位端骨折の plate での内固定をするとき，体格の良い筋量の多い患者に対しての皮切，展開をどうしたら？ Delto-pectoral だと展開が大がかりになりそう．前外側皮切だと小結節が届かないかも…

A 　メインは前外側皮切から．小結節は delto-pectoral の一部で展開し腱板に糸をかけて皮下トンネル（図1-c）を通して引き込んでいます．110 kgの患者の外観（図1-a）と画像（図1-b）を提示します．

（山口正哉）

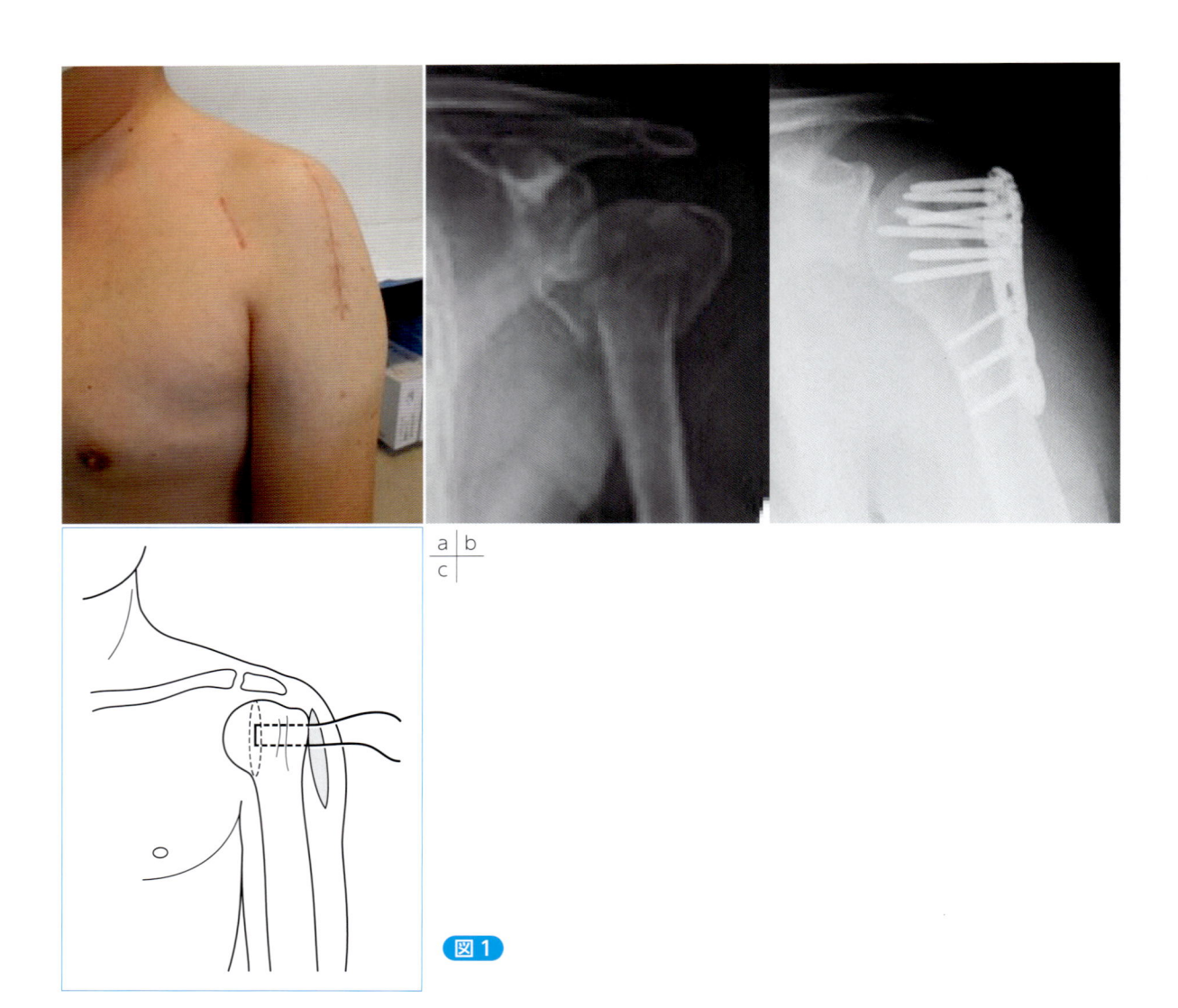

図1

プロジェクト X　診断・治療に困ったときの対処法 Q&A

これが私の秘密テク

Q12 鎖骨骨幹部骨折に対する MIPO，整復はどの程度行えば良いでしょうか？

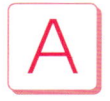

A 　鎖骨は元来血流が豊富といわれており，保存治療でも多くの場合骨癒合が得られます．とはいうもののクラビクルバンドのような固定具で長期間身体拘束を余儀なくされるので，近年では手術治療が選択されることが多い傾向にあります．なかでも強固な初期固定性を得られ，かつ手術侵襲を最小限にする前下方プレーティングによる MIPO が注目を集めています．本法ではどのくらい厳密な整復が必要か？とよく質問されますが，本法はロッキングプレートによる強固な初期固定性と，保存治療による biological な優位性を兼ね備えた治療法であるため，いわゆる「可及的な」整復で十分と考えられます．実際はプレートを挿入した後に体表上から徒手的に全体のアライメントを整える程度の整復となります．特に中間骨片に関してはほぼ操作する必要はありませんので，ぜひチャレンジしていただきたい手術方法と思います（図1）．

（島村安則）

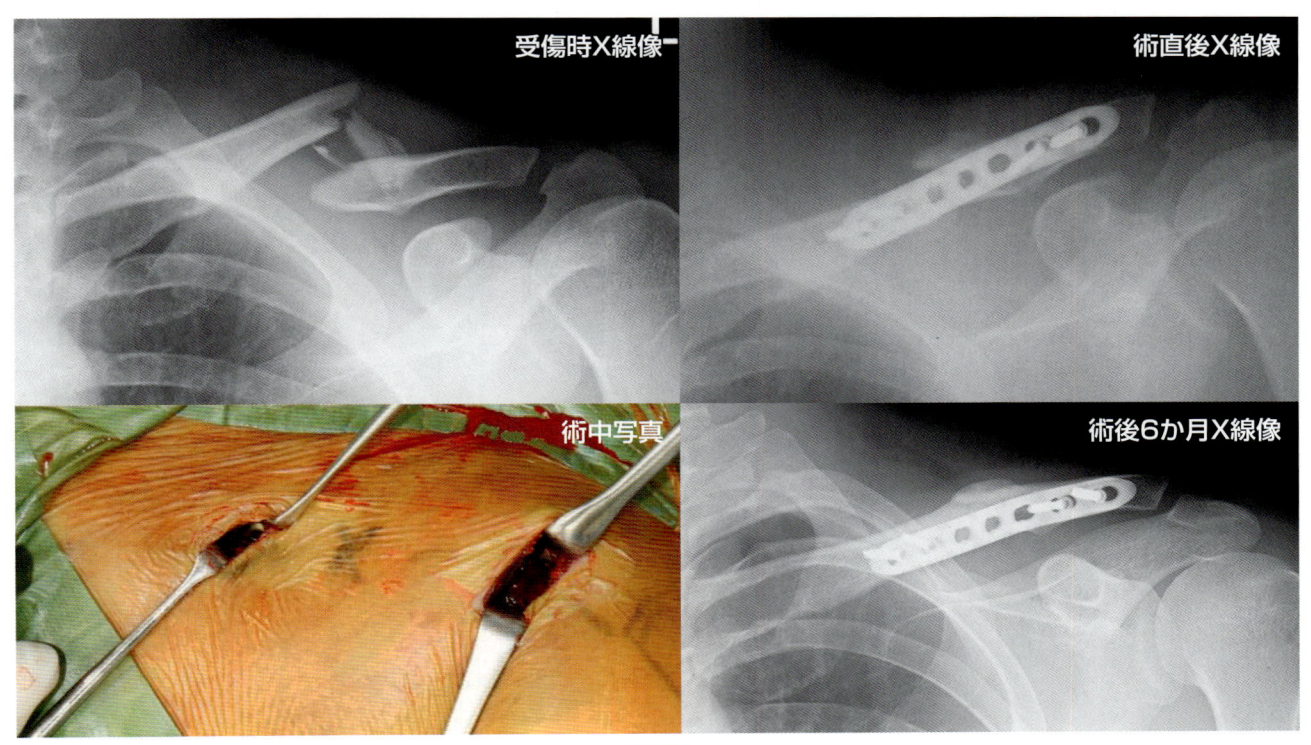

図1

プロジェクト X 　診断・治療に困ったときの対処法 Q&A

これが私の秘密テク

Q13 大腿骨の髄内釘で正面像はきれいに整復固定できるのですが，術後に側面像を見ると前弯が消失してしまっていることがよくあります．どうやったら側面像もきれいに整復できるでしょうか？

A 　側面像でのアライメントコントロールのためにネイル挿入時に K-wire をブロッカーピンとして用いると案外簡単に前弯の消失を防ぐことができます．

　正面像（図1-a）では良好な整復位でも，側面像（図1-b）では前弯が消失し後方凸になっていますが，2.4 mm の K-wire をブロッカーピンとして用いて（図1-c, d）ネイルを挿入すると，後方凸が整復され再び前弯を取り戻すことができます（図2）．

　ブロッカーピン（あるいはポーラースクリュー）というと正面像でのアライメントコントロールを想像しがちですが，このように側面像でも同様に活用できます．

（夏　恒治）

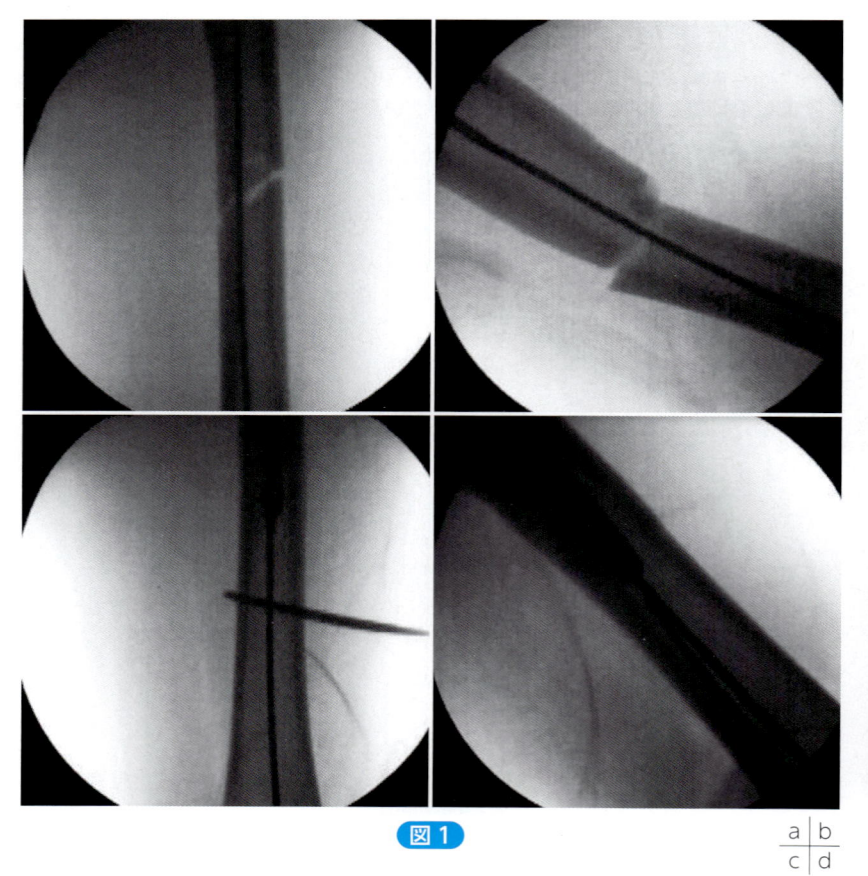

図1

a | b
c | d

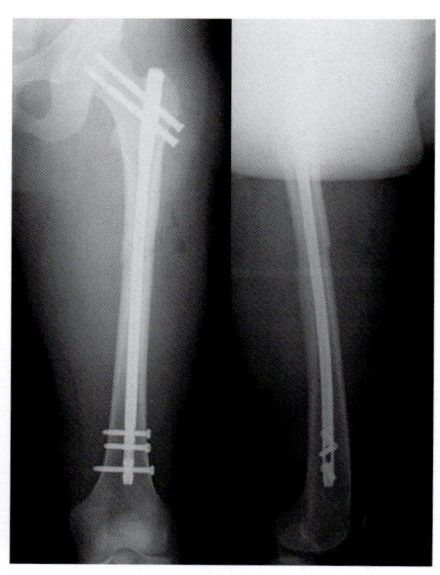

図2

プロジェクト X　　診断・治療に困ったときの対処法 Q&A

これが私の秘密テク

Q14 脛骨粗面の骨折を有する脛骨プラトー骨折において，粗面の骨片を
どのように固定すれば良いでしょうか？

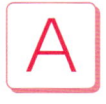
A　　高度粉砕症例では後面の皮質も骨折していることが多くラグスクリューだけでは十分な固定ができません．そこで 1/3 円プレートを用いてフックプレートを作成し，脛骨粗面の骨片をフックで押さえ込むように固定すると強固な固定が得られます．

（大饗和憲）

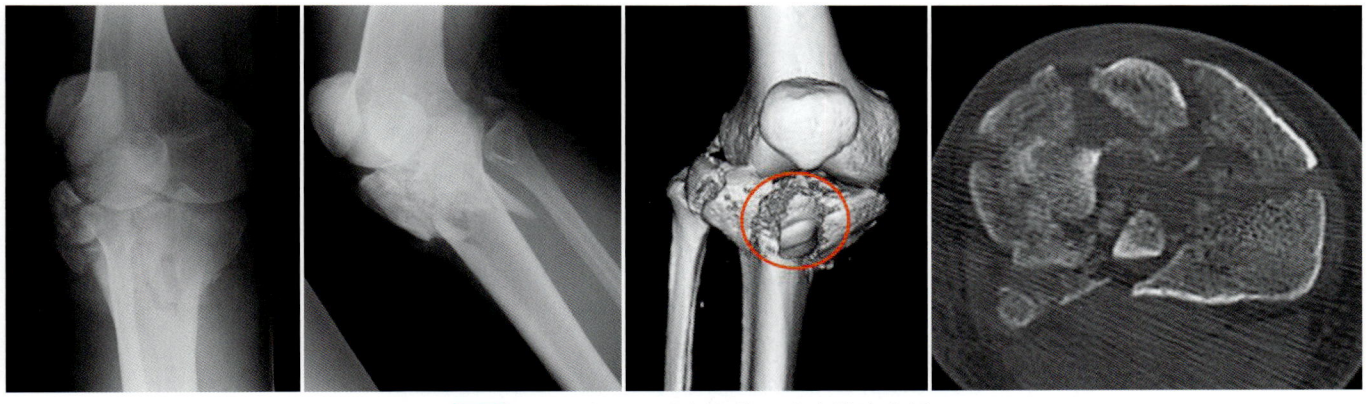

図1　脛骨粗面の骨折を伴う高度粉砕症例

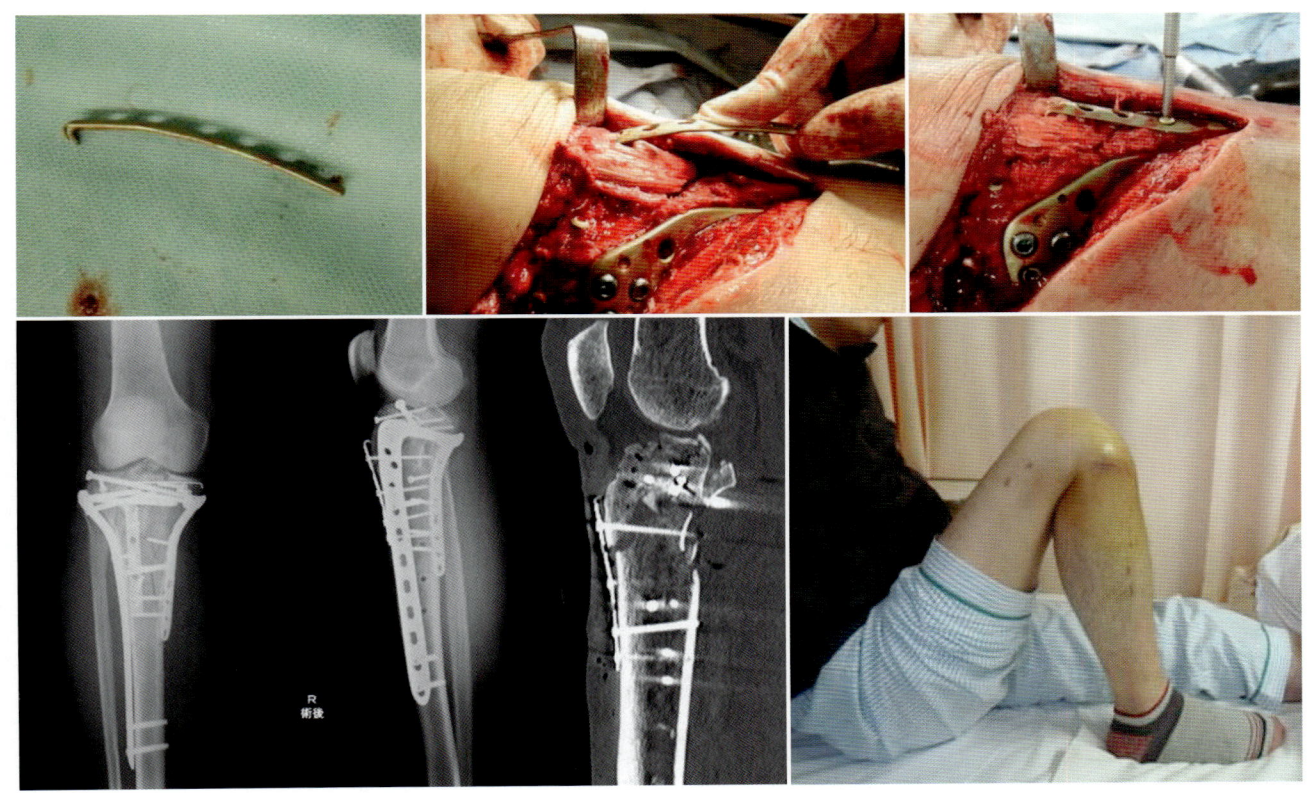

図2　フックプレートによる脛骨粗面骨片の固定

診断・治療に困ったときの対処法 Q&A

これが私の秘密テク

Q15 足関節脱臼骨折で内果骨片が粉砕しているとき，どのように固定すれば良いでしょうか？

A 通常のアナトミカルプレートやスクリュー，テンションバンドワイヤリングのみでは固定できません．そんなときは，小骨用のロッキングプレートを複数枚用いています．そうすることによってそれほど bulky にもならず，多骨片を固定することができます．

（川上幸雄）

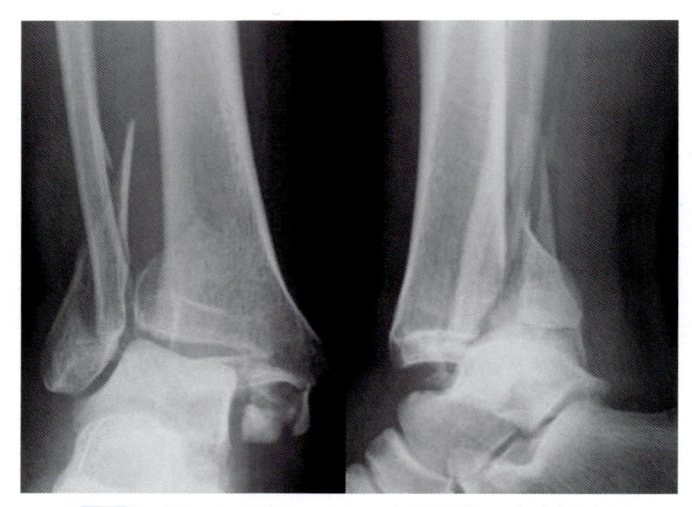

図 1 新 AO 分類 44B3．内果骨片の高度粉砕例

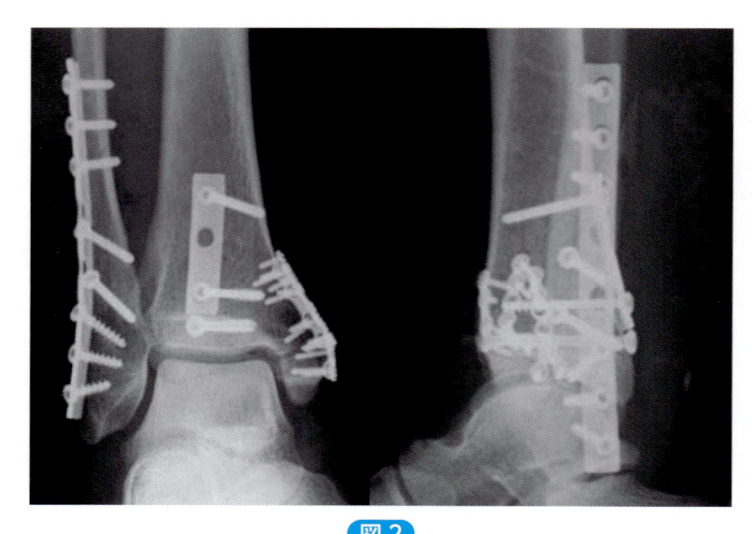

図 2
小骨用ロッキングプレート 3 枚を用いて内果骨片を固定．良好なアライメントが得られている．

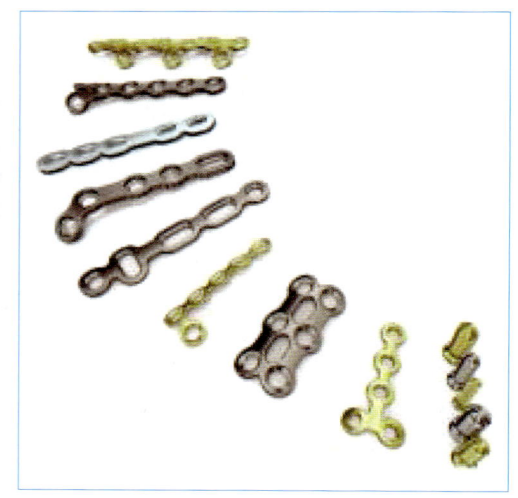

図 3 小骨用ロッキングプレートの例
（VariAx Hand Plating System；Stryker）

プロジェクト X

診断・治療に困ったときの対処法 Q&A

> これが私の秘密テク

Q16 足関節脱臼骨折で外果が粉砕している場合，どのように固定すれば良いでしょうか？

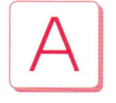

A 　外側コンベンショナルプレートではもちろんのこと，アナトミカルロッキングプレートからのスクリューでも骨片を把持できません．そんなときは，2.4 mm などの小骨片用のプレートを用いて，骨片を前方から抑え込みつつ，外側から挟むように固定することで骨片を安定化することができます（図 1）．

（依光正則）

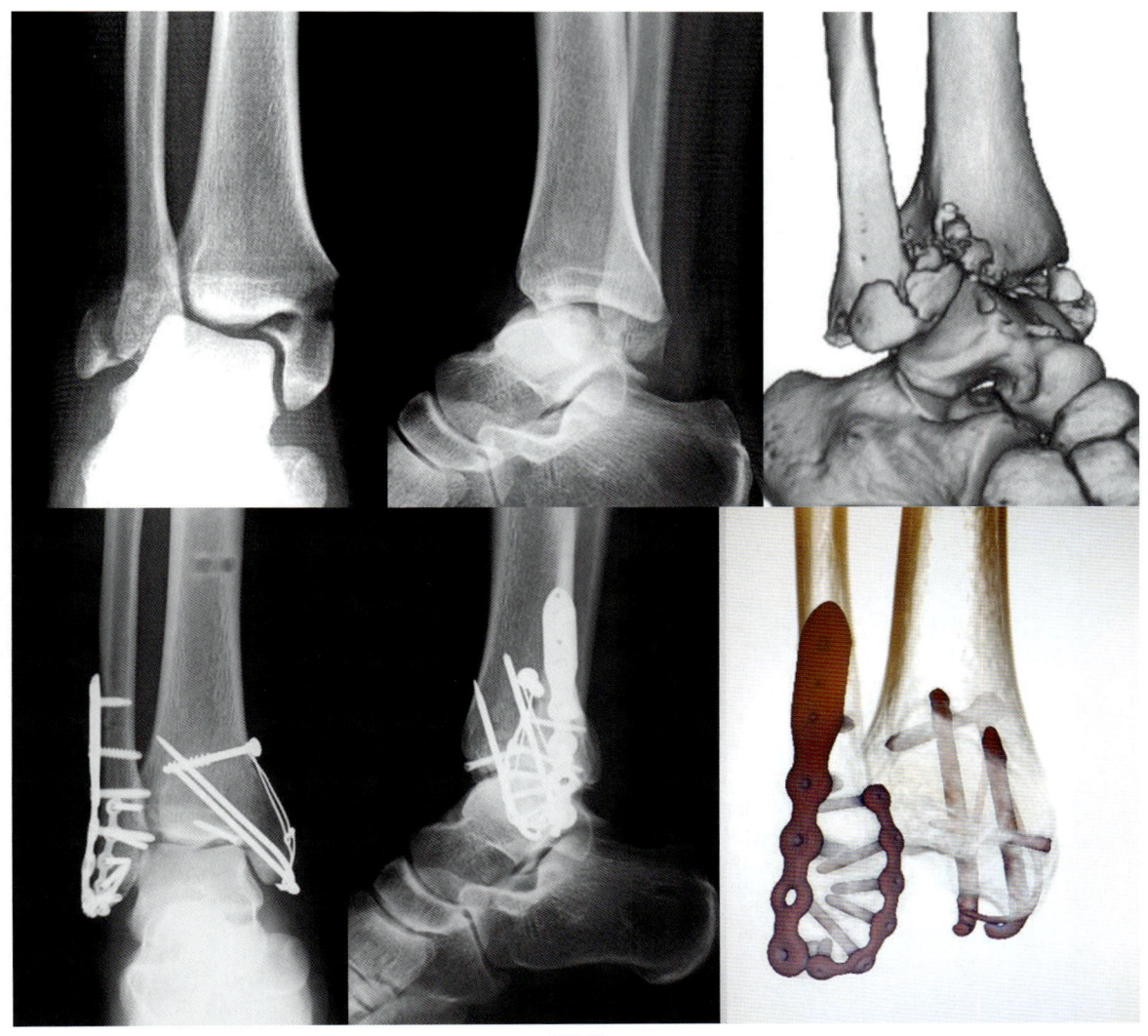

図1

プロジェクト X　診断・治療に困ったときの対処法 Q&A

これが私の秘密テク

Q17　踵骨開放骨折の初期固定はどうしたら良いでしょうか？

A　踵骨開放骨折（図1）は感染率の高い骨折として知られています.

脛骨，踵骨，内側楔状骨にハーフピンを挿入して，下腿軸方向と踵骨長軸方向の短縮を創外固定延長器を用いて強力に整復します．うまくいけば徒手整復よりも有効な整復が可能です．三角形に固定（図2）することで骨折部と軟部の安定を同時に獲得し，早期に内固定を行う方針としています（図3）.

（森井北斗）

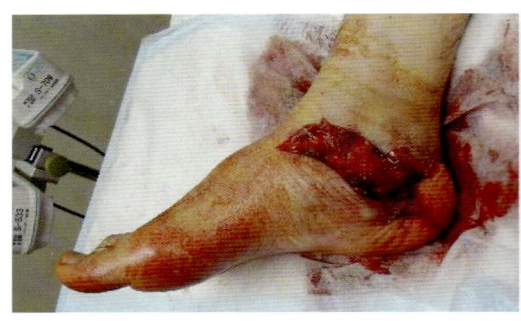
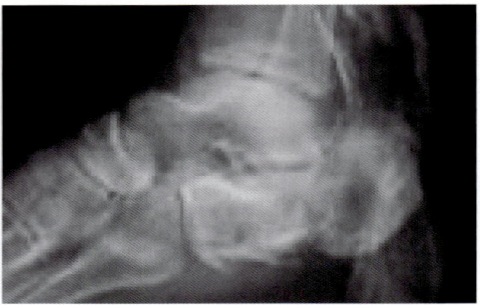

図1　内側に開放創のある踵骨開放骨折

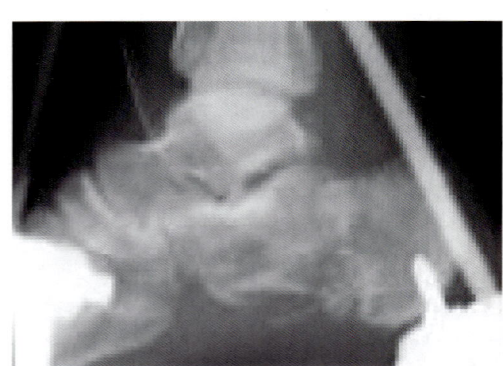
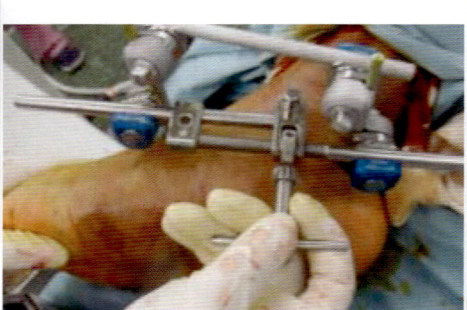
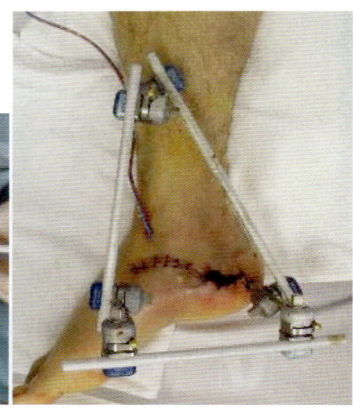

図2　延長して矯正し三角形に固定

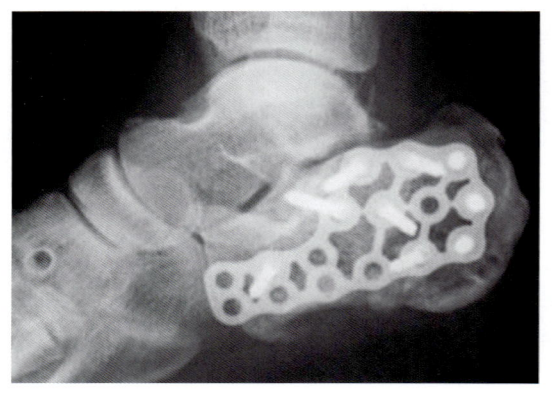

図3　外側から内固定

こんなときこうすると良い

研修会，勉強会で教わった内容と，上司の指導内容が異なるのですが，どうしたら良いでしょうか？

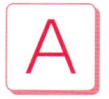

　私も，同じ悩みを抱えたことがあります．後輩のほうが，外傷に関して最新の知識を仕入れている可能性は大いにあります．

　結論として，郷に入れば郷に従えと考えます．責任を取らなくてはならない立場に追い込まれる前には，上司の胸を借りて，先人の得意な手技を学ぶべきだと思います．

　骨折治療体系としてずいぶん前に確立した AO 法も歴史的な変遷を経て今の形に落ち着いている訳で，まだ進化を続けています．最新の知識だけでなく，現代の治療につながる変遷を理解すると，一段と手術手技に深みが増します．

　また上司は，部下の先生の手技に不安を抱えながら前立ちをしています．術前計画をわかりやすく紙に書いて示すだけでも，お互いの不安はずいぶんと解消されます．

　術前計画は，最良のコミュニケーションツールです．現在，術前計画の実際を学ぶ少人数ワークショップ「骨折予備校」が全国各地で開催されています．これまで学ぶ機会に恵まれなかった先生に，特にお勧めです．

　骨折治療は一人ではなし得ません．チームエフォートを円滑に進め，いつか責任を取る立場になったときに備えましょう．

（岡田寛之）

プロジェクトⅩ　診断・治療に困ったときの対処法 Q&A

こんなときこうすると良い

Q19 神経血管が近い部分の展開が必要な場合，良い方法はありますか？

A 　術前超音波を多用しています．神経血管束が近い部位での小切開の骨接合（**図1**），神経血管束の同定が必要な手術（**図2**）は術前に超音波を使用してマーキングをしています．コツは手術を行う体位でマーキングすることと，深さを把握しておくことです．

（森井北斗）

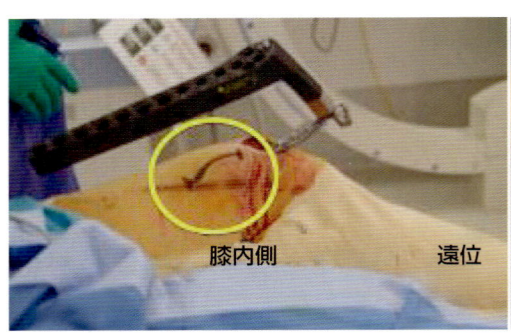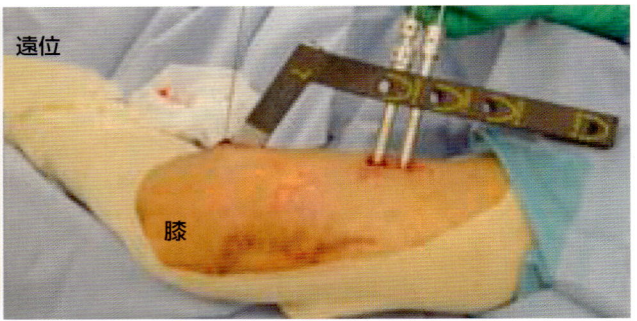

図1

大腿骨開放骨折 Guatilo ⅢC 血行再建後症例に対して逆行性に MIS で内側追加プレーティングを行っている（左図中央，再建動脈のマーキング）．

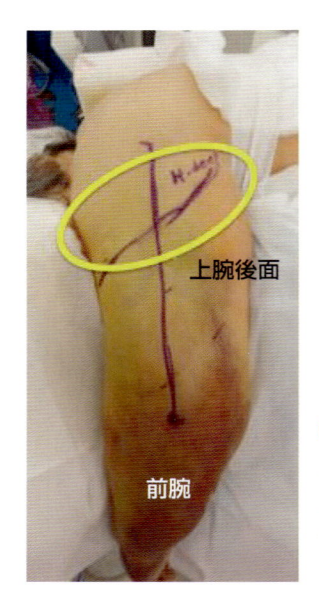

図2

上腕骨骨幹部骨折後方アプローチ
上腕深動脈を超音波でマーキングし，
橈骨神経同定の一助としている．

プロジェクト Ⅹ　診断・治療に困ったときの対処法 Q&A

こんなときこうすると良い

Q20 偽関節手術のときの inlay bone graft の適応について教えてください.

A　骨欠損を伴う偽関節に対しては, bone conduction を期待して骨移植を行うのは一般的ですが, 骨欠損を伴わないときに母床を作製して inlay bone graft を行うかどうかには一定の見解が得られていません. 筆者は第3骨片が骨癒合に有利に働くことに注目して(「3. 上腕骨骨幹部骨折: p.155 **図3-e**」参照), inlay bone graft を剪断力がかかりやすい部位に使用するようにしています. 大腿骨の exchange nailing においては太いネイルの挿入と圧迫による骨折部の嵌合により, ほとんどの症例で inlay bone graft は不要となりますが, 上腕骨や前腕骨では荷重がかかりにくいうえに回旋運動による剪断力がかかりやすいため, ほとんどの症例で inlay bone graft が必要になります. 筆者は inlay bone graft は骨癒合に有利な骨折型を人為的に作っているのだと思っています(**図1, 2**).

（松垣　亨）

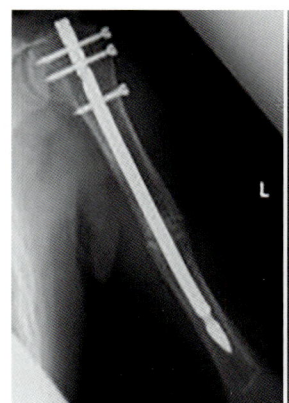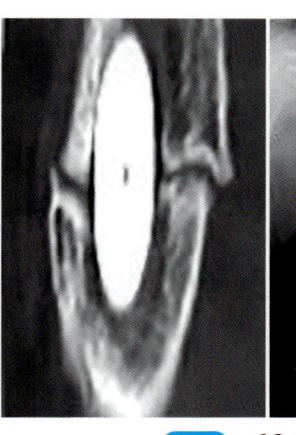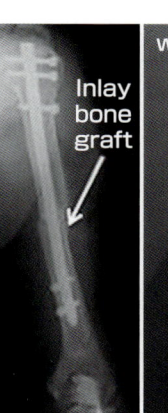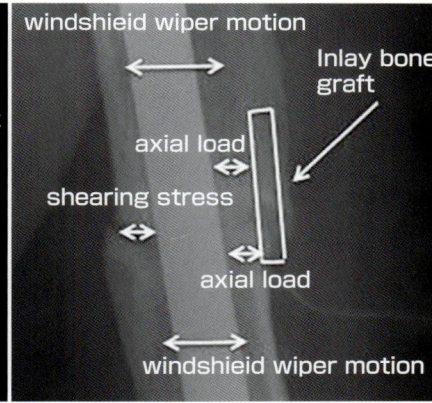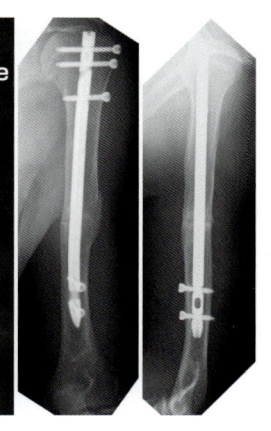

a｜b｜c｜d｜e｜f　**図1**　68歳, 男性. 左上腕骨骨幹部偽関節

上腕骨骨幹部骨折に対して髄内釘による内固定術を施行した. Windshield wiper motion が骨折部の剪断力(shearing stress)となり偽関節となったが(a, b), 術後11か月に髄内釘の入れ替えを行わずに inlay bone graft のみを行った(c). 移植骨には windshield wiper motion が剪断力にならないために移植骨が近位骨片と遠位骨片を架橋する形となり(d), 1年後に骨癒合を認めた(e, f).
(これは特別な事情があったために骨移植のみを行ったが, 髄内釘をプレート固定に変更して骨移植を行うのが一般的な治療法である.)

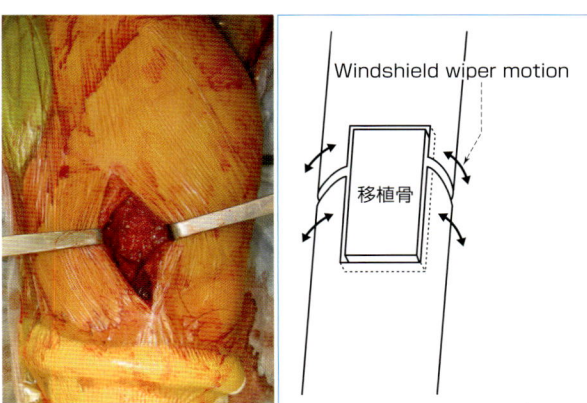

図2
術中写真とシェーマ

プロジェクト X 　診断・治療に困ったときの対処法 Q&A

こんなときこうすると良い

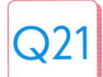 指の鋼線固定の端がラジオペンチでつかめない，リーミング時に
ガイドワイヤーが骨内で折れたときなどに，その抜去のために
何か良い道具がありますか？

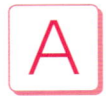 　「持針器」を用いて鋼線をつかむことは選択としては有用です．持針器は小スペースでも比較的強い把持力が期待できます．使い古した持針器を滅菌して外来に置いておくと役に立つかもしれません．

（前川尚宜）

プロジェクト X 　診断・治療に困ったときの対処法 Q&A

こんなときこうすると良い

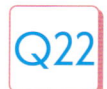
Q22 粉砕の高度な AO 分類 C3 タイプの橈骨遠位端骨折に対する
おすすめの方法は？

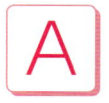
創外固定を併用すると良いと思います．筆者は軸圧損傷で関節面に高度の粉砕を伴うような骨折
は，まず創外固定で牽引して，その後 CT を撮って詳細な計画を立てるようにしています．まず
ligamentotaxis を効かせて全体のアライメントを整えたうえで，基準になる骨片や小骨片の転位の
程度や位置を把握しておくと，整復計画が立てやすくなりますし，手根骨を関節面整復の鋳型にす
ることができます．一期的に最終固定をする場合も，術中創外固定の併用は非常に有用です．
　（参考文献：土田芳彦：AO 分類タイプ C3 橈骨遠位端骨折の治療．骨折，38：482-485，2016.）
（佐藤和生）

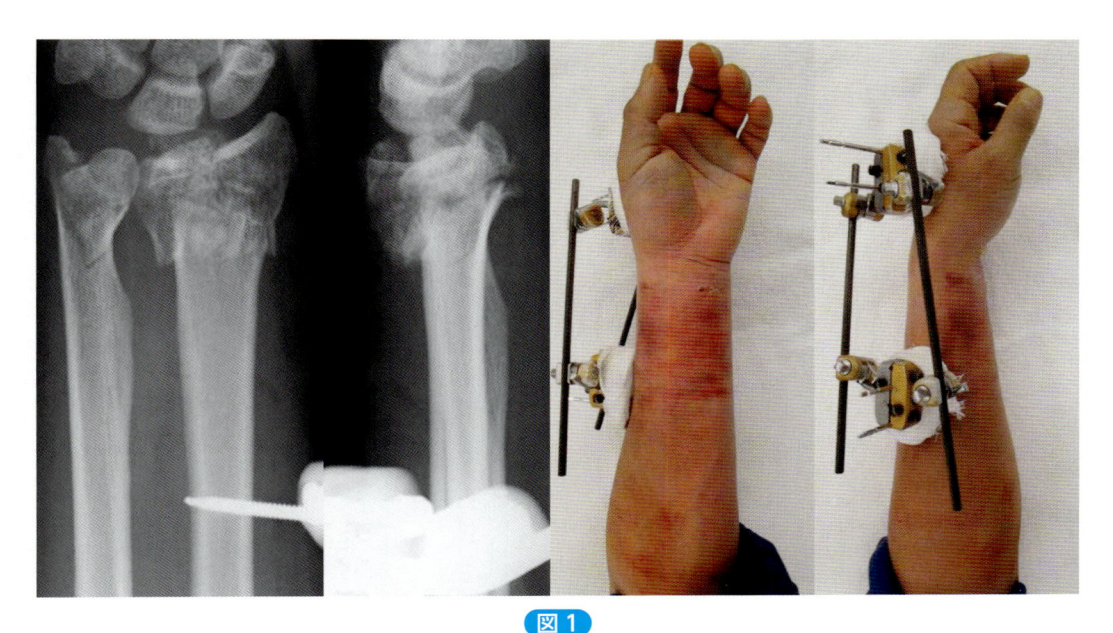

図1

橈骨遠位端骨折の関節面の粉砕の高度なものは，創外固定が有用．
橈骨と示指中手骨にハーフピンを立てて牽引する．

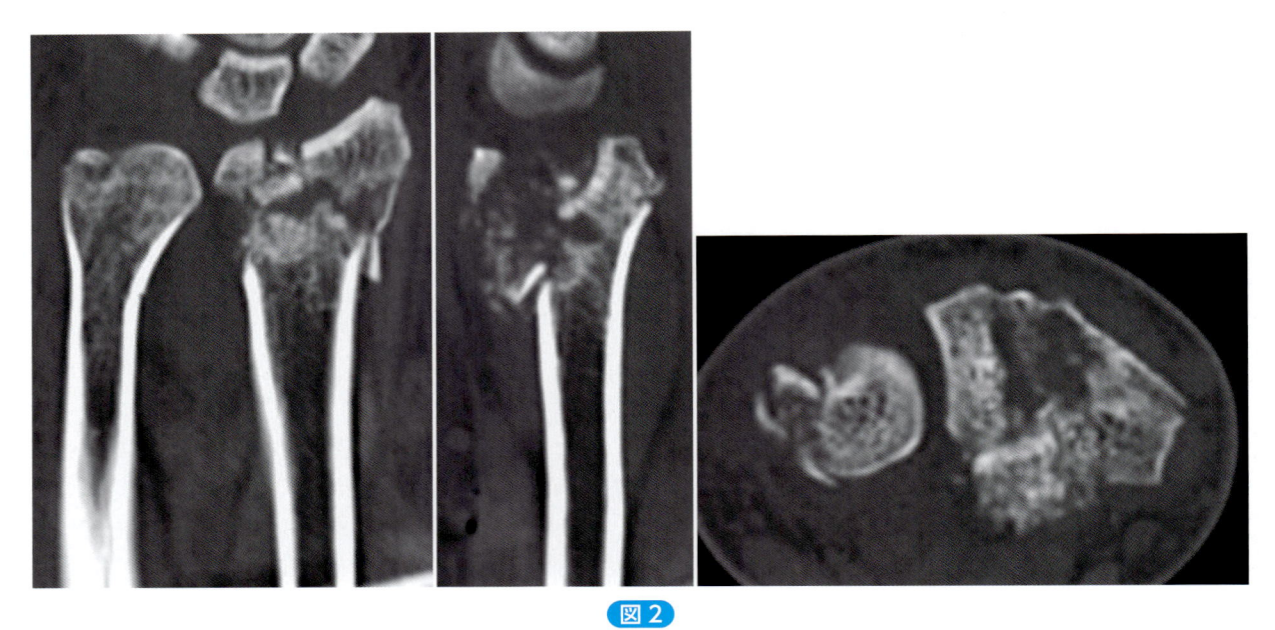

図2

創外固定後の CT 画像（左から冠状断，矢状断，水平断）．どの骨片がどのように転位しているかを分析する．

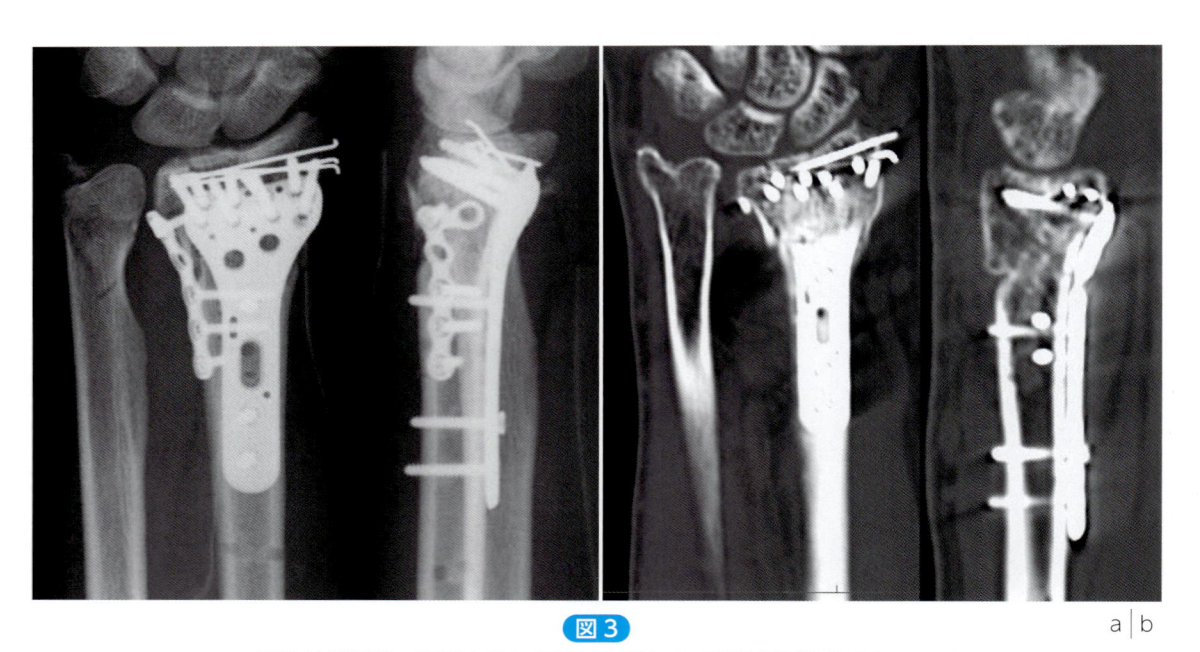

図3

a｜b

a：術後 X 線写真．牽引された舟状骨の高さまで関節面が整復されている．
b：骨癒合後 CT 画像．関節面は整復されている．

プロジェクト X　　診断・治療に困ったときの対処法 Q&A

こんなときこうすると良い

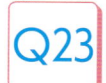

9 歳，男児．Salter Harris type Ⅱ（SH–Ⅱ）の橈骨遠位骨端線損傷が整復後 1 週間で再転位しました．どうすれば良いでしょうか？

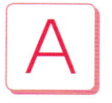

　　時間を置いた複数回の整復操作が SH–Ⅱ の際の早期骨端線閉鎖を生じるといわれています．早期骨端線閉鎖で生じる関節面の変形は手術で治せませんが，骨幹端部の変形治癒は骨切りで治せます．骨端線閉鎖さえしなければ治せると覚悟を決め，リモデリングを期待することも自分は考慮します（図 1）．

（森崎　裕）

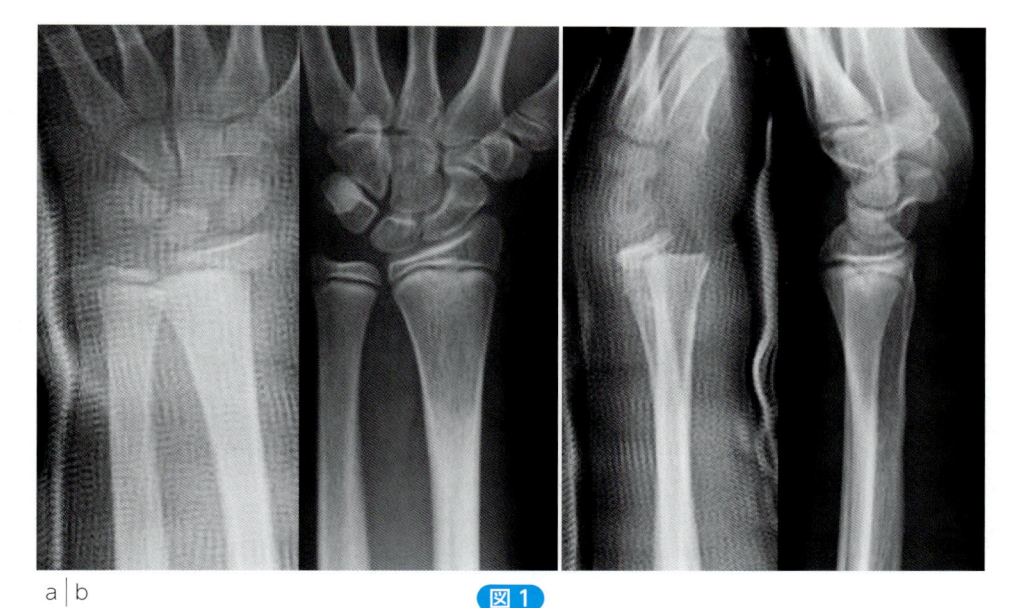

a｜b

図 1
a：正面像．再転位時（左）と 2 年後（右）
b：側面像．再転位時（左）と 2 年後（右）

プロジェクト X 診断・治療に困ったときの対処法 Q&A

Q24 関節面背側の圧壊がメインで，中央が陥没し，掌側は辺縁（rim）骨折を認める橈骨遠位端骨折（図 1）の治療戦略は？

A

　本症例のような軸圧損傷では，陥没した関節面の骨片が髄内へ噛み込み，徒手整復では整復されないことが多い．また，整復の際に骨片の軟骨下骨や残存する海綿骨を破壊しないように噛み込みを外す必要がある．当科ではこのような症例に対して，サージカルブレード（Beaver® ミニブレード）を用いて，直視下および透視下に位置を確認しながら骨折部を骨切りするように噛み込みを外し整復している．整復位の確認は骨折型に応じて直視下または関節鏡視下に行う．

　本症例では背側アプローチで骨折部を展開し（図 2），陥没骨片（図 2：黄矢頭）および背屈転位した月状骨窩背側骨片（図 2：青矢頭）の噛み込みを前述した方法で外し，直視下整復・仮固定を行った．このように陥没骨片の軟骨下骨を損傷せず，海綿骨を温存できれば，掌側ロッキングプレートを使用してロッキングスクリューによる軟骨下骨支持が可能となる（図 3）．また，遠位設置型のプレートを選択することで掌側 rim 骨片の支持も得られ，シングルプレート固定で対応できる（本症例では掌側 rim 骨片に付着する橈骨手根靱帯に縫合糸をかけ，プレートホールに締結する処置も追加した）．

（森谷史朗）

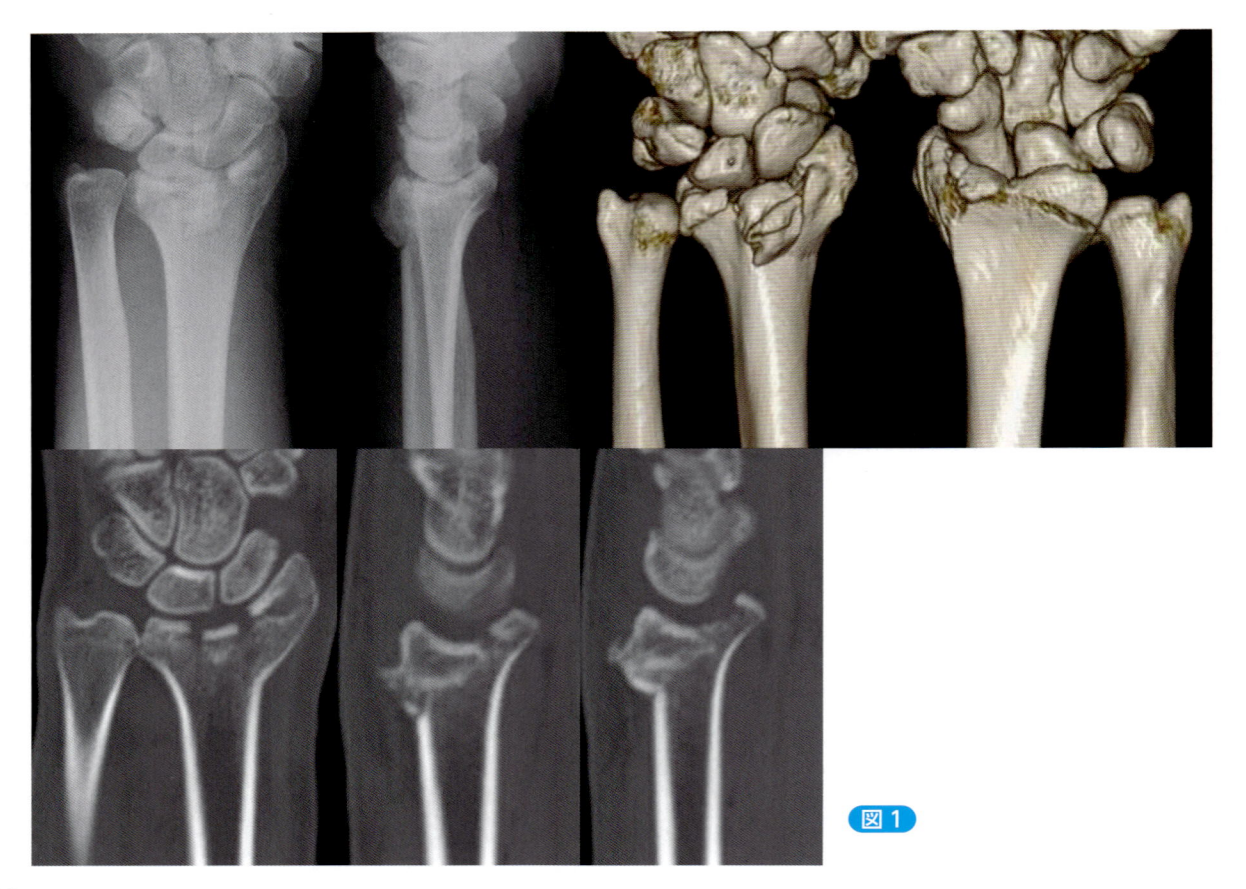

図 1

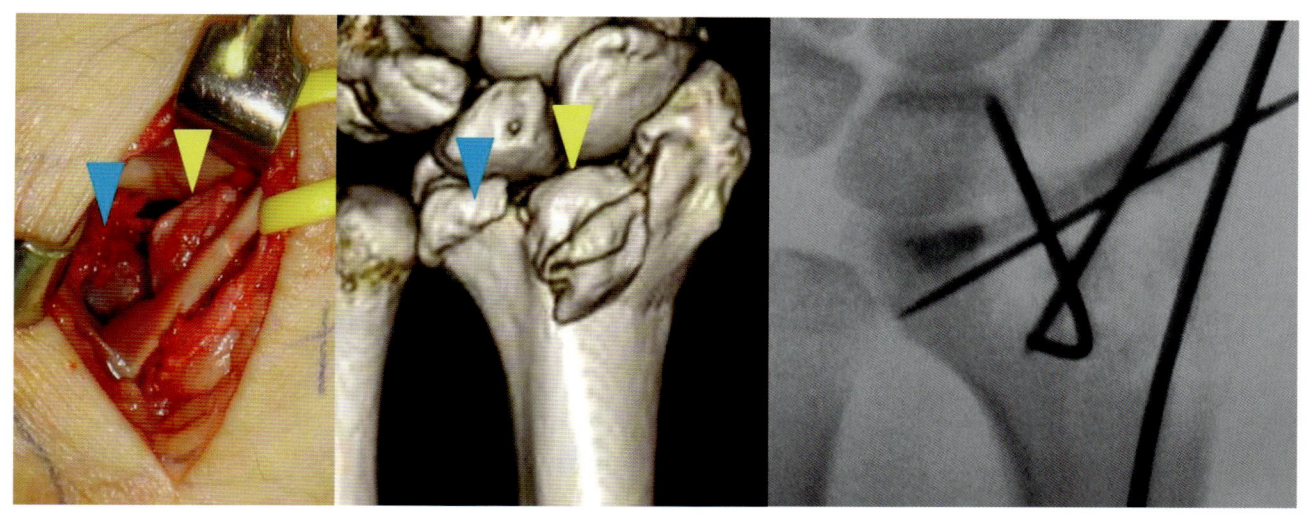

図2

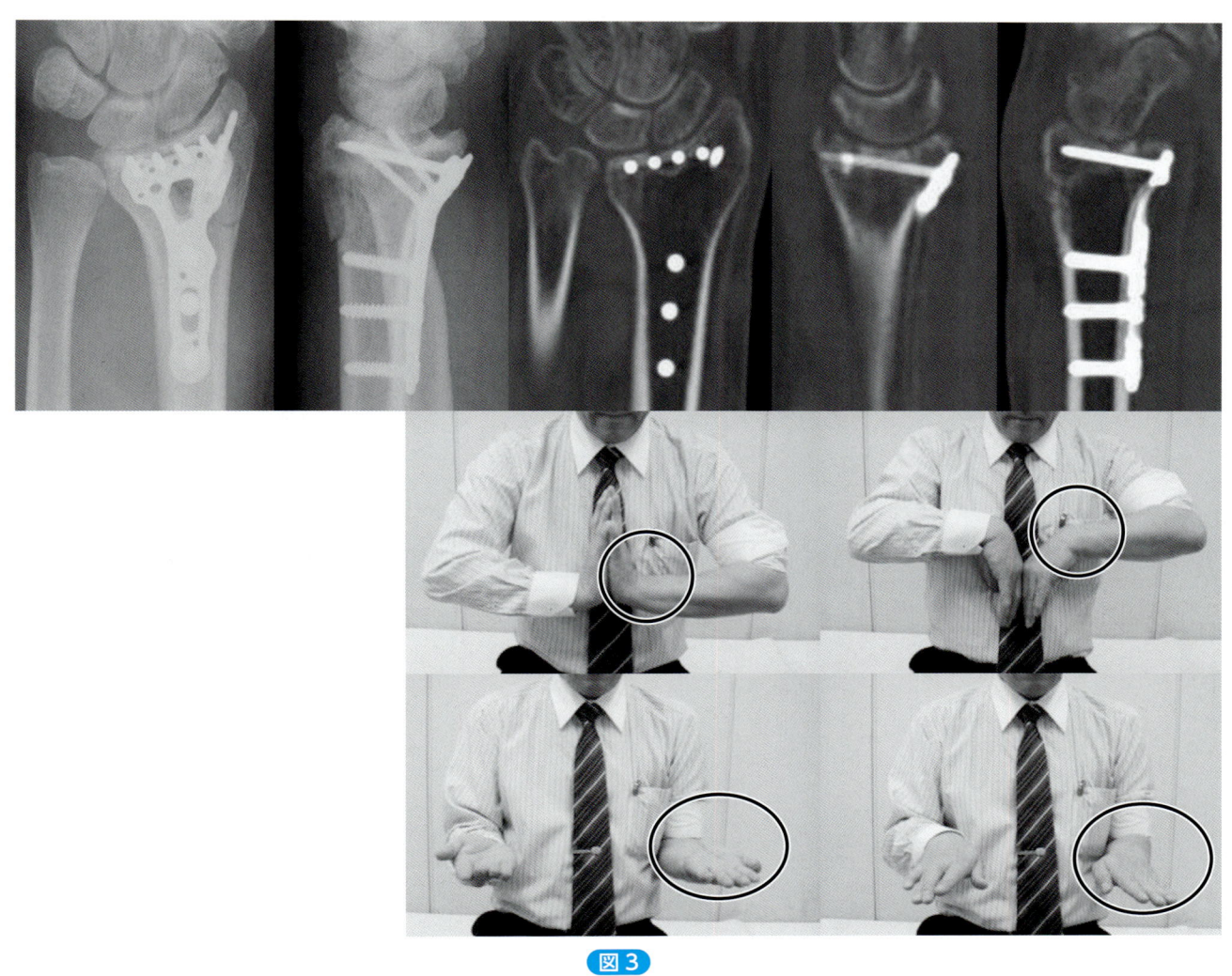

図3

プロジェクト X　診断・治療に困ったときの対処法 Q&A

こんなときこうすると良い

Q25 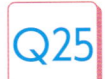 上腕骨近位端骨折で，髄内釘を挿入後もアライメント不良が
残存してしまいました．

A 　大腿骨や脛骨と同様に，経皮的ブロッカーピンが有用です．上腕骨内側の腋窩動脈，上腕動脈や
神経さえ損傷しないようにすれば良いので，意外と簡単です（図1）．

（寺田忠司）

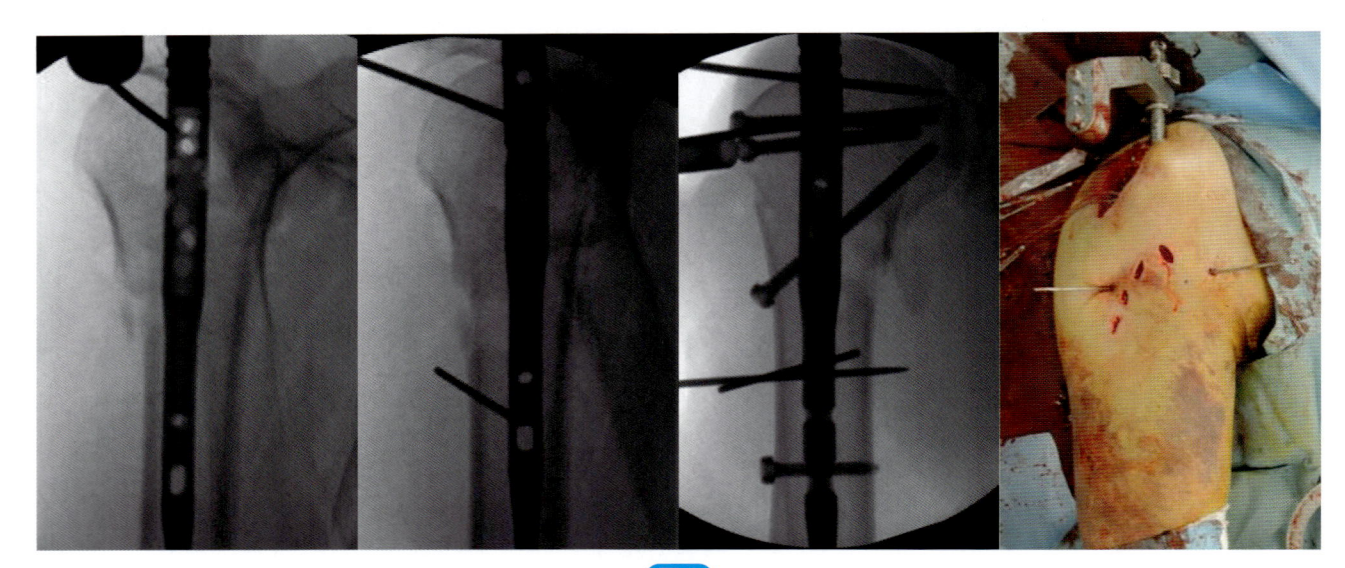

図1
AP および LM 方向にブロッカーピンを挿入した．

プロジェクト X 　　診断・治療に困ったときの対処法 Q&A

こんなときこうすると良い

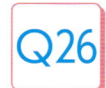

Garland 分類 3 型小児上腕骨顆上骨折の転位が容易に整復できないときの手技は？

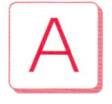

　Garland 分類 3 型で徒手整復が困難な場合には，近位端が上腕筋を後方から前方に突き刺さっている状態になっていることがあります．整復操作の前に，上腕筋に刺さっている近位端を抜くことが必要です．遠位を基準として，近位端の内側が前方にあれば内側端が，外側が前方にあれば外側端が突き刺さっています．内側の場合は近位（上腕）を基準として遠位（前腕側）を内旋し，遠位を前に，近位を後ろに引っ張ると外れます．外側の場合はその逆です．この際，肘を屈曲して上腕筋の緊張を緩めることが肝心です．

　近位端全体が上腕筋を貫いていることもあります．この場合はほとんど回旋がなく，遠位端が前方皮下直下まで飛び出しています．同じように肘を屈曲して，遠位を前に，近位を後ろに引っ張ります．ミルキングするように近位端を押し出すことを試みてもよいのですが，前方の神経や血管を押して損傷しないように注意が必要です．全体の貫入では徒手的に外せないこともありますので，その際には前方進入で観血的整復を行います．

（岩部昌平）

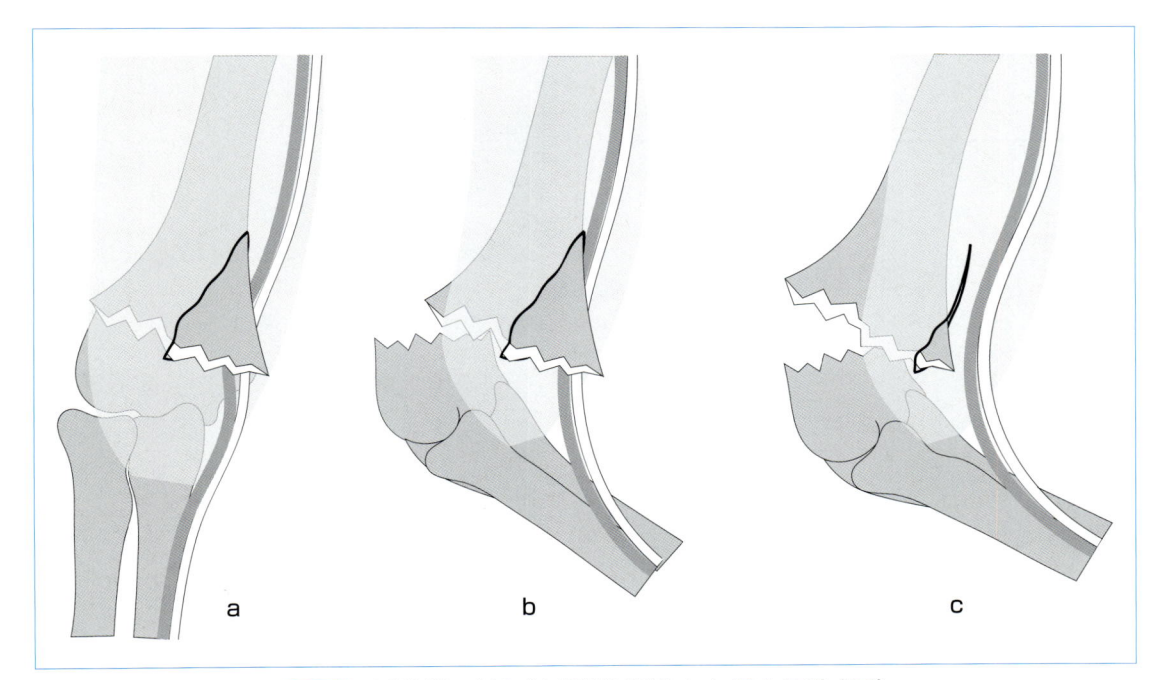

図1　近位端の刺入（内側端が刺入した場合の模式図）

a：遠位を基準として内側端が前方にあれば内側端が刺さっている．この状態で整復しようとすると
　　上腕筋が介在して整復できない．特に回旋が戻らない．血管神経束を挟み込む危険性もある．
b：近位（上腕）に対して遠位（前腕）を内旋し，肘を屈曲し上腕筋を緩める．
c：この状態で，近位端を後ろ（前腕基準）へ，前腕を前へ引き出すと容易に抜ける．
（岩部昌平：上肢の骨折．冨士川恭輔ほか編．骨折・脱臼 改訂 4 版．p.449，南山堂，2018．より改変）

診断・治療に困ったときの対処法 Q&A

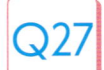 こんなときこうすると良い

Q27 鎖骨や腓骨の骨折でラグスクリューや鉗子が使えない小さな
第3骨片がある場合，どのように仮固定を行いますか？

　　鎖骨骨幹部や腓骨の手術では，しばしば空中戦にも似た不安定な環境での整復が必要になります．そんなとき K-wire での仮固定を行いますが，K-wire だけでは固定が不安定で，その後の整復時の安定を確保できません．ラグスクリューのように挿入した K-wire の骨折線から遠い側（図1-α側）に PDS などの吸収糸を通して，double sliding knot などの sliding knot で締結する（図2）ことにより，骨片間を圧着し整復を維持することが可能になります（図3）．通常の締結法と異なり，sliding knot を用いることで，圧着力の微妙な調整が可能となります．

（上杉雅文）

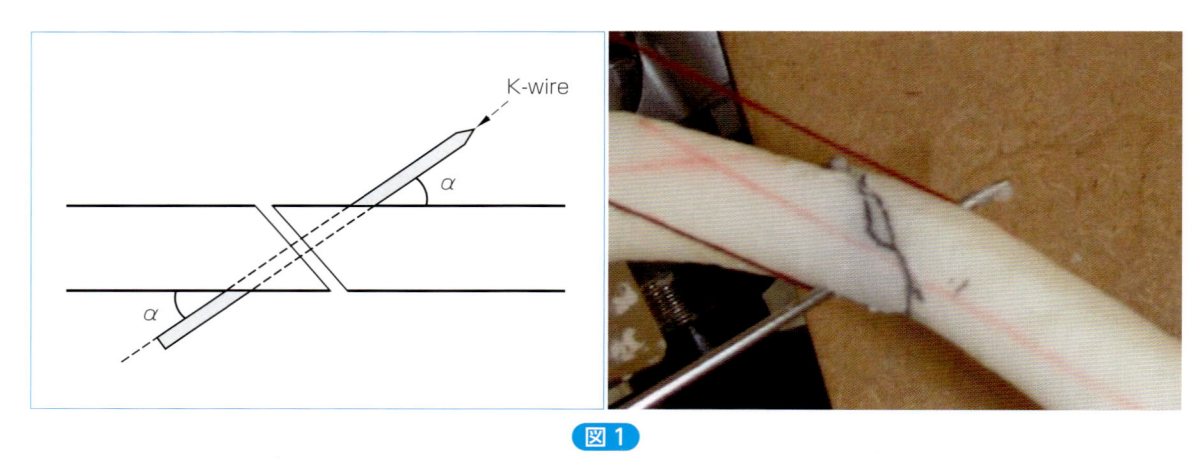

図1　ラグスクリュー方向に刺入した K-wire の骨折線から遠い側に糸を通す．

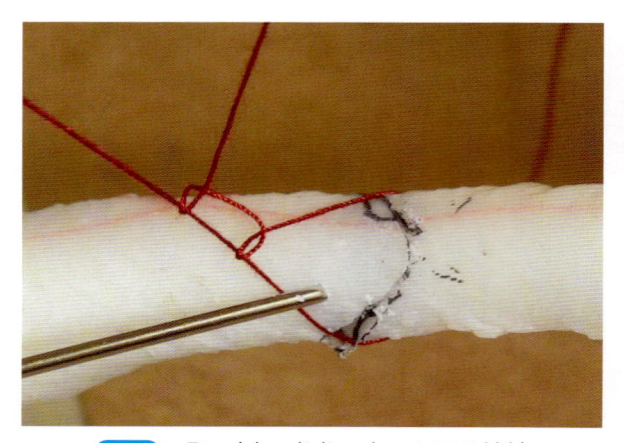

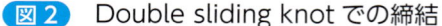

図2　Double sliding knot での締結

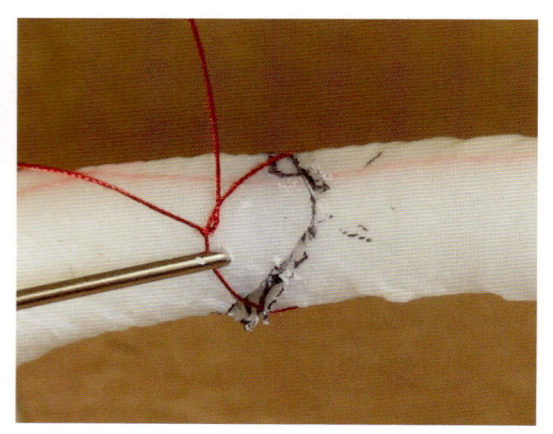

図3　締結完了

プロジェクト X　診断・治療に困ったときの対処法 Q&A

> こんなときこうすると良い

Q28 大腿骨転子部骨折や転子下骨折で，近位骨片がこのようにスパイク状で，前方に跳ね上がっているものはどのように整復すれば良いですか？（図1）

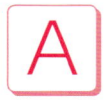

A 　このタイプでは，骨折線が腸骨大腿靱帯の遠位にあるため，この靱帯の強い作用で近位骨片は前方転位しています．十分に骨片同士の接触を得るためには観血的整復が必要となることが多いのですが，前方転位に加えて外旋転位も伴っているため，近位骨片だけを操作しようとしても整復は難しいです．整復方法ですが，まず近位骨片に対して側方からエレバトリウムなどでスパイク部の前方転位を押さえ込み，骨折部を指で確認しながら遠位を外旋させる．つまり，近位の外旋転位に対し遠位を合わせにいくという方法が簡単です．スパイク部がぴったり解剖学的に整復できたことが指ではっきりとわかり，ローマン型骨把持器などで仮固定を行った後，下肢を内旋すれば，整復を保持した状態で通常の髄内釘挿入術が行えます．

（菅谷岳広）

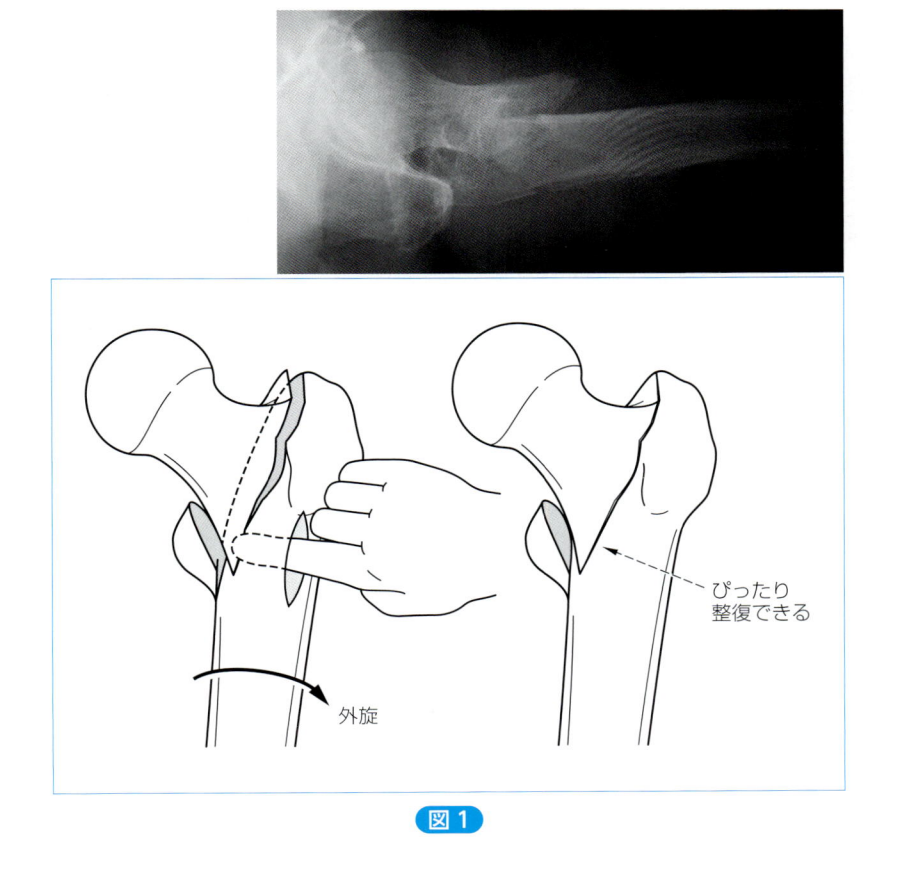

図1

プロジェクト X　診断・治療に困ったときの対処法 Q&A

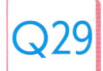　こんなときこうすると良い

Q29 大腿骨近位部骨折の手術で骨頭に向けて挿入するスクリューの
ドリル（ガイドピン）が，何度やっても思った方向に入りません．
かっこよく一発で決める方法はないでしょうか？

 　側面でのドリルの向きに関しては透視をしたときに写り込んでいる対抗牽引ロッドの陰影を参考にします．このロッドは手術台に対して垂直に立っているので，それを指標に頸部が前捻しているのか後捻しているのか，それがどの程度なのかがある程度判断できます．これを頭に入れておいて正面像で透視を見ながら側面の傾斜を考えてガイドピンを刺入すれば，大きな間違いをすることはありません．

　もっと簡便にできる方法としては，正面と側面のどちらか一方を水平方向あるいは垂直方向になるように肢位をコントロールしてしまう方法があります．大腿骨近位部なら内外旋のコントロールで側面像での刺入方向を水平にすることができます．しかしながら内外旋させることによって骨折部のアライメントが崩れてしまうことがあり，その場合には手術台を傾斜させ，正面は透視を見ながら，側面は水平にドリルを刺入すれば良いようにします．

（夏　恒治）

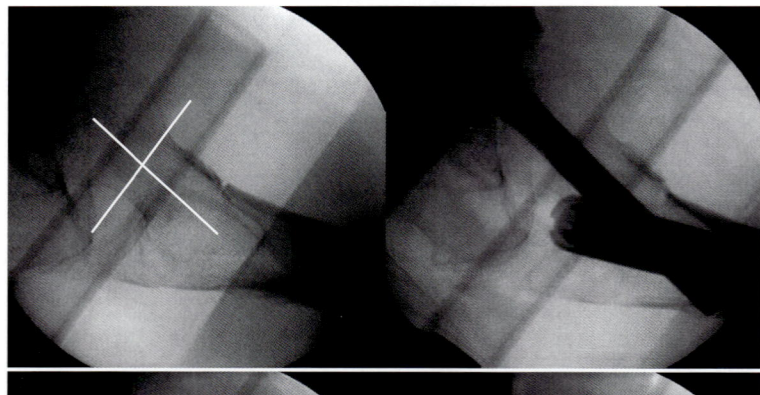
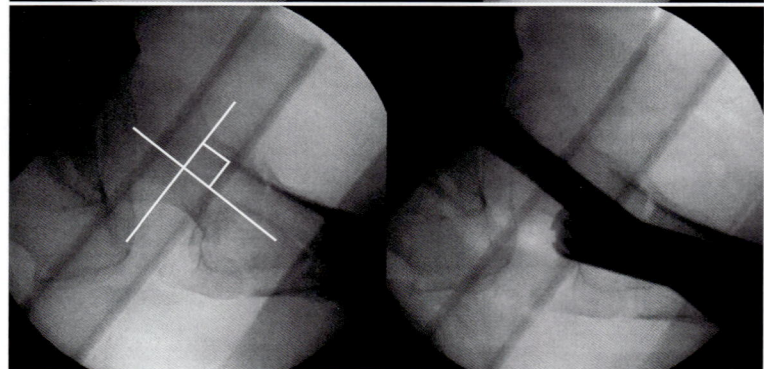

図1
上の例ではロッドとの関係で頸部が軽度前捻であることがわかるので軽度前方に向けてガイドピンを刺入してラグスクリューで固定した．下の例ではロッドと頸部が垂直になるように肢位を調整することができたため，ガイドピンは水平に刺入してラグスクリューで固定した．

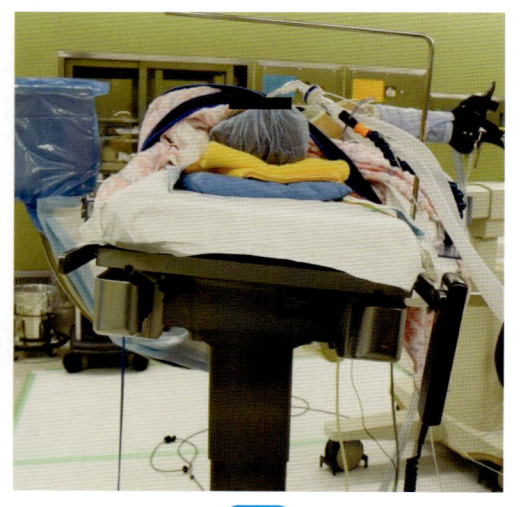

図2
肢位だけの調整でコントロール困難な場合には手術台をこのように傾斜させることも可能（患者の安全に十分配慮すること）．

プロジェクト X　診断・治療に困ったときの対処法 Q&A

こんなときこうすると良い

Q30 大腿骨骨幹部骨折に interlocking nail（以下，ILN）を入れようとしましたが，同部には骨移植を含む手術歴があり，遠位骨片の髄腔が閉塞していてガイドロッドが入りません．どうすれば良いですか？

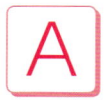　経皮的に挿入した T 型の円錐リーマーの手回しで閉塞した髄腔を貫通できますが，牽引手術台上では髄腔とリーマーの軸が合わなくて苦労するかもしれません．こんなときは Ender 釘が役に立ちます．Ender 釘を近位骨片髄腔から骨折部に到達させ，先端を遠位骨片髄腔に合わせて強く叩くと，よほど皮質骨化していない限りは閉塞部を貫通できます．転位は Ender 釘を回旋すると整復されます．そして 2 本目の Ender 釘を叩き込んだらこれを抜いて，生じた穴にガイドロッドを挿入し，これにかぶせてフロントカットリーマーで貫通したら，後は通常の手順で ILN を挿入できます．

（高畑智嗣）

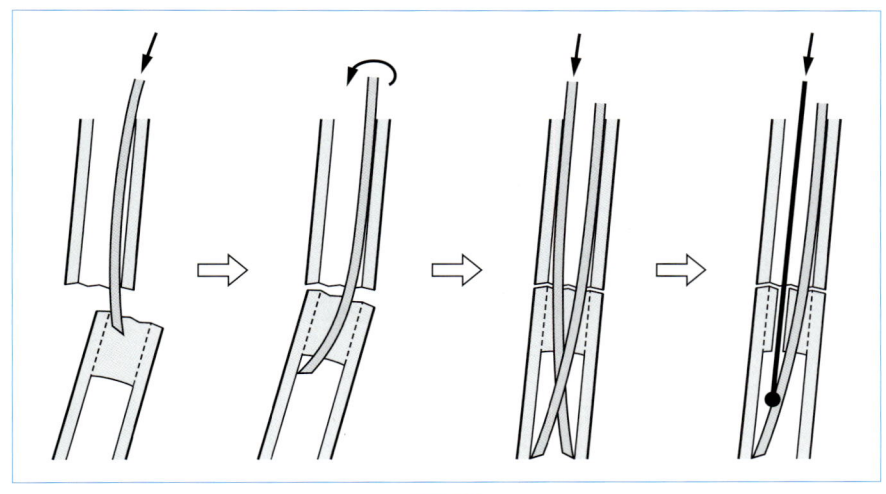

図1

プロジェクト X　診断・治療に困ったときの対処法 Q&A

Q31 高齢者大腿骨遠位部骨折で，内顆骨片が大きく，矢状面剪断骨折を伴った骨折でどうすれば良いでしょうか？

A 　外側からの展開にこだわらず内側傍膝蓋アプローチで入り，外側は MIPO（stab incision）を併用します．バットレス効果を高め，遠位骨片に内側から多くのスクリューを挿入するのが望ましい場合，反対側の外側 DF プレートを内側に使用すると，あたりもよく合目的的です．

（安樂喜久）

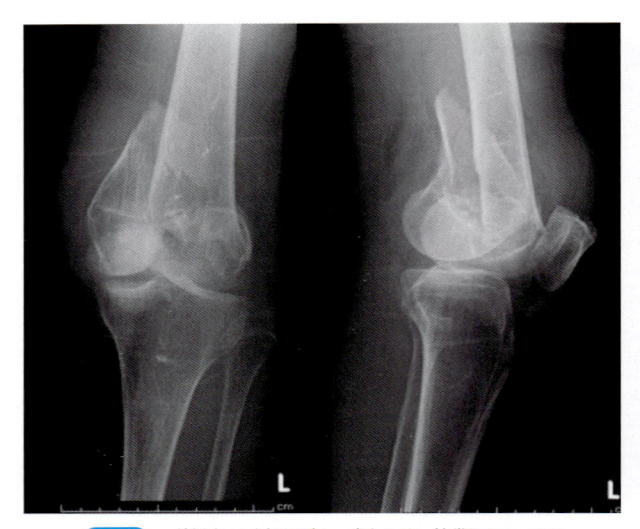

図1　単純 X 線写真．新 AO 分類 33-C2

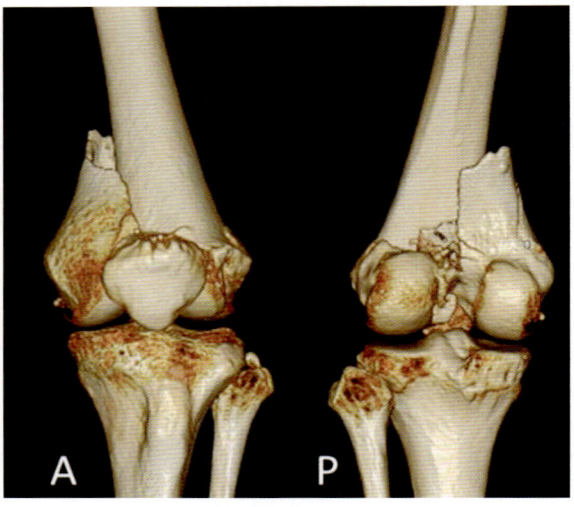

図2　3D-CT

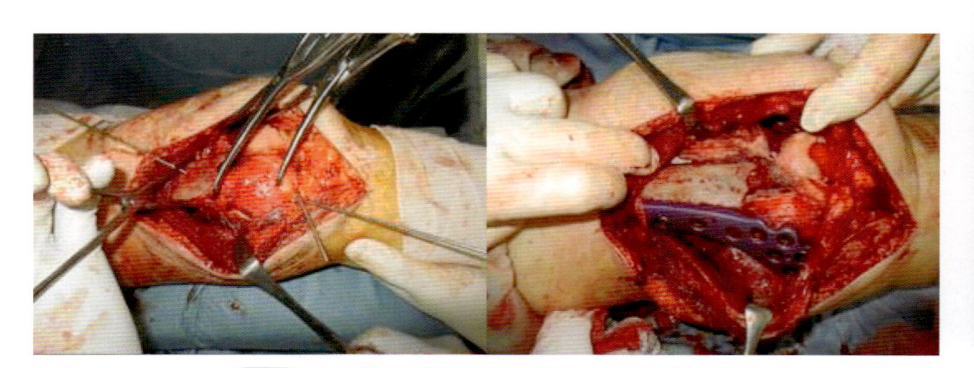

図3　内側傍膝蓋アプローチにて展開し整復

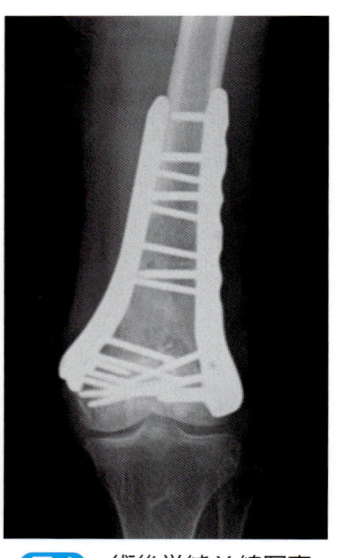

図4　術後単純 X 線写真

プロジェクト X

診断・治療に困ったときの対処法 Q&A

こんなときこうすると良い

Q32 転位した膝蓋骨骨折での tension band wiring 法．
制動困難な下極の骨片はどうすれば良いでしょうか？

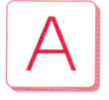

　転位した膝蓋骨骨折において，遠位骨片が小さく，しかもいくつかの骨折線が入っている場合には，通常の tension band wiring（TBW）だけでは下極の骨片を制動することは困難なことがある．しかし，下極先端の小骨片の靱帯付着部は比較的硬いため，この部位から CCS 固定を追加することで遠位骨片の固定力を上げることができる．あらかじめ 3.0 mm CCS 用のガイドワイヤーを下極の小骨片から近位骨片に挿入しておき，TBW で固定した後に，最後に近位骨片とスクリューで骨性に連結する．特に高齢で主骨折線以外に転位はないが骨折線が多く入っている場合には有効である（**図 1，2**）．

（西井幸信）

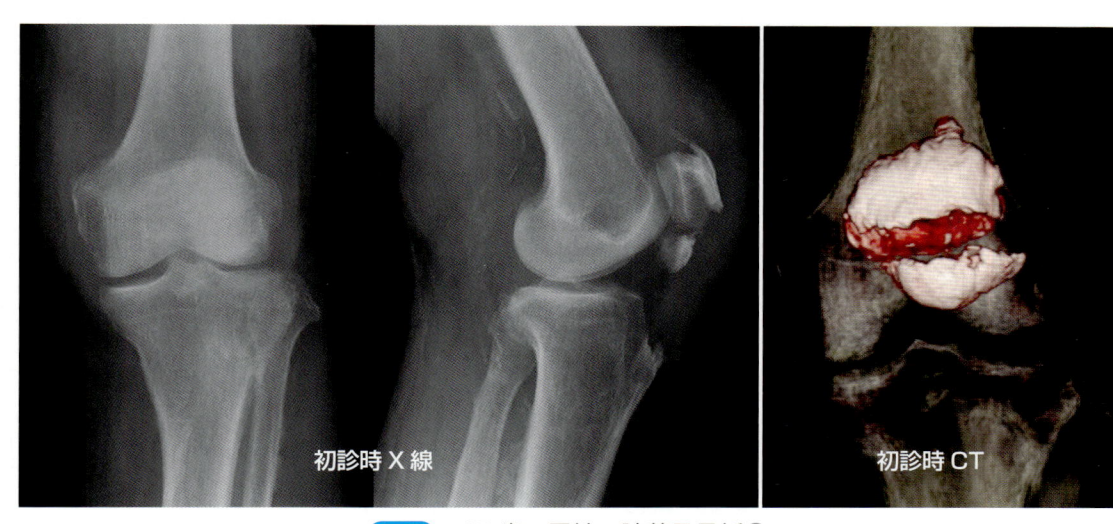

初診時 X 線　　　　　　　　　初診時 CT

図1 85 歳，男性．膝蓋骨骨折①

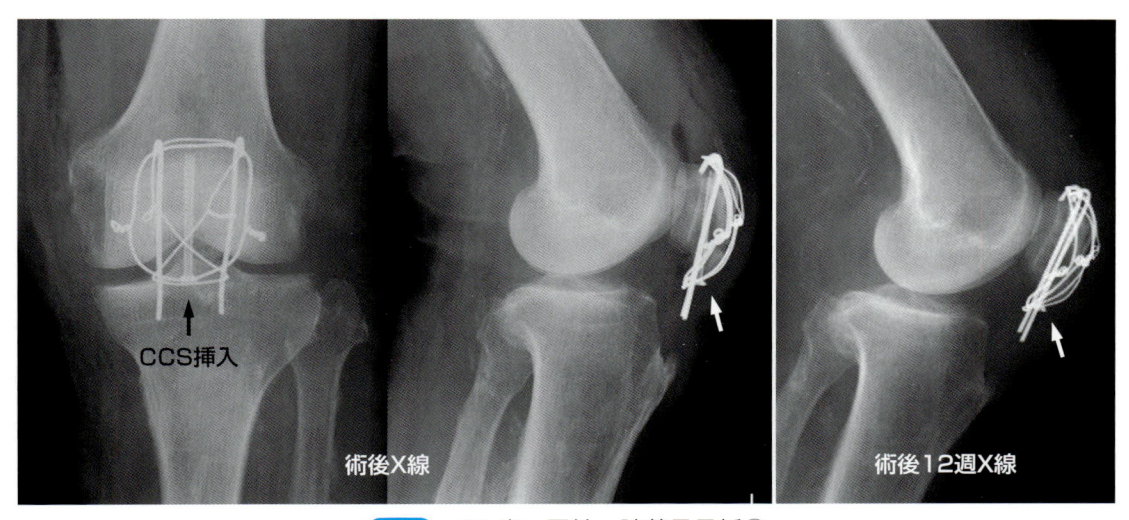

CCS 挿入　　　　術後 X 線　　　　　　　術後12週X線

図2 85 歳，男性．膝蓋骨骨折②

プロジェクト Ⅹ　　診断・治療に困ったときの対処法 Q&A

Q33 脛骨の分節骨折を髄内釘で内固定するとき，マルアライメントや
遷延癒合をきたさないためには？

A　髄腔拡大部の骨折（多くは近位側）は強固な固定が得られにくいため，まずこちらをモノコーチカルプレートで止めてから髄内釘を挿入することをおすすめします．そうすることによりマルアライメントを回避し，迅速な骨癒合の獲得が期待できます．

（川上幸雄）

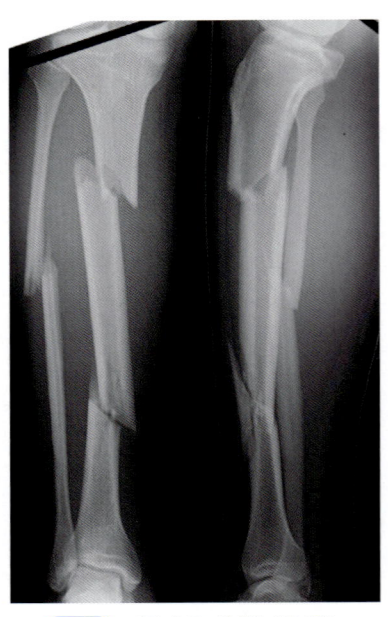

図1　新 AO 分類 42C2.
4F2A（腓骨）

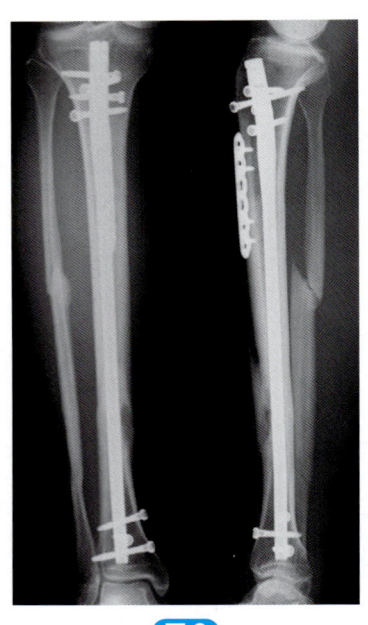

図2
良好なアライメントで骨癒合が得
られている．

プロジェクト X　　診断・治療に困ったときの対処法 Q&A

こんなときこうすると良い

Q34 足関節周囲骨折を二期的手術にするとき "やぐらいらず" を組んでいますが，大きくて邪魔です．何とかなりませんか？

A　　患者側の創外固定に長いバーを1本つけて，事前に組んだフレームに乗せて "可動式やぐらいらず" にしています（図1）．フレーム上を長いバーが滑るため患者は膝を動かすことができます．リハビリテーションや車椅子移乗のときは取り外します．また落下の恐怖感が強い患者には夜間だけフレームとクランプをかけて一体化とします．フレームはホームセンターでφ8.0 mm のアルミの棒を購入してきて作成することもできます．

（山口正哉）

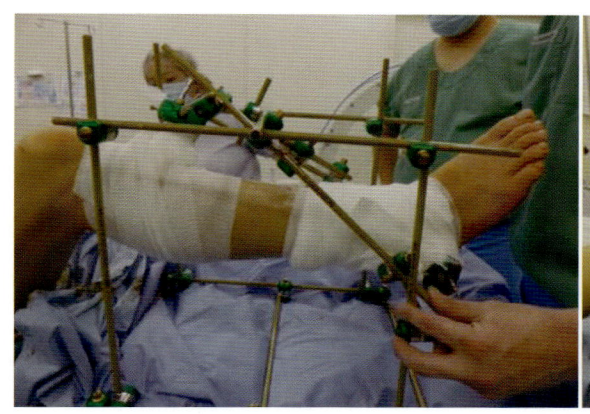 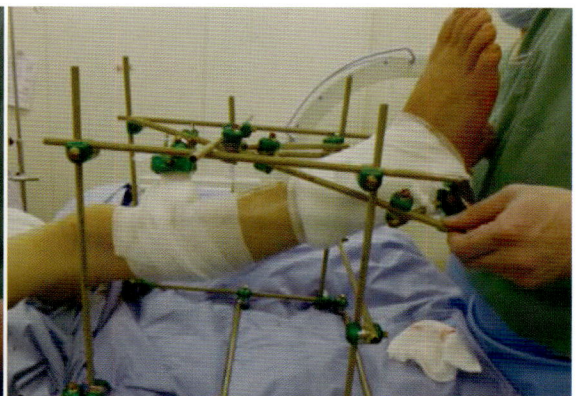

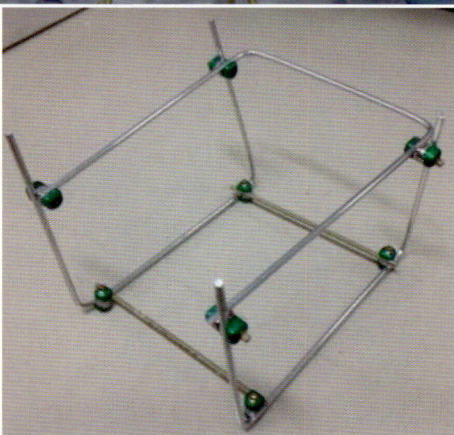

図1
可動式やぐらいらず

プロジェクト X　診断・治療に困ったときの対処法 Q&A

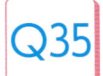

こんなときこうすると良い

Q35 足関節後果骨折で関節面が圧壊しているときに関節面の整復位を確認するためには？

....

　　後外側アプローチでは関節面の確認はできないために，側臥位で後外側から展開し，後果の骨片を整復しつつ，前方から関節鏡を入れて整復位を確認する（図1）．

（依光正則）

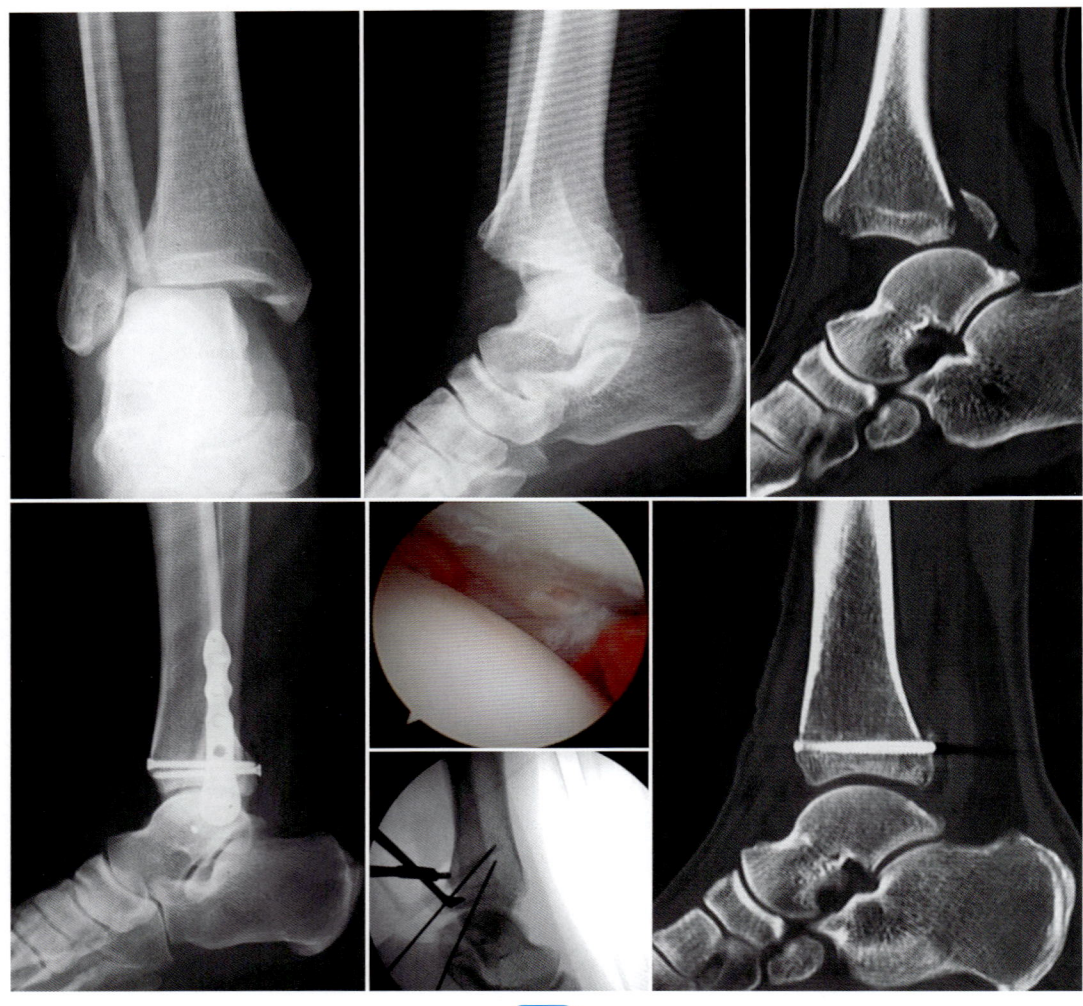

図1

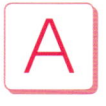

診断・治療に困ったときの対処法 Q&A

こんなときこうすると良い

Q36 リスフラン関節脱臼骨折に立方骨や楔状骨の粉砕骨折を伴う場合，スクリューや K–wire 固定では固定しきれないように思うときはどうするべきですか？

A 　内側支柱，外側支柱の長さの再建ができません．内側支柱が短縮した場合，凹足となり，外側支柱が短縮した場合は扁平足となります．このような場合にはロッキングプレートを使用した架橋プレートによる固定で，支柱の長さを回復し固定します．
　症例を呈示します（図 1～6）．

（松井健太郎）

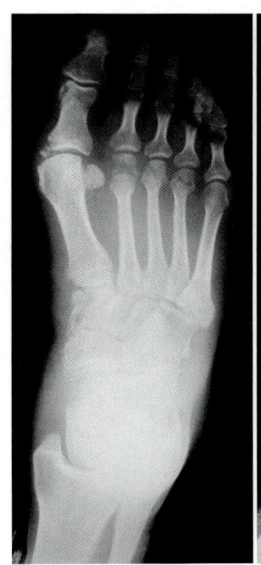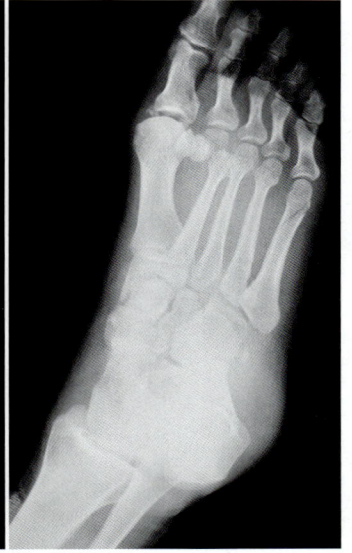

a｜b

図 1　受傷時足部単純 X 線像
内側楔状骨が粉砕している．
a：正面像
b：斜位像

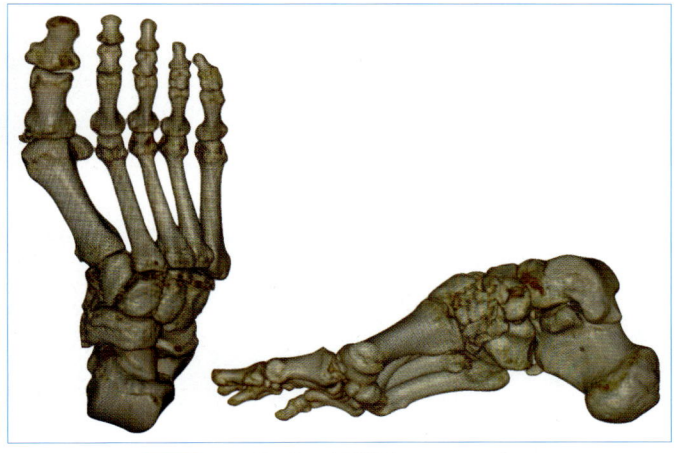

図 2　受傷時足部単純 3D-CT 像
内側楔状骨の粉砕と前足部内転，第 2 TMT 関節より外側の関節不適合がある．

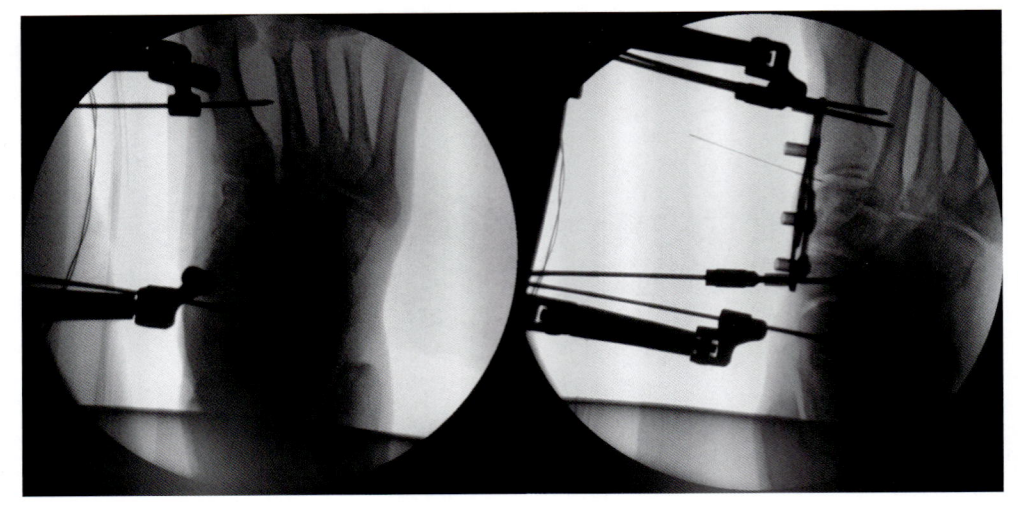

図3 術中透視画像
ディストラクターを使用し,
内側支柱の長さを回復し,
ロッキングプレートにより
架橋プレート固定をする.

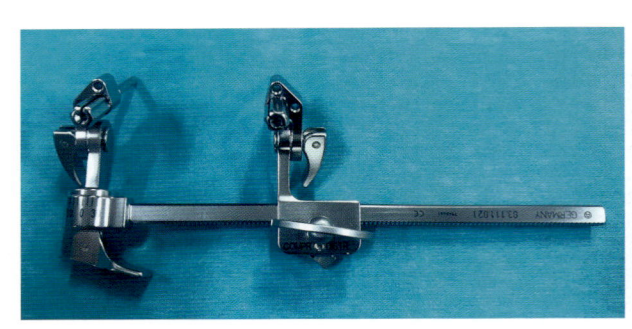

図4 ディストラクター

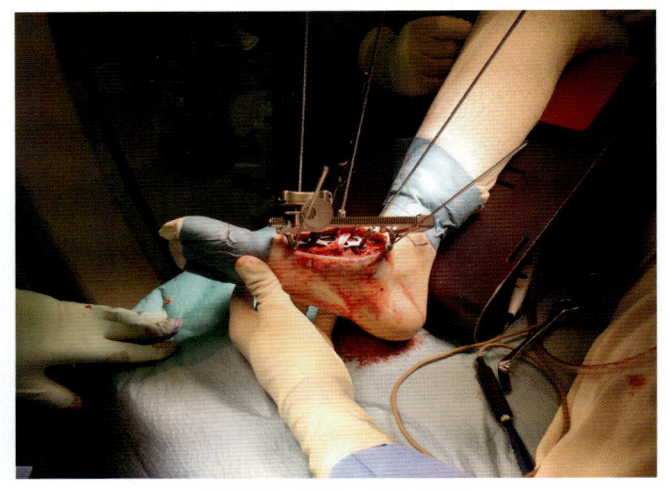

図5 術中マクロ画像

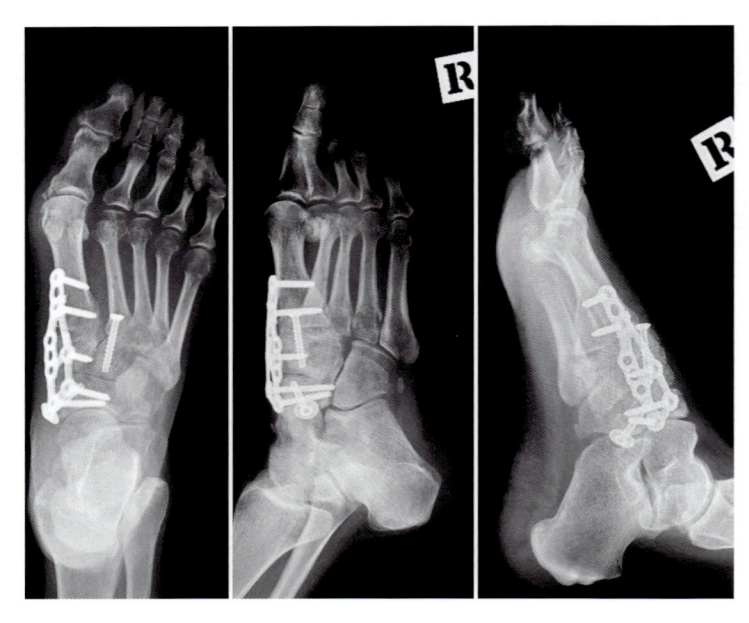

a | b | c

図6

術後足部単純 X 線像

内側支柱の長さが再建されている.第 2 TMT 関節の
不安定性があり,スクリュー固定を追加している.
　　a:正面像
　　b:斜位像
　　c:側面像

参考文献一覧・索引

「何事にもエビデンスが求められる時代．整形外傷医として，知っておくべきパーツは全身に広がる．
膨大な数の論文，どこから手をつけて良いか分からない」
そんなあなたにオススメな文献を，担当著者に選んでもらいました．しかもすべて選りすぐり．
英語が苦手なあなたにも目に優しくなるように，アレンジさせて頂きました．この参考文献一覧を手がかりに，あなたの知識・パワーを蓄えていきましょう．　　　　　　（文献サマリー監修：東京大学整形外科　岡田寛之）

プロジェクトⅠ．骨折治療の目的とは何か？ ········· 6

1) Kosuge D, et al.：Changing trends in the management of children's fractures. Bone Joint J. 97-B（4）：442-448, 2015.
　サマリー　小児骨折治療の概説．成績不良をなくし入院を減らす社会的要求が強まり，手術治療に傾きつつある．

2) Halawi MJ, et al.：Acute management of open fractures：an evidence-based review. Orthopedics. 38(11)：e1025-1033, 2015.
　サマリー　開放骨折は今なお議論の俎上にある．主に脛骨開放骨折について，初期評価と治療マネジメントについてエビデンスをまとめた．

3) Flierl MA, et al.：femur shaft fracture fixation in head-injured patients：when is the right time? J Orthop Trauma. 24(2)：107-114, 2010.
　サマリー　重症頭部外傷を合併した大腿骨骨幹部骨折の手術時期について，早期内固定（early total care：ETC）か，一時的創外固定による段階的手術（damage control orthopaedics：DCO）かという論争に，生理学的解釈を加えた．

プロジェクトⅡ．骨折診断ツール ······························ 15

1) 青木虎吉ほか：Reparil 注の四肢の外傷性浮腫に対する使用経験．基礎と臨床．8(4)：1184-1190, 1974.

2) Fox N, et al.：Evaluation and management of penetrating lower extremity arterial trauma：An Eastern Association for the Surgery of Trauma practice management guideline. J Trauma Acute Care Surg. 73(supple)：315-320, 2012.
　サマリー　穿通性下肢動脈損傷に対する評価とマネジメント—EAST ガイドライン 2012．血管内治療の位置づけは未確定．

プロジェクトⅢ．メスを使わない骨折治療法 ······· 28

1) Rasmussen JV, et al.：A retrospective study of the association between shortening of the clavicle after fracture and the clinical outcome in 136 patients. Injury. 42：414-417, 2011.
　サマリー　鎖骨骨幹部骨折，保存療法を受けた 136 名の後方視的成績検討．X 線正面像，健側との比較で 2 cm 以上の短縮は，成績不良と関連せず．

2) Mckee MD, et al.：Deficits following nonoperative treatment of displaced midshaft clavicular fractures. J Bone Joint Surg. 88-A：35-40, 2006.
　サマリー　転位のある鎖骨骨幹部骨折，保存療法を受けた 30 名．受傷後平均 55 か月で，機能評価（Constant Score，DASH）は健常コントロールに及ばず，また筋力は健側より低下．

3) De Giorgi S, et al.：Conservative treatment of fractures of the clavicle. BMC Res Notes. 4：333, 2011.
　サマリー　鎖骨骨折，保存療法を受けた 71 名．鎖骨長は個体差があり健側比で評価するよう勧めた．

4) Sarah Woltz, et al.：Plate Fixation Versus Nonoperative Treatment for Displaced Midshaft Clavicular Fractures, A Meta-Analysis of Randomized Controlled Trials. J Bone Joint Surg. 99-A：1051-1057, 2017.
　サマリー　転位のある鎖骨骨幹部骨折，プレート固定 vs 保存療法の RCT メタアナリシス．プレートは偽関節リスクを減らすも，最終機能成績と関連なし．同骨折にルーチンで手術する根拠は十分でない．

5) 松村福広ほか：大腿骨，脛骨骨折後の遷延癒合・偽関節に対する低出力パルス超音波照射のコンプライアンス．整・災外．51(2)：211-214, 2008.

6) Leighton R, et al.：Healing of fracture nonunions treated with low-intensity pulsed ultrasound（LIPUS）：A systematic review and meta-analysis. Injury. 48(7)：1339-1347, 2017.
　サマリー　感染を伴わない偽関節に対する LIPUS の有効性をまとめたシステマティックレビュー．著者らは，高齢者など手術リスク症例に，特に LIPUS 使用を推奨．

プロジェクトIV.
骨折手術のための器械（役割と使い方） ……………… 51

1) 糸満盛憲編：AO 法骨折治療. 医学書院, 2003.
2) インターネットサイト AO Surgery Reference.
（https://www2.aofoundation.org/wps/portal/
surgery）
3) インターネットサイト看護 roo！器械ミュージアム. 株式会社クイック.（https://www.kango-roo.com/sn/k/view/2423）

プロジェクトV.
ダメージコントロールとしての
直達牽引・創外固定の実際 ……………… 68

1) Pape HC, et al.：Safe definitive orthopaedic surgery（SDS）：repeated assessment for tapered application of Early Definitive Care and Damage Control?：an inclusive view of recent advances in polytrauma management. Injury. 46（1）：1-3, 2015. doi：10.1016/j.injury.2014.12.001. No abstract available. PMID：25540874

サマリー 多発外傷患者の治療コンセプト論争, 早期内固定 ETC（early total（definitive）care）vs 段階的手術 DCO（damage control orthopaedic）. 議論を昇華させた, SDS（safe definitive orthopaedic surgery）を治療アルゴリズム図とともに提唱.

2) Tomás-Hernández J：High-energy pilon fractures management：State of the art. EFORT Open Rev. 1（10）：354-361, 2017. doi：10.1302/2058-5241.1.000016. eCollection 2016 Oct. Review. PMID：28461913.

サマリー 高エネルギー, pilon 骨折の治療戦略. CT で骨折型を把握し, 解剖学的整復, 関節適合性の再建, 軟部合併症に配慮しても, 外傷後変形性関節症の懸念が残る難治骨折.

3) Logan C, et al.：Damage control orthopaedics：Variability of construct design for external fixation of the lower extremity and implications on cost. Injury. 46（8）：1533-1538, 2015. doi：10.1016/j.injury.2015.05.003. Epub 2015 May 11.

サマリー DCO で用いる創外固定のコスト分析. パーツに分け金額提示し, 高価な医療資源の適正使用を啓発.

プロジェクトVI.
骨折治療ツール（インプラントの役割と使い方）
………………………………………………………… 88

1) Rudi TP, et al.：AO 法骨折治療. Georg Thime Verlag. 2007.
2) Paul Tornette III, et al.：Rockwood and Green's Fractures in Adults and Children 8th. Philadelphia, 2015.
3) Hannah A, et al.：A novel technique for accurate Poller（blocking）screw placement. Injury. 45（6）：1011-1014, 2014.

サマリー ブロッキングスクリュー挿入側決定の簡単なアルゴリズム. 術前計画で決めておくのは当然だが, 焦ったときにこそ役立つ知識.

プロジェクトVII. 骨折手術の計画の立て方 ……… 100

1) Ruedi TP, et al.：糸満盛憲ほか編. AO 法骨折治療. 第 2 版, 医学書院, 2010.
2) Graves ML.：The value of preoperative planning. J Orthop Trauma. Suppl 1：S30-34, 2013.

サマリー 術前計画は, 手術のレシピであり, 習慣化すべき. 術前計画のチェック項目を解説し, 計画に失敗した具体例も挙げ, 術前計画の教材として有用.

新 AO 分類について …………………………………… 105

1) International Comprehensive Classification of Fractures and Dislocations Committee. Fractures and Dislocation Classification Compendium-2018. J Orthop Trauma. 32（Suppl.）：S1-S170, 2018.

サマリー AO 分類 2018 改訂版.

プロジェクトVIII.
押さえておくべき基本
骨折治療テクニックの実際
1. 鎖骨骨折
1）髄内ピン ……………………………………………… 112

1) McKee MD：Clavicle fractures. Court-Brown CM, et al. Rockwood and Green's fractures in adults. 8th ed. Philadelphia, LWW, 1427-1473, 2015.
2) Robinson CM：Fractures of the clavicle in the adult. Epidemiology and classification. J Bone Joint Surg. 80-B：476-484, 1998.

サマリー 鎖骨骨折 Robinson 分類の原著. 1,000 例の鎖骨骨折を分析し, 部位, 転位の有無に着目した分類になった.

3) Matsumura N, et al.：Effect of shortening deformity of the clavicle on scapular kinematics：a cadaveric study. Am J Sports Med. 38：1000-1006, 2010.

サマリー　鎖骨 10% 以上の短縮は，肩甲上肢帯の動きに影響を及ぼす．カダバーによる検証．

2）プレート ……………………………… 118

1) Nathe T, et al.：The anatomy of the supraclavicular nerve during surgical approach to the clavicular shaft. Clin Orthop Relat Res. 469（3）：890-894, 2011.

サマリー　鎖骨上神経分枝のカダバー検証．展開の安全域は狭く，肩鎖関節から 2.7 cm，胸鎖関節から 1.9 cm．鎖骨骨折手術の際は，鎖骨上神経に配慮を．

2) 寺田忠司ほか：鎖骨上神経を温存した鎖骨骨幹部骨折に対する前下方プレート固定—鎖骨上神経の解剖学的位置の検討—．骨折．36（2）：232-235, 2014.

3) Collinge C, et al.：Anterior-inferior plate fixation of middle-third fractures and nonunions of the clavicle. J Orthop Trauma. 20（10）：680-686, 2006.

サマリー　鎖骨骨幹部骨折，前下方プレート 58 例の成績．前下方の利点は，長めのスクリュー設置が安全に行え，術後インプラント突出が少ないこと．詳細な図解あり．

4) Formaini N, et al.：Superior versus anteroinferior plating of clavicle fractures. Orthopedics. 36（7）：e898-904, 2013.

サマリー　鎖骨骨幹部骨折のプレート設置位置（上方 vs 前下方）成績比較．転位ある 105 例，アプローチによる成績差はなし．上方プレートは，インプラント突出の訴えが多い．

2．上腕骨近位部骨折
1）ロッキングプレート ……………………… 136

1) 金谷裕司ほか：上腕骨近位端骨折に対するロッキングプレート．MB Orthop. 28（8）：58-64, 2015.

2) Gardner MJ, et al.：The importance of medial support in locked plating of proximal humerus fractures. J Orthop Trauma. 21（3）：185-191, 2007.

サマリー　上腕骨近位部骨折のプレート治療のコツ．ロッキング機構に頼らず，解剖学的ないしは若干の圧迫を意識した整復，もしくは内下方スクリューなど，内下方支柱の再建を行えると，術後転位が少なかった．

3) 小林　誠ほか：上腕骨近位端骨折の MIPO：陥入整復による内反再転位の予防．骨折．36：43-46, 2014.

2）髄内釘 …………………………………… 150

1) Michelin P, et al.：Magnetic resonance anatomy of the superior part of the rotator cuff in normal shoulders, assessment and practical implication. Surg Radiol Anat. 36：993-1000, 2014.

サマリー　MRI 大結節周囲の腱板正常像を詳解．棘上筋腱後方成分に，棘下筋腱前方成分が重なる．

2) Euler SA, et al.：Biomechanical evaluation of straight antegrade nailing in proximal humeral fractures：the rationale of the "proximal anchoring point". Int Orthop. 41：1715-1721, 2017.

サマリー　上腕骨順行性髄内釘における head anchoring．バイオメカで追加固定効果あり．

3．上腕骨骨幹部骨折 ……………………… 161

1) Kamineni S, et al.：Anatomic relationship of the radial nerve to the elbow joint：clinical implications of safe pin placement. Clin Anat. 22：684-688, 2009.

サマリー　上腕骨遠位外側ピンの安全域．橈骨神経は上腕骨外側顆より平均 102 mm 近位で上腕骨の外側を通過．橈骨神経を損傷しないのは，上顆線を含む正方形のうち頭側 70%．

2) Shao YC, et al.：Radial nerve palsy associated with fractures of the shaft of the humerus：a systematic review. J Bone Joint Surg Br. 87：1647-1652, 2005.

サマリー　上腕骨骨幹部骨折の合併症．橈骨神経損傷 11.8%．注意すべき骨折部（骨幹部中央ないしやや遠位），骨折型（横骨折ないし螺旋）．回復したのは 88.1%．

3) DeFranco MJ, et al.：Radial nerve injuries associated with humeral fractures. J Hand Surg Am. 31：655-663, 2006.

サマリー　神経損傷を伴う上腕骨骨幹部骨折の治療法の選択．神経損傷の病態評価に基づいた対応が必要．

4．上腕骨遠位部骨折（高齢者） ………… 177

1) 今谷潤也ほか：高齢者上腕骨通顆骨折に対する新固定法—ONI transcondylar plate の開発—．中部整災誌．44：205-206, 2001.

2) Diederichs G, et al.：Three-dimensional distribution of trabecular bone density and cortical thick-ness in the distal humerus. J Shoulder Elbow Surg. 18：399-407, 2009.

サマリー　上腕骨遠位では，内側皮質に厚みがあり，内固定戦略の鍵となる．皮質骨密度に着目

したバイオメカ研究より．

3）森谷史朗ほか：上腕骨遠位端骨折の手術における最小侵襲尺骨神経移動法―医原性尺骨神経障害の防止を目指して―．骨折．39：455-459，2017．

5. 上腕骨顆上骨折（小児） 186

1）Leitch KK, et al.：Treatment of multidirectionally unstable supracondylar humeral fractures in children. A modified Gartland type-Ⅳ fracture. J Bone Joint Surg Am. 88(5)：980-985, 2015.

サマリー Gartland 分類に，屈曲方向にも伸展方向にも不安定な type Ⅳ を追加．

2）Omid R, et al.：Supracondylar humeral fractures in children. J Bone Joint Surg Am. 90(1)：1121-1132, 2008.

サマリー 小児顆上骨折総論．外側ピンニングは，骨折部で幅を持たせるのがコツ．図を多用し力説．

3）Badkoobehi H, et al.：Management of the pulseless pediatric supracondylar humeral fracture. J Bone Joint Surg Am. 97：937-943, 2015.

サマリー 血行障害の有無に着目した，小児顆上骨折治療アルゴリズム．

6. 肘頭骨折 201

1）高畑智嗣ほか：関節面が陥没した肘頭骨折に対する tension band wiring 法．骨折．35：558-562，2013．

2）森谷史朗ほか：肘頭骨折 術後成績不良例の検討．中部整災誌．52：785-786，2009．

3）岩部昌平：尺骨近位部骨折．骨折・脱臼 第3版．冨士川恭輔ほか編．445-459，南山堂，2012．

4）吉田直記ほか：尺骨肘頭骨折に対する tension band wiring 法において岩部法は術後の K 鋼線の back out 予防に有用である．骨折．40：42-44，2018．

7. 前腕骨骨折 218

1）鈴木克侍：前腕骨骨折．岩本幸英ほか編．OS Now instruction No.2, p.96-108，メジカルビュー社，2007．

2）久能隼人ほか：橈尺骨遠位端骨折に対する dual window approach．骨折．35：914-919，2013．

3）中村誠也：前腕骨幹部骨折．澤口 毅編．骨折プレート治療マイスター．p.86-101，メジカルビュー社，2012．

8. 橈骨遠位端骨折 230

1）Naito K, et al.：Possibility of fixateon of a distal radius fracture with a volar locking plate through a 10 mm approach. Tech Hand Up Extrem Surg. 20(2)：71-76, 2016.

サマリー 10 mm 小皮切で掌側ロッキングプレート設置可能との報告だが，小皮切に拘るべきではないと付言した．

2）Sakai A, et al.：Association of bone mineral density with deformity of the distal radius in low-energy Colles' fracture in Japanese women above 50 years of age. J Hand Surg Am. 33(6)：820-826, 2008.

サマリー 腰椎骨密度と Colles 骨折転位の相関あり．日本人高齢女性のデータ．

3）Tsuchiya F, et al.：New technique for distal fragment reduction in distal radius fractures by using volar bone fenestration. J Orthop Cas Rep. 3(2)：8-11, 2013.

サマリー 背側転位骨片の整復を，掌側アプローチで完結させるための髄内整復のテクニック解説．

9. 手部骨折 243

1）Jesse BJ, et al.：Hand and Wrist(AO Manual of Fracture Management)George Thieme Verlag, 2005.

2）AO surgery reference の Hand section.(https://www2.aofoundation.org/wps/portal/surgery?showPage=diagnosis&bone=Hand&segment=Overview)

10. 骨性マレット指 256

1）石黒 隆：整形外科手術イラストレイテッド．手関節・手指の手術．マレット骨折に対する石黒法．p.55-61，中山書店，2012．

2）戸羽直樹ほか：骨性マレット指に対する新しい X 線撮影法とそれに基づいた石黒改良法．整・災外．48：1431-1435，2005．

3）花石源太郎ほか：マレット骨折に対する hook plate 固定の治療成績．整・災外．55：87-90，2012．

11. 大腿骨頚部骨折 268

1）日本整形外科学会診療ガイドライン委員会ほか編：大腿骨頚部/転子部骨折診療ガイドライン改訂第2版．南江堂，2011．

2）Nowakowski AM, et al.：Classification of femoral neck fractures according to pauwels：interpretation and confusion—Reinterpretation：a simplified classification based on mechanical considerations. J Biomed Sci Eng. 3：638-643, 2010.

1) 宇都宮 啓ほか:大腿骨転子部骨折の分類法-近位骨片と遠位骨片の回旋転位に注目して-. 整・災外. 48:1561-1568, 2005.
2) 生田拓也:大腿骨転子部骨折における骨折型分類について. 骨折. 24:158-162, 2002.
3) Hsu CE, et al.:Lateral femoral wall thickness. A reliable predictor of post-operative lateral wall fracture in intertrochanteric fractures. Bone Joint J. 95:1134-1138, 2013.
   サマリー AO31-A1, A2 の転子部骨折に対し CHS 固定を行った 203 例の解析から, スクリュー刺入部から骨折部までの外側壁の厚みが, 術後外側壁骨折リスク因子だった.

1) William MR, et al. editors:Orthopaedics Knowledge Update:Trauma 5, AAOS, 2016.
2) Robinson CM, et al.:Trochanteric-entry long cephalomedullary nailing of subtrochanteric fractures caused by low-energy trauma. J Bone Joint Surg Am. 87(10):2217-2226, 2005.
   サマリー 転子下骨折ロングネイル 302 例の 1 年成績, 良好.
3) Apivatthakakul T, et al.:Percutaneous cerclage wiring, does it disrupt femoral blood supply? A cadaveric injection study. Injury. 44:168-174, 2013.
   サマリー 大腿骨ワイヤリングのカダバー検証. 小侵襲デバイスを用いると, 浅大腿動脈・深大腿動脈の穿通枝の部分的損傷はあったが, 血行は保たれていた.

1) 白濱正博ほか:長管骨骨幹部骨折に対する軸圧負荷機能をもつ髄内釘による治療. 整形外科. 55:1410-1413, 2004.
2) 野田知之:大腿骨骨折に対する髄内釘固定-Infra-isthmal fracture に対する髄内釘固定. 渡部欣忍ほか編. p.73-79, 髄内釘による骨接合術─全テクニック公開, 初心者からエキスパートまで─, 全日本病院出版会, 2017.
3) Shahulhameed A, et al.:Technique for precise placement of poller screws with intramedullary nailing of metaphyseal fractures of the femur and the tibia. Injury. 42:136-139, 2011.
   サマリー ブロッキングスクリューの位置を最適化するテクニック解説. 髄内釘の整復および安定性向上には, スクリュー使用前にスタインマンピンを推奨.

1) 野田知之ほか:大腿骨遠位部骨折─ロッキングプレートの適応と問題点─. 関節外科. 29(4):49-57, 2010.
2) 澤口 毅:ロッキングプレートを用いた大腿骨骨幹部~遠位端骨折の治療. J MIOS. 46:46-54, 2008.
3) Westmoreland BL, et al.:Screw pullout strength:A biomechanical comparison of large-fragment and small-fragment fixation in the tibial plateau. J Orthop Trauma. 16(3):395-399, 2002.
   サマリー 脛骨近位端を用いた実験で骨端および骨幹端に挿入されたスクリューの引き抜き強度は 3.5 mm 径のものと 4.5 mm および 6.5 mm 径とでは差がなかった.
4) Au B, et al.:Comparison of 3 methods for maintaining inter-fragmentary compression after fracture reduction and fixation. J Orthop Trauma. 31(4):210-213, 2017.
   サマリー 整復後に骨把持鉗子のみで固定した状態でロッキングプレートを設置し, ロッキングスクリューのみで関節面を固定すると当初骨把持鉗子でかけた圧迫力は 73% 失われ, 骨片間圧迫は失われた.

1) Wähnert D, et al.:Internal fixation of type-C distal femoral fractures in osteoporotic bone. J Bone Joint Surg Am. 92(6):1442-1452, 2010.
   サマリー 大腿遠位逆行性髄内釘手術ビジュアル決定版. Step by step.
2) Krupp RJ, et al.:Optimal entry point for retrograde femoral nailing. J Orthop Trauma. 17(2):100-105, 2003.
   サマリー 大腿遠位逆行性髄内釘の肝は, 適切なエントリーポイント作成. 透視の解剖ランドマークを意識したい.
3) Hannah A, et al.:A novel technique for accurate Poller(blocking)screw placement. Injury. 45(6):1011-1014, 2014.

16.　膝蓋骨骨折 ································· 363

1) Hak DJ, et al.：テンションバンドの原理．糸満盛憲編．p.184-188，AO 法骨折治療法 第 2 版，医学書院，2010.
2) Finkermeier CG, et al.：膝蓋骨．糸満盛憲編．p.582-591，AO 法骨折治療法 第 2 版，医学書院，2010.
3) 高畑智嗣：どうすれば，ワイヤーが抜けないか？：tension band wiring 時の工夫．松下　隆編．p.158，骨折治療の要点と盲点，文光堂，2009.

17.　脛骨プラトー骨折 ······················· 382

1) Luo CF：Three-column fixation for complex tibial plateau fractures. J Orthop Trauma. 24(11)：683-692, 2010.

サマリー　脛骨プラトー治療における Three-column concept 提唱．後方成分再建の重要性を強調．

2) Burks RT, et al.：A simplified approach to the tibial attachment of the posterior cruciate ligament. Clin Orthop Relat Res. 254：216-219, 1990.

サマリー　PCL 剥離骨折，腓腹筋内側頭と半膜様筋間から進入する Burks のアプローチ．

3) Frosch KH, et al.：A new posterolateral approach without fibula osteotomy for the treatment of tibial plateau fractures. J Orthop Trauma. 24(8)：515-520, 2010.

サマリー　プラトー後外側部，腓骨頭切除が不要な Frosch のアプローチ．

18.　脛骨骨幹部骨折 ······················· 393

1) Moreschini O, et al.：Insertion of distal locking screws of tibial intramedullary nails：A comparison between the free-hand technique and the SURESHOT™ distal targeting system. Injury. 45：405-407, 2014.

サマリー　テクノロジーの進化により，遠位横止めスクリュー挿入にかかる時間，被曝量が減少．

2) Liporace FA, et al.：Problems, tricks, and pearls in intramedullary nailing of proximal third tibial fractures. J Orthop Trauma. 27：56-62, 2013.

サマリー　脛骨骨幹部近位 1/3 骨折の髄内釘治療．膝蓋上アプローチ詳説に加え，ブロッカーピン，追加プレートなど，合併症低減の tips 満載．

3) Ibrahimi AE, et al.：Intramedullary nailing in the management of distal tibial fractures. Current Orthopaedic Practice. 20：300-303, 2009.

サマリー　下腿髄内釘は，より遠位に適応拡大中．

19.　足関節骨折 ····························· 415

1) Assal M, et al.：How to get to the distal posterior tibial malleolus? A cadaveric anatomic study defining the access corridors through 3 different approaches. J Orthop Trauma. 31：e127-e129, 2017.

サマリー　足関節後方アプローチのカダバー検証．後外側，後内側，修正後内側の 3 つの後方系アプローチは，可視範囲が異なる．

2) Miller AN, et al.：Iatrogenic syndesmosis malreduction via clamp and screw placement. J Orthop Trauma. 27(2)：100-106, 2013.

サマリー　鉗子のかけ方，スクリュー挿入角度により，シンデスモーシス整復不良が起こることを CT で検証．

3) Laflamme M, et al.：A prospective randomized multicenter trial comparing clinical outcomes of patients treated surgically with a static or dynamic implant for acute ankle syndesmosis rupture. J Orthop Trauma. 29(5)：216-223, 2015.

サマリー　シンデスモーシス固定インプラントの比較試験．ねじはロープに比べ臨床成績に大差ないが，再手術は多い．

20.　踵骨骨折 ······························· 431

1) 高倉義典ほか編：図説 足の臨床 改訂版．p.193-204，メジカルビュー社．1998.
2) 大本秀行：踵骨関節内転位骨折の治療：徒手整復法を中心に．日整会誌．79：5-12，2005.
3) 衣笠清人ほか：踵骨関節内骨折に対する手術治療戦略．日足外会誌．35：175-179，2014.

21.　リスフラン関節脱臼骨折 ················· 446

1) Solan MC, et al.：Ligamentous restraints of the second tarsometatarsal joint：A biomechanical evaluation. Foot Ankle Int. 22(8)：637-641, 2001.

サマリー　リスフラン関節周囲の靱帯強度をカダバーで比較．リスフラン靱帯＞底側靱帯＞背側靱帯の順だった．

2) Myerson MS, et al.：Fracture dislocations of the tarsometatarsal joints：end results correlated with pathology and treatment. Foot Ankle. 6(5)：225-

242, 1986.

■サマリー■ リスフラン脱臼骨折 76 例の成績. 51％が fair or poor と成績不良例多し. 観血整復の目安は, 転位＞2 mm, ＞15°.

3) Ly TV, et al.：Treatment of primarily ligamentous Lisfranc joint injuries：Primary arthrodesis compared with open reduction and internal fixation. A prospective, randomized study. J Bone Joint Surg Am. 88(3)：514-520, 2006.

■サマリー■ 新鮮リスフラン靱帯損傷に対する内側列関節固定 21 例 vs ORIF 20 例の RCT. 内側列関節固定が, 患者満足度・機能成績とも上回った.

プロジェクトⅨ.
感染のない, きれいなキズアトを目指す ········ 460

1) World Health Organization：Global guidelines for the prevention of surgical site infection. 2016.

■サマリー■ SSI 予防ガイドライン, WHO 2016.

2) 土田芳彦：陰圧閉鎖療法(NPWT)と軟部組織再建時期のあり方. 土田芳彦編. 重度四肢外傷の標準的治療—Japan Strategy—. p.48-52, 南江堂, 2017.

3) Bhattacharyya T, et al.：Routine use of wound vacuum-assisted closure does not allow coverage delay for open tibia fractures. Plast Reconst Surg. 121：1263-1266, 2008.

■サマリー■ 脛骨開放骨折 Gustilo ⅢB で 1 年以上フォローした 38 例の結果をもとに, 陰圧閉鎖療法は有用だが, 感染予防には 7 日以内の軟部組織による被覆を推奨した.

索引

骨折治療基本手技アトラス
～押さえておきたい 10 のプロジェクト～

2019 年 4 月 15 日　　第 1 版第 1 刷発行（検印省略）

編　者　　最　上　敦　彦

発行者　　末　定　広　光

発行所　　株式会社　全日本病院出版会
　　　　　東京都文京区本郷 3 丁目 16 番 4 号 7 階
　　　　　郵便番号 113-0033　電話（03）5689-5989
　　　　　　　　　　　　　　　FAX（03）5689-8030
　　　　　郵便振替口座　00160-9-58753
　　　　　印刷・製本　三報社印刷株式会社